CINQUIÈME ÉDITION

QUESTIONS ÉTHIQUES ET JURIDIQUES DANS LE SECTEUR DES SOINS INFIRMIERS AU CANADA

MARGARET KEATINGS, INF. AUT. (RETRAITÉE), M.SC.S.

PAMELA ADAMS, INF. AUT., B.SC.INF., M.SC.INF., PH.D., JD,
Membre du Barreau de l'Ontario

ELSEVIER

Avis

Les praticiens et les chercheurs doivent toujours s'appuyer sur leur propre expérience et connaissances pour évaluer et utiliser les informations, méthodes, éléments ou expériences décrits dans le présent document. En raison des progrès rapides dans les sciences médicales, en particulier, une vérification indépendante des diagnostics et des dosages de médicaments devrait être effectuée. Dans toute l'étendue de la loi, Elsevier, les auteurs, les éditeurs ou les collaborateurs n'assument aucune responsabilité pour toute blessure et/ou tout dommage aux personnes ou propriété résultant de prédispositions inhérentes aux produits, de négligence ou de toute autre raison, ou de tout autre usage ou fonctionnement des produits, méthodes, directives ou idées contenus dans le matériel ci-inclus. Pamela Adams est autorisée à pratiquer le droit en Ontario uniquement. L'information contenue dans ce livre est de nature générale, ne constitue pas un avis juridique et ne doit pas servir à remplacer l'avis d'un avocat autorisé à exercer dans votre juridiction.

Stratégiste principale de contenu (acquisitions, Canada) : Roberta A. Spinosa-Millman
Gestionnaire du développement de contenu : Lenore Gray-Spence
Spécialiste du développement de contenu traduction française : Theresa Fitzgerald
Gestionnaire des services de publication : Deepthi Unni
Gestionnaire de projets principale : Umarani Natarjan/Manchu Mohan
Direction de la conception : Patrick Ferguson

Working together
to grow libraries in
developing countries

www.elsevier.com • www.bookaid.org

Le dernier chiffre est le numéro d'impression : 9 8 7 6 5 4 3 2 1

J'aimerais dédier cette édition aux infirmières et infirmiers compatissants et attentionnés qui continuent à faire la différence au quotidien, comme ils l'ont si bien démontré malgré les nombreux défis à relever pendant la pandémie de COVID-19 et après.

À la mémoire des membres de ma famille qui ont inspiré mon engagement à l'égard de soins infirmiers compatissants.

MARGARET KEATINGS

Je tiens à saluer les élèves en soins infirmiers qui m'ont donné l'occasion de voir le monde à travers leurs yeux. Votre passion, votre intérêt et votre excellence correspondent aux réalisations, au professionnalisme et à la compétence de la profession infirmière. Nous avons besoin de vous!

À vous que j'aime tant, merci.

PAMELA ADAMS

PRÉFACE

Depuis la première édition de ce livre publiée en 1994, l'influence de l'éthique dans la pratique quotidienne du personnel infirmier s'est considérablement accrue. Les membres du personnel infirmier sont mieux informés de ce qui constitue des questions éthiques dans leur pratique et, en améliorant progressivement leurs connaissances en matière d'éthique, ils deviennent plus compétents pour répondre aux questions éthiques plus complexes. Les infirmières et infirmiers prennent part en toute confiance à l'important dialogue portant sur ces questions en vue de parvenir à un consensus sur la meilleure approche ou ligne de conduite à adopter face aux situations difficiles. Parallèlement, la complexité et la fréquence des enjeux éthiques auxquels sont confrontés le personnel infirmier et l'équipe interprofessionnelle ont augmenté. Ces difficultés sont devenues frappantes pendant la pandémie de COVID-19, notamment les questions éthiques associées aux droits individuels par rapport aux droits collectifs, et l'expérience des infirmières et infirmiers qui a conduit à une sensibilisation accrue aux conséquences de la détresse morale. L'éthique et le droit sont de plus en plus étroitement liés à mesure que de nouvelles lois sont introduites pour garantir le respect des normes éthiques. En d'autres termes, les pratiques auparavant courantes ou exemplaires sont maintenant réglementées (p. ex., les règlements sur le consentement au traitement et la protection de la vie privée, qui étaient auparavant intégrés à la common law et aux normes de pratique). La législation relative à l'aide médicale à mourir (AMM) et son évolution constante illustrent parfaitement l'intégration entre l'éthique et le droit, ainsi que l'évolution des valeurs au fil du temps.

Comme dans les éditions précédentes, *Questions éthiques et juridiques dans le secteur des soins infirmiers au Canada* ne constitue en aucun cas un texte complet ou exhaustif. Les chapitres sont organisés de façon à faciliter à la fois la discussion en classe et l'étude individuelle. Les scénarios de cas intégrés à de nombreux chapitres aident à orienter la discussion sur les questions soulevées et encouragent la participation et la délibération en classe. D'autres scénarios de cas présentés à la fin de la plupart des chapitres encouragent la pensée critique et le débat entre les élèves ou le personnel infirmier et les autres membres de l'équipe interprofessionnelle. Ils contiennent également des questions propices à la discussion, qui visent à consolider les concepts clés présentés dans le chapitre. Certains chapitres comportent des récits qui illustrent davantage les thèmes centraux. La jurisprudence et la législation canadiennes actuelles pertinentes ont été mises à jour et des références supplémentaires sont fournies en guise de sources en vue d'un examen plus poussé. Le contenu précédent se rapportant à l'expérience des peuples autochtones du Canada a été amélioré tout au long de cette édition, en accordant une attention toute particulière aux questions liées à l'équité en santé, au racisme et aux conséquences persistantes du colonialisme.

Cette édition comprend des ressources en ligne Evolve®/MD pour accompagner le texte, destinées aussi bien aux élèves qu'aux formateurs, qui sont accessibles à l'adresse suivante : http://evolve.elsevier.com/Canada/Keatings/ethicalFR/. Celles-ci contiennent des scénarios de cas supplémentaires, un tableau —*Vue d'ensemble de la législation et des organismes de réglementation provinciaux et catégorie du personnel infirmier représenté*— une banque de questions pratiques, des scénarios de pensée critique qui approfondissent les thèmes des chapitres, une deuxième banque de questions et des diapositives de présentation PowerPoint®.

Les autrices de ce texte reconnaissent les diverses histoires des Premières Nations qui ont peuplé les terres que l'on appelle aujourd'hui Canada. Il est admis que chaque communauté s'identifie de différentes manières; dans ce texte, le terme *autochtone* est utilisé pour désigner tous les membres des Premières Nations, les Inuits et les Métis du Canada, à moins que les résultats de recherche présentés ne concernent qu'une population en particulier.

Dans ce texte, nous employons le plus souvent possible un langage épicène afin de respecter les valeurs d'égalité établies dans la *Charte canadienne des droits et libertés* et de nous y conformer. L'utilisation d'un langage épicène est professionnellement responsable et imposée par le Plan fédéral canadien pour l'égalité des genres. Les connaissances et le langage concernant le sexe, le genre et l'identité sont fluctuants et en constante évolution. Le langage et la terminologie présentés dans ce texte s'efforcent d'inclure tous les peuples et de refléter ce qui est, à notre connaissance, actuel au moment de l'élaboration du manuscrit. Toutefois, la législation, la jurisprudence et les documents originaux peuvent ne pas refléter l'usage en vigueur et le texte peut renvoyer au langage original.

Le chapitre 1 présente l'éthique et le droit ainsi que des perspectives en soins infirmiers qui servent de fondement aux autres chapitres. Le chapitre 2 approfondit la théorie et la pensée éthiques. Il développe des sujets comme la détresse morale, la justice sociale, l'éthique de la vertu, et présente d'autres éclairages et réflexions sur les systèmes de connaissances et les perspectives morales des peuples autochtones du Canada. Le chapitre 3 examine les ressources qui existent pour aider les infirmières et infirmiers face aux difficultés éthiques, comme celles mises en lumière pendant la pandémie de COVID-19, notamment le *Code déontologique pour la profession infirmière* (2012) du Conseil international des infirmières (CII), et se termine par une discussion sur les valeurs présentées dans le *Code de déontologie des infirmières et infirmiers autorisés* (2017) de l'Association des infirmières et infirmiers du Canada (AIIC). Des scénarios particuliers correspondant à chaque valeur sont étudiés pour en souligner la pertinence avec la pratique infirmière. Pour encourager une réflexion plus poussée, des cas de figure supplémentaires sont fournis et accessibles à l'adresse http://evolve.elsevier.com/Canada/Keatings/ethicalFR/. Le chapitre 4 présente l'évolution et les principes fondamentaux du système juridique canadien, y compris un examen des traditions juridiques autochtones, les différences entre les traditions de la common law et du droit civil, et la façon dont la législation évolue au fil du temps. Le chapitre 5 se penche sur les systèmes de réglementation provinciaux qui régissent la profession infirmière et clarifie l'accès à la profession, les normes de pratique, les différentes catégories et définitions des

infirmières et infirmiers, et la façon dont ces derniers sont tenus responsables de leurs actes d'un bout à l'autre du pays. Le chapitre 6 se concentre sur des stratégies respectueuses et éthiques pour obtenir le consentement éclairé au traitement et présente de nouveaux documents qui tiennent compte de l'expérience des Autochtones dans les hôpitaux indiens, renforçant ainsi le rôle du personnel infirmier pour garantir la protection des droits des patients, en particulier pour ceux qui sont les plus vulnérables. Le chapitre 7 examine les responsabilités juridiques du personnel infirmier (c.-à-d., la compétence professionnelle, l'inconduite et la faute professionnelle) et donne des exemples de cas récents qui illustrent ces questions juridiques. Le chapitre 8 aborde les enjeux multiples liés à la mort et à la fin de vie, ainsi que les questions éthiques associées à la prestation de soins compatissants. Il présente la législation actualisée sur l'AMM et une discussion élargie sur les droits du personnel infirmier à l'objection de conscience et son expérience de l'AMM. Le chapitre 9 étudie en détail l'univers en évolution rapide de la science et de la technologie, et fournit des mises à jour dans des domaines tels que la génétique et la génomique et leur influence sur la prévention, le diagnostic et le traitement des maladies. Le chapitre 10 développe la question des droits des patients, en particulier ceux qui sont les plus vulnérables, comme les personnes âgées, les enfants, les peuples autochtones du Canada, les membres de la communauté 2ELGBTQI+ (bispirituel, lesbienne, gai, bisexuel, transgenre, queer, intersexué, plus) et les malades mentaux. Il examine les questions éthiques portant sur l'amélioration de la qualité et la sécurité, ainsi que les droits des personnes pendant la pandémie de COVID-19, comme celles qui sont en soins de longue durée. Le chapitre 11 se concentre sur certains droits spécifiques des infirmières et infirmiers, en soulignant la façon dont le personnel infirmier tout comme les dirigeants doivent être attentifs aux questions cruciales liées au fait d'assurer un milieu de travail sain, sûr et exempt de violence, et la façon dont la détresse morale peut survenir lorsque les questions éthiques ne sont pas traitées. Pour finir, le chapitre 12 discute du leadership et de l'éthique organisationnelle, et se penche sur les complexités éthiques et juridiques liées à des questions telles que le racisme systémique et la nécessité d'une stratégie globale et soutenue en matière de ressources humaines. Il renforce en outre l'importance des soins centrés sur le patient et la famille et des approches éthiques pour des structures et des processus comme le recrutement. Il examine également les difficultés liées à la sécurité culturelle afin que le personnel infirmier soit mieux outillé pour comprendre, respecter et soutenir ceux dont les croyances et les valeurs peuvent différer des leurs.

Tout au long de ce livre, le but est d'expliquer les concepts éthiques et juridiques actuels des soins infirmiers au Canada dans un style le plus clair et rationnel possible. Dans cette optique, les concepts pertinents sont illustrés par des tableaux et des figures. Les encadrés mettent en valeur des informations présentant un intérêt, comme les points clés des codes d'éthique historiques ou les croyances et les pratiques en matière de santé de divers groupes culturels. Les termes clés sont indiqués en caractères gras et définis et expliqués plus en détail dans le glossaire.

Tout au long du livre, le terme « patient » plutôt que « client » est privilégié. Ce choix s'explique essentiellement par un désir de limiter les doubles emplois et d'améliorer la clarté. Dans de nombreux cas, le terme « client » aurait pu être utilisé à la place de « patient ». En outre, le terme *pensionnaire* est utilisé pour désigner les personnes résidant dans les établissements de soins de longue durée.

Questions éthiques et juridiques dans le secteur de soins infirmiers au Canada reste un travail en cours. Bon nombre des questions traitées continuent d'être débattues au Parlement, dans les assemblées législatives provinciales, dans les tribunaux et dans les établissements de soins de santé. Nous sommes ouverts aux commentaires, en particulier aux suggestions, aux critiques et aux commentaires des lecteurs, qui éclaireront les efforts continus visant à améliorer cet ouvrage.

La cinquième édition du livre *Questions éthiques et juridiques dans le secteur de soins infirmiers au Canada* énonce la loi qui était en vigueur au moment de la publication de l'édition anglaise en décembre 2023. Bien que tout ait été fait pour assurer l'exactitude des informations fournies, les autrices et l'éditeur tiennent à rappeler que leur rôle ne consiste pas à fournir des conseils médicaux, juridiques ou professionnels. Les personnes désireuses d'obtenir ce genre de conseils sont invitées à se renseigner auprès des professionnels concernés.

ELSEVIER eBOOKS

Ce programme passionnant est accessible aux professeurs qui adoptent un certain nombre de textes d'Elsevier, notamment *Questions éthiques et juridiques dans le secteur de soins infirmiers au Canada*, cinquième édition. Elsevier eBooks est un centre d'études électronique intégré qui consiste en une collection de manuels offerts en ligne. Il est soigneusement conçu pour « élargir » le manuel afin de faciliter et d'améliorer l'enseignement et l'apprentissage. Il comprend des aides à l'étude telles que le surlignage, la prise de notes électroniques et des fonctionnalités de copier-coller. Plus important encore, il permet aux élèves et au personnel enseignant de faire une recherche complète dans un texte précis ou dans un certain nombre de titres. Veuillez communiquer avec l'équipe-conseil en solutions éducatives d'Elsevier pour obtenir plus d'informations.

REMERCIEMENTS

Préparer la cinquième édition de ce livre était un défi tout aussi formidable que la rédaction des éditions précédentes. Pendant la préparation du manuscrit, nous avons pu compter sur l'aide, le soutien et les encouragements de personnes trop nombreuses pour toutes les mentionner.

Nous souhaitons remercier Roberta Spinosa-Millman, Lenore Spence et Toni Chahley chez Elsevier Inc. du soutien, de la patience et de la compréhension dont elles ont fait preuve pendant l'élaboration de la cinquième édition. Nous remercions également ceux qui ont révisé le manuscrit en fournissant des commentaires utiles, des critiques constructives et des suggestions d'améliorations :

Monique Bacher, Inf. aut., B.Sc.Inf., M.Sc. Éd. Inf.
Professeure
Programme de soins infirmiers auxiliaires
École de sciences infirmières Sally Horsfall Eaton
Collège George Brown

Michael Yeo, B.A., M.A., Ph.D.
Professeur émérite, Philosophie
Université Laurentienne

Siobhan Bell, Inf. aut., Infirmière examinatrice judiciaire, B.Sc.Inf., M.SI
Professeure de sciences infirmières
École de sciences infirmières
École polytechnique Seneca

Laura Bulmer, Inf. aut., B.Sc.Inf., Éd.M.
Professeure
École de sciences infirmières
Collège George Brown

Kim Tekakwitha Martin, Inf. aut., B.Sc.Inf.
Doyenne des études autochtones
Cégep John Abbott

Tia Nymark, Inf. aut., B.Sc.Inf.
Instructrice
Cégep John Abbott

Kristin Zelyck, Inf. aut., B.Sc.Inf., Maîtrise en bioéthique
Chargée de cours adjointe
Faculté des sciences infirmières
Université de l'Alberta

Nous souhaitons remercier les infirmières et infirmiers qui nous ont fait part de leurs histoires pour que les cas de figure présentés illustrent mieux les situations réelles de la pratique. En particulier, Margaret souhaite remercier non seulement les membres de sa propre famille et ses amis, mais aussi les patients et les familles qu'elle a rencontrés au fil des années et dont les expériences du système de soins de santé ont inspiré un grand nombre des cas de figure en ajoutant une nouvelle dimension à son appréciation de ce qui constitue une pratique infirmière éthique.

Margaret souhaite également souligner le soutien, les conseils et les commentaires qu'elle a reçus pour cette édition de la part de collègues et de chercheurs qui s'efforcent constamment d'améliorer les soins aux personnes âgées et à celles qui résident dans des établissements de soins de longue durée, les infirmières et infirmiers praticiens et le personnel infirmier qui travaillent dans les soins de premier recours, en milieu communautaire et dans les hôpitaux, ainsi que les infirmières et infirmiers des 6ES à l'Hôpital général de Toronto, qui ont continué de prodiguer des soins compatissants alors qu'ils faisaient face à de nombreux défis pendant la pandémie de COVID-19, et qui l'ont accueillie à titre de bénévole dans leur milieu. Elle remercie aussi ses collègues de l'Hôpital pour enfants malades et de Hamilton Health Sciences, ainsi que Kathleen Keatings, Robert Boucher et Morgan Hempinstall, qui ont contribué à l'analyse documentaire. Les perspectives apportées par le Dr Michael Szego, directeur du Centre d'éthique clinique (Hôpital St. Michael's, Centre médical St-Joseph et Centre de soins Providence, Toronto), et Cheryl Shuman, ancienne directrice, Consultation génétique, Hôpital pour enfants malades de Toronto, ont également été très utiles pour clarifier les questions scientifiques et les enjeux éthiques complexes liés à la génétique et à la génomique. Nous remercions la Dre Katherine McGilton, inf. aut., scientifique principale, Institut de réadaptation de Toronto, Réseau universitaire de santé, Joanne Dykeman, vice-présidente exécutive, Opérations, et Lois Cormack, présidente et cheffe de la direction, Sienna Living, de nous avoir éclairés sur les difficultés quotidiennes réelles rencontrées par les personnes âgées et les personnes vulnérables résidant dans des établissements de soins de longue durée. Merci mille fois également à la Dre Hilary Whyte, néonatologiste à l'Hôpital pour enfants malades, pour ses points de vue sensibles sur les questions éthiques extrêmement complexes liées aux nouveau-nés fragiles. Nous remercions tout spécialement Carol Taylor, membre de la communauté de la Première Nation de Curve Lake, d'avoir révisé les sections précédentes du livre se rapportant aux peuples autochtones au Canada. Les connaissances et les perspectives de Carol ont été très appréciées, tout comme l'occasion d'en savoir plus sur la culture, les traditions et l'histoire des communautés autochtones. Enfin, les idées de Jacob van Haaften sur les expériences des peuples autochtones au sein du système de soins de santé nous ont été très précieuses. Les ressources qu'il a transmises, en particulier celles concernant les « hôpitaux indiens » au Canada, révèlent pourquoi il reste beaucoup à faire pour gagner la confiance des peuples autochtones à l'égard du système de soins de santé canadien. À vous tous, vos perspectives, vos histoires et vos idées nous ont permis de mieux comprendre les enjeux éthiques et juridiques complexes auxquels font face aujourd'hui les membres du personnel infirmier et médical.

Margaret Keatings, Inf. aut. (retraitée), M.Sc.S.
Pamela Adams, Inf. aut., B.Sc.Inf., M.Sc.Inf., Ph.D, J.D.
Membre du Barreau de l'Ontario

TABLE DES MATIÈRES

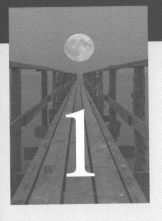

INTRODUCTION À L'ÉTHIQUE ET AU DROIT : UNE PERSPECTIVE POUR LES INFIRMIÈRES ET INFIRMIERS

OBJECTIFS D'APPRENTISSAGE

Ce chapitre donne une vue d'ensemble de cet ouvrage et jette les bases des chapitres suivants en clarifiant les points ci-dessous :

- Pourquoi les membres du personnel infirmier doivent connaître l'éthique et le droit?

- Quelles sont les connaissances que les infirmières et infirmiers doivent mettre en pratique conformément aux normes éthiques et juridiques de la profession?

- Le rôle professionnel du personnel infirmier pour servir l'intérêt public

- Comment et pourquoi le domaine de l'éthique s'est transformé en réponse à l'évolution des situations dans les soins de santé?

- Les difficultés auxquelles les infirmières et infirmiers sont confrontés au moment de gérer des questions éthiques et juridiques complexes

- Les questions éthiques et juridiques fondamentales qui se posent dans la pratique des soins infirmiers

- Comment les valeurs sociétales influencent et façonnent le droit au fil du temps

INTRODUCTION

Il y a un peu plus d'un siècle, avant la réglementation de la profession infirmière et les nombreux progrès scientifiques et technologiques qui ont donné lieu à un environnement médical extrêmement complexe, les membres du personnel infirmier avaient peu d'autonomie ou d'autorité pour gérer les questions éthiques et juridiques dans leur pratique. On peut aisément concevoir qu'il y ait eu des incidents qui constitueraient aujourd'hui une violation de la loi. Les infirmières et infirmiers risquaient moins d'être confrontés à des dilemmes éthiques complexes, mais les principes de respect, d'intégrité et de bonne moralité ont influencé l'exercice d'une pratique infirmière compatissante et bienveillante. Même si ces valeurs guident toujours les soins infirmiers aujourd'hui, beaucoup de choses ont changé au cours du siècle dernier.

Jusque dans les années 1950, il n'y avait pas de régime d'assurance-maladie universel et comme les patients devaient payer pour recevoir des soins, cela a créé des inégalités qui ont posé des conflits moraux pour le personnel infirmier soucieux de la justice sociale. À l'époque, les programmes de formation en soins infirmiers ne s'attardaient pas à résoudre les difficultés et dilemmes éthiques, mais portaient plutôt sur les vertus, le caractère et le comportement du personnel infirmier professionnel (LaSala, 2009).

Florence Nightingale (1820 à 1910), reconnue comme une visionnaire influente des soins infirmiers modernes, trouvait important que les infirmières soient responsables d'adopter une conduite morale personnelle et soulignait la responsabilité de savoir ce qui était bien et mal dans leur pratique. Elle a attiré l'attention sur le rôle des infirmières dans la défense des intérêts des patients, soulignant leur obligation de faire part de leurs préoccupations à l'égard de pratiques sécuritaires (LaSala, 2009). Aujourd'hui, la sécurité de la pratique constitue la pierre angulaire des soins infirmiers de qualité, où la responsabilité de la sécurité des patients continue de privilégier la réduction optimale des risques et la prévention des erreurs et des préjudices. Florence Nightingale considérait le principe éthique des soins comme un processus interpersonnel où les soins et la guérison ont fait progresser le concept des infirmières en tant que modèles à suivre dans le milieu de pratique.

Nightingale était l'une des premières partisanes de la justice sociale, plaidant en faveur de soins accessibles à tous, indépendamment de la catégorie sociale ou de la capacité de paiement. Elle préconisait le respect de la diversité, des différences culturelles et des croyances et valeurs des autres en matière de santé. En tant que pionnière de l'éthique, elle a abordé des questions importantes liées au traitement des infirmières à l'époque, y compris la charge de travail, les heures de travail et les abus des employeurs (LaSala, 2009; Nurse.com, 2010). En outre, elle reconnaissant que pour être compatissantes et bienveillantes, les infirmières devaient aussi prendre soin d'elles. Nightingale a fait passer les soins infirmiers à une profession éthique et son héritage se voit aujourd'hui dans les valeurs, les principes et les théories qui guident la profession infirmière (chapitre 2).

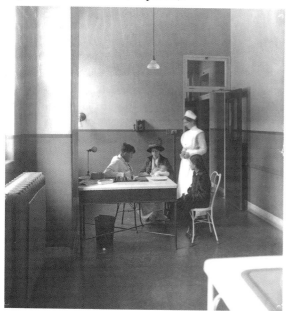

Cette photographie datant du début des années 1900 montre le manque de collaboration interprofessionnelle, en ceci que le médecin est au chevet du patient tandis que l'infirmière se tient en retrait. *Source : Reproduit avec l'autorisation des Archives de l'hôpital, Hôpital pour enfants malades de Toronto.*

Aujourd'hui, les infirmières et infirmiers sont tenus de réfléchir de façon critique, de proposer des solutions fondées sur des données probantes et de s'engager dans une collaboration interprofessionnelle avec les membres de l'équipe de soins de santé, les patients et les familles afin d'obtenir les meilleures issues possible pour les patients.

Les relations avec les médecins étaient très différentes au 19e siècle et au début du 20e siècle. L'extrait suivant, tiré d'un manuel sur l'éthique dans les soins infirmiers publié pour la première fois en 1916 par Charlotte Aikens, pionnière de l'enseignement des soins infirmiers, met en relief la nature de ces relations (Aikens, 1926) :

> *La loyauté envers le médecin est l'une des obligations exigées de chaque infirmière, non seulement parce que le médecin est son supérieur hiérarchique, mais surtout parce que la confiance du patient envers son médecin est l'un des éléments importants de la gestion de sa maladie, et que rien ne doit être dit ou fait qui pourrait affaiblir cette confiance ou créer un doute quant au caractère, à l'aptitude ou aux méthodes du médecin dont il dépend. (p. 25)*

Aujourd'hui, l'infirmière professionnelle est considérée comme une collègue cruciale au sein de l'équipe médicale interprofessionnelle, du fait qu'elle comprend très bien les patients et peut s'investir pleinement dans un environnement médical complexe où les valeurs éthiques sont remises en question au sein d'un système en quête d'équité et d'inclusivité.

En tant que professionnels, les infirmières et infirmiers exercent dans le cadre d'un ensemble de normes ainsi que d'un cadre de règles juridiques et de lignes directrices éthiques. Ces structures visent à assurer des services de santé cohérents, de qualité, compétents et sûrs tout en préservant le respect des droits individuels et de la dignité humaine. Dans le cadre de leur rôle professionnel, les infirmières et infirmiers prennent et concrétisent des décisions liées à la fois à la pratique indépendante et aux partenariats collaboratifs avec d'autres professionnels, avec les patients et leurs familles, avec des organismes gouvernementaux et autres. Les membres du personnel infirmier professionnel répondent de toutes ces décisions et mesures à chacun des patients, à leur famille, à leurs collègues de l'équipe médicale, aux organismes de réglementation, aux employeurs, à leurs communautés, à la profession et à la société en général. Ces multiples responsabilités peuvent parfois entrer en conflit, posant des difficultés et engendrant éventuellement de la détresse pour les infirmières et infirmiers si elles ne sont pas résolues. Le personnel infirmier jouit d'une solide base de connaissances, notamment en connaissant les valeurs et principes éthiques, la théorie éthique et les rouages du système juridique canadien (Akhtar-Danesh et coll., 2011; Battié et Steelman, 2014; Baumann et coll., 2014; Blythe et coll., 2008; Chesterton et coll., 2021; Milton, 2008; Association des infirmières et infirmiers autorisés de l'Ontario [AIIAO], 2007; Wynd, 2003).

LES SOINS INFIRMIERS, L'ÉTHIQUE ET LE DROIT

Contexte

Les membres des groupes professionnels ont l'obligation, dans le cadre d'une structure de réglementation, de servir l'intérêt public et le bien commun, car leurs rôles, leurs missions et leurs fondements éthiques sont axés non seulement sur les personnes qu'ils servent, mais aussi sur la société dans son ensemble. Les professionnels ont cette autorité et acceptent cette responsabilité en raison de leur ensemble unique de connaissances, de compétences et d'expertise. Traditionnellement, la société a toujours compté sur les professionnels pour être les garants des domaines de connaissances tels que la santé, le droit et l'éducation. Ils jouissent d'une position de respect et bénéficient de ce fait du pouvoir de prendre part à des décisions qui influencent et façonnent les politiques publiques, le droit et les normes sociétales. Face aux progrès technologiques et aux problèmes de plus en plus complexes auxquels la société est confrontée, les professions en place deviennent plus spécialisées et de nouvelles professions voient le jour (Brennan et Monson, 2014; Jennings et coll., 1987).

Au cours des dernières décennies, une plus grande attention a été accordée à l'interaction de l'éthique et du droit dans les soins de santé en raison de la complexité croissante des difficultés juridiques et éthiques découlant des progrès scientifiques et technologiques, de l'importance accordée aux droits de la personne, de la diversité croissante de la population et des changements dans la culture, les normes et les valeurs de la société canadienne. Bon nombre de ces problèmes ont été accentués par la pandémie de COVID-19 et les révélations de la Commission de vérité et réconciliation du Canada (CVR) (Gouvernement du Canada, 2021).

La pandémie de COVID-19 a mis en évidence des problèmes liés à la protection des personnes vulnérables dans les soins de santé, aux droits de l'individu par rapport à ceux de la collectivité, à l'équité en santé et à d'autres facteurs connexes. Ces questions sont étudiées en détail tout au long de ce livre.

La CVR reconnaît les injustices et les préjudices subis par les peuples autochtones et la nécessité d'y remédier durablement dans le cadre de la Convention de règlement relative aux pensionnats indiens. La CVR a été instaurée en 2007 et a conclu son rapport final en 2015 (Gouvernement du Canada, 2021). Le rapport complet est accessible sur le site Web du Centre national pour la vérité et la réconciliation (https://nctr.ca/documents/rapports/?lang=fr). Les répercussions du rapport de la CVR pour le Canada et pour la relation entre le Canada et les peuples autochtones seront soulignées tout au long de ce livre.

La relation entre les peuples autochtones du Canada et la population non autochtone a évolué depuis le début de la colonisation de l'Amérique du Nord par les Européens. Souvent hostile et conflictuelle, cette relation est une combinaison de droits de nation à nation, de compromis, d'action autoritaire de l'État, de xénophobie, d'incompréhension culturelle et ethnique et de discrimination.

La voie de la réconciliation avec les peuples autochtones a changé en 1982 avec la reconnaissance des droits des « peuples autochtones » dans la *Loi constitutionnelle* et la *Charte canadienne des droits et libertés*, et s'est poursuivie par la Déclaration de réconciliation en 1998 dans laquelle le gouvernement fédéral reconnaît les préjudices causés aux peuples autochtones, par les excuses du premier ministre de l'époque, Stephen Harper, en 2008, par l'instauration de la Commission de vérité et réconciliation du Canada en 2007 et la publication du rapport final de la Commission en 2015, qui comprenait 94 appels à l'action (Joseph et Joseph, 2019). La profession infirmière s'attarde à traiter ces questions et à rendre les appels à l'action qui sont propres aux soins infirmiers et aux soins de santé prioritaires pour la profession dans tout le pays.

Le rapport de la CVR contenait une discussion sur les tombes d'enfants autochtones dans de nombreux pensionnats indiens. Les preuves fournies à la CVR indiquaient qu'il y avait probablement au moins 3 213 élèves qui étaient décédés (Hamilton, 2021). Les tombes des enfants décédés dans les pensionnats indiens étaient souvent mal documentées, les terrains abandonnés et les dossiers endommagés ou perdus. Au moins un cimetière a été délibérément dérangé pour empêcher l'identification des tombes. La découverte de plus de 200 tombes anonymes en 2021 sur le site d'un ancien pensionnat indien à Kamloops a suscité l'indignation de nombreux Canadiens et aiguillonné notre responsabilité collective en faveur de la réconciliation.

Les questions éthiques et juridiques relatives aux peuples autochtones du Canada sont abordées tout au long de ce livre. Les peuples autochtones du Canada comprennent les Premières Nations, les Inuits et les Métis. Le terme « Premières Nations » est un terme générique qui a remplacé celui de « bandes indiennes » employé dans les années 1970 et qui désigne les 634 communautés des Premières Nations d'un bout à l'autre du Canada. Les Métis et les Inuits sont des groupes distincts. Les Métis descendent d'ancêtres européens (écossais et français) et des Premières Nations (Ojibwés, Cris) pendant les premières années de la colonisation. Ils sont reconnus en tant que groupe en vertu de la *Loi constitutionnelle*. Les Inuits vivent au-dessus de la limite forestière au Nunavut (Nunavik), dans les Territoires du Nord-Ouest (Inuvialuit), dans le nord du Québec et au Labrador (Nunatsiavut). Le terme « inuit » signifie « peuple » dans la langue inuktitut. On les appelait auparavant *esquimaux* (qui veut dire « mangeurs de viande »), un terme aujourd'hui considéré comme insultant. Les Premières Nations, les Inuits et les Métis ont des valeurs, des modes de vie et des points de vue divers entre leurs communautés et au sein de celles-ci (L'Encyclopédie canadienne, 2017).

Dans ce texte, le terme « *autochtone* » est utilisé pour désigner les premiers habitants de ce pays. Les deux termes *autochtone et aborigène* sont dérivés respectivement du grec et du latin et signifient les premiers habitants du territoire. La plupart des peuples autochtones préfèrent le terme *autochtone*. Le terme *aborigène* est perçu comme étant plus négatif, étant donné que le préfixe « ab » peut vouloir dire « pas » ou « loin de ». Le terme *indien* est considéré comme

péjoratif (Joseph et Joseph, 2019). Quand les termes *aborigène* et *indien* sont utilisés dans ce texte, ils reflètent l'usage dans une publication ou un document juridique historique (p. ex., la *Loi sur les Indiens* et la *Loi constitutionnelle, 1982*) cités en référence.

On a beaucoup insisté sur le rôle des politiques d'assimilation liées aux pensionnats indiens, mais le système de santé s'est également adonné au racisme systémique par l'adoption de politiques associées à ces politiques racistes en établissant les « hôpitaux indiens ». L'héritage tragique des hôpitaux indiens, qui séparaient et isolaient les peuples autochtones, est abordé dans ce livre (Lux, 2016). Aujourd'hui, le racisme et la discrimination systémiques ont toujours cours dans les soins de santé. Des exemples récents, comme le traitement de Joyce Echaquan, qui est décédée dans un hôpital du Québec en subissant un profilage racial et des violences verbales (Friesen, 2020), démontrent le racisme systémique observé dans le comportement de certains membres de la profession infirmière et d'autres membres de l'équipe interprofessionnelle. Ces questions, l'héritage de la *Loi sur les Indiens* et les possibilités d'un avenir meilleur sont examinés en détail tout au long de ce livre.

La question de savoir en quoi l'éthique, la moralité et la loi sont liées continue de faire débat. Les infirmières et infirmiers tiennent compte de ces questions tout en réfléchissant aux valeurs et aux croyances qui les régissent en tant que personnes et que professionnels. Le personnel infirmier éthique peut poser des questions du type « que dois-je faire? » ou « comment puis-je fournir les meilleurs soins? ». Par exemple, comment un membre du personnel infirmier réagit-il face à un patient qui refuse ce qui constitue probablement un traitement salvateur? La loi peut être décrite comme ayant une portée plus limitée, guidant le personnel infirmier à agir dans le cadre d'un certain ensemble de règles définies et établies. Par exemple, la loi établit des règles sur le consentement éclairé et le droit des personnes compétentes de contrôler leurs propres décisions en matière de soins de santé. Ces règles ne s'inscrivent pas toujours dans les valeurs et les croyances de tous les membres du personnel infirmier en tant qu'individus, comme en ce qui concerne l'avortement ou la loi sur l'aide médicale à mourir (AMM), et en tant que membres d'un groupe professionnel. La loi est d'un grand secours lorsque les actes du personnel infirmier relèvent des règles établies par la loi. Toutefois, ce n'est pas toujours le cas, surtout lorsque les réponses aux questions « que dois-je faire? » et « comment puis-je fournir les meilleurs soins? » présentent une difficulté éthique. Autrement dit, ce qui est éthique n'est pas forcément toujours légal. De la même manière, ce qui est légal n'est pas forcément toujours considéré comme éthique par certains. À mesure que les questions éthiques et morales dans les soins de santé deviennent plus évidentes et que les réponses du personnel infirmier aux questions « que dois-je faire? » et « comment puis-je fournir les meilleurs soins? » deviennent plus éclairées, ce dernier peut chercher à contester les règles ou les normes établies par la loi. Par exemple, certains professionnels de la santé ont appuyé la législation sur l'aide médicale à mourir.

De nombreuses situations auxquelles fait face le personnel infirmier sont complexes et compliquées, ce qui l'oblige à décider de la chose moralement correcte à faire parmi de nombreuses autres lignes de conduite possibles. Le personnel infirmier peut être confronté à des situations dans lesquelles ce qu'il croit être la ligne de conduite la plus appropriée sur le plan éthique n'est pas forcément justifié par la loi et se retrouver ainsi dans l'incapacité d'agir selon ce qu'il estime être juste. La question de l'aide médicale à mourir illustre la tension entre l'éthique et la loi. Jusqu'à l'introduction de la législation sur l'AMM en 2016, le *Code criminel* du Canada stipulait que le fait d'aider une personne à s'ôter la vie constituait une infraction (*Code criminel*, 1985). Avant l'adoption de la loi, nombreux furent ceux à avancer l'argument que dans certaines situations, aider une personne à mourir constituait l'approche la plus compatissante et éthique si la mort était imminente ou si la souffrance continuelle était insupportable. D'autres n'étaient pas d'accord et s'en tenaient à leur croyance à l'égard du caractère sacré de la vie et du respect des lois interdisant de contribuer à la mort d'autrui. Les tribunaux ont interprété les droits des patients comme incluant le droit à l'aide médicale à mourir et ont examiné les cadres dans lesquels ce droit pouvait être exercé en toute sécurité. Le débat difficile et passionné entourant la législation sur l'AMM et les modifications apportées par la suite au *Code criminel* ont guidé l'élaboration de la loi en 2016 et ses révisions subséquentes. Il s'agit d'un bon exemple d'une action qui aurait pu être considérée comme éthique, mais qui n'était pas

légale, et de la façon dont l'évolution progressive des valeurs et des croyances de la société a fini par influencer et façonner la loi. La loi sur l'AMM tente de concilier les questions juridiques avec les questions et les préoccupations sociales soulevées par divers groupes et intervenants dans la défense des droits de la personne.

L'introduction de l'AMM n'a pas totalement mis fin au débat sur l'aide médicale à mourir et certains domaines restent encore controversés. Par exemple, le personnel infirmier et les médecins pour qui l'AMM pose un problème moral personnel seraient-ils tenus de participer à ce processus et pourraient-ils refuser d'aiguiller les patients à des professionnels de la santé qui acceptent d'assurer l'AMM? Les questions complexes liées à l'AMM et à l'objection de conscience sont abordées au chapitre 8.

La loi signifie différentes choses selon les personnes. Les philosophes juridiques ont conçu des types de droit qui peuvent être utilisés pour saisir différents concepts juridiques : le droit naturel (droits inhérents), le droit positif (gouvernement promulgué), le droit romain, le droit civil ou la loi divine. Le thème récurrent est que ce qui est décrit comme des lois correspond à des règles et des principes établis pour créer et soutenir la justice au sein d'une société particulière. Les lois sont créées par les autorités dirigeantes, les décisions judiciaires et les coutumes. Les lois ne fonctionnent que dans la mesure où elles sont acceptées, respectées et observées par les membres de la société. Lorsque les lois ne sont pas respectées et acceptées, le gouvernement dispose de trois choix : recourir à la contrainte (force, menaces, humiliation), rechercher un compromis, ou modifier la loi, qui sera ensuite respectée.

Au Canada, l'un des exemples les plus célèbres du refus du public d'accepter une loi concerne l'avortement. Le droit à l'avortement était très restreint dans les années 1960 et 1970. Même si les points de vue moraux du public sur l'avortement étaient en train d'évoluer, procéder à un avortement constituait toujours une infraction en vertu du *Code criminel*. Le Dr H. Morgentaler, omnipraticien qui s'est d'abord spécialisé dans la planification familiale avant de pratiquer des avortements dans sa clinique privée, a contesté en vain la constitutionnalité de cette loi en 1975. Une procédure similaire en 1988 portant sur l'interdiction légale de l'avortement a donné lieu à une ordonnance selon laquelle la loi était inconstitutionnelle. Il a également contesté le système en établissant des cliniques d'avortement, ce qui lui a valu des accusations au pénal. La Couronne l'a inculpé au motif d'avoir fourni des services d'avortement illégaux. Cependant, dans une série de procès au pénal, les jurés ont refusé de le condamner. Les jurés n'étaient pas disposés à condamner des personnes pour avoir fourni ce qu'ils considéraient comme des services d'avortement nécessaires socialement. Le gouvernement fédéral a fini par cesser de porter des accusations criminelles à l'encontre du Dr Morgentaler et s'est efforcé d'élaborer un cadre juridique en vertu duquel les avortements pourraient être pratiqués légalement. Les tentatives de révision de la loi se sont soldées par un échec et le gouvernement fédéral a finalement cessé d'essayer de réglementer les avortements dans le cadre du droit criminel.

Avec la *Loi canadienne sur la santé* (1985), le gouvernement fédéral escompte qu'il y ait un accès raisonnable aux soins de santé financés par l'État. Considérons en quoi cela se rapporte à ce qui est éthique ou légal. Un membre du personnel infirmier peut croire que toute la population canadienne dispose d'un droit éthique aux soins de santé; par exemple, toutes les personnes qui ont besoin d'un traitement spécifique doivent pouvoir y accéder. Toutefois, le droit légal aux soins de santé n'est pas précisé dans la *Loi canadienne sur la santé* ni dans toute autre loi canadienne. Le gouvernement fédéral n'a aucune compétence sur les soins de santé, mais seulement sur les conditions dans lesquelles il financera les soins de santé précisés dans la loi. Les infirmières et infirmiers qui croient que des soins appropriés sont refusés à certains patients peuvent décider d'exploiter un site d'injection supervisé illégal (Kerr et coll., 2017) ou se porter volontaires pour fournir des soins de premier recours aux immigrants sans papiers, financés par des dons lorsque le système de soins de santé *légal* ne peut ou ne veut pas agir.

Les infirmières et infirmiers font face à un nombre croissant de problèmes éthiques et juridiques dans leur pratique quotidienne, qui sont devenus encore plus évidents pendant la pandémie de COVID-19 (Haslam-Larmer et coll., 2022; Savage et coll., 2022). Considérons l'obligation d'appliquer les règles de santé publique relatives aux visites des familles. En ce qui a trait à cette exigence, le personnel infirmier s'est retrouvé confronté à des dilemmes éthiques associés aux conflits entre les principes éthiques de bienfaisance, de non-malfaisance, de fidélité et de justice. Les infirmières et infirmiers doivent résoudre ces conflits tout en prodiguant des soins éthiques de qualité aux patients dans le cadre d'un système de soins de santé mis à l'épreuve par des fonds et des ressources limités. Le personnel infirmier accomplit la tâche importante d'aider les patients et leurs familles, ainsi que d'intervenir ou de plaider en faveur de ces patients, si nécessaire. Le rôle de la profession infirmière implique d'établir des relations de confiance professionnelles avec les gens tout au long du continuum de vie. Tout cela doit être réalisé dans le cadre des exigences des principes juridiques et éthiques.

Pour les aider dans les décisions difficiles qu'ils doivent prendre, les infirmières et infirmiers doivent connaître l'éthique et le droit. Le chapitre 2 se penche sur les théories, les principes et les cadres décisionnels qui guident les choix éthiques du personnel infirmier. Ce contenu n'est pas exhaustif, mais il vise à fournir une base d'introduction à l'éthique. Dans le chapitre 3, ces théories sont appliquées aux codes d'éthique dans les soins infirmiers, notamment le Code de déontologie des infirmières et infirmiers autorisés de l'Association des infirmières et infirmiers du Canada *(AIIC)* (AIIC, 2017). Dans le chapitre 4, nous décrivons le système juridique canadien. Cette introduction à l'éthique et au droit amorce le processus d'apprentissage professionnel permanent et fournit un cadre pour les thèmes éthiques et juridiques particuliers traités dans les chapitres suivants.

Pourquoi le personnel infirmier doit-il étudier l'éthique?

Les infirmières et infirmiers travaillent au sein d'une équipe de soins de santé et collaborent avec de nombreux autres professionnels de la santé. Aujourd'hui, les membres du personnel infirmier exercent dans de nombreux contextes différents sortant du cadre des soins de santé traditionnels : dans la communauté ou à domicile, dans les établissements de soins continus ou de réadaptation, dans les secteurs professionnels ou industriels, dans le milieu universitaire, dans les établissements de soins de longue durée pour adultes et pédiatriques, dans le secteur gouvernemental ou des politiques publiques, et bien d'autres secteurs encore.

Dans certaines situations, ils peuvent interagir avec d'autres professionnels qui ne partagent pas le même point de vue sur les soins infirmiers ou les soins de santé en général, ou qui ne les comprennent pas de la même façon. Chacun des membres de l'équipe peut avoir un point de vue différent sur une question éthique et certains peuvent partager des positions similaires. Cependant, avec un cadre éthique solide, les similitudes — ainsi que les différences — peuvent être clarifiées. En l'absence de discussions d'équipe transparentes qui clarifient diverses positions, les décisions et les mesures éthiques peuvent être mal interprétées et considérées comme mauvaises par d'autres. Si les raisons, les valeurs et les perspectives qui justifient les décisions et les mesures sont expliquées, elles seraient plus facilement comprises et respectées, à défaut d'être acceptées. Les infirmières et infirmiers exercent leur profession dans le cadre d'équipes interprofessionnelles; une collaboration et une communication solides sont donc essentielles. La pratique interprofessionnelle est examinée en détail dans le chapitre 12.

Plus important encore, les infirmières et infirmiers doivent étudier l'éthique, car la moralité (soit faire le bien) est au cœur de la théorie et de la pratique des soins infirmiers. De nombreux théoriciens des soins infirmiers considèrent les « soins » comme un impératif moral, non seulement une dimension essentielle, mais au cœur même de celui-ci (Benner, 1990, 1994, 1996, 2000; Leininger, 1988a, 1988b; Roach, 1992; Watson, 1988). Ils considèrent les membres du personnel infirmier comme des « agents moraux » chargés de cultiver l'humanité de ceux dont ils s'occupent (Cloyes, 2002). Ces théories sont discutées dans le chapitre 2.

Dans le domaine des soins de santé, les choix sont souvent difficiles. Il n'est pas toujours facile de déterminer la solution qui est la bonne, ou la « moins mauvaise », parmi les nombreuses options possibles. Prenons, par exemple, les principales politiques de santé publique qui ont été mises en place pendant la pandémie de COVID-19, en particulier celle portant sur la restriction des visiteurs dans les hôpitaux et les établissements de soins de longue durée. Certains considéraient que cette restriction était mauvaise, parce qu'elle allait à l'encontre des valeurs et des issues positives associées aux soins centrés sur la personne et la famille et entraînait des préjudices émotionnels,

psychologiques et physiques pour les résidents des établissements de soins de longue durée, les patients et les membres de la famille (Johnston et coll., 2022). D'autres ont appuyé cette restriction, considérant qu'elle constituait une stratégie nécessaire au contrôle de l'infection et qu'elle était moins néfaste que la propagation de l'infection COVID-19 elle-même. D'autres encore ont vu un terrain d'entente qui limitait les visites générales tout en permettant un certain accès aux membres essentiels de la famille. Les possibilités pour les dirigeants et les membres de l'équipe de clarifier mutuellement leurs positions n'ont peut-être pas modifié les points de vue individuels, mais en exprimant leurs positions, les infirmières et infirmiers et les autres membres de l'équipe ont mieux compris les valeurs et les raisons justifiant chaque point de vue. Ce type de clarification a réduit le conflit moral et la détresse vécus par le personnel infirmier à qui il incombait de faire respecter ces règles. Il aurait également pu être possible d'examiner des solutions de rechange qui auraient répondu aux préoccupations de toutes les parties concernées, des décideurs à l'équipe au point d'intervention (Johnston et coll., 2022).

Lorsque des questions éthiques difficiles surviennent dans le milieu de soins, il est impératif que les patients, les familles, les médecins, le personnel infirmier et les autres membres de l'équipe en discutent ensemble pour tenter de parvenir à un consensus sur la façon de procéder. Du fait que les réponses à de nombreuses questions éthiques ne sont pas tranchées, la collaboration et une communication efficace, ainsi qu'un respect mutuel des valeurs et des croyances de chacun, peuvent faciliter le processus de résolution. La communication qui est nécessaire pour clarifier et justifier les actes et les choix moraux auprès des autres collègues professionnels est améliorée grâce à un langage commun fondé sur une base solide de théorie éthique. Ce langage commun implique également l'interaction du droit par rapport à des dilemmes aussi difficiles, comme l'interruption d'un traitement et le recours aux directives préalables.

L'étude de l'éthique fournit aux infirmières et infirmiers les connaissances et les outils nécessaires pour faciliter ces discussions ou y contribuer. La connaissance des théories et des terminologies philosophiques abstraites n'offre pas toujours de solutions aux problèmes éthiques; par contre, cette connaissance peut servir à mieux comprendre le contexte moral ainsi que les valeurs et les croyances, pour nous-mêmes et les autres.

Chaque jour, les infirmières et infirmiers sont confrontés à des choix éthiques dans leur pratique. Ces choix peuvent porter sur les difficultés liées à la gestion de la douleur, au confort des patients, aux moyens de contention, au consentement et à la participation aux soins de la famille. Les enjeux auxquels fait face le personnel infirmier au quotidien ne font pas toujours les gros titres. Par exemple, l'éthique entre en jeu lorsque les infirmières et infirmiers décident de la façon d'allouer du temps et des soins infirmiers aux patients, des besoins auxquels répondre en premier, et de faire preuve de respect envers les patients, les familles, entre eux et envers les membres de l'équipe interprofessionnelle.

Les infirmières et infirmiers gèrent non seulement des questions et difficultés éthiques dans le contexte clinique de la personne, mais ils sont également touchés par les décisions éthiques concernant les politiques, le contexte plus large des soins de santé et le système de soins de santé, qu'ils sont en mesure d'influencer.

Avec l'élargissement du rôle de la profession infirmière, ils jouissent d'une plus grande autonomie, qui s'accompagne d'une autorité et d'une responsabilité accrues. Cependant, le personnel infirmier et les équipes de soins de santé ne travaillent pas seuls dans leur coin. Ils travaillent au sein d'organisations et sont soutenus par des dirigeants qui ont une grande influence sur la pratique et les résultats des soins. De nombreux facteurs influencent une organisation morale, tels que les comportements et les valeurs de leadership, ainsi que la stratégie, les processus et les activités de l'organisation.

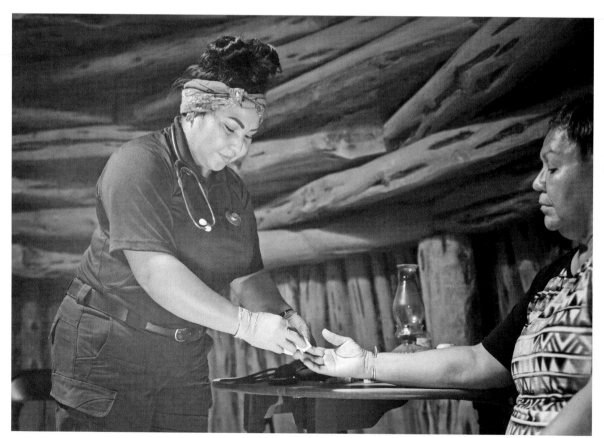

De nos jours, les infirmières et infirmiers exercent dans de nombreux contextes variés qui sortent du cadre des milieux de soins de santé traditionnels, y compris dans les régions éloignées du pays. *Source : iStock.com/THEPALMER.*

Lorsqu'ils sont solidaires et éthiques, les dirigeants favorisent une culture saine et ouverte qui soutient la pratique éthique du personnel infirmier et veille à répondre aux besoins des patients. Ils influencent les approches en matière de soins en veillant à ce que les ressources appropriées soient en place, en déterminant la façon dont les équipes sont organisées, en mettant en place des modèles éthiques, comme les soins centrés sur la personne et sur la famille, et en favorisant de nombreuses autres stratégies qui sont examinées dans le chapitre 12.

Les infirmières et infirmiers ne peuvent pas gérer les complexités des questions éthiques et juridiques indépendamment de leurs dirigeants et de leurs organisations. Un climat organisationnel moral est essentiel et nécessaire afin de donner aux infirmières et infirmiers le soutien dont ils ont besoin pour résoudre les questions éthiques complexes et difficiles liées aux soins.

Justification morale

Les personnes impliquées dans le domaine de l'éthique s'appuient sur des théories et des principes éthiques, non seulement pour déterminer l'approche la plus éthique à un problème, mais aussi pour justifier et défendre leurs positions auprès des autres. Les points de vue, surtout dans les domaines controversés, doivent être ouverts à la critique et au débat et exiger une justification, soit une défense argumentée de son point de vue. Les théories et les principes de l'éthique peuvent clarifier les relations entre les raisons et les conclusions. Les positions sur un problème peuvent être justifiées par des arguments raisonnés et des données probantes, qui peuvent faire l'objet de critiques et de contre-exemples. Il est important que les infirmières et infirmiers possèdent ces connaissances, car les arguments risquent d'être masqués par la rhétorique, le manque de pertinence, les redondances et des liens avec d'autres arguments qui peuvent induire en erreur ceux qui ne sont pas à l'aise avec le langage et la théorie éthiques (Beauchamp et Walters, 2003). Ces dernières années, les problèmes moraux dans le milieu des soins de santé sont devenus plus fréquents et plus intenses et il est donc crucial que les infirmières et infirmiers possèdent des connaissances de la théorie éthique et une certaine habileté pour justifier et défendre leurs positions auprès des autres.

La théorie éthique est l'étude de la nature et de la justification des principes, des devoirs et des obligations éthiques généraux, ainsi que de leur caractère, qui peuvent être appliqués aux problèmes moraux (Armstrong, 2006; Beauchamp et Walters, 2003; Keller, 2009). La théorie éthique vise à fournir une approche plus rigoureuse et systématique de la façon de prendre des décisions sur ce qui est bien ou mal. De nombreuses théories ont été élaborées au fil des siècles pour tenter de fournir des approches plus rigoureuses et systématiques de la façon dont les décisions sont prises sur ce qui est bien et ce qui est mal. Ces théories procurent des cadres pour l'examen approfondi des questions éthiques et des problèmes moraux qui se posent dans les soins de santé et guident la façon dont la moralité est comprise dans la sphère de la pratique infirmière et de la relation entre personnel infirmier et patient. Elles contribuent également à clarifier les attentes en ce qui a trait au caractère et au comportement des infirmières et infirmiers, ainsi qu'au rôle d'agent moral de ces derniers.

Problèmes éthiques auxquels se heurte le personnel infirmier au quotidien

Les infirmières et infirmiers ont la possibilité de défendre et de protéger les droits des patients, de promouvoir des soins compatissants et de renforcer la dignité et l'autonomie de leurs patients. Ils sont souvent tenus de choisir parmi plusieurs solutions pour décider quelle est la bonne ou la « moins mauvaise »; ils doivent aussi évaluer et défendre les choix faits ou les mesures prises; par contre, ils ne sont pas forcément conscients de la nature éthique de leurs choix. Du fait que les options ne sont pas toujours claires, comment peut-on décider de la bonne chose à faire? Pour relever les défis éthiques, les infirmières et infirmiers doivent d'abord être conscients que ces défis existent et être en mesure d'en déterminer la nature éthique.

Dans le contexte d'un système de soins de santé grevé par des fonds et des ressources limités, les infirmières et infirmiers sont confrontés chaque jour à des difficultés pour prodiguer à leurs patients des soins éthiques de grande qualité. Les scénarios suivants ne sont pas rares (Encadré 1.1).

Ce ne sont là que quelques exemples des types de situations complexes et difficiles auxquelles font face chaque jour les membres du personnel infirmier. Il n'est

ENCADRÉ 1.1
DÉFIS ÉTHIQUES AU QUOTIDIEN

Une tumeur cérébrale maligne a été diagnostiquée chez un nourrisson dans un centre pédiatrique. Le nouveau-né est dans un état comateux; il ne réagit pas et est maintenu en vie artificiellement. L'équipe ne peut absolument rien faire pour arrêter la progression de cette maladie en phase terminale. Elle croit qu'il serait dans l'intérêt supérieur du bébé d'interrompre ce qu'elle considère comme un traitement inutile afin de le laisser mourir en paix. Les parents ne sont pas d'accord et veulent que toutes les mesures soient prises pour sauver leur bébé.

■ *Qui décide quels sont les intérêts supérieurs du nourrisson et de la famille? Les patients ou les familles ont-ils le droit de se lancer dans des soins aussi coûteux qu'inutiles? Comment le personnel infirmier devrait-il soutenir les parents pour traverser cette crise et le décès imminent de leur bébé? Comment s'assure-t-il de prodiguer des soins de soutien de qualité pendant toute la durée du processus de la mort?*

Un patient de 20 ans, qui a reçu un diagnostic de schizophrénie à l'âge de 16 ans, est admis dans l'unité de santé mentale d'un hôpital communautaire. Il est agité et exprime le souhait de « mettre un terme à toute cette souffrance ». Il refuse tous les médicaments permettant de gérer ses symptômes. Il veut qu'on le laisse tranquille et rentrer chez lui.

■ *Quels sont les droits d'un patient dans cette situation? Lorsqu'une personne exprime le souhait de « mettre un terme à toute cette souffrance », qu'est-ce que cela pourrait vouloir dire? Quelles sont les options qui s'offrent aux patients et à l'équipe dans ce genre de situations? Quel est votre rôle en tant que membre du personnel infirmier?*

Un patient atteint d'un cancer du foie en phase terminale reçoit des soins palliatifs à domicile. Les principaux aidants sont sa conjointe et ses enfants, qui reçoivent un peu d'aide de la part du personnel infirmier communautaire et des soins à domicile. À mesure que l'état du patient se dégrade, ses symptômes sont de plus en plus difficiles à gérer. Épuisée physiquement et émotionnellement, la famille se demande s'il ne vaudrait pas mieux que le patient soit hospitalisé. Ce dernier a toutefois toujours exprimé le désir de mourir chez lui.

■ *Comment le personnel infirmier communautaire gère-t-il les intérêts conflictuels de ce patient et de sa famille? Quel est le rôle de la société pour assurer des ressources adéquates afin de répondre aux besoins d'un patient mourant à son domicile?*

Une personne célibataire âgée de 40 ans se rétablit d'une opération chirurgicale au bas du dos. Bien qu'elle souffre toujours et continue d'avoir du mal à bouger, l'hôpital a besoin du lit et la durée du séjour prévue est arrivée à son terme. L'infirmière de l'hôpital discute du retour à la vie normale du patient avec le gestionnaire de cas des soins à domicile. Celui-ci détermine que le patient n'est pas admissible à la prise en charge d'une aide à domicile, même s'il n'a pas de famille ni d'amis pour l'aider chez lui.

■ *Comment ces infirmières et infirmiers assurent-ils le retour sans danger de ce patient à son domicile après son séjour à l'hôpital? Comment réagissent-ils aux règles qui imposent des limites aux ressources nécessaires dans la communauté?*

Une infirmière en santé du travail en milieu industriel prend en charge le cas d'un travailleur qui a été blessé au travail. Le travailleur s'est rétabli et est physiquement capable de reprendre le travail. L'employeur souhaite vivement que le travailleur revienne le plus tôt possible. Cependant, le travailleur confie à l'infirmière que le gestionnaire est constamment sur le dos des employés et croit que c'est l'environnement de travail stressant qui a causé l'accident en premier lieu. Le travailleur demande à l'infirmière de garder cette information pour elle, par crainte de représailles de la part du gestionnaire.

■ *Comment l'infirmière concilie-t-elle la responsabilité d'assurer le retour au travail sécuritaire de ce travailleur — et sa préoccupation concernant la sécurité des autres travailleurs dans cet environnement hostile — avec l'obligation de respecter la demande de confidentialité du travailleur?*

Une personne âgée résidant dans un établissement de soins de longue durée connaît des problèmes de mobilité découlant de complications à la suite d'une opération pour fracture de la hanche. La prothèse utilisée s'est déplacée dans le bassin du patient. Celui-ci est atteint de démence et (en raison de la blessure) n'est pas capable de marcher, mais il ne s'en souvient jamais et essaie constamment de se lever de son fauteuil roulant. De ce fait, il a subi de nombreuses chutes qui ont entraîné de multiples déchirures et ecchymoses. La famille aimerait que le personnel utilise une ceinture de sécurité pour prévenir les chutes et éviter des blessures plus graves. Le personnel refuse de le faire, invoquant la politique de contraintes minimales de l'employeur.

■ *Comment le personnel infirmier qui s'occupe de ce patient concilie-t-il les risques et les bienfaits des options dont il dispose? Quelles sont ces options? Selon vous, quelle est l'option la plus éthique?*

C'est le milieu d'un quart de soir dans un service médical débordé. Un patient est en train de mourir et sa famille et ses amis ne sont pas là.

■ *Quelles options faudrait-il avoir en place pour veiller à ce que le patient ne meure pas seul? Est-ce important? Les priorités et les ressources sont réorganisées en cas d'urgence; l'agonie doit-elle être considérée sous le même jour?*

Un enfant est en train de mourir. Visiblement bouleversés, les parents, qui ont passé plusieurs semaines aux côtés de leur enfant, souffrent d'un grave manque de sommeil. L'un d'eux, qui devient de plus en plus agité, se rend au poste de soins infirmiers pour demander des analgésiques supplémentaires pour l'enfant. N'ayant toujours pas reçu de réponse à cette demande

---

ENCADRÉ 1.1 (Suite)
DÉFIS ÉTHIQUES AU QUOTIDIEN

au bout de dix minutes, le parent devient furieux et hurle après l'équipe, en utilisant un langage injurieux et agressif, assorti d'autres comportements menaçants.

■ *Comment l'équipe infirmière concilie-t-elle les besoins des parents et de l'enfant avec les droits des infirmières et infirmiers et du personnel à bénéficier d'un environnement de travail sécuritaire? Comment la situation aurait-elle pu être évitée?*

Un infirmier a récemment commencé à travailler dans un petit hôpital d'une communauté rurale. Il y a emménagé avec son partenaire masculin, qui a récemment été nommé gestionnaire dans une mine voisine. Comme il a commencé à travailler seulement quelques mois plus tôt, il a du mal à interagir avec les autres membres du personnel. Ceux-ci omettent systématiquement de l'aider lorsqu'il a beaucoup de travail et ne l'ont jamais invité à se joindre à eux pendant les pauses. Alors qu'il se sent déjà marginalisé, il surprend une conversation entre trois des infirmières au sujet de sa relation personnelle et des raisons qui pourraient pousser un homme à devenir infirmier.

■ *Que se passe-t-il ici? De quelles options cet infirmier dispose-t-il pour gérer cette situation préjudiciable inconfortable?*

Pendant la pandémie de COVID-19, une province avait imposé des règles strictes sur les visites. Une seule personne désignée, généralement un membre de la famille, était autorisée à rendre visite au patient pendant deux heures maximum chaque jour. Un soir, l'infirmière responsable d'un service médical a reçu un appel de la famille d'un patient âgé recevant des soins palliatifs, qui ne devait pas survivre plus de quelques jours; elle demandait à ce qu'il puisse recevoir la visite supplémentaire de son enfant, qui venait d'arriver d'une autre ville. La famille a rassuré l'infirmière en disant que l'enfant était entièrement vacciné et ne montrait aucun signe d'infection. Le patient avait déjà reçu la visite d'un membre essentiel de sa famille désigné ce jour-là, et, selon les règles, l'infirmière responsable était tenue de refuser cette demande.

■ *Quels sont les conflits éthiques auxquels l'infirmière est confrontée dans ce scénario? Est-ce que les règles sont sensées pour vous? Quelles sont les conséquences possibles pour l'infirmière, le patient et la famille si la politique est suivie à la lettre? Que se passe-t-il si l'infirmière ne tient pas compte de la politique et autorise la visite?*

---

pas rare qu'ils soient confrontés à plusieurs de ces problèmes et questions éthiques en même temps. La connaissance de la théorie éthique, une meilleure aptitude à déterminer les questions éthiques et à y répondre, et des soutiens adéquats du système peuvent les aider à gérer ces difficultés.

À présent, prenez un moment pour réfléchir aux scénarios ci-dessus. Quels choix feriez-vous? Pour quelles raisons les feriez-vous? Votre raisonnement est-il cohérent d'un scénario à l'autre ou est-ce que votre approche varie en fonction de la situation ou de votre expérience antérieure? Êtes-vous capable de défendre votre approche auprès de vos collègues?

Après avoir pris connaissance des perspectives théoriques présentées dans le chapitre 2, revenez à ces scénarios. Votre approche à l'égard de ces problèmes cadrait-elle avec l'une ou l'autre des théories du chapitre 2? Avez-vous changé de point de vue après avoir lu le chapitre? Ces points de vue vous ont-ils fourni des arguments pour vous aider à défendre votre position? Êtes-vous mieux en mesure d'identifier les questions éthiques dans ces scénarios? Les théories vous aident-elles à décider d'une ligne de conduite?

Pourquoi le personnel infirmier doit-il connaître le droit?

La société impose aux infirmières et infirmiers de respecter des normes élevées de compétence professionnelle, morale et éthique, mais elle leur accorde également certains droits et privilèges. Le droit s'efforce de maintenir en équilibre ces intérêts concurrents. Il réglemente l'éducation et les qualifications des membres du personnel infirmier, leurs conditions d'emploi, leurs droits en matière de négociation collective, les droits, obligations et responsabilités qu'ils ont envers leurs patients, leurs collègues professionnels, le public et entre eux, ainsi qu'une foule d'autres questions. En outre, le système juridique offre une tribune pour résoudre les différends et les conflits qui surviennent inévitablement lorsque des intérêts divergents s'affrontent.

Ainsi, par exemple, en vertu de la législation sur la santé et la sécurité au travail, une infirmière qui est obligée de travailler dans des conditions risquées, voire dangereuses, a un recours contre l'employeur (Manitoba Nurses Union, 2018; *La Loi sur la sécurité et l'hygiène du travail,* non daté). Au cours des dernières années, cette protection a progressé grâce à la législation sur les droits de la personne et la prévention de la violence en milieu de travail décrite aux chapitres 10 et 11. On reconnaît maintenant que les milieux de travail des infirmières et infirmiers doivent être sains et que les employeurs doivent assurer une culture de travail éthique, sûre, solidaire et exempte de discrimination. Le but ultime est de procurer un milieu de travail qui tolère le moins possible le manque de respect, surtout parmi les membres du personnel infirmier et au sein de l'équipe de soins de santé. Dénotant l'importance cruciale de cette question et la cohérence des points de vue entre les différentes disciplines, l'Association des infirmières et infirmiers du Canada (AIIC) et la Fédération canadienne des syndicats d'infirmières et infirmiers (FCSII) ont publié une déclaration commune avalisant une politique de l'Association médicale canadienne (AMC), qui portait sur l'identification, la mise en œuvre et l'évaluation d'environnements de pratique de qualité guidés par les principes consistant à fournir les bons soins à la bonne personne, au bon moment et par les bons prestataires.

Des processus juridiques sont en place pour un patient qui subit une blessure ou un préjudice à la suite de la négligence d'un membre du personnel infirmier. Les patients peuvent, en alléguant la négligence, intenter une action au civil devant les tribunaux pour obtenir des dommages-intérêts à l'encontre du personnel infirmier concerné et de l'établissement de soins de santé responsable.

Toutes les fautes ou erreurs commises par le personnel infirmier ne donnent pas nécessairement lieu à une conclusion de négligence. Pour qu'il y ait négligence, une personne doit avoir un devoir de diligence envers une autre personne, ledit devoir doit être violé ou la norme de diligence ne pas être respectée, et un préjudice doit en résulter. La négligence et les conséquences pour les infirmières et infirmiers sont décrites dans le chapitre 7.

Aujourd'hui, on accorde beaucoup plus d'attention à la sécurité des patients et à la prévention des préjudices. Par le passé, le personnel infirmier qui commettait des erreurs faisait souvent l'objet de mesures disciplinaires ou de réprimandes. Le climat dans l'environnement des soins de santé est en train de passer à une « culture juste » et à une approche de la transparence axée sur le système. Cette approche reconnaît que les erreurs sont souvent liées au système; par conséquent, il est important d'en comprendre la cause profonde afin de pouvoir apporter des changements à la conception et aux processus. Des politiques, des lignes directrices et (dans certaines provinces) des lois sont également en place en ce qui a trait à la divulgation aux patients et aux familles (Association canadienne de protection médicale [ACPM], 2013). Lorsque la transparence existe, que la divulgation est totale et que des excuses sincères sont présentées, les patients et les familles risquent moins de s'engager dans des confrontations et des procédures juridiques. Toutefois, comme indiqué dans le chapitre 7, la justice impose une indemnisation appropriée dans certaines circonstances. Les approches en matière de sécurité des patients et de divulgation sont présentées dans le chapitre 10.

Le Canada est une société culturellement diversifiée. Par conséquent, les patients et les équipes interprofessionnelles reflètent cette diversité. Les infirmières et infirmiers doivent accueillir, comprendre et respecter les différences ainsi que des valeurs et des croyances divergentes. Les membres du personnel infirmier doivent être sensibles aux différences culturelles, à l'interaction des lois sur les droits de la personne, la protection de la vie privée et la confidentialité, ainsi qu'aux implications de la *Charte canadienne des droits et libertés*, dont il est question au chapitre 4.

La sensibilisation croissante aux droits éthiques et juridiques des patients et l'importance accrue accordée à l'autonomie individuelle ont mené à la création de groupes de défense pour représenter les intérêts de différentes parties prenantes. Considérons les objectifs de l'Alliance pour des communautés en santé : favoriser le changement dans le secteur des soins de santé de premier recours afin de promouvoir un environnement plus tolérant pour les membres des communautés bispirituelles, lesbiennes, gaies, bisexuelles, transgenres, queer, intersexuées et plus (2ELGBTQI+) et veiller à ce que les professionnels de la santé soient conscients et au courant de leurs problèmes ([ACSO], 2018). L'organisme sans but lucratif Mourir dans la Dignité Canada a joué un rôle déterminant en faisant pression en faveur du droit d'une personne à mourir (Mourir dans la Dignité Canada, 2018). La loi ultérieure sur l'AMM tente de concilier les questions juridiques avec les questions sociales et les préoccupations éthiques soulevées par divers groupes et intervenants dans la défense des droits de la personne.

Il existe beaucoup d'autres raisons justifiant que les infirmières et infirmiers doivent posséder une compréhension de base du système juridique du Canada. Les provinces et les territoires ont des lois qui régissent la profession, y compris l'établissement d'organismes de réglementation qui imposent des exigences en ce qui a trait au niveau de connaissances et de compétences professionnelles du personnel infirmier. Le fait de ne pas satisfaire à ces exigences ou d'entreprendre l'exercice des soins infirmiers sans formation adéquate expose le personnel infirmier à des mesures disciplinaires de la part de l'organe directeur et, si la conduite est suffisamment grave, de la part des tribunaux, soit par le biais de poursuites pénales (dans les cas où la conduite implique une violation du droit criminel), soit d'un procès (dans lequel le personnel infirmier est poursuivi pour négligence ou autre inconduite découlant d'une violation d'une norme acceptée de soins infirmiers). Le chapitre 4 présente les principes du système juridique canadien afin de fournir aux infirmières et infirmiers une compréhension de base de ce qui prend souvent la forme d'une institution obscure et déroutante. Les rôles des assemblées législatives et du pouvoir exécutif du gouvernement sont brièvement abordés, de même que certains des concepts et principes juridiques applicables aux soins infirmiers. Ceux-ci fournissent un cadre pour les chapitres qui suivent. Le chapitre 5 décrit la structure, le rôle et le fonctionnement de divers organismes et institutions de réglementation professionnelle provinciaux et territoriaux. Dans ce contexte, les membres du personnel infirmier peuvent commencer à mieux comprendre la façon dont la profession est réglementée et, en particulier, comment le concept d'autonomie gouvernementale est intégré dans cette structure réglementaire et dans les codes de déontologie professionnelle.

Au Canada, l'autorité juridique est répartie entre le gouvernement fédéral et les provinces. Par conséquent, elle exige souvent la mise en place de lois tant au niveau fédéral que provincial. Par exemple, pour accorder aux infirmières et infirmiers praticiens (IP) l'autorisation de prescrire certains médicaments contrôlés, il a fallu mettre en place des règlements fédéraux (Règlement sur les nouvelles catégories de praticiens, 2012) en vertu de la *Loi réglementant certaines drogues et autres substances*, et au niveau provincial, une législation complémentaire établissant les exigences juridiques de la province pour autoriser les IP (comme la *Prescription Monitoring Act* and *Regulations* [2004] de la Nouvelle-Écosse).

Les infractions à ces lois peuvent non seulement entraîner des conséquences au civil, mais aussi au pénal. Le chapitre 7 traite des questions de négligence et des normes de soins dans la profession infirmière. Il décrit comment la conduite et le professionnalisme des infirmières et infirmiers dans l'exercice de leurs fonctions sont évalués par rapport à la loi et aux normes éthiques en vigueur.

Le chapitre 7 examine également les aspects juridiques, éthiques et pratiques d'une documentation adéquate. Il est important d'assurer un niveau élevé de documentation pour maintenir une communication efficace, qui est essentielle à la sécurité des soins. Les notes d'évaluation et de progrès du personnel infirmier surveillent en permanence le déroulement du traitement d'un patient et l'effet des interventions. La documentation fournit des éléments probants dans toute plainte ou poursuite à l'encontre du personnel infirmier et de l'établissement; par conséquent, elle devrait toujours être créée en sachant qu'elle peut faire l'objet d'une révision et d'un examen. Une documentation inadéquate ou l'omission d'examiner les données et les antécédents du patient se répercute négativement sur la qualité des soins. Étant donné que plusieurs aidants participent aux soins, il est impossible d'assurer une communication et une continuité des soins efficaces sans une documentation claire et exacte.

Les droits juridiques des patients influencent les mesures et les décisions prises au quotidien par les membres du personnel infirmier. Ces mesures et décisions peuvent impliquer de dépasser les obstacles habituels au consentement. Par exemple, un patient qui doit recevoir une injection peut y consentir volontiers en tendant le bras au membre du personnel infirmier qui l'administre. Toutefois, si un patient est incapable de consentir à une intervention en raison d'une incapacité physique ou mentale, y compris une déficience causée par la maladie ou les effets des médicaments, il incombe au personnel infirmier de veiller à ce que la mesure prise ou le traitement administré soit dans l'intérêt supérieur du patient et corresponde aux souhaits de ce dernier. Il est parfois difficile de déterminer si le patient est vraiment capable ou non de donner son consentement; cependant, l'absence de consentement expose le personnel infirmier au risque de poursuite au civil par le patient qui n'a pas donné son consentement ou par son parent le plus proche. Il existe aussi des complexités en ce qui a trait au consentement des personnes les plus vulnérables, notamment les enfants, les personnes souffrant d'une déficience cognitive et celles atteintes de maladie mentale. D'autres difficultés surviennent lorsque l'équipe s'interroge sur la validité ou la sincérité des mandataires spéciaux. La plupart des provinces et des territoires ont promulgué des lois qui définissent clairement les paramètres du consentement, la capacité du patient, la façon de donner son consentement, le consentement explicite par rapport au consentement implicite, et ainsi de suite. Cette législation est présentée en détail dans le chapitre 6. En outre, les professionnels de la santé sont légalement tenus par la loi de veiller à ce que le patient comprenne la nature de la maladie, la nécessité du traitement ainsi que tous les risques et avantages associés à ce traitement s'il est censé donner son consentement éclairé. Les questions du consentement au traitement et les nombreux enjeux sous-jacents qui en découlent sont également traités dans le chapitre 6.

Les progrès récents extraordinaires de la technologie médicale ont permis à la fois de manipuler le processus de reproduction à une extrémité du continuum de vie et de prolonger la vie à l'autre extrémité dans les cas où le décès n'aurait fait aucun doute autrefois. Ces progrès suscitent des questions sur la façon dont ces ressources sont utilisées et même s'il faudrait ou non utiliser cette technologie.

Le chapitre 8 aborde les questions juridiques et éthiques délicates associées à la fin de vie. Il se penche sur des sujets comme l'aide médicale à mourir, le don d'organes et la transplantation. Ces dernières années, ces questions ont gagné en importance auprès du public et comportent de profondes implications pour le personnel infirmier. La science et la technologie s'attardent à trouver des moyens de prolonger la vie. Pourtant, le prix à payer est élevé lorsque prolonger la vie d'une personne diminue la qualité et la dignité qui

donnent tout son sens à la vie. Afin de gérer la mort et le changement du processus de mort, les infirmières et infirmiers se retrouvent à devoir trouver de nouveaux moyens de préserver les valeurs humaines, l'autonomie et la dignité des patients.

Le chapitre 9 étudie les technologies complexes, comme celles liées à la science de la reproduction et de la génétique. À l'heure actuelle, il existe des technologies qui non seulement triomphent de l'infertilité, mais qui sont également capables de repérer et de corriger les anomalies génétiques, de prédire les maladies futures et de contrôler les caractéristiques de la progéniture au stade embryonnaire du développement. Ce pouvoir de manipuler la création de la vie a le potentiel de remodeler la société et de redéfinir les générations futures.

Lancé en 1990 et achevé en 2003, le projet du génome humain a identifié environ 20 500 gènes dans l'ADN humain. Les résultats du projet ont permis aux scientifiques d'identifier les maladies génétiques, de créer des stratégies pour les guérir et les prévenir, et même d'identifier les coupables dans des affaires criminelles jusque là non résolues. Dans certaines situations, il est désormais possible de prédire la réponse d'un patient atteint de cancer à des interventions de traitement particulières. Ces progrès scientifiques soulèvent de nombreuses questions : le fait qu'il soit possible de le faire suffit-il à justifier que nous le fassions? Quelle sera l'incidence de ces interventions sur les générations futures? Que devons-nous faire des connaissances et des données que nous apporte cette évolution scientifique?

Ces possibilités se présentent souvent avant que des lois ne soient élaborées pour les gérer. Le droit n'est donc pas une source exhaustive d'indications et d'instructions dans ce genre d'affaires et il met parfois du temps à adapter des solutions juridiques pour ces dernières, comme dans le cas de l'AMM. En connaissant notre système juridique, le personnel infirmier constatera que le droit est aussi, assez souvent, en décalage avec les valeurs sociétales actuelles. Le droit est généralement perçu comme sans équivoque, alors que les situations éthiques, comme l'aide à mourir mentionnée plus tôt, sont largement plus compliquées et nuancées. Aujourd'hui, le plus grand défi auquel sont confrontés les législateurs et le système juridique consiste à tenter de s'attaquer aux zones d'ombre et à fournir des lignes directrices plus réalistes et pratiques pour gérer les problèmes éthiques. Le droit évolue souvent à partir des principes éthiques qui guident la pratique et le bon sens. Par exemple, il existait des pratiques éthiques associées au consentement dans les soins de santé avant que ces règles ne soient établies dans le droit. Celles-ci découlent du principe d'autonomie voulant que les personnes aient le droit éthique de contrôler ce qui est fait à leur corps et à leur personne. Le droit reconnaît aujourd'hui que le consentement de la personne est essentiel avant qu'un professionnel de la santé n'amorce tout contact physique.

L'autonomie a également guidé les pratiques associées à la protection de la vie privée et la confidentialité, qui sont maintenant établies dans la législation. Les infirmières et infirmiers ont l'obligation à la fois légale et éthique de préserver la confidentialité de tous les renseignements sur les patients et de ne pas les divulguer sans leur consentement. Lorsqu'il est impossible d'obtenir ce consentement, ils ne peuvent divulguer que ce qui est absolument nécessaire dans l'intérêt du patient, et seulement aux personnes dont la participation à son traitement est nécessaire (c.-à-d., le « cercle de soins »). Il peut y avoir des cas dans lesquels le personnel infirmier est tenu de divulguer ce type de renseignements au tribunal sous forme de témoignage ou lorsqu'ils sont essentiels pour éviter de nuire au patient ou à d'autres personnes. (Voir, par exemple, la *Personal Information Protection Act* [2003, art. 5 et 19] de l'Alberta). Les gouvernements fédéral et provinciaux ont promulgué des lois strictes sur la protection de la vie privée régissant les dossiers médicaux, qui définissent clairement les responsabilités des dépositaires de ces dossiers, l'utilisation qui peut être faite des renseignements confidentiels sur les patients, qui peut consentir à leur divulgation et à qui ils peuvent être divulgués. Cette législation est présentée au chapitre 10. La mise en œuvre de cette législation a rendu bien plus complexes la transmission des renseignements et la consultation des membres de la famille, des amis et des autres personnes. Les établissements de soins de santé sont tenus de préserver la confidentialité en vertu de la loi et les conséquences d'une violation de cette loi peuvent être très lourdes pour le personnel, qu'il soit infirmier ou autre. Voyez, par exemple, la *Loi sur la protection des renseignements personnels et les documents électroniques*(2000) du gouvernement fédéral.

Connaître les rouages du droit, les règles de la preuve, l'éthique et le système judiciaire procurent un cadre pour déterminer s'il y a matière à divulguer des renseignements sensibles et confidentiels au sujet d'un patient particulier. Les patients malades ou blessés sont dans un état vulnérable et ne sont pas toujours en mesure de protéger leurs droits de citoyens. Pour faire en sorte que les intérêts de leurs patients soient représentés, les infirmières et infirmiers doivent comprendre les droits de ces derniers ainsi que leurs propres obligations professionnelles de protéger ou respecter ces droits. Ces questions sont examinées dans le chapitre 10.

Si les membres du personnel infirmier ont des obligations envers leurs patients, ils ont également des droits relativement à ce qu'ils peuvent escompter en tant que professionnels. À l'instar de toute la population canadienne, en vertu de la Charte, les infirmières et infirmiers ont droit à la protection de leur vie privée et au respect, ainsi qu'à la liberté d'expression, soit le droit de penser, de s'exprimer, d'écrire ou d'agir en fonction de leurs croyances. Toutefois, ces droits doivent être considérés dans le contexte des responsabilités des infirmières et infirmiers en tant que professionnels et de leurs obligations envers les patients. Le chapitre 11 porte sur l'équilibre entre ces droits et obligations.

L'introduction au droit commence au chapitre 4 par une perspective historique de l'évolution du système juridique au Canada. Les peuples autochtones habitaient ce territoire des siècles avant l'arrivée des premiers européens et la colonisation qui a suivi, et ils avaient leurs propres systèmes juridiques qui, bien que variés, avaient des éléments en commun dans les différentes communautés. Au début, le Canada était une confédération de colonisateurs britanniques et français qui, sans aucune considération pour les systèmes autochtones en place, utilisaient les structures, règles et principes juridiques de leurs pays d'origine comme fondement du système juridique canadien.

RÉSUMÉ

De toute évidence, l'incidence du droit et de l'éthique sur la profession infirmière est importante et généralisée. Comprendre les structures, la terminologie et les mécanismes du droit est essentiel à la capacité du personnel infirmier d'exercer en respectant les attentes et les normes de la société. De la même façon, connaître les valeurs et les normes éthiques de la profession infirmière et accepter d'être guidé par celles-ci est essentiel pour exercer au sein d'un système qui offre des normes élevées de soins aux patients. Le présent chapitre fournit une base pour comprendre le contenu présenté dans les chapitres qui suivent.

Ce chapitre a exposé les raisons pour lesquelles les membres du personnel infirmier doivent connaître le droit et l'éthique, et posséder les connaissances nécessaires pour exercer selon ces normes. Les professionnels ont un rôle important à jouer pour servir les intérêts du public et doivent s'assurer d'avoir sa confiance. Comme nous l'avons vu dans les scénarios et les exemples présentés, les questions éthiques ont gagné en complexité à mesure que la dépendance à l'égard de l'éthique pour guider et appuyer les décisions a pris de l'ampleur. Il est évident que l'éthique et le droit se recoupent à de nombreux niveaux et il est essentiel de bien comprendre les deux pour que la pratique infirmière soit exemplaire.

PENSÉE CRITIQUE

Points de discussion

Le but de ce chapitre est de présenter une vue d'ensemble de l'interaction de l'éthique et du droit, ainsi que les questions et les concepts qui sont traités dans les chapitres suivants. Les questions ci-dessous sont conçues pour susciter la réflexion avant d'acquérir des connaissances sur les concepts éthiques et juridiques décrits dans cet ouvrage. Vous pouvez aussi discuter de ces questions en groupe et échanger vos réflexions entre vous.

1. Qu'est-ce qui a influencé votre décision de vous lancer dans la profession infirmière?
2. Indiquez les valeurs personnelles que vous partagez avec la profession infirmière.
3. Décrivez un dilemme éthique que vous avez vécu ou connu en tant qu'élève ou infirmière/infirmier. Quelle position avez-vous adoptée, et pourquoi? Vos valeurs personnelles vous ont-elles aidé à résoudre ce problème?
4. Avant de devenir élève en soins infirmiers, vous attendiez-vous à rencontrer les difficultés éthiques et juridiques importantes associées aux soins infirmiers?

5. Décrivez une situation que votre famille ou vous-même avez vécue dans le système de soins de santé. Examinez votre expérience ou celle de votre famille lors de cette situation. Était-ce une expérience positive ou négative? Quels facteurs ont influencé ce point de vue? Comment cette expérience pourrait-elle contribuer à votre pratique en tant qu'infirmière/infirmier?
6. À votre avis, quel est le problème juridique le plus important que le personnel infirmier peut rencontrer? Selon vous, quels sont les deux problèmes éthiques les plus importants auxquels un membre du personnel infirmier peut être confronté?
7. Si vous étiez un patient, qu'attendriez-vous du personnel infirmier qui s'occupe de vous? Si le patient était un membre de votre famille, quelles seraient vos attentes? En tant qu'infirmière/infirmier ou élève infirmière/infirmier, estimez-vous que vous respectez ces normes?

RÉFÉRENCES

Lois

Code criminel, L.R.C. 1985, ch. C-46 (Canada), art. 241; L.R., 1985, ch. 27 (1er suppl.), art. 7.

La Loi sur la sécurité et l'hygiène du travail, Lois du Manitoba ch. W210, 10/02 (2002) modifiée.

Loi canadienne sur la santé, L.R.C. 1985, ch. C-6, modifiée.

Loi sur la protection des renseignements personnels, SA 2003, ch. P-6.5, art. 5 et 19.

Loi sur la protection des renseignements personnels et les documents électroniques, L.C. 2000, ch. 5, modifiée.

Prescription Monitoring Act and *Regulations*, NSS 2004, ch. 32.

Règlements

Règlement sur les nouvelles catégories de praticiens (Loi réglementant certaines drogues et autres substances) (2012), DORS/2012-230.

Textes et articles

Aikens, C.A. (1926). *Studies in ethics for nurses* (2e éd.). W.B. Saunders Company.

Akhtar-Danesh, N., Baumann, A., Kolotylo, C., et coll. (2011). Perceptions of professionalism among nursing faculty and nursing students. *Western Journal of Nursing Research, 35*(2), 248-271. https://doi.org/10.1177/0193945911408623.

Alliance pour des communautés en santé. (2018). https://www.allianceon.org

Armstrong, A. E. (2006). Towards a strong virtue ethics for nursing practice. *Nursing Philosophy, 7*(3), 110-124. https://doi.org/10.1111/j.1466-769X.2006.00268.x. PMID : 16774598.

Association médicale canadienne. (2013). In *Physicians taking lead on appropriateness of care*. Ottawa : Auteur.

Association canadienne de protection médicale. (2013). *Législation canadienne sur la présentation d'excuses.* https://www.cmpa-acpm.ca/fr/advice-publications/browse-articles/2008/apology-legislation-in-canada-what-it-means-for-physicians

Association des infirmières et infirmiers du Canada. (2017). *Code de déontologie des infirmières et infirmiers autorisés.*

Association des infirmières et infirmiers du Canada et Fédération canadienne des syndicats d'infirmières et infirmiers (2014). *Milieux de pratique : optimiser les résultats pour les clients, les infirmières et infirmiers et les organisations.*

Association des infirmières et infirmiers autorisés de l'Ontario. (2007). *Best practice guidelines : Professionalism in nursing.* https://rnao.ca/bpg/guidelines/professionalism-nursing

Battié, M., et Steelman, V. M. (2014). Accountability in nursing practice : Why it is important for patient safety. *Association of perioperative Registered Nurses, 100*(5), 537-541. https://doi.org/10.1016/j.aorn.2014.08.008

Baumann, A., Norman, P., Blythe, J., et coll. (2014). Accountability : the challenge for medical and nursing regulators [numéro spécial]. *Healthcare Policy, 10,* 121-131.

Beauchamp, T. L., et Walters, L. (2003). *Contemporary issues in bioethics* (6e éd.). Wadsworth Publishing Company.

Benner, P. (1990). The moral dimensions of caring. In Stevenson, J. S., et Tripp-Reimer, T. (Eds.), *Knowledge about care and caring : State of the art and future developments* (pp. 5-17). American Academy of Nursing.

Benner, P. (1994). Discovering challenges to ethical theory in experience-based narratives of nurses' everyday ethical comportment. In Monagle, J. F., et Thomasma, D. C. (Eds.), *Health care ethics : Critical issues* (pp. 401-411). Aspen Publishers.

Benner, P. (1996). The primacy of caring and the role of experience, narrative, and community in clinical and ethical expertise. In Benner, P., Tanner, C. A., et Chesla, C. A. (Eds.), *Expertise in nursing practice : Caring, clinical judgement, and ethics* (pp. 232-237). Springer Publishing Company.

Benner, P. (2000). The roles of embodiment, emotion and lifeworld for rationality and agency in nursing practice. *Nursing Philosophy, 1*(1), 5-19.

Blythe, J., Baumann, A., Zeytinoglu, I. U., et coll. (2008). Nursing generations in the contemporary workplace. *Public Personnel Management, 37*(2), 137-159. https://doi.org/10.1177/009102600803700201

Brennan, M., et Monson, V. (2014). Professionalism : Good for patients and for health care organizations. *Mayo Clinic Proceedings, 89*(5), 644-652. https://doi.org/10.1016/j.mayocp.2014.01.011

L'Encyclopédie Canadienne. (2017). Traités avec les peuples autochtones au Canada. https://www.thecanadianencyclopedia.ca/fr/article/traites-autochtones

Chesterton, L., Tetley, J., Cox, N., et coll. (2021). A hermeneutical study of professional accountability in nursing. *Journal of Clinical Nursing, 30*(1–2), 188-199.

Cloyes, K. G. (2002). Agonizing care : Care ethics, agonistic feminism and a political theory of care. *Nursing Inquiry, 9*(3), 203-214.

Friesen, P. (2020). Trust in health care after the death of Joyce Echaquan. *Impact Ethics : Making a Difference in Bioethics.* https://impactethics.ca/2020/11/09/trust-in-health-care-after-the-death-of-joyce-echaquan/

Gouvernement du Canada (2021). *Commission de vérité et réconciliation du Canada.* https://www.rcaanc-cirnac.gc.ca/fra/1450124405592/1529106060525

Hamilton, S. (2021). *Where are the children buried?* https://ehprn-h2mwo3.exactdn.com/wp-content/uploads/2021/05/AAA-Hamilton-cemetery-FInal.pdf

Haslam-Larmer, L., Grigorovich, A., Quirt, H., et coll. (2022). Prevalence, causes, and consequences of moral distress in healthcare providers caring for people living with dementia in long-term care during a pandemic. *Dementia, 22*(1), 5-27. https://doi.org/10.1177/14713012221124995

Jennings, B., Callahan, D., et Wolf, S. M. (Février 1987). The professions : Public interest and common good [supplément spécial]. *Hastings Center Report,* 3-4.

Johnston, P., Keatings, M., et Monk, A. (Décembre 2022). Experiences of essential care partners during the COVID-19 pandemic [numéro spécial]. *Healthcare Quarterly, 25,* 41-47. https://doi.org/10.12927/hcq.2022.26979

Joseph, B. et Joseph, C. F. (2019). Indigenous Relations : Insights, Tips and Suggestions to Make Reconciliation a Reality. Indigenous Relations Press.

Keller, D. (2009). In *A brief overview of basic ethical theory.* Wiley-Blackwell.

Kerr, T., Mitra, S., Kennedy, M. C., et coll. (2017). Supervised injection facilities in Canada : Past, present, and future. *Harm Reduction Journal, 14,* 28. https://doi.org/10.1186/s12954-017-0154-1

LaSala, C. A. (2009). Moral accountability and integrity in nursing practice. *Nursing Clinics of North America, 44*(4), 423-434.

Leininger, M. M. (1988a). Care : The essence of nursing and health. In Leininger, M. M. (Ed.), *Care : The essence of nursing* (pp. 3-15). Wayne State University Press.

Leininger, M. M. (1988). In *Caring : An essential human need.* Wayne State University Press.

Lux, M. K. (2016). In *Separate beds : A history of Indian hospitals in Canada, 1920s–1980s.* University of Toronto Press.

Manitoba Nurses Union. (2018). *Workplace health and safety : Health and safety rights are legislated.* https://manitobanurses.ca/workplace-health-safety

Milton, C. L. (2008). Accountability in nursing : Reflecting on ethical codes and professional standards of nursing practice from a global perspective. *Nursing Science Quarterly, 21*(4), 300-303. https://doi.org/10.1177/0894318408324314

Mourir dans la Dignité Canada. (2018). *Mourir dans la dignité.* https://www.dyingwithdignity.ca

Nurse.com. (29 juin 2010). What would Nightingale say about ethical dilemmas facing nurses? *Nurse.com.* https://www.nurse.com/blog/what-would-nightingale-say-about-ethical-dilemmas-facing-nurses/

Roach, M. S. (1992). In *The human act of caring : A blueprint for the health professions.* Association des hôpitaux du Canada.

Savage, A., Young, S., Titley, H., et coll. (2022). This was my Crimean War : COVID-19 experiences of nursing home leaders. *Journal of the American Medical Directors Association, 23*(11), 1827-1832. https://www.ncbi.nlm.nih.gov/pmc/articles/PMC9371982/

Watson, M. J. (1988). New dimensions of human caring theory. *Nursing Science Quarterly, 1*(4), 175-181.

Wynd, C. A. (2003). Current factors contributing to professionalism in nursing. *Journal of Professional Nursing, 19*(5), 251-261.

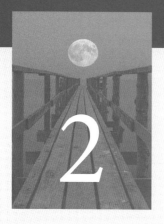

2

THÉORIES ÉTHIQUES : CE QU'ELLES SIGNIFIENT POUR LE PERSONNEL INFIRMIER

OBJECTIFS D'APPRENTISSAGE

Le but de ce chapitre est de vous permettre de comprendre :

- La complexité morale du milieu de pratique et le rôle d'agent moral du personnel infirmier
- Les choix éthiques difficiles auxquels est confronté le personnel infirmier
- L'influence des valeurs sur la prise de décision éthique
- La nécessité pour le personnel infirmier d'avoir une solide compréhension de la théorie et des principes éthiques
- L'application de la théorie éthique traditionnelle et contemporaine aux situations morales difficiles
- L'évolution de la pensée éthique contemporaine dans les soins infirmiers
- La valeur de l'exposé de faits dans le discours moral
- Les traditions morales et orales des peuples autochtones du Canada

INTRODUCTION

Les membres du personnel infirmier jouissent d'une position de responsabilité extraordinaire. Leurs actes, qu'ils soient indépendants ou collaboratifs, contribuent au bien-être des personnes vivant au Canada et dans le monde entier. Qu'il s'agisse d'influencer la qualité du décès d'une personne, de protéger les plus vulnérables (comme les enfants, les personnes âgées et les défavorisés), de promouvoir la santé de la communauté ou de défendre les politiques et la législation, le personnel infirmier agit en jouissant de la confiance des individus, des communautés et de la société dans son ensemble, qui le considère comme un agent moral. Les membres du personnel infirmier sont considérés comme des professionnels capables de distinguer le bien du mal et d'être tenus responsables de leurs actes et de leurs décisions.

Ils sont présents lors de nombreux instants charnières de la vie, moments auxquels la société attend d'eux qu'ils respectent des normes élevées en matière de soins éthiques. Du fait de ces attentes et de la confiance qui leur est accordée, les membres du personnel infirmier doivent être en mesure de comprendre, de clarifier et de justifier leurs choix et leurs actes auprès des autres : les patients, les collègues, la profession, les employeurs, le système de justice et la société. Pour y parvenir efficacement, les membres du personnel infirmier doivent posséder une base solide en éthique et acquérir les compétences et les outils nécessaires pour prendre et défendre des décisions morales complexes.

Chaque jour, ils font des choix complexes dans le cadre d'un milieu médical difficile. Toutefois, ils ne sont pas forcément toujours conscients que les nombreux enjeux et défis auxquels ils sont confrontés, ainsi que les décisions qui en découlent, relèvent de l'éthique (Oddi et coll., 2016). Comment le personnel infirmier détermine-t-il la meilleure option pour toutes les personnes concernées et qui garantit un niveau de soins optimal? Comment choisit-il une ligne de conduite à suivre parmi plusieurs solutions lorsque le mérite relatif de ces options n'est pas forcément évident? Comment peut-il être sûr que les décisions et les mesures qu'il prend sont les bonnes? Comment les dilemmes éthiques et les violations de l'éthique sont-ils déterminés? À quel moment les violations morales sont-elles le résultat d'une mauvaise communication, d'un soutien et de ressources inadéquats du système ou de processus de soins aux patients inférieurs aux normes? Au sein de ce milieu médical complexe, comment le personnel infirmier est-il soutenu dans ses relations morales avec les patients, les membres de la famille et la communauté? Comment fait-il pour maintenir et préserver, à travers toutes les difficultés et l'adversité, son intégrité personnelle (la qualité de posséder des principes moraux élevés et d'agir en conséquence) en tant qu'individu et en tant que professionnel, et pour être persuadé qu'il fait ce qui est le mieux et ce qui est juste, dans toute la mesure du possible? Les membres du personnel infirmier qui font preuve d'intégrité professionnelle en toutes circonstances contribuent à la relation de confiance entre eux et les personnes qu'ils servent.

Ce chapitre est conçu pour guider les infirmiers et infirmières dans leur pratique éthique et pour leur présenter les outils, les méthodes, ainsi que la théorie et les principes éthiques qui peuvent faciliter et guider le processus consistant à faire et à défendre des choix éthiques. Pour commencer ce chapitre, réfléchissez à la difficulté éthique posée dans le scénario suivant.

CAS DE SCÉNARIO 2.1

MON HISTOIRE

Il y a plusieurs années, alors que j'étais infirmière débutante travaillant un quart de soir dans une unité médicale affairée, je revenais de ma pause pour trouver l'unité dans le chaos le plus total. L'un de mes patients, un monsieur souffrant d'insuffisance cardiaque, avait fait un arrêt cardiaque et l'équipe tentait de le réanimer. Pendant ce temps, j'entendais des hurlements et observais mes collègues qui tentaient d'empêcher sa femme d'entrer dans la chambre. J'ai essayé de la rassurer et de lui expliquer la situation, en décrivant le branle-bas qui avait lieu dans la chambre et en lui expliquant qu'il serait très pénible pour elle d'assister aux tentatives de réanimation. La femme a insisté en disant qu'elle voulait être aux côtés de son mari, en promettant qu'elle ne s'occuperait que de lui, et non de l'équipe, et qu'elle comprenait que celle-ci essayait d'aider son époux. J'étais très tiraillée et bouleversée, et je ne savais pas quoi faire. La pratique habituelle, dans l'idée de les protéger, veut que les membres de la famille s'en aillent pendant les situations d'urgence. Toutefois, j'ai expliqué les souhaits et les promesses de l'épouse à l'équipe, en lui demandant si nous pouvions l'autoriser à être présente aux côtés de son mari.

L'infirmière principale qui participait aux tentatives de réanimation s'inquiétait que l'épouse trouve cela trop pénible et risque de gêner les efforts de l'équipe. Les membres de l'équipe ont également refusé, disant qu'ils seraient mal à l'aise que l'épouse les regarde faire. J'ai expliqué tout cela à l'épouse qui, tout en me regardant intensément droit dans les yeux, ma répondu : « C'est mon mari, pas le vôtre. S'il meurt, je veux être auprès de lui. »

Cette histoire soulève plusieurs questions et difficultés, notamment :

- Les obligations professionnelles et morales de l'infirmière envers le patient et sa famille
- Le bien-être et l'intérêt supérieur du patient
- Les droits de l'équipe qui s'occupe du patient
- Les droits et le bien-être de l'épouse
- L'effet des politiques, des règles et des pratiques courantes qui empêchent les membres du personnel infirmier de faire ce qu'ils considèrent comme étant juste

- Le risque de détresse morale lorsque le personnel infirmier ne peut pas agir en fonction de ce qu'il croit être juste

Alors que vous commencez ce chapitre, réfléchissez à votre réaction à mon dilemme. Quels sont les enjeux et les difficultés éthiques les plus importants dans cette histoire? Si vous étiez à ma place, que feriez-vous? Au fur et à mesure que nous discuterons de plusieurs théories et principes éthiques dans ce chapitre, nous reviendrons sur mon histoire pour examiner la façon dont ils pourraient guider mes actes. À la fin de ce chapitre, le choix définitif que j'ai fait vous sera révélé et vous pourrez débattre pour décider si c'était le bon ou non.

Pour comprendre les questions morales qui se posent dans les soins infirmiers et les soins de santé, il est essentiel de connaître les théories, les principes et les méthodes éthiques les plus importants applicables à ces questions morales, c'est-à-dire ceux qui contribuent à guider la prise de décision morale. La mesure dans laquelle les questions morales sont comprises et traitées améliore la qualité des soins de santé, aussi bien ceux qui sont pratiqués que ceux qui sont reçus.

Le Canada est une société pluraliste. Par conséquent, la notion du respect des différences de valeurs et de croyances, et de la compréhension de l'influence de la culture dans l'éthique, est vitale. Compte tenu de l'histoire et de la position importantes des peuples autochtones au Canada (Premières Nations, Inuits et Métis), il est important que leurs traditions morales soient transmises, comprises et honorées. Toutes les communautés autochtones n'adoptent pas le même point de vue philosophique, la même croyance religieuse ou le même code moral. Il existe des différences dans les systèmes de valeurs morales et éthiques au sein des communautés des Premières Nations, des Inuits et des Métis.

INTRODUCTION À LA THÉORIE ÉTHIQUE

De nombreux facteurs influencent notre idée de ce qui est bien ou mal, bon ou mauvais. Ces facteurs peuvent comprendre les normes, les croyances et les attentes de la société et de la culture au sein desquelles nous vivons, le genre, l'âge et nos caractéristiques personnelles, le contexte de la situation, les expériences antérieures de situations similaires, les résultats ou conséquences possibles des actes, la relation des personnes concernées, ainsi que les valeurs et croyances professionnelles et personnelles. Au fil des siècles, de nombreux philosophes ont essayé de dégager les fondements de la moralité pour comprendre les principales considérations morales qui guident notre comportement et nos décisions relativement à ce qui est bien et ce qui est mal. Estimant que les décisions sur la moralité transcendent nos émotions, les philosophes d'autrefois ont échafaudé des théories et déterminé des principes ancrés

dans une approche « raisonnée » ou « rationnelle » de la prise de décision éthique. Ces penseurs reliaient la **rationalité** à la notion de pensée et de raisonnement logiques. Être rationnel était associé à l'intelligence, à la compréhension ou à la déduction, en particulier lorsqu'une déduction ou une conclusion découlait d'un processus de réflexion de ce type (rationnel ou raisonné). La rationalité était considérée comme le fait d'être en mesure d'expliquer et de justifier un acte ou une décision, autrement dit de fournir de bonnes raisons ou de bons motifs. En revanche, on parlait d'« irrationalité » lorsque la réflexion sous-tendant un acte ou une décision ne pouvait être expliquée ou justifiée par la raison ou la logique (Internet Encyclopedia of Philosophy [IEP], non daté; Landauer et Rowlands, 2001; Wilson, 1970).

Au cours des dernières décennies, la réflexion sur la moralité s'est affranchie de ces points de vue « rationalistes » pour reconnaître l'influence des émotions, de l'attention, des relations et de l'expérience. Les premières théories éthiques ont été élaborées par des hommes qui, à l'époque, ne considéraient pas que l'opinion des femmes était pertinente. Cependant, les théories récentes établies à la fois par des hommes et des femmes tiennent compte du genre et de la valeur des émotions et des relations morales (Gilligan, 1982; Norlock, 2019).

Un ensemble de travaux a vu le jour dans le domaine des soins infirmiers, où les théories éthiques intègrent les concepts et les valeurs des soins infirmiers, comme la bienveillance et la compassion, et considèrent les membres du personnel infirmier comme des agents moraux dans le cadre des relations professionnelles. Bien que les approches rationalistes dévalorisent le rôle des émotions et de l'instinct, certains penseurs contemporains considèrent que nos réponses émotionnelles sont des guides importants pour les décisions et les actes moraux.

Pour mieux apprécier les perspectives contemporaines, il faut comprendre l'évolution de la théorie éthique; c'est pourquoi nous discuterons de certains points de vue historiques et contemporains célèbres, et de leur application aux soins infirmiers.

Termes clés

Avant de décrire l'évolution de la théorie éthique, il est important de comprendre certains des termes et concepts clés utilisés dans le domaine de l'éthique.

La moralité est la tradition des croyances et des normes au sein d'une culture, d'une religion ou d'une société concernant la conduite bonne ou mauvaise d'un être humain, souvent guidée par des codes de conduite explicites et des règles régissant le comportement. Un exemple bien connu est la « règle d'or » : faites aux autres ce que vous voudriez qu'ils vous fassent. Cette règle implique qu'en la respectant, la bonne action ou l'action morale suivra. En grandissant, les enfants observent et apprennent les principes et valeurs moraux qui sont importants pour leur culture et leur société (Beauchamp et Walters, 2003; IEP, non daté).

L'éthique est l'étude philosophique de la moralité, ou l'exploration systématique de ce qui est moralement bien ou moralement mal. L'étude de l'éthique met l'accent sur la reconnaissance et l'évaluation des variables qui influencent les décisions et les obligations morales, le caractère d'une personne et la nature de la belle vie (Armstrong, 2006; BBC, 2014; Grassian, 1992; Landauer et Rowlands, 2001). Le domaine de l' **éthique biomédicale** se penche sur les questions éthiques et morales associées aux questions médicales, y compris la recherche. L' **éthique des soins infirmiers** porte essentiellement sur les questions et les enjeux moraux dans le domaine de la pratique infirmière, de la relation entre personnel infirmier et patient, du caractère moral des infirmières et infirmiers, et du rôle d'agent moral de ces derniers (Fry, 1989). L' **éthique féministe** tente de recadrer l'éthique traditionnelle qui dévalorise l'expérience et la contribution des femmes. Elle s'attache à éliminer la subordination des femmes et à soulever la question morale de savoir ce que cela signifie pour elles (Keller, 2009; Noddings, 1984).

La théorie éthique est l'étude de la nature et de la justification des principes, des devoirs et des obligations éthiques généraux, ainsi que de leur caractère et de la façon dont ils s'appliquent aux problèmes moraux (Armstrong, 2006; Beauchamp et Walters, 2003; Keller, 2009). Les théories éthiques visent à guider ce que nous devrions faire face à un dilemme éthique. Le but est de fournir une approche plus rigoureuse et systématique de la façon dont nous prenons des décisions sur ce qui est bien ou mal, ou sur ce qui explique qu'une décision semble bonne et l'autre mauvaise (Frederiksen et coll., 2013).

L'éthique appliquée est le domaine de l'éthique dans lequel les théories et les principes sont appliqués à des problèmes moraux concrets, par exemple, dans les soins de santé, dans le monde des affaires et dans le domaine scientifique (Almond, 1995; Beauchamp et Walters, 2003). Elle met l'accent sur les situations morales qui surviennent dans la pratique et sur la question de savoir si les théories éthiques peuvent guider leur résolution (Beauchamp, 2007; Singer, 2011). Les scénarios inclus dans ce chapitre illustrent des problèmes moraux réels et visent à encourager l'application de théories et de principes.

Les **dilemmes éthiques** surgissent lorsque la meilleure ligne de conduite est incertaine et que des raisons morales fortes confortent chaque position (c.-à-d., lorsqu'il est possible de citer de bonnes raisons justifiant des alternatives qui s'excluent mutuellement) (Beauchamp et Walters, 2003; IEP, non daté; Keller, 2009), et lorsque le seul choix est le plus juste ou le moins mauvais (Encadré 2.1).

Des processus, des ressources et des lois éthiques sont en place pour guider le personnel infirmier dans ce genre de difficultés et peuvent contribuer à produire la meilleure issue pour le patient et la famille.

Catégories d'étude éthique

Il existe deux grandes catégories d'étude éthique : non normative et normative. L' **éthique non normative** implique d'analyser la moralité sans prendre de position morale, tandis que l' **éthique normative** tente de répondre aux questions sur ce qui est bien ou ce qui est mal (Amer, 2019; Beauchamp et Walters, 2003; Frederiksen et coll., 2013).

Les études non normatives comprennent les domaines de l'éthique descriptive et de la métaéthique.

ENCADRÉ 2.1
INTÉRÊTS DIVERGENTS : UN DILEMME POUR LE PERSONNEL INFIRMIER

Une infirmière travaillant dans une unité de soins actifs a fait part d'un exemple de dilemme éthique. Son patient, atteint d'une maladie en phase terminale, exprimait le souhait de mourir et de mettre un terme à tous les traitements. Avant qu'une directive préalable puisse être établie, le patient a perdu connaissance et les membres de la famille, profondément affligés, ont imploré de tout tenter pour le sauver. Confrontée à cette situation, l'infirmière était déchirée entre les souhaits exprimés par le patient et la détresse émotionnelle des membres de la famille, qui n'étaient pas encore préparés au décès de leur parent.

L'**éthique descriptive** est un domaine d'éthique qui englobe les descriptions factuelles et les explications des comportements et croyances moraux. En examinant un large éventail de croyances et de comportements moraux, ce domaine d'étude tente d'expliquer comment les attitudes, les règles et les croyances morales diffèrent d'une personne à l'autre et d'une société et d'une culture à l'autre. La **Lmétaéthique** est le domaine d'éthique qui analyse les significations de termes clés tels que *droit, obligation, bien* et *vertu*, et qui tente de faire la distinction entre ce qui est moral et ce qui ne l'est pas; par exemple, la différence entre une règle morale et une règle sociale. Elle porte notamment sur des questions telles que : *Quelle est la signification du langage utilisé dans des cas de discours moral particuliers, qu'il soit pratique ou théorique? Qu'entend-on par « concept moral particulier »?* et bien d'autres encore. De plus, la métaéthique analyse la structure ou la logique du raisonnement moral et de la justification, et explore la nature de la moralité ainsi que les significations et les corrélations des concepts fondamentaux du langage moral (Amer, 2019; Copp, 2007; Grassian, 1992). Par exemple, en métaéthique, on cherche des réponses aux questions suivantes :

- En quoi un principe moral est-il différent d'un principe non moral?
- Lorsque nous disons qu'un acte est juste, qu'entendons-nous par là?
- Que signifie avoir un « libre arbitre » ou être « moralement responsable » (Grassian, 1992)?

Dans l'éthique normative, on tente de déterminer les principes et **vertus** fondamentaux qui guident la moralité et apportent des réponses cohérentes, systématiques et justifiables aux questions morales (Grassian, 1992). Dans le développement de la théorie éthique, l'éthique normative fournit un système de principes ou vertus moraux et met l'accent sur les raisons ou les arguments qui guident les décisions relatives à ce qui est bien et ce qui est mal (Grassian, 1992, Keller, 2009).

DÉTRESSE MORALE

Il est important que les membres de l'équipe de soins de santé interprofessionnelle, y compris le patient et la famille, collaborent et communiquent efficacement pour résoudre les problèmes éthiques difficiles. Lorsque les difficultés éthiques, comme celle citée en exemple, ne sont pas traitées, et que le personnel infirmier n'est pas secondé adéquatement face à ces difficultés éthiques, le risque de détresse morale et de résidu moral se pose. La **détresse morale** peut survenir lorsque nous ne sommes pas en mesure de reconnaître les enjeux éthiques ou de les gérer efficacement, ou lorsque nous croyons qu'une ligne de conduite particulière est juste, mais que nous ne sommes pas autorisés ou capables de la suivre (Burston et Tuckett, 2013; Jameton, 1984; Lamiani et Borghi, 2017; Peter, 2013; Rushton, 2008; Wallis, 2015). Les membres du personnel infirmier courent un risque élevé de détresse morale lorsqu'ils sont incapables d'agir selon ce qu'ils jugent être la meilleure ligne de conduite, par exemple, lorsqu'une charge de travail excessive les empêche de prodiguer des soins compatissants aux patients mourants et de soutenir les familles en détresse (Rodney, 2017). La douleur affective et psychologique qui se manifeste est « le sentiment de ne pas pouvoir être soi-même dans une situation où l'on estime qu'on devrait être (mais qu'on n'est pas) capable de faire ce qui est juste » (Batho et Pitton, 2018, p. 21). Ces expériences frustrantes peuvent donner lieu à des sentiments de colère et d'impuissance (Holtz et coll., 2018; Rodney, 2017).

Les sentiments persistants et le déchirement personnel causés par la détresse morale peuvent perdurer longtemps après la fin de l'événement. Lorsque les membres du personnel infirmier sont systématiquement incapables d'agir selon ce qu'ils jugent moralement juste, cela peut entraîner un résidu moral et des conséquences durables, comme un manque d'engagement, une démission de leur lieu de travail ou l'abandon pur et simple de la profession infirmière. Ces risques sont plus grands dans les circonstances où les membres du personnel infirmier ne sont pas soutenus ou habilités à faire ce qu'ils pensent être juste (Epstein et Delgado, 2010). La résilience morale, soit la capacité à se rétablir de l'adversité ou du traumatisme moral, ou à s'y adapter, est accrue lorsque des systèmes et des processus sont en place pour soutenir la réponse des membres du personnel infirmier à des situations moralement complexes. Ils peuvent apprendre à réagir positivement à des situations difficiles sur le plan éthique en renforçant leur capacité de résilience morale, par exemple en acquérant plus de connaissances sur l'éthique, et lorsque les organisations et les dirigeants peuvent les soutenir en créant une culture de pratique éthique (Holtz et coll., 2018; Rushton et coll., 2017). Le risque de détresse morale chez les infirmières et infirmiers qui étaient en « première ligne » lors de la pandémie de COVID-19 était très important (Haslam-Larmer et coll., 2022; White et coll., 2021). Considérez leur rôle pour faire respecter les règles de santé publique qui limitaient la présence de membres de la famille dans les établissements de soins actifs, de convalescence et de soins de longue durée. De nombreux membres du personnel infirmier ont vécu des conflits moraux dans des situations où ils étaient obligés de refuser l'accès aux familles, tout en connaissant les conséquences négatives que ce refus aurait pour le patient et sa famille (Institute for Patient and Family-Centered Care, 2021).

Réfléchissez au risque de détresse morale dans Mon histoire (Cas de scénario 2.1). Comment pourrait-il être atténué ou évité dans cette situation et dans des situations similaires à l'avenir? Des exemples de soutiens et de ressources à la disposition des membres du personnel infirmier dans ces circonstances sont décrits aux chapitres 3 et 12.

Les théories éthiques fournissent un cadre de **principes** et de lignes directrices pour aider à identifier les questions éthiques et à concilier les problèmes ou les conflits. Bien que les solutions à ces problèmes moraux ne soient pas toujours claires, ces théories offrent des conseils et facilitent les discussions éthiques. Bien que les nombreux principes et théories qui existent pour guider la réflexion éthique ne soient pas forcément en mesure de contribuer à résoudre les conflits éthiques dans chaque circonstance, ils servent néanmoins de modèle ou de guide pour aider les membres du personnel infirmier à justifier leur position morale auprès des autres.

VALEURS

Une **valeur** est un idéal qui revêt une signification ou une importance significative pour les individus, les groupes culturels et les sociétés. Les valeurs influencent la moralité ainsi que les normes, les règles et les lois d'une société. Par exemple, la société canadienne prône les valeurs de liberté individuelle, de santé, d'équité, d'honnêteté et d'intégrité. On trouve des exemples probants de ces valeurs dans les lois du Canada, dans la

Charte canadienne des droits et libertés et dans les actes et comportements individuels et collectifs. La structure du système de santé canadien est fondée sur les valeurs fondamentales que sont l'égalité, les droits individuels, la santé et le bien-être, la qualité de vie et la dignité humaine. L'égalité est évidente dans le principe d'universalité contenu dans la *Loi canadienne sur la santé* — c'est-à-dire la tentative d'offrir un accès égal aux soins de santé à toute la population canadienne, quels que soient l'endroit où elle vit et son statut socioéconomique.

Les valeurs influencent nos propres croyances, nos points de vue sur les autres et nos opinions liées non seulement à nos jugements moraux, mais aussi à d'autres domaines, comme l'art et la littérature. Les valeurs se manifestent dans nos associations avec les autres — famille, amis, camarades de classe, enseignants, collègues — ainsi que dans nos expériences de vie, nos croyances religieuses et l'environnement dans lequel nous vivons. Le genre, l'âge et les croyances culturelles entrent tous en ligne de compte pour façonner nos valeurs, mais quel est leur degré d'importance pour guider les jugements moraux et la prise de décision? Certains disent que le genre influe sur le développement des valeurs chez les individus et les groupes (Brown et Gilligan, 1992; Gilligan, 1982); face à une situation morale particulière, les femmes sont considérées comme étant plus empathiques et les hommes plus susceptibles de valoriser certains résultats, bien que cela puisse évoluer avec l'âge et l'expérience (Arutyunova et coll., 2016).

Ces derniers temps, les médias ont eu une forte influence sur le développement des valeurs. Les médias sociaux, en particulier, sont maintenant un véhicule par lequel les valeurs, les croyances et les attitudes sont façonnées, mais ils présentent des risques relativement à la confidentialité et à la fiabilité (Cha et coll., 2010; Inglehart, 1977; Salwin et Dupagne, 1999). Nous adaptons nos comportements en fonction des attentes sociales. Nos comportements, nos rituels, nos symboles, nos structures, nos règles et nos lois représentent les valeurs et les croyances collectives de notre société.

Les valeurs au sein d'une culture peuvent changer avec le temps. Par exemple, ces dernières années, la société canadienne privilégie davantage le sens de la vie et la qualité de vie que la prolongation de la vie à tout prix. Ce changement a mené, en partie, à la législation sur l'aide médicale à mourir (AMM) dont nous discutons au chapitre 8. Les deux ou trois derniers siècles ont vu naître un plus grand respect pour les droits et libertés individuels. L'évolution des valeurs entourant les droits individuels a mené à une législation concernant le consentement au traitement, la confidentialité, et ainsi de suite. L'expérience de la pandémie de COVID-19 a toutefois mis en exergue les droits de l'ensemble de la communauté et de la société au sens large, plutôt que ceux de l'individu.

Bien que certaines valeurs soient universelles, il existe des variations dans les règles conventionnelles et la façon dont elles sont démontrées d'une culture à l'autre. Par exemple, alors que la plupart des cultures et des sociétés accordent de l'importance à la vie humaine et interdisent donc le meurtre ou l'assassinat, le châtiment réservé à ces crimes peut varier. La peine capitale a été abolie au Canada, mais elle est permise dans d'autres pays, notamment en Chine, en Inde et dans certaines juridictions des États-Unis.

Il existe d'autres différences dans la façon dont différentes cultures tiennent les individus responsables et imposent des sanctions pour avoir enfreint les lois au sein d'une société. Par exemple, certains pays recourent à la flagellation en guise de châtiment (Tiwari et Agarwal, 2020). Au Canada, les pavillons de ressourcement autochtones préparent les délinquants à la réinsertion dans la société. Ces milieux offrent des interventions culturellement adaptées qui sont guidées par les valeurs, les croyances et les traditions des communautés autochtones du Canada. L'accent est mis sur les enseignements, les rituels et les cérémonies autochtones, le dialogue avec les aînés et la connexion avec la nature (Service correctionnel Canada, 2021).

La tension entre l'individualisme et le collectivisme, et l'indépendance et l'interdépendance, peut être observée dans toutes les cultures et sociétés. En Amérique du Nord, l'indépendance et les droits individuels sont au premier plan, tandis que d'autres cultures accordent beaucoup plus d'importance aux droits et aux devoirs collectifs, ainsi qu'à la notion d'harmonie sociale (Arutyunova et coll., 2016). Par exemple, bien qu'aider les autres soit très important pour nous, dans le droit canadien (sauf au Québec), il n'y a aucune obligation légale générale d'aider les autres. Cela diffère des lois sur les « bons samaritains » en vigueur dans d'autres pays, où les personnes peuvent faire face à des conséquences juridiques si elles n'apportent pas leur aide en cas d'urgence (Linden, 2016). Bien qu'au Canada, il y ait un grand respect pour les droits des individus, il est admis que ces droits s'accompagnent de responsabilités. La tension entre les droits individuels et la responsabilité sociale a été mise en lumière pendant la pandémie de COVID-19 avec l'établissement de restrictions de santé publique et d'obligations vaccinales.

Toutes les valeurs ne sont pas morales ou bonnes. Songez à l'expérience du colonialisme. Les nations qui considéraient l'exploitation et l'assujettissement d'autres territoires comme un attribut moralement acceptable privilégiaient l'accroissement de leur richesse et de leur pouvoir sur tout sentiment d'obligation envers les peuples autochtones occupant les terres qu'elles revendiquaient. Ce sentiment de droit était manifeste dans le mépris total de l'intégrité culturelle des peuples autochtones et le manque de respect pour leurs traditions spirituelles et culturelles (Bufacchi, 2017). Considérez les conséquences négatives des valeurs ethnocentriques (soit le fait d'accorder une plus grande valeur à sa propre culture) qui ont mené aux tentatives visant à anéantir la culture des peuples autochtones du Canada. Bien que la Grande-Bretagne ait conclu des traités avec certaines nations autochtones en fonction de chacune, ni la Couronne, ni son successeur, l'État canadien, n'ont semblé respecter ces obligations. La culture des colons dans le Canada du XIXe siècle favorisait l'assimilation des peuples autochtones à la culture européenne. Les pensionnats indiens du Canada ont été conçus pour fournir aux enfants autochtones les compétences nécessaires pour survivre et gagner leur vie dans le monde des « Blancs ». Ces institutions ont été établies sans aucune concertation avec les communautés autochtones et sans aucune considération pour leur culture et leurs traditions. Ces institutions et les politiques y afférentes ont servi à éroder la culture autochtone pour finalement la détruire. Par exemple, dans certaines circonstances, si une famille renonçait à son statut d'« Indien », ses enfants pouvaient alors fréquenter une école locale sans être obligés d'aller dans un pensionnat.

L'indifférence et la négligence ont exacerbé l'héritage négatif de ces écoles. La présence involontaire des enfants dès leur plus jeune âge, à des kilomètres de leur famille, qui n'avaient pas le droit de parler leurs propres langues ni de fréquenter leurs frères et sœurs, et qui étaient souvent exposés à des abus physiques, mentaux et sexuels, a créé un héritage durable avec lequel le Canada compose toujours (Canada, 1996; Hanson et coll., 2020).

Considérez les points de vue concernant la suprématie blanche, où il y a une plus grande valeur accordée aux Blancs par rapport aux autres. Cette forme explicite de racisme favorise une culture où les Blancs sont considérés comme supérieurs et qui devraient en tant que tels être la force dominante dans la société (Beliso De Jesús et Pierre, 2020).

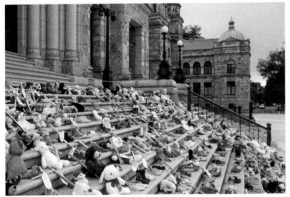

En 2021, la découverte de tombes d'enfants sans nom dans les anciens pensionnats a donné lieu à des manifestations publiques, où les chaussures des enfants étaient exposées dans les espaces publics. *Source : iStock.com/Wirestock.*

Influence des valeurs sur la pratique infirmière et la prise de décisions éthiques

Les valeurs professionnelles s'appuient sur les valeurs personnelles, les prolongent et font surface à mesure que les membres du personnel infirmier sont socialisés dans la profession. Ces derniers mènent parfois un combat intérieur entre leurs croyances personnelles et leurs responsabilités professionnelles. Confronter à des expériences bouleversantes, comme celles associées à la fin de vie, au fait d'être présents auprès des autres dans les moments de joie, de douleur et de chagrin, et d'assister à des situations iniques et éprouvantes, peut altérer leurs perspectives et ils doivent alors reformuler leurs valeurs et en redéfinir la priorité.

Les codes de déontologie des infirmières et infirmiers du Canada, y compris le Code de déontologie

des infirmières et infirmiers autorisés de l'Association des infirmières et infirmiers du Canada *(AIIC)* (décrit au chapitre 3) et le Code de déontologie des infirmières et infirmiers auxiliaires autorisés au Canada du *Conseil canadien de réglementation des soins infirmiers auxiliaires (CCRSIA)*, sont fondés sur des valeurs jugées importantes pour la profession infirmière. Comprendre les valeurs de la profession infirmière aide les membres du personnel infirmier à saisir et à appliquer ces codes, qui formulent des énoncés de valeurs, des principes et des responsabilités guidant les actions éthiques et morales des infirmières et infirmiers et de la profession (Conseil canadien de réglementation des soins infirmiers auxiliaires, 2013; AIIC, 2017; Sellman, 2011). Ces codes mettent en relief des valeurs de soins infirmiers se rapportant à la compassion, à la reddition de comptes, à la confiance et à la compétence.

Les valeurs personnelles des infirmières et infirmiers peuvent influencer leurs réponses aux questions éthiques, leurs décisions et les soins qu'ils prodiguent aux patients.

Le Canada se compose d'une mosaïque de perspectives culturelles et religieuses. De ce fait, les infirmières et infirmiers s'occupent de patients et de familles dont les systèmes de valeurs de base — et donc, les croyances, les rituels et les coutumes — peuvent différer des leurs. Répondre de manière appropriée dans des situations où les valeurs et les rituels des autres diffèrent des nôtres peut être difficile si ces différences ne sont pas comprises.

Il existe des valeurs communes à plusieurs cultures, comme le caractère sacré de la vie et la conviction que les êtres humains ont une valeur intrinsèque et doivent être traités avec dignité et respect. Bien que la valeur de la vie humaine puisse être commune à toutes les cultures, la façon dont elle est démontrée peut varier en fonction des coutumes, des traditions et des rituels. Par exemple, dans de nombreuses cultures, le respect des personnes perdure après la mort et influence le traitement du corps ainsi que les rituels et les comportements associés à la mort et à l'agonie. Ce respect pour les personnes et notre humanité commune s'accompagnent de la valeur consistant à traiter les autres avec compassion. Dans la tradition bouddhiste, il y a la notion de *karuna* — « compassion » —, qui est manifeste dans la coutume consistant à continuer de réconforter, de soutenir et d'aimer une personne mourante tant qu'elle est encore en vie. La croyance des bouddhistes en une vie après la mort influence les rituels de fin de vie tels que le chant qui, selon eux, aide à guider l'esprit de la personne mourante vers l'être supérieur (Chan et coll., 2011).

Des valeurs et croyances similaires sur la vie après la mort influencent les rituels effectués pendant le processus du décès dans certaines communautés autochtones. Ces rituels peuvent comprendre la cérémonie du calumet, qui consiste à brûler des plantes médicinales sacrées (comme la sauge, l'herbe à bison et le cèdre) pour purifier la personne mourante; pendant la cérémonie, les personnes présentes prient pour que l'esprit du mourant accède à la vie éternelle en toute sécurité. Dans les religions chrétiennes catholiques et orthodoxes, des rituels, tels qu'une série de prières et d'onctions connue sous le nom de *derniers sacrements*, sont observés afin d'assurer la réconciliation avec Dieu à l'approche de la mort. Dans le judaïsme orthodoxe et les religions musulmanes, il existe des règles strictes associées aux soins de la personne après la mort.

Comment les membres du personnel infirmier peuvent-ils faire en sorte que ces rituels culturellement importants soient respectés, que ce soit au domicile du mourant ou dans un établissement? Pour que les valeurs des personnes soient respectées, les infirmières et infirmiers doivent éviter de faire des suppositions et plutôt chercher à se renseigner sur ce qui est le plus important pour le patient et sa famille, et ensuite faciliter les processus qui garantissent le respect des valeurs et des croyances. Les membres du personnel infirmier qui cherchent à comprendre et à respecter les valeurs importantes des autres renforcent leur rôle d'agents moraux et enrichissent leurs relations avec les patients et les familles (Varcoe et coll., 2004).

Les infirmières et infirmiers interagissent et collaborent au sein d'une vaste équipe interprofessionnelle. Les valeurs professionnelles respectives des infirmières et infirmiers et de ceux des autres disciplines médicales peuvent influencer les points de vue que chacun propose lors des discussions sur les questions éthiques. Si la valeur de travailler au sein d'équipes interprofessionnelles dans le domaine médical est reconnue, il est tout aussi nécessaire de comprendre et de respecter les valeurs de chaque membre et ses contributions à la prise de décisions éthiques. Bien que les professionnels de la santé puissent avoir en commun des valeurs similaires, les membres du personnel infirmier interagissent avec d'autres professionnels du milieu médical, avec qui il peut y avoir un conflit de valeurs. Songez aux chefs de service infirmier qui interagissent avec des professionnels tels que les comptables, pour qui la contrainte financière peut constituer le meilleur moyen de respecter le budget. Le chef de service infirmier, qui accorde une grande importance à la qualité des soins, peut soutenir qu'investir dans un plus grand nombre d'infirmières et infirmiers permettrait non seulement de prodiguer de meilleurs soins, mais aussi de réaliser des économies en évitant les coûts associés aux issues défavorables pour les patients.

Des conflits de valeurs peuvent survenir lorsque des professionnels ne s'entendent pas sur la façon dont une situation éthique particulière (p. ex., interruption du traitement, affectation des ressources, utilisation de moyens de contention, planification de sortie) devrait être gérée.

L'obligation des infirmières et infirmiers, en tant que professionnels et membres d'une équipe médicale, est de comprendre et de respecter les valeurs des autres. Étant donné qu'un conflit de valeurs peut entraîner une détresse morale, il est impératif que les membres de l'équipe soient en mesure de formuler et de clarifier leurs valeurs entre eux et d'établir des processus permettant de le faire.

Clarification des valeurs

La clarification des valeurs est un processus par lequel les membres de l'équipe, y compris les patients et les familles, parviennent à comprendre les valeurs qu'ils estiment et l'importance relative de chacune d'elles. Pour que les valeurs de chacun soient mutuellement comprises, il est essentiel de tenir des discussions ouvertes et transparentes et de pratiquer une écoute active qui renforce le respect mutuel. Réfléchir à des situations, des histoires ou des exposés de faits particuliers peut faciliter la reconnaissance et la clarification des valeurs, donnant ainsi lieu à une compréhension mutuelle des perspectives différentes et communes.

Il arrive souvent que les difficultés liées à la charge de travail limitent les occasions de tenir ces discussions importantes. Toutefois, prendre le temps d'avoir ce dialogue est un investissement qui en vaut la peine. Il est récompensé notamment par une amélioration de la communication et de la collaboration entre les membres de l'équipe, par des relations plus profondes et plus enrichissantes, par la prévention de la détresse morale et par l'amélioration des soins aux patients, étant donné que les problèmes éthiques sont traités et des plans d'action déterminés.

Relativisme

Tous les penseurs et philosophes ne s'accordent pas à dire qu'il existe un seul cadre objectif et correct en matière de moralité (Arutyunova et coll., 2016; Beauchamp et Walters, 2003; Dwyer, 1999; Grassian, 1992). Certains considèrent que les réponses individuelles et collectives à la moralité sont relatives aux normes et aux valeurs d'une culture ou d'une société particulière, au moment de l'histoire ou à la situation qui se présente. Ce point de vue s'appelle **relativisme culturel** ou **relativisme normatif**.

Les relativistes considèrent que la moralité est davantage une question de différences culturelles et de goûts, une notion arbitraire de ce que l'on croit ou ressent, et qu'elle ne s'appuie pas sur un ensemble plus profond de principes objectivement justifiables (Beauchamp et Walters, 2003; Grassian, 1992). Les partisans du relativisme estiment que les croyances et principes moraux ne s'appliquent qu'aux cultures ou aux personnes individuelles, et que les valeurs d'une culture ne régissent pas la conduite des autres. Ce qui est moralement juste ou mal varie d'un endroit à l'autre; autrement dit, ce qui peut être considéré comme moral dans une culture peut être considéré comme immoral dans une autre. Ils soutiennent qu'il n'y a pas de normes morales absolues ou universelles qui peuvent s'appliquer systématiquement à tout le monde (Arutyunova et coll., 2016; Beauchamp et Walters, 2003; Kitayama et Uskul, 2011; Nisbett et coll., 2001) et que les concepts de moralité et d'immoralité sont propres aux contextes dans lesquels ils surviennent. Par exemple, certaines sociétés estiment que la démocratie représente la bonne façon de gouverner, tandis que d'autres désapprouvent la **pluralité politique** et adhèrent à des formes de gouvernement autoritaires qui sont, d'après eux, les plus pertinentes ou les plus efficaces pour la société en question.

Les relativistes font remarquer que ce qui est jugé digne d'approbation ou de désapprobation morale dans une société peut différer des normes d'autres sociétés, même s'ils admettent que les êtres humains possèdent une conscience morale ou un sens général du bien et du mal. Les croyances morales des individus, d'après les relativistes, varient en fonction des différences historiques, environnementales et familiales; par conséquent, les actes, les motifs et les règles particuliers qui sont encensés ou blâmés peuvent varier d'une culture à l'autre (Beauchamp et Walters, 2003) et il n'y a pas de normes universelles (Arutyunova et coll., 2016; Kitayama et Uskul, 2011; Nisbett et coll., 2001). Par exemple, dans la société occidentale, les mutilations génitales subies par les femmes sont perçues comme une pratique odieuse et un moyen de contrôler leur sexualité. Dans les cultures où elles sont pratiquées, elles sont justifiées par des questions d'hygiène, de religion, de pudeur et d'autres facteurs.

Le relativisme est également évoqué en ce qui a trait aux jugements de moralité liés aux actes historiques, comme le colonialisme et le traitement des peuples autochtones au Canada, comme nous l'avons vu plus tôt. Il serait difficile d'imaginer comment, quelles que soient la période historique et la motivation, il pourrait un jour être considéré comme moral d'arracher des communautés d'enfants à leurs familles.

Les détracteurs du relativisme soutiennent qu'en dépit de différences apparentes dans les conclusions, il existe une « structure universelle de la nature humaine, ou au moins un ensemble universel de besoins humains, qui conduit à l'adoption de principes similaires, voire identiques, dans toutes les cultures » (Beauchamp et Walters, 2003). Individuellement ou collectivement, les gens peuvent ne pas être d'accord sur l'éthique d'une situation ou d'une pratique particulière, mais ce n'est pas pour autant que leurs normes ou principes moraux sont différents (Arutyunova et coll., 2016; Beauchamp et Walters, 2003). Par exemple, le principe lié à la réduction de la douleur peut justifier les arguments pour et contre la mutilation génitale, et les théories sur la justice pourraient justifier divers systèmes politiques.

Les détracteurs du relativisme soutiennent que certains principes de base sous-tendent les jugements moraux fondamentaux et que certains aspects de la pensée morale peuvent être universels dans toutes les cultures (comme le respect de la vie et le jugement voulant que le meurtre soit immoral), et que ces principes de base font partie de l'essence même de l'être humain (Brannigan, 2000; Dwyer, 1999).

Certains principes de base peuvent influencer les jugements moraux dans l'ensemble des sociétés, ce qui implique que certains principes éthiques fondamentaux sont universels, bien que certains facteurs socioculturels puissent donner lieu à des variantes (Arutyunova et coll., 2016; Dwyer, 1999). Présentant un point de vue différent de celui des relativistes, les critiques suggèrent qu'une société peut s'entendre sur les idéaux de liberté individuelle et de bonheur général. Pourtant, ils ne s'accordent pas sur la question de savoir si la société a le droit de rendre les gens heureux malgré eux. Autrement dit, ils s'accordent sur les principes, mais pas sur la portée de leur application. Par exemple, de nombreuses personnes de la société canadienne soutiennent les principes consistant à éviter la douleur et à favoriser la santé, mais elles ne sont pas toutes d'accord sur la législation qui interdit de fumer ou rend la vaccination obligatoire.

La règle d'or est un exemple de principe moral qui pourrait sembler universel, une maxime que l'on retrouve dans la plupart des religions et des cultures — « traitez les autres comme vous voudriez être traité » — et constituer un moyen de gouverner sa conduite ou son comportement. La notion de règle d'or remonte à l'époque du confucianisme et bien que sa formulation puisse varier, ce concept occupe une place de choix dans la plupart des grandes religions et se manifeste dans la majorité des traditions et cultures éthiques. Considérez la façon dont cette maxime est formulée par les Yoruba, une communauté présente en Afrique de l'Ouest :

> *Celui qui s'apprête à prendre un bâton pointu pour piquer un oisillon devrait d'abord le faire sur lui pour voir à quel point c'est douloureux.*
> *https://en.wikipedia.org/wiki/Golden_Rule*

THÉORIES ÉTHIQUES NORMATIVES

Élaborées pour répondre aux questions sur ce qui est bien ou mal, les théories éthiques sont appelées *normatives*. Les théories normatives offrent un système de principes et de concepts pour mieux déterminer ce qu'il faut faire ou ne pas faire. Elles visent à fournir des normes d'évaluation pour déterminer les actes ou les normes qui sont considérés comme bons ou moralement justifiés.

Les théories éthiques mettent l'accent non seulement sur la prise de décision morale, mais aussi sur le caractère des gens qui font de tels choix. Ces théories de la moralité traitent de questions du type :

- Dans une situation particulière demandant une décision morale, quel est le choix moralement correct?
- Quelles sont les vertus particulières du caractère qui constituent une bonne personne?
- Y a-t-il certains actes humains qui, sans exception, sont toujours moralement corrects ou moralement incorrects?

La section suivante présente les approches historiques les plus influentes de la pensée morale et celles qui sont pertinentes et applicables à la pratique infirmière d'aujourd'hui. Chaque théorie sera utilisée pour réfléchir à Mon histoire (Cas de scénario 2.1). D'autres scénarios sont présentés pour illustrer chaque théorie.

Théories traditionnelles de la moralité

Éthique de la vertu

L'éthique de la vertu s'intéresse au caractère de la ou des personnes qui prennent des décisions morales. Cette approche affirme qu'une personne vertueuse, dont le caractère est bon ou moralement louable, est plus susceptible de prendre la bonne décision et d'agir d'une manière moralement conforme (IEP, non daté).

Aristote (384 à 322 AEC) est l'un des précurseurs les plus influents de l'éthique de la vertu. Dans son œuvre, *Éthique à Nicomaque*, il s'interroge sur le genre de personne qu'il faut être pour vivre une belle vie. Il suggère que le caractère d'une personne, jugé en fonction des vertus morales qu'elle possède, indique son degré de « bonté » en tant que personne. Il était d'avis que l'instinct naturel ou l'inclination de l'humanité est d'être une bonne personne, et que si les gens s'efforcent par l'apprentissage et la pratique d'être la meilleure version d'eux-mêmes, ils feront ce qui est juste (IEP, non daté).

Une vertu est une caractéristique, ou un trait distinctif, considéré comme ayant une valeur morale et qui révèle donc si une personne possède des normes morales élevées. Les vertus morales, selon Aristote, comprennent des traits comme « le courage, la tempérance, la compassion, la générosité, l'honnêteté et la justice ». Il affirme qu'une personne dotée de solides vertus morales s'engagerait à faire le bon choix et à choisir la bonne action (IEP, non daté).

L'éthique de la vertu s'applique à l'éthique médicale et infirmière, car on attend traditionnellement des professionnels de la santé qu'ils possèdent de solides caractéristiques morales, et aussi parce que la société compte sur eux pour exercer leur métier d'une manière conforme à la morale, aussi bien dans leurs actes que dans leurs décisions. Certains suggèrent que cette approche devrait compléter d'autres approches de l'éthique utilitariste et fondées sur le devoir (dont il sera question plus loin), qui ont leurs limites lorsqu'elles sont appliquées uniquement dans le contexte médical (Armstrong, 2006 ; Scott, 1995).

Théorie de la vertu : Son fondement dans la profession infirmière

La théorie de la vertu a été fondamentale pour l'évolution historique des traditions éthiques des soins infirmiers. Au début de la profession, les valeurs et le caractère moral du personnel infirmier jouaient un rôle prépondérant. D'abord mise en avant par Florence Nightingale, l'éthique infirmière se basait sur la prémisse que le personnel infirmier, tout en s'occupant des patients, devrait être motivé par des valeurs intrinsèques visant l'atteinte de normes morales élevées. Elle croyait que ces valeurs devaient comprendre des traits comme l'honnêteté, la fiabilité, la patience, la compassion, l'honneur, le courage moral et le dévouement (Nightingale, 1882). Elle affirmait que l'engagement à l'égard de ces idéaux était la caractéristique distinctive de la profession. Tout en embrassant la pensée aristotélicienne voulant que le caractère de la personne soit essentiel à la moralité, elle a concentré son attention sur les traits et les vertus morales qui font une bonne infirmière. C'est pourquoi elle a cherché à recruter des femmes ayant un bon tempérament pour ensuite développer chez elles, par l'éducation, l'expérience et l'influence de modèles de vertu, les qualités essentielles du caractère de l'infirmière qui, selon elle, étaient fondamentales pour la valeur morale de la relation entre l'infirmière et le patient (Armstrong, 2006 ; Fowler, 2021 ; Hoyt, 2010 ; Scott, 1995 ; Sellman, 1997, 2011). Comme l'affirme Florence Nightingale :

> Une femme ne peut être une bonne infirmière intelligente sans être une femme bonne et intelligente. (Benjamin et Curtis, 1985, p. 257)

Florence Nightingale avance que le fondement éthique des soins infirmiers doit s'appuyer sur le caractère moral de l'infirmière et la communauté morale de la pratique. Il s'agit d'un cadre qui, d'après son point de vue, devrait déterminer les connaissances et les compétences requises d'une infirmière professionnelle. Tout en reconnaissant que l'ordre, la structure, la diligence, la supervision et les compétences sont essentiels à une pratique infirmière exemplaire, elle affirme que c'est le caractère moral des infirmières et la possession de vertus telles que la bienveillance et la compassion qui influencent la manière et l'approche adoptées par l'infirmière pour prodiguer des soins aux patients. (Bradshaw, 1999).

L'attention accordée par Florence Nightingale aux attentes morales élevées exigées des infirmières a influencé l'avancement de la profession infirmière, au même titre que ses nombreuses autres contributions (Hoyt, 2010 ; Sellman, 1997, 2011). En 1914, Margaret Fox, l'une des pionnières des soins infirmiers, écrivait ceci :

> N'est-il donc pas important que vous commenciez tout de suite à prendre conscience des responsabilités que vous avez accepté d'assumer en devenant infirmières ? Ce sens des responsabilités devrait influencer tout ce que vous dites et faites, car vos paroles et vos actes montreront qui vous êtes. Par conséquent, si la conduite est le reflet du caractère, le caractère est donc plus important chez une infirmière que la simple intelligence. Il est donc nécessaire que des attributs tels que la déférence, la douceur, la discrétion et la droiture entrent dans le caractère de chaque infirmière et soient continuellement cultivés par la pratique sérieuse de bonnes habitudes et la poursuite patiente de la bienfaisance. (Fox, 1914, p. 4)

Certains penseurs contemporains de la profession continuent de faire de la théorie de la vertu le fondement de la pratique éthique, car elle s'appuie sur cette tradition infirmière et met en avant les valeurs fondamentales de la profession (Bradshaw, 2011). Ce point de vue est fondé sur la prémisse que la pratique infirmière devrait être motivée par des valeurs internes, par des infirmières et infirmiers au fort caractère moral ;

par conséquent, les membres du personnel infirmier doivent chercher à maintenir ces normes morales sociales traditionnelles telles que les a d'abord définies Florence Nightingale (Nightingale, 1934).

Alan Armstrong (2006) critique la prédominance de l'obligation et des théories fondées sur les actes dans les soins de santé, comme la déontologie et l'utilitarisme. Suggérant qu'elles sont limitées, « inadéquates » et non fondées sur la réalité de la pratique, il propose une approche alternative utilisant l'éthique de la vertu comme un guide pragmatique pour la pratique infirmière éthique. D'après lui, cette approche fondée sur la pratique tient compte du contexte de la situation et des relations en cause. Cette voie pour prendre des décisions morales en matière de soins infirmiers met l'accent sur trois caractéristiques :

(1) exercer les vertus morales comme la compassion; (2) faire appel à son jugement; et (3) faire preuve de sagesse morale, dans le sens où celle-ci implique au moins la perception morale, la sensibilité morale et l'imagination morale. (Armstrong, 2006, p. 110)

L'éthique de la vertu, soutient Armstrong, a du mérite dans la pratique infirmière, car elle reflète le langage moral des soins infirmiers, tient compte des réponses affectives du patient et du personnel infirmier, et exige un jugement professionnel et une sagesse morale. Il indique que la sagesse morale, telle qu'elle s'acquiert par l'apprentissage et l'expérience, permet une pratique infirmière éthique (Tableau 2.1). Il s'accorde avec Florence Nightingale sur le fait qu'il est possible d'améliorer les vertus grâce à l'apprentissage et à des modèles positifs. En outre, cette approche cadre avec les soins centrés

TABLEAU 2.1
Éléments de la sagesse morale

Perception	Être conscient des situations morales, comprendre ce qui est important et pertinent dans une situation ou un contexte particuliers.
Sensibilité	Être capable d'identifier les besoins, de percevoir et de comprendre les émotions, et d'y répondre d'une manière moralement appropriée.
Imagination	Se mettre à la place de l'autre, faire preuve d'empathie : « Comment est-ce que je me sentirais? »

Source : Tiré de Armstrong, A. E. (2006).

TABLEAU 2.2
Vertus dans les soins centrés sur le patient et la relation entre personnel infirmier et patient

Compassion	« le fondement moral de la relation d'aide entre le personnel infirmier et le patient »
Courage	ce qu'il faut à un membre du personnel infirmier « pour défendre les intérêts d'un patient »
Respect	« nécessaire pour renforcer l'autonomie des patients »

Source : Tiré de Armstrong, A. E. (2006).

sur le patient et permet aux patients de raconter leur exposé de faits ou leur histoire en vue de déterminer les aspects moralement pertinents dans le contexte de la situation particulière. L'éthique narrative et l'éthique de soins seront présentées en détail plus loin dans ce chapitre. En ce qui a trait aux soins centrés sur le patient et à la relation entre le personnel infirmier et le patient, Armstrong souligne les vertus de la compassion, du courage et du respect (Tableau 2.2).

La vertu de la compassion sera explorée plus en détail.

COMPASSION. Avec l'évolution de la profession infirmière, nombreux sont ceux qui préconisaient la compassion comme une qualité essentielle pour faciliter la relation entre le personnel infirmier et le patient, et ce faisant, en établir la moralité. Cette vertu, assimilée à la qualité humaine de la bienveillance, concerne l'intention et le mode de soins, et peut être cultivée et modélisée au sein de la culture et de l'éthique de la pratique. La compassion ne se limite pas aux bons moments et ne devrait pas être supplantée par d'autres facteurs de stress : plus les difficultés sont importantes, plus la compassion est nécessaire (Bradshaw, 2011). Par exemple, pendant la pandémie de COVID-19, les pratiques d'isolement, les exigences en matière d'équipement de protection individuelle (EPI), ainsi que les soins virtuels ont imposé de grandes difficultés à la relation entre personnel infirmier et patient, qui, selon Armstrong (2006), « n'est possible que si les infirmières et infirmiers se rendent disponibles pour les patients, passent suffisamment de temps avec eux et écoutent attentivement ce qu'ils ont à dire » (p. 112). C'est pendant cette période que le besoin de compassion a été le plus important.

Pour en revenir à Florence Nightingale, rappelez-vous son point de vue selon lequel l'infirmière morale est une bonne personne qui cultive un caractère vertueux, y compris la compassion. Historiquement, développer un « caractère compatissant » constituait un facteur important des soins; c'est ce qui a donné à la profession infirmière son éthique ou sa culture, et qui l'a amenée à concentrer son attention sur le patient. Les soins centrés sur le patient ne sont pas un concept moderne. Florence Nightingale et les pionniers en soins infirmiers qui ont suivi estimaient que les patients devaient être au centre des soins infirmiers compatissants. Catherine Wood, surintendante du Great Ormond Street Hospital for Children, écrivait en 1878 :

> La douceur du cœur enseignera la douceur à la main et aux manières. Je ne saurais vous donner de meilleure règle que de vous mettre à la place de votre patient. (Bradshaw, 2011, p. 13)

L'importance cruciale de la compassion dans les soins infirmiers a été illustrée par un Autochtone, qui a décrit son expérience de patient dans un « hôpital indien » pendant son enfance :

> Les médecins et le personnel infirmier venaient tous du sud. Dans la salle où je me trouvais, les patients se sont pris d'affection pour une infirmière en particulier, et moi aussi. Son visage respirait la bienveillance et elle était d'une nature très douce...

> Quand elle était de garde, nous étions bien sages pour elle; elle était si agréable que nous l'étions aussi. Lorsqu'elle n'était pas de garde, nous étions tout le contraire. Nous faisions grise mine, comme les infirmières qui étaient de service. Nous nous faufilions en douce lorsqu'elles avaient le dos tourné. Nous courions jusqu'aux fenêtres pour regarder dehors. Comme elles nous traitaient comme des enfants, nous nous comportions comme tels. (Lux, 2016, p. 104)

Critique de l'éthique de la vertu

Les critiques de l'éthique de la vertu comprennent l'ambiguïté perçue relativement à ce qui constitue de bonnes vertus, le manque de clarté concernant la motivation de l'agent et l'absence de contenu pratique pour guider les actes et les décisions. Les défenseurs de l'éthique de la vertu y voient une approche alternative ou complémentaire aux théories traditionnelles. En cela, l'éthique de la vertu tient compte du jugement, de l'expérience et des perspectives de l'infirmière, et elle implique que celle-ci a une plus grande sensibilité dans le contexte de la rencontre morale (Begley, 2005; Hursthouse, 1999). En outre, ils soutiennent que l'éthique de la vertu guide les actes, affirmant que l'acte est juste s'il correspond à ce que ferait une personne au caractère vertueux dans ces circonstances. La personne vertueuse, motivée à être bonne et à agir moralement, suivrait cette maxime (Begley, 2005).

CAS DE SCÉNARIO 2.2

SOINS COMPATISSANTS

Pendant que je discutais avec des collègues au poste de soins infirmiers, J. L. a fait part de sa frustration envers un patient qui devait être renvoyé chez lui ce jour-là. Le patient avait très souvent utilisé la sonnette d'appel ce matin-là et se plaignait de crampes abdominales. « Le patient prétend qu'il doit absolument aller à la selle et n'a pas cessé de faire des allers et retours sur la chaise d'aisance toute la matinée, sans succès. Maintenant, il se plaint de nausées et je crois qu'il essaie d'éviter son congé; en plus, j'ai pris toutes les dispositions nécessaires pour le transfert ». J. L. était sur le point d'aller en pause, mais avant de partir, elle a demandé au commis d'unité d'appeler l'équipe de transport, car la conjointe du patient venait d'arriver. Lorsque le membre de l'équipe de transport est arrivé, M. S., l'infirmière qui remplaçait J. L., est allé l'aider et a trouvé le patient en larmes en train de vomir au-dessus de la chaise d'aisance. M. S. a rapidement évalué la situation, annulé le transport et informé l'équipe médicale qu'il fallait annuler le congé. Elle est ensuite restée auprès du patient pour le réconforter et le rassurer, ainsi que sa conjointe.

En écoutant l'histoire du patient, M. S. a appris qu'on lui avait dit que le cancer dont il était atteint plus tôt était revenu et s'était propagé. Apparemment, il n'y avait plus de traitement possible et il devait recevoir des soins palliatifs à domicile. Le patient

(Suite)

craignait de ne pas être en mesure de gérer la maladie et que la douleur et la souffrance s'aggravent. L'équipe médicale a remercié M. S. d'avoir agi ainsi et convenu qu'il fallait en faire plus pour comprendre et gérer efficacement ces symptômes.

Interprétation

Cette histoire illustre l'approche de l'éthique de la vertu proposée par Armstrong. De toute évidence, M. S. a fait preuve de sagesse morale dans cette réponse au patient. Même sans avoir eu de relation préalable avec le patient, M. S. a très rapidement compris qu'il y avait des problèmes à examiner de plus près et qu'en raison de ses symptômes, il ne pouvait pas rentrer chez lui. M. S. a été sensible à la détresse émotionnelle et physique vécue par le patient et, en annulant le congé, elle a fait preuve de courage pour défendre les intérêts du patient. De plus, sensible au besoin de soutien et de compréhension du patient, M. S. a visiblement « imaginé » que dans une situation similaire, elle aurait elle aussi besoin d'être réconfortée et écoutée. Semblant comprendre qu'il y avait d'autres choses à découvrir, M. S. a répondu avec compassion, est restée aux côtés du patient et a ainsi réagi d'une manière moralement appropriée. En revanche, il semble que J. L. n'ait montré aucune compassion ni aucun respect pour les besoins de ce patient. À la place, elle a fait des suppositions et semblait davantage se soucier de ses propres besoins que de ceux du patient dans cette situation.

Déontologie et téléologie

Il y a deux catégories traditionnelles de la théorie morale normative qui s'appellent « téléologie » (dérivé du grec *teleos*, qui signifie « fin ») et « déontologie » (dérivé du grec *deontor*, qui signifie « devoir ») (Beauchamp et Walters, 2003; Freeman, 1994; IEP, non daté). Les théories *déontologiques* rendent explicites les devoirs et les principes qui doivent guider nos actions, alors que les théories *téléologiques* mettent l'accent sur le principe d'**utilité**, les fins ou résultats et les conséquences des décisions et des actes. Lorsqu'ils font un choix éthique, les téléologistes, aussi appelés conséquentialistes, anticipent les conséquences ou les résultats d'un acte; les déontologistes examinent la nature de l'acte en tant que tel, en l'évaluant en fonction des obligations et devoirs moraux des personnes envers elles-mêmes et envers les autres membres de la société (Begley, 2005; Grassian, 1992; Mandal et coll., 2016). La théorie téléologique la plus connue, qui considère les fins, les résultats et les conséquences des actes et des décisions, est l'**utilitarisme**; la version la plus prestigieuse en a été offerte par le philosophe John Stuart Mill (1806 à 1873), dont les travaux s'appuyaient sur ceux de Jeremy Bentham (1748 à 1832). La théorie déontologique la plus influente, appelée *éthique kantienne*, a été formulée par Emmanuel Kant (1724 à 1804). Au cœur du kantianisme se trouve l'impératif catégorique qui stipule : « Agis uniquement comme si la maxime de ton action devait être érigée par ta volonté en loi universelle » (Health Care Ethics, 2022). There are no page numbers it is in the section c. Deontological Theories : Kant. Il est considéré comme le principe fondamental de la moralité (Donaldson, 2017; Health Care Ethics, 2022).

Théorie utilitariste/conséquentialiste

Dans les théories utilitaristes, il n'y a pas de principes absolus, de codes moraux, de devoirs ou de règles; il y a plutôt l'hypothèse que le bien peut être quantifié et calculé par rapport aux bienfaits ou aux préjudices engendrés par les choix moraux (Beauchamp et Walters, 2003; Begley, 2005; Häyry, 2021; IEP, non daté). Dans l'utilitarisme, les conséquences d'un acte donné sont la mesure de sa valeur morale.

Afin d'identifier la bonne et la mauvaise action, les résultats ou conséquences futurs ou potentiels des actions proposées sont évalués et calculés en fonction d'une théorie de la valeur quelconque, qui varie en fonction de l'approche utilitariste en question. Les valeurs choisies peuvent comprendre le bien-être, le bien public, le plaisir, le bonheur, l'absence de douleur, de souffrance, etc. Dans la pratique, une personne pourrait donc énumérer les autres actions possibles, réfléchir aux conséquences ou résultats potentiels de chaque action, et ensuite évaluer et quantifier ces conséquences par rapport à cette théorie de la valeur (IEP, non daté). De plus, en faisant ce calcul, les utilitaristes avancent que l'on agit mieux en choisissant et en exécutant l'option qui produit le plus grand bien et le moindre mal pour la majeure partie des gens; autrement dit, l'option qui maximise l'utilité totale pour toutes les personnes concernées. Par exemple, dans une situation où l'on envisage l'interruption du traitement, les conséquences de cet acte seraient évaluées en fonction de la meilleure issue, laquelle serait déterminée par les valeurs identifiées, non seulement par rapport au patient dans cette situation particulière, mais aussi à la famille, aux professionnels de la santé concernés et à la société dans son ensemble. En outre, on réfléchirait aux conséquences immédiates et à long terme.

S'il était déterminé que le bonheur représente la valeur la plus pertinente moralement, alors la bonne action devrait conduire au meilleur équilibre de bonheur possible, ou au moindre équilibre possible de malheur, aussi bien à long terme qu'à court terme, pour toutes les personnes concernées (Beauchamp et Walters, 2003; IEP, non daté). Essentiellement, les conséquences d'un acte se composent de la somme totale des différences que l'acte fera dans le monde; dans l'utilitarisme, c'est la norme de la moralité.

UNE THÉORIE DE LA VALEUR. La nécessité d'un bien ou d'une valeur identifiable qui revêt la plus grande importance ou signification est fondamentale dans la théorie utilitariste. Le débat fait rage parmi les utilitaristes sur la question du résultat qui représente la plus grande utilité ou valeur – le bien intrinsèque ou la valeur morale ultime d'un acte. La notion d'utilité dépend d'une *théorie de la valeur*, ou de ce qui est perçu comme étant ce bien intrinsèque. Les conséquences d'un acte sont donc évaluées en fonction de cette théorie utilitariste de la valeur et, comme nous l'avons dit plus tôt, mesurées dans leur totalité (le plus grand bien et le moindre mal pour le plus grand nombre de personnes).

Comme indiqué, les utilitaristes ne sont pas toujours d'accord sur les objectifs et valeurs particuliers, ceux dont les objectifs comptent, ou pourquoi. Les utilitaristes pluralistes croient que le bien n'est pas constitué d'un seul objectif ou état. Ils acceptent de nombreuses valeurs et considèrent qu'un éventail de valeurs intrinsèques sont les produits importants d'une bonne action; ils croient également que le plus grand bien global est atteint lorsque ces multiples biens intrinsèques sont pris en compte dans l'analyse des actions bonnes et mauvaises. D'autres utilitaristes considèrent qu'une seule valeur particulière constitue la fin ultime (Beauchamp et Walters, 2003).

John Stuart Mill entre dans la catégorie des utilitaristes que l'on décrit comme des hédonistes et pour qui l'utilité est perçue en fonction des valeurs de plaisir ou de bonheur. (Beauchamp et Walters, 2003).

L'utilitarisme de Mill

John Stuart Mill a formulé l'une des théories utilitaristes les plus connues, décrite dans son texte de 1861 intitulé *L'utilitarisme*. Fondamental à sa théorie de la valeur, le principe d'utilité est considéré en termes de plaisir ou de bonheur. Il fait valoir que le bien intrinsèque ultime est le bonheur et que tous les autres biens sont déterminants, ou constituent un moyen, pour arriver à cette fin. Il suggère que le principe d'utilité est fondé sur la poursuite du plaisir et l'évitement de la douleur, ce qui engendre le bonheur, qu'il croyait être le but principal de la vie. Par exemple, si une action entraîne l'élimination de la douleur et de la souffrance, alors elle engendre, de fait, le bonheur. L'élimination de la douleur et de la souffrance ne constitue pas la fin ultime, mais un moyen d'arriver à un état de bonheur.

Par conséquent, en choisissant parmi plusieurs solutions, un acte est juste si, et seulement si, son utilité est plus forte en termes de bonheur que l'utilité de tout autre acte (Mill, 1948; Mill et Warnock, 2003). Du fait que Mill estime que le bonheur est le résultat ultime, il avance que le meilleur choix moral est celui qui engendre le plus grand bonheur pour le plus grand nombre de personnes; les actes sont justes lorsqu'ils favorisent le bonheur, et mauvais lorsqu'ils produisent l'effet inverse. Il soutient que le plaisir et l'absence de douleur peuvent être mesurés et comparés. Ainsi, la valeur morale d'un acte est déterminée en additionnant le bonheur total produit et en déduisant la douleur qui entre en jeu (Beauchamp et Walters, 2003; IEP, non daté).

Tout en soutenant que la seule issue ou fin intrinsèquement souhaitable est le bonheur ou le plaisir, il précise qu'il existe des formes de plaisir supérieures, comme l'intellect et les sentiments moraux, et rejette les vues hédonistes du plaisir axées sur le « soi »; il avance que les intérêts d'une personne ne comptent pas plus que ceux des autres (IEP, non daté).

En réponse à ceux qui remettent en question le plaisir et le bonheur comme fondement du principe d'utilité, Mill réplique que ce sont des formes supérieures de plaisir qui sont comprises et appréciées par les êtres humains. Il suggère que le calcul de l'utilité ne s'intéresse pas au plaisir ou au bonheur individuel, mais plutôt aux actes qui produisent le plus de bonheur pour l'ensemble de la société, même si cet acte engendre un bonheur moindre pour l'individu. La personne qui participe à la prise de décision morale n'est donc ni plus ni moins importante dans l'évaluation des options. En fait, il soutient que les actes ont une importance morale encore plus grande (et, par conséquent, un plus grand calcul de l'utilité) lorsqu'elles ont un effet plus vaste sur le plaisir ou le bonheur des autres (Mill, 1948; Mill et Warnock, 2003; SuperSummary, 2022).

L'utilitarisme de Mill repose sur un fondement à la fois normatif et psychologique : normatif dans le principe (valeur morale) d'utilité et psychologique dans les points de vue de Mill sur la nature humaine. Le fondement psychologique de l'utilitarisme est vital dans sa compréhension de la conscience humaine, qui conduit une personne à éprouver de la détresse, de la douleur ou des remords lorsque les actes enfreignent le code moral. Il estime que l'inclination de l'humanité est d'exister en tant qu'êtres sociaux, et qu'en tant que tels, ils devraient désirer l'unité et l'harmonie les uns avec les autres (Mill, 1948). Il croit également que l'instinct naturel de l'être humain le pousse à faire partie d'une communauté et que la nature des personnes est de s'entraider. Sur la base de ces hypothèses, il conclut que par voie de conséquence, tous les êtres rationnels s'efforceraient de faire de leur mieux. Il soutient en outre que cette inclination les inciterait à viser l'amélioration de la société dans son ensemble et qu'ils seraient donc enclins à suivre ce cadre moral. Mill considérait l'utilitarisme comme un cadre moral qui non seulement guiderait le comportement moral des individus, mais faciliterait également l'atteinte de vastes objectifs sociaux (Mill, 1948; Mill et Warnock, 2003).

En résumé, Mill avance que puisque les gens désirent l'unité et l'harmonie avec les autres, et que leur but est d'atteindre le bonheur, ils peuvent raisonnablement prédire et évaluer les actes qui produiraient le plus grand bonheur et ainsi choisir la bonne action.

Utilitarisme de l'acte et de la règle

La théorie utilitariste comporte deux approches : l'évaluation d'actes particuliers par rapport à des circonstances particulières, et l'établissement de règles de conduite qui déterminent ce qui est bien ou mal en général. Dans l'*utilitarisme de l'acte*, l'utilité de chaque acte est jugée en fonction de ses conséquences, en s'interrogeant sur les conséquences découlant directement de *l'acte en question dans les circonstances présentes* (Beauchamp et Walters, 2003). Dans l'*utilitarisme de la règle*, c'est l'utilité des modes de comportement généraux qui est prise en compte, plutôt que celle d'un acte en particulier, en s'interrogeant surtout sur les conséquences qu'entraînera *généralement ce genre d'action* (Beauchamp et Walters, 2003).

Dans l'utilitarisme de la règle, même une fois que le calcul utilitaire du rapport entre bonheur et malheur dans une situation morale particulière permet de définir une option comme étant moralement bonne, il faut procéder à un calcul supplémentaire pour déterminer si cette option, dans des cas similaires à l'avenir, serait systématiquement identifiée comme celle qui convient. Une règle est bonne à condition qu'elle produise une plus grande utilité si les personnes la suivent plutôt que toute autre règle qui s'appliquerait à la situation ou à l'acte. (Certains soutiennent que cette approche est similaire à la notion d'universalité de Kant, dont il est question plus loin dans ce chapitre.) La bonne règle serait celle qui, appliquée systématiquement, produirait le plus grand bien ou le moindre mal pour le plus grand nombre de personnes.

Les utilitaristes de la règle estiment que les règles occupent une position centrale dans la moralité et ne peuvent être compromises par les exigences d'une situation particulière. L'efficacité d'une règle est jugée en déterminant que son respect maximiserait, en théorie, l'utilité sociale (Beauchamp et Walters, 2003) mieux que n'importe quelle règle de substitution possible et mieux que l'absence de règle. Théoriquement, les règles utilitaristes sont strictes et protègent tous les individus, indépendamment des facteurs de commodité sociale et des besoins du moment (Beauchamp et Walters, 2003).

Les critiques de l'utilitarisme de la règle s'interrogent sur la façon de résoudre le conflit entre les règles morales dans des circonstances particulières. Ils soutiennent qu'il est pratiquement impossible de classer les règles; par conséquent, dans les situations de conflit, c'est le principe d'utilité qui prévaut et la théorie est réduite à l'utilitarisme de l'acte (Beauchamp et Walters, 2003). Les utilitaristes de la règle soutiennent que chaque théorie morale a des limites pratiques dans les cas de conflit, lorsque le bon choix n'apparaît pas clairement, mais que dans la majorité des circonstances, à long terme, les règles sont cohérentes.

Pendant la pandémie de COVID-19, de nombreuses exigences de santé publique, telles que le port du masque, les confinements et les obligations vaccinales, reposaient sur des calculs utilitaires. Toutefois, en faisant ce calcul, toutes les conséquences n'étaient pas comprises à l'époque, comme les préjudices causés par la restriction de la présence des familles dans les établissements de soins de longue durée. Les considérations utilitaristes ont également influencé d'autres discussions portant sur le triage au moment de décider qui serait prioritaire si les technologies salvatrices venaient à se raréfier (Savulescu et coll., 2020).

Critique de l'utilitarisme

Les détracteurs de l'utilitarisme soutiennent qu'il est impossible de faire appel à cette théorie pour déterminer ce qu'il faudrait faire dans la vie quotidienne, et qu'elle est difficilement applicable. Ils laissent entendre que le modèle est relativement inutile aux fins de quantifier objectivement des intérêts très différents (Beauchamp et Walters, 2003). En outre, lorsque des valeurs comme le plaisir en guise de fin souhaitée sont privilégiées, les critiques estiment que les personnes aux préférences moralement inacceptables les utiliseraient dans leurs calculs. En réponse, les partisans de l'utilitarisme avancent que la plupart des gens ne sont pas pervers; s'ils l'étaient, leurs actes entraîneraient un grand malheur dans la société, démontrant ainsi la validité

de la théorie (Beauchamp et Walters, 2003). Ils soutiennent en outre, comme l'indique Mill, que les humains doivent s'appuyer sur le bon sens et les expériences antérieures pour quantifier les conséquences, et que du fait qu'un besoin peut n'être que raisonnablement prédictif, il n'est pas possible de ne jamais faire d'erreurs. De plus, comme le soutient Mill, la plupart des humains s'efforcent de faire de leur mieux et cherchent constamment à s'améliorer dans la prise de décision morale.

D'autres critiques avancent qu'il est impossible de mesurer le « bien » et de l'évaluer comparativement. En réponse, les utilitaristes soutiennent que les humains font tous les jours des comparaisons grossières et basiques des valeurs; l'important est d'être moralement consciencieux et sérieux dans notre analyse (Beauchamp et Walters, 2003). En outre, comme le fait remarquer Mill, le plaisir et l'absence de douleur peuvent être mesurés et comparés.

L'un des jugements les plus sévères contre l'utilitarisme est qu'il peut conduire à l'injustice. Les critiques soutiennent que la plus grande utilité pour le plus grand nombre peut nuire à une minorité, omettant ainsi de prendre en compte les questions de *justice distributive* (Beauchamp et Walters, 2003). Les utilitaristes répondent que les considérations concernant la justice et l'utilité sociale font partie des calculs pris en compte dans les évaluations à court et à long terme de la justesse d'un acte ou d'une règle particuliers en vertu de la théorie utilitariste. Les utilitaristes de la règle rejettent l'idée que les simples déterminations du rapport coûts-bénéfices doivent être acceptées; ils estiment que les règles générales de justice devraient limiter l'utilisation de l'analyse coûts-bénéfices dans tous les cas et faire en sorte de respecter les normes de la justice distributive (Beauchamp et Walters, 2003; Camic, 1979; Gandjour et Lauterback, 2003). Dans L'*utilitarisme*, Mill examine la relation entre l'utilité et la justice, et avance que la justice est déterminante pour atteindre le bonheur. S'appuyant sur sa vision de l'inclination de l'humanité à faire partie d'une communauté et à se protéger mutuellement, Mill soutient qu'en définitive, la justice s'inquiète du bonheur et du bien de la société (SuperSummary, 2022).

CAS DE SCÉNARIO 2.3

L'EXPÉRIENCE DU RACISME

K. K., infirmière, vient d'accepter un poste dans un organisme de soins communautaires situé dans une localité rurale et a passé sa première journée à rencontrer des patients à leur domicile. Dans l'ensemble, c'était une bonne expérience, mais un patient s'est montré quelque peu distant et irritable. K. K. s'est dit que l'attitude du patient était due à sa maladie chronique, qui lui causait beaucoup de douleur et d'inconfort.

Le lendemain matin, le supérieur de K. K. a reçu un appel de ce même patient qui demandait à avoir une autre infirmière. Intrigué, il lui a demandé s'il y avait un problème avec les soins infirmiers prodigués par K. K., ce à quoi le patient a rétorqué : « Ce n'est pas ça; je n'ai tout simplement pas confiance en ces gens-là. »

K. K. est née au Canada et y a suivi ses études après que ses parents ont immigré du Pakistan. Elle pratique la foi musulmane et a choisi de porter un foulard islamique pour affirmer cette identité religieuse et ethnique (Zempi, 2016).

Le supérieur de K. K. est mitigé et ne sait pas trop quelle mesure prendre. Il est conscient que l'autonomie, fondée sur le respect du choix du patient, est un principe important dans les soins de santé. Il s'inquiète que la demande du patient soit fondée sur le racisme, mais il sait aussi que les infirmières ne peuvent pas abandonner les patients qui ont besoin de soins. Il s'inquiète également de la détresse émotionnelle que cette information pourrait causer à K. K. et se demande s'il doit la protéger de ce genre de racisme et affecter une autre infirmière au patient pour veiller à ce qu'il reçoive les soins voulus.

Interprétation

Du point de vue de l'utilitarisme, le supérieur doit envisager toutes les options possibles et évaluer les conséquences entraînées par chacune d'elles. Il y a plusieurs conséquences possibles découlant de cette option à prendre en compte. Bien qu'à court terme, cette approche semble apparemment résoudre le problème immédiat, il y a beaucoup d'autres conséquences possibles à envisager, notamment les suivantes :

■ En supposant que les valeurs du supérieur comprennent le respect de toutes les personnes, sans égard à la race, à la religion et à l'origine ethnique, l'absence d'alignement sur ces valeurs poserait un risque de détresse morale qui, s'il n'est pas résolu, entraînerait un résidu moral. En outre, cette approche tromperait K. K., qui ne bénéficierait pas d'une procédure équitable ni du respect.

■ Étant donné que la démographie de la communauté évolue constamment, les comportements racistes de ce type risquent de se produire de plus en plus souvent, ce qui rend difficile de changer régulièrement les affectations.

■ Les raisons du changement d'affectation peuvent être évidentes ou révélées par d'autres à K. K., risquant de susciter chez elle des sentiments de détresse et d'abandon. En supposant que le supérieur ferme les yeux sur ce comportement, K. K. pourrait ne plus avoir confiance en lui et envisager de démissionner de son poste. Il y aurait donc moins d'infirmières pour dispenser les soins aux autres patients qui en ont besoin. Cela pourrait également nuire à la réputation de milieu sûr et solidaire de cet établissement, et ainsi faire obstacle au recrutement du personnel infirmier par la suite.

Le racisme dans le milieu des soins de santé est inacceptable. Cette histoire représente un défi majeur auquel sont confrontés les dirigeants du milieu médical qui s'efforcent d'obéir à des normes morales élevées et sont guidés par des valeurs à la fois centrées sur le patient et favorables à des environnements de travail sains pour le personnel. Il n'y a pas de solutions faciles, mais la profession infirmière tente de répondre à ces difficultés, comme nous le verrons aux chapitres 10 et 11. Dans ce scénario particulier, voici certaines stratégies qui pourraient produire de meilleurs résultats sur le plan moral :

■ Dévoiler le problème à K. K. pour que le supérieur puisse lui montrer son soutien et détermine avec elle la meilleure option.

■ Avoir une discussion honnête et ouverte avec le patient (guidée par les pratiques exemplaires), qui pourrait inclure une certaine forme de médiation et de partage des connaissances.

■ Éduquer la communauté sur la diversité culturelle et les façons de célébrer et d'accueillir les nouveaux arrivants.

CAS DE SCÉNARIO 2.3

■ Indiquer clairement que le racisme et les préjugés ne sont jamais tolérés, en sensibilisant le public et en l'intégrant explicitement dans les droits et les responsabilités de l'organisme de soins communautaires lorsque de nouveaux employés sont recrutés et que de nouveaux patients sont admis.

Prenez le temps de réfléchir à ce scénario et envisagez d'autres options pour gérer ce défi moral et voir comment l'éviter à l'avenir.

CAS DE SCÉNARIO 2.1A

PAR RAPPORT À MON HISTOIRE

Les utilitaristes seraient certainement préoccupés par les conséquences à court et à long terme du choix que je ferais. Si mon choix était d'autoriser la présence de l'épouse, l'embarras des membres de l'équipe risquerait de les distraire de leurs tentatives de réanimation. Ces distractions pourraient à leur tour se répercuter sur le résultat. Si le patient meurt, l'épouse pourrait se sentir coupable d'être intervenue ou être en colère contre les membres de l'équipe, à qui elle reprocherait de ne pas en avoir fait assez. L'expérience peut susciter un conflit moral pour l'équipe et poser un risque de détresse morale. Les utilitaristes étudieraient les conséquences négatives du refus d'accéder à la demande de l'épouse. Celles-ci pourraient comprendre l'effet préjudiciable potentiel sur son processus de deuil à court et à long terme, après s'être vue refuser la possibilité d'être aux côtés de son mari au moment de son décès. Elle pourrait peut-être intenter une action en justice. Même si elle est vaine, cette action pourrait causer une détresse émotionnelle et financière pour toutes les personnes impliquées. Les utilitaristes tiendraient également compte de l'incidence de ce choix sur les autres membres de la famille.

Toutefois, en accédant à sa demande, peut-être qu'elle tiendrait sa promesse et resterait en silence aux côtés de son mari sans prêter attention aux gestes de l'équipe. Sa présence aurait peut-être une incidence positive sur le résultat et les tentatives de réanimation seraient couronnées de succès. Dans le cas contraire, le fait d'avoir au moins pu être aux côtés de son mari au moment de son décès faciliterait peut-être son processus de deuil.

Je pourrais être tentée d'accéder à la demande de l'épouse, mais en tant qu'infirmière débutante, je m'inquiétais des conséquences si je devais passer outre aux souhaits de l'équipe. En ne suivant pas les règles, je pourrais faire face à des mesures disciplinaires et au mépris des autres membres de l'équipe. Par contre, si la famille faisait part de ses préoccupations à l'hôpital, je pourrais éprouver une détresse et une culpabilité supplémentaires pour ne pas avoir accédé à cette demande.

Ce sont là les types de résultats qu'un utilitariste envisagerait. À l'aide de la théorie, discutez du cas plus en détail et envisagez d'autres options et issues possibles. Si vous étiez à ma place, est-ce que cette théorie vous aiderait?

Théorie déontologique

Dans la théorie déontologique, les devoirs et les obligations guident les décisions sur ce qui est bien ou mal, dont le fondement est constitué de principes immuables ou absolus dérivés de valeurs universellement partagées. Contrairement à la théorie téléologique, y compris l'utilitarisme, les déontologistes croient que les normes de comportement moral existent indépendamment des moyens ou des fins (Beauchamp et Walters, 2003; Donaldson, 2017). Pour eux, les conséquences sont sans importance pour l'évaluation morale. Une action est juste si elle satisfait aux exigences d'un ou de plusieurs principes primordiaux d'obligation. Les déontologistes soutiennent que nos devoirs les uns envers les autres sont complexes et varient en fonction de nos relations au sein de la société; songez, par exemple, aux devoirs et obligations d'un parent envers un enfant ou aux responsabilités des médecins et du personnel infirmier envers les patients (Beauchamp et Walters, 2003; Freeman, 1994; Jameton, 1984; O'Neill, 2013).

Les théories déontologiques déterminent le fondement des normes morales pour clarifier les devoirs et les obligations exigés des agents moraux (personnes). Il existe diverses perspectives déontologiques sur le fondement du devoir; par exemple, la volonté de Dieu, la raison, l'intuition, l'universalité ou le contrat social (Beauchamp et Walters, 2003).

Comme pour l'utilitarisme, il existe deux types de théorie déontologique : l'acte et la règle. Le *déontologiste de l'acte* croit qu'une personne, dans n'importe quelle situation, doit saisir immédiatement ce qu'il faut faire sans avoir à s'appuyer sur des règles. Les déontologistes de l'acte mettent l'accent sur les caractéristiques particulières et changeantes de l'expérience morale et valorisent la réponse intuitive aux situations ou circonstances (Beauchamp et Walters, 2003).

Les déontologistes de la règle estiment que les actes sont bons ou mauvais selon qu'ils cadrent ou non avec un ou plusieurs principes ou règles (Beauchamp et Walters, 2003). Il existe deux types de déontologistes de la règle : les pluralistes, qui croient en l'existence de nombreux principes guidant la conduite morale, et les monistiques, qui soutiennent qu'il existe un principe fondamental constituant le fondement d'où peuvent être dérivées d'autres règles morales plus précises —, la règle d'or, décrite plus tôt dans ce chapitre, en est un excellent exemple (Beauchamp et Walters, 2003).

Les déontologistes de la règle soutiennent que les règles facilitent la prise de décision et laissent entendre que les théories de l'acte présentent des problèmes de coopération et de confiance, et réduisent la moralité à des « règles empiriques ». Les règles morales, disent-ils, devraient être contraignantes (Beauchamp et Walters, 2003).

Comme indiqué précédemment, le philosophe Emmanuel Kant a formulé la théorie déontologique axée sur les règles la plus connue.

Éthique kantienne

La notion voulant que la moralité soit fondée sur une règle fondamentale ou impérative dont découlent tous les devoirs et obligations moraux joue un rôle essentiel dans la philosophie de Kant. C'est ce qu'il appelle l'*impératif catégorique,* qu'il expose dans son livre *Groundwork of the Metaphysics of Morals* (Kant, 2007; O'Neill, 2013), ou Fondements de la métaphysique des

mœurs. L'impératif catégorique désigne une règle ou une exigence absolue en matière de comportement, qui existe en toutes circonstances.

Kant croyait que le caractère unique des humains, et leur capacité à raisonner, constitue le fondement de la moralité. Il affirme que la personne rationnelle ne devrait pas avoir besoin de conseils pour distinguer le bien du mal, et que ce qui est juste devrait être clair pour tout être humain honnête (Grassian, 1992). En outre, il a proposé qu'en raison de leur condition d'être humain, les gens ont la capacité d'agir en toute autonomie et devraient, par conséquent, être traités avec respect et dignité. Pour les gens, la difficulté, selon lui, est de rester maître de soi pour faire ce qui est juste (Eaton, 2004; Grassian, 1992).

Kant rejette la notion utilitariste voulant que la maximisation des désirs humains, tels que le bonheur, constitue la base de la moralité. Les gens, dit-il, ne tirent pas leur dignité ou leur valeur de la poursuite du plaisir. La moralité, souligne-t-il, doit s'appuyer sur les valeurs découlant de la rationalité et de la liberté. Il soutient qu'il est impossible d'agir moralement tout en justifiant ses actes par l'attrait des désirs humains (Grassian, 1992; Wood, 2008). Qui plus est, il estime que privilégier le principe d'utilité entraînerait de graves injustices, car rien ne garantit que la répartition des bons résultats perçus serait équitable. C'est pourquoi Kant accordait une grande importance à la justice et à la liberté individuelle (Grassian, 1992).

L'intention de Kant était d'établir une théorie complète de la nature de la moralité afin d'expliquer comment la moralité était à la fois possible et rationnelle. Il propose deux théories distinctes de la moralité : une théorie de l'obligation morale et une théorie de la valeur morale. Sa théorie de l'obligation morale porte sur la façon dont les gens décident qu'un acte est juste, tandis que la théorie de la valeur morale tient compte de l'évaluation du caractère moral des personnes (Dean, 2006; Grassian, 1992).

La théorie de l'obligation morale de Kant

La théorie de l'obligation morale porte sur la façon de déterminer les principes et les règles qui guident le devoir. Il avance que le fondement de la validité des règles morales est ancré dans la raison pure, et non dans l'intuition, la conscience ou une quelconque notion d'utilité. Par conséquent, une théorie de la moralité devrait offrir un cadre rationnel et universel de principes et de règles morales qui guident tout le monde, indépendamment des autres objectifs et intérêts personnels (Beauchamp et Walters, 2003; Zinkin, 2006).

Il soutient que la valeur morale de l'action d'un individu ne dépend que de l'acceptabilité morale du principe général qui guide l'acte en question. Il ajoute que l'acte d'une personne n'a de valeur morale que s'il est effectué dans une bonne intention et conformément à des principes moraux universellement valables (Beauchamp et Walters, 2003; Wood, 2008). Ces principes moraux et éthiques valables, avance-t-il, s'appuient sur un fondement abstrait, *a priori* (basé sur la déduction et la logique plutôt que sur l'observation) qui est indépendant de la réalité empirique (observation ou expérience). Par conséquent, la moralité est objectivement et universellement contraignante; elle est absolue, et pas flexible. Si un acte ou un comportement est moralement juste, alors il est juste en toutes circonstances et ne dépend pas de l'issue ou des conséquences de cet acte (Albert et coll., 1975). Par exemple, si dire la vérité est moralement convenable, alors il faut toujours dire la vérité, quels que soient le contexte de la situation ou les conséquences (Encadré 2.2).

Kant croyait que nous sommes capables d'isoler ces éléments a priori, ou absolus, qui ancrent la moralité

ENCADRÉ 2.2
KANT ET LA VÉRITÉ : AUCUNE EXCEPTION

Kant a proposé un exemple célèbre pour clarifier et étayer son argument selon lequel il faut toujours dire la vérité, même quand, par son mensonge, on espère obtenir une issue plus favorable. Il décrit le propriétaire, qui ment à un meurtrier potentiel en affirmant que la victime visée ne se cache pas chez lui. Selon Kant, étant donné qu'il est impossible de prédire les conséquences de ce mensonge, celui-ci risque en fait d'entraîner une issue encore plus grave. Par exemple, si la présence de la victime potentielle est révélée d'une manière ou d'une autre, celle-ci et le propriétaire pourraient tous deux être assassinés. Kant dirait qu'il ne faut pas commettre la mauvaise action connue, en disant un mensonge, pour éviter un tort potentiel. S'il y a des conséquences néfastes, on ne peut pas être tenu responsable de ces conséquences en ayant agi par devoir de dire la vérité. Si le devoir de dire la vérité était ignoré et que la personne était tout de même assassinée, alors le propriétaire pourrait être considéré comme blâmable. Et si, en disant la vérité, le propriétaire était en mesure de négocier une résolution du conflit (Eaton, 2004)?

---

dans le raisonnement et que la base universelle de la moralité réside dans la nature rationnelle d'un individu (Albert et coll., 1975). Il propose le principe suprême unique qu'une loi de moralité doit suivre : l' **impératif catégorique**. Ce principe est catégorique en ceci que Kant n'admet aucune exception à la règle (ou maxime) qui est absolument contraignante, et impératif en ceci qu'il donne des instructions sur la façon dont il faut agir (Albert et coll., 1975; O'Neill, 2013; Wood, 2008). Selon Kant, une maxime est une règle personnelle ou un principe général qui justifie une action particulière, une règle qui nous dit ce qu'il faut faire dans différentes circonstances. L'énoncé d'une maxime contient l'action, ainsi que le but et les circonstances particulières dans le cadre desquels l'action est effectuée (Kranak, 2022).

Kant présente quelques lignes directrices pour déterminer les maximes qui guident la conduite en fonction de l'impératif catégorique. Kant caractérise l'impératif catégorique, ou loi morale, dans deux formulations significatives.

> **I** *Je ne dois jamais agir autrement que pour ériger ma maxime, par ma volonté, au rang de loi universelle. Nous devons être en mesure de vouloir que la maxime de notre action devienne une loi universelle. . . Puisque vous ne voulez pas que les autres se comportent de la manière dont vous proposez de vous comporter, vous ne devriez pas vous comporter ainsi. (Albert et coll., 1975)*

Dans cette première formulation, Kant se demande si la maxime de l'action choisie pourrait être universalisée de sorte qu'il serait justifié que tous les êtres rationnels effectuent la même action dans des circonstances similaires. Par exemple, *pour veiller à ce que mes patients ne souffrent pas, lorsqu'ils ont une ordonnance, j'administrerai des médicaments contre la douleur en temps voulu.* Ce principe général nous guide en indiquant au personnel infirmier ce qu'il faut faire pour éviter au patient de souffrir. Si la tentative d'universaliser la maxime devait entraîner une contradiction (c'est-à-dire qu'elle ne serait pas appropriée dans toutes les circonstances, comme dans le cas où il serait inapproprié d'administrer des analgésiques en temps voulu), ces incohérences imposeraient que la maxime en question ne puisse pas être universalisée. Si la maxime ne peut pas être universalisée, alors il ne faut pas commettre l'action (IEP, non daté). Dans cette formulation, Kant laisse entendre que nous devons déterminer les conséquences de l'universalisation des règles qui guident nos actes. Par exemple, serions-nous en mesure d'établir une règle selon laquelle mentir est moralement convenable? Que se passerait-il si tout le monde mentait? À qui pourrions-nous faire confiance? S'il était universellement acceptable de mentir, alors personne ne croirait personne, contredisant par là même l'hypothèse de la vérité. Pourrions-nous établir une règle selon laquelle seules les équipes de soins de santé peuvent décider des options de traitement pour les patients? À quoi ressemblerait une société si les professionnels de la santé prenaient toutes les décisions concernant les soins de santé des gens? Une règle doit faire l'objet d'un examen rigoureux de ce type. Selon Kant, si elle peut être appliquée universellement, alors c'est ce que nous « devrions » faire. Dans le cas contraire, elle moralement répréhensible.

II *Agis de telle sorte que tu traites l'humanité, aussi bien dans ta personne que dans la personne de tout autre, toujours en même temps comme une fin, et jamais simplement comme un moyen.* (Albert et coll., 1975)

Dans cette seconde formulation de l'impératif catégorique, Kant appelle les êtres humains à se traiter eux-mêmes et à traiter les autres comme une fin, et non comme un moyen d'atteindre une autre fin. Puisque l'existence de l'humanité a une valeur absolue en soi, alors tous les êtres humains méritent le respect (Grassian, 1992). Par exemple, mentir à quelqu'un d'autre par intérêt personnel ou pour un gain personnel revient à traiter cette personne comme un moyen d'atteindre ses propres fins. Kant soutient que tous les êtres rationnels sont capables de faire preuve de « bonne volonté », ce qui, selon lui, est la seule chose dans l'univers dotée d'une valeur intrinsèque; puisque la bonne volonté ne se trouve que chez les êtres rationnels, alors les êtres humains devraient toujours être traités avec dignité et respect. Par conséquent, le principe déclare que les personnes ont une valeur intrinsèque (elles sont des fins en elles-mêmes) et ne sont jamais un simple moyen d'atteindre une autre fin (All Answers Ltd, 2018; Kant, 2007).

Cette formulation de l'impératif catégorique peut être appliquée à l'exemple précédent sur le fait de dire la vérité. Kant soutiendrait également que nous avons un autre devoir de dire la vérité, parce que les personnes doivent être respectées et ne pas être utilisées comme un moyen d'atteindre une autre fin souhaitée (par exemple, ne pas dire la vérité à quelqu'un afin de protéger nos propres intérêts). Même si mentir devait produire un résultat souhaité pour la personne à qui l'on ment, l'acte serait tout de même irrespectueux. Kant ne dit pas que nous, en tant que personnes, ne serons jamais utilisées comme un moyen – par exemple, aux fins d'un bien fondamental. Mais si nous servons d'instrument pour atteindre un autre bien, nous devons aussi être considérés comme des fins en nous-mêmes. D'où, par exemple, la notion de consentement éclairé : Kant approuverait sûrement qu'il est moralement acceptable d'utiliser les personnes à des fins de recherche ou de don d'organes, mais seulement si le droit à l'autodétermination, par le consentement, est respecté.

Pour résumer, selon Kant, une maxime est une règle morale fondamentale ou un principe général qui guide notre action, une règle qui nous dit ce qu'il faut faire dans différentes circonstances. Il s'agit d'une loi morale objective fondée sur un raisonnement pur et pratique, selon laquelle tous les agents moraux purement rationnels dans l'affirmation de leur humanité agiraient. Pour Kant, la pensée rationnelle est la caractéristique unique des humains, et cette caractéristique leur accorde ainsi une dignité et une valeur inhérentes. Par conséquent, les personnes, de par leur condition d'être humain, sont obligées de suivre cette loi universelle : l'impératif catégorique. Dans le cas contraire, cela reviendrait à nier la valeur intrinsèque de leur humanité (IEP, non daté).

LA THÉORIE DE LA VALEUR MORALE DE KANT. La théorie de la valeur morale de Kant s'interroge sur la façon dont nous déterminons le caractère moral d'une personne. Selon Kant, il ne suffit pas d'examiner seulement les actes et les conséquences de ces actes; il faut aussi tenir compte des motivations et des intentions de la personne. À eux seuls, les actes ne donnent pas l'image complète de la morale d'une personne, car une mauvaise personne peut faire ce qui est juste pour les mauvaises raisons. La seule motivation morale, signe de bonne moralité, est celle de la conscience (agir par devoir) (Grassian, 1992). Par exemple, une personne de bonne volonté dira la vérité, parce que c'est son devoir de le faire, quelles qu'en soient les conséquences (O'Neill, 2013; Wood, 2008).

La notion de liberté et de rationalité est fondamentale dans la théorie de la valeur morale de Kant. Comme nous l'avons vu, Kant considérait les gens comme des agents rationnels et moraux qui ont le droit de faire leurs propres choix, sauf si ces choix affectent la liberté des autres. Il croyait que la moralité présupposait l'existence du libre arbitre et que les personnes avaient le choix d'agir par bonne volonté ou non (Grassian, 1992; Zinkin, 2006).

Kant accorde une grande importance à l'accomplissement du devoir en tant que fin en soi. Bien qu'il soit possible d'effectuer de bonnes actions pour de nombreuses raisons – par exemple, par peur ou pour son intérêt personnel –, Kant considère que de telles actions ne sont moralement louables que si elles sont accomplies par devoir (Grassian, 1992). Ainsi, pour être morales, les personnes doivent faire preuve de bonne volonté ou de bonnes intentions en faisant ce qu'elles doivent faire, plutôt que d'agir par inclination ou par intérêt personnel (Albert et coll., 1975). Si un acte et la motivation d'une personne à le faire sont justes, alors il est intrinsèquement bon; autrement dit, il est bon en soi. Si un acte est intrinsèquement bon, alors il a une valeur morale (Albert et coll., 1975).

Certaines actions motivées par l'inclination ou l'intérêt personnel peuvent être dignes d'éloges; il peut aussi arriver qu'elles soient conformes au devoir. Toutefois, ces actions n'auraient pas la même valeur « morale » (Albert et coll., 1975). Par exemple, un riche bienfaiteur peut faire don de plusieurs millions de dollars à un établissement de soins de santé afin que ce dernier porte son nom en son honneur. Cet acte pourrait être louable, mais non conforme au devoir, de sorte qu'il n'aurait pas la même valeur morale. Kant conviendrait probablement qu'une personne ayant récemment perdu son emploi et qui continue de contribuer chaque semaine à un organisme de bienfaisance agirait par sens du devoir; cette action aurait donc un mérite ou une valeur moraux plus grands que celle du riche bienfaiteur. Les actions d'une vraie valeur morale, lorsqu'elles sont évaluées, se suffisent à elles-mêmes, indépendamment des autres motivations. Une action accomplie par devoir a une valeur morale en raison du principe qui la guide; la valeur ne découle pas des résultats ou des issues de la loi.

En résumé, Kant souligne l'importance du devoir conforme à la loi morale, dont la caractéristique essentielle est l'universalité, en tant que caractéristique importante de la conscience morale (Albert et coll., 1975).

CAS DE SCÉNARIO 2.4

LOYAUTÉ ET ENGAGEMENTS

Une infirmière travaillant au service des urgences d'un hôpital de soins actifs était invitée à accompagner une amie de fraîche date à un mariage prévu le lendemain soir. Ce serait une excellente occasion de se faire de nouveaux amis et bien qu'elle se réjouît d'y aller, cette infirmière était de service ce soir-là. Même si c'était à la dernière minute, l'infirmière a demandé au gestionnaire de l'unité si l'horaire pouvait être modifié. Celui-ci lui a répondu que c'était impossible et qu'elle devrait trouver un collègue qui accepterait d'échanger ses horaires avec elle. Cette tentative ayant échoué et frustrée que personne n'ait offert de l'aider, l'infirmière a décidé de prendre un congé de maladie.

Interprétation

Un déontologiste, tel que Kant, inviterait l'infirmière à se demander si la maxime de cette action, soit prendre un congé de maladie pour aller à un mariage, énoncerait ce qui suit : *Chaque fois que j'aurai besoin d'un jour de congé pour assister à un événement, je prendrai un congé en faisant croire que je suis malade, car c'est le meilleur moyen d'obtenir à coup sûr le congé dont j'ai besoin.* Pour universaliser cette maxime, il faudrait envisager un avenir où tout le personnel infirmier agirait systématiquement selon cette même maxime dès qu'il se retrouverait dans des circonstances relativement similaires.

L'infirmière en viendrait sûrement à réaliser que cette maxime ne peut pas être universalisée, puisqu'elle

(Suite)

entraînerait une contradiction. Car si une action de type devait devenir une habitude systématique pour tout le personnel infirmier dans des circonstances relativement similaires, alors les dirigeants de ces établissements se rendraient vite compte qu'il ment systématiquement pour faire en sorte d'obtenir le congé au lieu de suivre des procédés plus acceptables. La confiance entre les dirigeants et le personnel en serait compromise, et même les membres du personnel infirmiers qui sont vraiment malades seraient suspects. De plus, si cela devenait une pratique universelle, il y aurait des risques pour les soins aux patients, la charge de travail pour le personnel encore présent serait plus grande et la discorde générale régnerait au sein du lieu de travail. Donc, étant donné que la tentative d'universaliser cette règle entraîne une contradiction, il est impossible de la rendre universelle et l'infirmière ne devrait pas prendre un congé de maladie.

Étudiez cette histoire plus en détail et approfondissez l'évaluation de l'action du gestionnaire qui n'essaie pas d'accéder à cette demande.

CRITIQUE DE LA THÉORIE DE KANT. Il y a plusieurs critiques de la théorie de Kant, en particulier en ce qui concerne son application dans la pratique quotidienne. Par exemple, comment le devoir est-il déterminé lorsqu'un ou deux devoirs entrent en conflit ? Qu'arrive-t-il si, pour éviter à quelqu'un de souffrir, on doit mentir ou cacher la vérité ? Nous avons parlé plus tôt du point de vue de Kant sur le mensonge. Mais envisagez une situation où une infirmière, qui travaille dans une maison d'hébergement et a l'obligation de protéger les femmes contre la violence de leurs partenaires intimes, rencontre le mari de l'une des résidentes qui vient lui demander où sa femme se trouve. Dans ce scénario, il semblerait que l'infirmière ait le devoir non seulement de dire la vérité, mais aussi de respecter la confidentialité de la résidente et d'éviter les préjudices affectifs et physiques. La théorie de Kant exige que tous les devoirs pertinents soient accomplis. Kant ne présente pas de moyens de faire face à ce type de situation; il indique seulement que les personnes doivent être fidèles à leurs devoirs et à leurs obligations morales (Beauchamp et Walters, 2003; O'Neill, 2013; Wood, 2008).

Les critiques soutiennent également que l'impératif catégorique est finalement réduit à une détermination des conséquences. Autrement dit, en évaluant l'application universelle d'une action, on examine en fait les conséquences globales de cette action. Si le caractère universel d'un certain type d'action n'est globalement pas souhaitable, alors elle est erronée (Beauchamp et Walters, 2003). En réponse, les partisans de Kant soutiennent que les conséquences ne sont pas totalement ignorées, mais que les caractéristiques d'une bonne action ne dépendent pas du seul résultat (Beauchamp et Walters, 2003).

La déontologie de W. D. Ross

W. D. Ross (1877 à 1971), philosophe britannique du début du XXᵉ siècle, a élaboré une théorie déontologique pluraliste et axée sur les règles qui tente de résoudre le problème du conflit des devoirs. W. D. Ross introduit la notion des **obligations conditionnelles**, soit les obligations auxquelles il faut toujours donner suite, à moins qu'elles n'entrent en conflit avec celles d'une obligation égale ou supérieure, ou qu'elles ne soient supplantées par celles-ci (Beauchamp et Walters, 2003; Ross et Stratton-Lake, 2002). L'obligation supérieure est déterminée par l'examen des poids respectifs des obligations conditionnelles concurrentes. Ross admet que les obligations conditionnelles ne sont pas absolues, car elles peuvent être supplantées. Il soutient plutôt qu'elles ont une plus grande signification morale que de simples règles empiriques (Beauchamp et Walters, 2003).

Ross fait valoir que face à plusieurs options, le « bon » choix ou acte est celui qui est cohérent avec toutes les règles. Si plusieurs options sont cohérentes avec les règles, alors le choix est une question de préférence. Lorsque chaque choix est cohérent avec une règle, mais en conflit avec une autre, il faut alors tenter d'en appeler à la règle supérieure pour résoudre le conflit. Par exemple, le caractère sacré de la vie serait prioritaire par rapport à la règle de la véracité ou de divulgation de la vérité. Dans la situation décrite ci-dessus, au moment d'évaluer les obligations concurrentes, la conclusion probable est que l'obligation supérieure de l'infirmière serait de protéger la résidente contre tout préjudice.

En réponse aux critiques voulant qu'il ne soit pas toujours possible d'évaluer les poids respectifs des principes en conflit, Ross réduit son argument à l'affirmation selon laquelle aucun système moral n'est exempt de conflits et d'exceptions (Beauchamp et Walters, 2003; Ross et Stratton-Lake, 2002).

Une approche déontologique serait-elle utile à l'infirmière dans Mon histoire (Cas de scénario 2.1) pour faire le bon choix? De quelle façon? Quels sont les devoirs et obligations éthiques qui s'appliquent à ce scénario? Quels sont les plus prioritaires?

Théories et approches contemporaines de la moralité

Principes éthiques : Le principisme

L'éthique fondée sur des principes est une approche appliquée fréquemment utilisée dans les soins de santé pour résoudre les conflits éthiques; elle s'appuie sur l'analyse, l'équilibrage et la priorisation des principes moraux découlant de la théorie morale. Censés être le reflet de valeurs religieuses et culturelles communément admises, les principes éthiques conditionnels (contraignants à moins d'être en conflit avec un autre) servent de règles qui guident la conduite et les choix moraux (Beauchamp et Walters, 2003).

Les principes éthiques procurent un cadre pour la prise de décisions éthiques et sont exprimés dans de nombreux codes d'éthique professionnels, qui sont présentés au chapitre 3. Cette approche fondée sur des principes domine l'éthique des soins de santé depuis 1979 (Beauchamp et Childress, 1979; Donaldson, 2017; Engelhardt, 1986; Veatch, 1981), lorsqu'elle a été proposée comme cadre de raisonnement éthique par Beauchamp et Childress dans *Principles of Biomedical Ethics,* qui a depuis fait l'objet de plusieurs révisions (voir Beauchamp et Childress, 2013). Ils proposaient quatre grands principes comme les plus pertinents dans les soins de santé : (1) l'autonomie — libre arbitre ou déterminisme, respect des personnes; (2) la non-malfaisance — prévention ou évitement du préjudice; (3) la bienfaisance — faire le bien, prendre des mesures positives pour le bien d'autrui; et (4) la justice — équité, répartition sociale des avantages et des inconvénients.

Beauchamp et Childress affirment que ces principes sont fondés sur une moralité commune et qu'ils sont pertinents pour les difficultés éthiques rencontrées dans les soins de santé. Ils soutiennent également que les meilleures décisions morales sont prises lorsque tous ces principes cadrent avec une position ou décision morale particulière (Beauchamp et Childress, 2001; McCarthy, 2002).

Les partisans du principisme soutiennent que dès le début de l'histoire écrite, la majorité des décideurs moraux ont tenu compte de ces quatre principes moraux d'un point de vue descriptif et normatif, faisant valoir qu'ils sont compatibles avec la plupart des valeurs et croyances intellectuelles, religieuses et culturelles, ou qu'ils en font partie intégrante (DeMarco, 2005).

CAS DE SCÉNARIO 2.1B

PAR RAPPORT À MON HISTOIRE

D'un point de vue déontologique, j'ai le devoir de respecter les souhaits de mon patient et de veiller à son bien-être ainsi qu'à celui de son épouse. J'ai également l'obligation de respecter les droits des membres de mon équipe, qui ont exprimé leur crainte que la présence de l'épouse du patient compromette les efforts de réanimation. Est-il possible que je fasse appel à l'impératif catégorique pour définir la maxime qui guiderait mon action dans cette situation? Sommes-nous en mesure d'établir une maxime ou une règle qui peut être généralisée à des situations similaires? Est-il possible d'établir une loi universelle selon laquelle les familles peuvent choisir d'être présentes pendant les interventions d'urgence dès qu'elles le souhaitent? Parallèlement, pouvons-nous établir que c'est toujours l'équipe soignante qui décide quelles personnes peuvent être présentes ou non? Comment voudrions-nous être traités si nous étions le membre de la famille? Y a-t-il une option où toutes les obligations peuvent être respectées?

Continuez de réfléchir à cette situation du point de vue d'un déontologiste. Comment cette théorie aide-t-elle votre réflexion dans ce cas-ci par rapport à la théorie éthique téléologique ou utilitariste?

L'alignement idéal de tous ces principes pour choisir l'option la plus éthique n'est pas toujours possible. Cependant, les principes éthiques sont considérés comme conditionnels (présentés plus tôt dans la théorie de Ross), c'est-à-dire que leur application peut être relative à un autre principe qui peut avoir plus de poids ou être plus prioritaire dans une situation donnée. Par conséquent, au cours de la délibération morale, il est conseillé d'entamer un processus de réflexion pour que chaque principe puisse être examiné, comparé et évalué dans le contexte de la circonstance particulière.

CAS DE SCÉNARIO 2.5

OBLIGATIONS CONFLICTUELLES : PRENDRE LA BONNE DÉCISION

Considérons le scénario dans lequel un patient de la communauté révèle à une infirmière qu'il fantasme souvent sur les enfants. Il précise qu'il n'a jamais assouvi ces fantasmes et qu'il n'a assurément jamais été reconnu coupable d'une infraction. Récemment, l'infirmière a appris que le patient venait de commencer à travailler comme concierge dans l'une des écoles primaires locales. De toute évidence, cette infirmière est confrontée à deux principes qui se contredisent. Le principe d'autonomie, soit le respect des personnes, consiste aussi à accorder aux personnes le droit au respect de la vie privée et à la confidentialité, surtout dans le contexte de la relation entre personnel infirmier et patient. Le principe de non-malfaisance imposerait à l'infirmière le devoir de protéger les enfants contre les préjudices potentiels. La réflexion et la délibération morales aideraient cette infirmière à décider de la meilleure marche à suivre en s'appuyant sur le principe qui a le plus de poids dans ces circonstances : la non-malfaisance, soit protéger les enfants contre les préjudices.

Certains peuvent considérer des principes ou valeurs particuliers comme étant a priori (ou contraignants), comme dans le cas des impératifs catégoriques de Kant. Par exemple, certaines personnes préconisent le caractère sacré de la vie sous toutes ses formes et à tout prix, tandis que d'autres croient que l'autonomie et la qualité de vie peuvent l'emporter sur le caractère sacré de la vie dans certaines circonstances. Les processus de délibération morale impliquent la définition d'options, qui sont évaluées, modifiées ou rejetées en fonction du raisonnement et de l'expérience. Bien qu'il s'agisse de la formule idéale, il n'est pas toujours possible, dans des situations complexes, d'assurer la cohérence et l'unité avec tous les principes applicables à la situation (McCarthy, 2002).

Autonomie

Le principe d' **autonomie** (*autos*, du grec signifiant « soi-même »; *nomos*, du grec signifiant « régler ») affirme qu'une personne capable et compétente est libre de déterminer un plan qu'elle a elle-même choisi, et d'agir conformément à celui-ci (Beauchamp et Childress, 2013). L'autonomie, fondée sur le respect des personnes, repose sur la notion que les êtres humains ont de la valeur et une dignité morale. Respecter les personnes revient à les reconnaître, sans condition, comme des agents moraux méritants qui ne devraient pas être traités comme de simples moyens à toute autre fin (Beauchamp et Childress, 2013). Ainsi, les individus doivent être en mesure de déterminer leur propre destinée (libre arbitre ou déterminisme) et être autorisés à faire leurs propres évaluations, choix et actes, tant que ceux-ci ne nuisent pas à la liberté des autres et ne l'affectent pas (Beauchamp et Walters, 2003). Le respect de l'autonomie consiste également à accorder aux individus le droit de contrôler les informations qui sont importantes pour eux, d'où le droit au respect de la vie privée et à la confidentialité. La confidentialité est importante dans le milieu des soins de santé, étant donné que pour recevoir les soins dont ils ont besoin, les patients et les familles doivent faire confiance aux professionnels de la santé pour protéger la confidentialité des renseignements qu'ils révèlent, à moins qu'il n'y ait un risque pour eux-mêmes ou pour autrui, ou que leur divulgation ne soit requise par la loi.

Ce principe cadre avec l'impératif catégorique de Kant voulant que les individus soient respectés comme des fins en soi et jamais comme un moyen d'atteindre une autre fin, qui est fondé sur la conviction que l'humanité en tant que telle a une valeur absolue (Beauchamp et Childress, 2013).

Le principe d'autonomie est également cohérent avec l'utilitarisme de Mill, qui stipule que l'autonomie maximise les bienfaits pour toutes les parties concernées et que le contrôle social et politique sur l'action d'une personne n'est légitime que s'il est nécessaire pour éviter de nuire à autrui (Beauchamp et Childress, 2013).

L'autonomie est le fondement de la doctrine juridique du **consentement éclairé** (voir le chapitre 6), qui respecte les droits individuels à l'information nécessaire pour prendre des décisions médicales. À défaut, l'autonomie de la personne est limitée et cela nuit à ces droits. De plus, l'autonomie souligne le devoir de respecter les valeurs et les choix d'une personne. Cela suppose que la personne soit compétente, qu'elle soit en mesure de prendre des décisions rationnelles, et non impulsives, et de donner suite à ces décisions et choix (Beauchamp et Childress, 2013). L'autonomie suppose également le caractère volontaire, soit le fait d'avoir la liberté de faire des choix sans être soumis à la coercition.

Pour être autonome, une personne ne doit pas subir de contrôle extérieur et doit être capable d'agir pour contrôler elle-même ses affaires (Beauchamp et Childress, 2013). Même si l'on estime que la décision d'une personne n'est pas dans son intérêt primordial, si le fait d'y donner suite ne présente pas de risque de nuire gravement aux autres, alors le principe d'autonomie suppose que sa décision doit être respectée. Il peut arriver que l'autonomie entre en conflit avec d'autres principes, comme celui de la bienfaisance; par exemple, lorsqu'un patient refuse un traitement que le personnel infirmier et l'équipe de soins croient fermement être dans l'intérêt supérieur du patient. Le personnel infirmier sait bien que la maladie impose des limites à l'autonomie individuelle. De plus, l'environnement de nombreux milieux de soins de santé, comme les hôpitaux et les établissements de soins de longue durée, peut influer sur le sentiment de contrôle d'une personne. Par exemple, considérez la façon dont les effets de la privation de sommeil (un risque dans ces milieux) sur la cognition peuvent compliquer le processus de raisonnement d'une personne. En outre, les préjugés de l'équipe de soins peuvent être manifestes pour le patient ou le mandataire spécial, ce qui mène à des

formes subtiles de coercition. Les patients peuvent éprouver de l'anxiété et du stress, et même être submergés par l'incertitude quant à leur avenir et à leur pronostic. En tant qu'agents moraux, les membres du personnel infirmier ont le devoir de soutenir les patients et les familles tout au long de ce processus, en veillant à ce qu'ils aient tous les renseignements et le temps nécessaires pour prendre la décision qui leur convient le mieux.

Certains pensent que l'autonomie constitue le principe moral primordial qui a préséance sur toutes les autres considérations morales (Beauchamp et Childress, 2013). Pour les professionnels de la santé, la difficulté consiste à veiller à ce que les personnes dont ils s'occupent soient en mesure d'agir en toute autonomie; autrement dit, elles doivent pouvoir prendre des décisions en comprenant parfaitement les faits, les enjeux et les conséquences de ces choix. Certaines personnes sont incapables d'agir de façon autonome, par immaturité, manque d'information, ou parce qu'elles sont soumises à une contrainte.

Les personnes dont l'autonomie est réduite, qui sont incapables de choisir un plan à cause de délibérations contrôlées, peuvent être fortement dépendantes des autres. Les jeunes enfants et les personnes atteintes de démence peuvent entrer dans cette catégorie de personnes dont les droits peuvent devoir être protégés par d'autres. Toutefois, il est important de ne pas présumer que les personnes aux capacités réduites ne peuvent prendre aucune décision en leur propre nom. Considérez le patient âgé de 15 ans chez qui on a diagnostiqué une leucémie lorsqu'il avait 8 ans. Ayant subi une série de traitements et les complications connexes pendant un certain temps, ce patient comprendrait probablement les conséquences d'autres interventions. Comparez ce cas avec celui d'un adolescent de 15 ans qui n'a jamais été hospitalisé, qui est effrayé et refuse de subir une intervention chirurgicale pour une rupture de l'appendice. Ne présumez pas non plus que les personnes soignées pour une maladie mentale ne sont pas en capacité de prendre des décisions, y compris en établissant des directives préalables, en ce qui concerne leurs soins. Les personnes atteintes de démence peuvent avoir divers degrés de capacité mentale, ce qui doit être évalué et compris correctement dans le contexte de la décision à prendre.

Un autre principe important fondé sur l'autonomie est la **véracité**, soit le devoir de dire la vérité. La véracité, ou divulgation de la vérité, est cruciale pour assurer et maintenir la confiance dans la relation entre le personnel infirmier et le patient; elle est liée au respect des personnes. Les patients doivent attendre des membres du personnel infirmier qu'ils répondent honnêtement à leurs questions et leur parlent sans détour de la nature de leur affection et des soins qu'ils reçoivent.

Des conflits associés au principe de véracité surviennent lorsque la vérité peut entraîner un préjudice. Prenons l'exemple d'un patient atteint d'une maladie en phase terminale et qui est en train de mourir. Comment les professionnels de la santé doivent-ils répondre aux questions sur l'issue d'un traitement particulier lorsque la probabilité de succès peut être faible, mais qu'ils souhaitent tout de même lui laisser un peu d'espoir? Comment les membres du personnel infirmier doivent-ils réagir face à un patient agité atteint de démence à un stade avancé, qui s'inquiète que ses parents ne sachent pas où il est et qu'il doit absolument rentrer chez lui? Doivent-ils lui rappeler que ses parents sont morts depuis longtemps et qu'il vit maintenant dans un établissement de soins de longue durée? Ou, en tenant compte de la perte de mémoire à court terme du patient, doivent-ils le rassurer en lui disant que ses parents savent où il est et qu'ils vont bientôt arriver? Ou doivent-ils entrer dans l'univers de cette personne et encourager une conversation portant sur les souvenirs importants dont elle a parlé avec ses parents?

La façon d'annoncer une mauvaise nouvelle, et à quel moment, est une question éthique cruciale et on ne peut en appeler au principe de véracité pour justifier de révéler une nouvelle difficile à un patient sans tenir compte du moment et de la manière de l'annoncer, ni du besoin d'assurer un suivi et un soutien. Par exemple, lorsque les parents sont absents, mais qu'ils vont bientôt revenir, est-il approprié que l'équipe divulgue à un jeune de 16 ans la découverte d'une maladie pulmonaire potentiellement mortelle et la nécessité d'une transplantation, même si les règles de l'âge et du consentement le permettent? (Nicholas et Keatings, non daté).

Dire la vérité est fondamental pour l'établissement et le maintien de relations de confiance. L'aptitude du personnel infirmier à soigner le patient, à le réconforter et à maintenir une communication honnête et sincère tout en continuant de lui transmettre un sentiment d'espoir et de motivation est cruciale pour la relation entre personnel infirmier et patient.

FIDÉLITÉ. **La fidélité**, ou le fait de tenir ses promesses, principe que certains considèrent comme fondé sur l'autonomie, est le fondement de la relation entre personnel infirmier et patient. Il est fondamental pour les valeurs infirmières telles que la loyauté, la bienveillance, l'honnêteté et l'engagement envers les personnes qui leur sont confiées. Lorsque les membres du personnel infirmier entrent dans la profession, ils promettent de respecter ces valeurs (dans le cadre de leurs codes de déontologie) ainsi que leurs obligations et leurs devoirs à titre de professionnels (Beauchamp et Childress, 2013; Cooper, 1988). La fidélité guide l'engagement du personnel infirmier à prodiguer des soins de qualité, à soulager la souffrance, à apporter soutien et réconfort lorsque la situation l'exige, et aussi à défendre l'intérêt supérieur de leur patient. Ce principe est toutefois mis à l'épreuve lorsque le personnel infirmier se retrouve dans une situation où sa loyauté envers un patient compromet ses propres valeurs, comme dans le cas de l'aide médicale à mourir ou d'un avortement. Dans ces circonstances, les infirmières et infirmiers de différentes croyances et valeurs morales ou religieuses peuvent exprimer une objection de conscience et prendre des dispositions avec leur employeur pour ne pas participer à ces interventions. Veillant à ce que toute objection de conscience ne soit pas révélée au patient et à ne pas évoquer de jugements moraux personnels à l'égard des croyances, du mode de vie, de l'identité ou des caractéristiques des autres, les membres du personnel infirmier doivent prendre toutes les mesures raisonnables pour que la qualité et la continuité des soins aux patients ne soient pas compromises.

L'INFLUENCE DES ATTITUDES PATERNALISTES OU MATERNALISTES. Par le passé, certains professionnels de la santé se comportaient d'une manière paternaliste (« papa ou maman a toujours raison ») envers les patients dans le but de les protéger des conséquences potentiellement néfastes de leurs choix (Beauchamp, 2010). Autrement dit, par désir de faire le bien, ils ont parfois laissé leur sentiment de ce qu'ils estimaient être dans l'intérêt supérieur de leur patient prendre le pas sur d'autres principes éthiques importants (autonomie, divulgation de la vérité).

Cette approche pouvait éventuellement restreindre la liberté des patients et entrait en conflit avec le principe d'autonomie. Un traitement pouvait être donné ou différé sans le consentement du patient; la justification d'une telle action était soit la prévention d'un préjudice, soit l'obtention d'un bienfait (Beauchamp et Childress, 2001). Certains professionnels de la santé sont allés jusqu'à cacher des renseignements aux patients atteints d'une maladie en phase terminale pour les protéger de la détresse de savoir qu'ils allaient bientôt mourir. D'autres se sont abstenus de révéler tous les effets secondaires ou les conséquences d'une lourde opération afin d'obtenir le consentement du patient. Il convient toutefois de noter que certains patients peuvent choisir qu'on leur taise ce genre d'informations dans certaines circonstances et demandent à l'équipe de soins de faire ce qui est dans leur intérêt primordial. Répondre à cette demande reviendrait alors à respecter leur autonomie et le choix de ne pas savoir.

Dans certaines sociétés d'aujourd'hui, le paternalisme est considéré comme justifié dans des situations particulières et influence les politiques dans certains domaines, notamment les suivants (Jochelson, 2006) :

■ Internement forcé dans un établissement de santé mentale
■ Prévention du suicide
■ Refus d'un traitement inhabituel, non éprouvé et possiblement dangereux
■ Exigences relatives au port du casque de vélo et de la ceinture de sécurité
■ Vaccination contre les maladies (Nelson et coll., 2012)

Non-malfaisance

Le principe de **non-malfaisance** est associé à la maxime latine *primum non nocere* : « avant tout (ou en premier), ne pas nuire ». Cette maxime est exprimée dans de nombreux codes de déontologie professionnelle et mise en évidence dans le serment d'Hippocrate : « J'aurai recours au traitement pour aider les malades en fonction de mes capacités et de mon jugement, mais jamais pour les blesser ni pour leur nuire ». Ce principe oblige les membres de la société à agir de manière à prévenir ou à éliminer les préjudices (Beauchamp et Childress, 2013).

Dans les soins infirmiers, les normes de la pratique professionnelle exposent les compétences que les infirmières et infirmiers doivent respecter pour assurer la prestation de soins fiables aux patients. Certains actes effectués par le personnel infirmier peuvent être temporairement douloureux (p. ex., l'administration de médicaments par injection, l'utilisation limitée de moyens de contention, les procédures douloureuses, comme l'application de pansements ou l'insertion d'une ligne intraveineuse). Ce préjudice temporaire est justifié s'il constitue un moyen de produire un bon résultat, comme le soulagement de la douleur, le traitement d'une maladie, et si le principe d'autonomie est respecté par le consentement éclairé.

La non-malfaisance comporte quatre éléments hiérarchiques fondés sur la priorité des obligations (Beauchamp et Childress, 2013). Les trois premiers représentent le respect du principe de non-malfaisance, tandis que le quatrième, la norme la plus élevée, se rapporte au principe de bienfaisance, qui est présenté ci-après :

1. *Il ne faut pas infliger le mal ou la douleur (ce qui est mauvais).*
2. *Il faut prévenir le mal ou la douleur.*
3. *Il faut éliminer le mal ou la douleur.*
4. *Il faut faire ou promouvoir le bien. (Frankena (1973), p. 47)*

Bienfaisance

Le principe de **bienfaisance** établit une norme plus élevée que la non-malfaisance, car il exige de prendre une mesure positive pour le bien ou le profit d'un autre. Il stipule l'obligation d'aider les personnes qui en ont besoin (Beauchamp et Childress, 2013). Beaucoup soutiennent que même si l'idéal est d'être bienfaisant, nous ne sommes pas moralement obligés de respecter cette norme. Dans la tradition de la common law (le système juridique canadien présenté au chapitre 4), une distinction est établie entre la faute d'exécution et la commission par omission. Le terme **faute d'exécution** est utilisé dans le sens d'une inconduite volontaire qui cause une blessure à autrui, tandis que **commission par omission** renvoie au fait de ne pas prendre de mesures positives pour aider une personne. L'inaction, comme le défaut de porter secours, ne peut être soumise à la responsabilité, étant donné que dans le droit canadien (sauf au Québec), il n'y a aucune obligation légale générale d'aider les autres. La responsabilité criminelle au Canada exige une intention coupable, et l'inaction n'entre pas facilement dans le cadre de ce concept. En effet, la loi au Canada, sauf au Québec, ne nous oblige pas à venir en aide aux autres, même en cas d'urgence (Linden, 2016; Linden et coll., 2016;

Mandhane, 2000). Cela diffère des lois sur le « bon samaritain » en vigueur dans certains pays européens (p. ex., l'Italie, la Pologne, la France et le Danemark). En France, les gens peuvent faire l'objet de poursuites pénales pour non-assistance à personne en danger; au Québec, une personne qui ne prête pas secours peut être poursuivie par la personne blessée pour ce manquement (*Gaudreault v. Drapeau*, 1987).

Cependant, les professionnels de la santé ont l'obligation supérieure d'agir de manière non seulement à protéger les patients contre les préjudices, mais aussi à produire un bien ou un bienfait quelconque. Leur engagement en tant que professionnels est de respecter le principe de bienfaisance. Il s'agit là d'un élément fondamental des devoirs et obligations professionnels des membres du personnel infirmier, comme nous le verrons dans les chapitres 3 et 5.

Il peut arriver que le principe de bienfaisance entre en conflit avec celui de l'autonomie; par exemple, lorsqu'une intervention particulière devrait être bénéfique pour le patient, mais que celui-ci refuse tout de même de donner son consentement. Cela constitue souvent une source de détresse pour les professionnels de la santé. Toutefois, veiller à donner aux patients les renseignements, le soutien et le temps nécessaires pour prendre une décision sert leurs intérêts.

Justice

Le principe de **justice** découle de valeurs comme l'impartialité et l'équité. Les théories de la justice mettent l'accent sur la façon dont les individus et les groupes sont traités au sein d'une société, la répartition équitable des avantages (p. ex., soins de santé) et des inconvénients (p. ex., impôts), la justice procédurale, comme l'impartialité dans les procédures judiciaires, et l'indemnisation de ceux qui ont été injustement accablés ou lésés. Dans le domaine des soins de santé, la justice est fondamentale pour l'affectation des ressources et le rationnement en période de pénurie ou de diminution des ressources. La justice procédurale est abordée au chapitre 4. Dans les sections suivantes, nous traitons de deux formes de justice pertinentes pour les soins de santé : la justice distributive et la justice compensatoire.

JUSTICE DISTRIBUTIVE. **La justice distributive** désigne la répartition adéquate des avantages et des inconvénients sociaux dans l'ensemble de la société (Beauchamp et Childress, 2013). Les décisions concernant la répartition équitable des ressources peuvent être fondées sur l'une des considérations suivantes (Beauchamp et Childress, 2013) :

Pour chaque personne :

- Une part égale
- Selon les besoins de chacun
- Selon les droits de la personne en question
- Selon l'effort de chacun
- Selon la contribution à la société
- Selon le mérite

Il est difficile de déterminer comment répartir équitablement les ressources lorsque celles-ci se font rares, comme c'est de plus en plus souvent le cas dans le domaine des soins de santé. Les membres du personnel infirmier, en particulier ceux qui occupent des postes de direction, participent aux discussions et aux processus décisionnels sur la façon dont les ressources financières sont distribuées, les programmes financés, le personnel affecté, les affectations de patients organisées, l'attribution d'un organe rare en vue d'une transplantation décidée, et bien d'autres sujets encore. La restructuration de nombreux organismes de soins de santé canadiens, tant à l'hôpital que dans la collectivité, a mené à l'introduction de différents modèles de soins qui englobent divers niveaux ou catégories de fournisseurs de soins. Ces modèles ajoutent une nouvelle dimension à l'affectation des ressources du point de vue des soins infirmiers, en ceci qu'ils génèrent l'exigence supplémentaire d'évaluer les besoins de soins des patients et de déterminer le type de prestataire autorisé et compétent pour fournir ces soins.

Le rationnement est une méthode d'affectation de ressources limitées à ceux qui en bénéficieront le plus. Un exemple bien connu de rationnement dans les soins de santé est celui du don d'organes. Même si les gouvernements fédéral et provinciaux du Canada ont fourni tout le financement voulu aux soins de santé pour effectuer toutes les transplantations nécessaires, les organes de donneurs peuvent être rares. Ainsi, les programmes de transplantation doivent déterminer comment distribuer des ressources limitées. Faut-il donner un organe à la personne qui l'a attendu le plus longtemps, à celle qui présente les meilleures chances de survie, à la plus malade, à celle qui en a le plus besoin ou à celle qui le « mérite » le plus (p. ex., la personne à qui il faut une greffe de foie et qui n'a jamais consommé d'alcool ou celle qui a besoin d'une greffe de poumon et n'a jamais fumé)?

Les macro-décisions sur l'affectation des ressources sont prises au niveau des politiques. Ce sont les administrateurs ou les législateurs qui décident des programmes à financer; par exemple, s'il faut ou non augmenter le nombre de procédures de chirurgie cardiaque effectuées chaque année, s'il faut ou non investir dans des programmes de prévention, ou s'il faut établir ou non des sites d'injection sûrs dans la collectivité. Chaque jour, les infirmières et infirmiers sont confrontés à des micro-décisions sur l'affectation des ressources. Par exemple, ils décident du patient, parmi de nombreux autres patients qui souffrent, à qui donner en premier un analgésique, de la part de soins à domicile à fournir à un patient mourant, et de la façon dont le temps consacré aux soins infirmiers est réparti entre les huit patients de la communauté à visiter ce jour-là.

Si une ressource particulière est limitée, les théories de la justice sont appliquées pour déterminer comment cette ressource rare est affectée. Par exemple, des difficultés surviennent souvent en cas de pénurie mondiale de médicaments ou d'agents bien précis, comme les isotopes, et des processus de niveaux macro et micro s'imposent pour faire en sorte de fournir les ressources limitées à ceux qui en ont le plus besoin. Au niveau macro, des politiques doivent être établies pour déterminer comment ces médicaments sont répartis entre les différents établissements de soins de santé. Au niveau micro, les établissements doivent mettre en place des processus de triage, qui déterminent les patients ou les interventions qui sont prioritaires. Par exemple, comment détermine-t-on les priorités en cas de pénurie de chlorhydrate de lidocaïne, un agent anesthésique local utilisé dans l'ensemble du réseau dans les hôpitaux, les cliniques communautaires et les cabinets dentaires (Bodie et coll., 2018)? Le produit est-il réparti proportionnellement dans toutes ces organisations? La distribution est-elle fondée sur les besoins des patients et la priorité des cas? Le médicament ne doit-il être utilisé que dans les situations d'urgence? Faut-il annuler les traitements ou opérations non urgents?

En réponse à la pandémie de COVID-19, le gouvernement canadien a été confronté aux difficultés liées à l'affectation des ressources, notamment dans la distribution de l'équipement de protection individuelle et des vaccins. En réponse, des lignes directrices et des cadres sur l'affectation des ressources ont été élaborés pour favoriser une approche homogène de la délibération éthique et de la prise de décision.

Au début de la pandémie, on a déterminé la possibilité de rationner l'équipement spécialisé, comme les ventilateurs et les lits de soins intensifs. En prévision des situations où la technologie salvatrice et les ressources humaines pouvaient se raréfier, des modèles de triage ont été créés afin de guider les établissements de soins de santé et les professionnels de la santé à se préparer à de telles éventualités.

Le document « Guide sur la pandémie de COVID-19 pour le secteur de la santé » offrait des conseils aux professionnels de la santé en vue d'assurer un processus décisionnel équitable et transparent en matière d'affectation des ressources, donnant ainsi une certaine assurance au public. Quatre questions clés ont été déterminées pour guider ces décisions (Gouvernement du Canada, 2020) :

1. Qui a droit à une ressource donnée?
2. Pour quels motifs une personne devrait-elle avoir la priorité sur une autre?
3. Comment faut-il prendre les décisions relatives à l'établissement des priorités?
4. Qui devrait les prendre?

Le document intitulé « Cadre d'éthique en santé publique : Guide pour la réponse à la pandémie de COVID-19 au Canada » mettait l'accent sur la délibération et le processus décisionnel éthiques dans l'élaboration des politiques liées à des domaines tels que la distribution des vaccins, la restriction des libertés individuelles et d'autres questions connexes. Les considérations éthiques proposées dans ce cadre visaient à aider « les décideurs de déterminer les valeurs et les intérêts concurrents, d'évaluer les facteurs pertinents, d'examiner les options et de prendre des décisions réfléchies et justifiables » (Gouvernement du Canada, 2021b, p. 1). Le cadre était guidé par cinq valeurs et principes qui cadrent avec les quatre grands principes proposés par Beauchamp et Childress (2013):

1. Confiance (autonomie)
2. Justice (justice)
3. Respect des personnes, des collectivités et des droits de la personne (autonomie et justice)

4. Favoriser le bien-être (bienfaisance)
5. Réduire au minimum les préjudices (non-malfaisance) (Gouvernement du Canada, 2021b)

JUSTICE COMPENSATOIRE. La justice compensatoire exige une indemnité ou un remboursement pour les dommages infligés à une personne ou à un groupe. Des personnes ou des groupes peuvent recevoir une indemnisation à la suite d'une négligence ou d'une faute professionnelle (dont il est question au chapitre 7). Par exemple, les gouvernements fédéral et provinciaux ont indemnisé les victimes qui ont contracté le virus de l'immunodéficience humaine (VIH) et l'hépatite C dans le cadre de transfusions de sang contaminé. De plus, du fait que l'utilisation du médicament avait été approuvée, les enfants nés avec des anomalies congénitales parce que leur mère avait pris de la thalidomide pendant leur grossesse ont reçu plusieurs séries d'indemnisation de la part du gouvernement fédéral. Une indemnisation est parfois versée lorsque les personnes ont souffert, même en l'absence d'inconduite professionnelle avérée. Par exemple, les gens, y compris le personnel médical, qui ont été mis en quarantaine à cause de l'épidémie du syndrome respiratoire aigu sévère (SRAS) ont été indemnisés par le gouvernement de l'Ontario pour la perte de salaire.

En réponse à la conclusion émise par le Tribunal canadien des droits de la personne selon laquelle les Services à l'enfance et à la famille étaient discriminatoires envers les enfants des Premières Nations en sous-finançant les services à l'enfance dans les réserves (ce qui imposait de les soustraire à leurs foyers pour accéder aux services), le gouvernement du Canada a accepté d'offrir une indemnisation. Des fonds ont été alloués à la fois pour réformer le programme des Services à l'enfance et à la famille des Premières Nations et pour indemniser les enfants concernés (Gouvernement du Canada, 2022a).

Critique du principisme

Bien que la première intention de l'approche fondée sur des principes proposée par Beauchamp et Childress ait été d'orienter la prise de décision morale, certains soutiennent que les difficultés et complexités uniques des soins de santé en limitent l'application en tant que cadre autonome. L'une des critiques est qu'à l'occasion, un ou plusieurs des principes entrent en conflit les uns avec les autres, ce qui limite leur capacité à fournir des conseils sur les situations morales uniques et nuancées propres aux soins de santé. Le fait que cette approche puisse être réduite à une simple liste de vérification des considérations éthiques et que les principes ne soient pas considérés comme égaux en termes de valeur préoccupait ses détracteurs. Il convient de noter la supériorité accordée à l'autonomie (Agledahl et coll., 2011), compte tenu de la mesure dans laquelle elle risque d'être mal interprétée ou considérée comme une solution facile à un dilemme (Walker, 2009). La priorité accordée à l'autonomie, selon certains, présente le risque de compromettre les soins aux patients, car l'attention prêtée aux autres obligations morales est réduite, ce qui limite les options possibles pour gérer les situations éthiques nuancées. Si l'autonomie est perçue comme ayant la plus grande valeur, alors des principes tels que la non-malfaisance et la bienfaisance sont considérés comme étant moins importants que celui de la volonté du patient; une issue défavorable peut ainsi en découler lorsque le patient est mal informé, qu'il ne comprend pas parfaitement les enjeux ou qu'il est influencé par son état émotionnel ou sa détresse physique (Fiester, 2007). Mettre l'accent sur le seul principisme a ses limites si l'on ne considère pas simultanément le caractère unique de chaque situation et le fondement moral des relations entre le patient et le fournisseur de soins de santé (Walker, 2009).

CAS DE SCÉNARIO 2.6

PROMESSES TENUES

R. J., une infirmière qui travaille dans un service de médecine générale, est considérée par ses patients et ses collègues comme un modèle de compassion. Pendant la pandémie de COVID-19, R. J. a eu du mal à gérer les restrictions qui limitaient la présence des familles, surtout pour les patients les plus vulnérables et ceux dont la fin était proche. En réaction, R. J. a essayé de passer le plus de temps possible auprès d'eux, en étant présente et en utilisant la technologie disponible pour les aider à communiquer avec leurs familles. L'une de ces patientes, M., avait été admise plusieurs semaines plus tôt à la suite d'une hépatique chronique. Comme son mari (Z.) ne pouvait pas venir la voir, R. J. a veillé à ce que le couple puisse discuter régulièrement sur Zoom. Pendant qu'elle établissait une relation thérapeutique avec Z., toujours sur Zoom, R. J. lui a promis que M. recevrait les meilleurs soins possibles et s'est engagé à le tenir informé de l'évolution de l'état de santé de sa femme. Un matin, l'état de M. s'est subitement dégradé. Comme elle avait peur de mourir, elle a supplié de voir son mari. Dans ce contexte, les membres de la famille proche étaient autorisés à être présents et, comme promis, R. J. a immédiatement contacté Z. pour l'informer du changement d'état de M., en lui suggérant de venir immédiatement. R. J. avait beaucoup de tâches à accomplir, mais elle a pu réorganiser ses priorités et s'est engagée à rester auprès de M. jusqu'à l'arrivée de son mari. Peu de temps après, un cas d'urgence s'est présenté avec un autre patient, qui était jusque là dans un état stable et éprouvait un essoufflement et une intense douleur thoracique. Se retrouvant ainsi face à un grave dilemme éthique, R. J. était déchirée entre la promesse faite à M. et l'obligation envers cet autre patient. Cette situation présentait un conflit entre les principes de fidélité (promesse tenue) et de bienfaisance. Alors que le principisme indiquerait que le principe de bienfaisance, compte tenu de la situation d'urgence, prévaut dans cette situation, R. J. était en conflit, sachant qu'elle renoncerait ainsi à sa promesse et à son engagement envers M. et son mari, Z.

Interprétation

Malheureusement, cette situation morale n'est pas rare dans les soins infirmiers. Lorsqu'elle est vécue régulièrement et n'est pas gérée correctement, elle peut entraîner une détresse morale. Cette histoire met en évidence les nuances éthiques dans les soins auxquelles sont confrontés les membres du personnel infirmier, ainsi que la façon dont les principes et les théories échouent parfois, bien qu'ils puissent contribuer à guider les décisions, à résoudre les conflits moraux et le résidu moral vécus par le personnel infirmier.

Dans le chapitre 12, nous traitons des questions morales associées au leadership et aux organisations. Le chapitre démontre également comment le leadership moral et les systèmes éthiques contribuent à prévenir ce conflit et à faire en sorte de respecter à la fois le principe de bienfaisance et celui de fidélité. Par exemple, une norme organisationnelle démontrant un engagement à soutenir les personnes en fin de vie, y compris en assurant la présence de la famille ou du personnel, exigerait que des systèmes soient en place pour réaffecter les ressources dans ces situations. Si possible, l'infirmière responsable, sachant qu'il s'agit d'une priorité, pourrait réorganiser l'affectation pour permettre à R. J. de rester auprès de M. pendant que l'urgence serait gérée par un autre membre du personnel infirmier. Dans les situations où cela n'est pas possible, il faudrait peut-être avoir un engagement organisationnel à l'égard d'un système ou d'un processus, où d'autres bénévoles ou employés seraient mis à contribution pour aider.

PAR RAPPORT À MON HISTOIRE

Plusieurs principes éthiques se rapportent à Mon histoire. Le principe d'autonomie stipulerait que le patient a le droit de décider qui peut ou non être présent à tout moment. Dans ma situation, cependant, le patient n'était pas capable de prendre une telle décision. On pourrait toutefois supposer que sa femme, en tant que mandataire spéciale, pourrait représenter ses souhaits et ses valeurs et prendre cette décision en son nom. Le respect du principe de bienfaisance, qui exige des professionnels de la santé qu'ils agissent au profit des autres, pourrait également m'imposer d'autoriser l'épouse à être aux côtés de son mari pour leur confort mutuel. De plus, s'il venait à mourir, le fait d'être présente au moment de son décès pourrait l'aider à faire son deuil. Mais selon le principe de non-malfaisance, l'équipe pourrait pourrait faire valoir qu'il y a une possibilité de préjudice à la fois pour le patient (si l'équipe est distraite) et pour l'épouse

CAS DE SCÉNARIO 2.1C *(Suite)*

(si elle est bouleversée par le processus de réanimation). Au-delà de cette situation, le principe de justice exigerait que l'hôpital revoie sa politique afin d'assurer l'équité envers tous les patients et les familles.

Poursuivez la discussion à la lumière de ces principes et comparez leur pertinence avec celle des théories précédentes. Discutez également de la valeur d'une politique ou d'une ligne directrice relative à la présence de la famille dans les situations d'urgence.

Justice sociale

Les théories de justice sociale traitent de la répartition équitable et juste des ressources, des occasions et des privilèges au sein d'une société. Cette théorie politique et philosophique met l'accent sur le concept d'équité et d'égalité d'accès à la richesse, aux occasions et aux privilèges sociaux. L'attention prêtée à la justice sociale est apparue pour la première fois au XIXᵉ siècle, avec la persistance de disparités profondes dans la répartition des richesses et le statut social à travers la structure sociale de l'époque. Les grands principes de la justice sociale sont résumés dans le Tableau 2.3.

La justice sociale estime que les plus favorisés dans la société ont la responsabilité particulière de répondre aux besoins de ceux qui le sont moins. John Rawls, important philosophe politique du XXᵉ siècle, a proposé

TABLEAU 2.3	
Cinq principes de justice sociale	
Accès	Tous les groupes socioéconomiques bénéficient d'un accès égal aux ressources.
Équité	Les ressources sont fournies en fonction des besoins afin que tous les membres de la société soient égaux et puissent obtenir les mêmes résultats.
Participation	Tous les acteurs de la société ont la possibilité d'exprimer leurs opinions et leurs préoccupations et prennent part à des décisions qui ont une incidence sur leurs moyens de subsistance et leur niveau de vie.
Diversité	La diversité et les différences culturelles sont valorisées et prises en compte dans l'établissement de la politique sociale.
Droits de la personne	Implique la reddition de comptes et le respect à l'égard des droits civils, économiques, politiques, culturels et juridiques des individus et des groupes au sein de la société.

Adapté de CFI Education Inc. (16 mars 2022). *Social justice.*
https://corporatefinanceinstitute.com/resources/esg/social-justice/

une théorie de la justice axée sur l'équité et fourni le cadre d'une société caractérisée par ce qui suit :

- Personnes libres et égales
- Libertés politiques et personnelles et égalité des chances
- Accords de coopération qui profitent à tous les citoyens, y compris aux défavorisés, comme les pauvres et les marginalisés.

Rawls propose deux principes importants de justice sociale : (1) le principe de liberté égale, qui signifie que chaque personne a droit à une liberté de base; et (2) le principe de l'égalité des chances, qui signifie que toutes les personnes ont des chances justes et égales, les moins favorisés en retirant les plus grands bénéfices (Rawls, 1996).

Dans son ouvrage *A Theory of Justice* (1971), Rawls soutient que les principes de justice doivent guider les citoyens au sein d'une société; il ajoute que les individus et les groupes d'une société ont des valeurs, des aspirations et des objectifs intrinsèques fondés sur cette équité. Il avance également le principe de différence, qui exige de traiter les inégalités économiques et sociales pour faire en sorte que les plus grands bénéfices reviennent aux moins favorisés. Il propose que les inégalités soient organisées au bénéfice des membres de la société les plus défavorisés. Ce raisonnement appuie les stratégies d'action positive visant à indemniser les membres marginalisés de la société qui ne devraient pas être désavantagés par des facteurs arbitraires tels que la richesse et la position dans la société. Par exemple, un étudiant issu d'une famille fortunée a plus de chances d'être mieux préparé à réussir un examen d'entrée qu'un étudiant venant d'une famille pauvre, qui n'aura pas forcément accès aux mêmes ressources préparatoires (« What Is Rawls's Difference Principle? », 2021).

En outre, il explique que les principes de justice mutuellement convenus sont atteints par la collaboration et la coopération pour veiller à ce qu'une personne ou un groupe ne soient pas plus privilégiés que d'autres. Par exemple, les principes de justice sociale orientent les politiques et les approches en matière d'acceptation des réfugiés et des demandeurs d'asile, qui sont considérés comme étant défavorisés par rapport à de nombreux membres de la société canadienne. De plus, les décisions prises par le Comité consultatif national de l'immunisation (CCNI) concernant l'attribution des vaccins pendant la pandémie de COVID-19 ont donné la priorité aux personnes âgées vulnérables, en particulier celles qui vivent en collectivité, les personnes à risque atteintes de maladies préexistantes et les populations autochtones. Ces dernières avaient connu des issues médiocres par le passé lors des épidémies précédentes et couraient un plus grand risque de mourir d'une maladie évitable. Les causes sous-jacentes sont les désavantages que leur a fait subir le colonialisme ainsi que les problèmes persistants associés à la pauvreté, tels que l'accès inadéquat à l'eau potable, les logements insalubres et les milieux de vie surpeuplés. Les Autochtones sont également moins susceptibles d'accéder aux services de soins de santé, même lorsqu'ils existent, en raison de leurs expériences passées du racisme systémique dans le système de santé (Greenwood et MacDonald, 2021). La création des « hôpitaux indiens » (de 1920 aux années 1980) constituait une injustice historique comparable aux pensionnats indiens. Ces hôpitaux, établis dans tout le pays, visaient plusieurs objectifs, notamment la ségrégation des « Indiens » afin de protéger les Blancs contre les maladies infectieuses telles que la tuberculose (ironiquement introduite par les colons européens). Les maladies infectieuses sont plus répandues dans les communautés autochtones en raison des iniquités dans les déterminants sociaux de la santé, comme la pauvreté et les conditions de vie (Geddes, 2017; Indigenous Corporate Training, 2017; Lux, 2016). Les injustices associées à ces hôpitaux sont présentées plus en détail au chapitre 10.

De nombreuses autres expériences vécues par les Autochtones en matière de soins de santé contribuent à leur méfiance à l'égard du système de santé. Brian Sinclair, un Autochtone, est décédé dans un hôpital de Winnipeg à la suite de complications d'une infection de la vessie soignable après être resté 34 heures sans soins, alors qu'il se trouvait dans la salle d'attente du service des urgences. Plusieurs facteurs du système ont contribué à son décès, notamment des suppositions à caractère raciste voulant qu'il était ivre et cuvait son vin, ou qu'il était sans abri et cherchait à se protéger du froid (Brian Sinclair Working Group, 2017). De plus, une enquête menée en 2021 pour examiner le décès de Joyce Echaquan, une femme atikamekw, survenu en 2020 dans un hôpital au nord de Montréal, a révélé que le racisme a joué un rôle dans sa mort, qui aurait pu être évitée. On a supposé qu'elle éprouvait un syndrome de sevrage, alors que ce n'était pas le cas. Joyce a enregistré une vidéo sur Facebook où elle se filmait en train d'hurler de détresse alors que les fournisseurs de soins de santé lui lançaient des insultes racistes et grossières (Friesen, 2020; Kamel, 2021). Nous parlons plus en détail de son histoire au chapitre 5.

Pendant la pandémie de COVID-19, les préoccupations liées à la justice sociale ont conduit l'Organisation mondiale de la Santé (OMS) à encourager les nations à collaborer et à se partager les vaccins à l'échelle internationale afin de protéger tous les citoyens du monde et les plus défavorisés (OMS, 2021b).

La justice sociale s'est alors davantage orientée sur les droits de la personne et l'amélioration des conditions de vie de ceux qui, à travers l'histoire, sont confrontés à la discrimination dans la société. L'engagement à l'égard de la justice sociale oriente les stratégies visant à redistribuer les richesses aux personnes défavorisées en leur fournissant un revenu, un emploi, un soutien à l'éducation et d'autres possibilités. Dans l'ensemble du pays, les organismes de soins de santé mettent davantage l'accent sur la diversité, l'inclusion et l'équité, débouchant sur l'élaboration de stratégies pour s'attaquer à ce problème.

Justice sociale : L'influence des soins infirmiers

Depuis Florence Nightingale, les membres du personnel infirmier plaident en faveur de la justice et de l'égalité sociales. Bon nombre de ses écrits encouragent les infirmières et infirmiers à tenir compte de l'influence des questions sociales sur la santé et le bien-être (Selanders et Crane, 2012). Le *Code de déontologie de l'AIIC* (AIIC, 2017), décrit au chapitre 3, insiste sur l'importance du rôle du personnel infirmier pour préconiser des stratégies qui s'attaquent aux problèmes sociétaux affectant la santé et le bien-être des personnes. Le Code souligne que les infirmières et infirmiers doivent « s'efforcer de se tenir au courant des aspects de la justice sociale qui touchent les déterminants sociaux de la santé et le bien-être et de préconiser des améliorations dans ce sens » (AIIC, 2017, p. 3). Il insiste sur le rôle du personnel infirmier pour améliorer les systèmes et les structures sociétales afin de faire régner une plus grande équité pour tous en se tenant informé des enjeux, « individuellement et collectivement », et en « défendant fermement des politiques et des pratiques équitables » (AIIC, 2017, p. 18).

La justice sociale est une considération importante pour les infirmières et infirmiers dans tous les domaines de pratique, notamment en santé publique, dans la communauté et dans les milieux isolés partout au pays (Hines-Martin et Nash, 2017). Bien que la *Loi canadienne sur la santé* garantisse l'équité dans les soins de santé, ce n'est pas toujours réalisable. La santé des individus et des communautés est fortement influencée par les déterminants sociaux de la santé ainsi que par les iniquités et les disparités à travers le pays (Commission des déterminants sociaux de la santé, 2008). De nombreux facteurs, comme les revenus, le manque de logements et le handicap, contribuent à ces disparités.

L'accès équitable aux soins de santé, ou l'équité en santé, suppose que des structures et processus sociaux et de santé soient en place pour que tout le monde puisse accéder aux soins, d'une façon équitable et en temps voulu. Il est impossible de parvenir à l'équité en santé sans s'attaquer aux disparités en matière de santé, aux injustices historiques, aux préjugés et aux besoins des populations vulnérables.

Le personnel infirmier qui travaille dans la communauté — dans des cliniques ou des établissements de santé publique — est souvent guidé par les déterminants sociaux de la santé, qui sont essentiels pour influencer des issues favorables et la qualité de vie. Les recherches démontrent que les personnes moins aisées, moins instruites et marginalisées ont une espérance de vie plus courte et sont plus vulnérables aux problèmes de toxicomanie, d'insécurité alimentaire, de violence et de maltraitance, de santé mentale, de suicide et d'itinérance (Acevedo-Garcia et coll., 2014). Les infirmières et infirmiers sont très bien placés pour faire entendre leur voix au sujet de ces questions et pour influer, par leur leadership, sur les causes profondes de ces iniquités. Les communautés canadiennes font

toutes face à de nombreuses difficultés liées aux déterminants sociaux de la santé et à leur impact sur les populations vulnérables, y compris les personnes sans-abri, celles issues de divers milieux culturels, celles qui vivent dans la pauvreté et les populations autochtones.

La pandémie de COVID-19 a mis en exergue l'influence des déterminants sociaux de la santé sur les résultats. La pandémie a révélé l'étendue des différences entre les groupes sociaux et l'incidence de ces iniquités sur des résultats comme la morbidité et la mortalité (Marmot et coll., 2020; OMS, 2021a). Les défenseurs de la justice et de l'équité sociales estiment que les déterminants sociaux doivent guider les stratégies de prévention, de préparation et d'intervention en vue de futures pandémies (OMS, 2021a).

La justice sociale, telle qu'elle est formulée dans le *Code de déontologie* de l'AIIC, est fondamentale pour les stratégies répondant à de nombreux enjeux traités dans ce livre, et à la façon de les aborder. Ceux-ci comprennent notamment les droits des peuples autochtones du Canada, des membres de la communauté bispirituelle, lesbienne, gaie, bisexuelle, transgenre, queer, intersexuée et plus (2ELGBTQI+) et des personnes souffrant d'une maladie mentale, ainsi que les enjeux liés à la pauvreté, à la fragilité des personnes âgées et autres.

La justice sociale dans les politiques et la législation

La justice sociale est un moteur des politiques et des lois qui tente de résoudre ces nombreuses questions difficiles. Par exemple, ce principe constitue le fondement des approches et des politiques gouvernementales liées à l'aide sociale, au soutien des personnes sans-abri, des personnes handicapées et autres enjeux connexes.

Le principe de Jordan, *principe de l'enfant d'abord*, a été approuvé à l'unanimité par la Chambre des communes en 2007 et promulgué pour veiller à ce que les enfants autochtones du Canada reçoivent les soins et les services de santé dont ils ont besoin (Gouvernement du Canada, 2022a).

Ce principe juridique honore la mémoire de Jordan River Anderson, un enfant des Premières Nations d'une Nation crie du Manitoba. Les différends entre les gouvernements au sujet d'un tel financement pour les enfants autochtones étaient courants. La création du principe de l'enfant d'abord, au nom de Jordan, visait à faire en sorte que les enfants des Premières Nations puissent accéder aux services dont ils avaient besoin immédiatement, sans attendre l'issue des débats entre les différentes compétences au sujet du financement. Le but était d'aider l'enfant « tout de suite » et de régler la question de la responsabilité du financement plus tard. Ce financement porte sur un vaste éventail de services répondant aux besoins en matière de santé, de services sociaux et d'éducation, y compris les besoins uniques des personnes handicapées ainsi que des enfants et des jeunes 2ELGBTQI+.

Cependant, au début, l'application de ce principe était si restrictive que peu d'enfants des Premières Nations étaient admissibles. En 2016, le Tribunal canadien des droits de la personne (TCDP), concluant que ces restrictions étaient discriminatoires, a ordonné au gouvernement de mettre en œuvre toute la portée du principe; à défaut de s'y conformer au bout de trois mois, le gouvernement a reçu une ordonnance de

non-conformité. Après plusieurs révisions judiciaires et appels, en 2021, la Cour fédérale a confirmé les ordonnances du TCDP concernant l'admissibilité aux produits et services en vertu du principe de Jordan. En 2022, le gouvernement et les parties à deux recours collectifs devant la Cour fédérale ont annoncé des accords de principe, qui comprenaient ce qui suit :

- L'indemnisation des enfants des Premières Nations dans les réserves et au Yukon, qui ont été soustraits à leurs foyers, et de ceux touchés par la définition limitée du principe de Jordan par le gouvernement, y compris leurs parents et leurs soignants.
- Une réforme à long terme du programme des Services à l'enfance et à la famille des Premières Nations et une approche renouvelée du principe de Jordan afin d'éliminer la discrimination, de prévenir la récurrence et de réformer le ministère Services aux Autochtones Canada (Gouvernement du Canada, 2023)

CAS DE SCÉNARIO 2.7

L'HISTOIRE DE JORDAN

Dès sa naissance, Jordan avait des besoins médicaux complexes et a passé plus de deux ans à l'hôpital, attendant de rentrer chez lui. Pendant cette période, les gouvernements fédéral et provincial débattaient de questions de compétence pour déterminer qui devait financer les soins à domicile dont il avait besoin. Tout autre enfant aux besoins similaires aurait immédiatement bénéficié des soins fournis dans le cadre du financement provincial. À l'âge de cinq ans, Jordan est mort à l'hôpital alors qu'il attendait toujours de rentrer chez lui.

Le gouvernement du Canada a indiqué que sa décision et ses actes étaient guidés par le principe de « l'égalité réelle ». Ce dernier reconnaissait les désavantages existants et les mauvais traitements subis par les Premières Nations du Canada par le passé, et que pour parvenir à l'équité et veiller à ce que les enfants des Premières Nations bénéficient des mêmes chances que tous les enfants du Canada, il leur fallait une aide supplémentaire au besoin (Encadré 2.3)

La justice sociale devient progressivement un thème majeur dans notre société et dans les soins de santé. Les iniquités dans l'ensemble du système sont maintenant de plus en plus évidentes et imposent à la profession infirmière d'assumer un rôle de leadership important. Les infirmières et infirmiers, qui sont déjà de solides modèles dans l'ensemble du système en mettant

l'accent sur les déterminants sociaux de la santé, sont très bien placés pour faire entendre leur voix au sujet de ces enjeux et pour influer sur les causes profondes de ces iniquités. Les valeurs associées à la justice sociale sont ancrées dans la profession depuis des décennies, de sorte que les soins infirmiers sont propices à influencer et à favoriser une compréhension plus approfondie des déterminants sociaux de la santé afin d'assurer la répartition équitable et juste des ressources et des chances dans la société.

Perspectives féministes et féminines sur l'éthique

Les perspectives féminines et féministes sur l'éthique offrent des solutions de rechange aux théories éthiques traditionnelles, qui mettent fortement l'accent sur la rationalité et les notions de justice. Les approches

ENCADRÉ 2.3
ÉGALITÉ RÉELLE

L'égalité réelle est un principe juridique qui fait référence à l'atteinte d'une véritable égalité dans les faits. Cette égalité est atteinte par un accès égal, des occasions égales et, le plus important, la prestation de services et d'avantages de manière à prendre en compte toutes les circonstances et tous les besoins uniques, tels que les désavantages culturels, sociaux, économiques et historiques, et en conformité avec les normes appropriées.

Les enfants des Premières Nations ont subi des désavantages historiques en raison de l'omission répétée du Canada de tenir compte de leurs intérêts supérieurs ainsi que de leurs circonstances et de leurs besoins historiques, géographiques et culturels. Pour cette raison, l'égalité réelle pour les enfants des Premières Nations exigera que les politiques, pratiques et procédures gouvernementales qui les touchent tiennent compte de leurs circonstances et de leurs besoins historiques, géographiques et culturels et visent à protéger l'intérêt supérieur de l'enfant tel qu'énoncé dans l'Observation générale n° 11 du Comité des Nations Unies des droits de l'enfant.

Source : Tiré de Gouvernement du Canada (2019). Le principe de Jordan : Principes d'égalité réelle. Qu'est-ce que l'égalité réelle? https://www.sac-isc.gc.ca/fra/1583698429 175/1583698455266#chp2

féminines et féministes remettent en question ces théories, qu'elles trouvent limitatives du fait qu'elles ont été élaborées par des hommes et sont fondées sur des points de vue, des normes, des préjugés et des expériences masculins (Baier, 1985). Si, comme le démontre l'étude de Carol Gilligan sur le développement moral, le développement moral des femmes diffère de celui des hommes, alors ces approches peuvent être problématiques pour les femmes (Gilligan, 1982, 1995a, 1995b; Gilligan et Attanucci, 1996). Carol Gilligan, féministe, éthicienne et psychologue, conteste la notion voulant qu'il y ait une façon supérieure de réfléchir aux problèmes moraux — c'est-à-dire en termes de notions abstraites et générales de devoir, de justice et de droits. Les penseuses féministes et féminines proposent des modèles alternatifs pour guider l'action morale qui a du mérite dans les soins de santé, où les difficultés impliquent non seulement des situations complexes, mais aussi des relations humaines complexes, que le milieu de la politique et du pouvoir rend encore plus compliquées.

Les théoriciennes féministes et féminines résistent à l'éthique rationaliste, estimant que l'analyse éthique doit être cohérente et applicable dans le monde réel (Sherwin, 1992). Elles avancent que le raisonnement abstrait ne suffit pas en soi à comprendre ce qui est bien ou mal : le contexte de la situation, la nature des relations et les intérêts uniques de toutes les personnes impliquées entrent tous en ligne de compte.

Les théoriciennes féministes et féminines soutiennent que les théories traditionnelles qui recherchent des cadres structurés en mettant l'accent sur les arguments et les justifications de la moralité, ainsi que des règles à suivre, ne cadrent pas forcément avec l'expérience morale et les intuitions de nombreuses femmes et que, par conséquent, elles ne tiennent pas compte de leur perspective morale unique (Downie et Sherwin, 2013; Sherwin, 1989, 1992, 1998). Elles ajoutent que les expériences différentes des femmes sont ignorées ou minimisées dans les théories traditionnelles, ce qui semble indiquer que la raison et la justice ne sont pas très utiles, par exemple, pour expliquer les devoirs moraux des femmes envers les enfants, les malades ou les autres personnes vulnérables qui, traditionnellement, sont plus souvent soignés par des femmes que par des hommes.

Le terme *éthique féministe* renvoie à un large éventail de questions morales liées au féminisme. Le but de l'éthique féministe est de créer une voie, ou idéologie, qui mettra fin à l'oppression sociale et politique des femmes. Les féministes croient qu'il existe une perspective féminine unique du monde, qui peut donner corps à une théorie de la moralité importante et pertinente (Reich, 1995). Pour bien évaluer l'éthique féministe, il faut impérativement comprendre la façon dont elle est ancrée dans la théorie féministe.

La théorie féministe

Afin de fournir un contexte pour comprendre les approches féminines et féministes de l'éthique, deux prémisses associées à la pensée féministe doivent être comprises (L. Shanner, communication personnelle, 28 mars 1995) :

■ Les expériences, les corps et la socialisation des femmes et des hommes ne sont pas identiques.
■ Les perspectives masculines sont dominantes et les perspectives féminines sont souvent marginalisées, tempérées ou simplement non reconnues.

Les féministes sont décrits comme toute personne qui agit pour faire entendre ces perspectives féminines différentes, qui tente d'équilibrer ou d'intégrer la pensée masculine et féminine, ou qui favorise les points de vue féminins plutôt que les points de vue masculins. Les travaux féministes considèrent que le genre et le sexe constituent des catégories analytiques importantes et cherchent à comprendre leur fonctionnement dans le monde. Le plus gros du travail consiste à tenter de modifier la répartition et l'utilisation des pouvoirs et de mettre un terme à l'oppression des femmes (Wolf, 1996). Bien que tous les féministes s'accordent à dire que les femmes ont de tout temps été opprimées et que l'oppression est condamnable, celle-ci est caractérisée différemment selon les féministes, qui offrent différentes approches pour la surmonter (Cudd et Andreasen, 2005).

Le féminisme libéral

Cette branche du féminisme s'intéresse à l'égalité des femmes et à la répartition équitable des richesses, des positions sociales et du pouvoir. Bien qu'elles ne critiquent pas les rôles traditionnels d'épouse et de mère de la femme, les féministes libérales se préoccupent des forces sociales, politiques et économiques qui dirigent les femmes dans ces rôles. Les féministes libérales affirment le choix individuel et préconisent l'égalité des droits pour les femmes et la réforme des systèmes pour assurer leur inclusion (Reich, 1995). La tradition libérale souligne l'importance des droits et libertés et cherche à remplacer la protection patriarcale des libertés et des limitations masculines par l'égalité des droits pour les femmes. Par exemple, du fait que les hommes peuvent engendrer des enfants à un âge avancé, une féministe libérale pourrait faire valoir que les femmes devraient avoir le droit d'accéder à un traitement contre l'infertilité après la ménopause (Chokr, 1992; L. Shanner, communication personnelle, 28 mars 1995; Throsby, 2004).

Le programme féministe libéral consiste donc à influencer les forces sociales et politiques qui surmontent l'oppression et à offrir aux femmes les mêmes droits et les mêmes chances que ceux des hommes. Offrir de plus grandes possibilités éducatives aux femmes, veiller à ce que les femmes puissent accéder aux professions majoritairement masculines (p. ex., médecine, génie et politique), et mettre en œuvre une législation qui garantit l'égalité pour les femmes, sont quelques-unes des stratégies qu'il propose (Valentine, 1994). Par

exemple, en 2017 et 2018, le gouvernement fédéral s'est engagé à lancer un processus d'analyse comparative entre les sexes du budget. L'idée est que certaines dépenses budgétaires ont une incidence disproportionnée sur les femmes par rapport aux hommes (Gouvernement du Canada, 2022b).

Dans le budget de 2021, le gouvernement fédéral a proposé des investissements pour soutenir la santé des femmes et offert un plan féministe visant à élargir les possibilités d'emploi et de carrière pour les femmes. Constatant l'effet disproportionné de la pandémie de COVID-19 sur les femmes, le budget présentait un plan de relance pour améliorer la capacité des femmes à participer pleinement à l'économie canadienne. Il comprenait un investissement dans le Système pancanadien d'apprentissage et de garde des jeunes enfants, qui vise à stimuler la croissance économique, à accroître la participation des femmes au marché du travail et à offrir à chaque enfant le meilleur départ possible dans la vie (Gouvernement du Canada, 2021a).

Du point de vue féministe libéral, la notion d'agent autonome peut être acceptable, mais les femmes devraient être en mesure d'agir en tant qu'agentes libres et rationnelles au même titre que les hommes, à moins que leurs actions ne limitent l'égalité des droits des autres. Le féminisme libéral s'inquiète du fait que les libertés des femmes sont injustement limitées (Sherwin, 1998).

Le féminisme social

Les féministes sociales examinent les institutions culturelles qui contribuent à l'oppression des femmes et la relation entre la sphère privée du foyer et le domaine public du travail productif. Elles se concentrent principalement sur le rôle de l'oppression économique dans la vie des femmes (Reich, 1995). La pauvreté, les difficultés liées à la monoparentalité et l'influence des déterminants sociaux de la santé sur les femmes et les enfants les préoccupent particulièrement. Elles soutiennent que l'équité ne sera pas atteinte tant que des changements ne seront pas apportés aux structures sociales telles que la famille patriarcale, la maternité, les tâches ménagères et le consumérisme, car ces structures influencent la répartition du pouvoir, des richesses et des privilèges. Elles estiment en outre que les structures sociales et politiques doivent changer pour que les responsabilités des femmes au sein du foyer et dans les professions traditionnellement féminines, comme les soins infirmiers, soient valorisées dans la même mesure que les professions traditionnellement dominées par les hommes (Valentine, 1994).

Pour mieux distinguer le féminisme social du féminisme libéral, considérez les différentes réactions des deux groupes si la fécondation in vitro (FIV), qui pourrait impliquer la congélation des ovules, était proposée aux femmes fertiles dans la vingtaine afin qu'elles puissent terminer leurs études, se lancer dans une carrière et choisir d'avoir des enfants plus tard en courant moins de risques. Une féministe sociale répondrait que les institutions éducatives et professionnelles ne sont pas structurées de manière à permettre aux femmes de travailler et de fonder une famille à la période la plus propice de leur cycle de vie et que les institutions devraient donc être restructurées. La féministe libérale est plus susceptible d'affirmer le droit des femmes à avoir les deux (Dawson et Singer, 1988; Valentine, 1994).

Le féminisme radical

Les féministes radicales considèrent que les perspectives centrées sur les femmes sont les seules ou les principales, renversant ainsi le patriarcat au lieu de simplement le contester. Elles soutiennent que l'oppression des femmes est le problème crucial et remettent en question les concepts et les cadres de la recherche philosophique et scientifique traditionnelle. Cette perspective remet en question les fondements patriarcaux de la société, parce que les féministes radicales cherchent à analyser et à valoriser les expériences des femmes du point de vue des normes et des préjugés féminins plutôt que masculins (Valentine, 1994).

Le point de mire du féminisme radical est le développement de la pensée, de la culture et des systèmes définis par des femmes. Pour que ceux-ci évoluent, elles estiment que la discrimination fondée sur le sexe et les stéréotypes sexuels doivent être éliminés. Bien qu'elles considèrent comme importants le rôle d'enfantement des femmes et les valeurs telles que l'éducation familiale, les féministes radicales les voient aussi comme la racine historique de l'oppression des femmes. Dans le féminisme radical, il y a une plus grande tendance (non universelle) à reprocher aux hommes l'oppression des femmes, et pas seulement à reconnaître que les structures d'une société sont problématiques (L. Shanner, communication personnelle,

28 mars 1995). Une recommandation implicite, ou explicite, est que les hommes devraient être retirés de leur position dominante et remplacés par des femmes. Elles soutiennent ainsi que l'objectif féministe libéral de l'égalité économique et politique avec les hommes ne met pas la barre assez haut (Shanner, 1995).

Bien que le rôle de procréation et d'éducation des enfants dans l'oppression des femmes puisse être problématique dans toutes les formes de féminisme, pour le féminisme radical, ce rôle est central. Toutes les féministes ont tendance à vouloir que les femmes, et non les hommes, contrôlent les moyens de reproduction et aient au moins une voix égale dans les politiques de reproduction. Elles peuvent également faire valoir que les voix des femmes devraient dominer, étant donné que ce sont elles les plus affectées par la grossesse et les interventions reproductives, et non les hommes. La féministe libérale veut une plus grande liberté de reproduction et, par conséquent, est plus susceptible de souhaiter des restrictions minimales sur la maternité de substitution, le commerce des ovules et d'autres aspects du choix reproductif. La féministe sociale veut non seulement changer les institutions qui limitent les choix des femmes pour que celles-ci puissent décider de fonder une famille ou non, mais conteste aussi les valeurs accordées à la reproduction et à la vie familiale. (Ainsi, les féministes sociales peuvent vouloir rejeter certaines pratiques, telles que la maternité de substitution ou le commerce des ovules, au prétexte qu'elles constituent une exploitation des femmes et des enfants.) Les féministes radicales sont plus susceptibles de caractériser une intervention reproductive comme un complot visant à contrôler le corps des femmes (Shanner, 1995).

Bien que ces trois perspectives englobent un vaste éventail de pensées et de pratiques féministes, elles ont toutes les thèmes suivants en commun :

- Reconnaissance de l'oppression des femmes
- Soutien à l'égalité des droits et des chances pour les femmes
- Orientation vers l'amorce du changement (Adamson et coll., 1988)

La théorie féministe est complexe, tout comme les perspectives éthiques qu'elle soulève. Les infirmières peuvent bénéficier des points de vue éthiques offerts par la théorie féministe en les connaissant mieux et en s'y intéressant davantage.

L'éthique féministe

Les approches féministes de l'éthique ont historiquement remis en question la façon dont les pratiques de soins de santé contribuent à l'oppression des femmes. Contestant les paradigmes de la pensée bioéthique traditionnelle, les féministes rejettent les vues libérales concernant la primauté de l'autonomie (Reich, 1995), soutenant que l'être humain est fondamentalement relationnel, et que cela en soi est moralement significatif (Reich, 1995). Dans le domaine de la bioéthique, les débats sur l'avortement, les technologies de reproduction, les relations entre la mère et le fœtus, les conditions médicales touchant les femmes qui ont été historiquement ignorées (Tashjian, 2017), et l'équité en santé sont d'un intérêt primordial pour les féministes.

Le mouvement féministe a permis aux femmes de mieux connaître leur santé et contestait les pratiques et les systèmes paternalistes et oppressifs dans le domaine des soins de santé. L'impact des inégalités au sein de la société sur la vie et la santé des femmes est également une préoccupation dans l'éthique féministe, en particulier les effets de la violence liée au genre, de la race, des conflits ethniques, de la pauvreté et de l'immigration. Certains proposent d'intégrer la pensée féministe à l'action des soins de santé et à la politique sociale en guise de solution pour améliorer la condition des femmes dans la société (Shai et coll., 2021).

Comme indiqué plus tôt, les iniquités en matière de santé ont une influence dominante sur la santé et le bien-être des personnes et des groupes au sein d'une société. Les féministes s'inquiètent de l'effet de ces inégalités sur les femmes et des relations entre le sexe, les désavantages et la santé. De plus, elles mettent en doute la répartition du pouvoir et ce différentiel dans l'élaboration des politiques et la prestation des programmes (Rogers, 2006).

Les penseuses féministes ont fait part de leurs préoccupations en ce qui a trait à certaines des politiques mises en place pendant la pandémie de COVID-19 et les difficultés uniques qui avaient le potentiel de désavantager les femmes, en particulier en ce qui concerne les résultats en matière de reproduction, les protocoles de report des opérations chirurgicales non urgentes et le traitement de la COVID-19 pendant la grossesse, les résultats en matière de santé maternelle et les restrictions de mobilité qui augmentaient le risque de violence envers les femmes (Bruno et coll., 2021).

Dans l'éthique féministe, l'oppression des femmes — l'enjeu de la plus haute importance morale — « est considérée comme moralement et politiquement inacceptable » (Sherwin, 1992); par conséquent, le principal impératif moral est « l'élimination de la subordination des femmes » (Sherwin, 1992). Dans le contexte de la pensée éthique féministe, la question prédominante posée est celle-ci : « Qu'est-ce que cela signifie pour les femmes? » Elle vise essentiellement à changer le statu quo, à renforcer l'autonomie des femmes et à éliminer l'oppression (Sherwin, 1992). Sans ces changements, les féministes croient qu'une réalité vraiment éthique est impossible.

CAS DE SCÉNARIO 2.8

LE MONDE COMPLEXE DES SOINS INFIRMIERS DE RUE

Une infirmière de rue, qui travaille auprès des personnes sans abri dans l'une des plus grandes métropoles du Canada, est la gestionnaire de cas d'une femme de 30 ans dépendante au fentanyl qui s'est sortie d'une relation violente deux ans plus tôt, mais qui n'avait pas les ressources nécessaires pour conserver la garde de ses deux jeunes enfants âgés de 4 et 6 ans. Son mari ne la laissait pas les voir, ce qui la rendait déprimée et vulnérable à la toxicomanie. Elle espère aller mieux, trouver un emploi et obtenir le droit de voir ses enfants. Jusqu'à maintenant, toutes ses tentatives de réhabilitation ont échoué.

Un matin, l'infirmière la trouve à l'endroit habituel, encore en train de planer après une nuit de beuverie et de consommation de drogue. Elle a subi une grave entaille à la jambe gauche, mais ne se souvient pas de ce qui s'est passé. La plaie saigne toujours et l'infirmière, inquiète du risque d'infection, lui propose d'aller au service des urgences situé à proximité. La femme refuse. Elle ne fait pas confiance aux hôpitaux et craint que quelqu'un n'informe son mari et qu'elle ne revoie ensuite jamais ses enfants.

(Suite)

CAS DE SCÉNARIO 2.8 *(Suite)*

L'infirmière est submergée par ces difficultés et s'interroge sur ce qui justifie la réticence de la femme à aller à l'hôpital. N'y a-t-il pas une autre raison? Elle s'inquiète des effets à long terme sur les enfants si leur mère ne va pas mieux et meurt seule dans la rue. Elle se demande aussi si les facultés affaiblies de la femme sur le moment n'influencent pas son jugement.

Interprétation

Cette histoire révèle les nombreux enjeux et difficultés éthiques complexes auxquels sont régulièrement confrontés les membres du personnel infirmier qui remplissent de telles fonctions, et soulève plusieurs questions éthiques. Où étaient les soutiens dont cette femme avait besoin lorsqu'elle a été obligée d'échapper à une relation violente? Quels sont les facteurs qui ont conduit à lui refuser le droit de voir ses enfants? Quelles sont les raisons expliquant sa méfiance à l'égard des hôpitaux? Quelle expérience antérieure a-t-elle eue du système de soins de santé? Cette infirmière est confrontée aux principes concurrents de bienfaisance et d'autonomie. Consciente des risques posés par la blessure, l'infirmière sait aussi qu'il est impossible d'obliger cette femme à se faire soigner contre sa volonté. Ce sont là des défis à l'échelle du système que les infirmières et infirmiers doivent tenter de relever. Bon nombre des solutions résident dans la conception et la mise en œuvre de politiques, de lois et de programmes.

Du point de vue féministe, cette histoire met en évidence la différence de pouvoir entre les femmes et les hommes. Elle révèle également les désavantages subis par les femmes lorsque, selon les circonstances et compte tenu des structures sociales et des inégalités systémiques entre les sexes, elles dépendent des hommes et sont moins susceptibles d'avoir un emploi à temps plein. Les féministes souligneraient les facteurs sociaux qui influencent ces dépendances et le rôle des femmes en tant que principales soignantes. Les ententes entre les gouvernements fédéral et provinciaux sur les services de garde d'enfants, qui favorisent et facilitent les possibilités de carrière pour les femmes, constituent un exemple de politique visant à résoudre cette difficulté (Gouvernement du Canada, 2021a).

En outre, elles critiqueraient la réponse inadéquate du système à la violence envers les femmes et préconiseraient des interventions ciblées telles que l'accès à des refuges sûrs et à des consultations. La violence entre partenaires intimes reste un problème mondial qui tend à être considéré comme un problème individuel plutôt que collectif, ancré dans les normes sociales et les notions de masculinité et de pouvoir viril (ONU Femmes, 2022).

CAS DE SCÉNARIO 2.1D

PAR RAPPORT À MON HISTOIRE

Une féministe qui réfléchirait à cette histoire se préoccuperait des intérêts de l'épouse du patient. Elle pourrait poser des questions pour savoir si les règles ou politiques interdisant à cette femme d'être au chevet de son mari ont été établies principalement par des hommes susceptibles de dominer la hiérarchie de l'hôpital. On pourrait également se demander si, dans la situation inverse où le mari demanderait à être présent, sa demande serait acceptée. Une féministe pourrait aussi soulever des questions concernant la différence de pouvoir et l'autorité ou le pouvoir que l'infirmière aurait si l'équipe de réanimation était dominée par les hommes. Réfléchissez à la question de savoir si, d'après vous, l'éthique féministe m'aiderait à résoudre mon dilemme.

L'éthique féminine

L'éthique féminine postulée par Carol Gilligan (1982) laisse entendre que les femmes et les hommes font des choix éthiques en fonction de différents ensembles de valeurs, de perceptions et de préoccupations. Les points de vue féminins accordent une plus grande importance à la nature des relations dans un contexte éthique particulier, sans la nature politique de la pensée féministe (Tong, 1995).

Carol Gilligan soutient que lorsqu'elles sont confrontées à une question morale, les femmes font appel à une forme empathique de raisonnement (Reich, 1995) et ont tendance à chercher des solutions novatrices pour faire en sorte de répondre aux besoins de toutes les parties concernées, alors que les hommes cherchent plutôt la règle dominante, même si cela implique de sacrifier les intérêts de quelqu'un d'autre (Sherwin, 1989, 1992, 1998). Les différentes approches relatives aux règles des heures de visite dans les hôpitaux pourraient en constituer un exemple. On pourrait traiter tous les visiteurs de la même façon, en imposant des limites d'horaire strictes, ou reconnaître les besoins particuliers de chaque patient et famille pour adopter une approche plus ouverte et centrée sur les patients. La présence des familles est devenue une préoccupation majeure en raison des restrictions de santé publique pendant la pandémie de COVID-19 (Johnston et coll., 2022).

Les personnes ayant une vision féminine de l'éthique soutiennent que les théories traditionnelles se préoccupent trop de la pensée rationnelle et objective. Par contre, la vision féminine accorde une plus grande importance aux valeurs, aux sentiments et aux désirs. Il est plus important d'être présent, d'écouter, de prendre les sentiments au sérieux, de chercher un sens et de voir la personne et le monde d'après un point de vue plus holistique (Lind et coll., 1986). Contrairement à la pensée kantienne, qui considère que l'émotion ne joue aucun rôle dans la moralité, l'émotion et l'intuition dans l'éthique féminine sont considérées comme des indicateurs essentiels de la bonne action. Considérez le travail de Patricia Benner, qui a décrit la capacité de l'infirmière experte à détecter l'évolution de l'état d'un patient alors que son état physiologique ne présente pas de changements apparents. Elle avance que c'est grâce à l'intuition de l'infirmière, qui s'affine avec l'expérience dans l'évaluation des besoins, des craintes et des inquiétudes des patients et des familles. Patricia Benner propose que dans toute interaction sociale complexe, les émotions sont au cœur de la perception et peuvent indiquer une préférence, un danger, une attraction, etc. Dans tout type de situation ou de contexte, les émotions sont importantes; elles influencent les réponses, comme la compassion et la peur, et donnent une idée du sens des interactions et des relations humaines (Benner, 1990, 2000; Benner et Wrubel, 1990,

1989). Lorsque les infirmières et infirmiers réfléchissent à ces expériences et comprennent leurs réponses et leurs réactions aux situations et aux événements, ils peuvent mieux connaître leur propre moralité (Malmsten, 2000).

Les penseuses féminines affirment qu'il y a plus d'une dimension à prendre en compte pour comprendre les questions et principes moraux qui prévalent. L'étude de l'éthique féminine est donc essentielle pour comprendre et clarifier l'éthique en ce qui a trait à la pratique et aux valeurs complexes des soins infirmiers, ainsi qu'au contexte et aux relations dans le cadre desquels les soins sont prodigués.

Une éthique de la sollicitude

Les penseuses féminines, comme Gilligan, critiques de la domination des principes et de la préférence historique dans les théories traditionnelles préconisant des règles abstraites qui renforcent un processus de raisonnement déductif, plaident plutôt en faveur d'un processus inductif dont le point de départ est la situation ou l'histoire personnelle de l'individu (Reich, 1995). Elles indiquent que cette approche correspond davantage à la vie réelle et permet de tenir compte de toutes les dimensions de la situation (Larrabee, 2016; Wolf, 1996).

Selon elles, raisonner d'après des règles et principes abstraits régis par des exigences d'universalité et d'impartialité néglige l'importance de la partialité, du contexte et des relations. L'« éthique de la sollicitude » formulée par Gilligan est plutôt relationnelle, contextuelle et empathique, par opposition à l'approche abstraite, universalisée et fondée sur des principes d'une éthique de la justice (Mahon et Robinson, 2011; Peter, 2001; Sherwin, 1998; Wolf, 1996). Une éthique de la sollicitude offre une approche de la pensée éthique valorisant les sentiments, les émotions, l'empathie et l'attention, qui sont tous les éléments importants de nos réponses éthiques (Scott, 2000). En outre, elle reconnaît les nuances des relations ainsi que le caractère unique et le contexte de situations particulières.

Mettant à profit l'expérience des femmes comme fondement d'un modèle de théorie éthique, une éthique de la sollicitude encourage les soins spontanés aux autres, en fonction de chaque circonstance et expérience uniques. La prise de décision éthique féminine est basée sur le désir de répondre aux besoins uniques de chaque personne, en mettant l'accent sur la sollicitude plutôt que sur la justice ou les approches fondées sur des principes. Une approche bienveillante reconnaît la nature des relations complexes et les difficultés auxquelles les gens sont confrontés dans la vie. Par exemple, au lieu de traiter tout le monde de la même façon au nom de l'équité, une éthique de la sollicitude reconnaît que certaines personnes doivent et veulent être traitées différemment. Par intérêt et par souci du contexte personnel de chacun, privilégier la bienveillance demande un examen de toutes les dynamiques d'une situation particulière. De ce point de vue, les infirmières et infirmiers entrent dans le monde de l'autre pour voir les choses de la même façon que lui; ainsi, ils peuvent mieux comprendre les valeurs, les croyances et les expériences des autres (Crowley, 1989). Ce faisant, les questions éthiques deviennent plus claires et sont comprises d'après l'expérience de l'empathie, une sensibilisation accrue aux caractéristiques et responsabilités moralement pertinentes des relations en cause, et le caractère unique de la situation (Mahon et Robinson, 2011; Sherwin, 1992, 1998).

L'éthique de la sollicitude met l'accent sur le processus de conscience de soi et de compréhension. Le partage de perspectives uniques permet d'obtenir une image plus claire de la dynamique d'une situation et fournit donc de meilleures idées qui peuvent guider les choix. Cette approche ouverte, semblable à la clarification des valeurs dont il a été question précédemment, améliore la relation du personnel infirmier avec le patient et représente également un moyen de comprendre et de respecter les divers points de vue et expériences de vie de tous les membres de l'équipe de soins de santé (Baker et Diekelmann, 1994).

Toutes les penseuses féminines ne sont pas d'accord pour dire que la sollicitude doit supplanter tous les principes; certaines craignent qu'elle constitue un « piège de la compassion » appelé à maintenir les femmes dans leurs rôles traditionnels (Reich, 1995). Certaines féministes radicales s'inquiètent de l'accent mis sur la sollicitude, qu'elles considèrent comme un trait de genre et une habileté de survie chez un groupe historiquement opprimé (Sherwin, 1992). Elles croient qu'en se préoccupant trop du bien-être des autres, les femmes risquent d'épuiser leurs ressources et leur énergie. Ces féministes ne rejettent pas la pertinence de la sollicitude, mais tentent plutôt d'identifier des critères pour déterminer quand elle est pertinente et quand elle ne l'est pas. Les féministes sociales conviendraient que les émotions jouent un rôle dans la prise de décision éthique, mais que celles-ci doivent être contrebalancées par le besoin de justice sociale (Sherwin, 1992).

D'autres laissent entendre que la sollicitude, que les femmes prennent davantage en considération en raison de leur rôle traditionnel au sein de la famille, constitue la seule considération morale (Noddings, 1992; Sherwin, 1992). Cette position a été critiquée, car elle semble exclure non seulement les femmes qui n'ont pas d'enfants, mais aussi les hommes de la possibilité de faire preuve de cette sollicitude et de cette attention (Condon, 1992). Noddings (1992) soutient qu'une éthique de la sollicitude est la quête de nouvelles vertus fondées sur les pratiques traditionnelles des femmes et que le rôle d'éducatrice traditionnel des femmes peut être façonné en éthique de la sollicitude (Brilowski et Wendler, 2005.; Crowley, 1994).

CAS DE SCÉNARIO 2.9

AUTONOMIE COMPATISSANTE

Une infirmière travaillant dans un service de médecine générale s'occupe d'une patiente de 75 ans admise en raison d'une anémie d'origine inconnue. Les examens préliminaires ont permis d'établir une hydronéphrose du rein gauche causée par un rétrécissement de l'uretère, une complication des infections chroniques liées à un conduit iléal établi 30 ans plus tôt. L'infirmière était présente lorsque le résident en urologie est venu parler des résultats avec

la patiente. Le résident était d'avis que la seule option de la patiente, d'après ce que révélait l'échographie, était de dilater son uretère. Très contrariée par cette annonce, la patiente a déclaré qu'elle refusait de subir l'intervention. Le résident lui a expliqué que si elle refusait, son état allait se dégrader, son uretère allait s'infecter et elle pourrait en mourir. Il a toutefois ajouté que le choix lui revenait; sa responsabilité se bornait à informer la patiente des options et des risques liés au fait de subir l'intervention ou non.

CAS DE SCÉNARIO 2.9 *(Suite)*

Deux ans plus tôt, la patiente avait éprouvé le même problème. Non seulement l'intervention s'était avérée extrêmement douloureuse, mais elle avait fait une septicémie et été gravement malade pendant deux semaines. Alors qu'elle venait de se rétablir, un membre du personnel infirmier avait accidentellement retiré l'endoprothèse (en place pour veiller à ce que l'uretère reste dilaté) et il avait fallu recommencer l'intervention.

L'infirmière n'est pas au courant de ces antécédents, mais cette interaction la préoccupe et elle croit qu'il y a une histoire justifiant la réponse émotionnelle de la patiente.

Interprétation

Les préoccupations de l'infirmière sont justifiées. Cette infirmière comprend clairement que ce qui s'est passé n'était pas juste. Le résident, dépourvu de bienveillance et de compassion, semblait penser qu'en suivant toutes les règles relatives au consentement éclairé, il faisait ce qu'il fallait. Cette histoire met en évidence les nuances des situations éthiques. Elle démontre également pourquoi ceux qui préconisent une approche bienveillante et relationnelle de l'éthique s'inquiètent de l'importance accordée à l'autonomie sans réfléchir aux autres considérations morales. Elle montre en outre l'importance de comprendre l'histoire d'une personne et les expériences qui pourraient influencer les considérations éthiques.

L'infirmière se trouve maintenant face à une difficulté à résoudre et à une norme éthique à respecter. Compte tenu de l'importance du contexte, il faut d'abord laisser le temps à la patiente de se calmer et de se détendre. Ensuite, soupçonnant que cette réaction très émotionnelle a été déclenchée par quelque chose de précis, l'infirmière doit entamer une conversation avec la patiente pour comprendre son histoire. Elle pourrait ensuite chercher à savoir si elle souhaite qu'un membre de sa famille soit présent pour la soutenir. La patiente a besoin de temps pour se décider et, une fois que l'infirmière aura compris son expérience antérieure, elle sera mieux placée pour envisager les prochaines étapes.

L'infirmière peut également jouer un rôle pour éduquer le résident en lui faisant mieux comprendre qu'annoncer une mauvaise nouvelle ne consiste pas seulement à donner des informations et qu'il faut aussi comprendre le contexte de la situation de la personne. Il est important d'écouter, de communiquer avec compassion et de comprendre qu'en tant que professionnels de la santé, le rôle de soignant doit tenir compte d'autres perspectives de valeurs importantes.

Éthique de soin humaniste dans les soins infirmiers

Les théories en soins infirmiers privilégient la compréhension et la clarification du concept de soins. Dans son ouvrage « Nursing: The Philosophy and Science of Caring » (Le caring : Philosophie et science des soins infirmiers), Jean Watson (2008), théoricienne en soins infirmiers, propose une alternative aux modèles traditionnels de santé-maladie et de science, qu'elle juge inadéquats pour comprendre le monde vécu par les patients et les expériences de soins et de guérison vécues par le personnel infirmier. Watson avance que le soin humaniste évite l'objectivation morale des personnes et présente de nouvelles possibilités de guérison. Le soin humaniste garantit la préservation de la dignité humaine et l'égalité des relations dans le contexte de la maladie et de la souffrance. En tant qu'idéal moral, le soin humaniste constitue non seulement une norme démontrant l'engagement envers les patients, mais aussi une fin en soi. Essentiellement, il s'agit à la fois du processus et du but des soins infirmiers (Watson, 1985, 1988, 1989).

Compte tenu de l'importance de la notion de sollicitude et de soin humaniste dans la profession infirmière, il n'est pas surprenant que les approches axées sur la bienveillance soient si pertinentes pour l'éthique infirmière. Elles mettent l'accent sur l'impératif moral de réduire la souffrance humaine ainsi que sur l'aspect relationnel des soins infirmiers et la relation entre personnel infirmier et patients (Austin, 2007; Brilowski et Wendler, 2005.; Cloyes, 2002; Crowley, 1994; Mahon et Robinson, 2011; Peter et Gallop, 1994).

Ces approches sont considérées comme des solutions de rechange plus significatives aux options fondées sur des principes. Les théoriciens énoncent que l'expérience morale des infirmières et infirmiers ne peut se limiter aux seuls principes. Au lieu de servir d'outils pour faciliter les décisions éthiques, les principes peuvent devenir une excuse pour défendre des préjugés personnels et les faire passer pour des absolus. Certains penseurs font remarquer que les conflits moraux surviennent précisément du fait que les règles et principes moraux ne peuvent être appliqués à chaque situation clairement et sans contradiction, et que cela démontre les limites de ce type de raisonnement. En outre, le rôle du personnel infirmier en tant qu'agent moral peut être compromis si la focalisation sur les règles l'amène à se détacher davantage de la situation — et de la personne —, devenant ainsi un « observateur lointain » au lieu de chercher à comprendre la situation dans le contexte de la relation de soins (Parker, 1990).

D'autres soutiennent que les modèles fondés uniquement sur la sollicitude ont leurs limites, en ceci que sans obligation morale à l'égard des principes, comme celui de la justice, les relations de soins peuvent être exploiteuses ou injustement partiales (Peter et Morgan, 2001). Croyant que le cœur, ou les émotions, et l'esprit, ou la rationalité, n'ont pas à rivaliser dans la réflexion morale, et que des principes tels que la justice et la sollicitude ne s'excluent pas mutuellement (Olsen, 1992), ils préconisent la combinaison d'une éthique de la sollicitude et d'une orientation vers des principes qui résoudraient la question de l'injustice tout en maintenant un sens plus connecté des relations sociales. Les chercheurs qui étudient le cadre éthique directeur des membres du personnel infirmier ont constaté qu'une orientation bienveillante et une orientation vers la justice étaient souvent présentes dans le cadre de leur réflexion sur les questions morales (Millette, 1994). On constate souvent que les infirmières et infirmiers sont attachés à la fois aux principes des droits et de l'autonomie du patient et à leur obligation envers le patient, tout en étant obligés d'honorer la relation de soins envers la personne. Les réponses morales du personnel infirmier sont influencées par la relation avec le patient (Cooper, 1991), car l'engagement facilite la reconnaissance de ce que l'autonomie, la justice et autres signifient pour cette personne à ce moment-là.

Considérez les histoires des membres du personnel infirmier travaillant aux soins intensifs lorsqu'ils s'occupent de patients dont le traitement agressif qui leur est administré est douloureux et les fait souffrir tout en n'offrant qu'une mince chance de survie. Il se peut que la famille soit en faveur d'un tel traitement ou que le patient ait auparavant établi des directives préalables stipulant qu'il accepte ces mesures-là. Cependant, dans la réalité et l'expérience du moment vécue par le patient, le personnel infirmier peut, grâce à la relation de soins, comprendre intuitivement que le point de vue du patient peut maintenant être radicalement différent. En étant présent auprès des patients, il peut assister aux expressions de leur douleur et de leur souffrance (Benner et Tanner, 1990, 1987). Privilégier uniquement les principes comme l'autonomie et la qualité de vie dans ces circonstances ne soulagerait pas la détresse morale du personnel infirmier. Si seuls les principes sont utilisés pour justifier les soins, sans tenir aucun compte de la relation entre personnel infirmier et patient ou de l'expérience humaine, le personnel infirmier risque de se démotiver.

L'éthique de la sollicitude organise la théorie sociale et morale autour des soins et des liens qui nous mettent en contact avec les autres dans le cadre de la relation entre personnel infirmier et patient (Parker, 1990). La sollicitude est considérée comme une réponse relationnelle à un besoin humain fondamental, essentielle à la pratique infirmière, non seulement comme une interaction thérapeutique, mais aussi comme un impératif moral. En tant que prestataires de soins, les infirmières et infirmiers deviennent alors des agents moraux. La sollicitude est également considérée comme un moyen d'être éthique et, par conséquent, un concept moral normatif de ce qui est bien (Benner, 1990, 2000, 2009; Benner et Tanner, 1990, 1987). En tant qu'agents moraux, les infirmières et infirmiers prennent donc soin de ceux dont ils s'occupent et démontrent des qualités bienveillantes de compassion, de compétence, de confiance, d'engagement, de conscience, de communication, d'inquiétude et de courage (Cloyes, 2002).

La confiance est essentielle à la relation éthique entre personnel infirmier et patient (Peter et Morgan, 2001). La confiance est importante en ceci que le personnel infirmier est souvent dans une position de pouvoir, surtout lorsqu'il s'occupe des plus vulnérables. Faire confiance, c'est se rendre plus vulnérable au pouvoir des autres ou s'autoriser à l'être, en étant convaincu qu'on s'occupera bien de nous et qu'on nous protégera du mal (Baier, 1985). La confiance est particulièrement pertinente aux défis liés au besoin de soins de base. Par exemple, les patients qui perdent la capacité de contrôler leurs fonctions corporelles confient essentiellement le contrôle de leur corps à un autre, se fiant à leur capacité à répondre ou à faciliter leurs besoins physiques, sociaux, émotionnels et spirituels.

Certains théoriciens avancent qu'il est difficile de séparer l'éthique de la sollicitude de la notion de « bonne infirmière ». Deux positions sont mises en avant : certains voient l'éthique bienveillante comme une approche distincte de l'éthique, tandis que d'autres y voient la façon dont les vertus sont exprimées dans des relations bien précises (Izumi et coll., 2006; Watson, 1992). Les caractéristiques du personnel infirmier sont pertinentes pour son statut d'agent moral (Catlett et Lovan, 2011). Comme nous l'avons vu plus tôt, l'éthique de la vertu s'intéresse au caractère de la ou des personnes qui prennent des décisions morales. La norme

normative veut qu'une personne vertueuse, dont le caractère est bon ou moralement louable, tienne à faire ce qui est bien en toutes circonstances (Armstrong, 2006; Fowler, 2021; Hoyt, 2010; Pellegrino, 1995; Scott, 1995; Sellman, 1997, 2011). Par exemple, un membre du personnel infirmier peut prodiguer des soins conformes à la politique ou au protocole, mais s'il n'est pas également motivé à prendre soin de la personne, l'intervention thérapeutique ne serait pas considérée comme bienveillante et éthique (Izumi et coll., 2006). En l'absence d'engagement à prendre soin du patient et à faire ce qui est le mieux pour lui dans ces circonstances, le membre du personnel infirmier se contente d'accomplir une tâche. On suggère qu'il y a quatre qualités qui contribue à une relation de soins : être une bonne personne, se manifester comme une bonne personne, s'intéresser à l'autre (le patient) en tant que personne et prendre soin de l'autre personne (le patient) (Izumi et coll., 2006).

CAS DE SCÉNARIO 2.10

UNE RELATION BIENVEILLANTE?

Une infirmière, qui travaille dans un établissement de réadaptation et qui est responsable des soins de quatre hommes âgés en convalescence à la suite d'une chirurgie orthopédique, est attentive au protocole, bien organisée et concentrée sur la tâche à accomplir. Dans cet établissement, la norme est de s'adresser aux hommes âgés en les appelant « papa ». L'infirmière est particulièrement préoccupée par l'un des hommes, qui est atteint de diabète et ne mange pas correctement. Consciencieusement, l'infirmière vérifie sa glycémie et constate qu'elle est très basse; elle réprimande son patient de ne pas manger et lui demande de boire un verre de jus d'orange avec du sucre ajouté. Il refuse. Frustrée par son « comportement non conforme », l'infirmière s'en va pour alerter le médecin du patient. Un visiteur, lui aussi infirmier et fils d'un des autres patients, observe l'échange. Ce visiteur a fait connaissance avec les patients de la chambre et sait qu'il s'agit d'hommes très compétents aux parcours professionnels prestigieux. Il a remarqué les réponses qu'ils donnaient à divers

membres du personnel soignant et constaté leur irritation lorsque ces derniers les appelaient « papa ». Le patient atteint de diabète est comptable principal dans une banque locale et sa partenaire, qui profite de sa convalescence pour rendre visite à sa famille, lui manque. Le visiteur entend ses frustrations sur la façon dont il est traité, puis l'encourage gentiment à boire le jus d'orange, ce qu'il fait. Ce patient sait très bien comment gérer son diabète et connaît l'importance d'augmenter son taux de glycémie.

Interprétation

L'infirmière qui s'occupe de ces patients n'a pas satisfait aux normes d'un agent moral dans le cadre moral de la relation entre personnel infirmier et patient. De toute évidence, elle ne s'est pas investie dans l'établissement de ces relations et n'a pas pris le temps de faire connaissance avec les patients. Ce manque de respect, amplifié par le manque de courtoisie dont elle a fait preuve en les appelant « papa », semble également indiquer un certain âgisme, ce qui réduit la confiance et compromet la coopération et la collaboration.

CAS DE SCÉNARIO 2.1E

PAR RAPPORT À MON HISTOIRE

Ceux dont la perspective de l'éthique est axée sur la bienveillance essaieraient de comprendre le contexte du dilemme auquel j'étais confrontée. Ils s'intéresseraient à la nature de la relation que j'avais avec le patient et sa femme. Depuis combien de temps est-ce que je m'occupais de lui? Dans quelle mesure est-ce que je connaissais leur histoire et comprenais leurs valeurs? Ils noteraient et prendraient au sérieux les réactions de l'épouse ainsi que ma réaction intuitive et émotive à la situation. D'un point de vue relationnel, ils pourraient souligner la longue relation aimante entre le patient et sa femme et le risque qu'il ne survive pas aux efforts de réanimation. En se mettant à la place de l'épouse, ils pourraient se poser la question suivante : « Si nous avions le choix, voudrions-nous être présents lorsque ceux que nous aimons sont en train de mourir? » Ils tiendraient également compte de l'effet sur l'épouse si l'occasion de faire ses adieux à son mari et de le soutenir dans ses derniers instants lui était refusée, et de l'incidence que cela aurait sur son processus de deuil. Ils me demanderaient quelle était mon inclination à ce moment-là et si je croyais agir en tant qu'agente morale attentionnée désireuse de faire ce qui est juste.

L'éthique narrative : Révéler l'histoire

Le récit constitue une tradition de longue date dans notre histoire. C'est la façon dont bon nombre d'enfants apprennent à comprendre le monde, la nature des relations, ce qui est bien ou mal et comment se comporter. L'expérience des soins infirmiers est riche en histoires qui sont intenses en émotions, en tristesse, en joie, en confusion, en culpabilité, en histoires qui rendent fiers les infirmières et infirmiers et celles où ils auraient voulu en avoir fait plus. Chaque jour, les membres du personnel infirmier se racontent ces histoires entre eux. Ils en gardent certaines en mémoire pendant des années.

L'*éthique narrative* encourage le récit de ces histoires dans le but de comprendre plus clairement les questions éthiques et les difficultés qu'elles comportent, qui peut être atteint en posant des questions, en remettant les choses en question et en cherchant à obtenir des informations. Réfléchir à ces récits et en discuter avec les autres lève le voile sur les dimensions morales de l'expérience et permet un apprentissage qui s'implante dans la mémoire bien plus que celui de la seule théorie (Benner, 1994, 1996; Parker, 1990; Sherwin, 1989).

Raconter une expérience dans le cadre d'une histoire révèle les valeurs et les perspectives respectives des personnes impliquées. Les histoires peuvent être racontées d'un point de vue personnel ou universel. Chaque personne ou profession peut voir la situation sous un angle différent. Tout ce qui est vu a un sens, et à travers la conversation, chaque membre de l'équipe prendra conscience de ce qui est important à la fois pour lui et pour les autres. La compréhension qu'on a de la situation peut parfois être altérée. De cette façon, l'apprentissage se produit lorsque l'équipe examine ce qui s'est passé, ce qu'elle peut retirer de l'expérience et la façon dont cette expérience va influencer les pratiques et les comportements futurs. Le récit offre donc l'occasion d'identifier à la fois l'excellence et la façon dont les choses auraient pu mieux se passer (Adams, 2008; Benner, 1994).

Benner (1996) a relevé les thèmes éthiques dominants mis en évidence par un grand nombre des histoires racontées par le personnel infirmier : « l'attention, la réceptivité à l'autre et la responsabilité » (p. 233). Ces thèmes cadrent avec une éthique de la sollicitude, qui peut être appréciée par le récit d'expériences vécues. Les thèmes révélés et le fait d'être en mesure de reconnaître les questions éthiques importantes qui se posent dans différentes circonstances donnent lieu à l'apprentissage. Du fait que chaque situation est différente et que la nature des relations varie, la pensée éthique du personnel infirmier peut changer selon la compréhension de l'histoire et de l'expérience de la personne. Au fur et à mesure que différentes perspectives sont partagées et que l'histoire de la personne est révélée, la bonne action à faire dans chaque situation devrait devenir plus claire. Face aux nombreuses histoires qui sont révélées et racontées au fil du temps, il peut aussi devenir évident que toutes les règles ne s'appliquent pas dans toutes les situations : chaque circonstance est unique.

Les récits sont différents des études de cas. Les études de cas servent souvent à encourager les débats et à illustrer la théorie ou les principes éthiques. Les récits correspondent à des situations réelles et encouragent un processus inductif dans lequel on est capable d'examiner les notions de moralité qui sont intégrées à l'histoire, plutôt que de commencer par la théorie ou les principes. Ce processus du récit de l'histoire révèle la mesure dans laquelle le personnel infirmier en vient à connaître et à comprendre les circonstances stressantes vécues par la personne et la vulnérabilité de cette dernière. À mesure que les histoires se déroulent, les relations s'approfondissent, la bienveillance évolue et la sagesse s'acquiert. Le récit fournit le contexte permettant de comprendre les éléments éthiques, de cerner les problèmes et de rendre l'innovation plus réalisable (Benner, 1996, p. 235). Prenons l'histoire d'un patient de 80 ans atteint de la maladie d'Alzheimer résidant dans un établissement de soins de longue durée, qui est la plupart du temps confus et agité. Il arpente souvent sa chambre, appelle son père et crie : « Allez vous-en, allez vous-en! ». Le personnel a beaucoup de mal à « gérer » ce comportement réactif. Connaître l'histoire de ce patient en se renseignant davantage sur son passé aurait peut-être aidé le personnel à faire preuve d'empathie et à mieux comprendre les soins et le réconfort dont il avait besoin pour apaiser sa peur. Quelle serait la différence si le personnel savait qu'un jour, alors qu'il avait quatre ans, il était tout seul chez lui quand un homme s'est approché de sa maison. Effrayé, il s'est caché sous le porche et a attendu longtemps avant que son père le trouve. Le patient revivait constamment ce qui était pour lui une expérience terrifiante. Comprendre ce contexte et les raisons de son agitation permettrait d'approfondir la relation thérapeutique et révélerait des approches plus éthiques, créatives et innovantes des soins à ce patient.

Les enjeux et principes éthiques sont mieux compris dans le contexte de la pratique et des relations quotidiennes, ce qui les rend plus significatifs et compréhensibles. Les comptes rendus narratifs de la

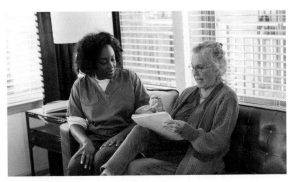

Le récit lève le voile sur les dimensions morales de l'expérience et permet d'en apprendre beaucoup plus qu'avec la seule théorie. *Source : iStock.com/kali9.*

pratique aident le personnel infirmier à reconnaître les besoins et les schémas. Cette compréhension aide les infirmières et infirmiers à répondre aux préoccupations, aux besoins, aux préférences et aux inclinations des patients et des familles. Les histoires révèlent ce qui est bien et ce qui est important dans les relations, et fournissent une image plus claire du contexte et des éléments déterminants de la situation. Elles contribuent à mieux comprendre le patient et les autres (Benner, 1996).

Grâce au récit des histoires, l'engagement moral du personnel infirmier se développe (Benner, 1996). Les récits de pratique dévoilent les préoccupations morales et les notions du bien. Pendant que le narrateur fait part de ses sentiments, de ses réflexions et de ses connaissances empiriques, il est possible de déterminer et d'examiner les dimensions éthiques réelles : « Nous devons écouter nos récits de pratique pour examiner les distinctions de valeur, les biens concurrents et l'éthique relationnelle de l'attention, de la réceptivité et de la responsabilité » (Benner, 1994, p. 410).

Dans tous les contextes, les dirigeants jouent un rôle important en permettant à ces histoires d'être entendues. Grâce à l'apprentissage résultant du discours, les récits font évoluer le déterminisme moral du personnel infirmier ainsi que la culture morale de l'environnement.

CAS DE SCÉNARIO 2.1F

PAR RAPPORT À MON HISTOIRE

Comprendre les histoires personnelles des patients et des familles permet au personnel infirmier de mieux comprendre leurs valeurs et leurs perspectives. Cette compréhension commence avec la première rencontre entre le personnel infirmier et le patient, et s'approfondit tout au long de la relation morale thérapeutique. Connaître leur histoire révélerait la nature et le sens de la relation entre le patient et sa femme. Je devais évaluer rapidement la situation, d'après la réaction de l'épouse du patient, et prendre une mesure immédiate. Je n'avais pas le temps de découvrir leur histoire ni de me concerter avec les autres. Cependant, en étant présente auprès de l'épouse dans ces moments, j'ai pu comprendre la profondeur et le sens de leur relation, et me faire une idée plus précise de ce qui comptait le plus pour elle.

De plus, après coup, raconter mon histoire et les conséquences de la mesure que j'avais prise révélerait les enjeux, les relations en jeu, et aiderait l'équipe à parvenir à une compréhension commune des complexités morales de cette situation.

Raconter l'histoire et discuter des conséquences de mon acte donnerait à l'équipe une vision plus claire de ce qui s'est passé, de ce qui aurait dû se passer et de la façon d'améliorer la pratique grâce à cette expérience d'apprentissage. Réfléchir aux exposés de faits et en discuter avec les autres dévoile les dimensions morales de l'expérience et permet l'apprentissage.

RÉFLEXIONS SUR LES PERSPECTIVES MORALES DES PEUPLES AUTOCHTONES AU CANADA

Les questions de culture, de croyances et de valeurs ont été discutées dans le contexte d'enjeux et de difficultés éthiques complexes. Bob Joseph et Cynthia Joseph ont relevé cinq points communs présents dans les visions du monde des peuples autochtones dans leur livre *Indigenous Relations: Insights, Tips and Suggestions to Make Reconciliation a Reality* (2019) (Encadré 2.4). Bob Joseph, chef héréditaire du clan Gayaxala de la Nation Gwawaenuk, a été professeur agrégé à l'Université Royal Roads et est l'auteur de plusieurs livres sur les questions autochtones. Joseph et Joseph avancent que les visions du monde autochtones, « une façon de connaître, de voir et d'expliquer le monde, et d'y vivre » (p. 25), sont ancrées dans l'harmonie et une vision holistique non hiérarchique qui dépeint tous les éléments vivants comme égaux, avec le Créateur au centre.

L'expérience des peuples autochtones au Canada porte un héritage d'oppression et de colonisation. Les

effets dévastateurs des pensionnats indiens, des hôpitaux indiens, du système d'aide à l'enfance et d'autres expériences coloniales ont entraîné de lourdes pertes pour les peuples autochtones. Les infirmières et infirmiers doivent être conscients de cette histoire et, compte tenu de la position des peuples autochtones au Canada, comprendre et respecter leurs valeurs, leur culture et leurs traditions morales.

Il importe de tenir compte du fait que toutes les communautés autochtones n'adoptent pas le même point de vue philosophique, la même croyance religieuse ou le même code moral. Il existe des différences dans les systèmes de valeurs morales et éthiques au sein des communautés des Premières Nations, des Inuits et des Métis, tout comme il y en a dans les autres sociétés et cultures du monde entier (Joseph et Joseph, 2019). De nombreuses communautés autochtones ont une langue, une culture et un système social uniques. Par exemple, certaines communautés retracent leur lignée, leurs familles et leurs clans au moyen du parent (patriarcat), tandis que d'autres sont matriarcales et suivent leur héritage par l'intermédiaire de la parente (Aboriginal Justice Implementation Commission [AJIC], 1999, ch. 2).

Lors de chaque rencontre thérapeutique, le personnel infirmier doit tenir compte des circonstances, des croyances et des valeurs particulières de la personne et de sa communauté. Comme c'est le cas pour toutes les cultures, les infirmières et infirmiers ne peuvent présumer que tous les individus et toutes les communautés partagent une vision morale commune (AJIC, 1999, ch. 2).

ENCADRÉ 2.4
CINQ DÉNOMINATEURS COMMUNS

- Perspective holistique
- Vision unifiée
- Toute vie est sacrée
- Toutes les formes de vie sont interconnectées
- Les humains ne sont pas supérieurs ni inférieurs aux autres (Joseph et Joseph, 2019, p. 26)

Guider le comportement moral

Bien qu'il y ait une grande diversité parmi les peuples et les communautés autochtones, l'éthique autochtone trouve un écho dans les valeurs d'honneur, de confiance, d'honnêteté et d'humilité; ces valeurs reflètent un engagement à l'égard de la collectivité et incarnent une relation respectueuse avec le territoire (Biin et coll., 2021). Nous décrivons ensuite deux approches qui peuvent guider le comportement moral.

Des valeurs communes

Le Dr Clare Brant, un Mohawk qui a été le premier psychiatre autochtone au Canada (Petten, 2017), avance qu'il existe quelques points communs en ce qui a trait à la moralité, aux principes directeurs et aux règles de comportement (Brant, 1990) dans l'ensemble des communautés autochtones, dont bon nombre sont similaires à celles décrites tout au long du présent chapitre. Il s'agit notamment des valeurs traditionnelles comme la sagesse, l'amour, le respect, l'autonomie et la non-ingérence, le courage, l'honnêteté, la liberté, l'intégrité et la collaboration. Il convient de noter que l'harmonie au sein des relations interpersonnelles et la valeur du bien-être collectif sont particulièrement importantes.

Brant décrit quatre grands principes éthiques ou règles de comportement qui sont fondamentaux pour le cadre moral et la structure sociale des communautés autochtones : la non-ingérence, l'absence de compétitivité, le contrôle des émotions et le partage (Brant, 1990) (Encadré 2.5).

Ces principes cadrent avec un grand nombre des principes et théories moraux dont nous avons parlé précédemment. Ils mettent l'accent sur l'autonomie, soulignent l'importance de la justice sociale et mettent en relief l'importance d'avoir un caractère digne et une intégrité personnelle.

Les Sept enseignements sacrés de la Femme Bison Blanc

Dans (*Les Sept enseignements sacrés de la Femme Bison Blanc*), Bouchard et Martin (2009) présentent une illustration des enseignements autochtones universellement partagés qui guident le « voyage de la vie ». Aussi connus sous le nom des *Sept enseignements des*

ENCADRÉ 2.5
PRINCIPES AUTOCHTONES POUR UN COMPORTEMENT ÉTHIQUE

NON-INGÉRENCE

Ce principe favorise des relations interpersonnelles positives et décourage toute forme de coercition physique, verbale ou psychologique. Il est fondé sur le respect de l'indépendance et de la liberté personnelle de chacun.

NON-COMPÉTITIVITÉ

Cette règle décourage la compétition, considérée comme une source de conflit interne au sein d'un groupe et préconise plutôt une approche plus collaborative au lieu d'une approche qui impose le point de vue de la personne dominante ou qui entraîne le succès d'une seule personne au détriment du groupe.

MAÎTRISE DES ÉMOTIONS

Ce principe invite à contrôler des émotions susceptibles d'entraîner des conflits et des tensions au sein de la communauté et entre les membres de la famille.

PARTAGE

Ce principe est ancré dans les comportements sociaux qui mettent l'accent sur l'égalité au sein de la communauté. Le partage garantit l'égalité afin que personne ne devienne trop riche ou trop puissant et que personne ne soit trop pauvre ou trop impuissant. Le but est de limiter la manifestation de la cupidité, de l'arrogance, de l'envie et de la fierté au sein de la communauté.

---

grands-pères, ils sont fondés sur des valeurs d'entraide, de prise de décision collective et de durabilité. Ces enseignements trouvent un écho dans la plupart des cultures autochtones et favorisent le respect, le courage, l'honnêteté, l'humilité, la vérité, la sagesse et l'amour. Ces principes sont associés aux animaux sacrés et à la vie végétale et arboricole, chacun possédant un don spécial pour aider les gens à comprendre et à conserver un lien entre eux ainsi qu'avec la terre (Tableau 2.4). Ces enseignements cadrent avec la culture et les traditions autochtones ainsi qu'avec le but de vivre en paix et en harmonie.

Les valeurs incarnées dans les enseignements, associées au récit et formulées en langue autochtone, renforcent les façons d'être et de faire autochtones. En d'autres termes, enrichir la pensée éthique se prête à la pratique éthique (Bouchard et Martin, 2009).

TABLEAU 2.4		
Les Sept enseignements sacrés		
Enseignement	Animal	Citations
Humilité	**Loup/*Ma'iingan*** « Le loup ne vit pas pour lui-même, mais pour la meute. »	« Devenez humble. Ne sentez-vous pas qu'il y existe quelque chose de bien plus fort que vous ici? »
Honnêteté	**Corbeau/*Kitchi-Sabe*** Le corbeau « ne cherche pas le pouvoir, la vitesse ou la beauté des autres ».	« Soyez honnête avec vous-même ainsi qu'avec les autres. Lorsque vous parlez, faites-le honnêtement. »
Respect	**Bison/*Bashkode-bizhiki*** Le bison « s'offre à vous pour vous donner des forces et ne considère pas que sa vie vaut moins que la vôtre… »	« Et traitez les autres comme vous voudriez être traité, avec respect. »
Courage	**Ours/*Makwa*** « Tout comme le courage est en sommeil chez Makwa pendant les longs mois d'hiver, il sommeille aussi en vous. Il suffit de le réveiller. »	« Faire ce qui est juste n'est pas facile. Il faut du courage. »
Sagesse	**Castor/*Amik*** « Amik utilise son don à bon escient pour prospérer et vous devez en faire autant. »	« Vivre sa vie en fonction de ses dons uniques, c'est vivre sagement. »
Vérité	**Tortue/*Miskwaadesii*** Miskwaadesii, qui se déplace lentement, comprend, comme vous le devriez, que le voyage de la vie est aussi important que la destination. »	« La vérité, c'est connaître tous ces Enseignements. »
Amour	**Aigle/*Migizi*** « Migizi vole très haut dans le ciel et voit tout ce qui est vrai. Voyez-le comme celui qui représente et incarne l'amour. »	« Recherchez l'amour qui est en vous. Aimez-vous, puis aimez les autres. »

Bouchard, D. et Martin, J. (2009). *The seven sacred teachings of White Buffalo Calf Woman*. More Than Words Publishing. http://www.btgwinnipeg. ca/uploads/5/2/4/1/52412159/the_seven_sacred_teachings_.pdf

La tradition orale des peuples autochtones du Canada

L'importance de ces principes pour guider le comportement est comprise dans le cadre de la tradition orale des communautés autochtones. Lorsqu'un conseil est donné, c'est généralement sous la forme d'une histoire qui décrit la situation de manière allégorique ainsi que les approches possibles pour la résoudre. L'utilisation de l'exposé de faits pour dévoiler la complexité des questions morales en soins infirmiers cadre nettement avec les traditions et les cultures autochtones. En fait, comprendre la tradition orale des peuples autochtones permet de mieux se rendre compte du pouvoir de l'exposé de fait dans les soins infirmiers. Bien que l'approche puisse varier entre les différentes communautés autochtones, il existe une riche culture orale qui a transcendé les siècles grâce à la narration. À travers les récits transmis de génération en génération, elles ont

créé un solide système de connaissances et de mythologie qui guide la pensée et les actions morales et affirme les relations avec la terre et les uns avec les autres (Canada, 1996, pp. 37 à 40. Castellano, 2000). En écoutant les histoires racontées par les patients et les familles autochtones, ainsi que par les aînés de la communauté, le personnel infirmier peut mieux comprendre la culture autochtone, découvrir ce qui compte le plus aux yeux des peuples autochtones, être plus sensible aux besoins et préférences des patients autochtones, et renforcer la relation thérapeutique.

Traditionnellement, dans les communautés autochtones, le processus de pensée éthique commence dès le plus jeune âge chez l'enfant, le récit constituant le principal processus d'apprentissage. Les histoires permettent de donner des conseils à l'enfant sur la responsabilité et le comportement moraux, et d'encourager son engagement envers la famille et la communauté.

La communauté formule et embrasse son système de valeurs communes par le récit. Elle expose également sa pensée éthique à travers ses coutumes, ses enseignements et ses idéaux (Biin et coll., 2021).

Le rôle des aînés

Les aînés jouent un rôle de premier plan dans les cultures autochtones et sont en grande partie responsables de la conservation et du partage des connaissances sur les traditions culturelles et morales.

Le rôle des aînés varie, mais implique généralement d'aider les gens et la collectivité à connaître leur histoire, leurs traditions, leurs coutumes, leurs valeurs et leurs croyances, et à préserver leur bien-être et leur santé. Ils sont consultés pour obtenir des conseils et guider la communauté sur ce qu'il faut faire dans les situations difficiles. Ils sont tenus en haute estime pour la sagesse et les connaissances qu'ils acquièrent en suivant leurs croyances culturelles et en empruntant la voie traditionnelle (Taylor, 2019). Les aînés font le lien entre les traditions et croyances ancestrales de la population et les influences des temps modernes (AJIC, 1999). Il n'est pas rare qu'un patient autochtone adopte à la fois des approches traditionnelles et contemporaines à l'égard du traitement d'une maladie.

Le rôle prépondérant joué par les aînés explique la préférence d'une personne ou d'une famille autochtone à faire participer l'ensemble de la communauté, généralement représentée par les aînés, dans la prise de décisions en matière de soins de santé et pour obtenir des conseils face à des difficultés morales. En tant qu'agents moraux, il est important que les infirmières et infirmiers respectent et facilitent cette approche.

Des ressources sur la culture, les valeurs éthiques et les philosophies autochtones sont accessibles sur les sites Web des universités qui offrent des programmes d'études autochtones, et fournissent des perspectives supplémentaires sur les modes de connaissance, la moralité et les visions du monde des Autochtones. Le site Web des First Nations and Indigenous Studies à l'Université de la Colombie-Britannique (https://indigenousfoundations.arts.ubc.ca) en est un exemple.

CAS DE SCÉNARIO 2.11

UNE VIE EN DANGER

Edith, membre d'une Première Nation mohawk du Québec et nommée en l'honneur d'Edith Monture, première femme autochtone à devenir infirmière autorisée au Canada, travaille comme infirmière communautaire en santé mentale dans un milieu urbain de l'Alberta (Fondation canadienne des femmes, 2021). Elle a été affectée à la gestion des soins d'un membre d'une communauté métisse du nord de l'Alberta âgé de 15 ans, C. K., qui a été confié à des parents de famille d'accueil à l'âge de 10 ans, lorsque ses parents biologiques ont été jugés inaptes. Les parents, tous deux enfants de survivants des pensionnats indiens, souffrent de toxicomanie, et un incident violent impliquant C. K. a mené à la décision prise par les services sociaux. Les parents de famille d'accueil de C. K., qui ne sont pas autochtones, ont fait de leur mieux pour l'aider, mais n'ont pas pu empêcher les brutalités qu'il a subies à l'école ni gérer la dépression qu'avait entraînée pour lui la perte de sa famille et de sa communauté. C. K. a tenté de se suicider à deux reprises et a récemment reçu son congé d'un établissement de santé mentale. Edith ne comprend que trop bien les défis auxquels sont confrontés les enfants autochtones dans ces circonstances. Elle a un plan pour aider C. K. à rentrer chez lui et espère avoir le courage de le mener à bien.

Interprétation

Les taux de suicide sont plus élevés chez les peuples autochtones du Canada (Statistique Canada, 2019), et le suicide représente la cause de décès la plus élevée chez les jeunes. Ces taux sont influencés par les injustices et les préjudices historiques et présents causés par la colonisation, les pensionnats indiens et le retrait d'enfants de leur famille et de leur communauté pendant la « rafle des années 1960 ». De nombreuses conséquences découlant de ces actes ont influencé ces taux de suicide, notamment la marginalisation, l'exposition à des événements traumatisants et l'éclatement des familles (et elles auraient eu une incidence sur C. K. dans cette histoire). L'endroit où se trouvent ces communautés a également son importance. Les communautés reculées peuvent

(Suite)

connaître des taux de suicide plus élevés en raison du manque de services, comme des services d'aide communautaires pour les problèmes de toxicomanie et de santé mentale. Mais compte tenu de la diversité des communautés autochtones, cette diversité se retrouve également dans ces taux : certaines communautés présentent des taux élevés de suicide alors que d'autres n'en ont aucun (Chandler et coll., 2004).

Cette histoire illustre la difficulté très complexe à laquelle sont confrontés les membres du personnel infirmier dans ces circonstances, qu'ils exercent au niveau des soins directs, du système ou des politiques.

Bon nombre des *Sept enseignements sacrés* se rapportent à cette histoire, notamment la vérité, le respect, le courage et l'amour. En ce qui concerne la *vérité*, en tant que société, nous devons reconnaître les préjudices du passé et, à tous les niveaux, mettre en œuvre les 94 appels à l'action de la Commission de vérité et réconciliation du Canada. En ce qui concerne le *respect*, en tant qu'individus et que société, nous devrions traiter les autres comme nous aimerions être nous-mêmes traités, et donc remédier aux préjudices du passé et ne pas les reproduire. En ce qui a trait à l'histoire de C. K., imaginez ce que nous voudrions, en tant que personnel infirmier, si nous étions dans la même situation. En ce qui concerne le *courage*, en tant que société, nous devons rester déterminés à donner suite à ces appels à l'action, et

il faut espérer qu'Edith aura le courage de défendre les intérêts de C. K. et de faire ce qui est juste. Enfin, l'*amour* peut aider C. K., qui a besoin d'être aimé des autres et de s'aimer lui-même pour guérir.

Très jeune, C. K. aurait été influencé par les valeurs, les traditions et la culture de la communauté, fondée sur des valeurs telles que le partage, l'harmonie et le bien-être collectif. La société canadienne a pris conscience du besoin qu'avaient les enfants comme C. K. de rester dans leur propre communauté, où ils peuvent être soutenus par d'autres et guidés par la sagesse et les pratiques exemplaires de leurs aînés (Chandler et coll., 2004, 2019). Sauver C. K. est plus compliqué. Au-delà du simple retour dans sa communauté, les bonnes ressources doivent être en place pour le faciliter, pour réparer le préjudice et soutenir son parcours de guérison. Des ressources, élaborées par les peuples autochtones et fondées sur leurs valeurs et leurs traditions, sont accessibles pour apporter ce type de soutien (Waniskahk, 2020).

Des infirmières comme Edith auraient toujours su ce qu'il fallait faire, mais maintenant des systèmes et des processus sont mis en place, y compris une loi fédérale introduite en 2020, qui affirme les droits des communautés autochtones à exercer leur compétence sur les services à l'enfance et à la famille (*Loi concernant les enfants, les jeunes et les familles des Premières Nations, des Inuits et des Métis*, 2019) pour en assurer la réalisation.

PAR RAPPORT À MON HISTOIRE

Bien qu'il existe diverses croyances et pratiques liées à la spiritualité, à la mort et à l'agonie dans les communautés autochtones, il y a aussi des points communs dans les valeurs et les traditions. Les *Sept enseignements sacrés* constitueraient pour moi un guide utile dans le dilemme auquel je suis confrontée. Les enseignements de l'humilité, du respect, de la sagesse, du courage et de l'amour valent la peine d'être pris en considération.

L'humilité correspond au fait de reconnaître que la relation entre la femme et son mari est plus

forte que le pouvoir de l'équipe. Le respect inciterait l'équipe à réfléchir à ce qu'elle souhaiterait si elle était à la place de la femme et de son mari. La sagesse m'aiderait à reconnaître les connaissances que j'ai acquises en tant qu'infirmière et ma compréhension de l'impact sur les membres de la famille lorsqu'ils ne sont pas présents dans les moments importants. Le courage me guiderait pour faire ce qu'il faut. Enfin, l'amour est au cœur de la relation compatissante entre personnel infirmier et patient.

CAS DE SCÉNARIO 2.1H

CONCLUSION : MON CHOIX

Quelle mesure ai-je finalement prise? J'ai été profondément influencée par le commentaire de l'épouse quand elle m'a dit : « C'est mon mari, pas le vôtre. S'il meurt, je veux être auprès de lui. »

Sentant le lien fort entre le patient et sa femme, je m'inquiétais du bien-être de l'épouse si son mari devait mourir seul, sans qu'elle soit présente à ses côtés. En même temps, je redoutais la réaction de l'équipe si je faisais venir l'épouse dans la chambre. J'avais toutefois la solide conviction que la bonne chose à faire était d'autoriser l'épouse à être présente et j'étais persuadée qu'elle concentrerait son attention sur son mari. J'ai également pensé que ce serait dans l'intérêt supérieur du patient, qui pourrait être conscient de la présence de sa femme. Je croyais également que si le patient décédait, ce qui semblait probable à ce moment-là, sa femme parviendrait mieux à accepter sa mort si elle était présente que si on lui refusait l'accès. Après réflexion, je crois avoir fait preuve de courage moral en plaidant en faveur de l'épouse et en annonçant que j'allais la faire entrer dans la chambre. J'étais prête à défendre mon geste et à assumer toute la responsabilité des conséquences de cette décision. J'ai guidé la femme dans la chambre et préparé un espace pour qu'elle s'assoie à côté de son mari. Elle s'est assise en silence à côté de lui en murmurant des mots de réconfort et d'amour tout en le caressant pour le réconforter. Elle n'a accordé aucune attention à l'équipe. Quand il est mort, elle était en paix.

Les conséquences de ce seul acte moral ont été profondes pour moi et l'équipe, et ont influencé mon point de vue sur la valeur morale des soins centrés sur la personne. En tant qu'équipe, malgré l'échec des efforts de réanimation, en fin de compte, nous étions réconfortés par le fait qu'en permettant à l'épouse d'être présente, nous avions agi en tant qu'agents moraux attentionnés. J'avais écouté l'épouse et compris ce qui était le plus important pour elle. Je pensais à ce que je ressentirais si, dans la même situation, on me refusait d'être présente aux côtés d'un proche qui était en train de mourir. Je me suis rendu compte que c'était le droit de l'épouse et que c'était leur relation. Cette histoire a été rapportée aux dirigeants de l'hôpital et, par la suite, des changements de pratique ont été mis en place pour faciliter la présence de la famille dans de telles circonstances si celle-ci en faisait la demande.

RÉSUMÉ

Dans ce chapitre, nous avons présenté des théories, des principes, des codes et des cadres décisionnels traditionnels qui peuvent guider la prise de décisions éthiques. Au cours des dernières décennies, avec les progrès réalisés dans le domaine de l'éthique et la complexification du rôle du personnel infirmier, les difficultés éthiques se sont intensifiées. Reconnaissant que les théories traditionnelles ont des limites face à la réalité complexe de la pratique infirmière et des relations morales avec les autres, les théoriciens des soins infirmiers ont proposé des approches éthiques alternatives qui tiennent compte de l'art des soins infirmiers et mettent l'accent sur les valeurs de bienveillance et de compassion. Ils posent comme postulat qu'en comprenant l'histoire de la personne, les dimensions morales de la situation et les valeurs respectives de toutes les personnes impliquées sont mieux comprises.

L'engagement et la loyauté des infirmières et infirmiers envers les personnes qu'ils servent peuvent parfois être en conflit avec leurs propres valeurs et les intérêts des autres; ce conflit peut se manifester dans de nombreuses décisions pratiques quotidiennes que le personnel infirmier doit prendre. Les difficultés et décisions éthiques peuvent être liées aux normes de soins, à la qualité de vie et, en fait, à l'éthique même de la bienveillance au sein de la profession infirmière et du système de soins de santé. Ces questions se sont multipliées au cours des dernières années alors que la pandémie de COVID-19 a amplifié les questions éthiques intégrées aux soins infirmiers et aux soins de santé. En outre, les valeurs sociétales ont été remises en question lors de l'établissement des violations des droits de la personne, en particulier celles des peuples autochtones au Canada, et lorsque l'héritage du colonialisme a révélé d'importants problèmes de racisme et de discrimination. Le besoin de traiter ces questions est encore plus criant alors que nous accueillons dans ce pays des communautés plus diversifiées sur le plan culturel. Ces facteurs et d'autres ont rendu plus urgent le rôle des soins infirmiers dans la promotion d'une société plus respectueuse et plus juste.

Les infirmières et infirmiers doivent non seulement rester attentifs aux problèmes quotidiens qu'ils rencontrent, mais aussi être en position d'influencer des questions telles que la pauvreté, l'iniquité et l'évolution du rôle de la société. Parallèlement, les dirigeants du milieu infirmier doivent garantir un environnement sûr pour le personnel infirmier et les patients qu'il sert.

Les infirmières et infirmiers doivent connaître l'éthique et les diverses approches pour comprendre la moralité afin de pouvoir reconnaître les problèmes éthiques, en parler aux autres, faire les bons choix et évaluer la façon de prodiguer non seulement les meilleurs soins infirmiers, mais aussi les plus éthiques. Cette compréhension est essentielle pour assurer le déterminisme moral des membres du personnel infirmier et faire évoluer les relations de soins importantes qu'ils ont entre eux et avec leurs patients.

Les matières traitées dans ce chapitre fournissent au personnel infirmier une base solide en éthique et lancent ainsi un processus d'apprentissage qui dure toute la vie.

PENSÉE CRITIQUE

Points de discussion

1. Les approches décrites dans ce chapitre guident-elles les discussions sur les questions éthiques dans votre milieu de pratique?

2. Ces théories ont-elles des limites lorsqu'elles sont appliquées à la pratique?

3. Comparez les approches utilitaristes et déontologiques, et mettez-les en contraste. Bien que les féministes critiquent ces approches traditionnelles, celles-ci présentent-elles des similitudes avec le féminisme?

4. Y a-t-il une théorie qui correspond le plus à vos valeurs? De quelle façon?

5. Pensez-vous qu'il soit possible d'élaborer une théorie éthique parfaite qui aidera à résoudre les principales questions éthiques auxquelles sont confrontés les soins de santé et les soins infirmiers?

6. L'utilisation d'une théorie pour résoudre un problème mène-t-elle nécessairement à un consensus sur la solution? Pourquoi ou pourquoi pas?

7. Quelles sont les approches qui guident le mieux votre pratique infirmière?

8. Quels exposés de faits personnels pouvez-vous raconter à vos collègues pour créer une compréhension commune de vos valeurs respectives?

9. Les théories présentées dans ce chapitre vont-elles influencer votre pratique infirmière et vous aider dans la réflexion éthique?

Récits propices à une réflexion éthique

Les scénarios suivants sont présentés pour vous donner l'occasion d'évaluer les différentes perspectives éthiques décrites dans ce chapitre, pour faciliter l'auto-réflexion et être au centre des discussions d'équipe.

CAS DE SCÉNARIO 2.12

UNE ÉTHIQUE DES RÈGLES

C'est une soirée chargée dans l'unité de soins intensifs d'un grand hôpital de la ville, où un patient de 27 ans est en train de mourir après avoir subi de graves blessures à la tête dans un accident de la route.

Les membres de sa famille viennent d'arriver de l'extérieur de la ville et souhaitent le voir. Dans cette unité, seuls deux visiteurs à la fois sont autorisés pendant dix minutes toutes les heures. Ce maximum a

déjà été atteint, mais deux frères et deux sœurs attendent toujours. L'infirmière du patient s'occupe de préparer une nouvelle admission et informe la famille des règles, ajoutant qu'il y a « tout simplement trop de choses à régler » pour avoir des visiteurs en ce moment. La famille se plaint à l'infirmière responsable, qui compatit, surtout qu'il est probable que le patient ne survive pas à sa garde.

Un autre patient, qui a reçu une greffe de poumon plus tôt dans la journée, vient de faire un arrêt

CAS DE SCÉNARIO 2.12 *(Suite)*

cardiaque. Les membres du personnel infirmier préparent une admission venant du service des urgences, et comme c'est l'heure du dîner, ils se remplacent mutuellement auprès de leurs patients respectifs.

Lorsque l'infirmière responsable vient les voir, ils citent la politique du service et indiquent que leur priorité est d'aider le nouveau patient, qui a encore une chance de survivre. Comment peuvent-ils faire leur travail efficacement si cette famille se met en travers? Avant que l'infirmière responsable n'ait pu résoudre ce problème, le patient de 27 ans décède.

Questions :

1. Quelles sont les dimensions morales de cette histoire?
2. Sur quels motifs l'hôpital aurait-il fondé sa politique de visites? Ces motifs sont-ils justifiés?
3. Quelle position adopteriez-vous dans ces circonstances?
4. Quelles sont les considérations éthiques pertinentes pour décider d'une ligne de conduite?

CAS DE SCÉNARIO 2.13

ASSEZ JEUNE POUR CHOISIR

Un patient de 16 ans, chez qui on a diagnostiqué un sarcome dans le pied droit deux ans auparavant, a suivi une chimiothérapie agressive et son pied a été amputé. Il se porte bien depuis, bien qu'il ne soit pas en mesure de s'adonner aux sports de contact qu'il aime beaucoup. À présent, le cancer est revenu dans son tibia droit. Le traitement prévu implique une amputation au-dessus du genou et une chimiothérapie supplémentaire.

Depuis sa précédente chimiothérapie, les traitements ont évolué et les issues se sont considérablement améliorées. Pourtant, le patient refuse maintenant de suivre un autre traitement. Il n'accepte pas les projections optimistes et affirme qu'il ne peut pas

subir de nouvelle chimiothérapie et ne veut pas perdre sa jambe. Le patient persiste dans son refus, même après avoir été informé des conséquences et de la douleur qu'il va sûrement éprouver s'il ne se fait pas opérer.

Les parents du patient sont très affligés. Ils demandent s'il est possible d'obliger leur enfant à accepter le traitement.

Questions :

1. Quelles sont les dimensions morales de cette histoire?
2. Quelle position adopteriez-vous dans ces circonstances?
3. Quelles sont les considérations éthiques pertinentes pour décider d'une ligne de conduite?

CAS DE SCÉNARIO 2.14

ATTENTES RELATIVES AU GENRE

Une femme célibataire de 40 ans, qui travaille comme comptable dans une grande société d'experts-conseils, vit à Halifax et doit parfois se déplacer pour son travail. Elle a deux frères qui ont déménagé à Vancouver il y a quelques années.

Sa mère est décédée il y a environ un an et son père, âgé de 82 ans, continue de vivre seul dans la maison familiale. Il se portait bien jusqu'ici, mais a récemment été hospitalisé à cause d'une pneumonie. Il est en convalescence et l'équipe de l'hôpital souhaiterait le renvoyer chez lui pour qu'il reçoive des soins

à domicile. Les ressources en soins à domicile étant limitées, on lui dit qu'il faudra que sa famille puisse l'aider 24 heures sur 24 pendant au moins deux à trois semaines. Elle a déjà pris ses vacances annuelles et c'est la période des audits pour ses clients.

Questions :

1. Quelles sont les dimensions morales de cette histoire?
2. Quelle position adopteriez-vous dans ces circonstances?
3. Quelles sont les considérations éthiques pertinentes pour décider d'une ligne de conduite?

RÉFÉRENCES

Lois et décisions des tribunaux

Loi concernant les enfants, les jeunes et les familles des Premières Nations, des Inuits et des Métis, L.C. 2019, ch. 24

Loi canadienne sur la santé, L.R.C. 1985, ch. C-6, modifiée.

Gaudreault c. Drapeau, 1987, RJQ 2286.

Textes et articles

Aboriginal Justice Implementation Commission (1999). *The justice system and Aboriginal people* (Ch. 2). http://www.ajic.mb.ca

Acevedo-Garcia, D., McArdle, N., Hardy, E. F., coll. (2014). The Child Opportunity Index : Improving collaboration between community development and public health. *Health Affairs, 33*(11), 1948-1957.

Adams, T. E. (2008). A review of narrative ethics. *Qualitative Inquiry, 14*(2), 175-194.

Adamson, N., Briskin, L., et McPhail, M. (1988). In *Feminists organizing for change : The contemporary women's movement in Canada.* Oxford University Press.

Agledahl, K. M., Forde, R., et Wifstad, A. (2011). Choice is not the issue. The misrepresentation of healthcare in bioethical discourse. *Journal of Medical Ethics, 37*(4), 212-215.

Albert, E., Denise, T., et Peterfreund, S. (1975). In *Great traditions in ethics.* Van Nostrand (pp. 210-212).

All Answers Ltd. (Novembre 2018). *Applying Kants ethical theory to nursing.* https://nursinganswers.net/essays/applying-kants-ethical-theory-to-nursing-ethics-nursing-essay.php?vref51

Almond, B. (1995). In *Introducing applied ethics.* Wiley-Blackwell.

Amer, A. B. (2019). The health care ethics : Overview of the basics. *Open Journal of Nursing, 9*(2), 183-187.

Armstrong, A. E. (2006). Towards a strong virtue ethics for nursing practice. *Nursing Philosophy, 7*(3), 110-124.

Arutyunova, K. R., Alexandrov, Y. I., et Hauser, M. D. (2016). Sociocultural Influences on Moral Judgments : East-West, male-female, and young-old. *Frontiers in Psychology, 7,* 1334.

Association des infirmières et infirmiers du Canada. (2017). *Code de déontologie des infirmières et infirmiers autorisés.*

Austin, W. (2007). The ethics of everyday practice. Healthcare environments as moral communities. *Advances in Nursing Science, 30*(1), 81-88.

Baier, A. (1985). What do women want in a moral theory? *Nous, 19,* 53-65.

Baker, C., et Diekelmann, N. (1994). Connecting conversations of caring : Recalling the narrative to clinical practice. *Nursing Outlook, 42,* 65-70.

Batho, D., et Pitton, C. (2018). In *What is moral distress? Experiences and responses.* The University of Essex. https://powerlessness.essex.ac.uk/wp-content/uploads/2018/02/MoralDistressGreenPaper1.pdf

BBC. (2014). *Ethics : A general introduction.* https://www.bbc.co.uk/ethics/introduction/intro_1.shtml

Beauchamp, T. L. (2007). History and theory in « applied ethics ». *Kennedy Institute of Ethics Journal, 17*(1), 55-64.

Beauchamp, T. L. (2010). The concept of paternalism in biomedical ethics. *Jahrbuch für Wissenschaft und Ethik, 14,* 77-92.

Beauchamp, T. L., et Childress, J. F. (1979). In *Principles of biomedical ethics.* Oxford University Press.

Beauchamp, T. L., et Childress, J. F. (2001). In *Principles of biomedical ethics* (4e éd.). Oxford University Press.

Beauchamp, T. L., et Childress, J. F. (2013). In *Principles of biomedical ethics* (7e éd.). Oxford University Press.

Beauchamp, T. L., et Walters, L. (2003). In *Contemporary issues in bioethics* (6e éd.). Wadsworth-Thompson Learning.

Begley, A. M. (2005). Practising virtue : A challenge to the view that a virtue centred approach to ethics lacks practical content. *Nursing Ethics, 12*(6), 622-637.

Beliso-De Jesús, A., et Pierre, J. (2020). Anthropology of white supremacy. *American Anthropologist, 122*(1), 65-75.

Benjamin, M., et Curtis, J. (1985). Virtue and the practice of nursing. In Shelp, E. E. (Ed.), *Virtue and medicine : Explorations in the practice of nursing : Vol. 17.* Springer-Dortrecht.

Benner, P. (1990). The moral dimensions of caring. In Stevenson, J. S., et Tripp-Reimer, T. (Eds.), *Knowledge about care and caring : State of the art and future developments* (pp. 5-17). Academy of Nursing.

Benner, P. (1994). Discovering challenges to ethical theory in experience-based narratives of nurses' everyday ethical comportment. In Monagle, J. F., et Thomasma, D. C. (Eds.), *Health Care Ethics : Critical issues* (pp. 401-411). Aspen Publishers.

Benner, P. (1996). The primacy of caring and the role of experience, narrative, and community in clinical and ethical expertise. In Benner, P., Tanner, C. A., et Chesla, C. A. (Eds.), *Expertise in nursing practice : Caring, clinical judgment, and ethics* (pp. 232-237). Springer Publishing Company.

Benner, P. (2000). The roles of embodiment, emotion and life world for rationality and agency in nursing practice. *Nursing Philosophy, 1*(1), 5-19.

Benner, P. (2009). In *Expertise in nursing practice, caring, clinical judgement and ethics* (2e éd.). Springer Publishing.

Benner, P., et Tanner, C. (1987). Clinical judgment : How expert nurses use intuition. *The American Journal of Nursing, 87*(1), 23-31.

Benner, P., et Wrubel, J. (1989). In *The primacy of caring. Stress and coping in health and illness.* Addison-Wesley.

Biin, D., Canada, D., Chenowith, J. et coll. (2021). *Pulling together : A guide for researchers, Hitk̓ala.* (sect. 3). https://opentextbc.ca/indigenizationresearchers/chapter/indigenous-ethics-and-mindset/

Bodie, B., Brodell, R. T., et Helm, S. (2018). Shortages of lidocaine with epinephrine : Causes and solutions. *Journal of the American Academy of Dermatology, 79*(2), 322-393.

Bouchard, D., et Martin, J. (2009). In *Les Sept enseignements sacrés de la Femme Bison Blanc.* More Than Words Publishing http://www.btgwinnipeg.ca/uploads/5/2/4/1/52412159/the_seven_sacred_teachings_.pdf.

Bradshaw, A. (2011). Compassion : What history teaches us. *Nursing Times, 107*(19/20), 12-14.

Bradshaw, A. R. (1999). The virtue of nursing : the covenant of care. *Journal of Medical Ethics, 25,* 477-481.

Brannigan, M. (2000). Cultural diversity and the case against ethical relativism. *Health Care Analysis, 8*(3), 321-327.

Brant, C. (1990). Native ethics and rules of behaviour. *The Canadian Journal of Psychiatry, 35*(6), 534-539.

Brian Sinclair Working Group. (2017). *Out of Sight*. https://www.dropbox.com/s/wxf3v5uh2pun0pf/Out%20of%20Sight%20Final.pdf?d=0

Brilowski, G. A., et Wendler, M. C. (2005). An evolutionary concept analysis of caring. *Journal of Advanced Nursing, 50*(6), 641-650.

Brown, M. B., et Gilligan, C. (1992). Meeting at the crossroads : Women's psychology and girls' development. *Feminism & Psychology, 3*(1), 11-35.

Bruno, B., Shalowitz, D. I., et Arora, K. S. (2021). Ethical challenges for women's healthcare highlighted by the COVID-19 pandemic. *Journal of Medical Ethics, 47*(2), 69-72.

Bufacchi, V. (2017). Colonialism, injustice, and arbitrariness. *Journal of Social Philosophy, 48*(2), 197-211.

Burston, M., et Tuckett (2013). Moral distress in nursing : Contributing factors, outcomes and interventions. *Health Education Journal, 20*(3), 312-324.

Camic, C. (1979). The utilitarians revisited. *American Journal of Sociology, 85*(3).

Canada, Commission royale sur les peuples autochtones. (1996). In *Rapport de la Commission royale sur les peuples autochtones. Volume 1 : Un passé, un avenir*. Approvisionnements et Services Canada (Ch. 10).

Conseil canadien de réglementation des soins infirmiers auxiliaires (2013). *Code de déontologie des infirmières et infirmiers auxiliaires autorisés au Canada*.

Castellano, M. B. (2000). Updating Aboriginal traditions of knowledge. In Sefa Dei, G. J., Hall, B. L., et Rosenberg, D. G. (Eds.), *Indigenous knowledge in global contexts : Multiple readings of our world*. University of Toronto Press.

Catlett, S., et Lovan, S. R. (2011). Being a good nurse doing the right thing : A replication study. *Nursing Ethics, 18*(1), 54-63.

CFI Education Inc. (16 mars 2022). *Social Justice*. https://corporate-financeinstitute.com/resources/knowledge/other/social-justice/

Cha, M., Haddadi, H., Benevenuto, F., coll. (2010). Measuring user influence in Twitter : The million follower fallacy. *Proceedings of the Fourth International Conference on Weblogs and Social Media, 4*(1), 10-17.

Chan, T. W., Poon, E., et Hegney, D. G. (2011). What nurses need to know about Buddhist perspectives of end-of-life care and dying. *Progress in Palliative Care, 19*(2), 61-65.

Chandler, M. J., et Lalonde, C. E. (2004). Transferring whose knowledge? Exchanging whose best practices? On knowing about Indigenous knowledge and Aboriginal suicide. *Aboriginal Policy Research Consortium International, 144*(2), 111-123.

Chandler, M. J. et Lalonde, C. E. (2019). Cultural continuity and Indigenous youth suicide. Dans *Suicide and Social Justice* (pp. 53 à 70). Routledge

Chokr, N. (1992). Feminist perspectives on reproductive technologies : The politics of motherhood. *Technology in Society, 14*, 317-333.

Cloyes, K. G. (2002). Agonizing care : Care ethics, agonistic feminism and a political theory of care. *Nursing Inquiry, 9*(3), 301-314.

Commission des déterminants sociaux de la santé. (2008). In *Combler le fossé en une génération : Instaurer l'équité en santé en agissant sur les déterminants sociaux de la santé*. Organisation mondiale de la santé.

Condon, E. H. (1992). Nursing and the caring metaphor : Gender and political influences on an ethic of care. *Nursing Outlook, 40*(1), 14-19.

Cooper, M. C. (1988). Covenantal relationships : Grounding for the nursing ethic. *Advances in Nursing Science, 10*(4), 48-59.

Cooper, M. C. (1991). Principle-oriented ethics and the ethic of care : A creative tension. *Advances in Nursing Science, 4*, 22-31.

Copp, D. (2007). *Introduction : Metaethics and normative ethics*. In *The Oxford Handbook of Ethical Theory*. Oxford University Press.

Crowley, M. A. (1989). Feminist pedagogy : Nurturing the ethical ideal. *Advances in Nursing Science, 11*(3), 53-61.

Crowley, M. A. (1994). The relevance of Noddings' ethics of care to the moral education of nurses. *Journal of Nursing Education, 33*(2), 74-80.

Cudd, A., et Andreasen, R. (2005). In *Feminist theory : A philosophical anthology*. Wiley-Blackwell.

Dawson, K., et Singer, P. (1988). Australian developments in reproductive technology. *Hastings Center Report, 18*(2), 4.

Dean, R. (2006). In *The value of humanity in Kant's moral theory*. Clarendon Press.

DeMarco, J. P. (2005). Principlism and moral dilemmas : A new principle. *Journal of Medical Ethics, 31*, 101-105.

Donaldson, C. M. (2017). Using Kantian ethics in medical ethics education. *Medical Science Editor, 27*, 841-845.

Downie, J., et Sherwin, S. (2013). Feminist health care ethics consultation. *Research Papers, Working Papers, Conference Papers*, 18. https://digitalcommons.schulichlaw.dal.ca/working_papers/18.

Dwyer, S. (1999). Moral Competence. In Murasugi, K., et Stainton, R. (Eds.), *Philosophy and Linguistics* (pp. 169-190). Westview Press.

Eaton, M. (2004). In *Ethics and the business of bioscience*. Stanford University Press.

Engelhardt, H. T. (1986). In *The foundations of bioethics*. Oxford University Press.

Fondation canadienne des femmes (2021). *Indigenous firsts : 14 Indigenous women to know on National Indigenous Peoples Day*. https://canadianwomen.org/blog/indigenous-firsts-14-indigenous-women-to-know-on-national-indigenous-peoples-day/

Epstein, E., et Delgado, S. (2010). Understanding and addressing moral distress. *The Online Journal of Issues in Nursing, 15*(3), Manuscrit 1.

Fiester, A. (2007). Why the clinical ethics we teach fails patients. *Academic Medicine Journals, 82*(7), 684-689.

Fowler, M. D. (2021). The nightingale still sings : Ten ethical themes in early nursing in the United Kingdom, 1888–1989. *The Online Journal of Issues in Nursing, 26*(2).

Fox, E. M. (1914). In *First lines in nursing*. Scientific Press.

Frankena, W. (1973). In *Ethics* (2e éd.). Prentice-Hall N.J. (p. 47).

Frederiksen, C. S., et Nielsen, M. E. J. (2013). Ethical Theories. In Idowu, S. O., Capaldi, N., et Zu, I. et al (Eds.), *Encyclopedia of Corporate Social Responsibility*. Springer. https://doi.org/10.1007/978-3-642-28036-8_613.

Freeman, S. (1994). Utilitarianism, deontology, and the priority of right. *Philosophy of Public Affairs, 23*(4), 313-349.

Friesen, P. (2020). Trust in health care after the death of Joyce Echaquan. *Impact Ethics : Making a Difference in Bioethics.* https://impactethics.ca/2020/11/09/trust-in-health-care-after-the-death-of-joyce-echaquan/

Fry, S. T. (1989). Toward a theory of nursing ethics. *Advances in Nursing Science, 11*(4), 9-22. https://doi.org/10.1097/00012272-198907000-00005

Gandjour, A., et Lauterback, K. W. (2003). Utilitarian theories reconsidered : Common misconceptions, more recent developments, and health policy implications. *Health Care Analysis, 11*(3), 220-244.

Geddes, G. (2017). In *Medicine unbundled : A journey through the minefields of Indigenous health care.* Heritage House.

Gilligan, C. (1982). In *In a different voice. Psychological theory and women's development.* Harvard University Press.

Gilligan, C. (1995a). Hearing the difference : Theorizing connection. *Hypatia, 10*(2), 120-127.

Gilligan, C. (1995b). Moral orientation and moral development. In Held, C. (Ed.), *Justice and care : Essential readings in feminist ethics.* Westview Press (Ch. 2).

Gilligan, C. et Attanucci, J. (1996). The moral principles of care. Dans *Introducing psychological research.* Palgrave Publishing.

Gouvernement du Canada. (2019). *Le principe de Jordan : Principes d'égalité réelle. Qu'est-ce que l'égalité réelle ?* https://sac-isc.gc.ca/fra/1568396042341/1568396159824#chp02

Gouvernement du Canada. (2020). *Guide sur la pandémie de COVID-19 pour le secteur de la santé.* https://www.canada.ca/fr/sante-publique/services/maladies/2019-nouveau-coronavirus/professionnels-sante/covid-19-guide-pandemie-secteur-sante.html

Gouvernement du Canada (2021a). *Budget de 2021 : Aider les femmes. Ministère des Finances Canada.* https://www.canada.ca/fr/ministere-finances/nouvelles/2021/04/budget-de-2021-aider-les-femmes.html

Gouvernement du Canada (2021b). *Cadre d'éthique en santé publique : Guide pour la réponse à la pandémie de COVID-19 au Canada.* https://www.canada.ca/fr/sante-publique/services/maladies/2019-nouveau-coronavirus/reponse-canada/cadre-ethique-guide-reponse-pandemie-covid-19.html

Gouvernement du Canada (24 janvier 2022a). *Conclusion d'accords de principe sur l'indemnisation et la réforme à long terme des services à l'enfance et à la famille des Premières Nations et du principe de Jordan* [Communiqué de presse]. https://www.canada.ca/fr/services-autochtones-canada/nouvelles/2022/01/conclusion-daccords-de-principe-sur-lindemnisation-et-la-reforme-a-long-terme-des-services-a-lenfance-et-a-la-famille-des-premieres-nations-et-du-p.html

Gouvernement du Canada, (2022b). Lois fédérales sur l'égalité des genres au Canada. https://www.international.gc.ca

Gouvernement du Canada. (6 mars 2023). *Principe de Jordan : Le principe de Jordan.* https://sac-isc.gc.ca/fra/1568396042341/1568396159824#chp02

Grassian, V. (1992). In *Moral reasoning : Ethical theory and some contemporary moral problems.* Prentice-Hall.

Greenwood, M. et MacDonald, N. (2021). *Vaccine mistrust : A legacy of colonialism* (Série de la SRC sur la COVID-19, Publication #102). https://rsc-src.ca/fr/voix-de-la-src/vaccine-mistrust-legacy-colonialism

Hanson, E., Gamez, D., et Manuel, A. (Septembre 2020). The residential school system. *Indigenous Foundations.* https://indigenousfoundations.arts.ubc.ca/residential-school-system-2020/.

Haslam-Larmer, L., Grigorovich, A., Quirt, H., et al. (2022). Prevalence, causes, and consequences of moral distress in healthcare providers caring for people living with dementia in long-term care during a pandemic. *Dementia, 22*(1), 5-270.

Häyry, M. (2021). Just better utilitarianism. *Cambridge Quarterly of Healthcare Ethics, 30*(2), 343-367.

Hines-Martin, V., et Nash, W. (2017). Social justice, social determinants of health, interprofessional practice and community engagement as formative elements of a nurse practitioner managed health center. *International Journal of Nursing and Clinical Practice, 4,* 218-223.

Holtz, H., Heinze, K., et Rushton, C. (2018). Interprofessionals' definitions of moral resilience. *Journal of Clinical Nursing, 27*(3-4), e488-e494.

Hoyt, S. J (2010). Florence Nightingale's contribution to contemporary nursing ethics. *Holistic Nursing, 4,* 331-332.

Hursthouse, R. (1999). In *On virtue ethics.* Oxford University Press.

Indigenous Corporate Training. (2017). *A brief look at Indian hospitals in Canada.* https://www.ictinc.ca/blog/a-brief-look-at-indian-hospitals-in-canada-0

Inglehart, R. (1977). In *The silent revolution : Changing values and political styles among Western publics.* Princeton University Press.

Institute for Patient and Family-Centered Care. (2021). *Family presence during a pandemic : Guidance for decision makers.* https://www.ipfcc.org/events/IPFCC_Family_Presence.pdf

Internet Encyclopedia of Philosophy. (non daté). Health care ethics. https://iep.utm.edu/h-c-ethi/#SH2a

Izumi, S., Konishi, E., Yariro, M., et al. (2006). Japanese patients' descriptions of « the good nurse »: Personal involvement and professionalism. *Advances in Nursing Science, 29*(2), E14-E26.

Jameton, A. (1984). In *Nursing practice : The ethical issues.* Prentice-Hall.

Jochelson, K. (2006). Nanny or steward? The role of government in public health. *Public Health, 120*(12), 1149-1155.

Johnston, P., Keatings, M., et Monk, A. (2022). Experiences of essential care partners during the COVID-19 pandemic [numéro spécial]. *Healthcare Quarterly, 25,* 41-47.

Joseph, B., et Joseph, C. F. (2019). In *Indigenous Relations : Insights, Tips and Suggestions to Make Reconciliation a Reality.* Indigenous Relations Press.

Kamel, G. (2021). Rapport d'enquête : Loi sur la recherche des causes et des circonstances des décès la mort pour la protection de la vie humaine concernant le décès de Joyce Echaquan, 2020-00275. https://www.coroner.gouv.qc.ca/fileadmin/Enquetes_publiques/2020-EP00275-9.pdf

Kant, I. (2007). *Groundwork of the metaphysics of morals.* (P. Guyer, éd.). Continuum International Publishing Group. (Ouvrage original publié en 1785).

Keller, D. (2009). In *A brief overview of basic ethical theory.* SelectedWorks.

Kitayama, S., et Uskul, A. K. (2011). Culture, mind, and the brain : Current evidence and future directions. *Annual Reviews of Psychology, 62*, 419-449.

Kranak, J. (2022). Kantian deontology. In Matthews, G. (Ed.), *Introduction to philosophy : Ethics*. Rebus (Ch. 6). https://press.rebus.community/intro-to-phil-ethics/.

Lamiani, G., et Borghi, J. (2017). When health care professionals cannot do the right thing : A systematic review of moral distress and its correlates. *Journal of Health Psychology, 22*(1), 56-57.

Landauer, J. et Rowlands, J. (2001). *Importance of philosophy*. http://www.importanceofphilosophy.com/Ethics_Rationality.html

Larrabee, M. J. (2016). In *An ethic of care : Feminist and interdisciplinary perspectives*. Routledge.

Lind, A., Wilburn, S., et Pate, E. (1986). Power from within : Feminism and the ethical decision-making process in nursing. *Nursing Administration Quarterly, 10*(3), 50-57.

Linden, A. (2016). Toward tort liability for bad Samaritans. *Alberta Law Review, 53*(4), 837.

Linden, A. M., Feldthusen, B. P., Hall, M. I., coll. (2018). In *Droit canadien de la responsabilité civile délictuelle* (11e éd.). LexisNexis Canada.

Lux, M. K. (2016). In *Separate beds : A history of Indian hospitals in Canada, 1920s-1980s*. University of Toronto Press.

Mahon, R., et Robinson, F. (2011). In *Feminist ethics and social policy : Towards a new global political economy of care*. UBC Press.

Malmsten, K. (2000). Basic care, bodily knowledge and feminist ethics. *Medicine & Law, 19*(3), 613-622.

Mandal, J., Ponnambath, D. K., et Parija, S. C. (2016). Utilitarian and deontological ethics in medicine. *Tropical Parasitology, 6*(1), 5-7.

Mandhane, R. (2000). Duty to rescue through the lens of multiple-party sexual assault. *Dalhousie Journal of Legal Studies, 9*(1), 1-35.

Marmot, M., Allen, J., Goldblatt, P., et al. (2020). In *Build back fairer : The COVID-19 Marmot review. The pandemic, socioeconomic and health inequalities in England*. Institute of Health Equity. https://www.instituteofhealthequity.org/resources-reports/build-back-fairer-the-covid-19-marmot-review.

McCarthy, J. (2002). Principlism or narrative ethics : Must we choose between them? *Medical Humanities, 29*(2), 65-71.

Mill, J. S. (1948). In *On liberty and considerations on representative government*. B. Blackwell.

Mill, J. S., et Warnock, M. (2003). In *Utilitarianism and on liberty : Including « Essay on Bentham » and selections from the writings of Jeremy Bentham and John Austin*. B. Blackwell.

Millette, B. E. (1994). Using Gilligan's framework to analyze nurses' stories of moral choices. *Western Journal of Nursing Research, 16*(6), 660-674.

Nelson, A., Parra, M. T., Kim-Farley, R., coll. (2012). Ethical issues concerning vaccination requirements. *Public Health Reviews, 34*(14), 1-20.

Nicholas, D. et Keatings, M. (Éds.). (non daté). Inter-professional collaboration in family-centred care. Manuscrit en cours.

Nightingale, F. (1882). Nursing the sick. In Quain, R. (Ed.), *A dictionary of medicine* (pp. 1043-1049). Longmans, Green et Co.

Nightingale, F. (1934). Profession with vocation. *The Nursing Times, 30*(1518), 528-529.

Nisbett, R., Peng, K., Choi, I., coll. (2001). Culture and systems of thought : Holistic versus analytic cognition. *Psychology Reviews, 108*(2), 291-310.

Noddings, N. (1984). In *Caring : A feminine approach to ethics and moral education*. University of California Press.

Noddings, N. (1992). In defense of caring. *Journal of Clinical Ethics, 3*(1), 15-18.

Norlock, K. (27 mai 2019). Feminist ethics. Dans *The Stanford Encyclopedia of Philosophy*. https://plato.stanford.edu/entries/feminism-ethics/

Oddi, L., Cassidy, V., et Fisher, C. (2016). Nurses' sensitivity to the ethical aspects of clinical practice. *Nursing Ethics, 2*(3), 197-209.

Olsen, D. (1992). Controversies in nursing ethics : A historical review. *Journal of Advanced Nursing, 17*, 1020-1027.

O'Neill, O. (2013). In *Acting on principle : An essay on Kantian ethics* (2e éd.). Cambridge University Press.

ONU Femmes (2022). *Mettre fin à la violence à l'égard des femmes*. https://www.unwomen.org/fr/about-us

Organisation mondiale de la santé (2021a). *COVID-19 and the social determinants of health and health equity : Evidence brief*. https://www.instituteofhealthequity.org/resources-reports/covid-19-the-social-determinants-of-health-and-health-equity–whoevidence-brief

Organisation mondiale de la santé (2021b). *Équité vaccinale*. https://www.who.int/fr/campaigns/vaccine-equity

Parker, R. S. (1990). Nurses' stories : The search for a relational ethic of care. *Advances in Nursing Science, 13*(1), 31-40.

Pellegrino, E. D. (1995). Toward a virtue-based normative ethics for the health professions. *Kennedy Institute of Ethics Journal, 5*(3), 253-277.

Peter, E., et Gallop, R. (1994). The ethic of care : A comparison of nursing and medical students. *Journal of Nursing Scholarship, 26*(1), 47-52.

Peter, E. (2013). Advancing the concept of moral distress. *Journal of Bioethical Inquiry, 10*(3), 293-295.

Peter, E., et Morgan, K. P. (2001). Explorations of a trust approach for nursing ethics. *Nursing Inquiry, 8*(1), 3-10.

Petten, C. (2017). *Clare Clifton Brant : Mohawk man and doctor used his gifts well*. https://windspeaker.com/news/footprints/clare-clifton-brant-mohawk-man-and-doctor-used-his-gifts-well/

Rawls, J. (1971). In *A theory of justice*. Harvard University Press.

Rawls, J. (1996). In *Political liberalism*. Columbia University Press.

Reich, W. T. (Ed.). (1995). *Encyclopedia of bioethics*. Simon et Schuster/Macmillan.

Rodney, P. A. (2017). What we know about moral distress. *The American Journal of Nursing, 117*(2), S7-S10.

Rogers, W. A. (2006). Feminism and public health ethics. *Journal of Medical Ethics, 32*(6), 351-354.

Ross, D., et Stratton-Lake, P. (Eds.). (2002). *The right and the good*. Clarendon Press.

Rushton, C. H. (2008). Defining and addressing moral distress : Tools for critical care nursing leaders. *AACN Advanced Critical Care, 17*(2), 161-168.

Rushton, C. H., Schoonover-Shoffner, K., et Kennedy, M. S. (2017). A collaborative state of the Science Initiative : Transforming moral distress into moral resilience in nursing. *American Journal of Nursing, 117*(2), S2-S6. doi:10.1097/01.NAJ.0000512203.08844.1d.

Salwin, M. B., et Dupagne, M. B. (1999). The third-person effect : Perceptions of the media's influence and immoral consequences. *Communication Research, 26*(5), 523-549.

Savulescu, J., Persson, I., et Wilkinson, D. (2020). Utilitarianism and the pandemic. *Bioethics, 34*(6), 620-632.

Scott, P. A. (1995). Aristotle, nursing and health care ethics. *Nursing Ethics, 2*(4), 279-285. doi:10.1177/096973309500200402.

Scott, P. A. (2000). Emotion, moral perception, and nursing. *Nursing Philosophy, 1*(2), 123-133.

Selanders, L. C., et Crane, P. C. (2012). The voice of Florence Nightingale on advocacy. *Online Journal of Issues in Nursing, 17*(1), 1.

Sellman, D. (1997). The virtues in the moral education of nurses : Florence Nightingale revisited. *Nursing Ethics, 4*(1), 3-11.

Sellman, D. (2011). Professional values and nursing. *Medicine, Health Care and Philosophy, 14*(2), 203-208.

Service correctionnel Canada. (2021). *Pavillons de ressourcement pour Autochtones.* https://www.csc-scc.gc.ca/002/003/002003-2000-fr.shtml

Shai, A., Koffler, S., et Hashiloni-Dolev, Y. (2021). Feminism, gender medicine and beyond : A feminist analysis of « gender medicine ». *International Journal for Equity in Health, 20*(1), 177.

Sherwin, S. (1989). Feminist and medical ethics : Two different approaches to contextual ethics. *Hypatia, 4*(2), 57-72.

Sherwin, S. (1992). In *No longer patient.* Temple University Press.

Sherwin, S. (1998). A relationship to autonomy in health care. Dans *The Feminist Health Care Ethics Research Network, The politics of women's health : Exploring agency and autonomy* (ch. 2). Temple University Press.

Singer, P. (2011). In *Practical ethics.* Cambridge University Press.

Statistique Canada. (2019). *Taux de suicide chez les Premières Nations, les Métis et les Inuits (2011 à 2016) : résultats de la Cohorte santé et environnement du Recensement canadien (CSERCan) de 2011.* https://www150.statcan.gc.ca/n1/pub/99-011-x/99-011-x2019001-fra.htm

SuperSummary. (2022). *Utilitarianism.* https://www.supersummary.com/utilitarianism/summary/

Tashjian, A. (2017). The ethical implications of the medical community's failure to differentiate sex- and gender-based medicine from women's health. *Frontiers in Women's Health, 2*(2), 1-4.

Taylor, C. (2019). Communication personnelle, 25 mars 2019.

Throsby, K. (2004). In *When IVF fails.* Palgrave Macmillan. https://doi.org/10.1057/9780230505704_2.

Tiwari, S., et Agarwal, L. (23 juin 2020). Flogging as criminal punishment in the 21st century. *JURIST.* https://www.jurist.org/commentary/2020/06/tiwari-agarwal-flogging-punishment/.

Tong, R. (1995). Feminine and feminist ethics. *Social Philosophy Today, 10*, 183-205.

Valentine, P. E. (1994). A female profession : A feminist management perspective. In Hibberd, J. M., et Kyle, M. E. (Eds.), *Nursing management in Canada* (pp. 372-390). W. B. Saunders.

Varcoe, C., Doane, G., Pauly, B., coll. (2004). Ethical practice in nursing : Working the in-betweens. *Journal of Advanced Nursing, 45*(3), 316-325.

Veatch, R. (1981). In *A theory of medical ethics.* Basic Books.

Walker, T. (2009). What principlism misses. *Journal of Medical Ethics, 35*, 229-231.

Wallis, L. (2015). Moral distress in nursing. *The American Journal of Nursing, 115*(3), 19-20.

Waniskahk. (2020). *Waniskahk – Time to rise up* [Application].

Watson, J. (1985). In *Nursing : Human science and human care.* Appleton-Century-Crofts.

Watson, J. (1989). Transformative thinking and a caring curriculum. In Bevis, E. U., et Watson, J. (Eds.), *Toward a caring curriculum : A new pedagogy for nursing.* National League for Nursing.

Watson, J. (1992). Response to « caring, virtue theory, and a foundation for nursing ethics ». *Scholarly Inquiry for Nursing Practice, 6*(2), 169-171.

Watson, J. (2008). In *Nursing, the philosophy and science of caring* (Éd. révisée.). University Press of Colorado.

Watson, M. J. (1988). New dimensions of human caring theory. *Nursing Science Quarterly, 1*(4), 175-181.

What Is Rawls's Difference Principle? (25 février 2021). *Éditorial eNotes.* https://www.enotes.com/homework-help/what-is-rawls-s-difference-principle-268116

White, E. M., Wetle, T. F., Reddy, A., coll. (2021). Front-line nursing home staff experiences during the COVID-19 pandemic. *Journal of the American Medical Directors Association, 22*(1), 199-203.

Wilson, B. (Ed.). (1970). *Rationality.* Wiley-Blackwell.

Wolf, S. M. (Ed.). (1996). *Feminism and bioethics : Beyond reproduction.* Oxford University Press.

Wood, A. W. (2008). In *Kantian ethics.* Cambridge University Press.

Zempi, I. (2016). « It's a part of me, I feel naked without it »: Choice, agency and identity for Muslim women who wear the niqab. *Ethnic and Racial Studies, 39*(10), 1738-1754.

Zinkin, M. (2006). Respect for the law and the use of dynamical terms in Kant's theory of moral motivation. *De Gruyter, 88*(1), 31-53.

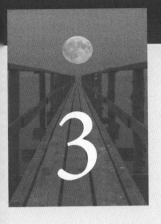

3

GUIDER LA PRISE DE DÉCISIONS ÉTHIQUES : RESSOURCES POUR LE PERSONNEL INFIRMIER

OBJECTIFS D'APPRENTISSAGE

Le but de ce chapitre est de vous permettre de comprendre :

- Le parcours historique de l'élaboration des *codes de déontologie* et leur influence sur la profession infirmière

- L'application du *Code déontologique pour la profession infirmière* du Conseil international des infirmières (CII) et du *Code de déontologie des infirmières et infirmiers autorisés* de l'Association des infirmières et infirmiers du Canada pour assurer des soins infirmiers éthiques, guider la prise de décisions morales et clarifier les obligations et responsabilités éthiques des membres du personnel infirmier

- L'interaction entre les normes professionnelles et les principes éthiques et juridiques qui guident la pratique infirmière

- La façon dont les lignes directrices sur la pratique professionnelle aident les infirmières et infirmiers à respecter les normes et les valeurs ancrées dans les codes déontologiques des soins infirmiers

- Le rôle des comités d'éthique clinique et des éthiciens cliniques, et les ressources qu'ils offrent au personnel infirmier

- L'importance d'utiliser des cadres pour guider la réflexion et la prise de décisions éthiques

INTRODUCTION

On attend des infirmières et infirmiers professionnels qu'ils réfléchissent et agissent de manière éthique dans le contexte de relations thérapeutiques de confiance et respectueuses, tout en s'adaptant à un système de soins de santé sophistiqué et complexe en constante évolution.

Avec l'évolution du tissu de la société, l'apparition de difficultés mondiales et la mise en place de nouvelles politiques et lois en matière de santé, la complexité des problèmes auxquels sont confrontés les membres du personnel infirmier s'accroît. On leur demande de répondre à ces défis tout en continuant de prodiguer des soins sûrs et compatissants aux personnes les plus vulnérables.

Dans ce chapitre, nous mettons en avant le *Code déontologique pour la profession infirmière* du Conseil international des infirmières (CII) et le *Code de déontologie des infirmières et infirmiers autorisés* de l'Association des infirmières et infirmiers du Canada. Ces codes sont fondés sur les théories, les concepts et les principes décrits dans le chapitre 2 et soulignent les responsabilités du personnel infirmier professionnel. Afin de respecter les normes éthiques présentées explicitement dans ces codes, des cadres et des lignes directrices fondés sur des théories et des principes éthiques ont été élaborés pour guider la pratique éthique, aider les infirmières et infirmiers à s'acquitter de leurs devoirs et obligations moraux, et faciliter la résolution de problèmes éthiques difficiles. Pour faciliter l'application de ces codes et cadres éthiques, des scénarios de cas sont fournis afin d'encourager la discussion sur les difficultés éthiques quotidiennes auxquelles sont confrontés les membres du personnel infirmier. De plus, des ressources d'experts, comme des comités d'éthique, des lignes directrices sur les pratiques exemplaires et des éthiciens, sont présentées.

CODES DE DÉONTOLOGIE

Les normes relatives à la pratique éthique des professionnels sont exprimées dans des codes déontologiques. Historiquement, les professions ont été créées pour servir l'intérêt public et le bien commun. Dans le cadre de son contrat avec la société, une profession s'engage à respecter les devoirs et les obligations inhérents à son rôle, à sa mission et à son fondement éthique (Jennings et coll., 1987). La possession d'un code de ce genre est considérée comme une caractéristique clé d'une profession et constitue une déclaration publique de la mission sociétale, des valeurs, des engagements et des responsabilités de la profession en question (Wall, 1995). En tant que membres d'un corps professionnel, les infirmières et infirmiers ont un devoir envers chacun de leurs patients, mais au niveau sociétal, la profession influence les politiques sur de nombreuses questions, comme la santé de la population et l'équité sociale. Dans les soins infirmiers, les codes déontologiques procurent des normes qui guident et soutiennent la pratique éthique dans tous les domaines et milieux (Epstein et Turner, 2015).

Les codes déontologiques professionnels sont fondés sur la théorie et les valeurs morales. Étant donné que les valeurs et les priorités évoluent avec le temps, les codes sont révisés régulièrement et influencés par les membres de la profession qui cherchent à clarifier les difficultés auxquelles ils font face et à comprendre les normes éthiques qu'ils doivent respecter. Les codes intègrent des concepts comme le devoir, la vertu et la justice, et reposent souvent sur des principes éthiques comme l'autonomie, la bienfaisance, la non-malfaisance et la fidélité.

Les codes déontologiques des soins infirmiers sont non seulement ancrés dans des théories et des principes, mais ils mettent également en évidence la théorie des soins infirmiers et les valeurs et concepts liés aux éléments suivants :

- Relations
- Leadership
- Compassion et bienveillance
- Communication
- Collaboration
- Justice sociale (AIIC, 2017; Olsen et Stokes, 2016)

Le fait d'avoir un code de déontologie protège l'intégrité d'une profession; il transmet l'engagement de la profession envers le public et, ce faisant, inspire la confiance et

le respect. Le public compte sur les professionnels pour appliquer leurs connaissances et leurs compétences dans l'intérêt supérieur des personnes et des communautés qu'ils servent. Pour conserver cette confiance, il est essentiel que les professionnels respectent des normes de conduite scrupuleuses et rendent des comptes au public (Epstein et Turner, 2015; Jennings et coll., 1987). À cette fin, le code d'une profession établit ses normes et obligations déontologiques envers les personnes qu'elle sert et envers la société dans son ensemble (Jennings et coll., 1987). Le code définit les comportements acceptables et inacceptables, les règles de conduite, ainsi que les valeurs et responsabilités professionnelles. Le code d'une profession transmet et clarifie les principes qui guident les décisions et les actes de chaque membre.

Les codes déontologiques des soins infirmiers décrivent non seulement les valeurs, les devoirs et les responsabilités du personnel infirmier, mais soulignent également l'importance du rôle d' **agent moral**de ce dernier. En tant qu'agents moraux, les infirmières et infirmiers identifient les problèmes ou difficultés moraux, font des choix moraux et prennent des mesures en vue de les résoudre. Agir à titre d'agent moral peut être difficile dans le cadre des réalités complexes des soins de santé; les codes déontologiques offrent donc une orientation pour s'acquitter de cette responsabilité (Fortier et Malloy, 2019; Grace, 2018).

Les codes fournissent également une norme en fonction de laquelle évaluer un membre du personnel infirmier si une mesure disciplinaire est prise par un organisme de réglementation (chapitre 5) ou si une action en justice est intentée contre l'infirmière ou l'infirmier devant les tribunaux (AIIC, 2017, p. 2; chapitre 7).

L'HISTOIRE DES CODES DE DÉONTOLOGIE

Les codes de déontologie existent depuis longtemps dans l'histoire, comme l'illustrent les exemples de codes qui suivent. Leurs principes fondamentaux sont restés constants à travers les époques, mais leur interprétation et leur application ont changé au fur et à mesure de l'évolution des cultures et de leurs valeurs (Encadrés 3.1, 3.2 et 3.3).

L'HISTOIRE DES CODES DE DÉONTOLOGIE DANS LE SECTEUR DES SOINS INFIRMIERS

Comme nous l'avons mentionné, l'une des principales caractéristiques d'une profession est de posséder un code de déontologie qui établit clairement les obligations et les responsabilités de cette profession à l'égard de la société. L'évolution des codes de déontologie des soins infirmiers reflète celle de la profession infirmière (Viens, 1989). Les premiers codes et programmes d'études dans les écoles de sciences infirmières mettaient l'accent sur le caractère et le comportement de l'infirmière, et se fondaient essentiellement sur la moralité chrétienne.

Reconnue comme la fondatrice des soins infirmiers en tant que profession, Florence Nightingale considérait que l'éthique infirmière était ancrée dans cette tradition chrétienne. Elle voyait les soins infirmiers comme un appel de Dieu et prônait l'éducation morale des infirmières, basée sur la pensée aristotélicienne (Sellman, 1997). Aristote accordait une importance toute

ENCADRÉ 3.3
LE CODE DE NUREMBERG (1947)

Au lendemain de la Seconde Guerre mondiale, des officiers nazis, accusés d'avoir procédé à des expérimentations sur l'être humain contraires à l'éthique, ont été jugés à Nuremberg. À l'époque, il n'existait pas de règles ni de lois pour guider la recherche sur des sujets humains. De ce fait, le *Code de Nuremberg* a été établi en 1947 pour traiter de questions telles que le consentement éclairé, la compétence de l'enquêteur et l'équilibre entre les préjudices et les bienfaits pour le sujet de la recherche. Ce code constitue toujours aujourd'hui le fondement éthique de la recherche sur des sujets humains. Les extraits suivants tirés du code clarifient la relation entre ses éléments et les principes éthiques clés.

PRINCIPE DU CONSENTEMENT ÉCLAIRÉ (AUTONOMIE, RESPECT DES PERSONNES)

« L'obligation et la responsabilité d'apprécier les conditions dans lesquelles le sujet donne son consentement incombent à la personne qui prend l'initiative et la direction de ces expériences ou qui y travaille. Le sujet humain doit :

- Donner son consentement volontaire
- Avoir la capacité légale pour consentir
- Être laissé libre de décider sans intervention de quelque élément de force, de fraude, de contrainte, de supercherie, de duperie ou d'autres formes de contrainte ou de coercition
- Être suffisamment renseigné et connaître toute la portée de l'expérience pratiquée sur lui afin d'être capable de mesurer l'effet de sa décision
- Comprendre la nature, la durée et le but de l'expérience, ainsi que les méthodes et moyens employés, les dangers et les risques encourus, et les conséquences pour sa santé ou sa personne qui peuvent résulter de sa participation à cette expérience
- Être libre, pendant l'expérience, de faire interrompre l'expérience s'il estime avoir atteint le seuil de résistance mentale ou physique au-delà duquel il ne peut aller. »

CONTRIBUER AU BIEN COMMUN (BIENFAISANCE)

« L'expérience devrait :
- Avoir des résultats pratiques pour le bien de la société impossibles à obtenir par d'autres moyens;

elle ne doit pas être pratiquée au hasard et sans nécessité
- Doit résider dans les résultats d'expériences antérieures faites sur des animaux et dans la connaissance de la genèse de la maladie ou des questions à l'étude, de façon à justifier par les résultats attendus, l'exécution de l'expérience. »

NE PAS NUIRE (NON-MALFAISANCE)

« L'expérience devrait :
- Être pratiquée de façon à éviter toute souffrance et tout dommage physique ou mental non nécessaire
- L'expérience ne doit pas être tentée lorsqu'il y a une raison *a priori* de croire qu'elle entraînera la mort ou l'invalidité du sujet, à l'exception des cas où les médecins qui font les recherches servent eux-mêmes de sujets à l'expérience
- On doit faire en sorte d'écarter du sujet expérimental toute éventualité, si mince soit-elle, susceptible de provoquer des blessures, l'invalidité ou la mort. »

BÉNÉFICE-RISQUE (BIENFAISANCE PAR RAPPORT À NON-MALFAISANCE)

« Le scientifique doit veiller à ce que :
- Les risques encourus n'excèdent jamais l'importance humanitaire du problème que doit résoudre l'expérience envisagée
- L'expérience ne soit pratiquée que par des personnes qualifiées
- L'expérience puisse être interrompue à tout moment, s'il a une raison de croire que sa continuation pourrait entraîner des blessures, l'invalidité ou la mort pour le sujet expérimental. »

Instituts de recherche en santé du Canada, Conseil de recherches en sciences naturelles et en génie du Canada, et Conseil de recherches en sciences humaines du Canada (2014). *Énoncé de politique des trois conseils : Éthique de la recherche avec des êtres humains*; The Nuremberg Code (1947). (1996). *British Medical Journal, 313*, 1448. https://www.bmj.com/content/313/7070/1448.1.

particulière à la vertu, au caractère, à la perception et à l'émotion dans la prise de décisions morales, ce qui, selon certains, reste toujours pertinent pour l'éthique infirmière d'aujourd'hui (Scott, 1995). Souscrivant à cette tradition aristotélicienne, au début de la profession, les vertus, les valeurs et le caractère moral du personnel infirmier jouaient un rôle prépondérant. L'éthique infirmière fondée sur la vertu de Florence Nightingale se

basait sur la prémisse que le personnel infirmier, tout en s'occupant des patients, devrait être motivé par des valeurs intrinsèques visant l'atteinte de normes morales élevées. Elle croyait que ces valeurs devaient comprendre des traits comme l'honnêteté, la fiabilité, la patience, la compassion, l'honneur, le courage moral et le dévouement (Nightingale, 1882). Elle estimait qu'un tel engagement à l'égard de ces idéaux constituait la caractéristique distinctive de la profession et qu'il était fondamental pour la valeur morale de la relation entre infirmière et patient (Armstrong, 2006; Fowler, 2021; Hoyt, 2010; Scott, 1995; Sellman, 1997).

L'approche de Nightingale en matière d'éthique comprenait également l'attention portée à l'étiquette, aux règles et aux normes de comportement. Les règles s'appliquaient à la façon dont les élèves infirmières se comportaient non seulement dans les services hospitaliers, mais aussi dans leurs résidences et en public (Levine, 1999). Les infirmières étaient censées montrer l'exemple au sein de la communauté et devaient donc manifester en permanence un comportement et un caractère très vertueux (Aikens, 1926).

Non seulement Nightingale croyait-elle fermement à l'importance de la bienveillance dans les soins infirmiers, mais elle fut également une pionnière dans la gestion de la qualité (Meyer et Bishop, 2007). Elle a également encouragé la formation continue en vue d'atteindre des normes de pratique élevées. Alors qu'elle offrait des conseils aux élèves infirmières en 1873, Nightingale a fait les remarques suivantes :

> Il est incontestablement admis que les soins infirmiers sont une grande vocation, une vocation honorable. Mais où réside l'honneur? Dans le travail acharné que vous effectuez pendant votre formation pour apprendre et savoir tout faire à la perfection? L'honneur ne réside pas dans le fait d'enfiler votre uniforme pour prodiguer des soins infirmiers. L'honneur réside dans l'amour de la perfection, de la constance et d'un travail rigoureux, dans le fait d'être prête à travailler patiemment, à dire non pas « qu'est-ce que je suis intelligente! », mais plutôt « je ne suis pas encore digne et je vivrai pour mériter d'être une infirmière qualifiée. » *(Sellman, 1997)*

Elle est considérée comme une précurseure dans l'influence sur les politiques liées à la santé sociétale et à l'équité sociale, et l'une des premières partisanes de l'importance des déterminants sociaux de la santé (Falk-Rafael, 2005; Selanders et Crane, 2012). Le *Code de déontologie* de l'AIIC, dont il est question plus loin dans le présent chapitre, traite de ces concepts importants de bienveillance et de compassion, de justice sociale et d'équité. La justice sociale est examinée plus en détail dans le chapitre 2.

Sa philosophie est représentée dans le **Serment de Nightingale**. Ce serment a été rédigé par un comité présidé par Lystra Gretter, professeure en soins infirmiers au Harper Hospital de Detroit, dans le Michigan, et utilisé pour la première fois par sa classe de diplômées au printemps 1893. Il s'agissait en fait d'une adaptation du serment d'Hippocrate prêté par les médecins (Nightingale, non daté), voir la Fig. 3.1.

D'autres grandes figures des soins infirmiers ont poursuivi cette tradition philosophique. **Isabel Robb (1860 à 1910)**, autre pionnière de la profession infirmière, a contribué à faire évoluer la théorie et l'éducation en soins infirmiers, surtout en ce qui a trait à l'établissement de normes et à l'évaluation des aptitudes et des qualifications des élèves. Dans son livre *Nursing Ethics for Hospital and Private Use* (Robb, 1900), elle insiste également sur la conduite et le comportement des infirmières. L'extrait suivant tiré du livre de Robb illustre cette approche et ce qui est attendu d'une infirmière :

> *Toujours obéir gaiement et promptement aux personnes de pouvoir et renoncer à sa propre volonté; ... entretenir des relations agréables avec les autres infirmières, certaines pouvant être peu sympathiques; ... se conformer volontiers aux nombreuses petites exigences apparemment capricieuses des patients, surtout vers la fin d'une longue journée de travail, lorsqu'elle commence à avoir mal au dos et que ses pieds sont fatigués, ou lorsqu'elle ne se sent elle-même pas très bien, situations qui doivent être considérées comme des occasions de se maîtriser et de se discipliner. Les vraies infirmières doivent « combler toutes les attentes de tout le monde ». (Robb, 1900)*

Cette tradition morale mettait l'accent non seulement sur les devoirs et les principes essentiels qui guident les soins éthiques et le bien-être des patients, mais aussi sur l'importance de l'engagement solide de l'infirmière envers Dieu et la religion, dans le but de mener une vie pure et vertueuse. Durant une grande partie du début des années 1900, l'éducation morale de l'infirmière portait toujours essentiellement sur l'obéissance, le respect des règles et l'étiquette plutôt que sur le discernement, la réflexion et la pensée critique (Kelly, 1981). L'infirmière était également censée être loyale et respectueuse envers le médecin, qui était considéré comme le

Le serment de Florence Nightingale

JE M'ENGAGE SOLENNELLEMENT DEVANT DIEU ET EN PRÉSENCE DE CETTE ASSEMBLÉE, À MENER UNE VIE INTÈGRE ET À REMPLIR FIDÈLEMENT LES DEVOIRS DE MA PROFESSION. JE M'ABSTIENDRAI DE TOUTE PRATIQUE DÉLICTUEUSE OU MALFAISANTE. JE NE PRENDRAI OU N'ADMINISTRERAI VOLONTAIREMENT AUCUN REMÈDE DANGEREUX.

JE FERAI TOUT POUR ÉLEVER LE NIVEAU DE MA PROFESSION ET JE GARDERAI, AVEC TOTALE DISCRÉTION, LES CHOSES PRIVÉES QUI ME SERONT CONFIÉES ET TOUS LES SECRETS DE FAMILLE QUE LA PRATIQUE DE MON SERVICE ME FERAIT ÉVENTUELLEMENT CONNAÎTRE.

J'AIDERAI DE MON MIEUX LE MÉDECIN DANS SON TRAVAIL, ET JE ME DÉVOUERAI AU BIEN-ÊTRE DE CEUX QUI SONT LAISSÉS À MA GARDE.

Fig. 3.1 ■ La carte d'engagement a été remise aux premières diplômées de l'École de sciences infirmières Women's College Hospital (centre hospitalier universitaire pour femmes) de Toronto par Clara Dixon, la première infirmière de l'hôpital. Le Serment de Nightingale est souvent récité lors des cérémonies de remise des diplômes. *Source : The Miss Margaret Robins Archives of Women's College Hospital, fonds de l'École des sciences infirmières, K1-10.*

chef. Cela contraste avec l'environnement d'aujourd'hui, où le médecin et l'infirmière sont des collaborateurs au sein d'une équipe médicale plus large.

Charlotte Aikens, dirigeante infirmière américaine, écrivait ceci dans son texte de 1926 « *Studies in Ethics for Nurses* » :

La loyauté envers le médecin est l'une des obligations exigées de chaque infirmière, non seulement parce que le médecin est son supérieur hiérarchique, mais surtout parce que la confiance du patient envers son médecin est l'un des éléments importants de la gestion de sa maladie, et que rien ne doit être dit ou fait qui pourrait affaiblir cette foi ou créer un doute quant au caractère ou à l'aptitude ou aux méthodes du médecin dont il dépend. (Aikens, 1926, p. 2)

LE CONSEIL INTERNATIONAL DES INFIRMIÈRES

Le CII est une fédération regroupant plus de 130 associations nationales d'infirmières et infirmiers et qui représente plus de 27 millions de membres du personnel infirmier dans le monde. Première organisation internationale au monde pour les professionnels de la santé, elle est fondée en 1899 à partir des mouvements associés aux droits des femmes, au progressisme social et à la réforme des soins de santé. En 1899, les infirmières visionnaires qui ont fondé le CII tenaient leur première réunion de comité provisoire au St. Bartholomew's Hospital de Londres et, en 1900, elles en avaient élaboré et approuvé la constitution (CII, 2022c).

Le CII fait progresser la profession infirmière et la santé mondiale grâce à son leadership, à son plaidoyer, à ses politiques, à ses partenariats, à ses réseaux, à ses congrès et à ses projets spéciaux. Comme il s'agit d'une organisation bénévole, les infirmières du monde entier deviennent membres en adhérant à leur groupe national de soins infirmiers. Régie par des infirmières, l'organisation influence les soins infirmiers, la santé mondiale et la politique sociale, et établit des normes pour la profession à travers le monde. Elle joue un rôle de chef de file à l'échelle internationale pour faire entendre la voix des soins infirmiers, pour veiller à ce que les soins respectent les normes les plus élevées possible en faisant progresser les connaissances et en garantissant des infirmières compétentes et engagées (CII, 2022d).

Le CII jouit de solides alliances avec des organisations de soins infirmiers et non infirmières internationales, nationales et régionales. Il s'efforce d'établir des relations positives avec ces différents intervenants pour que l'organisation et la profession soient en position d'influencer les soins infirmiers et la santé dans le monde entier, dès maintenant et à l'avenir. Le CII collabore avec les Nations Unies, l'Organisation mondiale de la Santé (OMS) et d'autres organismes importants, tels que l'Organisation internationale du Travail et la Banque mondiale. En outre, il travaille en étroite collaboration avec un éventail d'organisations non gouvernementales internationales (CII, 2022b).

Assumant un rôle de leadership important, le CII a lancé une initiative majeure pour sensibiliser le public aux objectifs de développement durable (ODD) des Nations Unies et en soutenir la réalisation. Le CII s'attarde à sensibiliser la profession infirmière aux ODD et au rôle que peut jouer le personnel infirmier pour les atteindre. Par exemple, il reconnaît le rôle du personnel infirmier pour promouvoir une bonne santé et le bien-être, pour réduire les inégalités au sein des nations et entre elles, et pour reconnaître l'influence sur la santé de facteurs sociaux tels que l'éducation, le revenu, l'orientation sexuelle et l'origine ethnique. Le CII tient également à faire en sorte que le rôle historique des infirmières dans la résolution de ces problèmes soit reconnu par les dirigeants et les organisations internationales (CII, 2018).

En tant que voix mondiale des infirmières, le CII a joué un rôle de leadership en défendant les intérêts des infirmières et infirmiers pendant la pandémie de COVID-19. Par exemple, en 2022, il a publié un énoncé de politique, « *Déclaration du Conseil international des infirmières sur la vaccination contre la COVID-19* », qui reconnaissait l'efficacité des vaccins contre la COVID-19, encourageait les infirmières, en tant qu'exemples à suivre dignes de confiance, à jouer un rôle dans la promotion de l'adoption des vaccins, plaidait en faveur d'un accès mondial équitable aux vaccins, et encourageait les gouvernements du monde entier à promulguer toutes les lois nécessaires pour protéger les travailleurs de la santé participant à la fois à la vaccination et aux soins des patients atteints de la COVID-19 (CII, 2022a).

Le Code déontologique du CII pour la profession infirmière

Il est important que les soins infirmiers disposent d'un code déontologique professionnel ayant une portée mondiale. En 1953, le CII adoptait pour la première fois un code déontologique international, qui a été révisé de nombreuses fois depuis, la dernière révision remontant à 2021. Le code (le *Code déontologique du CII pour la profession infirmière*) sert de référence aux autres codes de la profession à travers le monde, assurant ainsi la cohérence des valeurs et des normes pour le personnel infirmier du monde entier (Tisdale et Symenuk, 2020).

Le code résume les valeurs éthiques, les responsabilités et les responsabilités professionnelles de la profession dans tous les milieux et domaines de la pratique infirmière. Il guide les rôles, les responsabilités, les comportements, les jugements et les relations des infirmières et infirmiers, et offre un cadre pour la prise de décisions éthiques. Il affirme que les soins infirmiers répondent à un besoin universel et que

> *le respect des droits de l'homme — notamment les droits culturels, le droit à la vie et au libre arbitre, le droit à la dignité humaine et le droit d'être traité avec respect — fait partie intégrante des soins infirmiers. Les soins infirmiers sont libres de considérations d'âge, de couleur, de culture, d'origine ethnique, de handicap ou de maladie, de genre, d'orientation sexuelle, de nationalité, de politique, de langue, de race, de croyance religieuse ou spirituelle, ou de situation juridique, économique ou sociale.* (CII, 2021, p. 3)

Le Code reconnaît que dès les origines, la profession a donné une voix aux « traditions et les pratiques d'équité et d'inclusion » et que les infirmières et infirmiers continuent d'être des chefs de file dans la promotion de ces valeurs à travers le monde tout en prévenant la maladie, en rétablissant la santé, en soulageant la souffrance et en plaidant en faveur d'une mort dans la dignité.

Le Code est organisé autour de quatre éléments principaux, en mettant l'accent sur la conduite, les devoirs et les valeurs des infirmières et infirmiers dans tous les domaines de pratique. Il comprend des exemples pour faciliter la mise en application de ces normes. Les éléments résumés dans la Fig. 3.2 fournissent une représentation visuelle du Code.

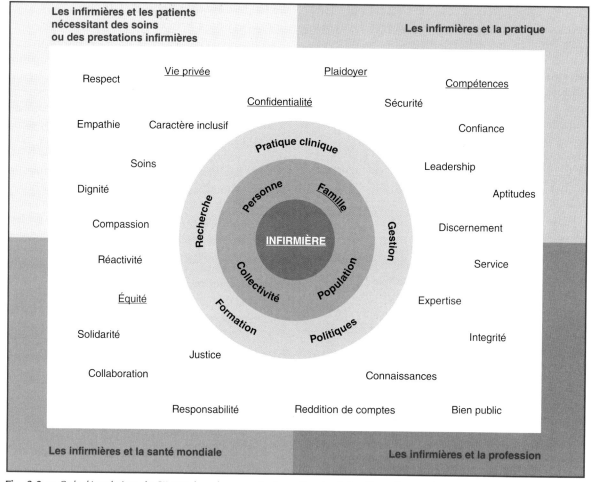

Fig. 3.2 ■ *Code déontologique du CII pour les* valeurs professionnelles des infirmières. *Source : https://www.icn.ch/sites/default/files/inline-files/ICN_Code-of-Ethics_FR_WEB.pdf, p. 26.*

1. Les infirmières et les patients ou d'autres personnes nécessitant des soins ou des prestations infirmières

Cet élément clarifie la responsabilité première du personnel infirmier envers les personnes qui ont besoin de soins et souligne l'importance de soins sûrs centrés sur le patient et la famille. Il met en relief le rôle du personnel infirmier dans la protection des droits de la personne et le respect des valeurs, des croyances et de la culture de la personne, de la famille et de la communauté. Il insiste particulièrement sur le consentement éclairé, la transparence, la confidentialité, le plaidoyer, la justice sociale et l'intégrité. Il renforce également la valeur des relations humaines dans le contexte d'un système technologique plus complexe, et l'impératif pour les infirmières et infirmiers d'incarner et de démontrer les valeurs fondamentales de la profession.

2. Les infirmières et la pratique

Cet élément met l'accent sur la responsabilité et la reddition de comptes des membres du personnel infirmier à l'égard d'une pratique compétente et sûre, en faisant preuve de discernement professionnel et en veillant à leur santé personnelle. Assurer la confiance du public par leur conduite personnelle et leurs comportements éthiques est fondamental à cet élément. Il traite des responsabilités du personnel infirmier pour conseiller et guider les autres, de son rôle pour défendre les intérêts des patients et de ses responsabilités en ce qui a trait à l'objection de conscience.

- Responsabilités
- Rôle
- Reddition de comptes

3. Les infirmières et la profession

Cet élément se concentre sur la responsabilité de la profession infirmière pour ce qui est de respecter des normes acceptables de pratique clinique, de gestion, de recherche, de formation et de pratique fondée sur des données probantes. Il clarifie les attentes voulant que les infirmières et infirmiers participent à la création de milieux de pratique positifs et éthiques et maintiennent des conditions de travail sociales et économiques sûres et équitables. Il accentue le rôle de la profession infirmière pour se préparer à réagir aux « situations d'urgence, de catastrophe, de conflit, d'épidémie, de pandémies, de crises sociales et de pénurie de ressources » (CII, 2021, p. 18)

4. Les infirmières et la santé mondiale

Cet élément souligne le fait que les infirmières et infirmiers doivent également entretenir des relations de collaboration et de respect avec les autres disciplines. Il aborde des valeurs telles que le respect des droits, de la dignité, de la liberté et de la valeur de tous les êtres humains, et le refus de l'exploitation humaine sous toutes ses formes. Il stipule que les infirmières et infirmiers doivent contribuer à l'élaboration de politiques de santé et à l'avancement de la santé de la population (en mettant l'accent sur les déterminants sociaux de la santé, le plaidoyer en faveur d'un accès universel aux soins de santé et la réalisation des ODD des Nations Unies). En outre, compte tenu des préoccupations mondiales relatives au changement climatique, il déclare qu'ils doivent participer à la préservation, à la durabilité et à la protection de l'environnement naturel, ainsi qu'à la prévention et à l'atténuation des conséquences potentielles sur la santé des problèmes environnementaux.

L'ASSOCIATION DES INFIRMIÈRES ET INFIRMIERS DU CANADA

Fondée en 1908, l'AIIC est une organisation nationale de soins infirmiers liée à des associations provinciales et territoriales, qui représentent collectivement plus de 450 000 infirmières et infirmiers professionnels au Canada (AIIC, 2023a). Ayant pour mission « d'unifier et faire entendre les voix des infirmières et infirmiers spécialisés au Canada, en partenariat avec l'Association des infirmières et infirmiers du Canada, de sorte que les connaissances et les compétences spécialisées du personnel infirmier du Canada devienne un élément essentiel parmi tous les aspects de la prise de décisions cliniques éclairées par des données probantes, éducationnelles, stratégiques et politiques, de même que de la recherche au niveau local, provincial ou territorial et national » (AIIC, 2023b), l'AIIC est le porte-parole national du personnel infirmier. Les infirmières et infirmiers canadiens deviennent membres de l'AIIC en adhérant à certaines associations infirmières provinciales ou à d'autres réseaux de soins infirmiers ou d'étudiants. L'adhésion n'est pas obligatoire, mais les infirmières et infirmiers peuvent aussi devenir membres directement. L'AIIC n'est pas un organisme de réglementation des soins infirmiers. Il joue plutôt un rôle de plaidoyer et de persuasion.

L'AIIC participe et contribue à l'élaboration de normes de pratique infirmière, de formation et de conduite éthique. Elle influence la législation, les programmes gouvernementaux, ainsi que les politiques nationales et internationales en matière de santé. L'AIIC établit et appuie les priorités en matière de recherche, facilite l'échange d'information et représente la profession auprès des groupes de santé, des organismes gouvernementaux et du public (Encadré 3.4).

Les priorités de l'AIIC répondent aux difficultés nationales et internationales que rencontrent actuellement les soins de santé. En 2022, certaines de ces priorités en matière de plaidoyer comprenaient la COVID-19, le vieillissement et les soins aux aînés, la santé des Autochtones, l'aide médicale à mourir, la santé mentale et le racisme dans les soins de santé.

ENCADRÉ 3.4
BUT ET OBJECTIFS DE L'AIIC

Mettant l'accent sur l'intérêt du public, l'objectif de l'AIIC est le suivant :

- Agir dans l'intérêt du public pour les soins infirmiers et les infirmières et infirmiers au Canada, en assurant un leadership national et international en matière de soins infirmiers et de santé
- Plaider, dans l'intérêt du public, pour un système de santé sans but lucratif financé par le secteur public
- Faire progresser l'excellence en soins infirmiers et favoriser des résultats positifs pour la santé dans l'intérêt du public
- Promouvoir la réglementation dirigée par la profession dans l'intérêt du public

Les buts de l'AIIC sont les suivants :

- Promouvoir et renforcer le rôle d'infirmière ou d'infirmier afin d'améliorer les soins infirmiers et le système de santé canadien
- Prôner des politiques favorisant la santé sur la scène provinciale et territoriale, nationale et internationale et façonner l'élaboration de politiques
- Faire progresser le leadership en soins infirmiers pour favoriser les soins infirmiers et la santé
- Faire participer les infirmières et infirmiers à l'avancement des soins infirmiers et de la santé et établir le dialogue avec eux

---

Source : Adapté du *Plan stratégique 2023–2026 de l'Association des infirmières et infirmiers du Canada*, p. 2. https://hl-prod-ca-oc-download.s3-ca-central-1.amazonaws.com/CNA/66561cd1-45c8-41be-92f6-e34b74e5ef99/UploadedImages/documents/Public_CNA_Strategic_Plan_2023-2026_FR.pdf.

LE CODE DE DÉONTOLOGIE DES INFIRMIÈRES ET INFIRMIERS AUTORISÉS DE L'AIIC

Le *Code de déontologie des infirmières et infirmiers autorisés* de l'AIIC offre aux infirmières et infirmiers canadiens des normes et des valeurs pour guider la pratique éthique. Le Code affirme que chaque membre du personnel infirmier doit accepter la responsabilité, non seulement pour chaque patient et les familles, mais aussi pour la société, et qu'il doit participer à des activités qui contribuent à la communauté dans son ensemble.

Édicté pour la première fois en 1980, le Code a fait l'objet de plusieurs révisions, la plus récente remontant à 2017. Les modifications correspondent à l'évolution des contextes sociétaux et médicaux qui influent considérablement sur la pratique et l'environnement de travail du personnel infirmier. Par exemple, avant la révision de 2008, les infirmières et infirmiers canadiens ont été confrontés à l'épidémie du syndrome respiratoire aigu sévère (SRAS), l'armée canadienne s'est engagée dans le conflit en Afghanistan et les pandémies ont commencé à susciter des inquiétudes. Depuis, la nécessité d'avoir des environnements de travail sains a été établie et la loi sur l'aide médicale à mourir (AMM) a été promulguée. À l'échelle nationale et internationale, on accorde de plus en plus d'attention à l'équité sociale et en santé, amplifiée par la pandémie de COVID-19 et l'accès aux vaccins. La situation des réfugiés et des demandeurs d'asile est aujourd'hui plus cruciale que jamais en raison des guerres et des catastrophes environnementales à travers le monde. On accorde une attention accrue aux droits des peuples autochtones au Canada, et des recours pour certains préjudices historiques causés à leur encontre sont mis en place. La Commission de vérité et réconciliation du Canada, la Commission des femmes et des filles autochtones disparues et assassinées (FFADA) et la découverte de tombes anonymes sur le terrain d'anciens pensionnats indiens ont toutes servi à mettre en exergue les questions autochtones et à faire avancer le programme. Ces questions éclairent non seulement les révisions futures du Code, mais renforcent également l'importance cruciale de ce Code pour guider les « infirmières et infirmiers travaillant dans tous les milieux et tous les domaines de la pratique infirmière ainsi qu'à tous les niveaux décisionnels » (AIIC, 2017, p. 2).

Le Code procure un cadre pour l'intégration de la théorie et des concepts éthiques en vue de guider la réflexion et l'action éthiques. Il est à la fois ambitieux (parce qu'il cherche à faire progresser les objectifs de la profession) et réglementaire (parce qu'il décrit les normes que le personnel infirmier doit respecter et guide l'évaluation de la pratique professionnelle dans les contextes réglementaires et juridiques).

Le Code se divise en deux parties. La Partie I porte sur les « Valeurs infirmières et responsabilités déontologiques » et la Partie II, « Efforts éthiques » décrit les approches que peut adopter le personnel infirmier pour gérer les inégalités sociales. En plus de décrire les responsabilités déontologiques des infirmières et infirmiers et leur responsabilité envers « les personnes, les familles, les groupes, les populations, les communautés et les collègues », le Code aborde les « grandes questions sociales » qui influent sur la santé et le bien-être et encourage les infirmières et infirmiers à « se tenir au courant des aspects de la justice sociale qui touchent la santé et le bien-être et à préconiser des améliorations dans ce sens » (AIIC, 2017, p. 4). Ce point est important, car le contexte social du Canada est d'une grande diversité.

Les sections suivantes mettent en relief les principales valeurs et responsabilités indiquées dans le Code.

Partie I : Valeurs infirmières et responsabilités déontologiques

La première partie du *Code de déontologie des infirmières et infirmiers autorisés* s'articule autour de sept valeurs principales. Chaque valeur est résumée ci-dessous et s'accompagne d'un scénario de cas qui en illustre l'application.

Fournir des soins sécuritaires et éthiques, avec compétence et compassion

Cette valeur souligne la responsabilité du personnel infirmier à fournir des soins centrés sur le patient et ses responsabilités de respecter des normes de pratique éthique sécuritaires, aussi bien individuellement qu'en tant que membres de l'équipe soignante. Elle attire l'attention sur les valeurs d'honnêteté et de compassion, et renforce l'importance d'avoir des relations de confiance et des communications significatives avec les patients, les familles et les collègues. Elle accentue clairement l'importance pour le personnel d'être compétent et de demander de l'aide lorsque la situation l'exige, répondant ainsi à l'obligation de minimiser les préjudices et de favoriser la sécurité des patients. Cette valeur clarifie la responsabilité des infirmières et infirmiers pendant les actes professionnels, lors de catastrophes naturelles et d'origine humaine, et lorsqu'il faut impérativement rationner les ressources. Elle renforce la nécessité de faire progresser la profession par la recherche et du rôle de plaidoyer de la profession infirmière. Enfin, elle parle de la sécurité des environnements de travail et de méthodes collaboratives pour résoudre les conflits (AIIC, 2017, pp. 10 à 12).

SCÉNARIO DE CAS 3.1

UNE FILLE INQUIÈTE; UN PÈRE EN DANGER

L. K., infirmière, reçoit un appel de sa tante qui lui dit que son père âgé de 89 ans, P. K. a été emmené à l'hôpital communautaire local à la suite d'une chute. En arrivant au service des urgences, L. K. trouve P. K. dans la zone d'observation et constate qu'il y a suffisamment de personnel, avec trois membres du personnel infirmier pour huit patients qui semblent être dans un état relativement stable. La zone est conçue de façon à permettre une visibilité maximale des patients.

Apparemment, P. K. est tombé sur sa hanche droite et ne peut plus bouger sa jambe. Il n'a passé aucune radio et on ne sait pas quelle infirmière s'occupe de lui.

Peu après l'arrivée de L. K., P. K. demande à aller aux toilettes; L. K. aborde alors l'une des infirmières pour obtenir de l'aide. L'infirmière demande si P. K. est capable de se tenir au côté de la civière pour utiliser un urinal. Déjà très inquiète pour son père, L. K. est encore plus contrariée et demande si une infirmière a procédé à une évaluation, en faisant remarquer qu'il est là depuis déjà plus de trois heures.

L'infirmière répond en remettant un urinal à L. K. avant de s'éloigner. Par la suite, L. K. est abordée par une autre infirmière, qui lui donne la carte professionnelle du bureau des relations avec les patients de l'hôpital et lui suggère d'y faire part de ses préoccupations.

Discussion

Plusieurs problèmes liés à la pratique et au système influencent cette situation potentiellement dangereuse. Du point de vue du système ou de l'organisation, il semble qu'il n'y ait pas de processus ou de protocoles en place pour guider ou accélérer le processus pour les patients à risque, comme les personnes âgées présentant une possible fracture de la hanche. Les personnes âgées qui subissent ce type de blessures sont exposées à de nombreuses complications lorsque les interventions appropriées fondées sur des données probantes ne sont pas lancées en temps voulu. Le patient était au service des urgences depuis plus de trois heures et les évaluations et diagnostics appropriés n'avaient pas été lancés.

(Suite)

SCÉNARIO DE CAS 3.1 *(Suite)*

Les données probantes actuelles démontrent que les personnes âgées qui éprouvent de la douleur et de l'anxiété dans un environnement déroutant sont exposées au risque de délir, ce qui peut entraîner d'autres complications et difficultés. Afin de respecter les principes de bienfaisance et de non-malfaisance, les dirigeants organisationnels ont l'obligation morale de veiller à ce que des structures et des processus fondés sur des données probantes soient en place pour faciliter les meilleurs soins et protéger les personnes contre les préjudices.

En raison de l'absence de pratiques exemplaires et de processus, cette responsabilité était laissée au personnel infirmier, qui ne semblait pas satisfaire aux normes de soins cliniques et éthiques importantes. De toute évidence, l'état du patient n'avait pas été évalué en temps voulu, ce qui lui faisait courir un risque accru de préjudice, comme une autre chute. (La négligence est abordée dans le chapitre 7.)

En demandant si le patient pouvait se tenir debout, l'infirmière a rendu L. K. encore plus anxieuse en démontrant qu'elle ignorait tout de l'état de son père et des risques potentiels. Il est probable qu'il y avait une fracture de la hanche et peut-être du bassin. Ainsi, la position debout aurait pu entraîner une douleur intense, des conséquences graves pour la fracture existante, et causer une autre chute. De plus, les infirmières ont fait preuve d'un manque de respect pour la vie privée et la dignité du patient en demandant à L. K. de l'aider dans une fonction personnelle et intime.

La rencontre entre le personnel infirmier et L. K. n'a pas permis d'établir une relation thérapeutique de confiance. En fait, c'est le contraire qui s'est produit, puisque la fille était encore plus inquiète au sujet de la sécurité et du bien-être de son père. De plus, la réponse des infirmières a augmenté le risque d'aggraver la situation.

Il est important que les organisations aient des structures en place pour répondre aux préoccupations des patients et des familles, par exemple, des services de relations avec les patients, lorsque les conflits ne sont pas faciles à résoudre. Cela n'élimine pas pour autant la responsabilité des infirmières de répondre à ces problèmes sur le moment, en écoutant les inquiétudes et les craintes des familles, et en y répondant. Au lieu de remettre une carte professionnelle, l'autre infirmière aurait pu écouter les préoccupations de L. K. et discuter d'un plan à mettre en place pour assurer la sécurité de P. K.

Ce scénario met en évidence la valeur des soins sécuritaires et éthiques, avec compétence et compassion, et l'importance d'une communication significative dans l'établissement de relations de confiance et de collaboration avec les patients et les familles.

Promouvoir la santé et le bien-être

En transmettant cette valeur, on reconnaît que la santé et le bien-être de la personne sont au cœur des soins infirmiers, et que les infirmières et infirmiers travaillent en collaboration avec les équipes interprofessionnelles et d'autres intervenants clés. Il est indiqué que les modèles de pratique interprofessionnelle répondent au besoin croissant d'une plus grande souplesse de la part des professionnels afin qu'ils puissent répondre plus efficacement aux besoins complexes et changeants en matière de soins de santé. Ces modèles remettent en question l'exclusivité des connaissances et reconnaissent qu'en respectant les connaissances, les compétences et les points de vue des membres de l'équipe, les infirmières et infirmiers sont plus aptes à répondre à la complexité et à la diversité croissantes des patients, de la communauté et de la société. Cette valeur indique clairement l'obligation de la profession de tenir compte de l'influence des déterminants sociaux de la santé, tout en s'attaquant aux facteurs sociaux, économiques et géographiques qui engendrent des inégalités. En outre, on attend du personnel infirmier qu'il protège l'intégrité de la profession en s'attaquant aux modèles de soins et aux comportements qui érodent l'environnement favorable essentiel à la prestation de soins sécuritaires et de qualité (AIIC, 2017, p. 13).

SCÉNARIO DE CAS 3.2

LA SOLLICITUDE EN QUESTION

Une infirmière travaille dans une unité de soins pédiatriques intensifs, où elle est l'infirmière principale d'un enfant de sept ans depuis l'admission de ce dernier trois mois plus tôt. Le patient souffre d'une paralysie cérébrale, conséquence d'un accouchement traumatique, et les parents ne sont pas en mesure de lui rendre visite aussi souvent qu'ils le souhaiteraient, car ils ont quatre autres enfants en bas âge. Cette infirmière et son jeune patient passent beaucoup de temps ensemble et ont développé un lien très fort. Bien qu'il soit sous ventilation assistée, le patient va bien, en dépit de nombreux troubles du développement. Le plan à l'étude consiste à le transférer dans un établissement de soins de longue durée spécialisé pour les jeunes. L'équipe, qui comprend le médecin, le travailleur social, le physiothérapeute et l'ergothérapeute, se réunit pour discuter du plan et de la transition. L'infirmière principale a un emploi du temps chargé et n'est pas en mesure d'assister à la réunion. L'équipe tient la réunion sans l'infirmière principale qui connaît et comprend le mieux le patient.

Discussion

Le fait de ne pas pouvoir assister à des réunions axées sur le patient est une préoccupation fréquente pour les infirmières et infirmiers, qu'il serait possible de résoudre en mettant en place les structures et processus qui faciliteraient leur participation à ces discussions primordiales. Les structures associées à la prestation des soins infirmiers sont telles que le personnel infirmier ne dispose pas de la même souplesse que les autres membres de l'équipe. Il y a évidemment des moments où il est impossible que le personnel infirmier quitte le chevet de ses patients pour assister à ce genre de réunions. Toutefois, les dirigeants qui agissent dans le souci de l'éthique et de ce qui est préférable pour le membre du personnel infirmier,

pour l'équipe et, surtout, pour les patients, doivent en faire une priorité et organiser les affectations, les horaires et la couverture pour que ce soit possible. L'équipe interprofessionnelle doit comprendre ces difficultés et adapter son horaire de façon à ce que les infirmières et infirmiers qui jouent un rôle de premier plan dans le bien-être et la sécurité du patient concerné puissent participer à la discussion.

On reconnaît depuis longtemps la nécessité d'un travail d'équipe dans la pratique clinique et il est devenu impératif de trouver de nouvelles façons d'assurer la prestation de soins interprofessionnels pour constituer une pratique exemplaire.

Le plan a été compromis, parce que la professionnelle qui connaissait et comprenait le patient mieux que quiconque n'était pas présente. Ce scénario démontre un manque de respect pour la relation entre l'infirmière et le patient et pour la façon dont l'infirmière principale serait la mieux placée pour représenter le patient dans l'élaboration du plan. De plus, lorsque de bonnes infirmières ne sont pas en mesure d'agir dans l'intérêt de leurs patients, elles courent un risque accru de détresse morale et de fatigue compassionnelle. Il n'est pas précisé non plus si des tentatives ont été faites pour encourager la participation de la famille. Si les parents ne pouvaient être présents en personne, il était possible d'utiliser une technologie comme la vidéoconférence pour les faire participer à la discussion. Cette valeur représente bien l'attente à l'égard du personnel infirmier, qui est censé protéger l'intégrité de la profession en s'attaquant aux modèles de soins et aux comportements qui érodent l'environnement favorable essentiel à la prestation de soins sécuritaires et de qualité. Modifier les schémas qui empêchent la participation des infirmières et infirmiers aux processus de planification importants constitue un impératif moral.

Promouvoir et respecter la prise de décisions éclairées

Cette valeur exprime clairement l'attente voulant que les infirmières et infirmiers respectent les personnes en favorisant la prise de décisions éclairées. Qu'il soit écrit, verbal ou simplement implicite, un consentement valide doit

être (1) fondé sur les renseignements pertinents et exacts requis pour faire le choix en question, (2) exempt de toute coercition et être ouvert et transparent, et (3) exprimé par une personne capable de prendre une décision de ce type. Le processus permet également à la personne de refuser son consentement ou de le retirer après l'avoir donné.

Cette valeur établit clairement que les infirmières et infirmiers doivent comprendre la loi liée à l'évaluation de la capacité (Société de protection des infirmières et infirmiers du Canada [SPIIC], 2004). Un patient peut être capable de prendre des décisions sur les activités de la vie quotidienne et ne pas être compétent pour décider s'il est dans son intérêt supérieur de subir une intervention chirurgicale. Pour le personnel infirmier et l'équipe, le défi consiste à évaluer si le patient est apte à prendre des décisions et à veiller à ce que les choix soient faits sans contraintes extérieures. Si une personne est jugée inapte à prendre de telles décisions, il faut alors déterminer s'il y a un mandataire spécial ou une directive préalable.

Les décisions relatives aux interventions médicales ne sont pas toujours faciles. Le personnel infirmier a donc l'obligation de veiller, dans la mesure du possible, à ce que ses patients aient le temps et la possibilité de réfléchir et d'examiner leurs options, et de faire le choix qu'ils jugent être le meilleur pour eux. Bien que d'autres professionnels, comme les médecins, aient l'obligation d'obtenir le consentement pour les interventions médicales, les infirmières et infirmiers sont responsables d'exprimer leurs préoccupations lorsque les normes appropriées pour obtenir le consentement n'ont pas été respectées. Ils doivent aussi être conscients de leur responsabilité d'obtenir le consentement, qu'il soit direct ou implicite, pour les interventions infirmières. Le personnel infirmier doit être conscient du déséquilibre des pouvoirs entre le patient et l'équipe, et faire en sorte que cela n'influence pas la prise de décision. Il est également censé comprendre les différences qui existent entre les individus, les familles et les cultures. Une personne peut choisir de demander à d'autres personnes de consentir en son nom, comme un membre de sa famille ou, dans le cas d'une personne autochtone, un aîné de la communauté. Toutefois, les infirmières et infirmiers doivent savoir comment les choix de la personne peuvent être contrôlés par d'autres facteurs et personnes, et être prêts à se lancer dans un rôle de plaidoyer.

SCÉNARIO DE CAS 3.3

DÉCOUVRIR L'HISTOIRE DU PATIENT

R. S. est une infirmière communautaire qui s'occupe d'une femme âgée, M. M., à son domicile depuis plusieurs mois. Elles ont développé une relation solide et M. M. a raconté à R. S. de nombreuses expériences qu'elle a vécues. Née à l'extérieur du Canada, M. M. a connu la Grande dépression, s'est mariée à l'âge de 16 ans et a donné naissance à trois enfants. Elle a quitté son mari violent et immigré au Canada alors qu'elle était dans la mi-trentaine. Ayant réussi sur le plan professionnel et personnel, selon ses propres mots, elle « avait eu une belle vie ». Aujourd'hui en phase terminale d'une maladie pulmonaire, elle est prête à mourir, et s'en réjouit même. Son seul souhait est de mourir chez elle entourée de ceux qu'elle aime.

Une fin de semaine, alors que R. S. n'est pas en service, M. M. éprouve une grave détresse respiratoire. La famille panique et appelle les secours. M. M. est ensuite admise à l'unité de soins intensifs, placée sous ventilation assistée, et commence un plan de traitement agressif. De retour au travail le lundi suivant, R. S. prend connaissance de la situation et rend visite à M. M. à l'hôpital. R. S. apprend que, même s'il est peu probable que M. M. survive, sa famille et l'équipe ont convenu de poursuivre le maintien des fonctions vitales.

Discussion

Cette histoire illustre les difficultés en matière de communication et de collaboration d'équipe au sein d'un système de soins de santé fragmenté et compartimenté. L'infirmière communautaire connaît l'histoire et les souhaits de la patiente, mais le système ne facilite pas la collaboration interprofessionnelle entre les différents milieux de pratique.

Ce scénario soulève de nombreuses questions sur la façon dont la patiente et sa famille étaient préparées aux complications et aux symptômes qui pouvaient survenir à mesure que la maladie progressait et à la question de savoir si un plan efficace était en place pour les soins à domicile. On ne sait pas pourquoi la famille a consenti au traitement agressif et si elle était au courant des souhaits de la patiente. Si elle l'était, cela soulève des questions quant au déséquilibre des pouvoirs et à la possible réticence de

SCÉNARIO DE CAS 3.3 *(Suite)*

la famille à contester la décision de l'équipe médicale. Il est également possible que, même si elle s'attendait au décès de la patiente, la famille ne fut pas prête à la laisser partir. Serait-il approprié que R. S. discute de la situation avec la famille et recommande une réunion d'équipe avec tous les intervenants, famille incluse, pour parler d'un plan visant à respecter le souhait de mourir dans la dignité exprimé par la patiente? R. S. serait-elle soutenue dans cette démarche? Les infirmières en chef jouent un rôle pour assurer ce genre de collaboration et veiller à ce que le cercle de soins comprenne les membres de l'équipe qui s'occupent de la personne concernée dans tous les milieux où les soins sont dispensés.

Cette valeur illustre aussi clairement l'attente voulant que les infirmières et infirmiers respectent les autres indépendamment des choix de mode de vie, respectent les décisions des patients et prodiguent des soins sans jugement (AIIC, 2017, pp. 14 à 15).

Honorer la dignité

L'expression de cette valeur indique explicitement que les soins infirmiers sont guidés par la prise en compte de la dignité et de l'intégrité des personnes et de leur droit d'être traitées avec respect et compassion. Une communication irrespectueuse et, le fait de ne pas tenir compte de la vie privée des patients ou de ne pas les impliquer dans les discussions concernant leurs soins de santé violent cette responsabilité morale. Les gens ont besoin de soins infirmiers pendant des périodes difficiles et importantes de leur vie, de la naissance à la mort. Le respect de la dignité est particulièrement essentiel lorsque les infirmières et infirmiers s'occupent de personnes en fin de vie, en veillant à ce que cette étape soit paisible et à ce que les besoins émotionnels, psychologiques et physiques du patient, de la famille et des autres personnes importantes soient satisfaits. Les questions liées à la fin de vie sont abordées dans le chapitre 8. Les infirmières et infirmiers sont tenus d'offrir aux patients un confort optimal et la gestion de la douleur. Ils sont également tenus de faire preuve de compassion dans les situations où le traitement est interrompu et l'aide médicale à mourir demandée. Le personnel infirmier peut aussi défendre le choix d'une personne de mourir chez elle, lorsque c'est possible. Cela se produit dans le cadre d'une relation de confiance ouverte et de respect mutuel, où les infirmières et infirmiers communiquent efficacement et écoutent ce qui est important pour la personne et la famille. Parallèlement, les relations thérapeutiques professionnelles sont maintenues et le personnel infirmier veille à ce que les limites de ces relations restent intactes. Il tient compte également de la diversité de la population du Canada ainsi que de la culture, des valeurs et des croyances uniques de chaque population.

SCÉNARIO DE CAS 3.4

DIGNITÉ APRÈS LA MORT?

Une famille vient d'apprendre que F. K., fils et frère, a été tué dans un accident de la route. L'identité de F. K. est confirmée, mais la famille veut s'en assurer. Lorsqu'elle arrive au service des urgences, le personnel ne lui dit pas grand-chose, si ce n'est qu'il a appelé le superviseur pour l'aider. Elle patiente dans le couloir pendant une vingtaine de minutes jusqu'à ce que le superviseur arrive pour lui présenter ses condoléances et l'informer que l'équipe a fait tout son possible pour sauver le membre de sa famille. On la conduit ensuite à la morgue de l'hôpital, où plusieurs tiroirs contiennent des personnes décédées. Lorsque le superviseur ouvre le tiroir, il trouve F. K. enveloppé dans du plastique, les mains liées solidement par une ficelle, et couvert de sang.

Discussion

L'obligation du personnel infirmier de respecter la dignité des personnes se poursuit après leur décès. La responsabilité des personnes décédées incombe aux infirmières et infirmiers tant qu'ils sont chargés de leurs soins, et à l'organisation tant qu'elles ne sont pas sorties de l'établissement concerné. Le personnel infirmier du service des urgences n'a pas respecté son obligation de fournir des soins compatissants à la famille qui, de toute évidence, était dévastée. Au lieu de la laisser patienter dans le couloir, il aurait pu s'y

(Suite)

SCÉNARIO DE CAS 3.4 *(Suite)*

prendre autrement en lui proposant d'attendre dans un bureau privé ou une salle de réunion, par exemple, où elle aurait pu recevoir un soutien. Les membres du personnel infirmier empathiques se mettent à la place des autres et agissent donc avec ces derniers de la façon dont ils voudraient eux-mêmes être traités.

La morgue, selon la description qui en est faite, n'était pas un environnement adapté pour que cette famille en deuil voie son frère et son enfant. La plupart des établissements sont équipés de salons de présentation offrant un cadre chaleureux et confortable pour cette expérience marquante. Les dirigeants des soins infirmiers doivent veiller à ce que des aménagements de ce type soient en place, car c'est important non seulement pour la famille, mais aussi pour le personnel infirmier qui l'accompagne généralement.

Les normes relatives aux soins d'une personne après son décès exigent que celle-ci soit préparée d'une manière qui soit acceptable pour les membres de la famille. L'expérience d'une famille qui voit un être cher dans cet état pourrait avoir des conséquences à long terme, en particulier pour son processus de deuil. Les infirmières et infirmiers du service des urgences avaient l'obligation de traiter la personne décédée avec dignité et d'assurer des soins appropriés après le décès. Le superviseur avait la responsabilité de s'en assurer avant l'arrivée de la famille. La famille avait également le droit d'être traitée avec dignité, respect et compassion.

D'après cette valeur, l'obligation morale de veiller, par exemple, à ce que tout soit fait pour qu'un patient ne meure pas seul, à moins qu'il n'en exprime le souhait, incomberait au personnel infirmier. Ce dernier doit veiller à ce que les familles soient prévenues rapidement si l'état du patient évolue; si ce n'est pas possible, ces situations doivent être aussi prioritaires que celles des urgences. Les affectations peuvent être réorganisées et il est possible de demander de l'aide pour qu'une personne soit présente auprès du patient, si tel est son souhait.

L'expression de la dignité reconnaît également l'importance de maintenir des relations professionnelles au sein de l'équipe et de se traiter mutuellement avec dignité et respect (AIIC, 2017, pp. 15 à 17).

Respecter la vie privée et protéger la confidentialité

Cette valeur précise que l'obligation du personnel infirmier de protéger la confidentialité et la vie privée des patients est essentielle à une relation thérapeutique de confiance. Ainsi, le patient peut divulguer tous les renseignements essentiels pour atteindre les objectifs des soins, sachant que ces renseignements ne seront pas révélés. Les infirmières et infirmiers veillent à ce que toutes les formes de communication, qu'il s'agisse de discussions d'équipe, en ligne ou de documentation, se concentrent uniquement sur ce qui est nécessaire en ce qui a trait aux soins, et à ce qu'ils prennent les mesures nécessaires pour protéger la vie privée des patients. Les médias sociaux ne doivent pas servir de véhicule pour transmettre des renseignements confidentiels sur les patients; même sans citer leurs noms, les circonstances permettent souvent d'identifier les personnes concernées. Il faut impérativement obtenir le consentement avant de divulguer des renseignements et dans les cas où une photographie quelconque implique des patients ou des familles, directement ou indirectement.

Il est toutefois justifié de passer outre à cette obligation si la protection de la confidentialité risque de causer un préjudice au patient ou à d'autres personnes. De plus, d'un point de vue juridique, il y a des situations où la loi exige la divulgation (p. ex., signaler la maltraitance d'un enfant ou prévenir la police si les patients présentent des blessures par balle) (*Loi sur les services à l'enfance, à la jeunesse et à la famille*, 2017; *Gunshot and Stab Wounds Mandatory Reporting Act*, 2007).

Les infirmières et infirmiers facilitent également l'accès d'une personne à son propre dossier médical et prennent les mesures nécessaires pour vérifier que l'information est bien comprise (AIIC, 2017, pp. 17 à 19).

SCÉNARIO DE CAS 3.5

LA CONFIDENTIALITÉ : UNE CONFIANCE SACRÉE?

Une infirmière de la santé publique rend régulièrement visite à une jeune patiente, L. D., qui a récemment donné naissance à son deuxième enfant. Séparée de fraîche date, L. D. bénéficie maintenant de l'aide sociale. Les parents de L. D. vivent dans d'autres provinces. Pour devenir plus autonome, L. D. prévoit de reprendre ses études à temps partiel. L'infirmière admire cette patiente avec qui elle a développé une solide relation professionnelle.

L'infirmière a constaté les bonnes compétences parentales de la patiente et les soins qu'elle prodigue aux enfants. Un jour, lors d'une visite à domicile, l'infirmière constate que l'un des enfants a un œil au beurre noir. Avant que l'infirmière ne l'interroge au sujet de la blessure, L. D. fond en larmes et révèle que l'enfant a piqué une crise pendant qu'elle essayait de calmer le bébé. Le bébé dormait mal et L. D., épuisée et frustrée, s'en est prise à l'enfant qui n'arrêtait pas de hurler et l'a frappé.

L. D. dit qu'elle n'a jamais fait ça auparavant et qu'elle ne le fera plus jamais, et demande à l'infirmière de garder cette conversation confidentielle; si l'ex-partenaire de L. D. venait à l'apprendre, l'incident serait évoqué lors des différends relatifs à la garde.

Cette infirmière sait que L. D. aime ses enfants et ne ferait jamais rien pour les blesser intentionnellement; elle n'a d'ailleurs pas constaté de preuves de violence avant cet incident. De plus, L. D. lui a raconté d'elle-même ce qui s'était passé en toute transparence.

Discussion

Il s'agit clairement d'un dilemme pour cette infirmière, qui a établi une relation thérapeutique professionnelle avec cette patiente et qui la respecte pour la façon dont elle a fait face aux nombreuses difficultés rencontrées dans sa vie jusqu'à présent. En même temps, quelles sont les responsabilités légales de cette infirmière? Ces renseignements doivent-ils être transmis aux services d'aide à l'enfance? Est-ce que cela entraînerait une détresse supplémentaire et des conséquences sur la question de la garde des enfants?

En tant que parent seul bénéficiaire de l'aide sociale, L. D. subit beaucoup de stress. Comment cette infirmière peut-elle faire ce qu'il y a de mieux pour L. D. tout en veillant à ce que les enfants ne subissent pas de violence? Y a-t-il des ressources pour aider cette infirmière face à ce dilemme?

Les infirmières et infirmiers ne devraient pas avoir à gérer seuls ces situations éprouvantes. Si une infirmière ou un infirmier a des motifs raisonnables de croire qu'un enfant a subi un préjudice, il est alors de son devoir de protéger l'enfant en communiquant avec l'organisme de protection de l'enfance approprié, qui offre les connaissances, les compétences et les ressources nécessaires pour enquêter plus avant sur la situation (Gouvernement de l'Alberta, 2018; Commissariat à l'information et à la protection de la vie privée de l'Ontario et Bureau de l'avocat provincial des enfants et des jeunes, 2018). Cette infirmière ne devrait pas présumer que l'issue sera forcément négative pour la patiente, car les organismes de protection de l'enfance peuvent apporter aide et assistance aux parents en situation de crise. Cette infirmière doit parler ouvertement et en toute transparence à la patiente au sujet de sa responsabilité éthique et juridique de faire appel aux organismes de protection de l'enfance; elle devrait aussi la rassurer en lui disant que l'attention et le soutien voulus lui seront fournis.

Toutes les provinces et tous les territoires du Canada ont des lois imposant de signaler les cas présumés de maltraitance envers les enfants. La formulation exacte varie d'une province à l'autre, et les infirmières et infirmiers doivent se reporter à la législation propre à leur province ou territoire. Avant de faire un signalement, les infirmières et infirmiers peuvent se concerter avec leurs collègues et leurs superviseurs, l'ordre professionnel concerné, la Société d'aide à l'enfance (SAE) ou un organisme équivalent, et la SPIIC. Par exemple, la législation en vigueur en Ontario exige un signalement dans 13 situations, y compris celle du présent scénario de cas.

Obligation de déclarer le besoin de protection [d'un enfant]125 (1) Malgré les dispositions de toute autre loi, une personne, notamment celle qui exerce des fonctions

(Suite)

SCÉNARIO DE CAS 3.5 *(Suite)*

professionnelles ou officielles en rapport avec des enfants, qui a des motifs raisonnables de soupçonner l'existence de l'une ou l'autre des situations suivantes doit immédiatement déclarer ses soupçons à une société et fournir les renseignements sur lesquels ils se fondent :

1. *Un enfant a subi des maux physiques infligés par la personne qui en est responsable ou, selon le cas :*

    i. *causés par le défaut de cette personne de lui fournir des soins, de subvenir à ses besoins, de le surveiller ou de le protéger convenablement, ou résultant de ce défaut; ou*

    ii. *causés par la négligence habituelle de cette personne pour ce qui est de lui fournir des soins, de subvenir à ses besoins, de le surveiller ou de le protéger, ou résultant de cette négligence.*

Dans l'Île-du-Prince-Édouard, la *Child Protection Act* (1988) (Loi sur la protection de l'enfance) décrit les exigences en matière de signalement obligatoire :

10. Signalement obligatoire

(1) Nonobstant toute autre loi, toute personne qui a connaissance ou qui a des motifs raisonnables de soupçonner qu'un enfant a besoin de protection doit : a) signaler ou faire signaler sans délai les circonstances au directeur, ou à un agent de la paix qui doit rapporter les renseignements au directeur; et b) fournir au directeur les renseignements supplémentaires que la personne connaît ou dont elle dispose.

À première vue, il ne semble pas y avoir de discrétion quant à l'absence de signalement par un membre du personnel infirmier qui sait qu'une blessure a été causée par un parent.

Les recommandations suivantes sont incluses dans une ligne directrice intitulée « Reconnaître la violence familiale et y répondre en toute sécurité » élaborée dans le cadre du projet VEGA (Violence, Éléments factuels, Guidance, Action), qui a été financé par l'Agence de la santé publique du Canada :

La réponse immédiate à la divulgation devrait :

- *Répondre aux divulgations de maltraitance avec bienveillance et compassion; affirmer les expériences de l'enfant.*

- *En cas de doute sur le caractère signalable du cas, concertez-vous d'abord avec vos collègues et la SAE (en prenant soin de préserver la confidentialité de l'enfant ou de la famille).*

- *Rappeler à l'enfant ou à la famille votre rôle de rapporteur. Discutez de la façon dont vous allez remplir un rapport et de la réponse possible de l'organisme de protection de l'enfance.*

- *Vérifier que l'enfant et, dans le cas d'une exposition à la violence entre partenaires intimes, le soignant non agresseur, sont en sécurité pendant le processus de signalement. (McTavish et coll., 2016)*

Promouvoir la justice

Cette valeur établit explicitement que les principes de justice et d'équité déterminent le droit aux soins médicaux pour chaque personne de la société canadienne. Si les valeurs de la *Loi canadienne sur la santé* doivent être respectées, alors les questions liées à l'égalité d'accès aux soins médicaux doivent être systématiquement réglées par le personnel infirmier et les autres professionnels de la santé. L'affectation des ressources est mise au premier plan, y compris le fait d'avoir le personnel et les ressources appropriés. Cette valeur met également l'accent sur les questions d'équité, à savoir

que les infirmières et infirmiers traitent les personnes de toutes les cultures, origines ethniques et religions avec respect et sans les juger, les étiqueter, les stigmatiser ni exercer une quelconque forme de discrimination, et ainsi de suite. L'histoire et les droits uniques des peuples autochtones au Canada sont reconnus.

Sachant que les problèmes mondiaux, comme le terrorisme et les guerres, peuvent affecter le personnel infirmier, il y a une mise en garde explicite contre toute forme de torture et de punition à l'encontre d'autrui (AIIC, 2017, pp. 19 à 20).

SCÉNARIO DE CAS 3.6

LE RESPECT DES PERSONNES

Une famille autochtone fait le trajet de Thunder Bay à Toronto en voiture lorsque son enfant de 14 ans tombe subitement gravement malade. Elle se rend au service des urgences le plus proche dans un hôpital communautaire local qu'elle trouve sur sa route. L'enfant est admis dans un service médical pour passer des tests diagnostiques. La famille, préoccupée par le bien-être de l'enfant, commence une cérémonie de purification par la fumée, un rite consistant à faire brûler des plantes médicinales sacrées comprenant de l'herbe aux bisons, de la sauge et du tabac. Les membres du personnel ne connaissent pas ces rituels. De ce fait, en observant le processus, ils s'inquiètent du risque d'incendie et demandent à la famille d'y mettre fin immédiatement. L'infirmière qui s'occupe de l'enfant interroge la famille sur le rituel et lance une recherche en ligne à ce sujet. Elle ne trouve pas de politiques propres à cet hôpital qui se rapportent aux pratiques de guérison traditionnelles. Par contre, consciente de la détresse de la famille et de ses valeurs culturelles, elle l'autorise à poursuivre la cérémonie contre la volonté des autres collègues. Le lendemain, l'infirmière est appelée par un gestionnaire qui lui demande de rendre compte de ces actes.

Discussion

Les organismes de soins de santé doivent avoir des politiques et des programmes en place qui assurent le respect de la diversité et de la sensibilité culturelle. Ces politiques et programmes doivent guider les infirmières et infirmiers dans la défense des droits de toutes les communautés et dans le soutien des valeurs et croyances de tous les membres de la société canadienne.

Les infirmières et infirmiers doivent parfois prendre des risques pour faire ce qui est juste et respectueux pour les patients et les familles. Les risques et les bienfaits doivent évidemment être soigneusement évalués, la loi doit être respectée, et personne ne devrait courir le risque de subir un préjudice. Dans cette situation particulière, le risque d'incendie est minime et des mesures auraient pu être prises pour atténuer les risques, même minimes. Par exemple, le rituel aurait-il pu se dérouler à l'extérieur sur le terrain de l'hôpital? Les cérémonies pourraient-elles avoir lieu dans une salle de conférence ou de réunion afin de ne pas déranger les autres patients et familles? Y avait-il un superviseur ou un gestionnaire de garde que l'infirmière aurait pu consulter? Le personnel infirmier et les organisations qui facilitent la pratique des cérémonies autochtones peuvent potentiellement réduire les obstacles aux soins, favoriser des relations de confiance, contribuer au processus de guérison et assurer des soins culturellement sûrs (Programme régional de cancérologie de Toronto Centre, 2016).

Dans cette situation, il serait important que l'infirmière reste constamment en communication avec la famille pour l'assurer que tout était tenté afin de trouver une solution; la famille aurait ainsi compris les préoccupations du personnel infirmier et apprécié sa volonté de trouver une solution.

Ayant autorisé la poursuite du rituel, il serait prudent que l'infirmière parle de sa décision au gestionnaire, en lui expliquant ce qui s'était passé et les raisons justifiant sa décision. En s'acquittant de leur responsabilité en matière de plaidoyer, l'infirmière et le gestionnaire pouvaient alors assumer ensemble un rôle de leadership en facilitant un changement positif dans ce contexte pour le bénéfice futur des personnes issues de diverses communautés et cultures.

Accepter l'obligation de rendre compte

Cette valeur exprime le devoir qu'ont les infirmières et infirmiers de protéger les patients contre les préjudices. Par exemple, lorsqu'un membre du personnel infirmier est conscient de l'incompétence d'un collègue et néglige de prendre des mesures, il assume également la responsabilité du préjudice que peut entraîner cette incompétence.

Dans les situations non urgentes nécessitant des compétences spécialisées que le personnel infirmier ne possède pas, ou dans les situations où les soins requis entrent en conflit avec ses croyances morales (p. ex., avortement, aide médicale à mourir), il est tenu d'adresser le patient à un autre membre du personnel infirmier. En cas d'objection de conscience, les infirmières et infirmiers doivent alerter leurs employeurs à l'avance pour que des dispositions respectant leurs croyances puissent être prises, dans la mesure du possible. En cas d'urgence ou dans les situations où il n'y a pas d'autres ressources disponibles, n'importe quel membre du personnel infirmier peut être appelé à fournir des soins.

Cela ne comprend pas les situations où les valeurs et les comportements d'un patient ne correspondent pas à ceux de l'infirmière ou de l'infirmier, comme la prestation de soins à une personne qui vient de commettre un crime grave ou qui est membre d'un groupe radicalisé. Les soins requis n'entreraient pas, en tant que tels, en conflit avec les croyances morales d'une infirmière ou d'un infirmier, comme ce serait le cas en ce qui a trait à l'avortement et à l'aide médicale à mourir.

Au moment de déléguer leur responsabilité aux autres (p. ex., des étudiants, la famille, des préposés aux services de soutien à la personne), les infirmières et infirmiers doivent être sûrs que toutes les exigences relatives à la pertinence et à la compétence sont respectées.

Les infirmières et infirmiers plaident en faveur de l'équité en santé dans l'ensemble du système, en tenant particulièrement compte des personnes souffrant de problèmes de santé mentale et de celles qui sont les plus vulnérables en raison des inégalités sociales et en matière de santé.

Ils doivent agir avec honnêteté et intégrité, et divulguer les conflits d'intérêts, le cas échéant. Les infirmières et infirmiers qui encadrent les étudiants et le personnel infirmier débutant doivent les traiter avec respect tout en répondant à leurs besoins d'apprentissage. Ils se présentent de façon appropriée aux patients en fournissant leur nom, leur rôle, leur titre, etc. (AIIC, 2017, pp. 20 à 21).

SCÉNARIO DE CAS 3.7

QU'EST-CE QUI FAIT UNE INFIRMIÈRE?

Un membre du corps professoral en sciences infirmières d'une université canadienne renommée est désigné pour être le mentor d'une élève en soins infirmiers pendant sa dernière année. Les résultats universitaires de cette élève sont remarquables et c'est elle qui a la meilleure moyenne de la classe. Cependant, le membre du corps professoral est préoccupé par le fait qu'elle assiste rarement aux cours et qu'elle ait exprimé que cette forme d'apprentissage l'ennuie. Il est encore plus perturbé par les commentaires qu'il entend de la part des précepteurs en milieu clinique, qui trouvent que l'élève manque de bienveillance et de compassion. Elle interagit rarement avec l'équipe et les patients, et les membres de la famille disent d'elle qu'elle est « froide, distante et peu aimable ».

Le membre du corps professoral ne pense pas qu'elle fera une bonne infirmière et doit décider si la meilleure option ne serait pas de la recaler en se fondant sur ces évaluations. Compte tenu de ses résultats universitaires exceptionnels, l'élève ferait sûrement appel de cette décision auprès de l'université.

Discussion

De nombreuses valeurs et responsabilités importantes liées à la reddition de compte sont pertinentes pour ce scénario. Comme l'indique cette valeur, les infirmières et

infirmiers ont la responsabilité d'encadrer et de soutenir les étudiants, et de le faire aussi entre eux. En même temps, ils ont la responsabilité commune de veiller à ce que les membres du personnel infirmier et les étudiants soient compétents et capables de prodiguer des soins sûrs aux patients. Il semble que l'étudiante possède les connaissances et les compétences voulues pour prodiguer des soins infirmiers. Pourtant, elle ne semble pas posséder les bons traits de caractère (comme l'empathie et la compassion) ni les aptitudes pour nouer des relations afin de travailler efficacement au sein d'une équipe et de fournir des soins sûrs de grande qualité aux patients.

Cependant, les enseignants et les précepteurs ont-ils tenté de comprendre la cause profonde de la réticence de l'élève à s'engager à la fois dans la salle de classe et dans le milieu clinique? A-t-elle reçu une rétroaction? L'élève éprouve-t-elle des problèmes émotionnels ou psychologiques qui doivent être résolus par des consultations psychologiques ou d'autres interventions? L'élève éprouve-t-elle de l'anxiété et de l'embarras dans les situations où elle doit établir des rapports avec les autres et interagir avec eux? Est-il possible de lui apporter un soutien ou une formation particuliers pour l'aider?

Se peut-il que les soins infirmiers ne soient pas le bon domaine pour cette personne? Qu'est-ce qui l'a incitée à choisir de faire carrière dans les soins infirmiers au départ? Comme les notes de l'élève sont bonnes, si les questions centrales concernant son approche ne peuvent pas être résolues, est-il possible de lui conseiller de réfléchir à d'autres options professionnelles qui correspondent mieux à ses intérêts? Ces considérations seraient plus respectueuses que de simplement la recaler.

Cette valeur nous impose d'offrir un soutien, du mentorat et des circonstances opportunes aux élèves. Elle exprime également la responsabilité des infirmières et infirmiers à l'égard de soins sûrs et compétents, pour eux-mêmes et pour les autres. Les infirmières et infirmiers professionnels doivent être compétents et capables de fournir des soins éthiques de grande qualité avec compassion.

Partie II : Efforts éthiques

La Partie II du Code souligne le rôle important que joue la profession infirmière dans la défense de la justice sociale et de la santé des personnes vivant au Canada. De plus, il met la profession au défi de tenir compte des facteurs qui influent sur la santé et le bien-être de la population mondiale et de jouer un rôle de premier plan dans le traitement des questions de pauvreté, d'itinérance, de vulnérabilité et de mondialisation. Étant donné que les infirmières et infirmiers sont des citoyens du monde, ils doivent travailler collectivement avec les autres pour répondre à ces difficultés croissantes sur la scène internationale des soins de santé et les résoudre.

Le Code reflète la diversité et la complexité de la profession infirmière. Le personnel infirmier travaille avec les personnes sans-abri. Il exerce également dans l'armée, en s'occupant non seulement du personnel militaire, mais aussi des personnes en situation de crise dans tout le Canada, comme les résidents des établissements de soins de longue durée pendant la pandémie de COVID-19. Les infirmières et infirmiers jouent un rôle dans l'élaboration de politiques pour tous les niveaux de gouvernement et contribuent aux programmes liés aux soins de santé, aux ressources humaines, à la pauvreté, à l'intégration des nouveaux immigrants dans la société canadienne, et plus encore.

Lorsque les populations sont déplacées à cause des guerres, des conflits ethniques et du changement climatique, le Canada joue un rôle de premier plan pour accueillir les réfugiés et les demandeurs d'asile, et leur offrir un foyer permanent ou temporaire. Les infirmières et infirmiers du Canada jouent un rôle important pour s'occuper non seulement de la santé physique des nouveaux immigrants, mais aussi de leurs besoins psychologiques, émotionnels et sociaux.

Le Code attire l'attention sur les personnes vulnérables dans la société, notamment les enfants, les personnes âgées, les malades mentaux, les minorités visibles, les peuples autochtones et les personnes sans-abri. Il est crucial de réduire les disparités en matière de santé parmi ces groupes vulnérables, tant pour ceux dont les possibilités dans la vie pourraient autrement être compromises que pour la société, qui a la responsabilité de favoriser un environnement social où toutes les personnes vivant au Canada peuvent rester en bonne santé et réaliser leur potentiel de réussite scolaire, d'indépendance économique et d'interactions constructives avec les autres. Le fait que chaque personne au Canada ait la possibilité d'être en bonne santé et de jouir d'une bonne qualité de vie est une question d'équité et de justice sociale.

Les données semblent indiquer qu'il existe d'importantes disparités en matière de santé au sein de la population en ce qui a trait à la santé fonctionnelle, aux caries dentaires pendant la petite enfance, aux problèmes affectifs et comportementaux, à l'obésité, aux affections respiratoires, à la capacité d'apprentissage au moment d'entrer à l'école, à la maltraitance, aux blessures, et ainsi de suite. Les disparités sont évidentes chez les personnes qui vivent sous le seuil de pauvreté, surtout dans les ménages monoparentaux (McKeown, 2007; McNeill, 2008a, 2008b). La pauvreté est de plus en plus définie en fonction de clivages ethnoraciaux et il semblerait que les minorités visibles se heurtent à des obstacles systémiques (Access Alliance Multicultural Community Health Centre, 2005).

Considérons la mesure dans laquelle les efforts éthiques influencent les responsabilités du personnel infirmier et des soins infirmiers dans les scénarios de cas qui suivent.

SCÉNARIOS DE CAS 3.8

EST-CE QUE MA VIE COMPTE?

L. B., âgée de 30 ans, est retournée vivre chez ses parents, qui habitent dans une communauté urbaine. Elle détient un diplôme universitaire et a occupé avec succès un poste de comptable pendant quelques années avant de subir une blessure, suivie de difficultés personnelles subséquentes qui l'ont amenée à développer une dépendance aux stupéfiants. L. B. a perdu son emploi et n'avait plus de logement avant d'être convaincue de revenir chez ses parents. Elle a commencé à suivre un programme de désintoxication, mais la réadaptation ne s'est pas bien passée. Un soir, se sentant frustrée et désespérée, L. B. fait une surdose de fentanyl, et même si elle plane, elle regrette de l'avoir fait. L. B. appelle ses parents à l'aide. Inquiets du niveau de conscience de L. B., les parents l'emmènent au service des urgences le plus proche, qui refuse de l'évaluer et la renvoie chercher d'autres ressources dans la communauté. Voyant cela, une infirmière débutante en orientation est affligée.

Discussion

Le personnel du service des urgences a négligé ses responsabilités de prodiguer des soins et de veiller à la sécurité de cette personne vulnérable. L'infirmière a eu raison d'être affligée. Faire en sorte que davantage de ressources soient mises à la disposition de la communauté pour aider les personnes aux prises avec des problèmes de toxicomanie constitue également un impératif moral. Elles n'ont souvent nulle part où aller en dehors du service des urgences.

La question de l'incapacité du système à gérer les problèmes de drogue et d'alcool fait souvent l'objet d'un large débat dans les médias. Comme l'exige le Code, les groupes professionnels de soins infirmiers, tant à l'échelle nationale que provinciale, collaborent avec d'autres groupes pour répondre à ces grands besoins et à ces problèmes très difficiles.

Par exemple, en 2017, l'AIIC, l'Association canadienne des écoles de sciences infirmières (ACESI) et le Conseil canadien des organismes de réglementation de la profession infirmière (CCORPI) ont participé à un sommet d'urgence convoqué par le gouvernement fédéral pour trouver des solutions à la crise des opioïdes, qui a donné lieu à une déclaration commune sur les mesures à prendre (Jaimet, 2017). En 2019, l'AIIC a reçu une subvention de 1,3 million de dollars du Programme sur l'usage et les dépendances aux substances (PUDS) de Santé Canada afin d'élaborer un cadre national de soins infirmiers en réponse à la légalisation du cannabis en 2018 (AIIC, 2018). Ce financement reconnaît la position importante des soins infirmiers au Canada pour contribuer à l'éducation de la population sur les pratiques exemplaires. En 2022, l'AIIC faisait paraître sa publication intitulée *Cadre des infirmières et infirmiers sur le cannabis à des fins non médicales* (AIIC, 2022).

SCÉNARIO DE CAS 3.9

UNE RESPONSABILITÉ MONDIALE?

M. M., une jeune femme, a récemment obtenu le droit d'asile au Canada et est maintenant enceinte. Elle a reçu un diagnostic de VIH (virus de l'immunodéficience humaine) et s'inquiète des conséquences possibles de cette maladie sur l'enfant à naître. M. M. était prisonnière politique et a été violée lorsqu'elle était en prison. De la prison, M. M. a été enlevée et emmenée dans un autre pays, où elle a été forcée de travailler dans le commerce du sexe. Heureusement, elle a réussi à s'enfuir au Canada. Bien qu'elle fasse preuve d'une très grande résilience en dépit de ces terribles expériences et d'une attitude positive envers son futur enfant, elle éprouve également des crises de panique, des troubles du sommeil et des sentiments de dépression et de désespoir.

Discussion

Cette histoire n'a rien d'inhabituel. Les réfugiés et les demandeurs d'asile sont particulièrement vulnérables aux problèmes de santé mentale et émotionnels (Commission de la santé mentale du Canada, 2016). Cela n'a rien d'étonnant puisque de nombreux réfugiés ont vécu la guerre, des persécutions et des actes de torture, et ont laissé derrière eux leurs familles et leur culture.

L'engagement à l'égard de la justice sociale influence l'approche des soins infirmiers envers les réfugiés et les demandeurs d'asile. Dans cette histoire, lors de l'évaluation de la patiente et du futur enfant en fonction des déterminants sociaux de la santé, il est évident qu'ils courent potentiellement un plus grand risque de subir des préjudices émotionnels et physiques. Compte tenu de leurs besoins complexes, il est crucial de les adresser à une équipe spécialisée de professionnels de la santé dans la communauté et de les orienter vers des programmes qui pourraient combiner leurs connaissances afin de mobiliser les ressources nécessaires. Les soins infirmiers peuvent jouer un rôle important pour aider cette patiente à s'y retrouver dans un système qui peut être aussi écrasant que compliqué.

Heureusement, l'AIIC et les organismes infirmiers provinciaux fournissent des ressources et des trousses d'outils au personnel infirmier pour s'occuper de ces populations vulnérables (AIIC, 2018).

D'autres scénarios de cas sont présentés sur le site Web d'Evolve. Ils visent à faciliter la réflexion et la discussion, en utilisant le Code comme cadre directeur. Pendant que vous réfléchissez à ces scénarios et en discutez, tenez compte des questions suivantes :

1. Quelles sont les principales questions morales soulevées par le scénario ?
2. Le *Code de déontologie des infirmières et infirmiers autorisés* de l'AIIC vous aide-t-il à identifier ces questions ?
3. Est-ce que le *Code de déontologie des infirmières et infirmiers autorisés* clarifie les responsabilités du personnel infirmier ?
4. Est-ce que l'une ou l'autre des théories présentées dans le chapitre 2 vous aide à préciser votre pensée ?
5. Est-ce que le *Code déontologique du CII pour la profession infirmière* aide à la discussion ?

HARMONISATION DES POLITIQUES ET DES LIGNES DIRECTRICES SUR LES PRATIQUES EXEMPLAIRES AVEC LE *LE CODE DE DÉONTOLOGIE DE L'AIIC*

Il existe de nombreux exemples de la façon dont les politiques et les programmes cadrent avec le respect des normes du Code et aident le personnel infirmier à s'y conformer. L'un des exemples les plus représentatifs est celui du Programme des lignes directrices pour la pratique exemplaire des soins infirmiers de l'Association des infirmières et infirmiers autorisés de l'Ontario (AIIAO, 2022). Ce programme pluriannuel, financé par le ministère de la Santé et des Soins de longue durée de l'Ontario (MSSLD), a pour but d'aider le personnel infirmier en lui fournissant des lignes directrices sur les pratiques exemplaires fondées sur des données probantes dans plusieurs domaines, notamment pour des milieux de pratique et des environnements de travail sains. Plus de 50 lignes directrices ont été publiées, ainsi que des trousses d'outils et des ressources pédagogiques à l'appui de leur mise en œuvre. Ces lignes directrices ont été élaborées par des équipes d'experts en soins infirmiers de tout le Canada, illustrant ainsi la collaboration des membres de la profession infirmière dans l'ensemble du pays. Bon nombre de ces publications sont proposées en français et dans d'autres langues. Elles sont régulièrement mises à jour et ont été mises en œuvre non seulement au Canada, mais aussi dans le monde entier (voir http://rnao.ca/bpg).

Lignes directrices sur les pratiques exemplaires

Les lignes directrices sur les pratiques exemplaires sont des documents exhaustifs destinés à orienter les pratiques exemplaires fondées sur des données probantes afin d'améliorer la pratique et de faciliter la prise de décisions. Elles sont conçues pour aider le personnel infirmier et l'équipe interprofessionnelle, en partenariat avec les patients et leurs familles, à prendre des décisions concernant les services de soins de santé et à faire progresser les normes et la qualité des soins médicaux. Les lignes directrices s'appliquent à tous les milieux et domaines de pratique, y compris les cliniques, la recherche, l'éducation et l'administration. Les recommandations contenues dans les lignes directrices s'appliquent à la pratique, à l'éducation, à l'organisation et aux politiques (Grinspun et coll., 2002; AIIAO, 2002, 2005). Les lignes directrices relatives à l'éthique et au droit comprennent *Professionalism in Nursing* (AIIAO, 2007b) et *Promouvoir l'équité dans l'accès aux soins pour les membres de la communauté LGBTQI2+* (AIIAO, 2021).

Ces lignes directrices cliniques appuient de nombreux éléments du *Code de déontologie* de l'AIIC et parle de valeurs telles que la compétence, la santé et le bien-être, la prise de décisions collaboratives et éclairées, et le respect de la dignité, de la vie privée et de la responsabilisation.

Lignes directrices pour la pratique exemplaire dans les milieux de travail sains

Grâce au financement du MSSLD de l'Ontario, l'AIIAO s'est associée au Bureau de la politique des soins infirmiers de Santé Canada pour élaborer des lignes directrices visant à promouvoir des milieux de travail sains. Cette initiative répondait aux priorités établies par les comités et les groupes de travail provinciaux et interministériels sur les soins infirmiers. Elle a permis de déterminer les principales préoccupations et difficultés dans le recrutement et le maintien en poste des infirmières et infirmiers d'un bout à l'autre du pays. Les principales études incluses dans le rapport *Ensuring the care will be there: Report on nursing recruitment and retention in Ontario* (AIIAO et Registered Practical Nurses Association of Ontario [WeRPN], 2000) ont fait ressortir la nécessité de créer des environnements plus sains pour la pratique des soins infirmiers. D'autres rapports et publications ont corroboré ces difficultés (Baumann et coll., 2001; Comité consultatif canadien sur les soins infirmiers, 2002). Ces difficultés ont été amplifiées par la pandémie de COVID-19 et ont attiré davantage l'attention sur l'environnement de travail ainsi que sur les difficultés

éthiques et émotionnelles auxquelles sont confrontés les infirmières et infirmiers.

Les lignes directrices pour la pratique exemplaire dans les milieux de travail sains de l'AIIAO permettent de mieux comprendre les relations entre les milieux de travail du personnel infirmier, les issues pour les patients et le rendement de l'organisation et du système. Outre l'amélioration de l'engagement du personnel infirmier et de la qualité des soins, les données probantes montrent que le fait d'évoluer dans un milieu de travail sain se traduit par des bénéfices financiers pour l'organisation, qui voit une réduction de l'absentéisme, une amélioration de la productivité, une diminution des coûts organisationnels et de soins de santé, et une baisse des dépenses associées aux issues défavorables pour les patients (Cho et coll., 2003; Person et coll., 2004; Sasichay-Akkadechanunt et coll., 2003; Sovie et Jawad, 2001; Tourangeau et coll., 2002). « Les milieux de travail sains pour le personnel infirmier sont définis comme des milieux de pratique qui optimisent la santé et le bien-être des membres du personnel infirmier, les résultats de qualité pour les patients, le rendement organisationnel et les résultats sociétaux » (AIIAO, 2009, p. 24). Les lignes directrices relatives à l'éthique et au droit comprennent *Souscription au principe de la diversité culturelle dans les soins de santé : développement de la compétence culturelle* (AIIAO, 2007a).

De nombreux aspects du code de l'AIIC mettent l'accent sur les environnements au sein desquels les infirmières et infirmiers exercent leur profession. Le comportement du personnel infirmier professionnel s'accompagne de valeurs et de normes, notamment le respect des différences culturelles, la collaboration et le travail d'équipe, et le fait d'avoir les bons modèles et les bonnes ressources nécessaires pour favoriser des soins de qualité.

L'initiative des Lignes directrices sur les pratiques exemplaires constitue un exemple important des cas où les valeurs et les normes infirmières sont rendues possibles grâce aux politiques gouvernementales et à la collaboration entre les dirigeants des soins infirmiers de tout le pays, qui prennent des mesures fondées sur les meilleures données probantes et sur un engagement solide à l'égard de la profession.

MODÈLES DE PRISE DE DÉCISIONS ÉTHIQUES

Le *Code de déontologie des infirmières et infirmiers autorisés* de l'AIIC « fait ressortir le besoin pour le personnel infirmier de s'engager dans une réflexion sur l'éthique et d'en discuter » AIIC, 2017, p. 33). Les cadres ou modèles éthiques aident le personnel infirmier et l'équipe interprofessionnelle à résoudre les problèmes et préoccupations éthiques. Ils servent de guide pour faciliter la communication et la discussion sur les enjeux et peuvent constituer des outils utiles pour « guider les infirmières et infirmiers dans leur réflexion sur une question ou un enjeu particulier » (AIIC, 2017, p. 33).

L'AIIC présente des exemples de lignes directrices qui aident à la réflexion éthique et à la prise de décisions (AIIC, 2017, pp. 33 à 37).

Les cadres décisionnels fournissent un processus ou une approche pour aider les infirmières et infirmiers à se concentrer sur les questions et les enjeux pertinents et à les guider dans la prise de décisions éthiques (Tableau 3.1 et Fig. 3.3).

TABLEAU 3.1	
Cadre décisionnel éthique	
Étapes	**Processus**
(1) Identifier l'énoncé du problème.	■ Clarifier et développer.
(2) Décider des personnes qui doivent participer à la discussion.	■ Déterminer si le patient est apte ou disposé à participer. ■ Désigner les membres de l'équipe interprofessionnelle les plus impliqués (p. ex., infirmière principale). ■ S'il y a lieu, solliciter la famille, le mandataire spécial, les aînés de la communauté ou le clergé. ■ Envisager de faire appel à d'autres conseillers (p. ex., éthicien, comité d'éthique, relations avec les patients, gestion des risques).
(3) Décrire le problème en détail.	■ Confirmer qui a soulevé le problème. ■ Clarifier les préoccupations éthiques. ■ Déterminer s'il y a une violation claire de l'éthique ou de la loi. ■ Évaluer s'il y a des lacunes dans le processus de soins, comme de graves problèmes de communication.
(4) Présenter les points de vue préliminaires sur le problème.	■ Écouter les points de vue des participants. ■ Identifier les conflits existants ou potentiels au sein de l'équipe, de la famille, ou entre l'équipe et le patient ou la famille.
(5) Raconter l'histoire de la personne et procéder à une évaluation et à une analyse exhaustives de la situation.	■ Raconter l'histoire personnelle du patient ou de la famille. ■ Inviter les participants à faire part de leurs points de vue, de leurs émotions et de leurs réactions à cette histoire. ■ Examiner si la situation a une influence sur les soins du patient et résoudre ce problème, si nécessaire. ■ Examiner le diagnostic, le pronostic et les capacités de la personne. ■ Déterminer si le patient est apte à prendre des décisions. Vérifier s'il existe une procuration pour les soins personnels, une directive préalable, ou si un mandataire spécial ou un tuteur a été désigné. ■ Évaluer si les valeurs, la culture ou la religion du patient sont pertinentes dans le cadre du problème. ■ Déterminer les relations qui sont les plus importantes pour le patient et si elles sont mobilisées. ■ Identifier les membres de l'équipe de soins de santé qui ont les relations les plus importantes avec le patient et sa famille. ■ Tenir compte des autres complexités ou des intervenants externes à l'équipe et à la famille (p. ex., groupes de protection de l'enfance) qui peuvent entrer en jeu.

(Suite)

TABLEAU 3.1

Cadre décisionnel éthique (Suite)

Étapes	Processus
(6) Examiner les facteurs juridiques pertinents.	■ Vérifier s'il existe des règles juridiques qui régissent cette situation (p. ex., divulgation de renseignements confidentiels, aide médicale à mourir).
(7) Parler des valeurs.	■ Clarifier les valeurs du patient, de la famille et des membres de l'équipe, et déterminer s'il y a des conflits importants.
(8) Clarifier les principes éthiques.	■ Déterminer les principes éthiques qui s'appliquent. ■ Évaluer si ces principes s'appliquent systématiquement au problème ou s'il y a contradiction. ■ Déterminez si un principe (ou plusieurs) a priorité sur les autres.
(9) Sélectionner les théories éthiques pertinentes.	■ Évaluer les théories éthiques pertinentes et utiles pour clarifier les problèmes et guider la conversation.
(10) Déterminer les solutions de rechange ou les options possibles.	■ Résumer toutes les options ou solutions de rechange. ■ Déterminer s'il y a un choix évident, tant sur le plan éthique que juridique. ■ Examiner si les participants réagissent émotivement sur ce qui devrait être fait, même s'ils ne peuvent pas formuler clairement leurs raisons.
(11) Délibérer et convenir des solutions possibles.	■ Évaluer chaque option par rapport aux théories ou principes éthiques. ■ Envisager les conséquences possibles de chaque solution. ■ Déterminer les règles ou principes qui s'appliquent et s'ils sont en conflit.
(12) Choisir une ligne de conduite.	■ Déterminer la ligne de conduite qui correspond le mieux aux théories, principes et règles éthiques. ■ Déterminer si ce choix cadre avec les valeurs et les croyances des participants et s'il y a consensus. ■ Évaluer les réactions émotionnelles à ce choix. Confirmer la mesure dans laquelle les participants peuvent accepter la responsabilité de cette décision.
(13) Élaborer un plan d'action.	■ Décider d'un plan d'action, y compris la façon dont il sera communiqué aux autres. ■ Désigner les personnes qui participeront et déterminer les responsabilités du patient, de la famille, du personnel infirmier et de l'équipe.
(14) Évaluer le plan.	■ Évaluer les résultats et apporter des modifications, au besoin. ■ Déterminer, rétrospectivement, si la confiance à l'égard de la décision est maintenue, si quoi que ce soit aurait dû être fait différemment et comment le processus pourrait être amélioré à l'avenir. ■ Déterminer si quoi que ce soit dans ce processus devrait être intégré à une ligne directrice pour aider les autres à gérer des situations similaires à l'avenir. ■ Évaluer si la situation a causé une détresse morale résiduelle.

Le cadre décrit dans le Tableau 3.1 et la Fig. 3.3 intègre les principaux concepts, théories et principes présentés dans cet ouvrage. Le cadre permet de veiller à recueillir les données qui sont pertinentes à un processus décisionnel éthique sûr et encourage la prise en compte de tous les aspects de la situation. Ce cadre peut servir à guider la discussion et la réflexion sur les scénarios de cas présentés tout au long de ce livre et sur le site Web d'Evolve.

RESSOURCES SPÉCIALISÉES

La plupart des problèmes éthiques sont résolus, et les décisions morales prises, en collaboration avec le patient, la famille et l'équipe de soins de santé. Il peut toutefois arriver

que l'équipe ait besoin d'être aidée par ceux qui possèdent une connaissance approfondie de l'éthique (voire même du droit). Les difficultés éthiques d'aujourd'hui sont souvent extrêmement complexes, nuancées et difficiles à résoudre; elles peuvent aussi comporter des implications plus importantes pour l'établissement de soins de santé, la communauté et la société. Prenons l'exemple des reportages dans les médias sur les parents qui souhaitent la poursuite du traitement essentiel au maintien de la vie de leur enfant alors que l'équipe soignante désapprouve et considère que toute intervention est vaine. Bon nombre de ces différends sont réglés au sein de l'organisation de soins de santé, mais lorsque ce n'est pas le cas, ils deviennent des contestations judiciaires très médiatisées.

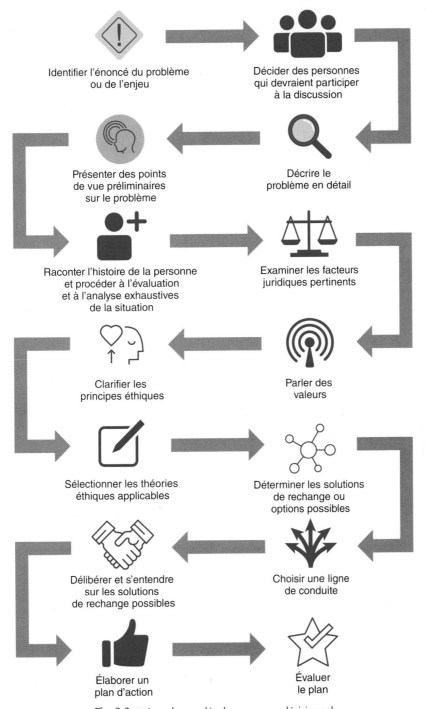

Fig. 3.3 ■ Les phases clés du processus décisionnel.

Structures et rôles offrant des conseils et un soutien en matière d'éthique

Comités d'éthique clinique

Ces comités se concentrent essentiellement sur les questions éthiques se rapportant aux soins des patients (Storch et coll., 1990), contrairement aux comités d'éthique de la recherche, dont la fonction consiste à examiner les aspects éthiques des propositions de recherche. Ils peuvent jouer un rôle passif et attendre que des problèmes leur soient présentés lorsqu'ils peuvent offrir des conseils et une orientation en réponse à une difficulté éthique, ou un rôle actif en influençant la pratique dans l'ensemble d'une organisation ou d'un milieu clinique (Piette et coll., 2002). Dans ce dernier cas, cela peut se faire, par exemple, en intégrant l'éthique aux processus organisationnels, en rendant visible le comité d'éthique par la mise en place de programmes pédagogiques, et en le présentant pendant les tournées.

Les comités d'éthique constituent une ressource accessible aux infirmières et infirmiers dans certains milieux et régions du Canada; ils peuvent être composés de membres du personnel infirmier, de médecins, de conseillers aux patients et aux familles, de membres de la communauté, d'aumôniers, d'avocats, d'administrateurs, de travailleurs sociaux et d'autres membres de l'équipe interprofessionnelle démontrant un intérêt et un engagement solides à l'égard de l'éthique. Les voix des patients et de la famille sont entendues lorsqu'ils sont invités à des discussions les concernant. De nombreuses organisations, qui reconnaissent la valeur des soins centrés sur la personne, favorisent la représentation des patients et des familles, en veillant à ce que leurs voix soient entendues. Il est précieux que le comité sollicite différents points de vue qui représentent la diversité culturelle de la communauté, ce qui permet d'examiner sous plusieurs « angles » les questions faisant l'objet de la discussion.

Les rôles des comités d'éthique clinique varient et peuvent comprendre l'une ou plusieurs des fonctions suivantes.

Consultation

Les comités d'éthique clinique peuvent offrir des conseils aux patients, aux familles, au personnel infirmier, à l'ensemble de l'équipe et aux dirigeants sur la façon d'aborder une situation; ils peuvent aussi les guider pendant le processus décisionnel. Pour l'essentiel, c'est le patient, la famille et les soignants qui décident et prennent des mesures, mais ils peuvent demander un avis et des conseils aux comités d'éthique.

Éducation

De nombreux comités d'éthique jouent un rôle dans la formation du personnel. Une équipe mieux informée peut être en mesure d'empêcher l'aggravation d'un problème délicat s'il est traité dès le début.

Politiques

Les comités d'éthique peuvent contribuer à l'établissement de politiques ou de lignes directrices pour aider le personnel à gérer des questions complexes ou pour contribuer à clarifier les valeurs et les devoirs éthiques au sein d'une organisation. Il peut s'agir de politiques sur la confidentialité et de lignes directrices sur la réanimation, l'interruption du traitement, l'aide médicale à mourir (AMM) et le consentement éclairé. Les lignes directrices peuvent aussi servir d'outils pédagogiques pour le personnel si les règles et principes éthiques concernés dans l'élaboration des lignes directrices sont clairs.

Recherche

Les comités d'éthique peuvent également entreprendre des recherches sur des questions et des processus éthiques. Par exemple, un comité peut mener des sondages pour déterminer l'étendue des problèmes éthiques auxquels les soignants sont confrontés et les processus décisionnels qu'ils utilisent.

Éthique organisationnelle

Les comités d'éthique peuvent aussi être invités à participer à des discussions sur l'éthique organisationnelle, dont il est question au chapitre 12. Étant donné que l'amélioration de la qualité dans la plupart des milieux est maintenant une priorité, on s'intéresse à l'intégration de l'éthique dans les processus de leadership et de qualité déjà en place (Piette et coll., 2002), comme l'approche d'une organisation à l'égard de la divulgation des effets indésirables, les pratiques organisationnelles concernant les ressources humaines et l'affectation de ressources limitées (Singer et coll., 2001).

Éthiciens cliniques

Au cours des dernières décennies, le rôle des éthiciens cliniques a évolué. Dans certains milieux, les éthiciens cliniques se partagent entre plusieurs organisations. Lorsqu'ils sont disponibles, ils servent de ressource spécialisée pour l'équipe de soins de santé, les patients et les familles des patients afin de contribuer à la prise de décisions éthiques et de la faciliter. Généralement, dans le cadre de leurs études supérieures, les éthiciens cliniques acquièrent des connaissances sur la théorie éthique et les méthodes consultatives, ainsi que l'expérience clinique et les compétences nécessaires pour gérer les conflits et faciliter la prise de décisions (Chidwick et coll., 2004).

Les éthiciens cliniques peuvent faire ce qui suit :

- Apporter un soutien à l'équipe (lors de tournées ou de réunions ciblées) ou à chaque membre de l'équipe, aux patients, aux familles et aux étudiants
- Fournir des conseils ou de l'aide pour comprendre les composantes de divers types de problèmes éthiques
- Faciliter les discussions sur les cas et la prise de décisions en orientant les discussions, en posant des questions importantes, en aidant l'équipe à comprendre les principes impliqués dans la contribution à un plan de soins éthique
- Aider à clarifier la valeur et à veiller à ce que chaque point de vue ou voix soient entendus
- Donner une formation sur l'éthique
- S'impliquer dans des questions organisationnelles telles que les difficultés liées à l'affectation des ressources, soutenir le personnel en situation de conflit éthique et de détresse éthique, et donner son avis sur des difficultés éthiques stratégiques clés, comme :
  - Comment divulguer à plusieurs patients le préjudice possible découlant d'une exposition à un agent infectieux (Gibson, 2008) ou des conclusions selon lesquelles les soins fournis étaient inappropriés.

Implications pour le personnel infirmier

Plus que tout autre professionnel de la santé, les infirmières et infirmiers ont une interaction prolongée avec le patient. Par conséquent, ils sont plus à même que tout autre membre de l'équipe soignante de comprendre la situation et le point de vue du patient. Ces connaissances sont cruciales au moment de prendre des décisions éthiques. En outre, les infirmières et infirmiers participent à la mise en œuvre des décisions et du plan de soins proposé.

Ils sont conscients de l'étendue des problèmes et des violations éthiques, parce qu'ils y sont confrontés chaque jour. Par conséquent, ils doivent être représentés dans les comités d'éthique. Leur participation à ces processus est essentielle pour que les voix des infirmières et infirmiers directement confrontés à ces difficultés soient entendues.

Les dirigeants doivent veiller à ce que le personnel infirmier sache que ces ressources sont à sa disposition. En tant que professionnels qui sont tenus responsables de leur pratique, les infirmières et infirmiers ont le droit (et souvent la responsabilité) de s'adresser directement aux comités d'éthique pour obtenir des conseils et des consultations. Cette mesure est appuyée par les valeurs du *Code de déontologie* (AIIC, 2017, p. 10).

Autres ressources accessibles au personnel infirmier

Il existe des lignes directrices, des outils et des ressources dans la plupart des ordres et des associations de réglementation provinciaux. Les ordres de réglementation disposent également de conseillers en pratique, qui constituent des ressources confidentielles pour les infirmières et infirmiers confrontés à des difficultés éthiques et professionnelles. De nombreux groupes confessionnels et organismes culturels fournissent également des renseignements pour aider à clarifier leurs diverses valeurs et croyances. Ces ressources sont généralement accessibles sur leurs sites Web respectifs.

RÉSUMÉ

Ce chapitre a présenté le contexte historique de l'évolution des codes de déontologie, en offrant une vue d'ensemble des nombreuses aides et ressources accessibles au personnel infirmier qui est confronté chaque jour à des questions de déontologie et à des difficultés éthiques complexes. Le *Code déontologique du CII pour la profession infirmière* et le *Code de déontologie des infirmières et infirmiers autorisés* de l'AIIC mettent l'accent sur les valeurs et responsabilités fondamentales des infirmières et infirmiers professionnels, constituent un guide pour l'agent moral qu'est le personnel infirmier et proposent des modèles à l'appui d'une pratique infirmière éthique. Les scénarios de cas présentés, qui reflètent les difficultés rencontrées par le personnel infirmier, ont pour but d'aider à mieux comprendre le *Code de déontologie* de l'AIIC, d'encourager le dialogue et la réflexion éthiques, et de favoriser ainsi la compréhension des questions morales auxquelles font face les infirmières et infirmiers. Le cadre décisionnel éthique proposé permet de guider ces discussions.

Nous avons également présenté d'autres ressources accessibles aux membres du personnel infirmiers, comme les Lignes directrices sur les pratiques exemplaires, les comités d'éthique clinique et les éthiciens cliniques. Étant donné que toutes ces ressources ne sont pas accessibles dans tous les milieux, les infirmières et infirmiers sont invités à explorer les ressources à leur disposition auprès des associations professionnelles, des ordres de réglementation, et des organismes culturels et confessionnels. Il est à espérer qu'une meilleure sensibilisation à ces ressources aide à orienter la pratique éthique du personnel infirmier.

PENSÉE CRITIQUE

Points de discussion

1. En examinant l'histoire des codes de déontologie, réfléchissez à la mesure dans laquelle vous pensez que nous avons évolué en tant que société. Dans quelle mesure les codes relatifs aux soins infirmiers professionnels ont-ils progressé?

2. Quelles sont les différences et les similitudes entre le *Code déontologique du CII pour la profession infirmière* et le *Code de déontologie des infirmières et infirmiers autorisés* de l'AIIC? Avez-vous une préférence? Quels aspects de ce code cadrent avec votre façon de penser sur le plan éthique?

3. Avez-vous déjà connu des difficultés éthiques par le passé? Ces codes vous auraient-ils aidé à gérer ces difficultés?

4. En examinant les codes, l'une ou l'autre des théories présentées dans le chapitre 2 vous semble-t-elle évidente? Prenez l'une de ces théories et analysez-la par rapport aux codes.

5. Dans votre milieu, organisez un comité d'éthique fictif. La discussion entre les membres de l'équipe permet-elle de cerner les enjeux et l'option privilégiée? L'utilisation d'un cadre décisionnel éthique vous aide-t-elle? Est-ce que chaque membre de l'équipe propose des points de vue divers ou uniques?

6. Quelles sont les ressources éthiques à votre disposition auprès de l'ordre ou de l'association de votre province ou territoire?

RÉFÉRENCES

Lois

Child Protection Act (Loi sur la protection de l'enfance), RSPEI 1988, ch. C-5.1 (Île-du-Prince-Édouard).

Loi sur les services à l'enfance, à la jeunesse et à la famille, 2017, L.O. 2017, ch. 14, annexe 1 (Ontario).

Loi sur la déclaration obligatoire des blessures par balle et par arme blanche, S.S. 2007, ch. G-9.1. (Saskatchewan)

Textes et articles

Aikens, C. A. (1926). In *Studies in ethics for nurses* (2e éd.). W.B. Saunders Company.

Armstrong, A. E. (2006). Towards a strong virtue ethics for nursing practice. *Nursing Philosophy, 7*(3), 110-124.

Association des infirmières et infirmiers du Canada. (non daté). *Plan stratégique : 2023-2026.* https://hl-prod-ca-oc-download. s3-ca-central-1.amazonaws.com/CNA/2f975e7e-4a40-45ca-863c-5ebf0a138d5e/UploadedImages/documents/Public_CNA_Strategic_Plan_2023-2026.pdf

Association des infirmières et infirmiers du Canada. (2017). *Code de déontologie des infirmières et infirmiers autorisés.*

Association des infirmières et infirmiers du Canada. (2018). *Cannabis. Projet de l'AIIC dans le cadre du PUDS de Santé Canada.* https://www.cna-aiic.ca/fr/representation-et-politiques/priorites-en-matiere-de-repesentation/cannabis

Association des infirmières et infirmiers du Canada. (2022). *Cadre des infirmières et infirmiers sur le cannabis à des fins non médicales.* https://hl-prod-ca-oc-download.s3-ca-central-1.amazonaws.com/CNA/66561cd1-45c8-41be-92f6-e34b74e5ef99/UploadedImages/documents/Le_Cannabis_a_des_fin_non_medicales.pdf

Association des infirmières et infirmiers du Canada. (2023a). *Qui sommes-nous?* https://www.cna-aiic.ca/fr/a-propos-de-nous/qui-sommes-nous

Association des infirmières et infirmiers du Canada (2023b). Vision, mission, priorités et objectifs. p. 1. https://www.cna-aiic.ca/fr/adhesion/reseau-canadien-des-specialites-en-soins-infirmiers/qui-sommes-nous-et-comment-vous-adherer/vision-mission-priorites

Association des infirmières et infirmiers autorisés de l'Ontario. (2002). *Trousse d'outils : Mise en œuvre des lignes directrices sur les pratiques exemplaires.* Association des infirmières et infirmiers autorisés de l'Ontario. (2005). *Educator's resource : Integration of Best Practice Guidelines.*

Association des infirmières et infirmiers autorisés de l'Ontario. (2007). In *Souscription au principe de la diversité culturelle dans les soins de santé. Lignes directrices pour la pratique exemplaire dans les milieux de travail sains.* Toronto (Ontario) : Auteur.

Association des infirmières et infirmiers autorisés de l'Ontario. (2007). In *Professionnalisme de l'infirmière. Lignes directrices pour la pratique exemplaire dans les milieux de travail sains*. Toronto (Ontario) : Auteur.

Association des infirmières et infirmiers autorisés de l'Ontario. (2007a). *Souscription au principe de la diversité culturelle dans les soins de santé : développement de la compétence culturelle.* https://rnao.ca/sites/rnao-ca/files/storage/related/2802_Programme_de_lignes_directrices_pour_la_pratique_exemplaire_des_soins_infirmiers.pdf

Association des infirmières et infirmiers autorisés de l'Ontario. (2007b). *Professionnalisme de l'infirmière.* https://rnao.ca/bpg/guidelines/professionalism-nursing?_ga=2.184872557.518739584.1683212156-1688993547.1680547001

Association des infirmières et infirmiers autorisés de l'Ontario. (2009). *Prévention et gestion de la violence en milieu de travail. Lignes directrices pour la pratique exemplaire dans les milieux de travail sains.*

Association des infirmières et infirmiers autorisés de l'Ontario. (2021). *Promouvoir l'équité dans l'accès aux soins pour les membres de la communauté LGBTQI2+.* https://rnao.ca/bpg/french-resources

Association des infirmières et infirmiers autorisés de l'Ontario. (2021). In *Promouvoir l'équité dans l'accès aux soins pour les membres de la communauté 2LGBTQI+. Équité, diversité et inclusion (EDI), Santé de la population. Lignes directrices sur les pratiques exemplaires.* Toronto (Ontario) : Auteur.

Association des infirmières et infirmiers autorisés de l'Ontario. (2022). *Lignes directrices.* Extrait de https://rnao.ca/bpg/guidelines

Association des infirmières et infirmiers autorisés de l'Ontario et Association des infirmières et infirmiers auxiliaires autorisés de l'Ontario. (2000). *Ensuring the care will be there : Report on nursing recruitment and retention in Ontario.*

Babylonians. (non daté). http://home.cfl.rr.com/crossland/Ancient-Civilizations/Middle_East_Civilizations/Babylonians/babylonians.html

Baumann, A., O'Brien-Pallas, L., Armstrong-Stassen, M., et coll. (2001). In *Commitment and care : The benefits of a healthy workplace for nurses, their patients and the system – A policy synthesis.* Fondation canadienne de la recherche sur les services de santé et The Change Foundation.

Centre de santé communautaire multiculturel Access Alliance. (2005). *Racialised groups and health status : A literature review exploring poverty, housing, race-based discrimination and access to health care as determinants of health for racialised groups.* https://www.toronto.ca/legdocs/mmis/2007/hl/bgrd/backgroundfile-1734.pdf

Comité consultatif canadien sur les soins infirmiers. (2002). In *Notre santé, notre avenir : Un milieu de travail de qualité pour les infirmières canadiennes.* Comité consultatif des ressources humaines en santé.

Chidwick, P., Faith, K., Godkin, D., et coll. (2004). Clinical education of ethicists : The role of a clinical ethics fellowship. *BMC Medical Ethics, 5*, 6.

Cho, S., Ketefian, S., Barkauskas, V., et coll. (2003). The effects of nurse staffing on adverse events, morbidity, mortality and medical costs. *Nursing Research, 52*(2), 71-79.

Commissariat à l'information et à la protection de la vie privée de l'Ontario et Bureau de l'avocat provincial des enfants et des jeunes. (2018). Oui, vous pouvez : Réfutation des mythes liés au partage d'information avec les sociétés d'aide à l'enfance. https://www.ipc.on.ca/wp-content/uploads/2016/01/yes-you-can-fr-web.pdf

Commission de la santé mentale du Canada. (2016). *Appuyer la santé mentale des réfugiés au Canada.* https://commissionsantementale.ca/wp-content/uploads/2021/10/2016_-_sante_mental_des_refugies_0.pdf

Conseil international des infirmières. (2018). *Le rôle des infirmières dans l'atteinte des objectifs de développement durable.* https://www.icn.ch/sites/default/files/2023-05/IND_2017_Report_FR.pdf

Conseil international des infirmières. (2021). *Le Code déontologique du CII pour la profession infirmière.*

Conseil international des infirmières. (2022a). *Déclaration du Conseil international des infirmières sur la vaccination contre la COVID-19.* https://www.icn.ch/system/files/documents/2022-02/ICN%20Statement%20COVID-19%20Vaccination%20%E2%80%93%20Nurses%20lead%20the%20way_ENG_2.0.pdf?msclkid59ecab7fcc-f0611ec9d206daf8a067e55

Conseil international des infirmières. (2022b). *Priorités stratégiques.* https://www.icn.ch/sites/default/files/2023-04/Strategic%20plan_FR.pdf

Conseil international des infirmières. (2022c). *Twelve decades of the International Council of Nurses.* https://icntimeline.org/page/0001.html

Conseil international des infirmières. (2022d). *Qui sommes-nous.* https://www.icn.ch/fr/qui-sommes-nous

Epstein, B., et Turner, M. (2015). The nursing code of ethics : Its value, its history. *Online Journal of Issues in Nursing, 20*(2), 4.

Falk-Rafael, A. (2005). Speaking truth to power : Nursing's legacy and moral imperative. *Advances in Nursing Science, 28*(3), 212-223.

Fortier, E., et Malloy, D. (2019). Moral agency, bureaucracy and nurses : A qualitative study. *Canadian Journal of Practical Philosophy, 3*(1), 1-14.

Fowler, M. D. (2021). The nightingale still sings : Ten ethical themes in early nursing in the United Kingdom, 1888-1989. *The Online Journal of Issues in Nursing, 26*(2), 1-12.

Gibson, J. L. (2008). Clinical ethicists' perspectives on organizational ethics in healthcare organizations. *Journal of Medical Ethics, 34*, 320-323.

Gouvernement de l'Alberta. (2018). *Child Intervention Fact Sheets.* https://alignab.ca/government-alberta-child-intervention-fact-sheets-february-1-2018/

Grace, P. (2018). Enhancing nurse moral agency : The leadership promise of Doctor of Nursing Practice preparation. *The Online Journal of Issues in Nursing, 23*(1), 4.

Grinspun, D., Virani, T., et Bajnok, I. (2002). Nursing best practice guidelines : The RNAO (Registered Nurses' Association of Ontario) project. *Hospital Quarterly, 5*(2), 56-60.

Hooker, R. (1996). *Mesopotamia : The Code of Hammurabi.* (L. W. King, Trad.). Washington State University.

Horne, C. F. et Johns, C. H. W. (1911). A Recueil de référence sur l'histoire ancienne : Code de Hammurabi, c. 1780 AEC. Dans *The Encyclopaedia Britannica* (11e éd.). Britannica Books.

Hoyt, S. J. (2010). Florence Nightingale's contribution to contemporary nursing ethics. *Journal of Holistic Nursing, 28*(4), 331-332.

Instituts de recherche en santé du Canada, Conseil de recherches en sciences naturelles et en génie du Canada, et Conseil de recherches en sciences humaines du Canada. (2014). *Énoncé de politique des trois conseils : Éthique de la recherche avec des êtres humains.*

Jaimet, K. (2017). La crise du fentanyl. *Infirmière canadienne, 113*(1), 23-25.

Jennings, B., Callahan, D., et Wolf, S. (1987). The professions : Public interest and common good. *Hastings Center Report, 17*(1), 3-10.

Kelly, L. Y. (1981). In *Dimensions of professional nursing* (4e éd.). Macmillan.

Le Code de Nuremberg (1947). (1996). *British Medical Journal, 313,* 1448. https://www.bmj.com/content/313/7070/1448.1

Levine, M. E. (1999). On the humanities in nursing. *Canadian Journal of Nursing Research, 30*(4), 213-217.

McKeown, D. (2007). *The health of Toronto's young children. Toronto Public Health Report.* http://www.toronto.ca/health/hsi/hsi_young_children.htm

McNeill, T. (22 au 25 mai 2008a). Children, poverty and health [présentation du rapport]. Social Work National Conference, séance 92, Toronto (Ontario).

McNeill, T. (2008). In *Children, poverty and health care utilization : Research and implications.* Association canadienne de santé publique.

McTavish, J. R., MacMillan, H. L., et Wathen, C. N. (2016). In *Briefing note : Mandatory reporting of child maltreatment.* Projet VEGA et PreVAiL Research Network, 2016.

Meyer, B. C., et Bishop, D. S. (2007). Florence Nightingale : Nineteenth century apostle of quality. *Journal of Management History, 13*(3), 240-254.

National Library of Medicine. (2002). *Le serment d'Hippocrate* (M. North, Trad.). http://www.nlm.nih.gov/hmd/greek/greek_oath.html

Nightingale, F. (non daté). *The "Nightingale pledge".* http://www.countryjoe.com/nightingale/pledge.htm

Nightingale, F. (1882). Nursing the sick. In Quain, R. (Ed.), *A dictionary of medicine* (pp. 1043-1049). Longmans, Green et Co.

Olsen, L. L. et Stokes, F. (2016). *The ANA Code of Ethics for Nurses with interpretive statements.*

Person, S., Allison, J., Kiefe, C., et coll. (2004). Nurse staffing and mortality for Medicare patients with acute myocardial infarction. *Medical Care, 42*(1), 4-12.

Piette, M., Ellis, J. L., St. Denis, P., et coll. (2002). Integrating ethics and quality improvement : Practical implementation in the transitional/extended care setting. *Journal of Nursing Care Quality, 17*(1), 35-42.

Programme régional de cancérologie de Toronto Centre. (2016). *Supporting & enabling Indigenous ceremonial practices within healthcare institutions : A wise practices guideline — Programme régional de cancérologie de Toronto Centre.* https://www.trcp.ca/en/indigenous-cancer-program/Documents/CWP_Guideline.pdf

Robb, I. H. (1900). In *Nursing Ethics for Hospital and Private Use.* E. C. Koeckert https://ia801408.us.archive.org/14/items/nursingethicsfo00robbgoog/nursingethicsfo00robbgoog.pdf

Sasichay-Akkadechanunt, T., Scalzi, C., et Jawad, A. (2003). The relationship between nurse staffing and patient outcomes. *Journal of Nursing Administration, 33*(9), 478-485.

Scott, P. A. (1995). Aristotle, nursing and health care ethics. *Nursing Ethics, 2*(4), 279-285.

Selanders, L. C., et Crane, P. C. (2012). The voice of Florence Nightingale on advocacy. *Online Journal of Issues in Nursing, 17*(1), 1.

Sellman, D. (1997). The virtues in the moral education of nurses : Florence Nightingale revisited. *Nursing Ethics, 4*(1), 3-11.

Singer, P., Pellegrino, E. P., et Siegler, M. (2001). Clinical ethics revisited. *BMC Medical Ethics, 2,* 1.

Sovie, M., et Jawad, A. (2001). Hospital restructuring and its impact on outcomes : Nursing staff regulations are premature. *Journal of Nursing Administration, 31*(12), 588-600.

Société de protection des infirmières et infirmiers du Canada. (2004). Consentement pour l'adulte incapable. *InfoDROIT, 13*(3), 1-2.

Storch, J. L., Griener, G. G., Marshall, A., et coll. (1990). Ethics committees in Canadian hospitals : Report of the 1989 survey. *Healthcare Management Forum, 3*(4), 3-8.

Tisdale, D., et Symenuk, P. M. (2020). Human rights and nursing codes of ethics in Canada 1953–2017. *Nursing Ethics, 27*(4), 1077-1088.

Tourangeau, A., Giovannetti, P., Tu, J., et coll. (2002). Nursing-related determinants of 30-day mortality for hospitalized patients. *Canadian Journal of Nursing Research, 33*(4), 71-88.

Viens, D. C. (1989). A history of nursing's code of ethics. *Nursing Outlook, 37*(1), 45-48.

Wall, A. (1995). Health management guide. Ethics and probity. *Health Service Journal, 105*(5451) Suppl. 1-12.

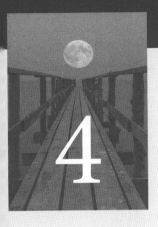

4

LE SYSTÈME JURIDIQUE CANADIEN

OBJECTIFS D'APPRENTISSAGE

Le but de ce chapitre est de vous permettre de comprendre :

- Les fondements du droit autochtone et les deux principaux systèmes juridiques du Canada : le droit civil français et la common law anglaise, et leurs fondements historiques

- Comment ces systèmes de droit sont appliqués dans la pratique

- La répartition des pouvoirs entre les gouvernements fédéral et provinciaux

- Le processus législatif

- La différence entre responsabilité civile et responsabilité pénale

- La structure et les responsabilités du système judiciaire

- La Constitution et la *Charte canadienne des droits et libertés*

- Certains des éléments de base de la relation entre les peuples autochtones et le cadre juridique canadien

INTRODUCTION

Le système juridique est considéré par beaucoup comme une institution compliquée possédant un langage et des rituels bien à elle, entourée de mystère. La loi est souvent mal comprise ou seulement partiellement comprise. Nombreux sont ceux qui la croient infaillible; elle ne l'est pas. Étant une création de l'esprit humain, la loi n'est jamais parfaite, car les circonstances humaines sont rarement claires et nettes ou aussi tranchées que leurs représentations dans la culture populaire. La solution absolue à un problème est très souvent insaisissable, et les règles et principes juridiques produisent des solutions de compromis imparfaites. Néanmoins, il est essentiel que le personnel infirmier possède une bonne compréhension de l'appareil de base du droit. Les corrélations juridiques et sociales entre les individus et les institutions sont complexes. Le droit influence la plupart des aspects de la profession infirmière, y compris les actes et décisions quotidiens des infirmières et infirmiers. Ainsi, les membres du personnel infirmier qui possèdent une connaissance pratique du système juridique sont mieux à même de comprendre et de respecter la myriade de règles et de règlements régissant leur profession, leurs relations avec les autres praticiens de la santé et le système de soins de santé. C'est important pour leur propre protection et pour veiller à ce qu'ils fassent preuve de prudence dans leur pratique.

De plus, pour faire en sorte que les intérêts de leurs patients soient représentés, les infirmières et infirmiers doivent comprendre les droits de ces derniers ainsi que leurs propres obligations professionnelles de protéger et respecter ces droits. Comme tous les Canadiens, en vertu de la *Charte canadienne des droits et libertés (1982)*, les infirmières et infirmiers ont droit à la protection de leur vie privée et au respect, ainsi qu'à la liberté d'expression. En même temps, ils sont soumis à certaines limitations liées au droit de dire, d'écrire ou d'agir conformément à leurs croyances.

La société impose aux infirmières et infirmiers de respecter des normes élevées de compétence professionnelle, morale et éthique, mais elle leur accorde également certains droits et privilèges. Le droit s'efforce de maintenir en équilibre ces intérêts concurrents.

Le droit influence de nombreux aspects de la pratique professionnelle du personnel infirmier. Par exemple, le droit :

- Réglemente la formation et la délivrance de permis aux infirmières et infirmiers.
- Clarifie les obligations des membres du personnel infirmier envers les patients, le public, et entre eux.
- Procure une tribune pour résoudre les différends et les conflits.
- Clarifie les processus liés à la justice réparatrice lorsque des personnes subissent une blessure à la suite de la négligence d'un membre du personnel infirmier qui ne respecte pas une norme de soins convenue.
- Établit la législation se rapportant aux droits des patients, notamment le consentement, la confidentialité, l'aide médicale à mourir (AMM), les technologies de reproduction et le don d'organes.
- Décrit les conséquences civiles et pénales qui peuvent découler de la relation entre personnel infirmier et patient.

JUSTICE NATURELLE ET ÉQUITÉ PROCÉDURALE

Pendant les Lumières au milieu du 18e siècle, les penseurs et les philosophes ont affiné le concept d'une « loi supérieure », un ensemble de principes fondamentaux qui régissent la société et les relations humaines. Cette loi supérieure, généralement appelée « loi naturelle », est considérée comme étant soit d'ordre divin, soit dérivée de la nature, selon la perspective philosophique ou spirituelle de chacun. L'idée était séduisante pendant les Lumières en réponse à la théorie du droit divin des rois. Du fait que les êtres humains raisonnent et pensent, ils peuvent utiliser cette capacité pour discerner les règles naturelles et universelles selon lesquelles ils se gouvernent eux-mêmes et gouvernent leurs sociétés et leurs relations avec les autres. Par conséquent, comme nous l'avons vu dans le chapitre 2, l'être humain fait appel à la raison pour discerner ce qui est un comportement « bon », « juste » et « moralement juste ».

L'un des grands principes du droit naturel est que tous les êtres humains doivent être traités équitablement et de la même façon. Ainsi, par exemple, les règles de la justice naturelle exigent qu'avant d'être soumis à une sanction morale ou légale pour des actes répréhensibles allégués, les gens doivent avoir la possibilité de se défendre et de donner leur « version de l'histoire » pour qu'elle soit étudiée ou entendue par les personnes ou l'organe chargés d'examiner ou de juger leur conduite. Comme nous le verrons dans le chapitre 5, cette justice naturelle donne lieu à certains droits procéduraux à l'équité dans les procédures disciplinaires et judiciaires. Ces droits comprennent le droit d'être informé des allégations d'inconduite ainsi que du moment et de l'endroit où cette conduite sera examinée, le droit d'avoir une possibilité adéquate de préparer et de présenter des éléments de preuve ainsi que des arguments pour défendre ses actes, et le droit de faire entendre sa cause devant un arbitre décisionnel impartial et objectif.

Examinons le Scénario de cas 4.1.

SCÉNARIO DE CAS 4.1

LES DROITS DU PERSONNEL INFIRMIER AUX PROCÉDURES JUDICIAIRES

P. W. est une infirmière autorisée qui travaille dans le service pédiatrique d'un hôpital dans une petite ville des Prairies. Un matin, avant de commencer son travail, elle est appelée dans le bureau de son superviseur où on lui dit que de graves allégations d'inconduite sexuelle ont été faites à son encontre concernant un enfant de 6 ans atteint de diabète, qui reçoit un traitement de dialyse dans le service.

P.W. est informée que ces allégations ont été faites par un collègue, lui-même informé des actes de P. W. par le parent de l'enfant. On dit aussi à P. W. que l'affaire a été signalée à la police locale, que son emploi à l'hôpital prend fin immédiatement et que l'ordre de réglementation, qui régit le personnel infirmier dans cette province, a été informé de sa conduite.

Dans un cas de ce type, à quelles exigences d'équité procédurale P. W. aurait-elle droit?

P. W. devrait :

- Obtenir des détails sur les allégations à son encontre ainsi qu'une divulgation détaillée des éléments de preuve à l'appui de ces allégations.
- Être informée de la date, de l'heure et du lieu de l'audience disciplinaire et des procédures qui seront suivies.
- Avoir la possibilité de consulter un avocat, non seulement dans le cadre de la procédure disciplinaire, mais aussi pour obtenir des conseils

sur toute procédure pénale qui pourrait s'ensuivre.

- Consulter également un avocat spécialisé en droit du travail en ce qui a trait à toute réclamation possible pour licenciement injustifié contre l'hôpital ou contre son employeur.
- Être entendue par un organe décisionnel disciplinaire neutre et impartial. Celui-ci ne doit comprendre personne ayant un lien personnel avec l'affaire ni personne dont P. W. relève.

PROCÉDURE ÉQUITABLE ET PRIMAUTÉ DU DROIT

Les principes de la procédure équitable et de la primauté du droit découlent du concept de justice naturelle. Au Canada, ces principes sont communs à la common law et au droit civil. Comme dans d'autres pays démocratiques dotés de systèmes juridiques très élaborés, ces principes imprègnent le système juridique et lui confèrent sa légitimité. Dans le Scénario de cas 4.1, cela garantit à P. W. le droit de connaître les procédures qui seront suivies dans toute procédure disciplinaire devant l'ordre professionnel et de savoir que ces procédures seront suivies dans la lettre et l'esprit. En termes de procédures judiciaires, P. W. a droit à la procédure équitable et à ce que ses droits juridiques en vertu de la *Charte canadienne des droits et libertés* soient respectés et appliqués. Ces droits sont examinés plus en détail plus loin dans le présent chapitre.

La procédure équitable est une caractéristique de la justice qui englobe l'idée que tous les gens sont égaux devant la loi et peuvent prétendre aux mêmes droits et avantages découlant de la loi. Par le passé, l'applicabilité des règles et des lois était souvent déterminée par le statut social de la personne, son ascendance, sa religion, sa race ou sa fortune. L'un des principes fondamentaux du système juridique canadien actuel est que toute personne, qu'elle soit riche, pauvre, puissante, célèbre ou inconnue, et indépendamment de sa race, de son genre, de son orientation sexuelle, de son handicap physique ou mental, de sa religion ou de ses croyances, a le droit d'être traitée par la loi exactement de la même manière que toute autre personne. Par exemple, si l'enfant adulte

d'un ministre du gouvernement était arrêté pour conduite avec facultés affaiblies, il ne devrait pas bénéficier et ne bénéficierait pas d'un traitement spécial ou préférentiel de la part du système de justice pénale simplement parce que son parent est membre du gouvernement. La *procédure équitable* ne désigne pas seulement un traitement identique en vertu de la loi; elle englobe également le concept selon lequel l'État (généralement appelé la **Couronne** au Canada) doit respecter la loi à la lettre, accorder à chaque personne la même possibilité de connaître les éléments de preuve contre elle et l'affaire dont elle doit répondre. La procédure équitable est le concept qui sous-tend des décisions judiciaires comme l'exclusion d'éléments de preuve obtenus de façon irrégulière ou le rejet de procès criminels lorsque la Couronne n'a pas divulgué d'éléments de preuve potentiellement pertinents à la défense.

La primauté du droit signifie que ceux qui sont chargés d'administrer et de faire appliquer les lois sont tenus de se comporter conformément à celles-ci, de ne pas outrepasser ou excéder leur pouvoir légal, et que leurs décisions doivent être respectées et suivies par les membres de la société et les personnes en position d'autorité. C'est ce qui donne à une ordonnance ou un jugement du tribunal sa finalité et son autorité, ou à la décision d'un représentant du gouvernement (p. ex., un juge, un agent de tribunal ou un ministre de la Couronne) sa force. S'il en était autrement, aussi bien écrite que soit la loi d'une société, le chaos et le désordre régneraient. L'acceptation de la primauté du droit garantit que les contrats sont exécutoires, par exemple, et favorise la stabilité d'une société démocratique et une économie prospère.

PRINCIPES FONDAMENTAUX DU SYSTÈME JURIDIQUE CANADIEN

Le territoire géographique qu'est aujourd'hui le Canada était occupé par les peuples autochtones bien avant l'arrivée des premiers Européens en Amérique du Nord. Les peuples autochtones actuels du Canada sont les descendants des premiers habitants de l'Amérique du Nord et, comme indiqué dans le chapitre 1, comprennent les Premières Nations, les Inuits et les Métis. Compte tenu des différences culturelles entre les communautés autochtones sur le plan historique, leurs systèmes juridiques varient également, bien qu'ils présentent quelques points communs.

Ignorant souvent les droits des premiers habitants, les colonisateurs britanniques et français ont rivalisé pour revendiquer l'est de l'Amérique du Nord, et le pays du Canada a été constitué à partir de ces origines. En tant qu'État-nation, le Canada était au début une confédération d'anciens territoires et colonies britanniques et français. Les colons français et britanniques ont apporté avec eux non seulement leurs langues, leurs religions et leur culture, mais aussi les structures, les règles et les principes juridiques de leurs pays d'origine.

Traditions juridiques des peuples autochtones du Canada

Les concepts européens et autochtones du droit et de la justice viennent de visions du monde différentes. Les Européens avaient du mal à reconnaître ou à accepter que les peuples autochtones aient des systèmes sociaux ou juridiques pour gérer les relations, la criminalité et les droits. Les systèmes juridiques européens s'appuyaient sur des lois documentées, l'État jouant un rôle de surveillance très important. « Que les lois des sociétés autochtones soient conformes ou non aux idées préconçues des Européens, il y avait des lois et un système de sanctions qui permettaient aux Autochtones de fonctionner d'une manière cohérente et ordonnée » (Aboriginal Justice Implementation Commission [AJIC], 1999, V. 1, ch. 2 Aboriginal Concepts of Law). Par exemple, des relations commerciales et diplomatiques sophistiquées existaient entre les nations autochtones dans toute l'Amérique du Nord.

Les systèmes juridiques différaient considérablement d'une communauté autochtone à l'autre, mais les concepts de droit avaient certaines caractéristiques communes et s'appuyaient généralement sur des traditions orales transmises par des aînés avisés. Les aînés, considérés comme les gardiens du savoir, étaient responsables de l'enseignement, de l'histoire, des coutumes, des valeurs et des croyances. En tant que dirigeants, ils ont joué un rôle déterminant dans le règlement des différends et des sujets problématiques. Étant donné que la plupart des communautés étaient de taille modeste et comprenaient des groupes de parenté élargie et des gens qui se connaissaient bien entre eux, la pression morale constituait souvent un outil puissant pour assurer la bonne conduite et la conformité aux règles sociales généralement convenues. En outre, la survie dans un environnement rude dépendait souvent d'une coopération mutuelle. À ce titre, l'harmonie sociale était souvent un objectif important dans les sociétés autochtones. Dans ce contexte, « la philosophie sous-jacente dans les sociétés autochtones pour lutter contre la criminalité était le règlement des différends, la guérison des blessures et le rétablissement de l'harmonie sociale » (AJIC, 1999, ch. 2). La loi se focalisait en majeure partie sur les interactions personnelles entre les individus et n'impliquait pas le concept d'autorité centrale (comme un monarque) qui exigeait la conformité.

En fin de compte, le système juridique canadien reconnaît peu les traditions juridiques autochtones et est principalement fondé sur les concepts anglais et français du droit et de la justice. Par conséquent, en raison de leurs traditions historiques et culturelles, les contacts des peuples autochtones avec le système de justice pénale peuvent être compliqués et injustes. « [L]a discrimination culturelle systémique quotidienne infligée aux Autochtones par le système judiciaire, aussi involontaire soit-elle, rabaisse et diminue l'importance et la pertinence de leurs cultures, de leurs langues et de leurs croyances » (AJIC, Introduction, 1999, ch. 2).

Le droit autochtone est une question importante dans l'évolution du Canada et bien que son importance dans notre système juridique ait varié, il doit être pris en compte dans l'administration de la justice et dans la compréhension de nos lois, de notre culture et de nos traditions.

Droit civil français

Ce qui est aujourd'hui le Québec était régi exclusivement par le droit civil français jusqu'à ce que les colonies françaises de la vallée du Saint-Laurent (Nouvelle-France) soient cédées par la France à la Grande-Bretagne en 1763 en vertu du traité de Paris, le traité de paix qui a mis fin à la guerre de Sept Ans. Le droit civil français était fondé sur le système de droit civil romain, qui est encore répandu en Europe occidentale et dans de nombreux autres pays du monde. Dans les systèmes de droit civil romain, les règles et principes juridiques qui établissent les droits et les responsabilités des individus, y compris les divers principes régissant la propriété foncière, les contrats, les fautes civiles (appelées *délits*), les lois sur le mariage, les lois de succession et ainsi de suite, sont officiellement écrites — ou, comme le disent les avocats, **codifiées** — dans un document unique connu sous le nom de **code civil**. Les avocats et les juges considèrent ce code comme la principale source de tous les règles et principes nécessaires pour résoudre les différends ou les questions juridiques.

En Nouvelle-France, les codes civils de la monarchie française constituaient l'unique tradition juridique. Après 1763, les Britanniques ont tenté de faire appliquer leurs lois sur le territoire, mais ont souvent dû s'adapter aux traditions juridiques françaises existantes. En 1774, les Britanniques ont accordé à leurs colonies francophones au Canada le droit de suivre les traditions juridiques françaises en droit civil (non pénal).

Common law anglaise

Contrairement aux systèmes de droit civil, la majeure partie de la common law n'est pas le produit d'un ensemble formel de principes. Historiquement, le terme **common law** décrit un système fondé sur des règles, des principes et une doctrine élaborés par les juges anglais au fil du temps et qui devait s'appliquer à tous les Anglais et à tous les Gallois. Ces règles et principes juridiques ont vu le jour à la suite des décisions rendues par les tribunaux au fil des siècles. Le droit était contenu dans un vaste ensemble de jugements, ou « droit jurisprudentiel », découlant de ces décisions judiciaires. Il y avait des lois promulguées par l'État, mais celles-ci étaient généralement assez limitées. Les décisions pertinentes dans des affaires antérieures (appelées *droit jurisprudentiel* ou *précédent*) sont examinées et prises en compte afin de déterminer les principes qui sont au cœur de ces décisions et applicables au différend présent.

Les juges qui ont établi ces règles et principes au cours des siècles ne prétendaient pas élaborer la loi – parce que c'était la compétence exclusive, d'abord du souverain, et plus tard du souverain et du Parlement.

Ils revendiquaient plutôt d'interpréter la loi d'après l'ancien ensemble de principes non écrits qui existaient tout au long de la tradition juridique anglaise et d'après la sagesse des anciens juges.

Ces principes et règles juridiques découlent souvent du bon sens et de principes éthiques. Par exemple, la loi prévoit que le fait de toucher une personne sans son consentement constitue une faute civile (voie de fait) et éventuellement une infraction criminelle (agression). La nécessité du consentement est fondée sur le principe d'autonomie, dans lequel l'indépendance et le sentiment d'identité individuelle d'une personne englobent le droit de contrôler son corps et de déterminer son propre destin. La loi interdisant de toucher une autre personne sans son consentement découle également du principe de non-malfaisance, selon lequel on ne doit pas nuire.

Toutes les compétences du Canada, à l'exception du Québec, s'appuient sur la tradition anglaise de la common law, qui constitue le fondement de leur système juridique. Le Québec continue d'utiliser les traditions du système de droit civil français dans de nombreux domaines du droit. Dans les domaines de compétence fédérale, comme le droit criminel ou l'aviation, des approches de la common law sont utilisées au Québec. Dans les domaines de compétence provinciale, comme la santé et l'éducation, le Code civil québécois et les traditions françaises de droit civil sont utilisés.

PRINCIPES FONDAMENTAUX DE LA COMMON LAW

Qu'il s'agisse du droit civil français ou des traditions britanniques de la common law, les tribunaux appliquent également le droit législatif. Le **droit législatif** est un ensemble officiel de règles écrites adoptées par un organisme législatif pour réglementer un domaine particulier, comme les lois qui réglementent les soins infirmiers dans les provinces du pays. Le droit législatif s'est considérablement développé au cours des deux derniers siècles et les lois (également appelées *législation*) représentent aujourd'hui une partie importante du droit. Les tribunaux canadiens, sauf ceux du Québec, sont chargés d'interpréter la législation et d'appliquer les précédents de common law pour résoudre les différends. Les tribunaux du Québec ont des lois similaires à considérer dans le cadre du Code civil.

Le droit législatif est un moyen pour la législature de changer la common law en façonnant le droit en vue d'obtenir des conséquences souhaitables. Par exemple, une loi imposant aux enfants de recevoir certains vaccins avant d'aller à l'école améliore les résultats en matière de santé publique et réduit le fardeau des maladies pour les familles et le système de soins de santé. Le tribunal peut interpréter la loi, mais pas la modifier.

La *Charte canadienne des droits et libertés* (1982), qui fait partie de la Constitution, est un énoncé de principes garantissant les droits et libertés de chacun, qui ne peuvent être restreints que dans des limites raisonnables dans le cadre d'une société libre et démocratique. La Charte a préséance sur tous les précédents et le droit législatif, à moins que les critères stricts de la Charte ne soient satisfaits. Par exemple, dans l'affaire *Vriend v. Alberta* (1998), la Cour suprême du Canada a été invitée à examiner une loi de l'Alberta sur les droits de la personne, qui interdisait la discrimination fondée sur plusieurs motifs, notamment la race, les croyances religieuses, la couleur, le genre, le handicap physique, le handicap mental, l'âge, l'ascendance et le pays d'origine. La question de l'orientation sexuelle ne faisait pas partie des motifs de discrimination illicites prévus par la loi et avait été délibérément laissée de côté. Vriend, employé dans un collège privé, avait été licencié parce qu'il n'avait pas respecté la politique du collège sur la pratique homosexuelle. Vriend a tenté de déposer une plainte en matière de droits de la personne auprès de la Commission des droits de la personne de l'Alberta, mais a été informé que la commission n'avait pas compétence pour agir, parce que l'orientation sexuelle ne constituait pas un motif de discrimination illicite.

Vriend a contesté la constitutionnalité de la loi au motif qu'en excluant l'orientation sexuelle comme motif de discrimination illicite, la loi violait son droit à l'égalité de traitement devant la loi inscrit à l'article 15 de la Charte. La Cour suprême a convenu que les droits de Vriend en vertu de l'article 15 avaient été bafoués et que l'omission dans la loi ne constituait pas une limite raisonnable aux droits garantis par la Charte. La Cour a statué que l'orientation sexuelle, en tant que motif de discrimination illicite, devait être traitée comme si elle était inscrite dans la loi. Vriend a été autorisé à donner suite à sa plainte.

On trouve une source secondaire de droit dans les manuels et les revues rédigés par des juristes et des experts. Ces experts peuvent traiter de sujets bien précis, comme les contrats ou le droit des biens, dont la portée peut être large ou limitée. Bien qu'ils soient très précieux pour une bonne connaissance de la common law et la formation juridique, ces écrits savants ne sont pas contraignants pour les tribunaux de common law, et ils sont subordonnés à la loi et au droit jurisprudentiel. Par exemple, pendant de nombreuses années, l'un des textes les plus influents sur le droit constitutionnel canadien était celui de Peter W. Hogg, intitulé *Constitutional Law of Canada*. L'analyse et les idées du professeur Hogg étaient souvent discutées par les tribunaux dans des affaires liées à la Constitution, mais seulement comme une interprétation possible de la loi et du droit jurisprudentiel. Comme nous le verrons plus loin, dans le système juridique du Code civil du Québec, la doctrine, très respectée par les tribunaux dans leur prise de décision judiciaire, est souvent considérée comme faisant autorité.

La coutume constitue une autre source de droit moins importante dans les systèmes de common law. Comme son nom l'indique, *l'usage* signifie qu'en l'absence de principes juridiques précis et applicables dans le droit jurisprudentiel, les lois ou la doctrine, les tribunaux sont guidés par les pratiques de longue date d'une industrie, d'un commerce ou d'un autre secteur particuliers. En soins infirmiers, cela pourrait inclure les codes de déontologie, les politiques, les normes de pratique, les programmes d'études et ainsi de suite.

Le Tableau 4.1 dresse la liste des quatre principales sources de common law.

Droit jurisprudentiel (précédent)

Le droit jurisprudentiel fait référence aux décisions rendues par les juges au cours de siècles d'examen et de raffinement judiciaires. Le droit jurisprudentiel existe dans de nombreux pays, notamment au Canada, aux États-Unis, en Australie et en Nouvelle-Zélande, qui ont adopté la common law anglaise. Dans chaque cas, un juge applique des principes juridiques pour résoudre une question de droit soulevée dans une situation qui est considérée comme similaire à celle d'une affaire antérieure en se fondant sur la présence de faits équivalents ou identiques. Ces principes découlent généralement de concepts éthiques.

Par exemple, selon un principe juridique particulier, une personne qui en poursuit une autre pour

TABLEAU 4.1	
Sources de la common law (par ordre décroissant d'autorité)	
Source et degré d'autorité	**Définition et caractéristiques**
Législation et règlements La plus fiable; l'emporte sur le droit jurisprudentiel devant les tribunaux.	Lois et règlements écrits officiels adoptés par le corps législatif ou sous l'autorité législative, qui énoncent des règles et des principes régissant un sujet particulier.
Droit jurisprudentiel Très fiable; dépend du niveau du tribunal qui a rendu la décision et de sa relation avec le tribunal examinant le précédent.	Les décisions de chaque tribunal constituent un ensemble de précédents dans lesquels les règles, les définitions des concepts juridiques et les principes juridiques ont été façonnés par les juges au cours des siècles. Appliqué dans des situations aux faits similaires.
Doctrine Rarement considérée comme faisant autorité par les juges de common law; dépend de la stature de l'auteur de l'œuvre et du respect qui lui a été accordé par la communauté juridique et, en particulier, par les juges.	Articles, textes, traités et autres documents de juristes et d'universitaires élucidant un domaine particulier du droit. Les auteurs commentent la loi et le droit jurisprudentiel, et développent et interprètent les principes juridiques trouvés dans ces sources.
Coutume Faisant le moins autorité; il faut qu'il y ait une absence totale de directives provenant d'autres sources pour que les tribunaux aient recours à l'usage. Rarement invoqué.	Principes et règles d'un commerce ou d'une relation en particulier. Les tribunaux érigent la pratique acceptée dans un commerce ou une relation particuliers en règle de droit lorsque les lois et la common law sont muettes sur une question particulière.

négligence doit prouver trois choses : (1) qu'elle a subi des **dommages** (c.-à-d., un préjudice physique ou mental pour la personne qui intente la poursuite ou des dommages ou pertes aux biens de cette personne); (2) que l'autre personne lui devait une obligation de diligence (en d'autres termes, qu'elle avait une responsabilité bien précise, comme dans le cas d'une infirmière envers un patient ou d'un enseignant envers un élève); et (3) que les dommages subis ont été causés par le manquement de l'autre personne à cette obligation ou la non-exécution de celle-ci. Cette règle a évolué depuis les premières affaires dans lesquelles une personne subissait un préjudice à cause de la négligence d'une autre. Les tribunaux cherchaient généralement à protéger les gens de la négligence sans toutefois imposer de restrictions déraisonnables. Par conséquent, ils ont peu à peu adopté l'obligation de démontrer l'existence de ces trois éléments pour prouver la négligence en droit. Les principes de la négligence sont examinés plus en détail dans le chapitre 7.

Poursuites au civil

Le recours au précédent et au droit jurisprudentiel peut être illustré dans l'exemple d'une poursuite. Lorsqu'une action, ou demande, est présentée devant le tribunal, chaque partie (plaideur) impliquée dans la poursuite (habituellement représentée par un avocat) présente des éléments de preuve au tribunal à l'appui de sa position. La personne qui présente la demande (le demandeur) est la première à soumettre des éléments de preuve par l'entremise de témoins qui ont une connaissance personnelle directe des faits et de témoins experts possédant des connaissances spécialisées. Chaque témoin est interrogé par la ou les personnes poursuivies (le ou les défendeurs) ou leur avocat. Ensuite, les défendeurs présentent leurs éléments de preuve, qui peuvent également être vérifiés par le demandeur. Une fois que tous les éléments de preuve ont été soumis au tribunal, chaque partie a la possibilité de présenter son argument final, en résumant les faits pertinents et en citant le droit jurisprudentiel qui contient des faits similaires à l'affaire en cours. Chaque plaideur s'appuie sur des décisions contenant un principe ou une primauté du droit qui, s'ils sont appliqués en l'espèce, produisent un résultat qui lui est favorable. Si la personne qui intente la poursuite ne peut pas présenter de **preuves** suffisantes démontrant qu'elle a subi des dommages, l'affaire serait, à la suite d'un précédent, rejetée. Si les dommages sont avérés, le droit jurisprudentiel pourrait être utilisée pour établir le montant de l'indemnisation. Par exemple, la loi pourrait déterminer des dommages-intérêts plus élevés dans le cas d'un enfant qui a subi des lésions cérébrales que dans celui d'un adulte qui a perdu un membre à la suite de la même négligence.

Le tribunal doit choisir parmi les précédents, ou le droit jurisprudentiel, ceux qui sont les plus pertinents et les plus fiables ou contraignants. Les principes énoncés dans les précédents sont ensuite appliqués aux faits de l'affaire dont il est saisi. Le tribunal peut développer ou élargir les principes tirés d'affaires antérieures, développant ainsi la loi. En ce sens, la common law est façonnée par les juges, qui doivent observer les règles de droit établies pour l'élaborer. La décision en tant que telle constitue ensuite un nouveau précédent, qui permettra de soutenir ou de saper la cause d'un futur plaideur. Par exemple, dans la décision de la Cour supérieure de l'Ontario sur l'affaire *Latin v. Hospital for Sick Children et al.* (2007), présentée en détail dans le chapitre 7, la Cour a examiné une affaire impliquant un nourrisson qui avait subi de graves lésions cérébrales à la suite d'une série de crises survenues alors qu'elle était aux urgences de l'hôpital. Dans cette action, la mère de l'enfant a allégué qu'en amenant sa fille — qui souffrait d'une forte fièvre et d'épisodes « convulsifs » — l'infirmière de garde responsable ce jour-là avait fait preuve de négligence en classant le nourrisson dans les cas « urgents » plutôt que dans les cas « émergents ». La demanderesse a soutenu que les lésions cérébrales de l'enfant avaient été causées par une privation d'oxygène et que si elle avait été classée dans les cas « émergents », un médecin l'aurait vue plus tôt, aurait reconnu des signes de choc précoce et pris les mesures appropriées pour prévenir l'état de mal épileptique. Dans cette affaire, la demanderesse était l'enfant, représentée par ses parents et sa famille. Pour l'essentiel, la plainte portait sur le fait que si l'enfant n'avait pas été examinée trop tard, elle n'aurait pas subi de lésions cérébrales. Ils ont affirmé que l'infirmière responsable avait l'obligation envers l'enfant d'effectuer une évaluation appropriée et qu'elle ne l'avait pas fait.

En examinant la norme de diligence que l'infirmière devait à l'enfant, le tribunal a appliqué les principes juridiques (le droit jurisprudentiel) d'une décision antérieure de la Cour suprême du Canada : *Wilson v. Swanson* (1956). Dans cette affaire, la Cour suprême a statué que, bien que la loi n'exige pas une norme de perfection, elle exige par contre l'exercice d'une diligence et d'une compétence que l'on peut raisonnablement attendre d'un hôpital prudent et rigoureux et d'une infirmière prudente et rigoureuse dans les mêmes circonstances. Dans l'affaire *Latin v. Hospital for Sick Children et al.*, le tribunal a finalement statué que les actes de l'hôpital et des infirmières impliquées (qui étaient également défenderesses dans l'action) satisfaisaient à la norme de prudence et de rigueur, et qu'elles n'étaient pas responsables des lésions cérébrales du nourrisson. Dans le contexte des soins infirmiers, le tribunal tiendrait compte des normes attendues du personnel infirmier par l'organisme de réglementation, ainsi que des normes (généralement plus élevées) établies au sein de leur organisation particulière, pour établir ce que l'on peut attendre d'une infirmière prudente et rigoureuse. Ce que l'on attend du personnel infirmier qui travaille dans l'environnement des soins intensifs constitue un bon exemple de ces normes plus élevées.

En common law, lorsqu'il existe un précédent d'une **cour supérieure** applicable, une **cour inférieure** est tenue de trancher des affaires en utilisant les mêmes principes et règles juridiques que ceux prononcés par la cour supérieure dans les affaires aux circonstances similaires. C'est ce qu'on appelle la doctrine **stare decisis**. *Stare decisis* est une expression latine qui signifie « s'en tenir à ce qui a été décidé » (Stuart, 1982, p. 7). Étant donné qu'une cour inférieure (généralement un tribunal de première instance) est judiciairement subordonnée à une cour d'appel dans la structure hiérarchique des tribunaux, elle est tenue de suivre les décisions et les précédents de cette cour supérieure. Les litiges commencent dans les **tribunaux de première instance**. Les décisions des tribunaux de première instance peuvent faire l'objet d'un appel devant les tribunaux supérieurs. La voie exacte de l'appel dépend du tribunal où l'affaire a commencé au départ (cour provinciale, cour fédérale, tribunal spécialisé), de l'objet de l'affaire (il existe des tribunaux spécialisés pour le droit de la famille, les affaires fiscales, les testaments, les naufrages, les affaires militaires) et du type de réclamation (certains tribunaux sont limités à des montants en dollars spécifiques ou à l'octroi de certains types d'allègements).

La décision d'une cour d'appel est imposée au tribunal de première instance et, en corollaire, les décisions d'une cour d'appel supérieure s'imposent à celles d'une cour d'appel. Ainsi, par exemple, le tribunal de première instance de chaque province ou territoire est tenu de suivre les décisions de la Cour d'appel de la province ou du territoire en question lorsque la décision antérieure est pertinente et comporte des faits similaires. Tous les tribunaux de première instance et les cours d'appel de chaque compétence sont tenus de suivre les décisions de la Cour suprême du Canada de la même manière. Toutefois, le tribunal de première instance d'une province ou d'un territoire particuliers n'est pas lié par les décisions d'autres tribunaux ou territoires de première instance ni par les décisions des cours d'appel d'autres provinces. La Cour suprême du Canada n'est pas liée par ses décisions antérieures, bien qu'en pratique, elle n'ignore pas à la légère une décision antérieure.

L'application du précédent dans la common law anglaise a pour but d'atteindre deux objectifs principaux. Premièrement, la loi s'efforce d'être la plus cohérente possible. L'examen du droit jurisprudentiel pertinente est nécessaire pour déterminer les décisions judiciaires qui ont force de loi et celles qui sont cassées par les décisions ultérieures rendues par des tribunaux supérieurs. La cohérence s'obtient en appliquant les mêmes principes juridiques dans des circonstances similaires d'une manière semblable au fil du temps. Par conséquent, l'une des caractéristiques du système de common law est le degré de certitude.

Par exemple, dans l'affaire *Latin v. Hospital for Sick Children et al.* (2007), la demanderesse a soutenu que l'infirmière n'avait pas respecté la norme de diligence qui lui était due. La vérification de la norme de diligence que les infirmières doivent aux patients dans le service des urgences avait été établie dans la décision de la Cour suprême du Canada dans l'affaire *Wilson v. Swanson* (1956). Comme les faits étaient similaires, le tribunal de première instance a appliqué le critère de l'obligation de diligence dans l'affaire *Wilson* aux preuves qui lui ont été présentées dans l'affaire *Latin* et déterminé que l'infirmière avait satisfait au devoir de diligence qu'elle devait à la demanderesse. Si les faits avaient été différents, le tribunal de première instance aurait dû examiner les différences et décider si le critère devait être modifié par rapport à celui utilisé dans l'affaire *Wilson*.

Deuxièmement, la common law s'efforce d'être la plus prévisible possible. Si les tribunaux inférieurs n'étaient pas tenus de suivre les décisions et les précédents des tribunaux supérieurs, alors l'issue d'une affaire donnée serait imprévisible. Un tribunal serait alors libre de trancher l'affaire en se fondant sur n'importe quel principe de son choix, indépendamment des principes et règles juridiques existants déjà constatés et appliqués dans le droit jurisprudentiel dans des situations aux faits similaires. Cela irait à l'encontre de l'exigence de cohérence, car nous ne saurions jamais quels principes seraient appliqués dans une situation donnée.

Dans la tradition de common law, la prévisibilité et la cohérence du droit sont considérées comme propices à une société bien ordonnée dans laquelle les gens connaissent leurs droits et obligations mutuels. Par exemple, A peut conclure un **contrat** avec B, parce que A sait que la loi l'indemnisera si B n'exécute pas le contrat. Cette certitude découle d'un principe juridique fondamental établi dans le droit jurisprudentiel selon lequel les personnes qui concluent librement des contrats devraient être et sont tenues de s'acquitter de leurs obligations ou de verser une indemnité, à moins que le contrat ne soit contraire à la loi ou à la politique publique en vigueur ou qu'il n'ait été obtenu dans le cadre de fausses déclarations ou d'une fraude. Dans un cadre juridique de ce type, une société prospère à la fois sur le plan politique et sur le plan économique, parce que les gens peuvent prédire les conséquences juridiques probables de leurs activités, ce qui confère une plus grande stabilité à leurs entreprises sociales et économiques.

Cet ensemble de précédents couvre environ neuf siècles et est aujourd'hui assez vaste et complet. Au fil du temps, le droit jurisprudentiel s'est développé et s'est adapté, bien que lentement, à l'évolution des conditions et des situations sociales, morales et économiques. Par exemple, auparavant, une personne qui subissait un préjudice à cause d'un produit défectueux ne pouvait pas poursuivre le fabricant, à moins d'avoir eu un contrat direct avec ce dernier. En droit des contrats, l'acheteur d'un produit auprès du fabricant peut escompter que ledit produit soit adapté à l'usage auquel il est destiné. L'acheteur d'un produit dans un magasin n'avait droit à aucune réclamation, étant donné que le magasin n'avait pas fait preuve de négligence dans la fabrication du produit et que l'acheteur n'avait pas de contrat avec le fabricant négligent. La loi a changé dans les années 1930 lorsqu'une personne a acheté une bouteille de bière au gingembre dans un magasin et y a trouvé une souris. À l'époque, il n'avait pas de réclamation valable contre le producteur de la boisson, parce qu'il n'avait pas de contrat avec le fabricant; son seul contrat était avec le propriétaire du magasin. Toutefois, il a engagé des poursuites et la loi a changé lorsqu'une décision a été rendue par la plus haute cour d'appel britannique (qui était aussi à l'époque la plus haute cour d'appel du Canada), selon laquelle le fabricant de la bière au gingembre, indépendamment de la présence ou non d'un contrat, avait une obligation de diligence envers les consommateurs finaux de la bière au gingembre. C'est ainsi que le droit de la négligence a été élargi (*Donoghue v. Stevenson*, 1932). Cette exigence établie, le devoir de diligence a été considéré comme ayant été violé, parce que la personne qui avait trouvé la souris dans la bouteille de bière au gingembre avait souffert de détresse mentale.

Dans certains domaines du droit, le droit jurisprudentiel développée par les juges n'est plus acceptable pour la société. L'État peut corriger cette situation en adoptant une loi qui remplace le droit jurisprudentiel par un ensemble de règles plus conformes aux souhaits de la société. Le concept de négligence contributive en est un exemple. L'un des principes de common law établis par les juges était que si un demandeur était responsable ne serait-ce que de 1 % des blessures subies et qu'une autre personne en était responsable à 99 %, le demandeur ne pouvait prétendre à une indemnisation à cause de sa négligence contributive. Par exemple, un piéton renversé par une voiture qui roulait à toute vitesse pendant qu'il traversait la chaussée en dehors du passage piéton ne pouvait prétendre à l'indemnisation de ses blessures, parce qu'il était partiellement en tort. Dans pratiquement toutes les compétences, les législatures ont adopté une loi qui permet à un tribunal d'accorder des dommages-intérêts à un demandeur qui est en partie responsable des blessures qu'il a subies, proportionnellement à sa responsabilité. Ainsi, dans l'exemple du piéton, la personne se verrait accorder des dommages-intérêts pour ses blessures, puis le montant de ces dommages-intérêts serait réduit pour tenir compte du degré de sa responsabilité personnelle (voir, par exemple, la *Loi sur le partage de la responsabilité de l'Ontario*, 1990).

Lois et règlements

Le droit jurisprudentiel peut constituer un moyen relativement lent de modifier et de façonner le droit afin de répondre à l'évolution des conditions sociales et économiques. Pourtant, l'incidence des décisions judiciaires sur la société est importante et de grande portée. Dans certains cas, comme ceux concernant l'avortement, le mariage homosexuel et l'aide médicale à mourir (AMM), les tribunaux ont devancé le gouvernement, voire même la société.

De par leur nature, les tribunaux ont tendance à être des institutions conservatrices. Traditionnellement, ils ont défini leur rôle comme étant l'interprétation et l'application d'un ensemble existant de lois et de règlements, plutôt que la création de lois à partir de principes abstraits. Le tribunal, en tant qu'arbitre impartial des conflits de société, répugne généralement à empiéter sur le pouvoir du Parlement de faire les lois de la nation. Au cours des dernières années toutefois, les tribunaux ont parfois joué un rôle plus militant dans l'interprétation et l'application de la loi; par exemple, dans les affaires concernant les droits des couples de même sexe et les rôles parentaux dans les familles recomposées. Ceci est particulièrement vrai depuis l'entrée en vigueur de la Charte. La Charte met les tribunaux en position de ne pas se cantonner à l'interprétation de la législation.

On en trouve peut-être le meilleur exemple dans les lois traitant de l'**avortement** et du **suicide assisté**. Jusqu'à récemment, les tribunaux confirmaient les lois qui interdisaient les avortements, sauf dans des cas particuliers. Le *Code criminel* (1985) érigeait en infraction le fait pour quiconque de procéder à une telle intervention, sauf si elle avait pour but de sauver la vie de la mère et qu'elle était jugée nécessaire par le comité d'un hôpital. Dans le cadre d'une contestation judiciaire de la disposition sur l'interdiction du *Code criminel*, la Cour suprême du Canada, dans l'affaire *R. v. Morgentaler* (1988), a déclaré que la loi était inconstitutionnelle et qu'elle constituait une violation du droit des femmes à la vie et à la sécurité personnelle. Le gouvernement fédéral a tenté de façonner une nouvelle loi criminel en matière d'avortement, mais a finalement choisi de ne prendre aucune mesure. L'avortement est donc réglementé par la législation provinciale sur la santé et n'est plus interdit par le droit criminel fédéral.

En ce qui concerne la question controversée du suicide assisté, le *Code criminel* (1985) stipulait que le fait d'aider une personne à s'enlever la vie constituait une infraction. Conseiller à une personne de se suicider est toujours un crime. La décision de la Cour suprême du Canada dans l'affaire Sue Rodriguez (exposée plus en détail dans le chapitre 8) illustre la réticence de la Cour à invalider les dispositions législatives concernant le suicide assisté (*Rodriguez v. Colombie-Britannique (Procureur général)*, 1993). En 2015, la Cour suprême du Canada a été invitée à réexaminer les questions soulevées dans l'affaire *Rodriguez*. Dans l'affaire *Carter v. Canada (Procureur général)* (2015), la Cour suprême du Canada a statué que les articles 14 et 241(b) du *Code criminel* étaient invalides relativement à l'interdiction du « décès médicalement assisté d'une personne adulte apte qui (1) consent clairement à mettre fin à sa vie, et (2) qui est affectée de problèmes de santé graves et irrémédiables (y compris une affection, une maladie ou un handicap) lui causant des souffrances persistantes qui lui sont intolérables au regard de sa condition » (par. 147). La Cour a conclu qu'une approche moins restrictive que celle formulée dans le *Code criminel* permettrait aux personnes de bénéficier d'une aide à mourir dans des circonstances qui évitent les préoccupations au sujet de l'aptitude et du caractère volontaire du patient et que la coercition, l'influence indue et l'ambivalence pourraient toutes être évaluées de façon fiable dans le cadre de ce processus. Cette décision juridique a obligé le gouvernement fédéral à tenter de structurer une loi sur l'aide médicale à mourir qui soit conforme aux principes juridiques et à la Charte.

PRINCIPES FONDAMENTAUX DU CODE CIVIL DU QUÉBEC

Malgré certaines similitudes avec la common law anglaise, le droit civil québécois est suffisamment différent pour mériter une discussion distincte. Il présente de nombreuses caractéristiques propres au droit civil. Bien que le système juridique du Québec soit principalement dérivé du système juridique français, il a également été influencé (dans une certaine mesure) par la common law anglaise pour des raisons historiques, sociales et géographiques.

Dans le système québécois, la principale source de droit est le *Code civil du Québec* (1991) : une loi très longue, détaillée et exhaustive qui énonce une variété de règles et de principes juridiques traitant de questions qui comprennent les contrats, les fautes civiles ou « délits » (p. ex., intrusion, calomnie, agression), la négligence, les relations familiales, les droits des enfants, le mariage, les droits des biens, les testaments et les droits de succession, le droit des sociétés et le droit des assurances. Le système juridique du Québec, comme celui des provinces de common law, dispose d'un ensemble de précédents établis appelé **jurisprudence**. Dans le système juridique du Québec toutefois, la jurisprudence est subordonnée au Code civil. La jurisprudence est simplement une preuve de la façon dont les tribunaux précédents ont traité une disposition particulière du Code; elle n'est donc pas contraignante pour un tribunal subséquent, car la doctrine *stare decisis* ne s'applique pas dans le système du droit civil québécois.

Le Québec dispose également d'un corpus de lois, mais le Code civil a préséance, à moins que la loi pertinente n'en dispose expressément autrement. En fin de compte, les principes énoncés dans le Code, découlant des doctrines rédigées par des juristes, du bon sens et de principes éthiques, et élaborés en fonction de ceux-ci, constituent la principale source de droit pour résoudre les litiges civils. Comme l'indique le préambule du Code civil :

> [Le Code civil] est constitué d'un ensemble de règles qui, en toutes matières auxquelles se rapportent la lettre, l'esprit ou l'objet de ses dispositions, établit, en termes exprès ou de façon implicite, le droit commun [le droit qui s'applique à l'ensemble du Québec]. En ces matières, il constitue le fondement des autres lois qui peuvent elles-mêmes ajouter au code ou y déroger. (Code civil du Québec, 1991, chapitre CCQ-1991, Disposition préliminaire)

La doctrine, ou les écrits savants des experts en droit, est un autre guide qui a force de loi pour le tribunal civil. Elle a préséance même sur la jurisprudence d'un tribunal supérieur lorsqu'il s'agit d'aider un juge à interpréter une disposition du Code civil et à l'appliquer dans une situation particulière. La doctrine peut prendre la forme d'articles de revue de droit, de manuels ou souvent de traités en plusieurs volumes portant sur divers domaines du droit civil. Plus l'auteur est respecté, plus les œuvres de cet auteur seront respectées, pertinentes et fiables aux yeux du tribunal.

Bien qu'un tribunal civil québécois ne soit pas strictement lié par les décisions d'un tribunal supérieur, ce n'est pas pour autant qu'il peut ignorer la jurisprudence. Un tribunal du Québec est toujours tenu de traiter ce genre de décisions avec le plus grand respect et doit avoir une raison valable – dans le Code proprement dit, dans une doctrine convenue ou dans des décisions précédentes — de déroger à un précédent. Il s'agit d'une exigence plus élevée au Québec que dans d'autres compétences de droit civil en raison de l'influence de la common law anglaise sur les traditions judiciaires du Québec. Le fait que les tribunaux aient une plus grande marge de manœuvre dans l'application des diverses dispositions du code à de nouvelles situations constitue une conséquence supplémentaire de la nature non contraignante de la jurisprudence en droit civil. Pour cette raison, on a souvent dit que le droit civil était beaucoup plus souple et adaptable que la common law.

Le Tableau 4.2 dresse la liste des quatre principales sources de droit civil au Québec.

On trouve un exemple intéressant illustrant le processus de délibérations du tribunal dans la décision controversée de la Cour supérieure du Québec dans l'affaire *Nancy B. v. Hôtel-Dieu de Québec* (1992). Cette affaire impliquait une jeune femme de 25 ans, atteinte du syndrome de Guillain-Barré, une maladie neurologique rare et parfois incurable qui, dans ses derniers stades, laisse la personne complètement paralysée et dépendante d'un respirateur. Les patients peuvent survivre pendant des années, mais toute activité physique leur est impossible. La vie de Nancy se limitait à rester clouée au lit et à regarder la télévision. Même si ses facultés intellectuelles étaient intactes, elle se sentait piégée dans un corps inutile, une existence qu'elle trouvait insupportable. Elle a exprimé le souhait de mourir d'une mort naturelle et demandé à cesser d'être alimentée par voie intraveineuse et à éteindre son respirateur. Le médecin et l'hôpital participant à ses soins ont eu du mal à respecter sa demande et ont porté l'affaire devant les tribunaux.

Nancy a engagé un avocat et présenté une demande d'**injonction** (ordonnance du tribunal) à la Cour supérieure du Québec ordonnant à l'hôpital et aux médecins de cesser tout traitement, alimentation et emploi du respirateur afin qu'elle puisse mourir. Le tribunal a examiné une disposition du Code civil alors en vigueur (article 19.1, *Code civil du Bas-Canada,* qui n'est plus en vigueur), qui stipulait qu'en l'absence de consentement, nul ne pouvait être obligé de subir un traitement médical de quelque nature que ce soit. La Cour a statué que cette disposition s'appliquait à cette affaire et il a ainsi été établi que Nancy avait le droit de refuser la poursuite du traitement. La Cour a également examiné certaines doctrines selon lesquelles, en l'absence de menace pour les droits d'autrui ou à l'ordre public, le

TABLEAU 4.2	
Sources du droit civil (par ordre décroissant d'autorité)	
Source et degré d'autorité	**Définition et caractéristiques**
Code civil du Québec, lois et règlements S'imposant à tous les tribunaux, le Code est souvent utilisé pour faciliter l'interprétation des lois et a préséance, sauf en cas de dispositions contraires prévues par la loi.	Le Code englobe des règles, des définitions et des principes juridiques qui régissent de nombreux domaines du droit provincial. D'autres lois et règlements complètent le Code et réglementent habituellement un domaine précis (p. ex., les routes).
Doctrine Habituellement largement respectée et considérée comme persuasive et faisant autorité dans les tribunaux de droit civil.	Articles, livres, traités et autres documents écrits par des juristes; utilisée par les tribunaux pour faciliter l'interprétation des dispositions ambiguës du Code ou des lois.
Jurisprudence Persuasive, mais non contraignante; dans certains cas, elle fait moins autorité que la doctrine; considérée comme une preuve de la façon dont les tribunaux ont interprété et appliqué le droit dans des affaires antérieures.	Ressemble au droit jurisprudentiel de la common law (voir le Tableau 4.1), mais n'est pas strictement contraignante pour les tribunaux de droit civil. La doctrine *stare decisis* ne s'applique pas au Québec.

droit de refuser le consentement était effectivement absolu. À titre d'exemple de la façon dont les tribunaux du Québec utilisent la doctrine, le juge J. Dufour a déclaré ce qui suit :

> [37] Le professeur Jean-Louis Baudoin, maintenant juge à la Cour d'appel du Québec, s'est penché aussi sur le sujet. Lors d'une conférence intitulée « Le droit de refuser d'être traité » et donnée sous l'égide de l'Institut canadien d'administration de la justice, il a avancé ceci :
> « Le fait, pour une personne adulte et capable, de prendre elle-même les décisions sur son propre corps est l'expression juridique du principe de l'autonomie de la volonté et du droit à l'autodétermination. »
> [38] Plus loin :
> Le pouvoir du consentement n'est cependant pas absolu, mais conditionné d'une double façon. D'abord, par les droits correspondants des autres. Ainsi, l'individu ne peut disposer de son corps d'une façon qui aurait pour effet de mettre en péril la vie ou la santé des autres. Ensuite, par l'ordre public. La loi impose parfois une limite au droit de disposition. Ainsi, elle ne permet pas l'aliénation entre vifs d'une partie du corps non susceptible de régénération ou d'un organe vital. Sous réserve de cette double limite, on peut considérer cependant comme absolu le droit à l'autonomie et à l'autodétermination. Nancy B. v. Hôtel-Dieu de Québec, 1992).

Pour compléter le Code, la cour s'est fondée sur une autre doctrine stipulant que le fait de placer une personne sous respirateur constituait un traitement médical et relevait donc de la disposition du Code exigeant le consentement.

En ce qui a trait à l'argument selon lequel retirer Nancy du respirateur constituerait une violation du *Code criminel* (dans la mesure où le médecin et l'hôpital l'aideraient à se suicider ou pourraient même commettre un meurtre), la cour a déclaré que l'interruption du traitement aurait seulement pour effet de permettre une mort naturelle. Elle a fait remarquer, en se référant également au droit jurisprudentiel américaine, que la mort naturelle ne découle ni d'un meurtre ni d'un suicide. Ainsi, le retrait du respirateur ne pouvait être considéré comme un suicide assisté ni comme un meurtre.

La cour a également estimé que ces dispositions particulières du *Code criminel* ne pouvaient raisonnablement être interprétées de manière à faire une infraction du retrait du respirateur. Les interpréter ainsi entraverait la profession médicale en ceci que tout traitement, aussi inefficace soit-il, ne pourrait jamais être interrompu une fois entrepris. La cour a conclu que cela ne pouvait être l'intention du législateur en adoptant ces dispositions. Ainsi, elle a statué que Nancy avait le droit de refuser de consentir à son traitement et lui a donc accordé l'injonction. Une fois le délai pour faire appel de la décision écoulé, le respirateur a été débranché et Nancy est décédée peu après.

Cet exemple, dans lequel la doctrine a été utilisée pour préserver le droit à l'autonomie du patient, démontre l'utilisation par la Cour du Québec de la doctrine et du droit jurisprudentiel d'une autre compétence pour interpréter une disposition cruciale du Code civil; il illustre aussi comment les tribunaux du Québec ont tendance à accorder beaucoup plus d'importance à la doctrine que leurs homologues de common law. On trouve des exemples de la façon dont un tribunal de common law aurait pu résoudre la question dans les décisions de la Cour suprême du Canada dans les affaires *Rodriguez v. Colombie-Britannique (Procureur général)* (1993) et *Carter v. Canada (Procureur général)* (2015) (qui sera expliquée plus en détail dans le chapitre 8).

En 1992, le Code civil a été intégralement révisé. Le nouveau Code est entré en vigueur le 1er janvier 1994. Il ajoutait des dispositions dans des domaines du droit qui n'étaient pas prévus au 19e siècle lorsque l'ancien Code a été promulgué. Il contient des dispositions explicites sur le droit du patient de consentir à un traitement médical, garantit le droit de refuser un traitement, élargit le droit des enfants d'avoir leur mot à dire dans leur traitement et introduit une foule d'autres nouvelles dispositions relatives aux personnes mentalement inaptes ou atteintes d'une maladie en phase terminale, au don d'organes, à la prise de décision au nom d'autrui, et ainsi de suite.

LE PROCESSUS LÉGISLATIF

Le rythme de vie plus lent de l'époque préindustrielle était probablement bien adapté au travail graduel et progressif des tribunaux de common law. Cependant, dans une société moderne qui évolue rapidement, il faut des réponses plus immédiates que nos institutions juridiques ont parfois eu du mal à fournir.

Le gouvernement du Canada se compose de trois branches : (1) le pouvoir judiciaire, ou les tribunaux qui appliquent la loi de façon impartiale pour régler les différends entre des particuliers ou un particulier et l'État; (2) le pouvoir exécutif, ou le roi et ses ministres, qui font appliquer la loi; et (3) le pouvoir législatif, qui se compose du Parlement. La Fig. 4.1 représente les trois branches du gouvernement au Canada.

Au Canada, le pouvoir de légiférer (ou d'adopter des lois) appartient au Parlement ou, dans le cas d'une province ou d'un territoire, à l'**assemblée législative**. Le Parlement et les assemblées législatives provinciales et territoriales *font des* lois. Celles-ci ont priorité sur la common law et peuvent confirmer, clarifier, modifier, limiter ou abroger la common law, selon la décision des tribunaux. En outre, le Parlement et les assemblées législatives peuvent adopter des lois qui s'imposent de toute urgence plus rapidement et complètement que les tribunaux si une volonté politique suffisante existe et est mise à contribution. Toutefois, lorsque cela ne se produit pas, les juges se chargent parfois d'établir des précédents pour régler de nouvelles situations, comme dans le cas de l'affaire *Vriend v. Alberta* (1998). Les assemblées législatives peuvent également créer des lois dans des domaines dans lesquels les tribunaux ne se sont pas encore

prononcés, préemptant ainsi l'« élaboration de lois » judiciaires qui pourraient orienter la loi dans une direction autre que celle souhaitée par les législateurs élus. Elles peuvent aussi officialiser dans la législation des règles élaborées par les tribunaux dans le cadre de la common law. Par exemple, le principe de common law selon lequel une personne doit consentir à être touchée a été officiellement codifié dans les lois sur le consentement aux soins de santé actuellement en vigueur dans un grand nombre de provinces et territoires.

Les ministres du Cabinet, y compris le premier ministre qui est le chef du gouvernement, sont habituellement des membres élus du parti politique qui détient la majorité des sièges à la Chambre des communes. Les ministres peuvent également être choisis parmi le Sénat, mais c'est rare. Par une **convention constitutionnelle** non écrite (une pratique qui ne fait pas partie de la **Constitution**, mais qui est pourtant suivie par la tradition dérivée de la pratique parlementaire britannique), ces députés ont le droit de former un gouvernement grâce à leur majorité au Parlement, qui leur permet d'être considérés comme ayant la confiance de la Chambre. Dans le cas des gouvernements minoritaires, lorsque le gouvernement est formé par un parti qui ne détient pas la majorité des sièges à l'assemblée législative, il y a un risque que le gouvernement ne bénéficie plus de cette confiance. Une motion de confiance est

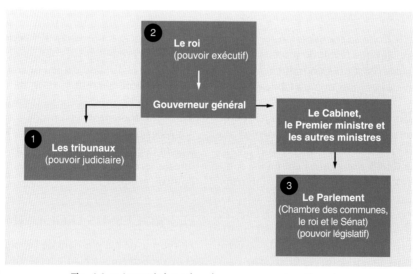

Fig. 4.1 ▪ Les trois branches du gouvernement au Canada.

présentée lorsque les députés de la Chambre des communes sont invités à voter sur le discours du Trône, sur les questions financières comme le budget, ou si le gouvernement déclare qu'un projet de loi particulier sera une motion de confiance. L'opposition peut également présenter une motion pendant les jours de l'opposition pour demander un vote sur la confiance du gouvernement. Si la majorité des députés n'appuie pas le gouvernement lors de ces votes, alors il n'y a pas de confiance dans la capacité du gouvernement à diriger. Dans de telles circonstances, le premier ministre est tenu de recommander la dissolution du Parlement au gouverneur général et le déclenchement d'une élection générale.

Le gouverneur général a le pouvoir d'accepter cette recommandation ou d'inviter les autres députés ou partis au Parlement à travailler ensemble pour former leur propre majorité. Lorsqu'il est peu probable que l'un ou l'autre parti puisse réunir une majorité, des élections sont habituellement déclenchées.

Les ministres du gouvernement et le premier ministre sont officiellement nommés et choisis pour former un gouvernement par le gouverneur général. Les gouvernements provinciaux et territoriaux sont formés de la même façon; par contre, c'est le lieutenant-gouverneur ou le commissaire territorial de la province, représentant du roi dans la province ou le territoire en question, qui fait la nomination officielle.

Avant qu'une loi ne devienne une loi, elle doit passer par l'examen du Parlement ou, dans le cas d'une loi provinciale, de l'assemblée législative. La version provisoire d'une proposition de loi, appelée un **projet de loi**, est généralement préparée par un comité législatif composé de députés pour traiter d'un domaine d'intérêt particulier pour le gouvernement, les groupes d'intérêts spéciaux, les électeurs d'une région géographique particulière ou le grand public. Il peut porter sur tout type de sujet au sein de la **compétence** de l'assemblée dans laquelle il doit être proposé : droit criminel, fiscalité et dépenses gouvernementales, politique agricole, soins de santé, éducation, politique étrangère, défense ou une foule d'autres domaines d'intérêt pour divers secteurs de la société. L'objet du projet de loi dépendra du fait qu'il relève ou non d'un domaine de compétence fédérale, provinciale ou territoriale, conformément à la Constitution.

La procédure suivie au Parlement (Dawson, 1970, pp. 356 à 357) et dans les assemblées législatives provinciales et territoriales pour adopter un projet de loi est essentiellement la même, avec quelques variantes entre les provinces et les territoires.

Le projet de loi est d'abord présenté à l'assemblée législative et fait l'objet d'une lecture officielle. S'il est approuvé en principe, il est ensuite envoyé à un comité de l'assemblée législative pour être étudié en détail. Des consultations publiques et des audiences peuvent être organisées, pendant lesquelles des témoins — particuliers, groupes d'intérêts spéciaux et autres — peuvent fournir des renseignements ou suggérer des modifications, des suppressions ou des ajouts. En deuxième lecture, le projet de loi est à nouveau soumis à un vote, par lequel l'assemblée législative peut l'approuver en principe. Après d'autres débats et améliorations, le projet de loi passe ensuite à l'étape de la troisième lecture, moment auquel l'assemblée législative examine le rapport du comité. Habituellement, chacune des dispositions du projet de loi est débattue jusqu'à ce qu'il soit soumis à un troisième et dernier vote. S'il est adopté, le projet de loi est ensuite soumis au lieutenant-gouverneur en vue d'obtenir la sanction royale dans le cas d'une loi provinciale. Un projet de loi de la Chambre des communes serait soumis au Sénat, où il suivrait la même procédure. S'il est adopté par le Sénat, le projet de loi est ensuite soumis au lieutenant-gouverneur en vue d'obtenir la sanction royale.

La Fig. 4.2 illustre le processus suivi par un projet de loi pour devenir une loi au Canada.

Un projet de loi devient une loi — loi du Parlement ou de l'assemblée législative provinciale — lors de sa proclamation ou à une date précise après avoir reçu la sanction royale. Dans de nombreux cas, une loi a force de loi lors de sa proclamation et de sa publication dans une publication officielle du gouvernement.

À ce stade, tous les citoyens sont censés connaître la loi et être régis par celle-ci. Aussi déraisonnable que cela puisse paraître, le but de cette règle est d'assurer l'application efficace et impartiale de la loi. Autrement, l'ignorance de la loi pourrait constituer un argument de défense, la loi serait inapplicable et le chaos s'ensuivrait. Ainsi, la règle voulant que « nul n'est censé ignorer la loi » est fondamentale à la capacité de toute société de se gouverner elle-même et de maintenir l'ordre.

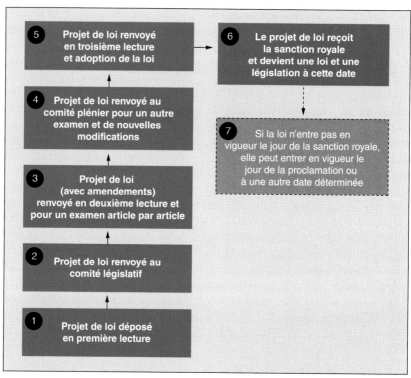

Fig. 4.2 ■ Processus législatif suivi pour qu'un projet de loi devienne une loi.

Les lois contiennent généralement un titre abrégé — par exemple, la *Loi sur les professions de la santé réglementées* (1991). Elles peuvent avoir un préambule qui indique brièvement pourquoi la loi a été adoptée et son objet. La loi contient aussi un ou plusieurs articles ou clauses numérotés et détaillés exposant les définitions, les conditions et les interdictions qu'elle doit réglementer. Même si de telles dispositions peuvent sembler exhaustives, elles ne peuvent pas tenir compte de toutes les situations que le gouvernement souhaite réglementer. D'autres détails législatifs peuvent être énoncés dans des règlements écrits créés en vertu de la loi.

Les règlements, aussi appelés *mesures législatives subordonnées*, ont la même force de loi que les lois, mais sont inférieurs à la loi dont ils découlent. La loi établit la portée juridique du pouvoir. Les règlements sont formulés par le gouvernement pour mettre en œuvre l'intention de la loi. Ainsi, par exemple, une loi peut habiliter les policiers à emmener une personne à l'hôpital pour lui faire passer une évaluation de sa santé mentale.

La procédure et les formes à employer sont décrites en détail dans les règlements d'application de la loi. Dans le cas où un règlement outrepasse le pouvoir conféré par la loi, un tribunal peut annuler ledit règlement et refuser de l'appliquer. Le gouvernement en place doit donc toujours veiller à ce que les règlements adoptés soient conformes à la loi qui lui donne le pouvoir d'établir de tels règlements. Comme les règlements ne passent pas par le processus législatif, ils peuvent être modifiés et actualisés rapidement pour répondre à l'évolution des situations et aux jugements défavorables.

Étant donné que la branche législative du gouvernement a le pouvoir ultime de faire la loi (sous réserve, bien sûr, des éventuelles restrictions prévues dans la Constitution), le droit législatif aura préséance sur la common law (c.-à-d., jurisprudentiel). En cas de conflit ou de contradiction entre un principe de common law et une disposition figurant dans une loi du Parlement ou d'une assemblée législative provinciale ou territoriale, le tribunal est alors tenu d'appliquer la loi. La cour présume que l'intention de l'assemblée législative était de modifier la common law en adoptant la disposition législative. Par exemple, avant l'adoption des lois sur la **négligence** par les assemblées législatives des provinces de common law, la common law statuait qu'une personne qui en poursuit une autre pour négligence ne pouvait obtenir aucun dommages-intérêts, quelle que soit la faute commise, si la personne réclamant des dommages-intérêts (le **demandeur**) avait d'une façon ou d'une autre, même minime, contribué à l'accident ou à l'événement responsable de sa blessure ou des dommages subis. Ainsi, même si le **défendeur** (la personne poursuivie) était à blâmer à 99 % pour les blessures subies par le demandeur, la demande de ce dernier serait rejetée au motif qu'il était en tort à 1 %. Bien que cela soit considéré comme manifestement injuste, les tribunaux ont tout de même continué de confirmer la règle de common law. Il a fallu l'adoption de lois sur la négligence dans les provinces au début du 20e siècle pour que cela change. L'article trois de la *Loi sur le partage de la responsabilité* de l'Ontario (1990), par exemple, prévoit que :

Dans une action en dommages-intérêts qui se fonde sur la faute ou la négligence du défendeur, si le tribunal constate qu'il y a eu, de la part du demandeur, faute ou négligence qui a contribué aux dommages, le tribunal répartit les dommages-intérêts selon la part respective de responsabilité de chaque partie.

Ainsi, un demandeur qui est, par exemple, responsable de ses blessures à hauteur de 20 %, a toujours le droit de recouvrer 80 % de ses pertes auprès du défendeur (à condition que ce dernier soit jugé responsable dans cette mesure). S'il y a plus d'un défendeur, le tribunal répartit la **responsabilité** entre les différents défendeurs (et le demandeur, s'il est responsable) dans la mesure où chacun est responsable de l'événement.

Répartition des pouvoirs législatifs

La répartition des responsabilités fédérales et provinciales (en raison de l' *Acte de l'Amérique du Nord britannique* et de la *Loi constitutionnelle*) a généré une tension permanente entre le gouvernement fédéral, qui perçoit la plus grande proportion des impôts, et les gouvernements provinciaux et territoriaux, qui sont responsables d'un nombre croissant de programmes sociaux et de coûts chaque année.

Le gouvernement fédéral joue un rôle actif dans les soins de santé par ses activités de financement, ses paiements de transfert aux provinces et ses ententes fédérales-provinciales. L'une des principales lois fédérales dans ce domaine est la *Loi canadienne sur la santé* (1985). Toutefois, les soins de santé relèvent en grande partie de la compétence provinciale en vertu de la Constitution (*Loi constitutionnelle, 1867*, art. 92(7)). (Les lois provinciales particulières régissant la profession infirmière sont présentées au chapitre 5.) Les provinces, par le biais de leurs ministères de la Santé, administrent et réglementent les systèmes de soins de santé à l'intérieur de leurs frontières. Cela comprend des questions telles que l'établissement, l'administration et le financement des hôpitaux et des cliniques, les règlements régissant les hôpitaux publics et les établissements de soins de santé privés, comme les établissements de soins de longue durée, et le régime public d'assurance maladie. Les provinces réglementent également les professionnels de la santé et les organismes professionnels autonomes en leur permettant d'élaborer des lois régissant les biens, les droits civils et les hôpitaux.

Compte tenu de l' *Acte de l'Amérique du Nord britannique* et de la *Loi constitutionnelle*, le gouvernement fédéral ne dispose que de trois moyens pour influencer les politiques dans les domaines de compétence provinciale et territoriale :

- Il peut modifier la Constitution pour un programme particulier qu'il souhaite introduire (très difficile).
- Il peut offrir des programmes en coûts partagés, comme il le faisait dans les années 1940 et comme ce fut le cas dans la prestation de programmes de garderies subventionnées et d'autres programmes sociaux.
- Il peut établir des normes nationales assorties de sanctions en cas de non-respect de la *Loi canadienne sur la santé* (Storch, 2014, p. 24). Voir, par exemple, l'affaire *Cambie Surgeries Corporation v. British Columbia (Attorney General)* (2020).

La répartition des pouvoirs entre les gouvernements fédéral et provinciaux dans les responsabilités en matière de soins de santé est une source constante de conflit. Avant la Confédération, il ne fallait pas s'attendre à ce que la santé occupe une place importante dans les discussions : « Les Pères de la Confédération n'auraient pas pu prévoir la croissance généralisée et la panoplie de besoins en soins de santé d'une grande société urbaine industrialisée, les progrès des sciences médicales ni les dépenses publiques nécessaires pour maintenir des soins de santé de grande qualité. » (Lalonde, M., 1981, p. 43).

APPLICATION DE LA LOI

Distinction entre le droit civil et le droit criminel

Le terme *droit civil* revêt plusieurs sens distincts pour les avocats et les juges. Dans un sens, il décrit un système juridique fondé sur le droit romain, comme celui du Québec, dans lequel les principes et les règles juridiques sont codifiés et constituent la principale source de droit.

Dans les compétences de common law, comme les provinces et territoires du Canada, à l'exception du Québec, le *droit civil* fait référence à une branche du droit distincte du **droit criminel**. Dans ce contexte, le *droit civil* fait référence à l'ensemble des règles et principes juridiques qui régissent les relations, les droits et les obligations entre les individus, les sociétés ou d'autres institutions. Il est distinct du droit criminel, qui porte principalement sur les relations entre l'individu et l'État et sur la violation du *Code criminel*. Le droit civil comprend le droit relatif aux contrats, aux biens, à la famille, au mariage et au divorce, à la responsabilité civile délictuelle et à la négligence, à la santé, aux testaments et à la succession, à la création et l'administration de sociétés commerciales et sans but lucratif ou de partenariats, à l'assurance, au droit d'auteur, aux marques de commerce et aux brevets, à l'emploi et au travail.

Pour donner un exemple simple des relations de droit civil dans un milieu infirmier, supposons qu'une infirmière soit appelée un soir pour administrer un antibiotique à un patient qui souffre d'une appendicite aiguë. Par erreur, l'infirmière administre le mauvais antibiotique. En outre, il est précisé sur le tableau que ce patient est allergique à cet antibiotique particulier. En conséquence, le patient fait une réaction anaphylactique qui entraîne une lésion cérébrale. Il sort du coma deux semaines plus tard, moment auquel il est établi qu'il souffre d'une paralysie partielle du côté gauche. Par la suite, la lésion cérébrale s'avère permanente et irréversible. Dans un cas de ce type, le patient

et sa famille auraient le droit de poursuivre l'infirmière à titre individuel, en sa qualité d'employée de l'hôpital, et l'hôpital pour négligence. Dans le système civil, les lois régissant un acte fautif, intentionnel ou non, qui cause des dommages ou des blessures à une autre personne, à sa réputation ou à ses biens, s'appellent *droits de la responsabilité civile délictuelle*. Il s'agit essentiellement ici d'un litige privé entre deux groupes de personnes qui cherchent à obtenir réparation devant les tribunaux. L'État (ou, plus précisément, la société) n'est pas directement intéressé par l'issue de l'affaire. Toutefois, étant donné que la décision du tribunal peut être appliquée par la suite dans des cas similaires, la société s'intéresse indirectement au résultat, ce qui peut inciter à modifier ou à créer une loi pour réglementer l'acte infirmier particulier qui a donné lieu à la négligence. De plus, l'existence d'un processus viable de règlement des différends présente un intérêt sociétal.

Le droit substantiel et le droit procédural constituent une autre distinction entre le droit civil et le droit criminel. **Le droit substantiel** crée des droits et des obligations entre les individus; par exemple, les lois régissant la création d'un contrat, les droits d'un conjoint dans un mariage, les droits d'un employé par rapport à ceux d'un employeur, ou la création et la gouvernance d'une société. Le **droit procédural**, par contre, réglemente la façon dont ces droits sont préservés et appliqués devant les tribunaux. Le droit procédural comprend les règles du tribunal régissant la façon dont une poursuite est intentée, le moment auquel elle est intentée, les documents à déposer et le tribunal dont la poursuite relève.

Droit civil

Qu'est-ce qu'une poursuite?

Ce domaine du droit est peut-être celui qui est le plus important pour les infirmières et infirmiers. Le droit de la responsabilité civile délictuelle se répercute directement sur le processus infirmier, dans la mesure où les membres du personnel infirmier sont des professionnels dont la conduite doit respecter une norme de diligence. Comme nous l'avons indiqué, un **délit civil** est un délit civil (par opposition au délit criminel) commis par une ou plusieurs personnes à l'encontre d'une autre; cela comprend la négligence, l'agression, la diffamation (p. ex., répandre de fausses rumeurs au sujet d'une autre personne en vue de nuire à sa réputation dans la communauté) ou la conversion (c.-à-d., l'équivalent du vol en droit civil). La personne lésée peut intenter une action en dommages-intérêts contre la ou les parties fautives afin de rétablir la victime dans la situation où elle se serait trouvée si le délit civil n'avait pas été commis.

Dans le domaine des soins de santé, les patients connaissent parfois des issues défavorables. Dans ce genre de cas, les patients et leurs familles peuvent croire que les praticiens de la santé impliqués dans l'affaire les ont laissé tomber et que s'ils avaient « mieux » agi, été plus compétents, plus expérimentés ou plus prudents, le patient aurait évité l'issue défavorable. Les patients qui connaissent une issue défavorable peuvent intenter une action en justice contre les personnes soupçonnées d'en être responsables.

Les droits individuels sont jugés et appliqués dans le cadre d'une **action** en justice. Au Canada, une **poursuite** n'est habituellement pas la première étape pour tenter de régler un différend. En cas de préjudice causé à la suite d'une erreur commise par un professionnel de la santé, la divulgation en temps voulu au patient ou à la famille et la présentation d'excuses peuvent souvent éviter de recourir à une action en justice. Il existe d'autres possibilités pour tenter de résoudre le problème, comme des discussions entre les parties dans le cadre d'une médiation ou d'un arbitrage ou d'autres mécanismes de plainte. Les avocats doivent être engagés dès les premières étapes afin de résoudre le différend sans recourir aux tribunaux. En cas d'échec, la partie lésée peut intenter une action en justice.

L'action (poursuite) et les plaidoiries

La marche à suivre pour intenter une poursuite est similaire dans toutes les provinces. La première étape consiste à déposer une **déclaration** ou un document similaire devant le tribunal concerné. Ce document, qui est généralement déposé par un avocat agissant au nom du demandeur, est également désigné par le terme **acte introductif d'instance**, car c'est lui qui déclenche l'action. Il expose, de façon sommaire, la version des faits du demandeur, les obligations ou responsabilités invoquées et les dommages subis ou prévus, qui appuient la réclamation faite contre le ou les défendeurs. (Voir, par exemple, la règle 25.06(1) des *Règles de procédure civile de l'Ontario*.) Une copie de la déclaration doit ensuite être signifiée (remise en main propre) au(x) défendeur(s) dans un délai déterminé.

Si un membre du personnel infirmier reçoit la copie d'une déclaration portant sur des soins aux patients ou le champ d'exercice, il doit immédiatement en aviser l'employeur et, s'il travaille dans un organisme qui n'est pas géré par l'employeur, en aviser aussi l'organisme. Il est dans l'intérêt du membre du personnel infirmier d'engager un avocat sans tarder afin d'être représenté correctement. Généralement, l'employeur est assuré contre les réclamations pour négligence et peut accéder à des cabinets d'avocats qui représenteront l'organisation et ses employés. De nombreux organismes de réglementation provinciaux exigent dorénavant que les infirmières et infirmiers aient leur propre assurance, la protection de responsabilité, en dehors de celle de leur employeur. Dans le cadre de leurs avantages sociaux à titre de membres d'un syndicat ou d'une association professionnelle, les infirmières et infirmiers peuvent également être représentés par un avocat. Ils doivent aussi aviser l'assureur de responsabilité personnelle pour veiller à ce que leurs intérêts soient représentés.

Après avoir reçu la déclaration, le défendeur a l'obligation de déposer une **défense** à la demande du demandeur dans un délai très court. La défense énonce, de façon sommaire, les faits et les principes de droit invoqués pour contester la demande. S'il ne dépose pas la défense rapidement, le défendeur risque de perdre toute possibilité de défendre l'action. La déclaration et la défense sont collectivement appelées **plaidoiries**.

L'interrogatoire préalable

Dans la foulée de l'échange des plaidoiries, les parties doivent produire sous serment les documents pertinents en leur possession. Le défaut de produire la documentation appropriée peut donner lieu à des sanctions ultérieurement. Les sanctions peuvent comprendre l'attribution de frais juridiques, l'exclusion de documents ou d'éléments de preuve et, dans les cas extrêmes, un jugement immédiat. Dans les cas de faute professionnelle médicale, cette phase peut souvent s'avérer très complexe, car les documents peuvent devoir être récupérés à plusieurs endroits et impliquent souvent des registres couvrant plusieurs années. Étant donné que le personnel infirmier ne tient pas ses propres registres, cette tâche incombe généralement à l'employeur, aux différents services et aux médecins. En règle générale, tous les documents infirmiers sont produits et examinés.

La communication de documents est conçue pour éliminer l'élément de surprise dans les litiges. Si les parties connaissent la qualité des preuves retenues contre elles, le règlement devient plus probable. Pendant ou après la phase de communication des documents, chaque partie au litige *assiste à* un interrogatoire sous serment (**interrogatoire préalable**). Les avocats des autres parties au litige peuvent poser toutes les questions pertinentes et obtenir une transcription écrite que les parties peuvent invoquer dans tout procès. Les réponses données à l'interrogatoire permettent à chaque partie de connaître la position de l'autre partie et le type de témoignage qu'elle est susceptible de présenter au procès. Elles peuvent aussi servir à éprouver la crédibilité d'une partie dont les réponses à l'interrogatoire préalable diffèrent de celles données au procès.

Avant le procès, il y a une **conférence préparatoire au procès** obligatoire, dans laquelle les parties examinent leurs cas avec un juge de première instance ou un médiateur nommé par le tribunal et tentent de régler l'action. Si elles ne parviennent toujours pas à un règlement, les parties passent ensuite au procès.

Le procès

Les actions civiles peuvent être jugées par un juge seul ou par un juge et un **jury**. Toutefois, certains types d'actions, en raison de leur nature ou de leur complexité, ne peuvent être jugés que par un juge seul. Le jury d'un procès civil compte moins de **jurés** que les douze requis dans un procès criminel; cependant, leur nombre varie d'une province à l'autre. Par exemple, en Ontario, il ne doit pas compter plus de six personnes, alors qu'il en faut neuf à Terre-Neuve-et-Labrador. Les procès civils devant un jury ont été abolis au Québec il y a plusieurs années.

Pendant le procès, la **charge de la preuve** incombe au demandeur. Il n'appartient pas au défendeur de prouver qu'il n'est pas responsable. Le demandeur doit présenter suffisamment de preuves pour montrer que la blessure ou le préjudice ont été causés, selon la prépondérance des probabilités, par le défendeur. Si le demandeur n'a pas réussi à démontrer le bien-fondé de sa cause à la fin du procès, ou si les preuves ne sont au mieux pas concluantes, le défendeur sera déclaré non responsable et l'action sera rejetée. Dans un procès criminel, la norme de preuve est plus élevée (l'accusation doit convaincre le juge des faits [juge ou jury] que l'accusé est coupable hors de tout doute raisonnable).

Si le demandeur gagne, le tribunal prononce un *jugement*, une ordonnance du tribunal stipulant que le défendeur doit faire, ou s'abstenir de faire, quelque chose ou verser une indemnité au demandeur. Les dommages-intérêts – indemnisation monétaire pour le préjudice subi par le demandeur à la suite de la négligence, du délit civil volontaire ou de la rupture de contrat du défendeur – sont l'une des réparations que le tribunal peut accorder. Les dommages-intérêts pécuniaires sont classés dans la catégorie de dommages-intérêts « généraux » ou « spéciaux ». Les dommages-intérêts spéciaux sont les montants versés au demandeur pour l'indemniser d'une perte financière directe bien précise, par exemple, une perte de revenu, des frais médicaux, les coûts de modification d'un logement pour l'adapter à un handicap, ou le coût des réparations ou du remplacement d'une voiture. Ces dommages-intérêts représentent les montants réels qui peuvent être calculés, et les dépenses peuvent déjà avoir été engagées par le demandeur. Les dommages-intérêts généraux ne sont pas liés à une dépense particulière imposée au demandeur par les actions du défendeur. Ils sont accordés pour les préjudices intangibles causés au demandeur. Par exemple, un demandeur qui a été blessé dans un accident de voiture peut réclamer des dommages-intérêts généraux pour « douleur et souffrance ». Dans certains cas (p. ex., agression sexuelle), les dommages-intérêts peuvent être assez importants et plutôt limités dans d'autres. Il y a aussi des dommages-intérêts spécialisés qui sont accordés dans l'intention de punir les défendeurs pour une conduite répréhensible (dommages-intérêts « aggravés », « punitifs » et « exemplaires »).

Le tribunal peut également prononcer une injonction, soit une ordonnance enjoignant au défendeur de faire ou de s'abstenir de faire quelque chose qui cause un préjudice au demandeur. En règle générale, les tribunaux n'aiment pas rendre des ordonnances qui doivent être surveillées pour s'assurer que les parties respectent les conditions du jugement. Lorsque l'indemnisation monétaire peut indemniser le demandeur, le tribunal ne rend pas d'ordonnance enjoignant au défendeur de faire ou de s'abstenir de faire quelque chose. Par exemple, si une entreprise accepte de restituer une propriété en location à son propriétaire dans le même état qui était le sien au début du bail, le tribunal n'ordonnera pas au défendeur de remettre en état la propriété; elle lui ordonnera simplement de verser une somme d'argent raisonnable au demandeur pour la restaurer.

Droit criminel

Nous avons parlé jusqu'ici des actions en justice impliquant une ou plusieurs personnes faisant valoir des réclamations privées. Celles-ci relèvent du droit civil. D'autres affaires — celles comportant une violation des valeurs et des règles fondamentales qui menacent la paix, la stabilité, l'ordre et le bien-être de tous les citoyens — touchent l'ensemble de la société et relèvent du droit criminel.

La plupart des lois criminelles sont contenues dans le *Code criminel* (1985), qui a été promulgué à l'origine par le Parlement en 1892. Il s'agit d'une loi très longue contenant une liste exhaustive et détaillée des infractions pénales et un code de procédure pénale. Le *Code criminel* a été modifié et révisé à de nombreuses reprises.

Catégories d'infractions criminelles

Il y a trois catégories d'infractions criminelles dans le *Code criminel* (1985) :

- Actes criminels
- Infractions punissables par procédure sommaire
- Infractions mixtes

Les actes criminels constituent généralement le type d'infraction le plus grave. Il s'agit notamment du meurtre, de l'homicide, de la tentative de meurtre, de la **négligence criminelle** entraînant la mort, du vol, du vol de biens d'une valeur de plus de 5 000 $, de la trahison et du complot en vue de commettre un acte criminel.

Compte tenu de la gravité des actes criminels, la procédure à suivre pour les juger est plus complexe que pour les infractions punissables par procédure sommaire. Dans les actes criminels, l'accusé fait généralement l'objet d'une enquête préliminaire avant d'être jugé par un tribunal composé d'un juge et d'un jury. Le jury est composé de douze citoyens canadiens de plus de 18 ans. Dans de nombreux cas, le procès peut se tenir devant un juge seul.

Le but de l'enquête préliminaire est d'établir si la Couronne dispose ou non de preuves suffisantes pour qu'un jury raisonnable, ayant une instruction raisonnable en droit, puisse (et non veuille) déclarer l'accusé coupable de l'infraction. Il ne s'agit pas d'un procès. Si les preuves sont insuffisantes, l'accusé sera relaxé. Pendant l'enquête préliminaire, l'accusation présente les preuves et l'accusé a la possibilité de procéder au contre-interrogatoire des témoins de l'accusation. L'accusé n'a pas à présenter de preuves pendant l'enquête préliminaire.

En règle générale, un accusé ne peut pas être inculpé de la même infraction criminelle, ni être jugé pour celle-ci, plus d'une fois. Toutefois, si à l'issue de l'enquête préliminaire, la Couronne obtient d'autres preuves semblant indiquer qu'une infraction distincte et différente a été commise, l'accusé peut être inculpé de l'infraction ou d'une nouvelle infraction. Si les nouveaux éléments de preuve de la Couronne sont insuffisants, l'accusation peut être rejetée au titre d'abus de procédure judiciaire. L'accusation peut aussi être rejetée parce que la mise en accusation viole les droits de l'accusé en vertu de la *Charte canadienne des droits et libertés,* comme nous le verrons plus loin dans ce chapitre.

Les infractions punissables par procédure sommaire sont d'une nature relativement moins grave. Il s'agit notamment d'infractions comme le fait de causer des troubles, de décharger une arme à feu dans un lieu public, de flâner, de s'introduire dans un lieu sans autorisation la nuit, et de vagabonder. Ces infractions sont jugées par un juge d'une cour provinciale, sans jury, et entraînent des peines moins sévères.

La troisième catégorie d'infractions en vertu du Code est celle des **infractions mixtes** ou **infractions mixtes**. Elles sont mixtes en ceci que la Couronne peut choisir de juger l'accusé de façon sommaire ou punissable. Tant que le procureur de la Couronne qui poursuit l'affaire n'a pas fait de choix, l'infraction est considérée comme étant passible de poursuites. (Voir la *Loi d'interprétation,* 1985, art. 34(1)(a).) Si la Couronne choisit la procédure sommaire, l'accusé sera jugé par un juge de la cour provinciale seul.

La présomption d'innocence

Au Canada, comme dans la plupart des démocraties de common law, un accusé est considéré comme innocent jusqu'à preuve du contraire. Non seulement ce principe fait-il partie intégrante du *Code criminel* (1985, art. 6(1) a)), mais plus important encore, il s'agit également d'un droit fondamental garanti par la *Charte canadienne des droits et libertés* (1982). L'article 11(d) de la Charte dit ceci :

11. Tout inculpé a le droit : .. d) d'être présumé innocent tant qu'il n'est pas déclaré coupable, conformément à la loi, par un tribunal indépendant et impartial à l'issue d'un procès public équitable.

La *Charte canadienne des droits et libertés* fait partie intégrante de la Constitution depuis 1982. Elle énonce les droits fondamentaux des citoyens en matière de justice, de liberté de circulation, de langue, d'égalité et de démocratie, droits que l'État ne peut restreindre (limiter), violer ou transgresser sans enfreindre la Constitution. (La Constitution et la *Charte* sont examinées plus en détail plus loin dans le présent chapitre.)

Deux conséquences découlent de la **présomption d'innocence**. Premièrement, la Couronne doit prouver tous les éléments essentiels d'une infraction criminelle. Il lui appartient de prouver l'infraction et ce n'est pas à l'accusé de réfuter l'accusation portée contre lui. C'est ce qu'on appelle la *charge de la preuve*. Le degré de preuve que la Couronne doit respecter pour obtenir une déclaration de culpabilité est une preuve hors de tout **doute raisonnable**. Deuxièmement, bien que l'accusé puisse choisir de ne pas présenter de preuves, la défense s'attarde souvent à établir un doute raisonnable dans l'esprit du juge ou du jury, selon le type de procès. Cela signifie que la Couronne (l'accusation) doit convaincre le juge ou le jury que l'accusé a commis l'infraction alléguée en présentant suffisamment de *preuves* pour qu'il n'y ait aucune raison réelle ou logiquement impérieuse dans l'esprit du juge de penser que l'accusé n'a pas commis ladite infraction.

Les éléments d'une infraction criminelle

La plupart des infractions criminelles comportent deux éléments principaux : un *élément matériel* et un *élément mental*. L'élément matériel est désigné en droit par le terme latin **actus reus**. Ainsi, par exemple, dans l'infraction d'agression, la conduite physique réelle consistant à frapper la victime constitue l' *actus reus*. L'élément mental, désigné par le terme latin **mens rea**, est l'élément de l' *intention*. Dans la plupart des cas, une

personne doit avoir l'intention de commettre l'acte dont elle est accusée. Ainsi, dans le cas d'agression, le *mens rea* est l'intention de l'agresseur de frapper la victime. L'orientation volontaire du corps de l'agresseur pour commettre l'acte physique en tant que tel est l' *actus reus*.

Le lien entre ces deux éléments, en ce qui concerne la preuve de l'infraction, est qu'une personne consciente et rationnelle, qui pense rationnellement, prévoit toujours les conséquences de sa conduite physique. Autrement dit, une personne saine d'esprit, qui agit de façon volontaire et rationnelle et que l'on voit frapper physiquement une autre personne, est présumée avoir prévu les conséquences de cet acte. En d'autres termes, cette conduite est le produit d'un esprit conscient agissant volontairement. Les deux éléments de l'infraction doivent donc être tous deux présents (voir l'affaire *Fowler v. Padget*, 1798; voir aussi *R. v. Bernard*, 1961).

Par exemple, supposons que A subisse une blessure à la tête dans un accident de voiture. Il sort de l'hôpital quelques semaines plus tard, apparemment remis de ses blessures. Une nuit, A se lève de son lit, va dans la cuisine et prend un couteau, qu'il utilise pour poignarder à plusieurs reprises sa conjointe endormie. La conjointe meurt. A découvre le meurtre le lendemain et, à sa grande horreur, conclut d'après la preuve matérielle sur la scène de crime qu'il a lui-même commis l'acte. Par contre, il n'en a aucun souvenir. A et sa conjointe s'aimaient. A n'avait aucun motif ni souhait de voir sa conjointe morte et ne comprend absolument pas comment il a pu faire une telle chose. Il se peut que sa blessure à la tête ait amené A à agir involontairement — autrement dit, que ses actes n'étaient pas le produit d'un esprit *conscient*, mais simplement le mouvement automatique de son corps causé par la lésion cérébrale. Dans un cas de ce type, l'accusé ne pouvait pas être déclaré coupable de meurtre, parce qu'il n'était manifestement pas conscient des circonstances; A n'était pas conscient et n'agissait pas de façon volontaire. Ce moyen de défense est connu en droit sous le nom de *défense d'automatisme* (Stuart, 1982, pp. 77 à 91). Il a été accepté par les tribunaux canadiens comme moyen de défense légitime depuis la décision de la Cour suprême du Canada dans l'affaire *R. v. Rabey* (1980). Dans l'affaire *R. v. Rabey*, l'accusé a été déclaré coupable d'avoir agressé une femme dont il était amoureux et qui avait repoussé ses avances. Il n'avait aucun souvenir de l'agression. La Cour suprême du Canada a reconnu (dans un jugement partagé) qu'une personne pouvait subir un choc psychologique susceptible de l'amener à agir de façon inconsciente. Cette décision semble toutefois moins étrange si l'on considère le principe de base voulant que les personnes ne doivent être tenues responsables que des actes intentionnels qui sont le produit d'un esprit rationnel agissant de façon volontaire.

Dans notre exemple du cas de A souffrant d'une blessure à la tête, si l'accusé avait été conscient, il n'aurait pas commis l'acte volontairement; il aurait été tout à fait capable de discerner le bien du mal et aurait été conscient des conséquences de ses actes. Une personne aliénée est atteinte d'une maladie mentale et n'est pas juridiquement capable d'évaluer la nature et la qualité de ses actes et des conséquences. Par conséquent, cette personne est incapable de formuler l'intention nécessaire ou *mens rea*. Du fait qu'il manque l'un des éléments nécessaires pour prouver la culpabilité, cette personne serait acquittée (déclarée non coupable). Plus précisément, cette situation entraînerait un verdict de non-culpabilité pour cause d'aliénation mentale, comme le prévoient les articles 16(1) et (2) du *Code criminel* (1985) :

16. (1) Nul ne peut être déclaré coupable d'une infraction à l'égard d'un acte ou d'une omission de sa part alors qu'il était aliéné.
(2) Pour l'application du présent article, une personne est aliénée lorsqu'elle est dans un état d'imbécillité naturelle ou atteinte d'une maladie mentale à un point qui la rend incapable de juger la nature et la qualité d'un acte ou d'une omission, ou de savoir qu'un acte ou une omission est mauvais.

Dans le *Code criminel* (1985), la violation du droit criminel par **méfait** (faire quelque chose qu'il est de son devoir de faire, mais le faire mal) ou par **commission par omission** (l'omission de faire ce qu'il est du devoir de faire) peut donner lieu à des accusations qui pourraient inclure la négligence criminelle causant la mort (art. 220). De plus, un parent qui ne procure pas les nécessités de la vie à son enfant (art. 215) est également punissable. Par exemple, supposons qu'un accusé conduise une voiture à une vitesse excessive dans une rue résidentielle et tue un enfant en le renversant. Le comportement de l'accusé sortait manifestement du cadre de la norme de comportement raisonnable. Cet écart négligent par rapport à la norme constitue l'élément mental requis pour prouver l'infraction. En d'autres termes, le conducteur savait qu'il conduisait à une vitesse excessive et savait, ou aurait dû savoir, que son imprudence pouvait entraîner des blessures. La loi punirait un comportement imprudent de ce type dans le but de protéger le public d'une imprudence aussi flagrante.

LA CONSTITUTION DU CANADA

Histoire de la Constitution

Contrairement aux États-Unis et à plusieurs autres pays au passé colonial, le Canada est devenu une nation indépendante et souveraine par l'évolution, et non par la révolution.

La Constitution du Canada a été adoptée à l'origine par le Parlement britannique en 1867 en tant qu' *Acte de l'Amérique du Nord britannique* (1867). À cette époque et jusqu'à une bonne partie du 20e siècle, le Canada était une colonie autonome du Royaume-Uni. La Grande-Bretagne détenait toutefois le pouvoir législatif ultime sur le Canada, de sorte qu'elle seule pouvait fournir une législation suprême à laquelle tous les parlements coloniaux de l'Amérique du Nord britannique (et plus tard le Parlement du Canada) étaient soumis.

Avec l'adoption de la *Loi de 1982 sur le Canada* par le Parlement du Royaume-Uni, le Canada a reçu le pouvoir de modifier sa propre Constitution.

Suprématie de la Constitution

Toute démocratie exige fondamentalement que son gouvernement et ses institutions soient assujettis à une loi supérieure. La constitution d'un pays est essentiellement un ensemble de lois suprêmes qui définissent et réglementent les différentes branches du gouvernement, leurs pouvoirs et les restrictions sur ces pouvoirs. La Constitution du Canada comprend la *Charte canadienne des droits et libertés*, qui énonce les droits juridiques et démocratiques fondamentaux des Canadiens. Ce sont des droits auxquels le gouvernement ne peut porter atteinte à moins d'avoir une raison justifiable. Toute action ou loi gouvernementale qui viole la Constitution ou les droits constitutionnels d'une personne est elle-même illégale et invalide. Un gouvernement n'est ni au-dessus de la loi ni à l'abri de la portée de la loi. Il doit toujours agir légalement. Il s'agit d'un complément au principe de la primauté du droit et de la procédure équitable, dont il a été question ci-dessus.

La Charte canadienne des droits et libertés

Droits fondamentaux

La **Charte canadienne des droits et libertés** (1982) fait partie intégrante de la Constitution. En tant que loi constitutionnelle, elle codifie un grand nombre des **droits fondamentaux** et libertés dont jouissent tous les membres de la société canadienne, y compris la liberté de religion et de conscience (art. 2(a)), la liberté de pensée, d'expression et de la presse (art. 2(b)), la liberté de réunion pacifique (art 2(c)); et la liberté d'association (art 2(d)).

Droits démocratiques

La Charte protège également les **droits démocratiques**, comme le droit des citoyens (c.-à-d. que les non-citoyens n'ont pas droit à ces droits particuliers) de voter (art. 3), la disposition selon laquelle le mandat maximal du Parlement ou d'une assemblée législative provinciale est de cinq ans à compter de la date de la dernière élection (art. 4(1)), et l'exigence que le Parlement ou une assemblée législative provinciale ou territoriale tienne une séance au moins une fois tous les douze mois (art. 5). Ces droits particuliers visent à faire en sorte que les gouvernements restent responsables devant les électeurs et ne deviennent pas tyranniques.

Liberté de circulation et d'établissement

La Charte prévoit également que les citoyens canadiens ont le droit d'entrer au Canada, d'y demeurer et d'en sortir, ainsi que de déménager pour s'établir dans n'importe quelle province et y gagner leur vie (sous réserve des lois prévoyant des exigences raisonnables en matière de résidence dans la province en question) (art. 6). Ces droits s'appellent **liberté de circulation et d'établissement**.

Garanties juridiques

Les droits probablement les plus importants inscrits dans la Charte sont les **garanties juridiques**. Ces droits sont garantis à toutes les personnes vivant au Canada, indépendamment de la citoyenneté. Il s'agit notamment du droit à la vie, à la liberté et à la sécurité de la personne (art. 7), du droit à la protection contre les fouilles, les perquisitions et les saisies abusives (art. 8), du droit à la protection contre la détention ou l'emprisonnement arbitraire (art. 9). Ainsi, par exemple, la police du Canada n'a pas le droit d'arrêter une personne au motif qu'elle n'est pas d'accord avec les opinions politiques de cette personne ou par crainte que celle-ci ne se comporte d'une façon qui n'est pas illégale, mais que la police, d'autres représentants du gouvernement ou des politiciens pourraient trouver répréhensible ou offensante. De la même façon, les autorités n'ont pas le droit (comme c'est le cas dans de nombreux pays totalitaires) d'appréhender une personne et de la maintenir en détention pendant une durée indéterminée sans qu'un procès n'ait lieu ou que des accusations criminelles précises ne soient portées.

En 2017, le gouvernement canadien a réglé une poursuite avec Omar Khadr pour un montant de plus de dix millions de dollars. Alors qu'il n'était qu'un enfant et citoyen canadien, M. Khadr avait été emmené en Afghanistan par son père et avait passé plusieurs années parmi les rebelles. À l'âge de 15 ans, il a été grièvement blessé lors d'une fusillade avec les forces américaines. Son père et d'autres ont été tués dans l'escarmouche. M. Khadr a été arrêté et inculpé du meurtre d'un médecin militaire de l'armée américaine pendant la fusillade. Il a été détenu par le gouvernement américain dans la prison de la baie de Guantanamo, à Cuba, sans procédure équitable, pendant plusieurs années. Reconnu coupable, il est finalement revenu au Canada pour purger sa peine. Il a été libéré de prison parce que sa condamnation était inconstitutionnelle en vertu de la loi canadienne. La Cour suprême du Canada a statué à plusieurs reprises que le gouvernement avait violé les droits de M. Khadr garantis par l'article 7 de la Charte. Malgré les décisions répétées de la Cour suprême sur les violations de la Charte, le gouvernement n'avait pris aucune mesure pour obtenir la libération de M. Khadr de la détention militaire américaine ou pour corriger les violations de la Charte. Lorsque le règlement a été conclu avec M. Khadr, le gouvernement a indiqué que ce règlement était nécessaire en raison des violations manifestes de ses droits garantis par la Charte par les responsables canadiens. Malgré ce qui peut ou non s'être produit lorsque M. Khadr était en Afghanistan (à l'âge de 15 ans), les actions et les décisions du gouvernement à son encontre après qu'il a été capturé et détenu étaient visiblement en violation de la Charte.

Selon la Charte, en cas d'arrestation ou de **détention** (garde à vue), toute personne au Canada a le droit d'être informée des motifs de son arrestation (art. 10(a)), d'avoir recours sans délai à l'assistance d'un avocat et d'être informée de ce droit (art. 10(b) et de faire contrôler la validité ou la légalité de sa détention par un tribunal et d'obtenir, le cas échéant, sa libération (art. 10(c)).

Dans la Charte, les droits accordés à tous les accusés dans le cadre d'un procès criminel ou d'une autre instance comprennent le droit d'être informés sans délai de l'infraction particulière qui leur est reprochée (art. 11(a)), d'être jugés dans un délai raisonnable (art.11(b)), de ne pas être contraints de témoigner contre eux-mêmes (art. 11(c)), d'être présumés innocents tant qu'ils ne sont pas déclarés coupables (art. 11(d)), d'obtenir une mise en liberté assortie d'un cautionnement raisonnable (art. 11(e)), et d'être jugés par un jury lorsque la peine prévue pour l'infraction est un emprisonnement de cinq ans ou une peine plus grave (art. 11(f)).

La Charte stipule également que s'il est jugé pour une infraction et acquitté, un résident du Canada a le droit de ne pas être jugé une nouvelle fois pour la même infraction. Si elles sont reconnues coupables et punies, les personnes ont le droit de ne pas être punies une deuxième fois pour la même infraction (art. 11(h)), d'être protégées contre tous traitements ou peines cruels et inusités (art.12), de ne pas voir un témoignage incriminant qu'elles donnent utilisé contre elles dans d'autres procédures (art. 13), et de bénéficier des services d'un interprète si elles ne comprennent pas ou ne parlent pas la langue dans laquelle les procédures se déroulent ou si elles sont atteintes de surdité (art. 14).

Droits à l'égalité

Pour finir, la Charte prévoit que toutes les personnes au Canada sont égales devant la loi, indépendamment de leur race, de leur sexe, de leur origine nationale ou ethnique, de leur couleur, de leur religion, de leur âge et de leurs déficiences mentales ou physiques (art. 15(1)). La Cour suprême du Canada a également statué que la discrimination fondée sur l'orientation sexuelle d'une personne est interdite en vertu de cet article de la Charte. Dans l'affaire *Vriend v. Alberta* (1998), la Cour suprême a majoritairement décrit les effets de la discrimination fondée sur l'orientation sexuelle dans le contexte du licenciement de la partie appelante à cause de son homosexualité. La Cour a convenu à la majorité que les droits de M. Vriend, en vertu de l'article 15, avaient été bafoués par l'omission de l'orientation sexuelle au titre de motif de discrimination illicite dans la législation sur les droits de la personne de l'Alberta.

L'article 15 de la Charte est assujetti à l'adoption de lois mettant en œuvre des programmes d'action positive au profit des groupes défavorisés de la société (art. 15(2)).

Il est important de noter que l'absence de tout droit en dehors de ceux qui sont spécifiquement intégrés aux **droits à l'égalité** dans la Charte ne signifie pas qu'un tel droit non écrit n'existe pas et n'est pas par ailleurs exécutoire.

Droits linguistiques

La Charte contient également des droits à l'instruction dans la langue de la minorité et stipule que le français et l'anglais sont les langues officielles du Canada (art. 16(1)).

Suprématie de la Charte

Étant donné que la Charte fait partie de la Constitution (art. 52(2)) et que la Constitution est la loi suprême du Canada (art. 52(1)), toute loi incompatible avec cette loi suprême est nulle et sans effet. Cela signifie qu'une telle loi est inexistante, comme si elle n'avait jamais été adoptée, et que toute mesure prise en vertu de celle-ci peut être déclarée illégale par le tribunal qui statue sur sa constitutionnalité. Toutefois, toutes les lois sont présumées valides sur le plan constitutionnel jusqu'à ce qu'un tribunal détermine qu'elles sont invalides.

La disposition de dérogation

Bien que toute loi promulguée au Canada soit assujettie à la Charte, le Parlement ou une législature provinciale ou territoriale a la possibilité de déroger à la Charte en invoquant la *disposition de dérogation* de la Constitution. Cette disposition prévoit qu'une loi, même contraire à la Charte, peut s'appliquer pendant une durée maximale de cinq ans. Cette limite de cinq ans a pour but de veiller à ce que les droits ne soient pas bafoués (violés) de manière permanente par une loi. Au bout de cinq ans, la disposition de dérogation expire dans la mesure où elle s'applique à cette loi particulière, à moins qu'elle ne soit invoquée à nouveau. Le recours à la disposition est souvent invoqué par les gouvernements provinciaux, mais elle est rarement utilisée. Seuls le Québec, l'Ontario, l'Alberta, la Saskatchewan et le Yukon ont adopté des lois incluant la disposition, et la loi du Yukon n'est jamais entrée en vigueur. En 2019, la disposition a été utilisée par le Québec pour protéger le projet de loi 21 portant sur l'interdiction de porter des symboles religieux. En 2021, le Québec a une nouvelle fois eu recours à la disposition au sujet d'une loi linguistique restrictive et l'Ontario l'a utilisée pour protéger une loi controversée sur le financement des campagnes électorales, qui limitait les dépenses préélectorales de groupes tels que les syndicats. En 2022, l'Ontario a tenté d'utiliser la disposition relativement aux lois du travail, avant de retirer la loi.

La Constitution et les peuples autochtones du Canada

Contexte : La Loi sur les Indiens

Le gouvernement fédéral supervise les affaires autochtones depuis la Confédération. La *Loi sur les Indiens*, promulguée pour la première fois en 1867 et modifiée à plusieurs reprises depuis, est la principale loi utilisée par le gouvernement pour administrer de nombreux aspects de la vie autochtone. Cette loi paternaliste permettait au gouvernement de surveiller les Premières Nations (elle excluait les Métis et les Inuits) relativement à des questions comme le statut, le territoire, l'administration, les ressources et l'éducation. Elle visait à « civiliser » les membres des Premières Nations et à faciliter leur assimilation dans la société canadienne. À cette époque, l'objectif du gouvernement était de s'acquitter de cette responsabilité en agissant à titre de « gardien » jusqu'à ce que l'assimilation soit réalisée (Gouvernement du Canada, 2017).

Du fait que le but de la Loi était de faciliter l'assimilation des membres des Premières Nations, certaines pratiques traditionnelles ont été interdites et les femmes qui épousaient des hommes non inscrits perdaient leur statut (d'Indienne) ainsi que les droits y afférents. La Loi « a été le principal mécanisme de contrôle de la vie et du destin des Indiens [inscrits] au Canada, et tout au long du cycle de vie de la loi, des modifications ont été apportées au document original afin d'affiner ce contrôle » (King, 2012, p. 70). Certaines dispositions de la *Loi sur les Indiens*, ont toutefois été conçues pour protéger les intérêts des peuples autochtones, comme les terres qui étaient réservées ou protégées pour leur usage (Lawrence, 2016).

Contexte : Droits issus de traités

Pendant que les premiers colons peuplaient l'est de l'Amérique du Nord, ils utilisaient différentes approches pour interagir avec les communautés autochtones. Dans certains cas, ils avaient recours à la force pour déplacer les habitants établis. Dans d'autres cas, la population locale était reconnue comme souveraine et des traités ont été conclus entre les peuples autochtones et la Couronne. Les traités visaient des objectifs divers. Certains portaient sur les droits territoriaux, d'autres cherchaient à confirmer des relations pacifiques ou à fournir des garanties de protection militaire contre d'autres communautés autochtones et nations européennes. Certains territoires appartenant à des peuples autochtones du Canada ont été concédés (cédés) à la Couronne en vertu de traités, tandis que d'autres territoires non cédés n'ont jamais été concédés par traité ou autrement. Cette approche a donné lieu à une mosaïque de traités affirmant des droits et relations différents. Ces traités étaient perçus différemment par chaque partie. Les administrateurs coloniaux considéraient que les traités étaient des outils utiles pour gérer les relations avec les communautés autochtones, mais ne les respectaient pas lorsqu'ils ne servaient pas leurs intérêts. Les peuples autochtones affirment généralement que les traités étaient censés être des accords entre des États souverains, entre ceux qui ont des liens anciens avec la terre et ceux qui ont leurs racines ailleurs, et qu'ils sont contraignants en vertu du droit international. Ce décalage dans la façon dont les droits issus de traités ont été établis et perçus a influencé la relation complexe et conflictuelle entre le Canada et les peuples autochtones d'aujourd'hui. Malgré des siècles de contacts et de répression active, centrés sur l'assimilation, des entités culturelles autochtones distinctes ont perduré.

La Constitution canadienne et les droits des Autochtones

Lorsque la Constitution, incluant la Charte, a été rapatriée en 1982, elle excluait au départ certains droits autochtones ancestraux et issus de traités.

Toutefois, à la suite de vastes pressions exercées par les organisations des Premières Nations, des Inuits et des Métis, l'article 35 a été ajouté à la Constitution pour reconnaître les droits ancestraux et issus de traités :

(1) *Les droits existants — ancestraux et issus de traités — des peuples autochtones du Canada sont reconnus et confirmés.*

(2) *Dans la présente loi, « peuples autochtones du Canada » s'entend notamment des Indiens, des Inuits et des Métis du Canada.*

(3) *Il est entendu que sont compris parmi les droits issus de traités, dont il est fait mention au paragraphe (1), les droits existants issus d'accords sur les revendications territoriales ou ceux susceptibles d'être ainsi acquis.*

(4) *Indépendamment de toute autre disposition de la présente loi, les droits — ancestraux et issus de traités — visés au paragraphe (1) sont garantis également aux personnes des deux sexes. (Loi constitutionnelle, 1982)*

Il n'y a pas eu de consensus sur la définition de ces droits; par conséquent, la responsabilité de les définir, de les interpréter et de les protéger a été laissée aux tribunaux.

LE SYSTÈME JUDICIAIRE

La Constitution prévoit également la mise en place d'un système judiciaire chargé de statuer sur les affaires pénales et civiles et d'interpréter les lois (*Loi constitutionnelle, 1867*, art. 92(14) et art. 96 à 101). Le système judiciaire canadien est organisé principalement au niveau provincial, où la majeure partie des litiges se produisent. La Constitution accorde aux provinces le pouvoir d'établir et de maintenir les tribunaux civils et criminels provinciaux et de définir les règles de procédure civile dans ces tribunaux. (Rappelons que la procédure pénale est exposée dans le *Code criminel* promulgué par le gouvernement fédéral). La structure particulière des tribunaux varie quelque peu d'une province à l'autre, mais il y a des similitudes fondamentales, qui sont présentées ci-après.

Tribunaux provinciaux et supérieures

Chaque province et territoire, à l'exception du Nunavut, a trois niveaux de tribunaux : deux types de tribunaux de première instance – une cour provinciale ou territoriale (pour entendre les causes mineures) et une cour supérieure de première instance – et une cour d'appel (appels). La structure organisationnelle des tribunaux de première instance varie d'une province à l'autre, mais leur compétence (soit les types d'affaires qu'ils peuvent entendre et les ordonnances et jugements qu'ils peuvent rendre) est plus ou moins identique. Le Nunavut n'a qu'un seul niveau de tribunaux de première instance.

Tribunaux administratifs

Le Canada et les provinces ont établi des conseils et des commissions d'administration qui, bien qu'ils ne constituent pas des tribunaux à proprement parler, n'en **statuent** pas moins sur les droits et obligations respectifs des parties qui se présentent devant eux. Parmi les exemples de ces conseils ou commissions, appelés **tribunaux administratifs**, citons les diverses commissions provinciales des droits de la personne, les commissions du travail, les commissions de l'énergie, les commissions provinciales des valeurs mobilières, les commissions municipales, les commissions de révision de l'évaluation foncière et les **commissions des disciplines de la santé** (qui réglementent et régissent le personnel infirmier et d'autres professionnels de la santé).

Par exemple, les commissions des disciplines de la santé des provinces et des territoires (dont il est question plus en détail dans le chapitre 5) établissent et appliquent des normes minimales de compétence pour les professionnels de la santé. Ces commissions ont le pouvoir d'accorder la permission aux personnes d'exercer une profession donnée ou d'utiliser un titre professionnel (p. ex., infirmière autorisée) dans la province ou le territoire concernés, et de prendre des mesures disciplinaires à l'égard des membres qui enfreignent les normes ou les règles déontologiques de la profession en question. Ainsi, elles fonctionnent comme un tribunal, en ceci qu'elles ont le devoir de trancher ces questions d'une manière équitable et impartiale et de donner aux parties qui se présentent devant elles toutes les possibilités d'être entendues et de présenter leur cause.

La Fig. 4.3 illustre la structure du système judiciaire canadien.

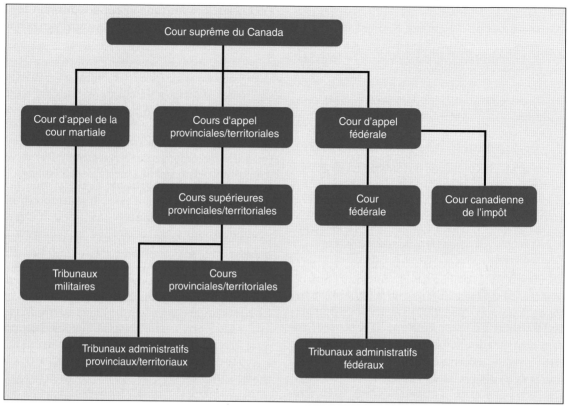

Fig. 4.3 ■ Structure judiciaire au Canada. Des actions ou procédures peuvent être intentées devant (1) un cour civil provincial ou territorial; (2) un cour pénal provincial ou territorial; (3) un tribunal administratif; (4) un cour supérieur de première instance; et (5) la Cour fédérale du Canada. À partir de ces différents points de départ, les appels peuvent être présentés devant (1) un cour supérieur de première instance; (2) une direction générale des appels (Cour divisionnaire); (3) une cour d'appel directement; et (4) un comité ou une cour d'appel, dans certains cas. L'endroit où les appels sont présentés varie d'une compétence à l'autre et dépend de facteurs tels que la somme d'argent en litige, le type de réparation demandée, les dispositions législatives spéciales et ainsi de suite. De plus, une autorisation doit être obtenue pour certains appels avant de pouvoir y donner suite. En règle générale, les appels des décisions rendues par les cours supérieurs de première instance, le cas échéant, sont interjetés devant la cour d'appel de la compétence en question. *Source : Gouvernement du Canada. (2017). L'organisation des tribunaux. https://www.justice.gc.ca/fra/sjc-csj/just/07.html.*

Rôles des tribunaux de première instance et des cours d'appel

Un **tribunal de première instance** entend des affaires en tant que **compétence d'origine** ou **tribunal de première instance**. C'est donc le premier tribunal à entendre une cause. Une fois que le tribunal de première instance rend une décision ou prononce un verdict, cette décision ou ce verdict peut faire l'objet d'un appel devant une **cour d'appel**. Celle-ci examine les procédures du tribunal de première instance pour vérifier qu'aucune règle de procédure, de preuve ou autre règle de droit n'a été violée ou mal appliquée, que le tribunal de première instance a agi

dans le cadre de ses pouvoirs ou de sa compétence et que les droits constitutionnels de l'accusé n'ont pas été bafoués (surtout dans le cas d'un procès criminel).

Un appel n'est pas un nouveau procès. Il n'y a pas de témoins et il est rare que de nouveaux éléments de preuve soient entendus. Il s'agit simplement d'une révision des procédures du procès visant à vérifier qu'aucune erreur de droit n'a été commise et que les **conclusions de fait** sont fondées sur des éléments de preuve dûment admis. Les cours d'appel examinent les décisions des tribunaux de première instance si une partie à l'affaire fait appel de la décision, estimant que la décision n'est pas fondée en droit ou qu'elle n'est pas étayée par les preuves au procès.

La Cour suprême du Canada

En vertu de la Constitution, le Parlement du Canada peut établir des tribunaux pour l'administration des lois du Canada, soit les lois faites spécifiquement par le Parlement ou les questions sur lesquelles le gouvernement fédéral a une autorité constitutionnelle (à l'exception des affaires régies par le *Code criminel*), et non les lois provinciales. En vertu de cette disposition, le gouvernement fédéral a institué la Cour fédérale du Canada (*Loi sur les Cours fédérales,* 1985), qui comporte une section de première instance et une section d'appel. La Cour fédérale entend les causes relatives à l'impôt, à l'expédition, aux marques de commerce, aux brevets et aux droits d'auteur, ainsi que d'autres affaires relevant de la compétence du gouvernement fédéral.

La Cour suprême du Canada, établie en 1875, est le plus haut tribunal du Canada et l'interprète final du sens et de la portée de la Constitution et de la Charte. La Cour suprême entend les appels de toutes les cours d'appel provinciales et territoriales et de la Cour d'appel fédérale (*Loi sur la Cour suprême,* 1985). Ses décisions sont définitives tant que la loi n'est pas modifiée par le Parlement ou que la Constitution n'est pas modifiée pour révoquer l'interprétation que fait le tribunal de l'une de ses dispositions. En outre, toutes les décisions de la Cour suprême sont imposées à tous les tribunaux inférieurs. Ceci est conforme au principe de *stare decisis*, comme nous l'avons vu précédemment.

La Cour suprême est composée de neuf juges, qui siègent jusqu'à l'âge de 75 ans et sont nommés par le gouverneur général sur avis du premier ministre. Comme tous les autres juges nommés par le gouvernement fédéral, ils ne peuvent être démis de leurs fonctions que par résolution du Parlement. De cette façon, leur indépendance est assurée. Ils n'ont pas à craindre d'être révoqués s'ils ne se prononcent pas sur les affaires comme le souhaite le gouvernement du moment. Par contre, ils peuvent être révoqués s'ils enfreignent la loi. Aucun juge nommé par le gouvernement fédéral n'a été révoqué de cette façon depuis la Confédération, bien que quelques juges aient démissionné après des controverses contestant leur intégrité ou leur impartialité.

RÉSUMÉ

Dans ce chapitre, nous vous avons présenté les principes et mécanismes de base du système juridique canadien. Le fondement du système juridique canadien, basé sur les traditions anglaises et françaises, est décrit et, bien qu'elles n'aient pas été prises en compte en raison du colonialisme, les traditions juridiques des peuples autochtones du Canada sont également exposées. Nous avons décrit la common law anglaise et le droit civil français, et parlé des distinctions entre le droit civil et le droit criminel. Des affaires réelles ont permis de mieux comprendre la façon dont la loi est appliquée dans la pratique et, dans la mesure du possible, les exemples fournis étaient pertinents pour les soins infirmiers et les soins de santé.

Ce chapitre a également présenté la structure des systèmes judiciaires provinciaux et fédéraux, en décrivant comment les lois en vigueur sont interprétées et comment les nouvelles lois sont introduites dans le cadre du processus législatif. Les répercussions importantes de la Constitution et de la *Charte canadienne des droits et libertés*, ainsi que les concepts juridiques autochtones ont été mis en relief et étudiés.

Cette vue d'ensemble permet de voir la façon dont la loi influence de nombreux aspects de la profession infirmière, y compris les actes et décisions quotidiens du personnel infirmier, démontrant pourquoi il est crucial que les membres du personnel infirmier connaissent la loi et possèdent une compréhension de base du système juridique canadien.

Comme nous l'avons vu, la société impose aux infirmières et infirmiers de respecter des normes élevées de compétence professionnelle, morale et éthique, mais elle leur accorde également certains droits et privilèges. Le droit s'efforce de maintenir constamment en équilibre ces intérêts concurrents.

PENSÉE CRITIQUE

Points de discussion

1. Comparez les principaux éléments de la common law anglaise et du droit civil français, et mettez-les en opposition.
2. Décrivez le concept de la procédure équitable et de primauté du droit au Canada. Discutez des avantages de la procédure équitable et de la primauté du droit dans la société moderne.

3. Quelles sont les implications d'une poursuite pour les infirmières et infirmiers? Comment de telles actions seraient-elles présentées?

4. Quelles sont les valeurs qui ressortent de la Constitution du Canada? La Constitution tient-elle compte de toutes les valeurs qui sont importantes pour vous?

5. Appliquez les principes de la *Charte canadienne des droits et libertés* à un établissement de soins infirmiers ou de soins de santé.

6. Quels aspects du droit au Canada sont-ils importants pour la pratique infirmière? Pourquoi le personnel infirmier doit-il comprendre le droit?

RÉFÉRENCES

Lois

Acte de l'Amérique du Nord britannique, 1867, 30 & 31 Victoria, c. 3, maintenant connu sous le nom de *La Loi constitutionnelle, 1867* (Royaume-Uni).

Charte canadienne des droits et libertés, Partie I de la *Loi constitutionnelle, 1982*, constituant l'annexe B de la *Loi de 1982 sur le Canada* (Royaume-Uni), 1982, c. 11

Code civil du Québec, RLRQ ch. CCQ-1991 (Québec).

Code criminel, L.R.C. 1985, ch. C-46 (Canada).

Loi de 1982 sur le Canada (1982), ch. 11 (Royaume-Uni).

Loi canadienne sur la santé, L.R.C. 1985, ch. C-6 (Canada).

Loi constitutionnelle, 1867, 30 & 31 Victoria, c. 3 (Royaume-Uni).

Loi constitutionnelle, 1982, annexe B de la Loi de 1982 sur le Canada (Royaume-Uni), 1982, c. 11.

Loi sur les Cours fédérales, L.R.C. 1985, ch. F-7 (Canada).

Loi d'interprétation, L.R.C. 1985, ch. I-21 (Canada).

Lalonde, M. (1981) *Nouvelle perspective de la santé des Canadiens : un document de travail*. Approvisionnements et Services Canada

Loi sur le partage de la responsabilité, L.R.O. 1990, ch. N.1 (Ontario).

Loi de 1991 sur les professions de la santé réglementées, L.O. 1991, ch. 18, modifiée (Ontario).

Loi sur la Cour suprême, L.R.C. 1985, ch. S-26, modifié (Canada).

Règles de procédure civile de l'Ontario, R.R.O. 1990, Règlement 194, modifié (Ontario).

Jurisprudence

Cambie Surgeries Corporation c. Colombie-Britannique (Procureur général) [2020] BCSC 1310, par. 347 à 348 (CanLII).

Carter c. Canada (Procureur général) [2015] CSC 5, 1 R.C.S. 331.

Donoghue c. Stevenson [1932], AC 562 [HL].

Fowler c. Padget [1798], 7 TR 509; 4 RR 511; 101 ER 1103 (KB).

Latin c. Hôpital pour enfants malades et coll. [2007] CanLII 34 (C.S. Ont.).

Nancy B. c. Hôtel-Dieu de Québec [1992] RJQ 361; (1992), 86 DLR (4e) 385; (1992), 69 CCC (3e) 450 (CS). 1992 CanLII 8511 (CS Qc).

R. c. Bernard [1961], 130 CCC 165; 47 MPR 10 (NBCA).

R. c. Morgentaler [1988] 1 RCS 30.

R. c. Rabey [1980] 2 RCS 513.

Rodriguez c. Colombie-Britannique (Procureur général) [1993] 3 RCS 519, 1993 CanLII 75 (CSC) [1993] BCWLD 347; (1992), 18 WCB (2e) 279 (SC), confirmé. (1993), 76 BCLR (2e) 145; 22 BCAC 266; 38 WAC 266; 14 CRR (2e) 34; 79 CCC (3e) ; [1993] 3 WWR 553, confirmé. [1993] 3 RCS 519.

Vriend c. Alberta [1998] 1 R.C.S. 493.

Wilson c. Swanson [1956] CanLII 1 (C.S.C.), 1956 R.C.S. 804.

Textes et articles

Commission de mise en œuvre des recommandations sur la justice autochtone. (1999). *Rapport de la Commission d'enquête sur l'administration de la justice et les Autochtones du Manitoba*. http://www.ajic.mb.ca/reports/final_toc.html.

Dawson, R. (1970). In Ward, N. (Ed.), *The Government of Canada* (5e éd.). University of Toronto Press.

Dawson, R. M., Dawson, W. F., Ward, N., Dawson, W. F., et William, F. (1989). In *Democratic government in Canada* (5e éd.). University of Toronto Press.

Gouvernement du Canada. (2017). *Les Premières Nations au Canada*. https://www.rcaanc-cirnac.gc.ca/fra/1307460755710/1536862806124.

Hogg, P. W. (1997). In *Constitutional Law of Canada*. Carswell.

King, T. (2012). In *L'Indien malcommode*. Anchor Canada.

Lawrence, B. (2016). Esclavage des Autochtones au Canada. *L'Encyclopédie Canadienne* https://www.thecanadianencyclopedia.ca/fr/article/slavery-of-indigenous-people-in-canada.

Storch, J. L. (2014). Canadian healthcare. In McIntyre, M., et McDonald, C. (Eds.), *Realities of Canadian nursing : professional, practice, and power issues* (4e éd., pp. 17-39). Wolters Kluwer Health.

Stuart, D. (1982). In *Canadian criminal law*. Carswell.

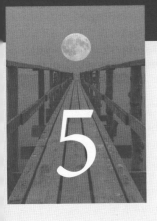

5

RÉGLEMENTATION DE LA PROFESSION INFIRMIÈRE

OBJECTIFS D'APPRENTISSAGE

Le but de ce chapitre est de vous permettre de comprendre :

- Les lois, les procédures et les structures régissant la profession infirmière au Canada
- Le rôle et la fonction des organismes d'autoréglementation et la façon dont ils protègent le public, y compris la gestion de l'accès à la profession, de la compétence continue et du professionnalisme des infirmières et infirmiers
- Les processus et les procédures utilisés par les organismes de réglementation pour assurer la qualité, répondre aux plaintes et appliquer les normes éthiques, cliniques et professionnelles attendues de la part des infirmières et infirmiers

INTRODUCTION

Les chapitres précédents traitaient de l'influence importante de l'éthique et de la loi sur la profession de soins infirmiers. Cette interaction entre l'éthique et la loi est indéniable dans la législation et la réglementation qui régissent la profession infirmière au Canada. À l'instar d'autres professionnels de la santé canadiens, les infirmières et infirmiers sont tenus de respecter des normes élevées en matière de reddition de comptes quant à la prise de décisions et de mesures afin d'assurer l'exercice sécuritaire, efficace et éthique de leur profession. Ces responsabilités doivent être respectées dans le contexte d'un système complexe où les infirmières et infirmiers font face à de nombreux problèmes difficiles. Des structures et des mécanismes ont été mis en place pour s'assurer que la profession infirmière remplit son obligation de fournir des soins infirmiers compétents et sécuritaires dans tous les domaines de pratique. Les organismes de réglementation professionnels, guidés par la législation et la réglementation, ont pour but d'élaborer et d'appliquer des normes de comportement, de pratique, d'éducation, de recherche et de leadership. L'objectif premier des organismes de réglementation des professionnels de la santé consiste à veiller au bien-être du public et à le favoriser. Cela se fait grâce à un cadre juridique destiné à protéger le public des professionnels de la santé incompétents, non qualifiés ou contraires à l'éthique, et grâce à l'établissement et à l'application de normes professionnelles et de codes de déontologie à la lumière desquels les soins infirmiers sont évalués.

Au Canada, les soins infirmiers sont une profession autoréglementée. L'autoréglementation est un privilège, *non un droit*, qui est accordé, par voie législative, par le gouvernement provincial ou territorial à une profession (p. ex., soins infirmiers, médecine, dentisterie, droit, comptabilité). Ce privilège permet à une profession de régir ses propres membres, de fixer des normes et des procédures d'accès à la profession, d'établir et de contrôler des normes de pratique, de mettre en œuvre des programmes d'assurance qualité, de recevoir et d'examiner des plaintes et de faire respecter ces normes, le cas échéant, au moyen de procédures disciplinaires. Le fait d'avoir le pouvoir de s'autoréglementer reflète la confiance du public dans ces professions (Narrative Research, 2021).

Toutes les provinces et tous les territoires relèvent du Conseil canadien des organismes de réglementation de la profession infirmière (CCORPI), qui offre un cadre de collaboration nationale aux organismes de réglementation des infirmières et infirmiers autorisés sur des questions de réglementation interprovinciale/interterritoriale, nationale et internationale. L'objectif du CCORPI est d'appuyer les organismes de réglementation du Canada sur des questions telles que l'inscription, les politiques, la pratique, l'approbation des programmes d'éducation, la conduite professionnelle, l'assurance qualité et la compétence.

Dans certains pays, les professions sont réglementées par des ministères et gérées par des fonctionnaires; les personnes qui ne sont pas membres de la profession sont essentiellement responsables de la réglementation et de la surveillance. Beaucoup croient que ces approches entraînent une perte d'autonomie professionnelle. Au Canada, on a opté il y a longtemps pour l'autoréglementation et ces organismes sont tenus de régir les professions en priorisant l'intérêt public. Sinon, ils courent le risque de perdre la confiance du public et le privilège de l'autoréglementation.

Chaque province et territoire dispose d'un cadre législatif qui guide la pratique des soins infirmiers. Certaines provinces comportent des lois qui régissent plusieurs professions de la santé au moyen de règlements propres à des groupes tels que les infirmières et infirmiers auxiliaires, les infirmières et infirmiers autorisés (IA), les infirmières et infirmiers praticiens (IP) et les infirmières et infirmiers psychiatriques autorisés où ils exercent. Dans d'autres provinces, on utilise plutôt des lois particulières pour chaque profession de la santé. Étant donné que la législation s'adapte aux changements au fil du temps, consultez le tableau Evolve intitulé *Vue d'ensemble de la législation provinciale et des organismes de réglementation et de la catégorie des infirmières représentées*, pour voir un résumé à jour de la législation régissant les soins infirmiers dans l'ensemble du Canada.

Quelle que soit la forme que prend la loi, elle fournit une définition juridique des soins infirmiers, résumée dans le tableau d'Evolve *Définitions des soins infirmiers au Canada*. Au Nouveau-Brunswick, par exemple, le paragraphe 2(1) de la *Loi sur les infirmières et infirmiers* (1984) fait remarquer que la profession infirmière « désigne l'exercice de la profession infirmière, y compris le diagnostic et le traitement des réactions humaines aux problèmes de santé réels ou éventuels, ainsi que de la surveillance infirmière. » Au Québec, l'article 36 de la *Loi sur les infirmières et infirmiers* (LRQ, c I-8) prévoit que « L'exercice infirmier consiste à évaluer l'état de santé, à déterminer et à assurer la réalisation du plan de soins et de traitements infirmiers et à prodiguer les soins et les traitements infirmiers et médicaux dans le but de maintenir et de rétablir la santé de l'être humain en interaction avec son environnement, de prévenir la maladie et d'offrir le soulagement approprié des symptômes. ».

De plus, la loi définit la portée de la pratique infirmière, confère le pouvoir légal d'utiliser le titre d'« infirmière ou infirmier » et mandate l'organisme de réglementation, habituellement appelé collège, association ou conseil, de protéger l'intérêt public en gérant l'accès à la profession, en établissant et en appuyant des normes de pratique, en supervisant la compétence continue et en appliquant les pratiques et les comportements appropriés.

Les infirmières et infirmiers devraient connaître l'organisation de base des organismes d'autoréglementation qui supervisent la profession infirmière dans leur province ou territoire respectif. Pour passer l'examen sur la jurisprudence et démontrer leur connaissance des lois, des règlements et des processus réglementaires liés aux soins infirmiers, les infirmières et les infirmiers doivent connaître le rôle des organismes de réglementation et leur cadre législatif.

Dans les provinces et les territoires autres que la Colombie-Britannique, l'Ontario et la Nouvelle-Écosse, des catégories distinctes d'infirmières et d'infirmiers sont réglementées par différents organismes de réglementation. Dans les administrations où la réglementation est répartie, des organismes distincts régissent les infirmières et les infirmiers autorisés (y compris les infirmières et infirmiers praticiens), et des collèges dirigent les autres catégories d'infirmières et infirmiers auxiliaires/auxiliaires immatriculés et d'infirmières et infirmiers psychiatriques autorisés dans les provinces où ils exercent. Bien que la structure des organismes de réglementation varie d'une région à l'autre du pays, ils ont pour objectifs communs d'être responsables, souples, et en mesure de s'adapter à l'évolution rapide des soins infirmiers, tout en restant concentrés sur la sécurité et le bien-être du public. Pour obtenir un résumé des organismes de réglementation et des catégories d'infirmières et d'infirmiers qu'ils représentent, rendez-vous sur le site Evolve pour consulter le tableau intitulé *Vue d'ensemble de la législation provinciale et des organismes de réglementation et de la catégorie des infirmières représentées*. Il y a une distinction entre les organismes de réglementation et les autres groupes qui représentent les infirmières et infirmiers, notamment les associations professionnelles et les syndicats. Même si ces trois groupes ont comme priorité les soins de santé de haute qualité, leur accent diffère. Les associations professionnelles mettent l'accent sur le bien-être et l'avancement de la profession, tandis que les organismes de réglementation ont pour mandat de protéger le public. En outre, les associations professionnelles travaillent activement à défendre les intérêts de la profession. Elles participent à l'élaboration des politiques publiques et veillent à ce que les infirmières et infirmiers aient une influence sur les décisions gouvernementales qui les touchent, ainsi que sur l'ensemble du système de soins de santé (Association des infirmières et infirmiers autorisés de l'Ontario [AIIAO], 2023; College of Registered Nurses of Saskatchewan [CRNS], 2023). Dans la plupart des provinces, l'organe de réglementation et la branche professionnelle sont regroupés en un seul organisme. En Ontario, en Colombie-Britannique et en Alberta, l'organisme de réglementation (Ordre des infirmières et infirmiers de l'Ontario [OIIO] et College of Registered Nurses of Alberta [CRNA] ainsi que l'association (respectivement l'AIIAO, la Nurses and Nurse Practitioners of British Columbia et l'Alberta Association of Nurses [AAN]) sont des organisations distinctes. De nombreuses associations professionnelles sont liées à l'Association des infirmières et infirmiers du Canada (AIIC), comme il en a été question dans le chapitre 3.

Les syndicats se concentrent sur les intérêts de leurs membres et servent d'agents de négociation collective pour les divers établissements de soins de santé où leurs membres sont employés. De plus, les syndicats d'infirmières et d'infirmiers défendent la profession dans le cadre de leurs responsabilités envers leurs membres. Encore une fois, leur structure varie d'une province et d'un territoire à l'autre. La Fédération canadienne des syndicats d'infirmières et d'infirmiers (FCSII) est un organisme qui représente les syndicats d'infirmières et d'infirmiers de huit provinces : l'Alberta, la Saskatchewan, le Manitoba, l'Ontario, le Nouveau-Brunswick, la Nouvelle-Écosse, l'Île-du-Prince-Édouard et Terre-Neuve-et-Labrador. Ce ne sont pas tous les syndicats qui représentent des infirmières et infirmiers qui sont propres aux soins infirmiers; ils peuvent également représenter les intérêts d'autres catégories de travailleurs. (Les questions relatives au travail pour ce qui est du personnel infirmier sont abordées plus en détail dans le chapitre 11.)

Ce chapitre résume les structures, les systèmes et les processus des organismes de réglementation régissant la profession infirmière au Canada. Il traite également de la législation qui fournit un cadre d'autoréglementation et qui accorde au personnel qualifié le pouvoir juridique d'exercer. Nous verrons également les structures organisationnelles et les obligations redditionnelles des organismes de réglementation qui assument la responsabilité de ce mandat. Il n'est pas possible de décrire en détail chaque organisme de réglementation; nous donnerons donc des exemples de divers ordres ou associations pour illustrer la façon dont ils s'acquittent de leur mandat. À des fins de clarté, les termes *organisme de réglementation* et *collège* seront utilisés de façon interchangeable tout au long du présent chapitre pour représenter ces organisations.

L'HISTOIRE DE LA RÉGLEMENTATION DES SOINS INFIRMIERS AU CANADA

La profession infirmière au Canada est réglementée depuis l'époque de la Première Guerre mondiale. Dans certaines provinces, par exemple, la Colombie-Britannique (1918), le Manitoba (1913) et l'Île-du-Prince-Édouard (1922), la profession a toujours été autoréglementée, tandis que dans d'autres, une réglementation gouvernementale a graduellement cédé la place à l'autoréglementation. En Ontario, par exemple, les soins infirmiers ne sont une profession autoréglementée que depuis 1963. Au Québec, jusque dans les années 1960, la réglementation de la profession infirmière relevait principalement de l'Église catholique parce que la plupart des infirmières étaient membres d'ordres religieux. La sécularisation de la profession s'est faite au début des années 1970 avec la création de l'Ordre des infirmières et infirmiers du Québec.

CADRE LÉGISLATIF GUIDANT LA RÉGLEMENTATION DU SECTEUR DES SOINS INFIRMIERS AU CANADA

Des lois et des règlements provinciaux et territoriaux sont en place pour accorder aux infirmières et infirmiers qualifiés le pouvoir légal d'exercer. La législation définit le champ d'exercice des professionnels de la santé, y compris celui du personnel infirmier; décrit les zones de chevauchement dans la pratique entre les disciplines de la santé; et autorise l'exécution d'actes ou d'interventions contrôlés qui pourraient être préjudiciables s'ils sont effectués par des personnes non qualifiées.

Grâce à la loi, les organismes de réglementation des soins infirmiers sont tenus responsables de la protection du public en assurant l'exercice sécuritaire, compétent, compatissant et éthique de la profession. Les lois régissant les soins infirmiers dans les provinces et les territoires du Canada ont un but et des objectifs globalement similaires. Elles cherchent à établir un processus ordonné et bien réglementé pour l'accès à la profession infirmière, à établir et à communiquer des normes de pratique, à assurer la compétence en soins infirmiers et à faire respecter les normes au moyen d'un mécanisme de traitement des plaintes et disciplinaire équitable et rigoureux. Leur mandat est de protéger le public contre l'inconduite professionnelle, les soins infirmiers de mauvaise qualité et les comportements incompétents, contraires à l'éthique ou non professionnels de ses membres. La loi exige que l'organisme de réglementation s'assure que ses membres sont formés adéquatement et en mesure de satisfaire aux normes requises pour exercer les soins infirmiers.

Il est du devoir de ces organismes de réglementation, puisqu'ils ont pour but de servir et de protéger le public, de réglementer la profession infirmière et de s'acquitter de leurs responsabilités conformément à l'intérêt public, tout en équilibrant le besoin d'autonomie dans le fonctionnement de la profession.

Définitions des soins infirmiers

Au sein de leurs lois respectives, la plupart des provinces et des territoires ont adopté des définitions juridiques du terme *soins infirmiers*. Le but de ces définitions est de décrire la nature et la portée des soins infirmiers en délimitant les actes et les procédures qui constituent la pratique infirmière. Cela fournit un cadre pour déterminer si certains actes relèvent de l'exercice des soins infirmiers et permet d'établir une distinction entre les soins infirmiers et les autres professions de la santé. La définition aide également les tribunaux à interpréter d'autres articles des lois provinciales et territoriales respectives. La définition juridique fournit également un cadre pour la constatation d'inconduite professionnelle. Prenons l'exemple de l'infirmière qui a été reconnue coupable d'inconduite professionnelle en pratique privée parce qu'elle avait diagnostiqué une hyperhidrose (transpiration excessive) chez deux patients, et leur avait prescrit et injecté du Botox (toxine botulique) en guise de traitement. Cet acte n'avait pas été délégué à cette infirmière, et le traitement n'avait pas été administré sous la supervision d'un médecin qualifié. La définition de soins infirmiers n'incluait pas le droit de diagnostiquer, de prescrire des médicaments ni de les administrer des médicaments sans l'ordonnance d'un médecin, de sorte que ses actes constituaient l'inconduite professionnelle (*College of Nurses of Ontario v. Cecilioni*, 2008). Veuillez consulter le site Evolve pour obtenir les définitions ou les descriptions des soins infirmiers établies par chaque province et territoire.

Champ d'exercice

Le terme *champ d'exercice* décrit les activités que les infirmières et les infirmiers étudient, sont autorisés à effectuer et qu'ils sont en mesure d'exécuter avec compétence. Le champ d'exercice des soins infirmiers est autorisé dans les lois et les règlements provinciaux et territoriaux, et il est guidé par des normes, des lignes directrices, des positions de principe et des codes d'éthique établis par les organismes de réglementation des soins infirmiers autorisés. Cette loi décrit la portée générale et les limites de l'exercice; d'autres facteurs, comme les besoins des patients, l'environnement de pratique, ainsi que les politiques et normes de l'employeur, sont également pertinents. Le niveau de connaissances et de compétence des infirmières et infirmiers est un facteur essentiel (AIIC, 2015); par exemple, une infirmière qui travaille dans une unité psychiatrique d'un hôpital peut ne pas posséder les connaissances et les compétences nécessaires pour travailler dans une unité de soins intensifs, et inversement.

Réglementation des classes distinctes d'infirmières et d'infirmiers

Au Canada, il existe quatre désignations réglementées d'infirmières et d'infirmiers : les infirmières et les infirmiers autorisés (IA), les infirmières et les infirmiers praticiens (IP), les infirmières et les infirmiers auxiliaires autorisés (IAA) et les infirmières et les infirmiers psychiatriques autorisés (seulement en Colombie-Britannique, en Alberta, au Manitoba et en Saskatchewan). Le titre des IAA diffère en anglais suivant qu'ils sont en Ontario ou dans le reste du Canada, mais la nature de leur pratique est très similaire dans l'ensemble du Canada, bien que le champ d'exercice exact puisse différer. Le champ d'exercice est souvent revu en fonction des changements dans l'environnement infirmier et des améliorations dans l'éducation. Le processus est compliqué par la nécessité de coordonner le champ d'exercice entre les catégories réglementées d'infirmières et d'infirmiers. Étant donné que le champ d'exercice des infirmières et infirmiers est examiné régulièrement, les sites Web des organismes de réglementation de l'ensemble du pays en donnent des définitions plus actuelles. Par souci de clarté, dans ce livre, le titre « IAA » comprend les infirmières et infirmiers auxiliaires autorisés en Ontario.

Infirmières et infirmiers autorisés et infirmières et infirmiers auxiliaires autorisés

Les IA et les IAA partagent le même ensemble de connaissances en soins infirmiers et sont des professionnels autonomes à part entière. Les IA et les IAA sont responsables de leurs actes et de leurs décisions et sont tenus de collaborer avec d'autres professionnels et de se consulter mutuellement pour assurer une pratique sécuritaire et des soins de la plus haute qualité (Conseil canadien de réglementation des soins infirmiers auxiliaires [CCRSIA], 2013; OIIO, 2014).

Cependant, étant donné que les IA sont préparés au niveau du baccalauréat et ont un programme d'études plus complet, leurs connaissances de base sont plus profondes que celles des IAA, qui suivent habituellement un programme avec diplôme de deux ans au niveau collégial. Compte tenu de leur base de connaissances fondamentales élargie, on s'attend à ce que les IA soient mieux à même de réfléchir de manière critique, de prendre des décisions, de faire des analyses

critiques, d'évaluer des résultats de recherche et de gérer des situations complexes (College of Registered Nurses of Alberta (2023); AIIC, 2015). Les IA s'occupent non seulement du patient lui-même, mais agissent également auprès des familles, des communautés et des populations. Ils travaillent tout au long du continuum, à toutes les étapes de la vie, en fournissant et en coordonnant les soins pour obtenir les meilleurs résultats possible pour les patients dans l'ensemble du système. Les IA sont également prêts à faire preuve de leadership dans les domaines de la pratique, de l'éducation, de l'administration, de la recherche et de l'élaboration de politiques (AIIC, 2015; OIIO, 2014, 2018).

Les IA peuvent assumer des rôles spécialisés dans des domaines tels que la pédiatrie, les soins intensifs, la psychiatrie, la recherche et le leadership. De plus, les IA ont la possibilité d'acquérir l'expertise et les connaissances nécessaires pour assumer des rôles avancés en soins infirmiers. Les infirmières et infirmiers en pratique avancée, grâce à des études supérieures, élargissent leurs connaissances et leurs compétences cliniques et assument des rôles dans les domaines de la pratique infirmière spécialisée (AIIC, 2009; Conseil international des infirmières (CII), 2020). Pour répondre aux besoins en matière de santé des personnes, des familles, des groupes, des collectivités et des populations, les infirmières et infirmiers en pratique avancée participent à l'analyse et à la synthèse des connaissances, à l'application et à l'interprétation de la théorie et de la recherche en soins infirmiers, au développement et à l'avancement des connaissances en soins infirmiers ainsi qu'à la profession dans son ensemble (AIIC, 2009). Leurs rôles comprennent les soins directs aux patients, la recherche, l'éducation, la consultation, la collaboration et des activités de leadership (DiCenso et coll., 2010). Ils comprennent les rôles des infirmières et infirmiers cliniciens spécialisés (ICS) et des IP, sur lesquels porte la section suivante.

Les ICS ont une expertise dans une spécialité en soins infirmiers cliniques et se concentrent sur la pratique spécialisée et complexe, la consultation, la collaboration, l'éducation, la recherche et le leadership. En participant à la recherche en soins infirmiers, ils contribuent à l'avancement des connaissances en soins infirmiers et de la pratique fondée sur des données probantes (AIIC, 2009). Les ICS se spécialisent dans un domaine de pratique particulier, pouvant être

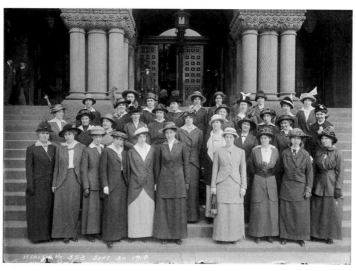

Pendant de nombreuses années (cette photo date de 1914), la Ville de Toronto a fait prendre des photographies officielles des infirmières de la santé publique devant l'hôtel de ville, reconnaissant leur rôle important dans le maintien d'une population en santé. *Source : Archives de la Ville de Toronto, fonds 200, série 372, sous-série 32, document 353.*

défini par population, milieu, maladie, surspécialité médicale, type de soins ou type de problème, comme la gériatrie et les soins des plaies.

Des possibilités de spécialisation et de leadership sont également offertes aux IAA, dans des domaines tels que les soins infirmiers périopératoires, les soins intensifs et les soins de longue durée, lorsque l'environnement de soins est stable et flexible. Les champs d'exercice des IA et des IAA diffèrent en ce que les IAA sont destinés à soigner des populations de patients moins complexes et plus prévisibles. Cependant, leur niveau d'indépendance et de pratique dépend de variables telles que la dynamique de l'environnement, la complexité des besoins des patients, l'accès à d'autres ressources infirmières, ainsi que les connaissances et l'expérience propres à chaque IAA (CCRSIA, 2019; OIIO, 2018; College of Registered Nurses of Nova Scotia [CRNNS] et College of Licensed Practical Nurses of Nova Scotia [CLPNNS], 2013). L'évaluation de la complexité et de la prévisibilité des patients se fait dans ce contexte.

Les organismes de réglementation de l'ensemble du pays ont établi des lignes directrices pour aider les infirmières et les infirmiers ainsi que les dirigeants à prendre des décisions concernant la catégorie la plus appropriée d'infirmières et d'infirmiers afin de répondre aux besoins des personnes ou des groupes de patients. Les éléments pris en compte pour jumeler les infirmières et infirmiers et les patients comprennent ceux décrits précédemment : la prévisibilité et la complexité de l'état du patient, la profondeur des connaissances requises pour fournir des soins compétents et sécuritaires, l'accès aux ressources (p. ex., d'autres membres de l'équipe infirmière et de l'équipe interprofessionnelle) ainsi que la nature de l'environnement dans lequel les soins sont dispensés. La collaboration et la consultation sont d'une importance capitale lorsque les besoins d'un patient dépassent les connaissances et les compétences d'une infirmière ou d'un infirmier. Lorsque les besoins des patients changent, les infirmières et les infirmiers communiquent avec d'autres membres de l'équipe de soins de santé pour veiller à la poursuite de soins sécuritaires et efficaces et, au besoin, font appel à un fournisseur de soins de santé approprié (p. ex., d'un IAA à un IA, ou d'un IA novice à un autre avec plus d'expérience) (OIIO, 2018; CRNNS et CLPNNS, 2013).

La nécessité pour l'IA d'étendre la gamme des soins fournis augmente proportionnellement à la complexité et l'imprévisibilité des besoins d'un patient. On s'attend à ce que les IA et les IAA surveillent conjointement les changements et la situation des patients et de l'environnement, et qu'ils redéfinissent les priorités, modifient les affectations et demandent des ressources supplémentaires, au besoin (OIIO, 2018). Les organisations doivent veiller à ce que des politiques et des lignes directrices soient en place pour faciliter les décisions visant à déterminer la catégorie appropriée de personnel infirmier. De plus, lorsque les dirigeants conçoivent et mettent en œuvre un modèle de prestation de soins approprié pour un établissement, ils doivent prendre en compte ces facteurs et avoir la souplesse nécessaire pour réagir au changement.

Infirmières et infirmiers praticiens

La catégorie des IA comprend des rôles avancés, y compris des IA et des IP de catégorie spécialisée. Les IP ont un champ d'exercice élargi qui leur donne le pouvoir (dans le cadre de la loi) de diagnostiquer, de prescrire des traitements et des médicaments, d'effectuer des procédures, ainsi que de commander et d'interpréter des tests diagnostiques de façon autonome. Il s'agit notamment des infirmières et infirmiers praticiens en soins de santé primaires (IPSSP), des infirmières et infirmiers praticiens en soins de courte durée et des rôles mixtes d'ICS et d'IP. Dans l'ensemble du Canada, d'autres lois et règlements définissent ces rôles et clarifient leur champ d'exercice (DiCenso et coll., 2010; *Registered Nurses Act*, 2006; *Loi sur la profession d'infirmière autorisée et d'infirmier autorisé* 2002).

Les IP possèdent habituellement une vaste expérience clinique et suivent un programme d'études supérieures ou de troisième cycle où ils apprennent à la fois la théorie des soins infirmiers spécialisés et des connaissances médicales. Ils développent également les compétences dont ils auront besoin pour assumer leur rôle (AIIC, 2016). Ils se spécialisent dans de nombreux domaines, y compris la santé familiale, la gériatrie, les diverses branches pédiatriques et néonatales, ainsi que l'anesthésie. Ils travaillent auprès de personnes, de familles, de groupes, de communautés et de diverses populations dans l'ensemble du continuum de soins.

Le titre « infirmière/infirmier praticien » est protégé dans toutes les provinces et tous les territoires (voir les lois résumées dans le tableau Evolve intitulé *Overview of Provincial Legislation and Regulatory Bodies and the Category of Nurses Represented,*). Bien que le rôle de l'IP soit principalement clinique, il intègre également

des compétences en leadership et en recherche. Les IP sont également autorisés à fournir l'aide médicale à mourir (AMM) en vertu des modifications au *Code criminel* , lorsque ce rôle est conforme à leur champ d'exercice autorisé par la province.

Les IPSSP exercent habituellement dans la collectivité, au sein d'équipes de soins de santé primaires et dans les établissements de soins de longue durée. Ils se concentrent sur la promotion de la santé, les soins préventifs, le diagnostic et le traitement des maladies et des blessures aiguës et mineures, et la gestion des maladies chroniques stables. Les infirmières et infirmiers praticiens en soins de courte durée collaborent avec une équipe médicale et fournissent des soins infirmiers avancés à des patients atteints de maladies aiguës, critiques ou chroniques dans des milieux hospitaliers spécialisés (AIIC, 2016; DiCenso et coll., 2010).

Les organismes de réglementation des soins infirmiers établissent les compétences pour accéder à la profession, les normes de pratique et les exigences en matière de permis d'exercice, en approuvant les programmes de formation d'accès à la profession et en déterminant les exigences en matière de compétences continues des IP au Canada (Conseil canadien des organismes de réglementation de la profession infirmière [CCORPI], 2018). Toutefois, il existe toujours des différences d'une province ou d'un territoire à l'autre. La plupart des provinces reconnaissent la désignation IP dans 3 ou 4 catégories (volets), y compris une combinaison de famille/tous âges, adulte, enfant/néonatal/pédiatriques et soins primaires. Au Manitoba, le College of Registered Nurses of Manitoba (CRNM) reconnaît la désignation d'IP, qui est synonyme du titre d'IA (catégorie spécialisée [CS]), une formulation qui était auparavant utilisée dans d'autres provinces, mais qui a été remplacée par la désignation d'IP.

Par exemple, pour devenir IP en Colombie-Britannique, un IA doit avoir terminé avec succès un programme d'IP de niveau de maîtrise et satisfaire aux exigences d'inscription du British Columbia College of Nurses and Midwives (BCCNM). Trois certificats de spécialité sont offerts aux IP : famille, pédiatrie et adulte. Une fois que les infirmières et les infirmiers ont réussi l'examen d'IP et sont inscrits comme IP, ils sont autorisés à exercer de manière élargie, à faire des actes autorisés supplémentaires relevant de leur spécialité et à porter le titre d' *infirmières et infirmiers praticiens.*

Dans le secteur des soins de courte durée, les IP sont des employés et, à ce titre, sont responsables d'exercer dans le respect des normes établies par l'employeur et l'organisme de réglementation. Dans la plupart des milieux de soins de courte durée, pour accomplir les activités à l'extérieur de leur champ d'exercice autorisé, les IP le font dans le cadre de directives médicales (un mécanisme d'autorisation). Toutefois, à mesure que le champ d'exercice des IP évolue, le recours aux directives médicales diminue. Les employeurs doivent avoir mis en place des processus et des systèmes internes pour s'assurer que les IP sont en mesure d'exercer dans leur champ d'exercice, qu'ils ont l'approbation d'utiliser des mécanismes d'autorisation, au besoin, et qu'ils participent à des processus d'examen du rendement qui assurent la prestation sécuritaire des soins.

Infirmières et infirmiers psychiatriques autorisés

Les infirmières et infirmiers psychiatriques autorisés exercent dans les quatre provinces de l'Ouest, soit la Colombie-Britannique, l'Alberta, la Saskatchewan et le Manitoba, ainsi qu'au Yukon. Ils fournissent des soins aux patients ayant des besoins psychosociaux, de santé mentale et physique complexes dans divers milieux de soins de santé, et collaborent avec divers professionnels de la santé.

Les infirmières et infirmiers psychiatriques autorisés suivent un programme de formation en soins infirmiers psychiatriques de 2,5 à 4 ans dans un collège ou une université. Ce programme spécialisé comprend une formation théorique et clinique en soins psychiatriques et en soins infirmiers généraux, et met l'accent sur les sciences comportementale et sociale, la théorie des soins infirmiers psychiatriques, ainsi que les interventions et les relations thérapeutiques (Registered Psychiatric Nurse Regulators of Canada [RPNRC], 2018).

En tant que professionnels autonomes, les infirmières et les infirmiers psychiatriques autorisés travaillent en collaboration avec les patients et d'autres membres de l'équipe de soins de santé. Leur champ d'expertise vise le développement de la santé mentale, la maladie mentale et la toxicomanie, ainsi que les soins de santé physique et les modèles psychosociaux, afin d'assurer une approche holistique des soins. Comme c'est le cas pour d'autres groupes de soins infirmiers, les soins infirmiers psychiatriques touchent les domaines de la pratique, de l'éducation, de l'administration et de la recherche.

L'un des principaux objectifs de l'exercice de la profession d'infirmière et d'infirmier psychiatrique autorisé consiste à évaluer les émotions, le comportement et la cognition. Grâce à une communication et à une relation thérapeutiques avec le patient, l'infirmière ou l'infirmier effectue des interventions psychothérapeutiques axées sur la prévention, la promotion de la santé, le maintien d'une santé optimale, la réadaptation et le rétablissement (RPNRC, 2018).

Actes autorisés

L'une des caractéristiques propres aux systèmes de réglementation des professions de la santé dans plusieurs provinces et territoires réside dans le fait que la loi définit les procédures et les actes médicaux précis pouvant être effectués ainsi que les groupes professionnels pouvant les réaliser et les déléguer. Par exemple, une province peut identifier 13 actes autorisés, et les infirmières et les infirmiers peuvent être autorisés à accomplir un certain nombre de ces 13 actes autorisés. Cela permet à la province de définir un seul ensemble d'actes autorisés, puis de déterminer les professionnels de la santé qui peuvent les accomplir. La terminologie de ces actes varie d'un bout à l'autre du pays. Ils peuvent être appelés « activités restreintes » (*Nurses (Registered) and Nurse Practitioners Regulation,* 2008, article 8), « actes autorisés », « actes restreints » ou « actes réservés ». Tout acte compris dans la définition et la portée de la pratique infirmière peut être accompli par une IA ou une IAA, à moins qu'il soit expressément désigné comme un acte qui ne peut être accompli que lorsque la loi l'autorise.

En Ontario, la *Loi sur les professions de la santé réglementées* (LPSR) réglemente strictement les actes autorisés (*LPSR*, 1991, a. 27) et identifie les professions qui peuvent les exercer et les déléguer. La *LPSR* énumère 14 actes autorisés qui ne peuvent être accomplis que par des membres d'un ordre professionnel qui sont autorisés par la loi et les règlements qui régissent l'ordre (voir la *Loi sur les infirmières et infirmiers,* 1991, a. 4) pour accomplir l'acte autorisé (*LPSR*, 1991, s. 27(1)(a)). Cinq « actes autorisés » peuvent être accomplis par des infirmières et des infirmiers conformément à la *Loi sur les infirmières et infirmiers* (1991). Si l'acte particulier doit être délégué, il ne peut l'être que par un membre autorisé et seulement en conformité avec les lois et règlements de l'ordre. Par exemple, si les IA sont autorisés à administrer une substance particulière par injection (un acte autorisé en vertu de la *LPSR*, 1991, a. 27(2), par. 5), ils peuvent alors déléguer l'acte à un ou une IAA, à condition que les règlements en vertu de la *Loi sur les infirmières et infirmiers* permette une telle **délégation** et que toutes les procédures de délégation énoncées dans le règlement sont suivies.

Les cinq actes autorisés sont les suivants :

- Effectuer une intervention sous le derme, la surface d'une muqueuse, la cornée dans ou sous la surface des dents (y compris le détartrage des dents)
- Administrer une substance par voie d'injection ou d'inhalation
- Introduire un instrument, une main ou un doigt au-delà du conduit auditif externe, au-delà du point de rétrécissement normal des fosses nasales, au-delà du larynx, au-delà du méat urinaire, au-delà des grandes lèvres, au-delà de la marge de l'anus, dans une ouverture artificielle dans le corps
- Traiter, au moyen d'une technique de psychothérapie appliquée dans le cadre d'une relation thérapeutique, un désordre grave dont souffre un particulier sur les plans de la pensée, de la cognition, de l'humeur, de la régulation affective, de la perception ou de la mémoire et qui est susceptible de porter gravement atteinte à son jugement, à son intuition, à son comportement, à sa capacité de communiquer ou à son fonctionnement social
- Préparer un médicament (*Loi sur les infirmières et infirmiers*, 1991, s. 4)

De plus, comme nous l'avons vu, les IP peuvent accomplir d'autres actes, à condition qu'ils aient satisfait à certaines normes d'éducation :

- Communiquer à un patient ou à son représentant le diagnostic qu'il a posé
- Appliquer une forme d'énergie prescrite ou en ordonner l'application
- Immobiliser des fractures ou des luxations articulaires dans des plâtres, les consolider ou les réduire
- Prescrire, préparer, vendre ou composer des médicaments (*Loi sur les infirmières et infirmiers*, 1991, s. 5.1)

De plus, les IP ont le pouvoir d'ordonner des tests spécifiés. D'autres activités qui dépassent leur portée autorisée (par voie législative) sont assumées dans le cadre de directives médicales ou d'autres mécanismes d'autorisation.

En Saskatchewan, les actes précis que les infirmières et infirmiers sont autorisés à accomplir ne sont pas détaillés dans les règlements administratifs du CRNS (*Saskatchewan Registered Nurses' Association Bylaws,* Bylaw VI, s. 2), qui découle de la *Registered Nurses Act, 1988* de la Saskatchewan. La Loi prévoit un pouvoir général d'exercer les soins infirmiers à l'article 24. Plutôt que d'autoriser les infirmières et les infirmiers dans des domaines de pratique, le système de la Saskatchewan se concentre sur un large pouvoir d'exercer et sur des exigences de compétence. Ainsi, une IA ne reçoit pas d'autorisation générale d'effectuer certaines procédures contrôlées pouvant, selon elle, faire partie de l'exercice de sa profession. L'infirmière ne peut accomplir que les actes qu'elle est expressément autorisée à accomplir, compte tenu de ses qualifications et de sa formation professionnelle particulières.

Exemptions

En Ontario, un fournisseur de soins non réglementé peut également accomplir certains actes autorisés lorsqu'il fournit des soins continus à une personne. Cela s'appliquerait, par exemple, à un préposé aux services de soutien à la personne dans un milieu de soins à domicile ou de longue durée.

La *LPSR* ne s'applique pas aux guérisseurs ou aux sages-femmes autochtones lorsqu'ils ou elles fournissent leurs services aux membres d'une communauté autochtone (*LPSR*, 1991, a. 35(1)). Cependant, si le guérisseur autochtone est également membre d'un ordre, il est assujetti à la compétence territoriale, aux règles et aux règlements administratifs.

Délégation

La loi permet aux infirmières et infirmiers de déléguer l'exécution d'actes autorisés précis à un autre professionnel de la santé réglementé ou à un fournisseur de soins non réglementé (un travailleur qui n'est pas inscrit ni titulaire d'un permis dans une discipline de soins de santé), à condition que les politiques de l'employeur appuient cette situation et que les responsabilités de l'organisation, de l'infirmier/ère et du fournisseur de soins non réglementés soient claires. Cela permet une plus grande souplesse dans la prestation des services de soins de santé.

L'acte à déléguer serait principalement effectué par une infirmière ou un infirmier compétent pour ce faire, dans un domaine non visé par la description du rôle de l'autre professionnel. La délégation est propre au patient, et elle est déterminée en fonction de ses besoins et de ses préférences particuliers. En général, l'infirmière ou l'infirmier est responsable de ce qui suit :

- Prendre la décision de déléguer, en fonction des facteurs propres au patient (besoin, préférence, risque), de la tâche (complexité et risque), de l'environnement de soins et de la capacité du fournisseur (à qui l'acte est délégué)
- S'assurer que le fournisseur a les connaissances et les compétences, dans des limites définies, pour accomplir l'acte de manière sûre
- Assurer une supervision et un soutien continus (BCCNM, 2023)

Le fait que des personnes soient autorisées à accomplir certains actes (p. ex., administrer un médicament ou introduire un instrument ou une main dans des ouvertures corporelles naturelles ou artificielles) facilite la prestation de soins à des patients à domicile. Par exemple, pour s'assurer que la douleur d'un patient en phase terminale est contrôlée, il peut être approprié que l'IA coordonnant les soins apprenne à un membre de la famille à administrer de la morphine par injection. Dans ces circonstances, il ne s'agit pas d'une délégation officielle parce que le membre de la famille n'est pas responsable devant l'IA, mais la *LPSR* (1991) le permettrait à condition que les dispositions associées au processus de délégation soient respectées. Un élément important de ce plan consiste à évaluer l'ouverture et l'aisance du patient et du membre de la famille à assumer ces responsabilités.

GOUVERNANCE ET STRUCTURE ORGANISATIONNELLE DES ORGANISMES DE RÉGLEMENTATION DU SECTEUR DES SOINS INFIRMIERS

Gouvernance et structure

Dans certaines provinces (c.-à-d. l'Alberta, la Nouvelle-Écosse, l'Ontario, le Manitoba, l'Île-du-Prince-Édouard et la Colombie-Britannique), les organismes de réglementation sont officiellement et légalement appelés « collèges » ou « ordres ». Dans d'autres provinces et territoires

(c.-à-d. le Yukon, les Territoires du Nord-Ouest, le Nunavut, la Saskatchewan, le Nouveau-Brunswick et Terre-Neuve-et-Labrador), elles portent le titre légal d'« associations ». L'organisme de réglementation de l'Alberta s'appelait le College and Association of Registered Nurses of Alberta, mais en 2022, le CARNA a cessé ses activités en tant qu'association professionnelle et a continué uniquement en tant qu'organisme de réglementation sous le nom de College of Registered Nurses of Alberta (CRNA). Un nouveau groupe de défense des intérêts professionnels, qui représente toutes les catégories d'infirmières et d'infirmiers de la province, a été mis sur pied sous le nom d'Alberta Association of Nurses (AAN). Malgré l'utilisation du mot « College », le CRNA ne participe pas à l'éducation postsecondaire des infirmières et des infirmiers.

Comme il a été mentionné, dans plusieurs provinces, l'organe de réglementation (la structure bureaucratique responsable de la réglementation de l'accès à la profession, de la délivrance des permis, de la compétence continue, de la gestion des plaintes et de la discipline) et l'organe professionnel (la structure responsable de la défense des intérêts des membres de la profession infirmière) sont combinés. En Ontario, en Colombie-Britannique et en Alberta, ces « organes » sont complètement distincts : le volet réglementaire est confié respectivement aux seuls OIIO, BCCNM et CRNA, et le volet de la défense professionnelle, y compris la mise en place d'une protection contre la faute professionnelle, le lobbying des gouvernements dans les intérêts professionnels des infirmières et infirmiers et l'action politique, incombe respectivement à l'AIIAO, aux NNPBC et à l'AAN, qui sont des entités distinctes.

En Ontario, en Colombie-Britannique et en Alberta, étant donné que l'association professionnelle des infirmières et infirmiers est distincte de l'ordre, l'obligation de s'autoréglementer dans l'intérêt du public n'entre pas en conflit avec la défense des intérêts et le lobbying au nom des infirmières et infirmiers visant les conditions de travail, les contrats et les avantages sociaux. Toutefois, étant donné que ces organes sont combinés dans la plupart des autres provinces et territoires, des mécanismes doivent être disponibles pour résoudre les éventuels conflits. Le devoir premier de tous les organismes de réglementation est de servir dans l'intérêt du public. Étant donné que l'autoréglementation est un privilège et non un droit, si un organisme de réglementation favorisait son intérêt professionnel plutôt que celui du public, il risquerait de perdre le privilège de l'autoréglementation. Savoir qu'il en est ainsi aide à veiller à la maîtrise des conflits.

Rôle du conseil d'administration

Les collèges sont régis par un conseil d'administration ou un conseil volontaire, composé de membres inscrits de la profession et, selon la province ou le territoire, peuvent inclure des membres du public habituellement nommés par le gouvernement. Les conseils se voient accorder des pouvoirs et des responsabilités pour remplir le mandat prévu par la loi et pour régir la profession infirmière dans l'intérêt du public.

Le conseil d'administration assure la surveillance des activités de l'ordre et est ultimement tenu responsable de la protection du public. Le conseil surveille les activités de l'organisation et tient l'équipe de direction responsable de l'exécution des responsabilités de l'organisation. Les ordres sont généralement dirigés par un chef de la direction, parfois appelé un *directeur administratif* ou un *registraire*, qui, avec l'équipe de direction et le personnel, est veille aux activités et objectifs continus de l'organisation. En tant que principal organisme d'établissement des règles, le conseil approuve et adopte des règles et des règlements administratifs dictant l'élaboration et l'application des normes de pratique infirmière, les critères d'admission aux écoles de soins infirmiers, les programmes d'études et les normes d'enseignement de ces écoles (bien que les provinces aient également leur mot à dire à ce sujet), l'adhésion des étudiants, la formation continue, le rétablissement et le renouvellement de l'adhésion, l'octroi de licences, l'adhésion, la fixation des frais, les règles régissant les types de fonctions, etc. Dans les lois de certaines provinces et de certains territoires (p. ex., celles de la Colombie-Britannique, par. 44[1]; du Yukon, par. 52[1]; de la Saskatchewan, par. 34[1]; du Manitoba, par. 38[1]; du Nouveau-Brunswick, par. 34[1]), le conseil d'administration ou le conseil de l'organisme de réglementation entend aussi les **appels** des décisions rendues par son comité de discipline ou de déontologie, que nous abordons plus loin dans le présent chapitre. (Voir Fig. 5.1.)

Comités statutaires

En plus de leur conseil d'administration ou de leur conseil, les ordres sont tenus par la loi de mettre sur pied des comités statutaires, également représentés par des membres de la profession et du public. Ces comités relèvent du conseil d'administration et l'aident à s'acquitter de son mandat de protection des intérêts et du bien-être du public. Les titres et la structure particuliers de ces comités varient d'un ordre à l'autre, mais leurs fonctions comprennent la surveillance exécutive, le traitement des plaintes, les procédures disciplinaires,

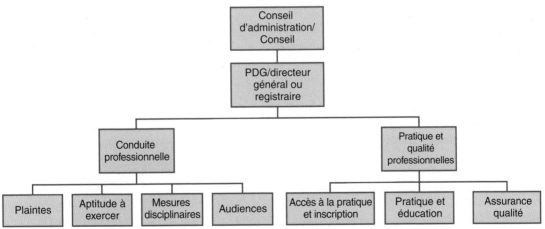

Structure organisationnelle type des organismes de réglementation

Fig. 5.1 ■ Voici un exemple de structure organisationnelle des organismes de réglementation de tout le pays, définissant leur mandat et leurs responsabilités.

les finances, l'aptitude professionnelle, l'assurance de la qualité et l'accès à la profession (BCCNM, 2022b; OIIO, 2016). Ces comités relatifs aux plaintes, à la discipline, à l'aptitude professionnelle et à la qualité sont décrits plus loin dans le chapitre.

MANDAT DES ORGANISMES DE RÉGLEMENTATION

La loi exige que les ordres protègent le public des professionnels de la santé incompétents, non qualifiés ou qui agissent d'une manière contraire à l'éthique, et fournissent les points de référence par rapport auxquels la pratique professionnelle est mesurée. Partout au pays, ces organismes le font en gérant l'accès à la profession, en établissant et en communiquant des normes de pratique et de comportement, en assurant une compétence continue ainsi que la conformité.

Accès à la profession

Un élément clé du mandat d'un organisme de réglementation consiste à exercer une surveillance des nouveaux venus dans la profession, en s'assurant qu'ils possèdent les connaissances et les compétences nécessaires pour fournir des soins sûrs et efficaces. Il s'agit de la première étape de leur mandat de protection des intérêts publics.

Accès à la profession infirmière

Pour répondre aux préoccupations du public concernant l'accès équitable aux professions de la santé réglementées, certaines provinces ont mis en place des mécanismes juridiques et de surveillance pour veiller à ce que tous les groupes socioéconomiques et culturels, en particulier les minorités visibles, ont toutes les possibilités d'entrer dans les professions de la santé, y compris les soins infirmiers. L'Ontario, par exemple, a adopté des modifications à son *Code des professions de la santé*, 1991) qui imposent à son ordre l'obligation « d'offrir des pratiques d'inscription transparentes, objectives, impartiales et équitables » (*LPSR*, 1991, annexe 2, a. 22.2). Pour assurer une telle transparence, un commissaire à l'équité est nommé par le gouvernement pour évaluer et surveiller ces mandats et fournir des conseils, au besoin (*Loi sur l'accès équitable aux professions réglementées, 2006*; *LPSR*, 1991, s. 22.5).

Des initiatives visant à attirer des Autochtones dans la profession sont en place depuis un certain nombre

d'années. Un rapport publié en 2009 par l'Association des infirmières et infirmiers autochtones du Canada (AIIAC), intitulé *Cultural Competence and Cultural Safety in Nursing Education* (*Compétences et sécurité culturelles dans l'enseignement des soins infirmiers*), avait pour but de reconnaître la nécessité de recruter plus d'infirmières et d'infirmiers autochtones dans la profession. Ce besoin identifié par l'AIIAC et l'Association canadienne des écoles de sciences infirmières a mené à une collaboration avec l'AIIC et les écoles de sciences infirmières de l'ensemble du pays, déjà engagées dans le recrutement actif d'Autochtones au sein de la profession. Le document a été conçu pour « aider les éducateurs à favoriser les compétences et la sécurité culturelles chez les étudiants », en particulier ceux d'origine autochtone (AIIAC, 2009, p. 3).

La Community of Aboriginal Nursing de l'Université de la Saskatchewan (UCAN), anciennement connue sous le nom de Native Access Program to Nursing (NAPN), a été mise sur pied en 1984 dans le but d'augmenter le nombre d'Autochtones dans des carrières de soignants, et atteindre une santé communautaire équilibrée. Ce programme indique qu'il a réussi à recruter et à maintenir en poste des étudiants autochtones (https://nursing.usask.ca/indigenousinitiatives/ucan.php).

Les appels à l'action de la Commission de vérité et réconciliation du Canada (CVR), publiés en 2015, portaient précisément sur la santé et les soins de santé. Parmi les 94 appels à l'action de la CVR, le numéro 23 est lié à l'accès aux professions de la santé, y compris la profession infirmière :

> 23. *Nous demandons à tous les ordres de gouvernement :*
>   i. *de voir à l'accroissement du nombre de professionnels autochtones travaillant dans le domaine des soins de santé;*
>   ii. *de veiller au maintien en poste des Autochtones qui fournissent des soins de santé dans les collectivités autochtones.*
>   iii. *d'offrir une formation en matière de compétences culturelles à tous les professionnels de la santé. (CVR, 2015, p. 3)*

En novembre 2021, plusieurs organisations de soins infirmiers, entre autres l'Association canadienne des écoles de sciences infirmières, l'Alliance des infirmières et infirmiers noirs du Canada, la Fédération canadienne des syndicats d'infirmières et d'infirmiers, l'Association des infirmières et infirmiers du Canada, l'Association des étudiant(e)s infirmier(ère)s du Canada, ont publié la *Déclaration des infirmières et infirmiers contre le racisme à l'égard des Autochtones dans les soins infirmiers et les soins de santé*:

Les traités ainsi que les droits constitutionnels et humains des peuples des Premières Nations, des Inuits et des Métis, en tant que peuples originaires de ce pays et personnes autonomes, doivent être reconnus, respectés et protégés. Tous les Canadiens, en tant que personnes visées par un traité, partagent la responsabilité d'établir et d'entretenir des liens mutuels respectueux.. . . .

En tant qu'infirmières et infirmiers,
1. Nous déclarons que le racisme à l'endroit des peuples autochtones est une crise de santé nationale. Nous reconnaissons que la situation actuelle sur le plan de la santé des Autochtones au Canada *est le résultat direct des politiques et des pratiques historiques du gouvernement canadien, y compris des pensionnats (appel à l'action no 18 de la CVR).. . . .*

7. Nous réclamons que tous les ordres de gouvernement prennent les mesures suivantes : . . .
- *Accroître le nombre de professionnels autochtones travaillant dans le domaine des soins de santé et du travail social et veiller au maintien en poste des Autochtones qui fournissent des soins de santé dans les collectivités autochtones (appel à l'action no 23 [i et ii] de la CVR); et*
- *Offrir des occasions de formation pour appuyer les infirmières et infirmiers et les professionnels de la santé dans le cadre de leur prestation de soins pertinents et culturellement compétents, comprenant l'intégration du contenu autochtone aux programmes d'étude pour tous (appel à l'action no 23 [iii] de la CVR).*

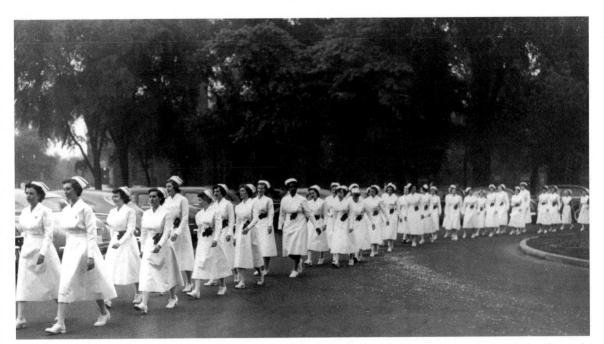

Des étudiantes de l'école des sciences infirmières du Women's College Hospital se dirigent vers la salle de collation des grades pour recevoir leur diplôme en 1951. La formation de personnel infirmier en milieu hospitalier a donné aux hôpitaux une main-d'œuvre fiable et peu coûteuse. En 1973, la responsabilité de la formation en sciences infirmières en Ontario a été transférée au ministère des Collèges et Universités. Les écoles de sciences infirmières du Women's College Hospital, du Wellesley Hospital et du Hospital for Sick Children ont été réunies pour former un programme de soins infirmiers au Ryerson Polytechnical Institute (maintenant l'Université métropolitaine de Toronto). *Source : The Miss Margaret Robins Archives of Women's College Hospital, Collection de photographies, L-00558.*

Exigences en matière d'études

Toutes les lois provinciales et territoriales exigent que les personnes qui présentent une demande d'adhésion à leur organisme de réglementation respectif soient diplômées d'une école de sciences infirmières approuvée. Les organismes de réglementation entament le processus de protection du public dès l'accès à la profession. Ce processus commence par l'établissement des compétences que doit posséder une infirmière ou un infirmier novice pour exercer en toute sécurité. Ces compétences orientent l'élaboration du programme d'études et les exigences des programmes de formation en sciences infirmières, qui sont approuvés et surveillés sur une base continue par l'organisme de réglementation. Une fois qu'un étudiant a réussi un programme approuvé, il peut alors faire une demande d'inscription auprès de l'ordre.

Le Programme d'agrément de l'Association canadienne des écoles de sciences infirmières (ACESI) énumère les programmes actuellement approuvés pour les IA partout au Canada. Les conseils d'administration approuvent les programmes à l'intention des IAA et des IA en fonction d'indicateurs clés qui démontrent, par exemple, que les compétences d'accès à la profession sont évidentes. Dans certaines administrations, l'organisme de réglementation joue également un rôle dans l'approbation des programmes de formation en sciences infirmières. Par exemple, le College of Registered Nurses of Saskatchewan et l'organisme de réglementation de l'Ontario approuvent les programmes de formation en sciences infirmières et surveillent la qualité des programmes existants. Dans un rôle moins formel, certains ordres, comme l'Association des infirmières et infirmiers du Nouveau-Brunswick, consultent les établissements d'enseignement au sujet des programmes et de la structure.

Les appels à l'action de la CVR portaient également sur l'éducation des fournisseurs de soins de santé, y compris de soins infirmiers :

24. Nous demandons aux écoles de médecine et aux écoles de sciences infirmières du Canada d'exiger que tous leurs étudiants suivent un cours portant sur les questions liées à la santé qui touchent les Autochtones, y compris en ce qui a trait à l'histoire et aux séquelles des pensionnats,

à la Déclaration des Nations Unies sur les droits des peuples autochtones, aux traités et aux droits des Autochtones, de même qu'aux enseignements et aux pratiques autochtones. À cet égard, il faudra offrir une formation axée sur les compétences pour ce qui est de l'aptitude interculturelle, du règlement de différends, des droits de la personne et de la lutte contre le racisme.. (CVR, 2015, p. 3)

Cet appel à l'action de la CVR exige l'enseignement de divers domaines dans le cadre de l'ensemble du programme. Les universités et les collèges de partout au pays y parviennent grâce à des cours spécialisés ou à l'intégration des matières au cours du programme d'études. Certains programmes, comme celui de l'Université Thompson Rivers, offrent un modèle complet qui porte sur la sécurité culturelle, les ressources particulières pour les étudiants autochtones et la planification de carrière en santé autochtone (https://www.tru.ca/nursing/indigenous-nursing.html). Certaines écoles, comme l'Université des Premières Nations du Canada, entièrement créées et gérées par des Autochtones, offrent des diplômes en santé autochtone ainsi que des programmes dans les services sociaux et d'autres domaines (https://www.fnuniv.ca/academic/undergraduate-programs/indigenous-health/).

Admissibilité à l'inscription ou à la délivrance d'un permis

Lorsqu'un étudiant obtient son diplôme d'un programme approuvé, il doit présenter une demande d'inscription à la profession auprès d'un ordre afin d'être autorisé à exercer la profession infirmière. Dans le cadre de ce processus, les qualifications d'un candidat sont soigneusement examinées pour s'assurer que toutes les exigences liées à la formation et aux heures de pratique clinique préliminaires à l'obtention d'un permis sont respectées. Une fois que le candidat a satisfait aux exigences en matière d'études, il doit passer par des processus d'approbation supplémentaires avant d'être considéré comme admissible (par l'ordre) à passer l'examen canadien d'admission à la profession.

Lors de l'évaluation de l'admissibilité, l'ordre peut, selon la province, exiger que les candidats (étudiants nouvellement diplômés, infirmiers formés à l'étranger ou personnes ayant déjà exercé les soins infirmiers, mais qui ne sont plus inscrites) répondent à des critères tels que :

- Avoir la citoyenneté canadienne ou la résidence permanente, ou l'autorisation d'exercer au moyen d'un permis de travail ou d'études
- Avoir la preuve d'une expérience récente (dans les trois dernières années) en soins infirmiers (les placements d'étudiants sont admissibles)
- Parler couramment l'anglais ou le français
- Avoir réussi un examen sur la jurisprudence qui démontre une connaissance des lois, des règlements et des processus réglementaires liés aux soins infirmiers
- Divulguer les infractions antérieures ou les cas d'inconduite professionnelle (p. ex., conduite abusive)
- Divulguer les problèmes de santé ou les troubles qui pourraient compromettre les pratiques sécuritaires (OIIO, 2018).

Pour connaître les critères d'admissibilité de chaque province ou territoire, consultez le site Web de l'ordre respectif.

Une fois ces critères d'admissibilité satisfaits, les candidats sont tenus de réussir un examen national pour s'assurer qu'ils respectent les normes de pratique de niveau débutant. Les compétences de niveau débutant et le programme d'études offert aux étudiants éclairent l'élaboration de ces examens.

Les candidats à l'inscription peuvent obtenir des permis temporaires s'ils ont terminé tous les éléments du processus de demande autres que l'examen final de délivrance de permis. Une fois que les infirmières et infirmiers ont réussi l'examen d'admission et qu'ils satisfont à tous les critères exigés par l'ordre, ils obtiennent une licence, un certificat d'inscription ou un permis d'exercice en soins infirmiers dans cette province ou ce territoire. C'est ce qu'on appelle le processus de **délivrance de permis**. Bien que les termes *inscription* et *délivrance de permis* de permis signifient deux choses différentes, les organismes de réglementation provinciaux et territoriaux les utilisent souvent de manière interchangeable. **Inscription** désigne le processus d'inscription d'une infirmière ou d'un infirmier en tant que membre de l'organisme de réglementation, essentiellement en tant que membre de la profession. Par l'inscription, le membre est reconnu comme une personne qui est autorisée à exercer les soins infirmiers dans ce territoire. L'inscription permet au collège d'enregistrer les coordonnées, les antécédents scolaires et les qualifications de l'infirmière ou de l'infirmier. Cette information est accessible au public.

Ce processus d'accréditation vise à assurer au public et aux employeurs que les infirmières et infirmiers respectent les normes appropriées de la profession et peuvent exercer les soins infirmiers en toute sécurité. Malgré ces mesures, des cas d'usurpation d'identité se sont produits, par exemple une personne qui a utilisé le nom d'un membre de la profession pour travailler comme infirmière lorsqu'elle n'était pas autorisée à le faire.

En 2022, Brigitte Cleroux a été reconnue coupable, par un tribunal d'Ottawa, d'avoir usurpé l'identité d'une infirmière et de voies de fait (liées à l'administration d'injections sans l'autorisation légitime de le faire) et a été condamnée à sept ans de prison. Mme Cleroux avait des antécédents qui comprenaient plus de 60 condamnations criminelles et l'usurpation de l'identité d'infirmières aux États-Unis et au Canada (y compris une condamnation pour s'être fait passer pour une infirmière en Alberta). Auparavant employée de l'hôpital pour femmes de la Colombie-Britannique, elle a fait l'objet de nombreuses plaintes pour comportement non professionnel. Sa peine démontre comment le système de justice prend au sérieux les responsabilités confiées au personnel infirmier. En parlant de Mme Cleroux, le juge Robert Wadden de la Cour de l'Ontario a souligné que ses actes « ont amené tout le monde à douter de l'intégrité » de ce système « et de la confiance placée dans la profession infirmière, qui est l'une des professions les plus dévouées et les plus réputées au pays » (*R. v. Cleroux*, 2022). Mme Cleroux doit subir un procès en mai 2023 pour d'autres accusations criminelles en Colombie-Britannique.

Cette situation a permis de cerner des lacunes dans la sélection des éventuels employés infirmiers, ce qui nécessite l'examen des titres de compétences ainsi que la vérification des antécédents criminels.

Vérification des antécédents criminels

De nombreuses administrations au Canada, aux États-Unis et au Royaume-Uni ont adopté des lois régissant la vérification obligatoire des antécédents criminels des étudiants en soins infirmiers ainsi que des infirmières et infirmiers à la recherche d'un emploi. L'objectif premier de tout système de vérification des antécédents criminels est, idéalement, d'exclure les personnes ayant des antécédents de conduite inappropriée, sans exclure les personnes que l'on souhaiterait employer (Devitt, 2004). L'intention de ces procédures de vérification des antécédents criminels est d'exclure de la pratique des soins infirmiers les éventuels candidats, tant les étudiants que les employés potentiels, lorsqu'ils possèdent un casier judiciaire et qu'ils sont susceptibles de constituer une menace pour la sécurité des personnes vulnérables.

En 1996, la Colombie-Britannique a adopté la *Criminal Records Review Act* (*CRRA [loi sur l'examen du casier judiciaire]*), qui prévoit un processus de vérification du casier judiciaire pour aider à prévenir (1) la violence physique et sexuelle des enfants et (2) l'exploitation physique, sexuelle et financière des adultes vulnérables (*CRRA*, 1996, s. 2). Elle exige que les organismes de réglementation effectuent des vérifications du casier judiciaire de tous les membres qui présentent une demande d'inscription (*CRRA*, 1996, s. 13). Ceux qui souhaitent exercer la profession infirmière en Colombie-Britannique doivent autoriser l'organisme de réglementation à entreprendre une recherche de casier judiciaire (*CRRA*, 1996, s. 15(1)). Si une telle autorisation n'est pas fournie, le membre ne peut pas être autorisé à travailler auprès d'enfants. De plus, si une infirmière, un infirmier (ou un autre professionnel) refuse d'autoriser une vérification du casier judiciaire, le conseil d'administration de l'organisme de réglementation doit tenir compte de ce refus pour décider s'il inscrit l'infirmière/l'infirmier ou établir des conditions d'exercice (*Health Professions Act,* 1996, s. 20(3)). Les personnes qui cherchent à s'inscrire à titre de membre d'un organisme de réglementation professionnelle alors qu'elles ont un casier judiciaire, y compris une « infraction pertinente », font l'objet d'un examen plus approfondi par cet organisme professionnel. L'organisme de réglementation doit évaluer la nature de l'infraction, le temps qui s'est écoulé depuis que l'infraction a été commise, les circonstances de l'infraction, y compris l'âge du demandeur au moment de l'infraction, et tout autre facteur pertinent, y compris toute indication que le demandeur pourrait tenter une infraction semblable à l'avenir et toute tentative de réadaptation. L'objectif

principal d'une telle vérification est de déterminer si la déclaration de culpabilité ou l'accusation non réglée indique que la personne présente un risque de violence physique ou sexuelle pour les enfants. De cette façon, les décideurs s'efforcent d'assurer la santé et la sécurité des enfants et de prévenir les sévices physiques et sexuels infligés à des enfants par des personnes chargées de leur garde et de leur éducation.

L'exigence d'une vérification des antécédents criminels pour les étudiants en soins infirmiers et les éventuels employés infirmiers soulève de nombreuses questions éthiques et juridiques. Si un candidat potentiel à un emploi en soins infirmiers nie avoir un casier judiciaire, alors que la vérification subséquente d'un employeur éventuel (p. ex., un établissement de soins de santé) en révèle un, l'employeur peut décider que le déni démontre la non-fiabilité du candidat et refuser de l'embaucher pour ce motif (Devitt, 2004., p. 38.) Mais que devrait faire un tel employeur dans les cas où le candidat a indiqué qu'il avait un casier judiciaire? Bien entendu, la nature de l'infraction serait soigneusement examinée puisque ce ne sont pas toutes les infractions qui mènent à la conclusion que le candidat peut constituer une menace pour la sécurité des patients. Il convient de faire attention lorsque la vérification du casier judiciaire révèle un dossier d'acte criminel commis dans le passé. Cela ne permettrait pas de connaître les préoccupations actuelles, telles que des problèmes de toxicomanie ou un manque de fiabilité. Cela pourrait également indiquer que la personne a commis il y a très longtemps un acte criminel, qui pourrait ne pas être pertinent à l'égard de sa profession aujourd'hui (par exemple, la possession d'une substance contrôlée, comme la consommation de marijuana ou d'alcool par un mineur). Il s'agit d'un domaine délicat pour les employeurs, et il n'y a pas toujours de réponses claires (Association canadienne des libertés civiles, 2014).

Une décision rendue en 1993 par un tribunal de la Colombie-Britannique à l'endroit d'une IAA illustre la façon dont les lois provinciales sur les droits de la personne peuvent protéger le droit d'un demandeur à l'adhésion malgré un casier judiciaire antérieur (*Mans v. Council of Licensed Practical Nurses,* 1990). En l'espèce, une personne avait présenté une demande de permis d'IAA après avoir travaillé sans permis à ce titre pendant un certain nombre d'années. Le Council of Licensed Practical Nurses de la Colombie-Britannique a rejeté sa demande au motif qu'elle avait un casier judiciaire antérieur depuis une condamnation pour vol à l'étalage au début des années 1970, près de 20 ans plus tôt. La *BC Human Rights Act,* alors en vigueur (maintenant appelé le *Human Rights Code,* 1996), interdisait toute discrimination en matière d'emploi fondée sur le casier judiciaire antérieur d'une personne, à moins que la condamnation en question ne soit liée au poste prévu de la personne. L'IAA a porté sa plainte devant le BC Human Rights Council, alléguant que la discrimination du Council of Licensed Practical Nurses à son égard sur ce fondement était contraire au Human Rights Code. Le Human Rights Council s'est prononcé en faveur de l'infirmière et a ordonné au Council of Licensed Practical Nurses d'accorder un permis à l'infirmière.

Le Council of Licensed Practical Nurses a interjeté appel, et l'affaire a finalement été portée devant la cour d'appel de la Colombie-Britannique, qui a confirmé la décision du Human Rights Council et statué que la *BC Human Rights Act* remplaçait la loi accordant au Council of Licensed Practical Nurses le pouvoir de refuser un permis aux demandeurs jugés inaptes à en recevoir un. Le tribunal a en outre déclaré que le Human Rights Council avait eu raison d'affirmer que la condamnation antérieure, en l'espèce, n'était pas liée au poste prévu de la demanderesse à titre d'IAA et que la discrimination était donc illégale.

On peut soutenir qu'une décision comme celle de la Cour d'appel de la Colombie-Britannique pourrait s'appliquer à d'autres provinces puisque la plupart des lois provinciales sur les droits de la personne contiennent des dispositions semblables en ce qui concerne la discrimination fondée sur un casier judiciaire. Bien entendu, les employeurs et les organismes de réglementation ne peuvent refuser d'embaucher ou d'inscrire une personne ni de lui octroyer un permis en raison de sa race, ses croyances, son origine ethnique, son sexe, sa religion, son état matrimonial, un handicap physique ou mental ou son orientation sexuelle.

Réciprocité

Dans le cas des candidats qui ont fait leurs études dans une province autre que celle où ils présentent une demande, ils doivent avoir suivi un programme d'études qui correspond aux normes d'études de cette association ou qui est dispensé par un établissement approuvé par le conseil. Les exigences à l'égard des infirmières et infirmiers canadiens et de ceux formés à l'étranger sont généralement énoncées dans chaque loi provinciale ou territoriale : voir la loi de l'Alberta, alinéa 28(2)b); la loi de la Saskatchewan, alinéa 19(1)(i)(A)(II); la loi du Manitoba (pour l'inscription en particulier à titre d'infirmière ou d'infirmier diplômé), sous-alinéa 9(2)a)(ii), et le *Règlement sur les infirmières,* Manitoba 128/2001, sous-alinéa 4(1)a)(ii) et paragraphe 4(2); la Nova Scotia Nursing Act c.8 (2019), la PEI Regulated Health Professions Act, 2013, par. 12(4), la Loi sur la profession d'infirmière autorisée et d'infirmier autorisé du Yukon, LRY 2002, ch. 194c. et le décret 2012/198 a. 4; et la loi de Terre-Neuve-et-Labrador, a, 8. En Colombie-Britannique, les règlements administratifs de la BCCNM ont établi les exigences pour les infirmières et infirmiers canadiens et ceux formés à l'étranger. Dans certaines provinces, les candidats qui sont déjà inscrits et autorisés à exercer les soins infirmiers dans une autre province, qui démontrent qu'ils sont compétents et qui ne font pas actuellement l'objet de procédures disciplinaires ou relatives aux compétences dans une autre administration, seront admissibles à une inscription dans la province où ils en font la demande. Le Yukon exige que les infirmières et infirmiers s'inscrivent dans une autre province ou un autre territoire canadien, car il n'est pas en mesure d'inscrire les étudiants à l'examen national de délivrance de permis.

Infirmières et infirmiers formés à l'étranger

La réciprocité, en particulier dans la mesure où elle s'applique aux infirmières et infirmiers formés à l'étranger, soulève des questions de façon cyclique, surtout lorsqu'il y a des pénuries de professionnels de la santé. À titre d'exemple, la pénurie de personnel infirmier qui s'est produite dans l'ensemble du pays en raison de la pandémie de COVID-19 et d'autres facteurs liés au système, et la pression exercée sur les organismes de réglementation pour qu'ils simplifient et accélèrent le processus réglementaire à l'intention du personnel infirmier formé à l'étranger.

Pour s'assurer que les programmes d'éducation internationaux respectent les normes canadiennes, les organismes de réglementation ont mis en place des méthodes d'évaluation des titres de compétences et de l'expérience de ces candidats. Leurs sites Web donnent des renseignements détaillés à l'intention des nouveaux immigrants et de ceux qui présentent une demande pour venir au Canada, décrivant le processus, leur préparation à l'inscription et les exigences en matière de compétence linguistique en anglais ou en français. Par exemple, en Colombie-Britannique, le BCCNM (http://bccnm.ca) fournit un tableau détaillé étape par étape qui décrit chaque exigence, y compris l'inscription dans le pays où le candidat a étudié les soins infirmiers et dans tous les autres pays où il a exercé. Les candidats doivent également divulguer des renseignements sur tout problème de discipline ou de compétence passé, études postsecondaires en soins infirmiers, casier judiciaire ou demande de pardon, etc. Chaque demande est examinée individuellement et, selon les qualifications du demandeur et les difficultés associées à l'obtention de la documentation requise, le traitement de la demande peut prendre beaucoup de temps.

Les infirmières et infirmiers formés à l'étranger ont toujours rencontré des difficultés pour entrer dans la profession infirmière au Canada. Le taux de réussite après la réussite à l'examen national était faible, car il y avait peu de soutien en place pour les aider. Cependant, il existe maintenant des programmes pour les éduquer et les informer sur le système de soins de santé canadien, la culture de l'environnement, y compris les compétences linguistiques et de communication propres aux soins infirmiers, ainsi que la préparation à l'examen. Dans certains contextes, l'expérience clinique est rendue possible par des occasions d'observation et de jumelage en milieu de travail. De plus, du soutien et des services préalables à l'immigration sont maintenant en place pour les préparer et les guider tout au long du processus de demande. Ces programmes facilitent également leur transition vers le marché du travail lorsqu'ils réussissent à accéder à l'emploi (CARE Centre for Internationally Educated Nurses, 2018). Ces services et soutiens semblent avoir amélioré l'accès à la profession des infirmières et infirmiers formés à l'étranger. Par exemple, en Ontario, en 2022, les inscriptions des infirmières et infirmiers formés à l'étranger ont augmenté de 132 % par rapport à l'année précédente (OIIO, 2022). L'intérêt pour attirer les infirmières et infirmiers formés à l'étranger augmente en période de pénurie de personnel infirmier au Canada.

Normes d'exercice

La loi exige que les organismes de réglementation des soins infirmiers établissent des normes en matière d'exercice et de comportement professionnels. Les normes professionnelles servent de critères pour mesurer les actes et les compétences des infirmières et infirmiers. Les normes reflètent la philosophie et les valeurs de la profession, le fondement de la pratique infirmière et ses codes éthiques et moraux. Plus précisément, elles mettent l'accent sur la reddition de comptes des infirmières et infirmiers envers le public, les exigences en matière de connaissances, l'application des connaissances, l'éthique, les compétences continues et le comportement professionnel. Pour chaque norme professionnelle ou clinique, il existe des indicateurs ou des descripteurs qui aident à clarifier l'application de la norme dans le cadre de la profession, le comportement professionnel et la façon dont cela est mesuré ou évalué.

Ces normes rendent explicite la responsabilité des infirmières et infirmiers envers les organismes de réglementation, les employeurs, les patients, ainsi que le public (voir, à titre d'exemple, les sites Web du BCCNM, de l'OIIO et du CRNA). Les normes cliniques et professionnelles sont considérées comme une composante de l'évaluation du rendement des infirmières et infirmiers, et servent de guide au perfectionnement professionnel continu, à la formation et à l'assurance de la qualité. En règle générale, les normes sont définies comme établissant les exigences minimales pour une pratique sécuritaire et professionnelle. Ces normes sont utilisées pour évaluer les actes de tout membre du personnel infirmier qui fait l'objet d'une plainte ou d'un processus disciplinaire au sein de l'organisme de réglementation ou d'une procédure judiciaire.

Pour tenir les infirmières et les infirmiers responsables de la prestation de soins infirmiers sécuritaires et compétents devant le public, la plupart des normes d'exercice veillent en général à :

- fournir un guide pour leur permettre d'exercer en toute sécurité
- décrire leurs responsabilités et obligations redditionnelles
- fournir des critères de rendement
- assurer le maintien de la compétence
- interpréter le champ d'exercice des soins infirmiers

- fournir une orientation pour la formation en soins infirmiers
- faciliter l'évaluation par les pairs
- jeter les bases d'une pratique fondée sur la recherche
- fournir des points de repère pour l'amélioration de la qualité (OIIO, 2002)

Parmi les exemples de normes, mentionnons les directives sur le comportement professionnel, le règlement sur l'inconduite professionnelle; les normes de documentation sur les soins infirmiers; et les normes professionnelles à l'intention des infirmières et infirmiers autorisés et des infirmières et infirmiers auxiliaires autorisés de l'Ontario (OIIO, 2018); les normes d'exercice : Administration des médicaments, les normes pour la prévention et le contrôle des infections, les normes relatives à la relation thérapeutique infirmière-client (Association des infirmières et infirmiers du Nouveau-Brunswick, 2018).

Le BCCNM a identifié quatre catégories de normes professionnelles qui établissent le niveau de rendement que les infirmières et les infirmiers sont tenus de respecter :

- Responsabilité professionnelle et reddition de comptes
- Pratique fondée sur les connaissances
- Prestation de services axés sur le client
- Pratique éthique

Bien que la législation et les organismes de réglementation établissent des normes générales d'exercice professionnel, des normes précises sont élaborées au sein d'organisations ou d'établissements particuliers pour représenter la pratique infirmière dans un contexte donné. Les infirmières et les infirmiers sont tenus de respecter ces normes, et leurs actes sont évalués en conséquence. Il existe également des normes d'exercice pour les domaines de spécialité des soins infirmiers. Par exemple, les normes d'exercice d'une infirmière ou d'un infirmier en soins intensifs diffèrent de celles en milieu communautaire ou psychiatrique.

Les normes d'exercice et professionnelles sont d'une grande pertinence dans les questions de négligence et de faute professionnelle, comme nous l'avons vu dans le chapitre 7. Elles sont un guide pour l'évaluation du membre de la profession infirmière et servent de point de référence quant au degré de respect de la norme.

Elles servent d'élément de preuve et de comparaison lorsque la conduite réelle d'une infirmière ou d'un infirmier est jugée par rapport aux attentes dans le cadre d'une poursuite pour négligence professionnelle ou lors de la prise de mesures disciplinaires par un organisme de réglementation. Les normes d'exercice sont examinées afin de comprendre la qualité minimale de la pratique exigée de la part de l'ensemble du personnel infirmier de la même catégorie. Le non-respect des normes professionnelles est souvent suffisant pour que le tribunal ou l'organisme de réglementation rende une conclusion de négligence ou d'inconduite professionnelle. Le respect de ces normes n'est qu'une partie de l'évaluation des actes de l'infirmière ou de l'infirmier et est souvent appelé l'attente « minimale » de la pratique professionnelle. Néanmoins, le non-respect d'une politique clairement établie est souvent une preuve de négligence difficile à neutraliser.

Lorsqu'il est conclu que le membre de la profession infirmière a enfreint la norme et que cette violation a causé un tort ou un préjudice à un patient, le membre peut être jugé légalement responsable dans le cadre d'une poursuite pour négligence. Ainsi, les normes sont essentielles non seulement pour assurer des soins de la plus haute qualité aux patients, mais aussi comme mesure par rapport à laquelle la pratique infirmière est jugée. Une infirmière ou un infirmier peut toujours être reconnu coupable d'inconduite professionnelle ou de négligence sur la base d'autres éléments de preuve, mais les normes pertinentes sont généralement très convaincantes.

Les normes sont mises à jour régulièrement pour tenir compte des enjeux, des tendances et des recherches émergentes. Par exemple, lorsque les modifications au *Code criminel* visant l'aide médicale à mourir (AMM) ont été apportées, des normes ont été rédigées pour guider la pratique infirmière. Les organismes de réglementation ont également réagi rapidement pendant la pandémie de COVID-19 en communiquant les attentes et les normes professionnelles à l'égard des infirmières et infirmiers. Par exemple, l'énoncé indiqué dans l'Encadré 5.1 a été émis en Ontario par l'OIIO (2021).

Les organismes de réglementation des soins infirmiers répondent également aux situations qui révèlent des problèmes et des défis au sein de la profession. L'histoire de Joyce Echaquan, présentée dans le

ENCADRÉ 5.1
LES INFIRMIÈRES SOUTIENNENT LES MESURES DE SANTÉ PUBLIQUE

Les mesures de protection de la santé publique, telles que le lavage des mains, le port du masque, la distanciation sociale et la vaccination, sont des stratégies efficaces pour prévenir la propagation de la COVID-19. Alors que la pandémie se poursuit, l'Ordre des infirmières et infirmiers de l'Ontario (OIIO) profite de l'occasion pour faire connaître clairement au personnel infirmier de l'Ontario ses attentes en matière de conseils sur les mesures de protection et de prévention de la santé publique fondées sur des données probantes.

Déclaration de l'OIIO

Les infirmières et les infirmiers sont des leaders dans la communauté et la confiance des membres du public envers eux peut s'étendre à leurs opinions sur les questions de santé communiquées sur les médias sociaux et autres forums. Les déclarations faites par les infirmières sur les forums publics peuvent avoir une incidence sur la santé et la sécurité de la population.

Les infirmières ont pour responsabilité professionnelle de :

- utiliser des sources d'information exactes, fondées sur des théories et des preuves scientifiques, pour éclairer leur service et leur exercice professionnels
- aider les patients et les membres du public à prendre des décisions éclairées en matière de soins de santé, y compris des décisions concernant les mesures de prévention et de protection de la santé publique

- suivre de manière exemplaire les directives de santé publique qui permettent de préserver la sécurité des patients et des membres du public.

Les attentes de l'OIIO sont décrites dans le Code de conduite.

Les normes d'exercice de l'OIIO ne s'appliquent pas à tous les aspects de la vie privée d'une infirmière. Toutefois, lorsqu'une infirmière communique avec les membres du public et s'identifie comme telle, elle invoque sa position professionnelle d'infirmière et doit rendre des comptes à l'OIIO et au public qu'il protège.

Les infirmières sont tenus de respecter les normes d'exercice dans le cadre des responsabilités professionnelles dont elles s'acquittent. Les infirmières ont la responsabilité professionnelle de ne pas communiquer publiquement des déclarations préconisant de ne pas se faire vacciner, de ne pas porter de masque et de ne pas respecter les mesures de distanciation sociale, lesquelles contredisent les preuves scientifiques disponibles. Cela pourrait donner lieu à une enquête de l'OIIO et des mesures disciplinaires, si cela est justifié.

Ordre des infirmières et infirmiers de l'Ontario (décembre 2020). *Les infirmières soutiennent les mesures de santé publique.* https://www.cno.org/fr/nouvelles/2023/july-2023/les-infirmieres-soutiennent-les-mesures-de-sante-publique/

---

chapitre 2, a permis de réglementer une discrimination systémique existant au sein du réseau de soins de santé, et a renforcé l'urgence de lutter contre le racisme au sein de la profession infirmière.

Joyce Echaquan était une femme de 37 ans, de la Première Nation atikamekw. Son histoire témoigne d'une conduite exceptionnellement inappropriée de la part de l'équipe qui s'occupait d'elle, en particulier d'une infirmière. Alors qu'elle était hospitalisée, elle a enregistré une vidéo qui montrait l'indifférence et les mauvais traitements dont elle a fait l'objet. Comme elle ne parlait pas bien le français, elle a enregistré ses rencontres avec le personnel soignant pour qu'un cousin puisse traduire ce qu'on lui disait.

Mme Echaquan a été admise à l'hôpital parce qu'elle avait des douleurs à l'estomac, et l'équipe a discuté de la possibilité de lui donner de la morphine. Lorsqu'elle s'y est opposée, se croyant allergique à la morphine, on lui a parlé de façon abusive et on lui a administré la morphine malgré ses préoccupations exprimées. Dans la

vidéo, on entend au moins deux membres du personnel l'insulter en français. Alors que Mme Echaquan gémissait de douleur, une personne lui a demandé si elle avait « fini de niaiser ». Une autre lui a dit qu'elle avait « fait des mauvais choix » et lui a demandé ce que ses enfants penseraient s'ils la voyaient, question à laquelle elle a répondu tranquillement : « C'est pour ça que je suis venue hier. » On lui a dit qu'elle n'était bonne que pour le sexe, que c'était eux qui « payaient pour ça » et qu'elle était stupide comme l'enfer. Mme Echaquan est décédée plus tard dans la journée. La cause de son décès est un œdème pulmonaire. Elle avait été traitée pendant plusieurs années pour une cardiomyopathie.

Bien que la coroner ait déterminé qu'il s'agissait d'un décès accidentel, elle a également conclu que la mort de Mme Echaquan était directement liée aux soins reçus pendant l'hospitalisation et qu'elle était évitable. En raison de ses préjugés, le personnel l'a rapidement jugée comme une personne dépendante à des stupéfiants et a banalisé ses appels à l'aide et ses plaintes de douleur. De plus, contrairement aux politiques institutionnelles, Mme Echaquan a fait l'objet de moyens de contention physique, été placée sous sédation et été isolée sans recevoir une surveillance constante.

L'infirmière en cause a admis avoir abusé verbalement de Mme Echaquan et avoir omis les évaluations requises lors de la chute de Mme Echaquan.

Le Conseil de discipline de l'Ordre des infirmières et infirmiers du Québec (OIIQ) a condamné l'infirmière à une suspension d'un an, ainsi qu'à une suspension de six mois, à purger concurremment, pour le rôle qu'elle a joué dans cette tragédie. *(Infirmières et infirmiers [Ordre professionnel des] v. Rocray, 2021).* La famille de Mme Echaquan a entamé des poursuites judiciaires contre l'hôpital, l'autorité de santé locale, une infirmière et un médecin ayant participé à ses soins pour un montant de près de trois millions de dollars.

L'OIIQ a reconnu l'existence d'un racisme systémique dans le réseau de santé et l'urgence de rétablir la confiance entre le personnel infirmier et ses patients inuits et des Premières Nations, et a fait part de son intention de mettre en œuvre des mesures concrètes pour s'attaquer à ces problèmes (OIIQ, 2022). Les dirigeants politiques du Québec ont été moins prêts à concéder l'existence d'un racisme systémique, le premier ministre ayant nié en 2021 l'existence d'une telle discrimination (Bruemmer, 2021).

La responsabilité des organismes de réglementation dans la compétence continue des infirmières et des infirmiers

Les ordres sont responsables de l'introduction et du maintien de mécanismes ou de processus pour évaluer la compétence continue des infirmières et des infirmiers. La plupart de ces processus comportent une composante de pratique réflexive et une harmonisation avec les normes professionnelles et cliniques établies. Consultez les sites Web des ordres provinciaux et territoriaux pour voir la totalité de leurs programmes. Dans cette section, des exemples de divers ordres sont donnés à titre indicatif.

Exigences du programme de compétence continue

En Ontario, il existe un programme d'amélioration de la qualité, appelé le *Programme d'assurance de la qualité de l'OIIO,* auquel toutes les infirmières et les infirmiers qui sont inscrits auprès de l'ordre sont censés participer. Il comporte trois volets : la pratique réflexive, l'évaluation des compétences et la consultation sur l'établissement des pratiques. Chaque infirmière doit participer à l'un de ces volets chaque année. Tous les détails et la documentation concernant le programme se trouvent sur le site Web de l'OIIO.

Le volet pratique réflexive de ce programme d'amélioration de la qualité vise à relever les forces et les possibilités d'amélioration. Le processus comprend une auto-évaluation fondée sur les normes et les lignes directrices pour la pratique, la rétroaction des pairs, l'élaboration d'un plan d'apprentissage, la mise en œuvre du plan et l'évaluation.

D'autres moyens d'évaluer les compétences professionnelles d'une infirmière ou d'un infirmier comprennent les processus officiels, tels que les examens et l'observation en milieu clinique. Sur une base régulière, l'OIIO sélectionne au hasard des membres de la profession infirmière à partir de la liste des inscrits à évaluer. De plus, une infirmière/un infirmier ou un milieu de pratique peut choisir de se porter volontaire pour une évaluation, ou alors l'ordre peut entreprendre une évaluation sur la recommandation d'un comité statutaire (p. ex., dans le cadre d'une plainte ou d'un processus disciplinaire) (OIIO, 2018).

En Nouvelle-Écosse, les candidats à la profession infirmière doivent obligatoirement suivre le programme de compétence continue de l'ordre pour obtenir leur permis d'exercice. La compétence continue « est l'amélioration, tout au long de la carrière, des connaissances, des compétences et du jugement requis pour exercer de façon sécuritaire et éthique ». La Nouvelle-Écosse a fusionné les différents organismes de réglementation en un seul collège (le Nova Scotia College of Nursing [NSCN]), et a intégré les exigences relatives aux différentes catégories d'infirmières et d'infirmiers dans un seul document, le *NSCN Continuing Competence Program Guide for Nurses* (2021) (https://www.nscn.ca/sites/default/files/documents/CCP/CCP_Guide_For_Nurses.pdf).

L'ordre reconnaît que les infirmières et infirmiers utilisent diverses approches pour maintenir leurs compétences, y compris des programmes d'éducation officiels et la consultation de collègues. Le programme de compétence continue est un mécanisme officiel visant à développer et à enregistrer ces processus. Il repose sur la philosophie selon laquelle les infirmières et les infirmiers sont compétents et s'engagent à apprendre tout au long de leur vie. Des outils sont offerts afin de faire participer les infirmières et les infirmiers à la pratique réflexive et à l'apprentissage.

Les outils officialisent les processus dans lesquels la plupart des infirmières et infirmiers se sont déjà engagés : réfléchir aux normes et au code d'éthique; déterminer les forces et les possibilités d'apprentissage; élaborer des plans d'apprentissage; mettre en œuvre et évaluer les plans d'apprentissage (NSCN, 2021). Les personnes qui demandent ou renouvellent leur permis doivent remplir les outils ou l'équivalent pour satisfaire aux exigences de l'ordre.

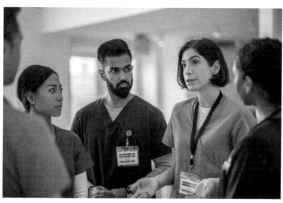

Le programme d'assurance de la qualité de l'Ordre des infirmières et infirmiers de l'Ontario comporte trois volets : la pratique réflexive, l'évaluation des compétences et la consultation sur l'établissement des pratiques. *Source : iStock.com/ FatCamera.*

En Alberta, le programme de compétence continue du CRNA est également fondé sur un modèle de pratique réflexive. Les personnes inscrites évaluent leur prestation de soins infirmiers, , reçoivent de la rétroaction des pairs ct mettent en œuvre un plan d'apprentissage pour répondre à leurs besoins à cet égard. Le site Web du CRNA fournit des directives en ligne pour que les infirmières et les infirmiers respectent les normes.

En Colombie-Britannique, les infirmières et infirmiers sont tenus de satisfaire aux exigences en matière de compétence continue chaque année. « Le cycle annuel d'assurance de la qualité comprend trois composantes principales. Pendant le renouvellement de l'inscription, les infirmières et infirmiers effectuent une auto-évaluation de leur pratique. Une fois qu'ils ont renouvelé leur inscription, ils sont tenus de demander de la rétroaction de leurs pairs sur leur pratique infirmière et de créer un plan de perfectionnement professionnel, qui comprend au moins deux objectifs d'apprentissage et des activités pour atteindre ces objectifs » (BCCNM, 2022a).

En plus de ces exigences en matière d'assurance de la qualité, dans de nombreuses provinces, l'admissibilité à la délivrance continue d'un permis exige une formation continue. Chaque organisme de réglementation a ses propres exigences. Par exemple, au Québec, chaque année, les infirmières et infirmiers doivent suivre au moins sept heures d'activités accréditées de formation continue ou de perfectionnement professionnel ainsi que 13 heures de formation non accréditée (comme être à jour dans la lecture de recherches ou assister à des séminaires/conférences) (https://www. oiiq.org/formation/norme-de-formation-continue)

APPLICATION : PLAINTES, MESURES DISCIPLINAIRES ET PROCÉDURES D'APPEL

Étant donné que les organismes de réglementation ont la responsabilité de protéger le public, ils ont le mandat de réagir en cas de non-respect des normes et d'allégations d'incompétence, de conduite inacceptable ou d'incapacité d'un membre. Les organismes de réglementation ont mis en place des mécanismes pour traiter les plaintes et amorcer des processus disciplinaires. Ils ont également des règles et des mécanismes concernant le signalement obligatoire, par exemple, dans les cas où il y a des allégations d'inconduite sexuelle. Les préoccupations liées à l'exercice ou au comportement d'un membre de la profession infirmière sont portées à l'attention de l'organisme de réglementation au moyen du processus de traitement des plaintes et des mécanismes de signalement obligatoire. Les signalements ou les plaintes sont généralement soumis au chef de la direction, au registraire ou au directeur général de l'ordre.

Dans la mesure du possible, les préoccupations sont résolues par de l'éducation et des mesures correctives. Ces interventions visent à corriger et à améliorer l'exercice de la profession par le membre et à veiller au respect des normes d'éthique et d'exercice.

Signalements obligatoires

Les employeurs sont tenus par la loi de signaler tout licenciement, ainsi que toute prise de mesures disciplinaires ou suspension d'une infirmière ou d'un infirmier pour incompétence ou inconduite professionnelle. Les signalements sont traités comme des plaintes et font l'objet d'un processus d'examen similaire. L'ordre s'attend à ce que les employeurs gèrent les compétences professionnelles et transmettent les problèmes au moyen des canaux internes de ressources humaines. Des pratiques de leadership éthiques, telles qu'abordées dans le chapitre 12, veilleraient à ce que les infirmières et les infirmiers soient soutenus par l'éducation, le counseling et les interventions de santé afin d'améliorer leur façon d'exercer. Dans le cas de problèmes de santé, de santé mentale et de toxicomanie, un employeur peut recourir à de nombreux programmes à l'intention des infirmières et infirmiers. Le plus souvent, ces approches mènent à l'amélioration de la prestation de soins et de la conduite de l'infirmière ou de l'infirmier.

Une plainte ou un signalement officiels ne devraient être faits qu'après que toutes les voies ont été épuisées et que l'employeur n'a pas d'autre choix que de congédier ou de prendre des mesures disciplinaires à l'intention d'une infirmière ou d'un infirmier. Dans toutes les circonstances où il y a congédiement, l'employeur est tenu de le signaler à l'organisme de réglementation, qui détermine si des mesures sont nécessaires.

Comme nous l'avons dit, si les procédures internes de discipline ou d'évaluation du rendement ne sont pas en mesure de résoudre le problème, l'employeur est tenu de déposer une plainte officielle auprès de l'organisme de réglementation. La *Loi sur les professions de la santé réglementées* (1991) de l'Ontario et la *Health Professions Act* (2000 de l'Alberta, article 57) exigent que les employeurs des membres déposent un rapport détaillé décrivant les incidents ou les événements qui ont donné lieu au congédiement ou à l'intention de mettre fin à l'emploi, qu'il s'agisse d'inconduite, d'incapacité ou de non-respect des normes d'exercice, de la réaction du membre à ces incidents et des mesures ultimes prises par l'employeur contre le membre de la profession infirmière. Des exigences semblables sont en place en Saskatchewan et au Manitoba.

La loi de l'Ontario exige expressément qu'un membre de l'OIIO signale tout collègue de la profession infirmière dont il a des motifs raisonnables de croire qu'il a commis un acte d'abus sexuel sur un patient. Dans le cas d'une conduite inappropriée non sexuelle, le membre signalerait d'abord l'affaire à l'employeur, qui invoquerait une revue interne des pratiques ou une procédure disciplinaire avant de déposer une plainte officielle auprès de l'organisme de réglementation. La *Health Professions Act* (1996) de la Colombie-Britannique et la loi de l'Alberta comportent des dispositions semblables, mais exigent également la déclaration obligatoire de toute conduite ou situation dans laquelle la conduite d'un professionnel de la santé, son aptitude professionnelle, sa compétence à exercer ou son inconduite sexuelle constitue une menace pour la sécurité du public. La législation de la Colombie-Britannique exige en outre qu'un médecin responsable d'un hôpital public signale au Collège tout inscrit (c.-à-d., un membre) ayant été admis à son établissement pour des soins ou un traitement psychiatriques.

Traitement des plaintes

Un processus exhaustif est en place pour répondre aux préoccupations soulevées au sujet de la pratique d'une infirmière ou d'un infirmier. Cela fait partie du processus d'un collège visant à assurer la compétence continue de ses membres. Les collèges comptent sur les déclarations des professionnels de la santé, des employeurs et du public pour s'assurer que cette exigence législative est respectée. Les préoccupations soulevées peuvent porter sur des questions de négligence ou de mauvais traitements, de sécurité, de compétence, de violation de la vie privée et de confidentialité, de vol ou de fraude, de conflit d'intérêts, de comportement impoli et inapproprié, de relations avec les patients, etc.

Dépôt d'une plainte

Lorsqu'un **plaignant** (c.-à-d. la personne qui porte plainte) a des préoccupations au sujet de l'exercice ou de la conduite d'une infirmière ou d'un infirmier, il peut déposer une plainte auprès de l'organisme de réglementation. La plainte doit être écrite ou, dans certains contextes, en format audio. Elle doit être signée et datée par la personne qui porte plainte et devrait nommer le membre concerné. Les observations doivent décrire les faits et les détails de l'inconduite alléguée. Habituellement, les plaintes qui ne sont pas soumises par écrit et qui sont faites de façon anonyme ne sont pas prises en compte à moins que l'ordre n'obtienne d'autres renseignements qui appuient la nécessité d'une enquête (CRNA, 2023; OIIO, 2018; CRNM, 2018).

Les plaignants peuvent être des collègues infirmiers, des patients recevant des soins ou des membres de la famille immédiate, d'autres membres de l'équipe de soins de santé ou des employeurs. Les membres de la profession infirmière ont l'obligation éthique et, dans bien des cas, légale, de signaler (à l'employeur ou à l'ordre) la conduite professionnelle inappropriée ou les incidents de non-respect des normes de pratique professionnelle d'une collègue, que ce ou cette collègue ait agi d'une manière non professionnelle; ait fait preuve d'un manque de compétences, de connaissances ou de jugement créant un risque pour la sécurité des patients sous sa garde; ou soit, en raison d'une dépendance à l'alcool ou aux drogues ou d'une maladie mentale ou physique, incapable de s'acquitter de ses tâches infirmières avec compétence ou en toute sécurité. En Alberta, au Nouveau-Brunswick et dans de nombreuses autres provinces, le défaut de signaler une telle conduite ou de telles situations constitue l'inconduite professionnelle de la part du membre de la profession infirmière, qui a le devoir de les divulguer.

L'obligation de divulguer une conduite non professionnelle ou une incompétence est une exception à l'interdiction générale de communiquer des renseignements confidentiels révélés par le patient au cours du traitement et de la prestation de soins infirmiers. Si, dans le cadre d'un traitement à un patient, un infirmier ou une infirmière a appris de ce patient qu'un autre membre du personnel infirmier a agi de manière incompétente, il ou elle peut divulguer ces renseignements à l'employeur, au collège ou aux deux. La communication d'une plainte au collège est confidentielle et ne viole pas l'obligation de préserver la confidentialité dans la relation infirmière-patient. Les communications avec d'autres autorités, comme la police, sont inappropriées à moins que le patient ou son mandataire n'y consente ou qu'il y ait une obligation légale de signaler. De nombreuses lois provinciales sur les soins infirmiers et d'autres professions de la santé prévoient des dispositions qui autorisent la divulgation de l'identité d'un patient dans le cadre d'une plainte uniquement avec le consentement du patient ou celui d'un mandataire (dans le cas d'un patient qui est mentalement incapable de consentir). Habituellement, il est possible de divulguer les informations sans dévoiler l'identité du patient ou d'autres détails qui permettraient de l'identifier facilement. Le patient qui est très affecté par la conduite du professionnel peut choisir de renoncer au droit à la vie privée et d'autoriser la divulgation complète.

La plainte officielle est habituellement soumise au chef de la direction ou au registraire de l'ordre. Une fois qu'une plainte est enregistrée auprès de l'ordre, elle fait l'objet d'un examen préliminaire par le chef de la direction, le comité des plaintes ou l'enquêteur pour déterminer si elle est fondée ou plutôt frivole ou malveillante (c.-à-d., qu'elle a été déposée délibérément pour nuire à la réputation d'une personne) (loi de la Nouvelle-Écosse, art. 63 et 76, art. 31; loi du Manitoba, article 21; loi du Yukon, article 24; loi du Nouveau-Brunswick, article 29 et partie IV.1).

Selon la gravité du problème, le chef de la direction ou son délégué invite le plaignant à discuter de la question avec l'infirmière/l'infirmier ou l'employeur parce qu'il est fréquent que des plaintes proviennent d'une mauvaise communication ou de malentendus pouvant être résolus à cette étape. Si cela n'est pas possible ou échoue, le chef de la direction dispose d'un certain nombre d'options, notamment :

- Rejeter la plainte s'il y a peu ou pas suffisamment de preuves de conduite non professionnelle, ou s'il est convaincu que la plainte est triviale ou vise à harceler un membre ou à nuire à sa réputation
- Recourir à l'évaluation d'un expert
- Recommander une évaluation de l'aptitude professionnelle
- Recommander que les deux parties conviennent d'un autre processus de résolution
- Renvoyer la plainte pour complément d'enquête CRNA, 2023.

Règlement extrajudiciaire des différends

Selon leur nature, certaines préoccupations se prêtent bien à un processus de règlement des conflits ou des différends. Cette option est possible lorsque les deux parties, le plaignant et le membre de la profession infirmière, sont d'accord. Un modérateur expert est engagé pour travailler avec les parties afin d'échanger des idées sur la façon dont la question peut être résolue. Ce processus permet aux infirmières et infirmiers de réfléchir à leur pratique et de cerner les possibilités de perfectionnement professionnel. L'entente de résolution est confidentielle, et les résultats ne sont ni publiés ni accessibles au public (CRNA, 2023; OIIO, 2018; CRNM, 2018).

Enquête provisoire

En vertu de la loi, l'ordre doit aviser immédiatement les membres dont la conduite ou la compétence fait l'objet d'une enquête, dès réception d'une plainte écrite. Le processus d'enquête comprend la collecte de renseignements pertinents à la plainte. En vertu de la loi, un enquêteur a le pouvoir d'inspecter les dossiers des infirmières et infirmiers, de mener des entrevues, d'entrer dans le lieu d'exercice du membre, d'inspecter l'équipement, d'effectuer des tests, etc. L'enquêteur tient également compte de l'expérience passée du membre concernant toute question touchant l'ordre. Les infirmières et infirmiers ont l'obligation légale de coopérer avec un enquêteur et d'autoriser les examens sans ingérence.

Il est également tout à fait approprié, et raisonnable, que les infirmières et les infirmiers se prévalent immédiatement de tous les droits légaux et procéduraux lors d'une enquête, y compris le recours à un avocat. Les organisations professionnelles du personnel infirmier, ou les organismes de réglementation des soins infirmiers dans les provinces ou les territoires où les « organes » de réglementation et de défense des intérêts sont combinés, peuvent fournir les services d'un avocat pour représenter les infirmières et les infirmiers dans de telles procédures. En plus de l'assurance standard (protection en responsabilité professionnelle), il est possible de souscrire une assurance supplémentaire pour financer la défense lors d'accusations disciplinaires.

On s'attend à ce que les infirmières et les infirmiers présentent des observations au cours de cette étape de l'enquête (p. ex., voir le par. 24[4] de la loi du Yukon; loi du Manitoba, par. 29 [3] et 35[1]), y compris la réponse à la plainte qui a été présentée. Habituellement, les membres reçoivent tous les documents liés à l'enquête pour faciliter leur réponse.

À cette étape, la plainte peut être rejetée si elle n'est pas justifiée ou non étayée par les résultats de l'enquête. Si les critères sont respectés, l'affaire est renvoyée à un comité de plaintes ou une commission d'enquête pour un examen plus approfondi (CRNA, 2023; OIIO, 2018; CRNM, 2018).

Examen par le comité

Si une plainte est fondée, la préoccupation est examinée par un comité d'infirmières/d'infirmiers et de membres non fonctionnaires nommés par le conseil. Le comité est habituellement présidé par un membre du conseil d'administration ou du conseil de l'ordre. L'inclusion de profanes garantit l'aspect public de l'autorégulation.

Le comité entreprend d'autres examens, et le membre du personnel infirmier, le plaignant ou le public n'a généralement pas accès à ses délibérations. S'il apparaît immédiatement au comité que les allégations montrent que l'infirmière ou l'infirmier faisant l'objet de l'enquête constitue une menace pour la sécurité des patients, le comité a généralement le pouvoir d'ordonner la suspension ou la limite du droit d'exercer du membre, jusqu'à la conclusion de la procédure disciplinaire.

Dans ses délibérations, le comité examine la preuve, la gravité des allégations dont il est saisi et la question de savoir si les antécédents de l'infirmière ou de l'infirmier révélaient des préoccupations à l'égard de l'ordre. Dans la plupart des cas, le comité tente de résoudre les problèmes par des activités correctives ou de réadaptation, mais il peut prendre un certain nombre d'autres mesures. Le comité peut :

- Ne prendre aucune mesure, s'il n'y a pas de preuves suffisantes pour étayer la plainte selon laquelle les normes ont été enfreintes
- Conseiller l'infirmière ou l'infirmier au sujet des normes d'exercice et de conduite professionnelle liées à la plainte
- Demander à l'infirmière ou à l'infirmier de se présenter devant lui pour recevoir un avertissement ou une réprimande
- Exiger que l'infirmière ou l'infirmier suive un programme de remédiation, et fasse une autoréflexion, sous la surveillance de l'ordre
- Accepter la remise volontaire du certificat d'exercice de l'infirmière ou de l'infirmier
- Renvoyer une partie ou la totalité des questions soulevées dans la plainte devant le comité de discipline (CRNA, 2023; OIIO, 2018; CRNM, 2018)

Comité de discipline

Les procédures relatives aux audiences disciplinaires ainsi que les conclusions et les pénalités qui peuvent être évaluées par le comité de discipline sont assez semblables dans l'ensemble des provinces et des territoires. Les procédures disciplinaires professionnelles, bien qu'ouvertes au public, sont entièrement une affaire interne régie par l'organisme de réglementation des soins infirmiers et sont conçues pour s'assurer que la conduite professionnelle des infirmières et des infirmiers est conforme aux normes d'exercice, aux codes d'éthique et aux règlements de l'organisme professionnel. Toute conclusion d'inconduite serait normalement sanctionnée par une série de mesures, allant d'une réprimande à la révocation pure et simple du droit d'exercice.

Avant qu'une audience ne soit prévue pour examiner l'affaire, le comité de discipline (dans certaines provinces, il s'agit du comité de revue de la pratique) doit d'abord aviser l'infirmière ou l'infirmer faisant l'objet de la plainte. La date et l'heure de l'audience sont habituellement coordonnées avec l'avocat du membre, le cas échéant. L'avis précise habituellement la nature de la conduite faisant l'objet de l'examen, et l'ordre doit divulguer la totalité des éléments de preuve sur lesquels il a l'intention de s'appuyer, ainsi que tout autre élément de preuve en sa possession qui pourrait être pertinent à l'audience. Bien que l'audience fasse partie d'un processus de droit administratif, les conséquences pour l'infirmière ou l'infirmier peuvent être très graves; il est donc pertinent que ces derniers traitent le processus davantage comme une affaire de droit criminel que comme une affaire de droit civil.

L'audience suit un processus formel, semblable aux procédures judiciaires. L'infirmière ou l'infirmier a le droit d'être représenté par un avocat. L'ordre présentera d'abord ses preuves. L'infirmière ou l'infirmier aura alors le droit de contre-interroger les témoins de l'ordre et d'exiger que l'ordre fasse la preuve de tous les éléments de l'affaire. L'infirmière ou l'infirmier a l'occasion de présenter des preuves et des témoins. Les deux parties pourront présenter des plaidoiries finales. La charge de la preuve incombe à l'ordre, et l'infirmière ou l'infirmier n'est pas obligé de témoigner.

Le comité, après avoir entendu les témoignages et les arguments des deux parties, prendra sa décision. Parmi les conclusions possibles, l'infirmière ou l'infirmier peut être trouvé :

- Innocent de tout méfait
- Incompétent, non qualifié ou manquant de connaissances essentielles
- Coupable d'inconduite professionnelle
- Coupable de facultés habituellement affaiblies par la consommation d'alcool ou de drogues et incapable de s'acquitter en toute sécurité de ses tâches et obligations infirmières

Pénalités

Les pénalités qui peuvent être imposées à l'infirmière ou à l'infirmier reconnu coupable comprennent :

- Une amende ou l'attribution des frais de l'enquête
- Une censure ou une réprimande devant le comité ou par écrit
- Conditions au droit d'exercer de l'infirmière ou de l'infirmier, y compris l'obligation de suivre des cours ou des études supplémentaires et de réussir d'autres examens
- Suspension de l'exercice pour une période déterminée (p. ex., pendant l'accomplissement de telles formations ou études supplémentaires)
- Révocation du droit d'exercice et expulsion de l'organisme de réglementation

Les pénalités varient d'un bout à l'autre du pays. En Ontario, par exemple, une infirmière ou un infirmier qui a été reconnu coupable d'inconduite sexuelle peut être condamné à rembourser à l'ordre les dépenses engagées ainsi que le programme de thérapie et de counseling offert aux patients qui ont été victimes de violence sexuelle de la part de ce membre (*Code des professions de la santé*, 1991, par. 51(2), par. 5.1). Les infirmières et infirmiers coupables peuvent voir leur permis révoqué si l'abus sexuel consistait en certains actes précis (par. 51[5]). Dans un tel cas, le patient est autorisé à faire une déclaration décrivant les répercussions de l'abus et le comité doit en tenir compte.

Si l'exercice d'un membre de la profession infirmière démontre un manque de connaissances, de compétences ou de jugement, ou s'il fait preuve de mépris pour le bien-être des patients, il peut être jugé incompétent. Ce constat d'incompétence professionnelle est différent d'une conclusion d'inconduite professionnelle.

Quelle que soit la nature du verdict, le tribunal doit rendre sa décision par écrit et à toutes les parties. L'ordre est tenu de publier ses décisions et les motifs de celles-ci, habituellement en donnant le nom du membre, dans son rapport annuel et dans toutes ses autres publications. Le nom d'un membre peut ne pas être publié si la plainte a été rejetée, si le nom révèle des renseignements confidentiels sur le patient ou si la publication serait injustement préjudiciable au membre.

Les processus d'enquête et de poursuite des plaintes ont été élaborés pour protéger le public et veiller à ce que soient maintenus les droits de la personne faisant l'objet de la plainte à une procédure régulière. Rappelez-vous le scénario de cas du membre de la profession infirmière, P. W. dans le chapitre 4. Ce membre aurait eu un comportement d'abus sexuel envers un enfant dont il avait la charge. Il a été congédié et sa conduite a été signalée à la police et à l'organisme de réglementation provincial. P. W. a droit à l'application régulière de la loi et à la justice naturelle. Les procédures ci-dessus, qui auraient probablement été suivies, prévoient la remise d'un avis à P. W. et la possibilité d'être entendu et de se défendre. Ces procédures sont conçues à des fins de respect et de suivi des exigences en matière de justice naturelle. Le non-respect de ces règles ouvre la voie à toute procédure disciplinaire engagée à l'encontre de P. W., qui peut être attaqué au motif qu'il n'a pas bénéficié d'une procédure régulière. Bien entendu, toute accusation pénale portée contre P. W. par la police lui conférerait également des droits procéduraux et juridiques devant un tribunal. Mais dans le cas d'une procédure disciplinaire visant à déterminer son statut de membre de la profession infirmière, P. W. aurait droit à une procédure régulière.

Une décision disciplinaire du Nouveau-Brunswick illustre le type de questions examinées et les mesures disciplinaires qui peuvent être prises contre une infirmière ou un infirmier. Dans ce cas particulier, le comité de discipline de l'Association des infirmières et infirmiers du Nouveau-Brunswick (AIINB) a examiné le cas d'un infirmier qui avait traité de manière brutale au moins deux patients dont il avait la charge, qui avait eu un comportement inapproprié verbal et non verbal auprès d'autres membres du personnel infirmier et de patients, et qui avait fait preuve d'un grave manque de jugement dans les soins aux patients ainsi que d'un manque de respect pour leur dignité. L'association a ordonné que son inscription soit révoquée et qu'il paie des frais d'examen et juridiques de 10 000 $ à l'association avant toute demande de réadmission à la profession infirmière au Nouveau-Brunswick. Le comité a en outre statué qu'il ne pouvait pas présenter de nouvelle demande d'admission pendant trois ans (AIINB et David Lloyd Green, 2007).

Appels

La décision d'un comité de discipline ou de plainte quant au verdict de culpabilité, à la sanction imposée, ou aux deux, peut faire l'objet d'un appel, habituellement devant le conseil d'administration ou le conseil de l'ordre, par avis écrit dans un délai déterminé. Si la décision sur l'appel est encore défavorable, dans la plupart des provinces, l'infirmière ou l'infirmier peut interjeter appel devant la cour supérieure provinciale (en Alberta, cela se fait devant la Cour d'appel, qui peut ordonner une nouvelle audience devant la Cour du Banc du Roi). La Nouvelle-Écosse permet également d'interjeter appel directement devant la Cour d'appel provinciale. Le Yukon n'autorise pas d'appel devant les tribunaux. Dans les Territoires du Nord-Ouest et à Terre-Neuve-et-Labrador, la décision de la Section de première instance de la Cour suprême sur un appel de la décision d'un comité disciplinaire est définitive et ne peut plus faire l'objet d'un appel devant leurs cours d'appel respectives. En Ontario, les appels sont interjetés devant la Commission d'appel et de révision des professions de la santé (voir *Loi sur les commissions d'appel et de révision du ministère de la Santé et des Soins de longue durée,* 1998). Au Québec, ils sont entendus par **Le Tribunal des professions** (voir le *Code des professions,* L.R.Q., ch. C-26).

Au Canada, les tribunaux ont le pouvoir général (contrôle judiciaire) d'examiner les décisions des tribunaux administratifs, comme le comité de discipline d'un collège. Il ne s'agit pas d'une nouvelle audience, mais d'une révision de la décision pour s'assurer que le tribunal respecte les droits procéduraux du membre de la profession infirmière, qu'il n'y a pas eu de fraude et que le comité a correctement appliqué la loi.

Aptitude professionnelle

Ce ne sont pas tous les organismes de réglementation provinciaux et territoriaux qui ont un comité d'aptitude professionnelle. En Colombie-Britannique, par exemple, le comité d'enquête est chargé d'examiner, entre autres, la capacité ou l'aptitude d'un membre à exercer la profession infirmière. Au Manitoba, cette tâche relève de la commission d'enquête.

Certains collèges ont recours à un comité d'aptitude professionnelle comme structure particulière au sein de l'organisme de réglementation chargé d'examiner la capacité d'un membre. Comme il a été mentionné, le processus et le sous-organisme de réglementation particulier responsable d'exercer une telle fonction varient d'une province ou d'un territoire à l'autre; toutefois, bon nombre des considérations et des caractéristiques essentielles décrites dans cette section s'appliquent à l'ensemble des provinces et des territoires.

L'enquête sur l'aptitude et la capacité d'exercer d'un membre de la profession infirmière ne soulève pas nécessairement des questions sur l'inconduite professionnelle. Le comportement de l'infirmière ou de l'infirmier peut être tel qu'on s'inquiète de ses capacités physiques ou mentales.

Les enquêtes sur les capacités d'un professionnel sont habituellement ouvertes par le chef de la direction ou le registraire, qui utilise ses vastes pouvoirs d'enquête accordés en vertu de la législation pertinente. (Voir, par exemple, le *Code des professions de la santé*, 1991). Si le registraire a des raisons de croire que le membre en question peut être frappé d'incapacité, il doit faire rapport des conclusions à l'appui au comité exécutif pour la prise de mesures supplémentaires (*Code des professions de la santé*, 1991, s. 57). Si d'autres mesures sont justifiées et qu'il a reçu le rapport du registraire ou un renvoi d'un comité des plaintes, le comité d'aptitude professionnelle peut nommer une commission d'enquête pour déterminer si le professionnel est inapte. Certains des membres de ce comité doivent être choisis parmi les membres de l'ordre. L'aptitude du professionnel à exercer est ainsi évaluée par ses pairs.

Dans le cadre de son enquête, la commission peut ordonner au membre de se soumettre à des examens physiques ou psychologiques réalisés ou prescrits par un professionnel de la santé (c.-à-d., un médecin ou un psychiatre). De plus, le permis du membre peut être suspendu jusqu'à ce qu'un examen plus approfondi soit effectué ou que l'enquête soit terminée (*Code des professions de la santé*, 1991, s. 59). À la fin de l'enquête, la commission est tenue de soumettre son rapport au comité exécutif, qui, à son tour, peut le renvoyer au comité d'aptitude professionnelle s'il décide que d'autres procédures sont nécessaires.

Si le comité exécutif renvoie le rapport au comité d'aptitude professionnelle, ce dernier choisit alors un jury d'au moins trois de ses membres pour tenir une audience sur l'aptitude du professionnel à exercer les soins infirmiers. À moins que le professionnel ne demande le contraire, l'audience doit être à huis clos

(c.-à-d. non publique). La demande du professionnel à l'égard d'une audience publique peut être refusée si elle risque de compromettre la sécurité publique, la sécurité ou la vie privée d'une personne (*Code des professions de la santé*, 1991, s. 68(2)). Le professionnel a le droit d'être représenté par un avocat à l'audience, tout comme tous les témoins, ainsi que toute personne qui pourrait avoir subi un préjudice ou avoir été autrement touchée par la conduite du membre. Les éléments de preuve à l'audience peuvent comprendre le témoignage d'experts médicaux ou psychiatriques. Toutefois, le professionnel qui fait l'objet de l'audience doit recevoir un exemplaire du rapport de l'expert ou un résumé de la preuve avant qu'elle ne soit présentée à l'audience.

Si le comité conclut que le professionnel est inapte, son certificat d'inscription peut être révoqué ou suspendu. Des conditions, des modalités ou des restrictions peuvent également lui être imposées. Si un certificat est révoqué, le professionnel peut demander au registraire de délivrer un nouveau certificat ou de retirer la suspension au plus tôt un an après sa suspension ou révocation (*Code des professions de la santé*, 1991, s. 72(1)).

Le comité d'assurance de la qualité

Les organismes de réglementation de plusieurs provinces et territoires ont un comité d'assurance de la qualité. Dans d'autres provinces et territoires, l'assurance de la qualité est assurée par un comité d'enquête ou par le comité de discipline lui-même. Au Manitoba, ce travail est effectué par un comité de compétence continue.

En Ontario, tous les ordres des professions de la santé sont tenus, en vertu de la *LPSR* (1991), d'établir un comité d'assurance de la qualité dont la tâche est de passer en revue et d'examiner les pratiques de chaque membre afin de cerner l'incompétence, l'incapacité et l'inconduite professionnelle de professionnels de la santé et, en particulier, l'abus sexuel de patients par ces derniers. Par exemple, si le comité exécutif, le comité des plaintes ou la Commission d'appel et de révision des professions de la santé reçoit du registraire un rapport faisant état de remarques ou d'un comportement à caractère sexuel à l'égard d'un patient à la suite d'une enquête sur la conduite d'un membre, il peut renvoyer l'affaire au comité d'assurance de la qualité.

Le *Code des professions de la santé* définit l'abus sexuel d'un patient comme « les rapports sexuels ou autres formes de rapports physiques d'ordre sexuel entre le membre et le patient; les attouchements d'ordre sexuel du patient par le membre; les comportements ou les remarques d'ordre sexuel du membre à l'endroit du patient. » (*Code des professions de la santé*, 1991, par. 1(3)), à moins qu'il ne s'agisse d'attouchements, de comportements ou de remarques de nature clinique qui sont appropriés dans le contexte du traitement fourni par le membre.

Le comité d'assurance de la qualité mène sa propre enquête sur l'exercice du professionnel, non seulement pour relever l'incompétence ou l'incapacité, mais aussi pour trouver des lacunes dans le fonctionnement et les installations de son exercice. Si le comité d'assurance de la qualité conclut que, sur la base de son évaluation, le professionnel peut avoir commis un acte d'inconduite ou qu'il est peut-être incompétent ou inapte, il peut divulguer le nom du professionnel et les allégations à son égard au comité exécutif. À la réception de ces renseignements, le comité renverrait, au besoin, l'affaire au comité de discipline ou au comité d'aptitude professionnelle (*Code des professions de la santé*, 1991a. 79.1, 80.2, 83). Des procédures semblables existent dans toutes les autres administrations, mais la terminologie peut varier.

Autres infractions

Les lois sur les soins infirmiers de presque toutes les provinces et tous les territoires visent diverses infractions dans le but de prévenir l'exercice non autorisé et la violation des lois et des règlements. En Colombie-Britannique, par exemple, elles prévoient une disposition qui interdit à une personne de fournir un service de santé si elle n'est pas inscrite auprès de l'organisme de réglementation qui régit ce service (p. ex., les soins infirmiers) à moins que la personne ne fournisse le service sous la supervision d'un membre inscrit (voir *Health Professions Act*, 1996, s. 13).

Une distinction importante devrait être faite à ce stade. Le terme *compétent* est habituellement utilisé pour signifier qu'un professionnel possède l'aptitude, l'expérience et les connaissances nécessaires pour s'acquitter des fonctions du poste qu'il occupe. Mais dire qu'il est « compétent » est complètement différent que de dire qu'il est « inscrit » ou « autorisé » à exercer ces fonctions. Ces dernières expressions laissent entendre qu'un organisme de réglementation officiel a évalué les

compétences et les connaissances de cette personne et a jugé qu'elles répondaient aux exigences de l'inscription. Par exemple, une agence de placement qui trouve un poste pour une infirmière privée qui n'est pas membre ou n'est pas dûment qualifiée en Colombie-Britannique, en sachant que cette personne est légalement incapable d'accomplir l'un des actes réglementés que le personnel infirmier est autorisé à accomplir, même si elle a été formée à cet effet, enfreint la loi.

À titre d'exemple, les infractions commises dans de nombreuses administrations, y compris l'Ontario, comprennent :

- L'obtention d'un certificat d'inscription de l'un ou l'autre des collèges par de faux prétextes ou aider sciemment une personne à le faire (*Code des professions de la santé*, 1991, a. 92)
- Entrave à un enquêteur nommé par le registraire de l'ordre dans le cadre d'une enquête sur l'inconduite professionnelle, l'incompétence ou l'incapacité d'un membre (*Code des professions de la santé*, 1991, s. 93(2))
- Divulguer tout renseignement révélé lors d'une audience ou d'une enquête à huis clos (*Code des professions de la santé*, 1991, s. 93(1))
- Omettre de permettre à un évaluateur du comité d'assurance de la qualité d'un ordre d'inspecter les dossiers ou les locaux d'un membre (*Code des professions de la santé*, 1991, s. 93(3))
- Omettre de signaler un membre (du même ordre ou de tout autre ordre) lorsqu'il y a des motifs raisonnables de croire que ce membre a abusé sexuellement d'un patient (*Code des professions de la santé*, 1991, s. 93(4))

Enfin, aucun professionnel ne peut traiter une personne s'il est raisonnablement prévisible qu'un préjudice physique grave peut résulter d'un traitement ou de conseils, ou d'une omission dans le cadre d'un tel traitement ou conseil (*LPSR*, 1991, s. 30(1)). Toutefois, le counseling sur des questions émotionnelles, sociales, éducatives ou spirituelles n'est pas interdit par la *LPSR*. Malgré cela, il serait certainement contraire à l'éthique de conseiller une personne s'il est prévisible qu'elle subisse un préjudice psychologique. Peut-être que l'inclusion des préjudices psychologiques ou mentaux dans cette interdiction aurait imposé un fardeau trop lourd aux professionnels de la santé, car l'esprit humain, son fonctionnement et la genèse des troubles mentaux sont encore mal compris.

Affaires criminelles

Il convient de souligner d'emblée que les procédures disciplinaires contre les professionnels des soins infirmiers sont un sujet tout à fait distinct et différent des procédures criminelles. Des procédures criminelles seraient intentées contre une infirmière ou un infirmier s'il y a une allégation d'infraction au *Code criminel* . Des accusations criminelles graves seraient normalement portées par le procureur de la Couronne à la suite d'une plainte déposée soit par un membre du public (p. ex., un patient) et d'une enquête policière, soit par un enquêteur de la police qui a trouvé suffisamment de preuves pour alléguer qu'une infraction criminelle quelconque a été commise. Un verdict de culpabilité à la suite d'un procès criminel entraînerait une amende ou peut-être une peine d'emprisonnement. (Dans certaines provinces, une infirmière ou un infirmier reconnu coupable d'un acte criminel en vertu du *Code criminel* ou d'une infraction à la *Loi réglementant certaines drogues et autres substances* (1996) ou à la *Loi sur les aliments et drogues* (1985) peut être passible d'une suspension du droit d'exercer la profession infirmière, dans certains cas, sans aucune audience.)

En règle générale, lorsqu'il y a des procédures criminelles et des audiences sur l'inconduite professionnelle, les audiences sur l'inconduite professionnelle sont reportées après la conclusion de la procédure criminelle. Il en est ainsi pour que les audiences sur l'inconduite professionnelle ne portent pas atteinte à l'équité de la procédure criminelle. En outre, une condamnation criminelle peut également simplifier l'audience sur la faute professionnelle, la condamnation constituant une preuve des faits qui appuient la constatation d'une faute professionnelle. Cette situation s'est produite dans l'affaire mettant en cause une infirmière qui a assassiné plusieurs patients en Ontario (*College of Nurses of Ontario v. Wettlaufer,* 2017). L'audience visant à révoquer l'inscription d'Elizabeth Wettlaufer n'a eu lieu qu'après sa condamnation à plusieurs peines d'emprisonnement à perpétuité. L'inconduite professionnelle d'avoir délibérément blessé ses patients était une question distincte et ne pouvait être traitée de manière équitable qu'une fois que ses procédures criminelles auraient été résolues.

QUELQUES DÉCISIONS DISCIPLINAIRES

Les décisions suivantes illustrent certaines des questions disciplinaires entendues par les organismes de réglementation partout au Canada et sont données à titre d'exemple pour approfondir la discussion.

Décision 1 — Saskatchewan

L'infirmier a été accusé d'inconduite professionnelle en raison de ses activités de piquetage agressif devant l'organisme Planned Parenthood, à Regina. L'infirmier avait apporté des pancartes et distribué des brochures qui faisaient état de propos incendiaires et contestataires. Planned Parenthood avait déposé des plaintes auprès de l'ordre au sujet de la conduite de l'infirmier. L'ordre a conclu que les activités de l'infirmier constituaient l'inconduite professionnelle. La Cour d'appel a annulé la décision de l'ordre au motif que les activités de l'infirmier relevaient de la liberté d'expression protégée en vertu de la *Charte canadienne des droits et libertés*. Par conséquent, la décision de l'ordre ne pouvait être justifiée et a été annulée (*Whatcott v. Saskatchewan Association of Licensed Practical Nurses*, 2008).

Décision 2 — Ontario

Une IAA, qui était membre de l'OIIO, a été reconnue coupable à trois chefs d'accusation d'inconduite professionnelle parce que, à trois reprises, avec trois patients distincts, l'infirmière n'a pas mesuré le taux de glycémie conformément à l'ordonnance du médecin. Dans chacun des trois cas, l'infirmière a par la suite indiqué qu'elle avait pris lesdites mesures alors que ce n'était pas le cas. Elle a été reconnue coupable non seulement d'avoir omis de prendre les mesures, mais aussi d'avoir falsifié des dossiers relatifs à son exercice en prétendant avoir pris les mesures alors qu'elle ne l'avait pas fait. L'infirmière a plaidé coupable aux trois chefs d'accusation. Au cours des audiences disciplinaires, elle a admis qu'elle était fatiguée le jour où ces actes ont été commis et que son jugement avait donc été altéré. Elle a pleinement coopéré avec l'ordre, a été franche et a assumé l'entière responsabilité de ses actes. Le comité de discipline, après l'avoir déclarée coupable de tous les chefs d'accusation, a ordonné qu'elle comparaisse devant le comité à une date ultérieure pour être réprimandée; que son inscription soit suspendue pendant 60 jours; qu'à son retour à l'exercice de la profession, elle informe le directeur des enquêtes et des audiences de son nouveau lieu de travail; qu'elle fournisse à tout éventuel nouvel employeur une copie de la décision du comité; et que son nouvel employeur confirme cette divulgation et la réception d'une copie de la procédure au comité (CNO v. Julie Pouget, 2011).

Décision 3 — Manitoba

Une infirmière autorisée a été reconnue coupable d'inconduite professionnelle pour plusieurs infractions liées à la manipulation et à la fourniture de médicaments à des patients. Elle a plaidé coupable à tous les chefs d'accusation, et de nombreuses conditions ont été imposées à son droit à la pratique infirmière, comme faire rapport au collège sur son lieu de travail, fournir à son employeur une copie des ordonnances disciplinaires rendues contre elle, subir une évaluation des compétences et rédiger un document démontrant l'apprentissage et la compréhension des questions qui avaient été soulevées au cours de son audience disciplinaire.

Décision 4 — Manitoba

Une IP a fourni à un organisme privé des lettres concernant des patients après avoir reçu des informations verbales et des dossiers papier, pour soutenir leur transition vers des soins de soutien 24 heures sur 24. Cependant, l'IP n'a pas fait d'évaluation physique des patients, n'a pas divulgué la nature très limitée de son examen, a été payée pour ce travail et a signé 25 lettres identiques. Il a été jugé qu'il s'agissait d'inconduite professionnelle et la membre a été suspendue de son exercice professionnel pendant un mois, et condamné à payer des frais d'enquête de 5 000 $ (*Decision on Shahid Shams, CRNM #138111*).

Contestation des décisions des organismes de réglementation

La loi confère aux organismes de réglementation des soins infirmiers le pouvoir d'administrer la profession en ce qui a trait à l'accès à la profession, à l'inconduite professionnelle, à l'assurance de la qualité et à d'autres questions décrites précédemment dans le présent chapitre. Les décisions des organismes de réglementation sont prises par des sous-comités précis, formés à cette fin, comme le comité « d'aptitude professionnelle » ou

le comité de « discipline ». Les décisions de ces comités peuvent être contestées par les parties concernées. Cela se fait en suivant les procédures, qui varient d'une province à l'autre. Habituellement, un appel implique d'abord un processus interne, et si celui-ci est infructueux, une demande de révision judiciaire de la décision peut être faite à la Cour supérieure de l'administration. (Voir, par exemple, les articles 89 et 90 de la *Health Professions Act, 2000* [Alberta]).

Une révision judiciaire se limite généralement à s'assurer que le processus suivi par l'organisme de réglementation était équitable sur le plan procédural et ne comportait pas d'erreur dans l'application de la loi. Ces appels ne constituent pas une nouvelle audience de l'affaire. Si une demande de révision judiciaire est accueillie, en général, l'affaire sera renvoyée pour la tenue d'une nouvelle audience.

L'Ontario, la Colombie-Britannique et le Québec ont un tribunal administratif intermédiaire entre l'organisme de réglementation et la Cour supérieure. Ces tribunaux s'appellent la Commission d'appel et de révision des professions de la santé (CARPS) en Ontario, la Health Professions Review Board (HPRB) en Colombie-Britannique et l'Office des professions du Québec (OPQ). Les fonctions et les responsabilités de la CARPS de l'Ontario et de la HPRB de la Colombie-Britannique se limitent à entendre les appels des comités de plaintes, d'inscription et d'agrément des ordres de professions de la santé de niveau inférieur (ceux des infirmières, des médecins et des chirurgiens, des chiropraticiens, des psychiatres, des dentistes, etc.). En revanche, au Québec, l'OPQ réglemente toutes les professions, tant celles liées à la santé que les autres. Toutefois, dans le système québécois, l'OPQ ne participe pas directement dans les appels de questions disciplinaires ou d'inscription. Son mandat principal est de veiller à ce que les 45 professions autoréglementées de la province s'acquittent de leurs responsabilités juridiques conformément à la législation applicable, qu'elles s'autoréglementent dans l'intérêt public, et qu'elles adoptent des normes réglementaires et professionnelles appropriées à leurs professions respectives. Au Québec, les affaires disciplinaires font l'objet d'un appel devant le tribunal professionnel, un tribunal administratif nommé par le gouvernement qui ressemble beaucoup à celui de la CARPS de l'Ontario. Il existe donc des différences structurelles et fonctionnelles notables entre les systèmes à deux niveaux de l'Ontario, de la Colombie-Britannique et du Québec. Le Québec semble avoir le système de réglementation professionnelle le plus unifié au Canada.

RÉSUMÉ

Ce chapitre a illustré comment l'interaction de l'éthique et du droit se manifeste dans les lois et les règlements qui régissent la profession infirmière au Canada. Les infirmières et infirmiers de tout le pays sont responsables de prendre des décisions et d'agir d'une manière qui favorise une pratique sûre, efficace et éthique. Des organismes de réglementation professionnels ou des organes dirigeants, guidés par la législation et la réglementation, ont été établis pour élaborer et appliquer des normes de comportement, de pratique, d'éducation, de recherche et de leadership. Le but principal de ces organismes de réglementation des soins infirmiers est le bien-être du public. Pour ce faire, un cadre juridique vise à protéger le public contre les professionnels de la santé incompétents, non qualifiés ou qui agissent de manière contraire à l'éthique, et à fournir les points de référence par rapport auxquels la pratique professionnelle est mesurée.

Les infirmières et infirmiers du Canada ont obtenu le privilège de s'autoréglementer, ce qui leur permet de gouverner leurs propres membres. Ce pouvoir reflète la confiance du public dans la profession.

Le présent chapitre a passé en revue les structures, les rôles et le fonctionnement de base des organismes de réglementation des soins infirmiers de l'ensemble du Canada. Il a fourni un aperçu des approches courantes, ainsi que quelques exemples précis du fonctionnement des organismes de réglementation dans diverses provinces et territoires. Il est important que les infirmières et infirmiers examinent ces règlements parce qu'il est essentiel qu'ils comprennent les attentes associées au fait d'être membre d'une profession réglementée ainsi que les responsabilités et les obligations qui accompagnent ce privilège. Les organismes de réglementation établissent des normes d'exercice professionnel et clinique, qui permettent au public de clarifier ce qu'il peut attendre du personnel infirmier. Par conséquent, ces normes sont importantes non seulement pour l'évaluation continue des membres de la profession infirmière, en ce qui concerne les soins

sécuritaires, compétents et éthiques, mais aussi pour mesurer le comportement des membres par rapport aux attentes juridiques et professionnelles. L'intérêt public de s'assurer que l'intégrité des infirmières et des infirmiers est validée au moyen de processus et de mécanismes rigoureux, ainsi que par des exigences évolutives pour veiller à ce que les personnes qui entrent dans la profession infirmière et celles qui continuent d'exercer font preuve des normes élevées que les infirmières et les infirmiers sont tenus de respecter dans la société canadienne.

PENSÉE CRITIQUE

Points de discussion

1. Quels sont la structure et l'objectif de l'organisme professionnel régissant les soins infirmiers dans votre province?
2. Comment votre organisme provincial de réglementation des soins infirmiers gère-t-il les plaintes contre les infirmières et infirmiers? Suggérez des façons d'améliorer le processus ou de le rendre plus responsable par rapport aux infirmières et infirmiers ainsi qu'à l'endroit du public.
3. Existe-t-il d'autres approches que les organismes de réglementation peuvent adopter pour mieux protéger le public? D'après vous, les associations de réglementation et les associations professionnelles devraient-elles être des organismes regroupés ou distincts? Voyez-vous un conflit d'intérêts potentiel? Dans l'affirmative, comment peut-on remédier à cette situation?
4. Quel rôle ces organismes devraient-ils jouer dans l'élaboration des lois touchant les soins infirmiers?
5. Évaluez de façon critique les normes d'exercice de l'organisme de réglementation de votre province par rapport aux normes de l'organisation au sein de laquelle vous travaillez actuellement ou de celle où vous avez acquis une expérience clinique. Évaluez la mesure dans laquelle ces normes vous aident à comprendre les attentes à votre égard en tant qu'infirmière ou infirmier.
6. Comment les normes d'exercice sont-elles mesurées dans votre établissement? Quels mécanismes sont en place pour assurer le maintien de ces normes? Pouvez-vous penser à des moyens

d'améliorer ce processus? Ces normes vous aident-elles à réfléchir à votre propre rendement en tant qu'étudiant ou en tant qu'infirmière ou infirmier?

RÉFÉRENCES

Lois

Code des professions de la santé, 1991, L. O. 1991, ch. 18., Ann. 2 (Ontario).

Code des professions, L.R.Q., ch. C-26 (Québec).

Criminal Records Review Act, R.S.B.C. 1996, ch. 86 (Colombie-Britannique).

Loi réglementant certaines drogues et autres substances S. C. 1996, c. 19.

Loi sur l'accès équitable aux professions réglementées, 2006, L.O. 2006, ch. 31 (Ontario).

Loi sur les aliments et drogues L.R.C. 1985, ch. F-27.

Health Professions Act, R.S.B.C. 1996, ch. 183 (Colombie-Britannique).

Health Professions Act, R.S.A. 2000, ch. H-7 (Alberta).

Human Rights Code, R.S.B.C. 1996, ch. 210 (Colombie-Britannique).

Loi sur les commissions d'appel et de révision du ministère de la Santé et des Soins de longue durée, 1998. L. O. 1998, ch. 18, Ann. H. (Ontario).

Loi sur les infirmières et infirmiers, L.R.Q. c. I-8 (Québec).

Loi sur les infirmières et infirmiers, L.N.-B. 1984, ch. 71, telle que modifiée (Nouveau-Brunswick).

Loi sur les infirmières et infirmiers, 1991, L.O. 1991, ch. 32 (Ontario).

Loi sur les professions de la santé réglementéesC.P.L.M. ch. R117 (Manitoba).

Loi sur les professions de la santé réglementées, 1991, L.O. 1991, ch. 18 (Ontario).

Registered Nurses Profession Act, L.R.Y. 2002, ch. 194 (Yukon).

Registered Nurses Act, 1988, S.S. 1988–89, c. R-12,2 (Saskatchewan).

Registered Nurses Act, L.N.S. 2006, ch. 21 (Nouvelle-Écosse).

Registered Nurses Act, 2008, L.T.N., 2008, ch. R-9.1 (Terre-Neuve).

Regulated Health Professions Act, R.S.P.E.I. 1988, ch R-10.1 (Île-du-Prince-Édouard).

Règlements

Loi sur les infirmières et infirmiers, 1991, Règlement de l'Ontario 275/94 (Ontario).

Nurses (Registered) and Nurse Practitioners Regulation, 284/2008 BC (Colombie-Britannique).

Règlement sur les infirmières, Manitoba Règlement 128/2001.

Règlements administratifs des organismes de réglementation

Saskatchewan Registered Nurses' Association Bylaws, Bylaw VI (Saskatchewan).

Jurisprudence

College of Nurses of Ontario v. Cecilioni [2008] CanLII 89793 (OIIO ON). http://canlii.ca/t/g0k58

CNO v Julie Pouget, 2011

College of Nurses of Ontario v. Wettlaufer [2017] CanLII 77173 (OIIO ON).

CRNM re Shahid Shams #138111 (2020) https://www.crnm.mb.ca/rns-nps/complaints/discipline-decisions/

Decision on Shahid Shams, CRNM #138111. https://crnm.mb.ca/wp-content/uploads/2022/02/CRNM-138111-Shahid-Shams_Decision.pdf

Infirmières et infirmiers (Ordre professionnel des) v. Rocray [2021] QCCDINF 34.

Mans v. Council of Licensed Practical Nurses [1990], 14 C.H.R.R. D/221; aff'd. (1993), 77 B.C.L.R. (2d) 47 (C.A.).

NANB and David Lloyd Green Info Nursing, p. 25, volume 38, numéro 3, automne 2007.

R. v. Cleroux, [2022] ONCJ 188.

Whatcott v. Saskatchewan Association of Licensed Practical Nurses [2008] SKCA 6 (CanLII).

Textes et articles

Association des infirmières et infirmiers autochtones du Canada. (2009). Cultural competence and cultural safety in nursing education : A framework for First Nations, Inuit, and Métis nursing : Making it happen: Strengthening First Nations, Inuit and Métis health human resources (Compétences et sécurité culturelles dans l'enseignement des soins infirmiers : un cadre pour les soins infirmiers auprès des Premières Nations, des Inuits et des Métis : Faire bouger les choses : Renforcer les ressources humaines en santé des Premières Nations, des Inuits et des Métis). https://www.indigenousnurses.ca/resources/publications/cultural-competence-and-cultural-safety-nursing-education-framework-first

Association canadienne des libertés civiles. (2014). False promises : Hidden costs. (Fausses promesses : coûts cachés.) The case for reframing employment and volunteer police record check practices in Canada. (Les arguments en faveur d'une redéfinition des pratiques de vérification de dossiers criminels pour l'emploi de personnel et de bénévoles au Canada). https://ccla.org/recordchecks/

Association des infirmières et infirmiers du Canada. (2016). The nurse practitioner : CNA position.

Association des infirmières et infirmiers du Canada (2015). Cadre de pratique des infirmières et infirmiers au Canada 2e édition https://hl-prod-ca-oc-download.s3-ca-central-1.amazonaws.com/CNA/66561cd1-45c8-41be-92f6-e34b74e5ef99/UploadedImages/Cadre_de_pratique_des_infirmieres_et_infirmiers_au_Canada.pdf

Association des infirmières et infirmiers du Canada. (2009). Position statement : Clinical nurse specialist.

Association des infirmières et infirmiers du Nouveau-Brunswick,. (2018). Ressources. https://www.nanb.nb.ca/resource-library/?lang=fr

Association des infirmières et infirmiers autorisés de l'Ontario (2023). About RNAO. https://rnao.ca/about

British Columbia College of Nurses & Midwives. (2022a). Annual requirements. https://www.bccnm.ca/RN/QA/annual/Pages/Default.aspx

British Columbia College of Nurses & Midwives. (2022b). Bylaws of the British Columbia College of Nurses and Midwives. https://www.bccnm.ca/Public/regulation/Bylaws/Pages/Default.aspx

British Columbia College of Nurses & Midwives. (2022 c). How to apply : Applications for initial nurse practitioner registration in British Columbia. https://www.bccnm.ca/NP/applications_registration/how_to_apply/Pages/Default.aspx

British Columbia College of Nurses & Midwives. (2023). Delegating tasks to unregulated care providers; practice standard for registered nurses. https://www.bccnm.ca/RN/PracticeStandards/Pages/delegating.aspx

Bruemmer, R. (5 octobre 2021). After Echaquan report, Legault repeats there is no systemic racism in Quebec (Après le rapport sur Mme Echaquan, Legault répète qu'il n'y a pas de racisme systémique au Québec). *Montreal Gazette.*.

Commission de vérité et réconciliation du Canada. (2015). *Appels à l'action.* https://rcaanc-cirnac.gc.ca/fra/1450124405592/1529106060525

Conseil canadien de réglementation des soins infirmiers auxiliaires. (2013). *Normes de pratique des soins infirmiers auxiliaires autorisés au Canada.* http://www.clpna.com

Conseil canadien des organismes de réglementation de la profession infirmière. (2018). *Nurse practitioners.* http://www.ccrnr.ca/nurse-practitioners.html

Conseil canadien de réglementation des soins infirmiers auxiliaires. (2019). *Compétences pour l'admission à la profession pour les infirmières et les infirmiers auxiliaires.* http://www.ccpnr.ca/resources/

CARE Centre for Internationally Educated Nurses (2018). *Home page.* https://care4nurses.org/

College of Registered Nurses of Alberta. (2023) Scope of Practice. Extrait de https://www.nurses.ab.ca/protect-the-public/understanding-nursing-regulation/scope-of-practice/

College of Registered Nurses of Saskatchewan. (2023). *À propos du CRNS.* https://www.crns.ca/about-us/

College of Registered Nurses of Nova Scotia, et College of Licensed Practical Nurses of Nova Scotia.(2013). *Guidelines : Effective utilization of RNs and LPNs in a collaborative practice environment.*

Conseil international des infirmières. (2018). https://www.icn.ch.

Devitt, P. (2004.). Safeguarding children through police checks : A discussion. *Paediatric Nursing, 16*(9), 36–38.

DiCenso, A., Martin-Misener, R., Bryant-Lukosius, D., et al. (2010). Advanced practice nursing in Canada : Overview of a decision support synthesis. *Nursing Leadership, 23*, 15–34.

Guidelines On Advanced Practice Nursing 2020; https://www.icn.ch/resources/publications-andreports? category=_all&topics%5B0%5D=81&year=_all&page=1.

Narrative Research (9 février 2021). *Canadians place the highest level of trust and confidence in healthcare professionals, including doctors and nurses, followed by a high degree of trust in school teachers and police services. (Les Canadiens accordent leur plus haut niveau de confiance aux professionnels de la santé, y compris les médecins, les infirmières et les infirmiers, suivis des enseignants et des services de police, à qui ils accordent un degré de confiance élevé). Confidence and trust are significantly lower for provincial governments and federal politicians. (Leur confiance dans les gouvernements provinciaux et les politiciens fédéraux est considérablement plus faible).* https://narrativeresearch.ca/wp-content/uploads/2021/02/feb9_pressrelease-1.pdf

Nova Scotia College of Nurses (2021). *NSCN Continuing competence program guide for nurses.* https://cdn1.nscn.ca/sites/default/files/documents/CCP/CCP_Guide_For_Nurses.pdf

The College of Registered Nurses of Alberta. (2023). Submit a Complaint. Extrait de https://www.nurses.ab.ca/protect-the-public/complaints/

Ordre des infirmières et infirmiers de l'Ontario. (2002). *Normes professionnelles pour les infirmières et infirmiers autorisés et auxiliaires autorisés en Ontario.* http://www.cno.org/docs/prac/41006_ProfStds.pdf

Ordre des infirmières et infirmiers de l'Ontario. (2014). *RN & RPN practice : The client, the nurse and the environment.*

Ordre des infirmières et infirmiers de l'Ontario. (2016). *Comités.* https://www.cno.org

Ordre des infirmières et infirmiers de l'Ontario. (2018). *Addressing complaints : Process guide.* https://www.cno.org

Ordre des infirmières et infirmiers de l'Ontario (décembre 2020). *Les infirmières soutiennent les mesures de santé publique.* https://www.cno.org/fr/nouvelles/2023/july-2023/les-infirmieres-soutiennent-les-mesures-de-sante-publique/

Ordre des infirmières et infirmiers de l'Ontario. (Juin 2022). *L'OIIO établit un nouveau record d'inscription d'infirmières formées à l'étranger* [Communiqué de presse]. https://www.cno.org/fr/nouvelles/2022/june-2022/loiio-nouveau-record-dinscription-ife/

Ordre des infirmières et infirmiers autorisés du Manitoba. (2018). *Complaints, discipline and appeals process.* https://www.crnm.mb.ca

Ordre des infirmières et infirmiers du Québec (2022). *Dans la foulée de ses travaux, l'OIIQ reconnaît le racisme systémique envers les Premières Nations et Inuit*[Communiqué de presse]. https://www.oiiq.org/dans-la-foulee-de-ses-travaux-l-oiiq-reconnait-le-racisme-systemique-envers-les-premieres-nations-et-inuits

Registered Psychiatric Nurse Regulators of Canada. (2018). *Registered psychiatric nursing in Canada.* http://www.rpnc.ca/registered-psychiatric-nursing-canada

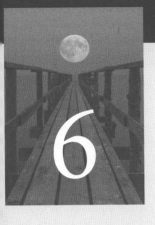

6

CONSENTEMENT ÉCLAIRÉ : DROITS ET OBLIGATIONS

OBJECTIFS D'APPRENTISSAGE

Le but de ce chapitre est de vous permettre de comprendre :

- La signification d'un consentement valide et éclairé en tant que concept éthique ou juridique
- La relation entre les principes éthiques et les droits individuels en ce qui a trait au consentement éclairé
- Les divers niveaux et les diverses approches du consentement
- Les concepts de compétence et de capacité
- Le rôle des directives préalables et de la prise de décisions au nom d'autrui
- Le concept de consentement par procuration ou par un mandataire
- Le rôle de défense des intérêts que joue le personnel infirmier pour s'assurer que le consentement éclairé est obtenu au moyen d'un processus éthique et respectueux
- Les défis liés au consentement des plus vulnérables
- Les responsabilités professionnelles en matière de consentement dans les situations d'urgence
- La législation sur le consentement dans l'ensemble du pays

INTRODUCTION

Dans les soins de santé, les droits de la personne, l'autonomie et la liberté sont le plus manifestes dans les processus associés au **consentement**. Grâce au consentement, les personnes sont en mesure d'exercer leurs droits de déterminer ce qui arrive à leur corps et les interventions qu'elles autorisent, y compris les soins infirmiers. Les processus de consentement leur permettent de contrôler leurs soins et de prendre des décisions sur ce qui est le plus important pour elles et qui reposent sur leurs valeurs et croyances.

Dans le domaine des soins de santé, le consentement a lieu lorsqu'une personne donne la permission à un professionnel de la santé de suivre le plan de soins proposé. Au cours du siècle dernier, les normes juridiques et éthiques ont évolué pour assurer des consentements valides et éclairés. Les normes et les processus associés au consentement éclairé visent à garantir que les personnes sont protégées contre l'exploitation et les préjudices et ils sont fondés sur les droits de la personne et les principes de liberté et d'autonomie. Essentiellement, les professionnels de la santé ont le devoir d'informer les patients, et ces derniers ont le droit d'accepter, de refuser ou de demander des solutions de rechange aux options proposées. Les infirmières et les infirmiers jouent un rôle de défense dans la protection de ces droits.

Le terme **consentement éclairé** indique la nécessité d'être bien renseigné pour pouvoir prendre une décision et faire le bon choix. La personne a besoin de renseignements suffisants et clairs pour être en mesure de comprendre et d'évaluer les choix offerts et les solutions de rechange. Un consentement éclairé valide implique des processus distincts. Premièrement, la personne doit être capable de prendre la décision; deuxièmement, l'information requise pour prendre cette décision doit lui être fournie; et troisièmement, la personne doit être assurée que le choix est totalement volontaire. Le processus doit être exempt de tromperie et de contrainte.

Le droit à l'autodétermination est reconnu au moyen d'un processus de consentement éclairé valide, fondé sur des normes, des politiques, des lignes directrices, des lois et des règles éthiques. L'évolution historique du consentement éclairé, ses fondements éthiques et le cadre juridique du consentement seront décrits. En outre, les dimensions éthiques associées au processus d'obtention du consentement seront explorées, en particulier dans le cadre des soins infirmiers.

Les droits des patients s'étendent à l'autonomie personnelle et au droit d'être informés de tous les risques importants liés à une intervention particulière, y compris les risques, réels et probables, de renoncer à une telle procédure. (Un risque important est un risque qu'une personne raisonnable aimerait connaître pour consentir ou renoncer à une procédure donnée.) Ces droits comprennent le droit des patients de ne pas être soumis à un traitement auquel ils n'ont pas donné leur consentement libre et éclairé, s'ils en sont mentalement capables, et le droit moral d'être traités avec respect, dignité et courtoisie tout au long du processus.

PERSPECTIVES HISTORIQUES : L'ÉVOLUTION DU CONSENTEMENT ÉCLAIRÉ

Dans les chapitres précédents, nous avons abordé le concept du paternalisme fondé sur une interprétation de la bienfaisance, c'est-à-dire le fait, pour les professionnels de la santé, de penser qu'ils savent ce qui est le mieux pour leurs patients. Dans le passé, cette façon de penser a conduit les médecins et le personnel infirmier à influencer ou à orienter les patients vers ce qui, à leur avis, était dans l'intérêt supérieur des patients. Cela pouvait faire en sorte, par exemple, qu'une seule option soit proposée à un patient, celle privilégiée par le professionnel de la santé. Souvent, les risques étaient minimisés pour éviter aux patients des inquiétudes « inutiles ».

Des approches moins altruistes ont été utilisées dans la recherche, ce qui a conduit à de graves abus. Dans certains contextes, l'accent mis sur la recherche scientifique a supplanté les préoccupations concernant les droits et le bien-être des sujets humains et a conduit à des infractions graves, comme cela s'est produit dans l'Allemagne nazie. Les recommandations résultant des procès de Nuremberg, tenus après la Seconde Guerre

mondiale, ont joué un rôle déterminant dans l'évolution du consentement éclairé dans la recherche et dans l'environnement clinique. La découverte des atrocités nazies effectuées à des fins de recherche a abouti à la rédaction du Code de Nuremberg (1947), un guide sur le respect de l'éthique dans la recherche impliquant des sujets humains (Annas et Grodin, 2008). Avant le Code de Nuremberg, il n'y avait pas de code de conduite généralement accepté régissant les aspects éthiques de la recherche humaine. Ce code a mis l'accent sur le consentement éclairé et a clarifié les exigences relatives à la capacité, à l'information, au caractère volontaire et au droit de la personne de se retirer d'une étude à tout moment.

À la suite de l'établissement du Code de Nuremberg, la Déclaration d'Helsinki, adoptée en 1964, a été le premier effort de la communauté de la recherche médicale internationale pour réglementer la recherche sur des sujets humains (Ashcroft, 2008.). Pour rester à jour, la Déclaration a été révisée à plusieurs reprises.

L'histoire révèle que le Canada n'a pas été épargné par les abus associés au consentement. Malheureusement, les communautés autochtones ont été soumises à un modèle et une culture de contrainte en matière de consentement tout au long des XIXe et XXe siècles, ce qui contribue à leur méfiance continue à l'égard du système de soins de santé. Au-delà du paternalisme dans les soins de santé de l'époque, il semblait y avoir une approche systémique du consentement (ou de l'absence de consentement) auprès des peuples autochtones, qui s'harmonisait avec la stratégie globale de contrôle, de réglementation et d'assimilation découlant de la colonisation. En 1945, Percy Moore, directeur par intérim du Service de la santé des Indiens à l'époque, a explicitement déclaré : « Nous ne pensons certainement pas que notre programme devrait être laissé au caprice d'un Indien, quant à savoir s'il acceptera un traitement » (Lux, 2016, p. 95).

La gestion de la tuberculose dans les communautés autochtones est un exemple évident de cette approche. Malgré les nouvelles données probantes qui ont mené à une approche plus prudente de la surveillance au Canada, les campagnes annuelles de masse de radiographies et de vaccination au bacille Calmette-Guérin (BCG) se sont poursuivies dans les communautés autochtones. On a estimé que le risque de contracter la tuberculose était plus élevé que les risques des effets indésirables liés aux vaccins BCG et à l'exposition élevée aux rayonnements. Par conséquent, on a jugé qu'il était justifié d'avoir un programme de surveillance dynamique pour contrôler la tuberculose dans les collectivités autochtones et pour protéger le grand public non autochtone du Canada.

Au moment des évaluations annuelles, des équipes de médecins accompagnées d'agents des Autochtones et de policiers convergeaient vers les communautés autochtones. Bien que de telles évaluations étaient généralement volontaires dans d'autres collectivités canadiennes, les communautés des « réserves » se sont vu refuser la même autonomie, et chaque membre de la famille devait se faire évaluer, faute de quoi les paiements des annuités découlant de traités étaient retenus (Lux, 2016). Cette stratégie a été lancée au début des années 1940 et s'est poursuivie jusqu'à la fin des années 1960 (Lux, 2016).

De plus, de nombreux rapports indiquent que des recherches, des expériences médicales et des traitements novateurs ont été menés sur des patients dans des hôpitaux et des pensionnats indiens sans processus de consentement adéquats (Lux, 2016; Mosby, 2013). Cette tendance s'est poursuivie même après la présentation du Code de Nuremberg.

Au Canada, un énoncé de politique commun, l'*Énoncé de politique des trois conseils : Éthique de la recherche avec des êtres humains* (EPTC 2), a été rédigé par les trois organismes de recherches fédéraux : les Instituts de recherche en santé du Canada (IRSC), le Conseil de recherches en sciences naturelles et en génie du Canada (CRSNG) et le Conseil de recherches en sciences humaines du Canada (CRSHC) (IRSC et coll., 2022). Les principes, les normes et les valeurs éthiques contenus dans cet énoncé guident le Comité d'éthique de la recherche (CER) de Santé Canada et sont largement acceptés par le milieu de la recherche partout au pays ainsi que par les comités d'éthique de la recherche

(Santé Canada — Agence de la santé publique du Canada et Comité d'éthique de la recherche, 2023). L'énoncé affirme, sur la base du respect du principe de l'autonomie, le droit de la personne capable de prendre des décisions libres et éclairées par consentement. (IRSC et coll., 2022). Ces travaux ont été mis à jour pour tenir compte de l'évolution des enjeux liés à la recherche et aux essais cliniques :

> Un mécanisme important pour respecter l'autonomie des participants dans la recherche est l'exigence d'obtenir leur consentement libre, éclairé et continu. Cette exigence témoigne de l'engagement à ced que la participation à la recherche, y compris la participation d'une personne par l'utilisation de ses données ou de son matériel biologique, soit un choix véritable, et pour cela il doit absolument être éclairé. Le choix éclairé repose sur une compréhension aussi complète que raisonnablement possible des buts de la recherche, de ce qu'elle suppose et de ses avantages potentiels et les risques prévisibles pour le participant et les autres personnes. Le respect des personnes comprend aussi un engagement à rendre des comptes et à assurer la transparence dans la conduite éthique de la recherche. (IRSC et coll., 2022, p. 6)

Le contexte clinique et les approches de common law en matière de consentement éclairé, qui sont fondés sur la jurisprudence, ont évolué et ont par la suite été peaufinés et codifiés dans la loi. Dans le cadre de ce processus législatif, des tribunaux administratifs et des procédures ont été mis en place pour faciliter l'accès à la résolution des questions relatives au consentement des professionnels de la santé et à la capacité des patients à donner leur consentement.

Le Scénario de cas 6.1 met en lumière les questions et les défis complexes associés au consentement.

SCÉNARIO DE CAS 6.1

À QUI REVIENT LA DÉCISION?

Une veuve de 75 ans vit seule dans un bungalow de banlieue qu'elle et son défunt mari ont acheté il y a 30 ans. Au cours des dernières années, certains de ses amis proches sont décédés. Elle a deux enfants adultes qui vivent dans une ville éloignée. Au cours des six ou sept derniers mois, son état de santé général s'est détérioré. Elle a perdu du poids, a eu des épisodes de fatigue et a du mal à sortir de la maison pour vaquer à ses activités quotidiennes.

(Suite)

Un jour, le postier de la région remarque que son courrier n'a pas été recueilli pendant quelques jours, et il n'y a pas de réponse quand il frappe à la porte. Inquiet, le postier, qui connaît la routine quotidienne de cette femme et est toujours informé lorsqu'elle prévoit de sortir de la ville, appelle la police, qui la découvre couchée semi-consciente sur le sol de la cuisine.

Elle est transportée d'urgence à l'hôpital, où le médecin traitant fait un diagnostic préliminaire de saignement gastro-intestinal et ordonne des tests préliminaires et des transfusions sanguines puisqu'il s'agit d'une urgence et que la patiente n'a aucune réaction. Quelques jours plus tard, la dame est alerte et apparemment capable, mais l'équipe infirmière qui s'occupe d'elle remarque qu'elle semble parfois confuse par son environnement.

Le médecin l'informe qu'il serait urgent de faire des tests supplémentaires et suggère une endoscopie et une coloscopie. La dame devient agitée et bouleversée, craignant que les médecins lui découvrent un cancer et lui annoncent qu'elle va mourir bientôt. Par conséquent, elle refuse les tests. Les membres de l'équipe savent qu'un certain nombre de facteurs facilement traitables pourraient être à l'origine du saignement, et craignent que ces interventions ne soient pas dans l'intérêt supérieur de la patiente. Certains membres de l'équipe infirmière se demandent si, dans son état d'esprit actuel, elle est capable de prendre une telle décision.

L'équipe veut faire participer ses enfants, mais la dame refuse de donner leurs coordonnées. Elle ne veut pas que sa famille soit sollicitée, car elle a toujours été capable de prendre soin d'elle-même et ne veut pas inquiéter ses enfants.

Au cours des jours suivants, l'équipe découvre que le saignement est récurrent. Quelque chose doit être fait sans tarder, sinon la dame mourra.

Enjeux

1. Cette personne a-t-elle la capacité mentale (et donc légale) de prendre la décision d'accepter ou de refuser un traitement? Comment doit-on déterminer sa capacité?

2. Lui a-t-on donné suffisamment de temps pour prendre une décision éclairée et significative?

3. Les infirmières, les infirmiers ou les autres membres de l'équipe peuvent-ils légalement et éthiquement tenter de communiquer des renseignements à ses enfants?

4. Quels sont les intérêts éthiques concurrents dans cette situation et comment peuvent-ils être résolus?

5. L'équipe serait-elle en mesure d'approfondir la recherche et l'intervention en présumant qu'elle n'est pas en mesure de donner ou de refuser son consentement?

Discussion

Si cette femme est jugée capable, l'équipe de soins de santé ne peut pas légalement aller de l'avant sans son consentement. Bien que les membres de l'équipe infirmière et les médecins soient véritablement motivés par de bonnes intentions et qu'ils aient l'intérêt supérieur de la femme à l'esprit, ils ne sont pas libres d'exercer leur propre jugement et de décider d'aller de l'avant. Si l'équipe a des doutes sur sa compétence, elle ne serait autorisée à poursuivre que si la femme était jugée incapable à la suite d'une évaluation plus approfondie de sa capacité. Les options juridiques qui s'offrent à l'équipe sont décrites plus loin.

Dans un premier temps, l'équipe doit veiller à adopter une approche claire et compatissante du consentement éclairé. Il s'agit notamment d'écouter les préoccupations de la femme, de s'assurer qu'elle comprend les risques et les avantages de l'acceptation ou du refus de la procédure. Une approche compatissante et bienveillante consiste notamment à lui donner le temps de réfléchir à sa situation et aux options qui lui sont présentées. L'équipe doit répondre à ses questions et clarifier toute idée fausse. Le personnel infirmier joue un rôle en explorant avec les patients les facteurs qui pourraient motiver leurs décisions (p. ex., la peur, les expériences passées, les idées fausses).

Réfléchissez à cette histoire pendant l'exploration des considérations éthiques et juridiques tout au long de ce chapitre.

FONDEMENTS ÉTHIQUES DU CONSENTEMENT

Comme indiqué dans le chapitre 2, l'autonomie, un principe éthique important, a été soulignée par Beauchamp et Childress dans leur livre *Principles of Biomedical Ethics*. Ils décrivent l'autonomie personnelle comme la notion d'autogouvernance par l'individu, qui promeut « la maîtrise personnelle de soi tout en restant libre à la fois des interférences contrôlantes des autres et des limitations personnelles telles qu'une compréhension inadéquate, qui empêchent de faire un choix significatif » (Beauchamp et Childress, 1989, p. 68).

Le principe de l'autonomie est fondé sur le respect de la liberté individuelle de la personne et le droit à l'autodétermination, qui reposent tous sur la théorie éthique, y compris l'éthique kantienne et l'utilitarisme.

Cependant, l'autonomie est limitée lorsque l'on a une capacité limitée ou lorsque son exercice cause du tort à soi-même ou aux autres. Lorsque le préjudice causé à autrui est suffisamment grave, le principe de l'autonomie est écarté. Dans certains cas, l'équipe peut ne pas être en mesure de respecter pleinement les choix autonomes s'ils sont considérés comme déraisonnables, futiles ou illégaux, ou s'ils entrent en conflit avec les valeurs et les croyances de l'équipe. Par exemple, un patient ayant un cancer métastatique qui demande une transplantation de moelle après l'échec d'une chimiothérapie agressive pourrait être considéré comme faisant une demande déraisonnable. Répondre à une telle demande causerait une détresse morale chez les membres de l'équipe parce qu'ils savent que l'opération serait futile et causerait des douleurs et des souffrances inutiles au patient.

Les questions liées à l'autonomie, à la contrainte et aux conséquences du refus de consentement, ont été mises en évidence pendant la pandémie de COVID-19 avec le débat sur les mandats de vaccination. Les arguments contre les mandats étaient concentrés sur le droit des personnes à la liberté personnelle, reposant sur l'autonomie, de refuser la vaccination. D'autres, y compris des membres de l'Association of Bioethics Program Directors de partout au Canada et aux États-Unis, ont fait valoir que la « contrainte » était moralement justifiée dans ces circonstances inhabituelles (Wynia et coll., 2021). Ils ont fait remarquer que les droits sont limités lorsqu'il y a un risque de préjudice pour autrui. Ils ont fait valoir que les restrictions précoces à la liberté de la santé publique étaient justifiées et que l'imposition de mandats de vaccination était appropriée puisque d'autres stratégies de gestion des réticences (telles que l'éducation et les mesures incitatives) s'étaient avérées inadéquates, sauf dans les cas d'exemption médicale justifiée.

Au début de la pandémie, l'Organisation mondiale de la Santé (OMS) a produit un document d'orientation sur les considérations éthiques associées aux mandats de vaccination (OMS, 2019). L'OMS a suggéré qu'un mandat de vaccination pourrait être approprié dans certains contextes et a proposé six considérations éthiques pour aider à guider les décideurs :

1. Le mandat est-il nécessaire et proportionnel aux objectifs sociétaux ou organisationnels souhaités? Y a-t-il des mesures moins extrêmes qui pourraient avoir le même effet? Combien de temps le mandat doit-il être en place? Le mandat est-il moins perturbateur que les solutions de rechange?

2. L'innocuité du vaccin a-t-elle été prouvée? Un vaccin dont l'innocuité n'a pas été prouvée comme étant supérieure à l'absence de vaccination ne peut pas être prescrit sur le plan éthique. Les personnes vaccinées qui sont lésées par le vaccin doivent être automatiquement indemnisées.

3. Le vaccin va-t-il permettre d'atteindre l'objectif souhaité? Si l'objectif est de réduire le fardeau qui pèse sur le système de soins de santé, le vaccin empêche-t-il les patients d'aller à l'hôpital? Si l'objectif est d'arrêter la propagation de la maladie, le vaccin réduit-il l'infection et la transmission?

4. La distribution et l'approvisionnement proposés du vaccin sont-ils justes? Y a-t-il suffisamment de vaccins pour en administrer à tout le monde, et la mise en œuvre proposée tient-elle compte de la situation des groupes historiquement défavorisés grâce à la sensibilisation, à la transparence et à la communication?

5. Le mandat aidera-t-il le public à avoir confiance dans la communauté scientifique et la vaccination en général? La confiance du public peut être ébranlée par un mandat de vaccination mal mis

en œuvre ou par le défaut d'imposer un mandat lorsqu'il est clairement requis et dans les limites du pouvoir de l'autorité? Le mandat tient-il compte de la nécessité de travailler avec les groupes marginalisés et mécontents pour s'assurer qu'il n'est pas perçu comme ciblant ces groupes?

6. Le processus éthique de prise de décision qui sous-tend le mandat a-t-il été transparent? Les nouvelles données probantes du mandat feront-elles l'objet d'une surveillance pour s'assurer qu'il est révisé ou modifié pour refléter les données probantes?

En résumé, ces considérations d'ordre éthique, recommandées dans tous les contextes, doivent être évaluées, et les mandats ne devraient être utilisés que lorsqu'ils sont justifiés sur le plan éthique. Cette approche montre clairement qu'il existe de nombreuses préoccupations éthiques, au-delà de l'autonomie personnelle, qui influencent ces décisions.

Au Canada, des mandats ont également été utilisés pour encourager la vaccination. Au fur et à mesure que ces mandats ont été adoptés, les personnes avaient la possibilité de refuser la vaccination, mais ce refus a eu des conséquences, notamment l'exclusion de certains espaces publics et des possibilités de voyage limitées, telle que l'exclusion d'avions ou de trains. Pour les personnes employées dans des milieux à risque plus élevé, comme les hôpitaux et les services de police, ces conséquences comprenaient la suspension sans solde et la perte d'emploi. Pour les professionnels de la santé, le devoir primordial de promouvoir le bien-être des patients et de minimiser les préjudices a également été un facteur dans ces délibérations (Olick et coll., 2021). Les questions associées aux restrictions en matière de santé publique et aux mandats de vaccination seront examinées plus en détail dans les chapitres 10 et 11, où il sera également question des droits des patients et du personnel infirmier.

Code de déontologie

Comme indiqué dans le chapitre 3, l'importance de l'autonomie et du consentement éclairé a été explicitée dans les codes de déontologie des soins infirmiers. Par exemple, le *Code de déontologie des infirmières et infirmiers autorisés* de l'Association des infirmières et infirmiers du Canada (AIIC, 2017) oblige les infirmières et

les infirmiers à respecter et à promouvoir l'autonomie des patients, sur laquelle repose le consentement éclairé. Ce code clarifie les responsabilités des infirmières et infirmiers de protéger l'autonomie et les droits des personnes à l'autodétermination en les aidant à exprimer leurs valeurs et leurs besoins relatifs à leur santé et en s'assurant qu'elles disposent de l'information, des conseils, de la liberté et du soutien pour faire des choix éclairés. Ce code expose les responsabilités infirmières particulières associées au consentement éclairé. Ces responsabilités comprennent le respect des souhaits d'une personne capable qui ne veut pas de renseignements détaillés, qui veut faire participer la famille et la collectivité à la prise de décisions et qui adopte des modes de vie ou des plans de traitement de santé et que l'équipe infirmière et médicale n'appuient pas. En outre, les infirmières et infirmiers sont tenus de protéger les droits de ceux qui ne sont pas capables, en veillant à ce qu'ils participent à la prise de décision autant qu'ils le peuvent. On recommande également aux infirmières et infirmiers d'avoir conscience de la différence entre leur pouvoir et celui de leurs patients, et de s'assurer qu'ils n'en abusent pas.

Bien que le consentement éclairé soit fondé sur le principe de l'autonomie et repose sur les droits et libertés individuels, d'autres perspectives éthiques, notamment sur le plan narratif, relationnel et bienveillant, influencent la façon dont le consentement est obtenu. Nous en discuterons plus tard.

DIFFÉRENTES DIMENSIONS DU CONSENTEMENT

Il existe différents niveaux de consentement, selon la nature et la complexité de la décision à prendre. Whitney et coll. (2004) ont proposé un modèle qui décrit le consentement sur un continuum allant d'un risque faible à un risque élevé, et d'une certitude élevée à une certitude faible.

Le consentement est plus facile, ou plus simple, lorsque les interventions proposées présentent un faible risque et une grande certitude de réussite. Souvent, dans les situations de simple consentement, une explication franche suffit. Dans ce contexte, le consentement est généralement donné verbalement ou implicitement par un geste. Ces circonstances se produisent fréquemment pour le consentement à de nombreuses interventions infirmières, telles que la prise de signes vitaux ou le changement d'un pansement. Dans ces cas, le consentement des personnes autorisant ces interventions est implicite dans leurs gestes, par exemple, lorsqu'elles retroussent leur manche pour la prise de la tension artérielle. Des exemples d'interventions à risque un peu plus élevé comprendraient l'insertion d'un cathéter ou la mise en place d'une ligne intraveineuse. Habituellement, il n'y a pas de formulaire de consentement écrit dans de telles circonstances. Cependant, ces interventions nécessitent une explication plus détaillée, y compris pourquoi elles sont nécessaires et les risques encourus, tels que la possibilité d'inconfort, d'infection, etc. Cette discussion et l'accord ou le refus du patient de subir la procédure doivent être consignés au dossier. D'autres exemples incluent l'exécution d'ordonnances. Parfois, un médecin, une infirmière ou un infirmier praticien peut simplement modifier la posologie de médicaments de longue date et l'expliquer au patient. Le consentement est implicite lorsque cette personne se rend à la pharmacie pour faire exécuter l'ordonnance. Cependant, dans la situation où une personne doit choisir entre un régime et la prise de médicaments pour gérer son taux de cholestérol, une discussion plus approfondie est nécessaire. Cette conversation inclurait les risques, les avantages et les preuves actuelles pour chaque option. L'autorisation explicite d'un choix ou d'un autre serait également nécessaire, et cela, encore une fois, doit être documenté dans le dossier de santé (Whitney et coll., 2004).

Les situations de soins complexes offrent des options qui posent divers degrés de risque. Prenons l'exemple d'un patient atteint d'un cancer en phase terminale, où le cancer s'est métastasé dans les os du patient, lui causant une douleur intense. La norme de soins est de tourner les patients toutes les deux heures pour prévenir les plaies de pression et minimiser la probabilité de pneumonie et d'autres complications. Cependant, tourner ce patient lui cause tellement de douleurs qu'une sédation supplémentaire est nécessaire, ce qui a comme conséquence des périodes prolongées de somnolence. Le personnel infirmier devrait-il donner à ce patient le choix d'être tourné ou non? Existe-t-il des solutions de rechange à ce traitement? Par exemple, des matelas spéciaux peuvent être utilisés pour protéger l'intégrité de la peau, de l'exercice passif doux et des massages peuvent améliorer la circulation sanguine, et de la physiothérapie thoracique fréquente peut minimiser le risque de pneumonie. Assumant un rôle de défense des droits, l'infirmière ou l'infirmier devrait engager une conversation avec le patient pour explorer les options disponibles, ainsi que les risques et les avantages associés à chacune d'elles. Dans ces circonstances, la conversation pourrait porter sur la façon d'atténuer ces risques. L'infirmière ou l'infirmier aiderait le patient à faire le choix qui correspond à ses besoins, valeurs et préférences, sachant que le plan de soins peut être modifié. Encore une fois, la discussion et les soins convenus devraient être documentés dans le dossier du patient.

Les domaines de consentement comportant un risque plus élevé comprennent évidemment les procédures invasives, telles que la chirurgie et les interventions guidées par imagerie. Ces procédures nécessitent un processus de consentement plus complet, qui comprend la communication des renseignements nécessaires à la personne pour qu'elle puisse autoriser ou refuser les options présentées. Beaucoup de ces processus sont simples parce que le seul choix raisonnable se résume à accepter ou à refuser. Par exemple, l'angioplastie et l'insertion d'endoprothèses ont une grande certitude de réussite. Il est plus logique d'opter pour cette approche avant de passer à la chirurgie cardiaque à risque plus élevé. En outre, pensez au patient diabétique qui a une neuropathie vasculaire et a développé une gangrène dans les orteils. L'amputation des orteils, dont les risques et les avantages sont clairs, est le seul choix. Il n'est pas toujours inapproprié de guider le patient vers une décision, surtout lorsqu'une seule option est sensée ou lorsqu'elle comporte une plus grande certitude de résultat positif, tout en respectant le droit de la personne de choisir.

Le processus de consentement devient plus complexe lorsque le résultat d'une option est moins certain, par rapport à une situation où des preuves pointent massivement vers une option plutôt que d'autres. Prenons l'exemple d'une personne de 80 ans qui vient de recevoir un diagnostic de leucémie lymphoïde aiguë, pour laquelle trois options de traitement sont possibles. La première est une chimiothérapie agressive nécessitant une hospitalisation de six semaines, qui comporte de nombreux risques, y compris la possibilité de décès, mais cette option a une chance de 50 % de rémission et un pronostic d'environ trois à cinq ans de survie. La deuxième est une chimiothérapie moins invasive administrée à domicile, qui présente moins de complications et qui offre, peut-être, une meilleure qualité de vie à court terme, mais son pronostic est limité entre un et deux ans de survie. La troisième option n'est pas de la chimiothérapie, mais la gestion des symptômes par des transfusions de sang et de plasma, administrées dans un établissement ambulatoire et dont le pronostic est de trois à six mois de survie. De toute évidence, chacune de ces options s'accompagne de graves risques, effets secondaires et implications pour la qualité de vie. Le processus de consentement serait long. Cette conversation nécessiterait une exploration plus approfondie des options et du temps en plus pour laisser un délai de réflexion au patient. La personne voudrait peut-être consulter ses amis et sa famille. De nombreux facteurs seraient impliqués dans la prise de cette décision, notamment la qualité de vie, les valeurs et les besoins émotionnels et sociaux de la personne.

Les situations d'urgence posent d'autres défis en ce qui concerne le consentement, surtout lorsqu'il n'y a pas de directive préalable et lorsque le plus proche parent ou le mandataire spécial n'est pas facilement disponible. Lorsqu'il n'y a pas d'autres renseignements à la disposition des membres de l'équipe, on s'attend moralement et légalement à ce qu'ils agissent dans l'intérêt supérieur du patient et qu'ils agissent comme une personne le ferait raisonnablement dans ces circonstances.

UN CONSENTEMENT VALIDE : AUTORISATION AUTONOME

Le consentement peut être donné par écrit, verbalement ou être simplement implicite (p. ex., en tendant le bras pour une prise de sang); toutefois, pour que le consentement soit valide, il doit être fondé sur les renseignements pertinents dont le patient a besoin pour faire ce choix. Le consentement doit être exempt de contrainte, et il doit être donné par quelqu'un capable de prendre ce niveau de décision. Le patient, dans la mesure où il le peut, participe activement à ce qui devrait être un processus décisionnel commun, qui mène au consentement ou au refus. Même si le consentement est donné, il peut être retiré à tout moment.

Capacité de consentir

Comme l'ont fait valoir Beauchamp et Childress (1989), pour être considérée comme véritablement autonome et donc en mesure de donner un consentement éclairé valide, la personne doit avoir la capacité de consentir. La capacité de consentement d'une personne dépend d'un certain nombre de facteurs, y compris la nature de la décision. Par exemple, les personnes atteintes de démence peuvent ne pas être capables de consentir à une opération importante, mais par leurs actes, elles peuvent consentir à des interventions telles que des exercices de physiothérapie.

Étant donné que les personnes peuvent avoir divers degrés de démence, certaines peuvent être en mesure d'accepter une intervention particulière. Par exemple, dans certains cas, la démence peut causer une perte de mémoire grave à court terme chez une personne, qui est quand même en mesure de comprendre les conversations sur le moment. Ainsi, même si un mandataire spécial ou un membre de la famille peut être tenu de consentir à la chirurgie au nom du patient, par exemple, la conversation avec la personne, qui peut ou non consentir, devrait quand même avoir lieu. Bien que le consentement serait en fin de compte donné par quelqu'un d'autre, la réponse de la personne sur le moment devrait être prise en compte, surtout si sa compréhension peut raisonnablement être déterminée. Il est utile de considérer l'autonomie non pas comme un principe intangible ou comme quelque chose d'entièrement perdu si le droit de donner un consentement éclairé ne peut être soutenu, mais plutôt comme une question de degré de respect et de valeur.

Pour être en mesure de donner un consentement valide, une personne doit être en mesure de comprendre les renseignements fournis, de les retenir, c'est-à-dire d'être en mesure de répéter ce qui a été entendu et d'évaluer les options présentées. Cela est généralement évident dans les questions qui sont posées, l'étendue des délibérations et la communication des préoccupations. L'évaluation de la capacité peut être un processus complexe, et cela peut prendre du temps. Dans de nombreux contextes, il existe des ressources disponibles pour évaluer la capacité si cela dépasse la portée ou l'expertise des membres de l'équipe. Même les établissements de soins de santé dans les régions éloignées du pays ont accès à des conseils par téléconférence dans des circonstances difficiles. Dans la situation où une personne est jugée incapable, l'équipe doit déterminer si elle a une directive préalable, un plus proche parent légal ou un mandataire spécial, ou, dans le cas des enfants, des parents ou un tuteur désigné par le tribunal. Lorsqu'aucune des personnes ci-dessus n'est disponible, l'équipe doit se demander s'il y a suffisamment de temps pour obtenir une tutelle légale. Selon l'urgence de la situation, l'équipe peut être tenue d'agir en fonction de l'intérêt supérieur de la personne. Les complexités liées aux situations d'urgence et impliquant des enfants sont discutées plus tard. Dans les cas où d'autres personnes consentent au nom d'un patient incapable, l'équipe doit être assurée qu'elle agit dans l'intérêt supérieur de la personne, même lorsque ce sont les parents qui agissent au nom de leurs enfants. L'équipe dispose d'options juridiques si elle a des préoccupations au sujet du bien-être d'une personne incapable. Ces voies sont discutées en détail plus loin dans le chapitre.

Même lorsqu'il n'y a pas de constatation formelle d'incapacité, le personnel infirmier et les autres membres de l'équipe doivent être conscients du fait que le caractère contrôlant et bureaucratique de l'environnement des soins de santé, ainsi que la nature de la maladie, peuvent influencer la capacité de chacun à penser avec clarté et à prendre des décisions complexes. Une personne souffrant de douleur ou étant affaiblie sur le plan physique ou émotionnel peut ne pas être en mesure de prendre des décisions pleinement réfléchies ou judicieuses. Le personnel infirmier doit être conscient des multiples facteurs, sociaux, culturels ou autres, qui influencent les patients dans ces circonstances. Il peut s'agit de traumatismes émotionnels antérieurs, de peur ou d'anxiété, comme ce fut le cas dans le Scénario de cas 2.9. Rappelons que le résident croyait avoir suivi les règles du consentement éclairé; cependant, d'un point de vue éthique, il avait omis d'avoir une conversation utile pour comprendre les craintes de M. M. et son expérience négative avec la même procédure. Réfléchissez également à la situation de la veuve de 75 ans dans le Scénario de cas 6.1 et au fait que l'absence de famille et d'amis pour la soutenir, ainsi que sa peur et son anxiété apparentes, peuvent influencer sa décision. Dans de tels cas, l'équipe doit veiller à soutenir les patients, à les écouter et, dans la mesure du possible, à leur donner le temps de comprendre les circonstances actuelles. Même un professionnel de la santé qui devient un patient ou dont un membre de la famille est malade peut perdre toute perspective lorsqu'il fait face à une situation très chargée d'émotion.

Pensons à une personne qui se présente à l'urgence avec des douleurs abdominales extrêmes et à qui on dit qu'elle a un cancer du côlon. Elle ne serait pas en mesure de réfléchir aux options de traitement proposées tant qu'elle n'a pas compris et assimilé cette nouvelle. À moins d'une urgence, c'est un processus qui prend du temps. Le consentement éclairé devrait être considéré comme un parcours continu, plutôt que comme un choix discret ou ponctuel qui se fait à un moment précis (Corrigan, 2003).

Communication de l'information

Pour que le consentement éclairé soit valide, une personne doit disposer des connaissances adéquates et raisonnables, les explorer et examiner toutes les options disponibles pertinentes à la décision de soins de santé à prendre. Souvent, ces connaissances spécialisées dépassent la portée de la plupart des patients, de sorte qu'ils comptent sur les professionnels de la santé pour leur présenter l'information dont ils ont besoin. De nombreux patients, en particulier ceux qui ont des problèmes de santé chroniques, sont extrêmement bien informés au sujet de leur maladie et, dans certaines circonstances, ils en savent même plus que leur fournisseur de soins de santé. Cependant, plus le risque lié à la décision est élevé et plus la complexité et l'incertitude des options sont grandes, plus ils se fient à l'opinion et à l'expertise des professionnels de la santé pour leur donner l'information et l'orientation dont ils ont besoin pour prendre ces décisions difficiles.

Le consentement éclairé est un processus partagé entre le professionnel de la santé ou l'équipe et le patient. En communication de l'information, le professionnel individuel ou l'équipe doit tout révéler au patient et s'assurer de sa compréhension totale. Cela comprend la divulgation exhaustive de tous les renseignements sur la nature de l'intervention ou du traitement proposé, les raisons pour lesquelles il est nécessaire, les procédures en cause, les solutions de rechange et les autres options disponibles (y compris ne rien faire), ainsi que les conséquences, les risques et les avantages de chacune. Les risques propres à la personne en question doivent également être précisés. Prenons par exemple la plexite radique, une complication rare de radiothérapie au thorax (Warade et coll., 2019). Elle peut se manifester par une faiblesse ou une incapacité à utiliser les muscles de la main, du bras ou de l'épaule. Bien qu'il s'agisse d'une complication rare, ses conséquences peuvent être graves. Voyons l'exemple d'une artiste féminine qui explore des options de traitement de son cancer du sein. Cette complication est un risque dont elle pourrait tenir compte au moment de prendre la décision d'accepter ou non la radiothérapie, surtout si les preuves de son efficacité sont incertaines.

Dans toutes les circonstances, mais plus encore lorsque la décision à prendre présente un risque et une complexité plus élevés, il est important de savoir comment le consentement est obtenu et comment la conversation se déroule. La compassion et le respect de la dignité de la personne, ainsi que le souci de son bien-être, doivent toujours avoir priorité dans la conversation, en s'assurant que le patient garde le plus possible le contrôle du processus. Il est important de comprendre que certaines personnes peuvent avoir besoin de plus de temps que d'autres pour prendre en compte l'information reçue et réfléchir à leurs choix. Dans certaines circonstances, la personne reçoit des nouvelles difficiles pour la première fois et peut avoir besoin de les assimiler. Plus d'une séance ou conversation peut être nécessaire.

Idéalement, l'environnement où a lieu la conversation est approprié s'il permet le plus d'intimité, d'aise et d'égalité pour la personne que possible. Par exemple, la perception d'un déséquilibre dans le rapport des forces peut être atténuée lorsque le patient et le fournisseur sont assis face à face, les yeux au même niveau. Ceci est particulièrement important lorsque vous interagissez avec des enfants et des personnes ayant besoin d'assistance. Il revient à la personne de décider si elle souhaite faire participer des membres de sa famille ou des amis. S'il s'agit d'une nouvelle difficile, l'équipe devrait encourager le patient à être accompagné par d'autres personnes pour le soutenir, mais, encore une fois, c'est son choix. Les membres de la famille peuvent également aider à interpréter ou à clarifier l'information présentée et rappeler les détails au patient plus tard.

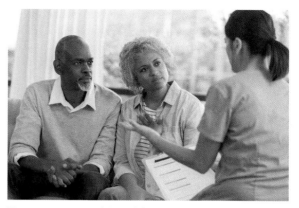

Un consentement éclairé valide est obtenu grâce à un processus commun où la personne reçoit les connaissances et le soutien dont elle a besoin pour décider du meilleur plan d'action. *Source : istockphoto.com/asiseeit.*

L'équipe ou le professionnel de la santé devrait préciser qu'il s'agit d'une décision commune et s'enquérir des préférences de la personne concernant l'étendue de sa participation et la meilleure façon de lui transmettre l'information. Par exemple, certaines personnes peuvent préférer recevoir le moins d'informations possible, tandis que d'autres peuvent vouloir connaître tous les détails possibles. On soutient qu'il n'est pas pertinent de divulguer tous les préjudices ou risques imaginables qui n'ont pas été prouvés. L'équipe doit également se demander si le fait de connaître tous les faits, alors qu'ils ne sont peut-être pas importants pour sa situation, est bien dans l'intérêt supérieur d'une personne (Kocarnik, 2014).

La personne peut préférer une discussion verbale, des informations écrites ou imprimées, l'utilisation d'images ou de diagrammes, ou l'accès à des ressources en ligne et à des vidéos approuvées par l'équipe. Les mêmes approches et documents peuvent ne pas convenir à tous les patients. Le matériel doit être cohérent, mais adapté aux patients ayant différents niveaux de compétence et différents styles d'apprentissage. L'équipe doit également accepter le droit des patients de vouloir que d'autres, comme les membres de la famille, prennent la décision. Dans certaines cultures, les patients peuvent préférer s'en remettre à une communauté ou à un chef spirituel. Un membre d'une communauté autochtone peut préférer qu'un aîné ou un guérisseur de la communauté participe. Certaines personnes peuvent finalement confier la prise de décision au médecin ou à l'équipe, ce qui semble contraire au principe d'autonomie. Cependant, cela respecte le principe et le droit du patient à l'autodétermination, parce que la personne fait le choix de confier la prise de décision à autrui. L'équipe, cependant, doit veiller à ce que le patient fasse ce choix librement, et non à la suite d'une contrainte ou d'un déséquilibre de pouvoir.

L'équipe doit également être sensible aux aspects culturels et linguistiques. Les difficultés de langage peuvent affecter la compréhension, et les valeurs de la personne peuvent influencer ses réactions et ses choix. Lorsqu'il y a des problèmes linguistiques, il est important de veiller à engager un interprète qualifié. Dans la plupart des contextes, l'accès aux interprètes peut se faire par téléconférence, même dans les régions éloignées. Faire appel à un membre de la famille ou à un ami pour traduire est un dernier recours, parce que les interprètes professionnels sont mieux à même de communiquer le vrai sens du message du professionnel de la santé et de s'assurer que le patient comprend parfaitement les circonstances et les options de traitement. Les interprètes ont des compétences particulières relativement au processus et sont à l'aise avec la terminologie des soins de santé. Sans interprète, il est également difficile pour l'équipe d'évaluer si le membre de la famille agit dans l'intérêt supérieur de la personne.

Selon le *Report of the Aboriginal Justice Inquiry of Manitoba*, il était fréquent de ne pas trouver de traducteur qualifié disponible au sein du système judiciaire pour les accusés autochtones (Aboriginal Justice Implementation Commission, 1999). À Iqaluit, une enquête menée en 2012–2013 a révélé que des problèmes linguistiques similaires étaient une source de préoccupation depuis de nombreuses années dans le seul hôpital régional de la région. Malgré le besoin de services dans les langues officielles du Nunavut, soit l'anglais, l'inuktitut et le français, la plupart des services n'étaient offerts qu'en anglais. Le manque d'interprètes professionnels a été un facteur majeur dans les problèmes de soins et de satisfaction des patients. Les problèmes de communication linguistique ont été cités comme un problème persistant dans la prestation des services de santé aux Autochtones (Bureau du Commissaire au langues du Nunavut, 2015).

L'équipe doit également prêter attention aux patients malentendants. Dans ces circonstances, un interprète non sourd qualifié ou un interprète en langage des signes faciliteraient, avec le consentement du patient, le processus de consentement.

Les conversations liées au consentement ne doivent pas utiliser de jargon, mais un langage simple, et devraient laisser suffisamment d'occasions de poser des questions et de demander des éclaircissements.

L'équipe doit obtenir la confirmation que la personne a compris les informations et les options présentées, ainsi que le choix fait. La discussion devra peut-être être répétée plusieurs fois pour que certaines personnes comprennent pleinement les choix qui s'offrent à elles. Il est également approprié de communiquer selon le niveau de simplicité ou de sophistication approprié à la personne. Les membres de l'équipe devraient poser des questions d'approfondissement pour s'assurer qu'elle comprend ce qui lui est communiqué. Il convient également d'encourager la personne et sa famille, le cas échéant, à poser des questions.

À la fin de la discussion, il est approprié de résumer la discussion, ainsi que les risques et les avantages du choix fait. Malgré la signature d'un formulaire de consentement écrit, la personne devrait être rassurée qu'il n'est pas définitif et qu'elle peut retirer son consentement à tout moment. Au-delà de cela, le processus devrait reposer sur un raisonnement moral approprié, une communication claire, une évaluation exhaustive continue du processus, le respect et l'empathie.

Comme mentionné précédemment, les personnes incapables de donner un consentement valide ont également le droit à l'information. Lorsqu'une personne incapable est alerte et réceptive, par exemple si elle est atteinte de démence, le traitement ou la procédure peut être expliqué par l'utilisation d'aides visuelles, le cas échéant. Pour aider les jeunes enfants à comprendre, des infirmières, des infirmiers et (dans certains contextes) des spécialistes de l'enfance participent au jeu. Par exemple, on peut utiliser des poupées pour illustrer une injection intraveineuse ou une intervention chirurgicale. L'approche serait adaptée à l'âge et au stade de développement de l'enfant.

Le professionnel de la santé qui propose un traitement a l'obligation de partager l'information pertinente nécessaire pour permettre au patient de prendre une décision éclairée. Si un patient prend une décision qui ne semble pas raisonnable ou qui peut entraîner de la détresse morale au sein de l'équipe, il peut parfois être nécessaire de déterminer, par une évaluation plus complète de la capacité, comme dans le Scénario de cas 6.1, si la personne a une pleine compréhension des implications de la décision. Prenons la situation d'une fille autochtone de 11 ans, qui reçoit de la chimiothérapie pour une leucémie lymphoblastique aiguë (LLA) à risque élevé (abordée plus loin dans ce chapitre et dans le chapitre 10). Une partie du protocole de traitement avait été réalisée lorsque la mère a retiré son consentement et indiqué qu'elle préférait suivre des pratiques de santé traditionnelles. L'équipe ne croyait pas que ce choix était dans l'intérêt supérieur de l'enfant parce que ce protocole de chimiothérapie est lié à un taux de guérison élevé, et sans lui, il y avait une forte probabilité de décès. Dans ce cas, l'équipe a demandé l'aide de la Société d'aide à l'enfance (SAE).

Volontarisme

Comme nous l'avons mentionné, la culture du milieu de soins de santé ainsi que la maladie et les émotions de la personne peuvent influer sur le processus de consentement, y compris sur le fait qu'il reste entièrement volontaire ou non (Mueller, 1997). De nombreux patients présument que les médecins, le personnel infirmier et les autres membres de l'équipe agissent dans leur intérêt supérieur et peuvent être enclins à suivre une option proposée sans envisager d'autres choix. Certains patients pourraient avoir tendance à demander à l'équipe de faire ce qu'elle pense être le mieux, et être influencés par un désir de plaire, surtout lorsqu'ils perçoivent un déséquilibre de pouvoir. Il est important que les membres de l'équipe soient conscients que la relation de dépendance que les patients peuvent avoir avec l'équipe de soins de santé est susceptible d'influencer leur décision.

Il est également important de comprendre que les patients peuvent avoir eu de nombreuses interactions avec les soins de santé, et que ces expériences peuvent affecter leur réponse, surtout si lors de rencontres précédentes, l'équipe contrôlait davantage le plan de soins. Le manque d'expérience des soins de santé peut également jouer un rôle, parce que le processus peut être intimidant.

Une stratégie pour s'assurer que le consentement est donné librement tient compte de la façon dont la conversation est entreprise. Il est important de souligner à la personne que, bien qu'il s'agisse d'un processus commun, en fin de compte, le choix lui appartient. L'approche adoptée par l'équipe peut atténuer la perception d'un déséquilibre de pouvoir. Par exemple, le membre de l'équipe, comme mentionné précédemment, doit se placer au même niveau que le patient, avoir un langage corporel qui communique l'empathie et l'inquiétude, maintenir un contact visuel et, surtout, écouter. La personne devrait être rassurée qu'elle a le temps de réfléchir à sa décision, être encouragée à discuter à nouveau de la question avec sa famille et ses amis, et être informée qu'elle peut retirer son consentement à tout moment.

En résumé, les personnes capables ont le droit de refuser leur consentement au traitement, même si ce traitement est dans leur intérêt supérieur. Dans certaines situations, les infirmières et infirmiers peuvent être partagés entre le respect des souhaits de la personne et l'obligation d'aider les patients et de les protéger contre les préjudices. Mais il est de leur responsabilité de soutenir les patients dans de telles décisions et de respecter leurs choix. Il incombe également aux membres du personnel infirmier de s'assurer que les patients disposent de l'information nécessaire pour faire de tels choix ainsi que de suffisamment de temps pour réfléchir aux solutions de rechange proposées. Qu'ils participent ou non à un processus de consentement éclairé, les membres de l'équipe infirmière sont tenus de défendre les intérêts du patient si celui-ci n'a pas été dûment informé ou si ses souhaits ne sont pas respectés.

SUIVRE LE PARCOURS MORAL VERS LE CONSENTEMENT

De toute évidence, le respect de l'autonomie d'une personne et la garantie d'un consentement éclairé valide vont au-delà d'une simple signature sur un formulaire de consentement. Il s'agit d'un processus où le patient et le soignant discutent d'un problème, échangent leurs opinions et choisissent ensemble une intervention. Au cœur du consentement éclairé se trouve une conversation qui respecte la dignité des personnes à divers stades de santé et de maladie et à divers degrés de vulnérabilité. Il s'agit d'un processus éthique qui tient compte des aspects culturels, ainsi que des valeurs et des croyances d'autrui.

L'équité et la justice nécessitent une relation équitable entre soignants et patients, fondée sur la confiance et le respect mutuels. Comme l'exemple du résident dans le Scénario de cas 2.9, un fournisseur de soins ne peut présumer s'être acquitté de son devoir et de ses obligations morales une fois que l'information pertinente au traitement est rendue disponible et que le patient est jugé capable de prendre des décisions en matière de traitement. Si le fournisseur de soins se concentre uniquement sur les règles et les paramètres juridiques, sans s'assurer que les obligations morales et éthiques envers la personne sont respectées, il y a un problème.

Lorsque les modèles ou les approches du consentement éclairé supposent que des personnes autonomes, lorsqu'elles reçoivent les informations adéquates et ont le temps de les évaluer, prendront des décisions réfléchies et sensées, ces modèles et approches ignorent d'autres considérations, tels que les principes de bienfaisance et de non-malfaisance, et d'autres concepts moraux, comme la bienveillance, les relations thérapeutiques et l'importance de l'histoire de la personne. L'accent mis sur l'autonomie seule peut réduire l'importance de ces facteurs essentiels, en particulier lorsque le contexte culturel, le processus d'obtention du consentement et le rôle des relations importantes pour le patient, comme les relations familiales, ne sont pas pris en compte. Il est important d'acquérir une compréhension plus profonde et plus significative du contexte, des relations en cause et des aspects sociaux du processus de consentement (Sugarman et coll., 1999, p. 2).

Une approche morale du consentement éclairé donne à la personne les moyens d'agir et constitue un élément important des soins centrés sur le patient. Le respect des personnes exige qu'il y ait un processus significatif et réfléchi, pas seulement un processus bureaucratique ou ce qu'on a appelé un *modèle logique de prise de décision*, destiné uniquement à s'assurer qu'une personne autorise de façon autonome l'entente relative aux soins (Corrigan, 2003.).

Les théories éthiques discutées dans le chapitre 2 entrent en jeu ici, dans le processus où le personnel infirmier et d'autres professionnels de la santé collaborent avec les patients afin d'obtenir leur consentement.

Le principisme, qui met l'accent sur l'autonomie, a dominé l'approche du consentement éclairé, mais d'autres considérations qui favorisent la compréhension de la nature morale du consentement éclairé comprennent l'éthique narrative, l'éthique bienveillante et l'éthique relationnelle. L'examen de ces approches, ainsi que des principes en jeu, peut améliorer le processus décisionnel difficile sur le plan moral. Les approches complémentaires qui mettent l'accent sur les aspects relationnels et communicatifs des situations morales aident à expliquer les décisions éthiques et, en fin de compte, à assurer la satisfaction et la sérénité par rapport à l'option choisie (McCarthy, 2003).

Le récit ne permet pas seulement de communiquer et d'établir des relations, mais il aide aussi l'interlocuteur à comprendre les valeurs morales et les croyances d'une personne et ce qui compte le plus dans le contexte particulier du choix éclairé à faire. Il transmet le caractère unique de l'histoire d'une personne, en diminuant la tentation de généraliser (McCarthy, 2003). De plus, le fait d'être présent et d'écouter l'histoire de la personne est un témoignage d'empathie (Charon, 2001).

L'éthique bienveillante favorise l'écoute active et rehausse la sensibilité et la conscience des réactions émotionnelles et physiologiques de la personne face à la situation. Une approche bienveillante favorise l'empathie et la compassion pour la situation de la personne (Halpern, 2014). Par exemple, dans le Scénario de cas 2.9, cette approche aurait donné des indices à l'infirmière et à l'équipe et leur aurait permis de comprendre que cette intervention faisait revivre au patient une expérience traumatisante, qui était responsable de sa réaction. Cette approche est également importante à prendre en considération avec la femme décrite dans le Scénario de cas 6.1. En engageant une conversation avec la patiente, l'équipe pourrait découvrir son histoire. Sur quoi repose sa peur d'avoir le cancer? Peut-être que si elle en avait l'occasion, elle dirait que ce qu'elle a vécu par rapport à ses amis l'a amenée à croire les tests proposés auraient probablement également ce résultat. En écoutant, en montrant son intérêt et ses préoccupations, le personnel infirmier dans cette situation pourrait lui demander de parler de ses enfants. Peut-être que ce faisant, la patiente pourrait comprendre qu'elle n'est pas un fardeau pour eux comme elle le pense. Il est également important pour l'équipe de réfléchir à la façon dont les émotions peuvent influencer une réponse ou une décision.

L'éthique relationnelle veille à ce qu'un lien thérapeutique soit fondé sur la confiance. Cette approche reconnaît qu'il y a un moment opportun et une bonne façon d'avoir une conversation. Une communication efficace transmet l'empathie, la curiosité et l'écoute active. Elle construit la relation et établit la confiance (Roter et coll., 2006). Le processus de consentement a une profonde influence sur le développement de relations thérapeutiques de confiance entre le patient et le soignant. Il s'agit d'un processus de don et de réception qui assure une réflexion et une compréhension commune des points de vue et des préoccupations de la personne.

Le Tableau 6.1 résume les responsabilités des infirmières et infirmiers, et fournit des conseils pour une approche éthique du consentement éclairé.

LE CADRE JURIDIQUE POUR LE CONSENTEMENT ÉCLAIRÉ

Une personne possède à la fois des droits légaux concernant le consentement et des droits moraux au respect, à la dignité, à la courtoisie, etc. Certains de ces droits sont inscrits dans la loi et, s'ils ne sont pas respectés, ils peuvent être appliqués au moyen de litiges. Voir, par exemple, la *Loi de 1996 sur le consentement aux soins de santé*, ainsi que la *Loi de 2004 sur la protection des renseignements personnels sur la santé*. Les

---

TABLEAU 6.1
Guide du personnel infirmier sur le consentement éclairé

- Confirmez que la personne est capable de donner son consentement.
- Assurez-vous que l'environnement, dans la mesure du possible, convient et est propice à la discussion. Prendrez toutes les mesures pour promouvoir le confort et protéger la vie privée, la confidentialité et l'égalité. Par exemple, la perception d'un déséquilibre dans le rapport des forces entre le patient et le fournisseur peut être atténuée s'ils sont face à face, les yeux au même niveau.
- Comprenez que certaines personnes peuvent avoir besoin de plus de temps que d'autres pour prendre en compte l'information reçue et réfléchir à leurs choix. Dans certaines circonstances, la personne reçoit des nouvelles difficiles pour la première fois et peut avoir besoin de les assimiler. Plus d'une séance ou conversation peut être nécessaire.
- Assurez-vous que la personne comprend l'information et les options présentées. La discussion devra peut-être être répétée plusieurs fois pour que certaines personnes comprennent pleinement les choix qui s'offrent à elles. Il convient également d'utiliser des termes simples, mais aussi de s'adapter au niveau de sophistication et d'expérience de la personne. Il peut s'agir d'une personne atteinte depuis longtemps d'une maladie chronique ou qui travaille dans les soins de santé. Les membres de l'équipe devraient poser des questions approfondies pour s'assurer qu'elle comprend ce qui lui est communiqué. Ils doivent également encourager la personne et la famille à poser des questions, le cas échéant, et leur demander de résumer ce qu'ils ont entendu.
- Comprenez que la personne peut avoir eu de nombreuses expériences avec les soins de santé ou que celle-ci peut être la première. La présence ou l'absence d'expériences passées peut influer sur les réponses.
- Complétez les informations verbales par de la documentation, de l'éducation sur le Web, des vidéos, des images, etc. Ceci est particulièrement important lorsque le patient est un enfant, car les infirmières et les infirmiers doivent également tenir compte des étapes de son développement.
- Donnez à la personne le choix d'avoir un ami ou un membre de la famille présent non seulement pour lui apporter du soutien, mais aussi pour l'aider à interpréter ou à clarifier l'information présentée.
- Soyez sensible aux questions culturelles et linguistiques et à l'influence que celles-ci peuvent avoir non seulement sur la compréhension, mais aussi sur la façon dont les valeurs du patient peuvent influencer ses réactions et ses choix. Des interprètes professionnels en soins de santé peuvent être nécessaires. Ils peuvent traduire le vrai sens du message du professionnel de la santé et s'assurer que le patient comprend parfaitement son état et les options de traitement.
- Faites de l'écoute active et ayez conscience des réactions émotionnelles et physiologiques du patient par rapport à sa situation.
- Établissez une relation de confiance en vous engageant dans l'histoire de la personne et en faisant preuve d'empathie et de compassion.
- Assurez-vous que la personne comprend que, bien qu'il s'agisse d'un processus partagé, la décision lui appartient en fin de compte et qu'elle peut être modifiée à tout moment.

droits moraux peuvent être implicites dans la loi. Par exemple, la clinique et son personnel concluent un contrat avec le patient pour le traiter. Des obligations de courtoisie, de respect et de confidentialité sont implicites dans cette relation. En pratique, les professionnels de la santé, y compris les infirmières et infirmiers, et, plus particulièrement, les organismes qui les emploient, doivent suivre des procédures complètes pour s'assurer que le consentement est correctement obtenu et documenté. Ces procédures sont souvent énoncées dans la loi. Les organismes de soins de santé et les ordres professionnels interprètent et prennent ensuite les mesures requises pour garantir une documentation adéquate du consentement.

Tel qu'il est décrit, le principe éthique de l'autonomie appuie le droit de la personne capable de décider et d'agir de façon indépendante. Cependant, comme nous l'avons vu précédemment, l'autonomie ne peut avoir de sens que lorsque les personnes ont accès à des renseignements complets et exhaustifs sur leur état, les risques que pose l'affection, ainsi que les avantages et les inconvénients de tout traitement proposé. D'un point de vue juridique, les risques, les faits importants et les solutions de rechange, y compris les conséquences de l'absence de traitement, doivent être expliqués au patient compétent au moyen d'une terminologie facile à comprendre.

Si le patient est mal informé ou est induit en erreur par les renseignements fournis, tout consentement donné est, en droit, un consentement nul. Il aurait vraisemblablement pu prendre une autre décision s'il avait été informé pleinement et correctement. Le patient a le droit de ne pas être privé de la possibilité de décider, de manière libre et *éclairée*, d'accepter ou de refuser un traitement. Le priver de la possibilité de prendre une décision pleinement éclairée porte atteinte à son droit à l'autonomie.

Le respect de l'autonomie du patient est également compromis lorsque, en l'absence de consentement, le professionnel de la santé présume qu'il doit décider si le traitement doit être poursuivi ou de ce qui constitue ou non un risque important. Tout cela doit être communiqué au patient. (Il y a des exceptions à la nécessité d'un tel consentement en cas d'urgence, comme nous le verrons plus loin dans ce chapitre.)

La décision finale de continuer la prestation de soins infirmiers, d'un traitement médical ou d'un plan de soins incombe au patient. L'infirmière, l'infirmier ou un autre praticien de la santé qui va de l'avant sans le consentement du patient s'expose à des sanctions professionnelles, à une responsabilité civile et, éventuellement, à des poursuites pénales.

Absence de consentement (voie de fait)

Comme indiqué dans le chapitre 7, les voies de fait, une catégorie de délit civil intentionnel, sont légalement définie en common law comme le fait d'avoir intentionnellement provoqué un contact préjudiciable ou offensant et non consensuel sur autrui. Elles s'agissent donc des intrusions non désirées sur la personne physique. Dans le contexte des soins de santé, l'administration de tout traitement médical, test diagnostique, toute intervention chirurgicale ou infirmière ou autre intervention de ce genre, aussi nécessaire ou bénéfique pour la santé et le bien-être du patient soit-il de l'avis du professionnel de la santé, est interdite à moins que le professionnel qui administre le traitement ait obtenu le consentement préalable du patient ou que le patient soit incapable de donner son consentement après avoir subi une blessure grave, et qu'un manque de soins médicaux rapides entraînerait un préjudice physique grave ou la mort.

Éléments du consentement

Capacité de consentir

Un principe fondamental de l'éthique et de la loi veut que les personnes mentalement capables aient droit à leur intégrité corporelle et à leur autonomie personnelle en matière de soins de santé. Ce droit s'applique même aux personnes mentalement incapables, dans la mesure où elles ont fait connaître leurs souhaits lorsqu'elles étaient capables. Si le patient n'est pas compétent, ses souhaits antérieurs, tels qu'exprimés à d'autres ou dans une **directive préalable** (abordée dans le chapitre 8), doivent être respectés dans toute la mesure du possible. De plus, la capacité du patient à donner son consentement peut varier selon le moment, son état, le traitement proposé et son aptitude à prendre des décisions. Le consentement au traitement devrait être considéré comme un processus plutôt que comme un événement unique. Le consentement et la capacité sont abordés en détail plus loin dans le chapitre.

Cadre juridique pour le consentement éclairé

Les éléments d'un consentement véritablement éclairé ont été examinés par les tribunaux à de nombreuses reprises. Les tribunaux ont renforcé (par la jurisprudence) les conditions requises pour un consentement véritablement éclairé. Ceux-ci sont résumés dans le Tableau 6.2.

Types de consentement

Il existe deux types de consentement de base : le consentement exprès et le consentement implicite. Le *consentement exprès* est une déclaration claire de consentement faite par le patient. Il peut ne pas être formulé d'une manière particulière. Dire simplement « D'accord, allez-y » est suffisant. De nombreuses provinces exigent l'obtention d'un consentement écrit comme preuve que le patient a consenti à une intervention ou à un traitement. Une bonne pratique vise à toujours obtenir un consentement par écrit afin qu'il puisse être consulté en cas de différend ultérieur.

Le consentement implicite est déduit d'après le comportement d'un patient. Par exemple, un membre de l'équipe infirmière avise un patient qui vient de se blesser à la main par un clou rouillé qu'il va lui administrer

TABLEAU 6.2	
Composantes d'un consentement véritablement éclairé	
Le consentement doit :	**Explication**
Être volontaire et authentique.	■ Il ne doit pas y avoir de coercition ni de pression indue de la part d'une autre personne pour obtenir ce consentement.
	■ Il doit être donné sans l'influence de substances intoxicantes, comme les drogues ou l'alcool. Par exemple, un patient qui a reçu une sédation préopératoire peut ne pas avoir la capacité de donner un consentement éclairé.
Être donné en sachant que le fait d'accepter un traitement n'est pas y consentir.	■ Le patient doit être informé de tous les risques importants inhérents à une procédure proposée, de ses avantages et inconvénients, ainsi que des risques de renoncer au traitement, et des autres options possibles, qui doivent lui être expliquées.
	■ Le patient doit comprendre les options et les avantages du traitement.
Être particulier.	■ Le consentement doit être particulier au traitement ou à la procédure proposés. Par exemple, le consentement à une appendicectomie n'autorise pas l'ablation d'autres tissus infectés ou malades distincts de cette affection, à moins qu'ils aient été abordés au cours du processus de consentement.
Indiquer la personne qui fournit le traitement.	■ Le processus de consentement doit indiquer qui effectuera la procédure ou le traitement.
	■ Si un patient a consenti à ce que la procédure soit exécutée par un spécialiste particulier, cela n'autoriserait pas que ce spécialiste soit remplacé par un autre praticien de la santé, moins qualifié ou d'un type différent.
Être obtenu par la personne qui fournit le traitement.	■ Le fournisseur de soins de santé qui propose le traitement est responsable d'obtenir le consentement.
	■ Lorsqu'un patient sera traité par un médecin, c'est ce médecin qui devrait obtenir le consentement et non un membre de l'équipe infirmière.
Être donné par un patient capable.	■ Le patient doit être légalement capable à donner son consentement.
	■ Selon la province, un mineur de moins d'un certain âge peut ne pas être légalement qualifié pour donner son consentement. (Les enfants mineurs peuvent consentir au traitement ou le refuser lorsqu'ils peuvent montrer qu'ils comprennent la nature et les conséquences d'un traitement particulier.)
Être donné par un patient mentalement capable.	■ Le patient est-il mentalement capable de comprendre la nature et les conséquences de la procédure, malgré sa santé mentale?
	■ Le professionnel de la santé qui obtient le consentement est responsable d'évaluer la capacité à consentir du patient.
	■ La capacité est habituellement présumée, et le fournisseur de soins de santé n'a pas à explorer l'aptitude du patient à prendre des décisions de traitement, à moins qu'il y ait des raisons de croire que le patient ne comprend pas la nature de la décision ou ses conséquences. (Voir, par exemple, l'article 4(1) de la *Loi sur le consentement aux soins de santé*, 1996.)
	■ Lorsqu'il y a une préoccupation au sujet de la capacité, il convient de consulter un évaluateur de la capacité expérimenté, et de documenter avec soin la décision de référer à un mandataire spécial ou d'accepter le consentement du patient.

un vaccin antitétanique par mesure de précaution pour prévenir le tétanos. Le patient tend ensuite son bras pour recevoir l'injection. De toute évidence, par cet acte, le patient consent au traitement, sans l'avoir écrit ni verbalisé.

Documentation et enregistrement du consentement

Le consentement représente un type d'entente entre le praticien de la santé et le patient. Légalement, le consentement peut être verbal ou écrit et est contraignant et en vigueur dans les deux sens. Cependant, comme il s'agit d'un enjeu de grande importance, il est préférable de documenter le consentement exact par écrit lorsqu'il y a un risque plus élevé, afin de pouvoir le consulter plus tard, au besoin. Dans le cas d'un résultat inattendu, un patient et sa famille se demanderont si le consentement a été donné et quels renseignements concernant les risques ont été fournis. Une trace écrite peut aider à prouver ce qui a été dit et ce qui a été convenu par le patient. Cependant, le document écrit n'est qu'une partie de l'histoire, et son efficacité peut être diminuée par d'autres preuves.

Les membres du personnel infirmier seraient nombreux à être préoccupés si aucune trace du consentement exprimé par écrit ne se trouve dans le dossier du patient, alors que le patient est prêt pour la chirurgie et peut-être déjà sous sédation. Un consentement écrit doit-il être obtenu dans ce cas? Le formulaire de consentement écrit lui-même n'est pas un document autonome; il s'agit d'une preuve documentaire du consentement, mais le patient mentalement capable peut retirer son consentement à tout moment malgré l'existence d'un tel document. Ce qui compte, c'est qu'un consentement *éclairé* a été donné. Si le médecin a documenté quelque part dans le dossier du patient le fait que le patient a donné son consentement et que les risques, les conséquences et les avantages de la procédure lui ont été divulgués, cela sera généralement suffisant.

Les formulaires de consentement général posent problème, car ils ne sont pas propres à une procédure donnée ou à un traitement particulier. Ces formulaires peuvent être si généraux qu'on ne peut pas s'y fier comme preuve que le patient a donné son consentement éclairé au traitement effectué ou à la procédure suivie.

Après avoir obtenu le consentement, le professionnel de la santé doit documenter le fait que l'intervention a

été expliquée au patient, ainsi que ses risques et ses conséquences, et que le patient a donné son consentement verbal. De plus, dans une telle situation, les infirmières et infirmiers doivent avoir les compétences pour fournir au patient des informations sur les risques de la procédure, sans dépasser la portée de la pratique infirmière autorisée pour expliquer de telles procédures et risques. Dans certaines situations, il peut être plus approprié de laisser un autre professionnel de l'équipe de soins de santé donner de telles explications. Selon la meilleure pratique, c'est toujours la personne qui doit effectuer le traitement qui doit expliquer les risques et les avantages au patient et obtenir son consentement.

Dans de nombreux cas, la gravité de la situation ou les risques de retarder le traitement peuvent empêcher l'obtention d'un consentement signé. Il est donc très important de documenter le fait qu'un consentement éclairé a été obtenu. Une telle note doit être signée et datée par le médecin. Elle peut également être signée par tout autre professionnel de la santé qui est présent au moment où une telle divulgation est faite au patient.

Retrait du consentement

Contrairement à un contrat, le patient peut retirer ou modifier son consentement à tout moment. Si le consentement est modifié ou retiré, le traitement ou la procédure devrait cesser dès qu'il est sécuritaire de le faire. Un patient mentalement capable a le droit, à tout moment, de retirer son consentement ou de révoquer (annuler) un consentement donné antérieurement, même verbalement. La poursuite d'un traitement après le retrait du consentement constitue une voie de fait « à moins que l'arrêt du traitement ne mette la vie du patient en danger ou ne pose des problèmes immédiats et graves pour sa santé » (*Ciarlariello v. Schacter*, 1993, p. 619). Si l'incapacité du patient l'empêche de retirer son consentement, le praticien de la santé peut continuer à moins que le mandataire spécial du patient ne décide également que le traitement doit être interrompu. Dans certains cas, les mots prononcés par le patient, s'il a crié pendant le traitement, ont été interprétés. Si les mots visaient le retrait du consentement, le praticien de la santé devrait vérifier si le patient y consent toujours (*Ciarlariello v. Schacter*, 1993, note 71, p. 618).

CONSIDÉRATIONS LÉGISLATIVES ET RÉGLEMENTAIRES DU SECTEUR DES SOINS INFIRMIERS

Les infirmières et les infirmiers ont la responsabilité de faire tout ce qu'ils peuvent pour faciliter un processus décisionnel sérieux et réfléchi. Ils doivent également savoir que le défaut d'obtenir le consentement, alors qu'il est nécessaire, peut être considéré comme une faute professionnelle. Par exemple, les règlements en vertu de la *Loi de 1991 sur les infirmières et infirmiers de l'Ontario* définit précisément la faute professionnelle comme « toute intervention auprès d'un client à des fins thérapeutiques, préventives, palliatives, diagnostiques, cosmétiques ou autres fins liées à la santé dans une situation où le consentement est requis par la loi, sans un tel consentement » (*Règlement de l'Ont. 799/93*, a. 9).

Jurisprudence sur le consentement

Consentement éclairé

L'affaire la plus importante portant sur une voie de fait et sur l'exigence visant le consentement éclairé à un traitement médical est la décision de la Cour suprême du Canada dans l'affaire *Reibl v. Hughes* (1980). Dans la décision *Reibl*, le demandeur souffrait d'une artère carotide gauche obstruée. En conséquence, il a été programmé pour une endartériectomie carotidienne interne volontaire, qui a été exécutée par le défendeur, un neurochirurgien. Au cours de la chirurgie, ou immédiatement après, le demandeur a subi un accident vasculaire cérébral, qui a entraîné une paralysie unilatérale, une impuissance et une invalidité permanente. Le demandeur a poursuivi le neurochirurgien pour négligence dans l'exécution de l'opération et pour ne pas l'avoir informé adéquatement des risques de la chirurgie.

L'affaire a finalement été saisie par la Cour suprême du Canada, qui a statué que le chirurgien était responsable en ce qu'il avait, en fait, omis d'informer le demandeur de tous les risques importants liés à la chirurgie. Bien qu'il y ait eu un risque réel d'accident vasculaire cérébral, de paralysie et peut-être de décès, le chirurgien avait seulement dit au patient que le mieux pour lui était de subir la chirurgie. De plus, comme le demandeur avait de la difficulté avec la langue anglaise, il incombait au chirurgien de s'assurer que les renseignements transmis étaient bien compris.

Si une telle divulgation n'est pas faite, le professionnel de la santé risque d'être tenu responsable. Le consentement a été obtenu, mais il n'était pas entièrement éclairé et, par conséquent, il a été considéré comme invalide en raison de la négligence du médecin. L'absence totale de consentement ou l'obtention d'un consentement par la fraude expose le praticien à des poursuites civiles pour les voies de fait.

Refus de consentement pour des raisons religieuses ou autres

La question du consentement éclairé s'accompagne du refus du consentement à certains procédures ou traitements pour des raisons morales ou religieuses. La Cour d'appel de l'Ontario s'est penchée sur une situation semblable dans l'affaire *Malette v. Shulman* (1990). Dans cette affaire, la demanderesse avait été grièvement blessée dans un accident de la route et transportée d'urgence dans un hôpital voisin. Elle avait subi de graves blessures à la tête et au visage, et saignait abondamment. Le médecin de garde du service d'urgence qui s'est occupé d'elle à son arrivée a déterminé qu'elle avait besoin de transfusions sanguines pour maintenir son volume sanguin et sa tension, et lui éviter de succomber à un choc irréversible. Le chirurgien qui l'a examinée avant que des radiographies aient été prises a fait le même constat. La patiente était à peine consciente à ce moment-là.

Peu de temps après l'arrivée de la patiente à l'hôpital, une infirmière a découvert dans le sac à main de la patiente une carte imprimée en français et signée par la patiente, l'identifiant comme une adepte des Témoins de Jéhovah et indiquant le refus de la patiente de tout traitement utilisant du sang ou des produits sanguins (*Malette v. Shulman* 1990, p. 419). L'infirmière a porté la carte à l'attention du médecin qui avait été le premier à examiner la patiente.

Avant que des radiographies puissent être obtenues, la tension artérielle de la patiente a chuté considérablement, sa respiration est devenue de plus en plus pénible, et sa conscience a diminué. Elle continuait à saigner abondamment. À ce moment-là, le médecin a déterminé qu'une transfusion sanguine était nécessaire pour lui sauver la vie. Il a décidé de lui administrer la transfusion personnellement et d'en prendre la responsabilité, malgré la carte dont on lui avait fait part.

Habituellement, c'était le personnel infirmier qui administrait les transfusions sanguines selon l'ordonnance d'un médecin. La question qui se pose alors est la suivante : quelles sont les obligations légales des infirmières et infirmiers par rapport au fait de suivre l'ordonnance d'un médecin, lorsqu'elles savent que cette ordonnance est contraire aux souhaits du patient et que le patient n'a pas consenti à un tel traitement? Dans un tel cas, la loi s'appliquerait également au personnel infirmier et aux médecins. Ils doivent tous respecter les souhaits de la patiente et ne pas lui administrer un traitement auquel elle a refusé de donner son consentement, peu importe la nécessité du traitement ou le caractère irrationnel de la décision de la patiente.

Pour revenir à la décision *Malette*, peu de temps après la transfusion administrée par le médecin, la fille de la patiente est arrivée à l'hôpital et s'est mise en colère quand on lui a dit que sa mère avait reçu une transfusion sanguine. Elle a confirmé les instructions de sa mère de ne pas lui donner de sang et a signé un document interdisant précisément d'autres transfusions sanguines à la patiente, affirmant que la foi de sa mère interdisait les transfusions sanguines et qu'elle ne voudrait pas qu'elles lui soient administrées.

Malgré ces objections, le médecin a refusé de suivre les instructions de la fille. Les transfusions étaient nécessaires pour sauver la vie de la patiente selon son avis professionnel, et il était de son devoir de s'assurer qu'elle les recevait. Il ne croyait pas que la carte signée par la patiente exprimait ses souhaits actuels. Il ne pouvait pas être sûr qu'elle n'avait pas changé de croyance religieuse ou qu'elle avait été pleinement informée de tous les risques de renoncer à une transfusion sanguine. (Encore une fois, si une infirmière ou un infirmier exécute une ordonnance de transfusion sanguine dans des circonstances similaires, malgré des doutes semblables au sujet des instructions, cette infirmière ou cet infirmier serait lié par les limites du patient sur le consentement au traitement.)

Après s'être complètement remise de ses blessures, la femme a intenté une action en justice pour voies de fait, négligence et discrimination religieuse contre le médecin et l'hôpital. Son action a été accueillie et des dommages-intérêts lui ont été accordés au motif que des transfusions sanguines avaient été administrées précisément contre son gré et que cela constituait une voie de fait à son égard. Le médecin a interjeté appel de ce jugement devant la Cour d'appel de l'Ontario.

La Cour d'appel a examiné la loi portant sur le consentement éclairé. Elle a conclu que la common law reconnaissait le droit d'un patient de refuser de consentir à un traitement médical et que ce droit l'emportait sur l'opinion professionnelle du praticien de la santé sur ce qui pourrait être le mieux pour ce patient. Bien qu'il soit vrai que le consentement éclairé n'est pas requis en cas d'urgence, lorsque le patient n'est pas en mesure de le donner (et que le médecin n'a aucune raison de croire que le patient refuserait de consentir s'il était conscient ou capable de le faire), le médecin n'a pas la liberté d'omettre des directives du patient, en présence de telles instructions claires, telles que celles indiquées sur la carte de Témoin de Jéhovah dans cette affaire. Il n'existe pas de doctrine de « refus éclairé » exigeant qu'un praticien de la santé procède à un traitement d'urgence, ou l'y autorisant, lorsqu'il n'a pas été en mesure d'informer le patient de toutes les conséquences et de tous les risques du refus de traitement (*Malette v. Shulman* 1990, p. 432).

La Cour d'appel a confirmé la conclusion du juge du procès selon laquelle il n'y avait aucune base rationnelle ni preuve sur laquelle le médecin pouvait fonder sa conviction que la carte n'était pas valide ou que les opinions religieuses de la patiente avaient changé. Par conséquent, rien ne justifiait le refus du médecin de se conformer aux instructions préalables de la patiente. Le traitement ayant donc été administré sans le consentement de la patiente, la Cour d'appel a confirmé la conclusion de responsabilité pour les voies de fait contre le médecin (*Malette v. Shulman* 1990, p. 434).

La patiente avait seulement demandé que ses croyances spirituelles soient respectées, et elle était prête à risquer la mort pour elles. Elle a consenti à l'utilisation d'autres solutions que les transfusions sanguines. Cette affaire illustre une limite à la doctrine du traitement d'urgence pour laquelle l'exigence du consentement est levée. Elle renforce en outre le principe selon lequel les souhaits d'un patient ont le dernier mot sur la question de savoir si le traitement doit être administré, peu importe la nécessité de ce traitement pour le maintien en vie.

L'affaire sur un enfant autochtone de 11 ans, mentionnée plus haut dans le chapitre, met en lumière les défis associés au consentement et aux enfants. En 2014, cette jeune fille des Six Nations de la rivière Grand, près de Brantford, en Ontario, était traitée pour une leucémie lymphoblastique aiguë. L'enfant avait suivi une partie d'un protocole de traitement lorsque sa mère a retiré son consentement et a indiqué qu'elle préférait suivre les pratiques de santé traditionnelles des Haudenosaunee. L'oncologue ne croyait pas que ce choix était dans l'intérêt supérieur de l'enfant et a signalé la situation à la SAE. Après une enquête, la SAE a refusé d'agir, et l'hôpital a demandé au tribunal de faire prendre l'enfant en charge pour la protéger. Le tribunal a également refusé d'agir parce qu'il considérait que la mère était autorisée, en raison de ses droits autochtones, à suivre des pratiques de santé traditionnelles. Le tribunal a reconnu que la mère avait la conviction d'agir dans l'intérêt supérieur de l'enfant :

> [3]. . . En élaborant ses motifs, la Cour a estimé que l'article 35 de la Constitution accordait à la mère le droit protégé par la Constitution de recourir à la médecine traditionnelle pour le traitement de sa fille. [83B] En droit et dans la pratique, alors, les Haudenosaunee ont à la fois un droit autochtone d'utiliser leurs propres médecines et pratiques de santé traditionnelles, et le même droit que les autres personnes de l'Ontario d'utiliser les médicaments et les pratiques de santé à leur disposition. Cela protège la culture et les connaissances des Haudenosaunee, mais cela donne également aux gens un accès unique à ce que nous avons à offrir de meilleur. (Hamilton Health Sciences Corp. v. D.H. et coll., 2014)

Un adulte capable peut refuser un traitement médical, même si cela risque d'entraîner la mort ou des blessures. Le refus de traitement, même s'il est irrationnel pour la plupart des gens, est un droit fondamental de la personne. Une patiente dépendante d'un respirateur pour la maintenir en vie a été autorisée à retirer son consentement au traitement, même si cela signifiait qu'elle allait mourir. La Cour a conclu que le décès était survenu après avoir « laissé la nature suivre son cours » et qu'il ne violait pas les dispositions contre l'aide au suicide dans le *Code criminel* à l'époque (*Nancy B. v. Hôtel-Dieu de Québec*, 1992).

Retrait du consentement

La Cour suprême du Canada a examiné la législation sur le consentement éclairé dans une situation où la patiente a retiré son consentement pendant une intervention médicale à laquelle elle avait déjà consenti. Bien que cette affaire comportait une action en justice pour voies de fait et négligence contre les médecins traitants, les principes contenus dans cette décision et élaborés par la Cour suprême s'appliquent également aux professionnels des soins infirmiers.

Dans l'affaire *Ciarlariello v. Schacter*, (1993), on a demandé à la Cour suprême de déterminer si un médecin avait toujours envers un patient l'obligation de divulguer tous les risques importants inhérents à une intervention médicale si le patient retirait le consentement éclairé donné antérieurement au cours de cette intervention. La demanderesse s'était présentée à l'hôpital pour la première de deux angiographies qui visaient à déterminer l'emplacement exact d'un probable anévrisme. À l'arrivée de la patiente, le médecin qui devait lui faire passer le test a expliqué les risques inhérents à la procédure, y compris une possible cécité, une paralysie et la mort. Même si la langue maternelle de la demanderesse était l'italien et que son anglais était médiocre, elle a prétendu à ce moment-là avoir compris l'explication du médecin.

La fille de la demanderesse a agi à titre d'interprète pendant ces explications. La patiente a ensuite signé son consentement aux tests. Malgré cela, le médecin avait des doutes quant à la nature libre et éclairée du consentement.

Le médecin a donc détruit le consentement de la patiente et lui a demandé de consulter sa famille. C'est ce qu'elle a fait, et elle est revenue avec un consentement signé par sa fille. Elle a passé le test, qui n'a pas permis de connaître de manière concluante l'emplacement de l'anévrisme, mais qui a indiqué un emplacement possible. Les médecins responsables de son dossier ont décidé qu'une deuxième angiographie était recommandée.

Entre-temps, la demanderesse a ressenti d'autres graves douleurs à la tête indiquant une reprise du saignement de l'anévrisme, ce qui a soutenu la nécessité d'une deuxième angiographie. La patiente a consenti à ce deuxième test. Au préalable, un deuxième radiologue (qui avait travaillé avec celle qui avait exécuté le premier test) lui a soigneusement expliqué le test, y compris tous les risques importants possibles (éruption cutanée, cécité dans de rares occasions, accident vasculaire cérébral ou paralysie, voire les deux, décès). Il a déclaré que la patiente semblait comprendre, alors il a effectué l'angiographie.

Pendant la procédure, la demanderesse a commencé à gémir et à crier. Elle a commencé à faire de l'hyperventilation et à fléchir les jambes. Elle s'est suffisamment calmée pour dire au radiologue : « Assez, pas plus, arrêtez le test. » Le test a été arrêté, et les deux radiologues ont essayé de savoir pourquoi elle avait la main droite engourdie, selon sa plainte. Elle était incapable de bouger sa main droite ni de saisir quoi que ce soit. Sa main gauche présentait également une légère faiblesse. Peu à peu, la force est revenue dans sa main droite et dans les deux bras, mais sa main gauche est restée faible. Sa perception sensorielle était normale. Les deux radiologues ont conclu que la faiblesse résiduelle de sa main gauche avait été provoquée par son hyperventilation. Tous deux s'attendaient à ce que ce soit une faiblesse temporaire. Le reste de ses fonctions motrices a semblé revenir à la normale.

À ce moment, la demanderesse est devenue calme et coopérative. La première radiologue a pris en charge le test et lui a expliqué qu'elle avait besoin de vérifier un autre endroit, ce qui prendrait cinq minutes de plus. Elle a demandé à la demanderesse si elle souhaitait poursuivre le test, ce à quoi la demanderesse a répondu : « Allez-y, s'il vous plaît. » L'injection finale de colorant a été administrée, au cours de laquelle la demanderesse a eu une réaction immédiate, qui a finalement entraîné une quadriplégie. La patiente a poursuivi les médecins impliqués dans son traitement pour négligence et voies de fait. Elle est morte peu de temps après que sa poursuite ait été entendue par le tribunal. Sa famille et sa succession ont continué la poursuite.

Cette affaire est pertinente pour les soins infirmiers en ce qu'elle illustre qu'un patient a le droit de retirer son consentement au traitement à tout moment. Un tel retrait peut se produire dans des circonstances difficiles, comme dans l'affaire *Ciarlariello*, et il est important que le praticien de la santé vérifie si le consentement a été retiré. Ce n'est peut-être pas toujours clair. Un professionnel qui continue d'administrer un traitement, indépendamment des instructions d'un patient d'arrêter, risque d'être jugé responsable de voies de fait. Dans la décision *Ciarlariello*, à un moment donné au cours de l'intervention, la patiente a clairement retiré son consentement, même si elle avait donné un consentement éclairé qui satisfaisait aux exigences énoncées dans *Reibl v. Hughes* (1980).

Une autre question cruciale concernant la reprise du traitement après le retrait du consentement a été abordée dans cette affaire. Les critères établis par la Cour suprême régissant les actions du professionnel de la santé comprennent un examen de la question de savoir si les risques ont changé de façon importante au cours de l'intervention et si un patient raisonnable aimerait être au courant de ces changements. Dans la décision *Ciarlariello*, il n'y avait aucune preuve que l'état de la patiente s'était détérioré au point qu'elle ne pouvait pas consentir correctement à la reprise du traitement. Ainsi, son consentement à reprendre les tests était valide.

Comme indiqué dans le chapitre 7, l'un des éléments qui doivent être prouvés dans une action pour négligence est que le préjudice causé au demandeur résulte du manquement du défendeur à son obligation envers le demandeur. Dans le cadre d'une action pour négligence, comme dans les affaires *Reibl v. Hughes* ou *Ciarlariello v. Schacter*, la question est de savoir si une personne raisonnable dans la situation du demandeur aurait quand même consenti à la procédure s'il avait été au courant des renseignements et des risques que le praticien de la santé n'a pas divulgués.

Dans l'affaire *Ciarlariello v. Schacter,* (1993), la Cour a conclu que le consentement de la demanderesse était éclairé et qu'il n'y avait pas eu de négligence de la part des médecins. Elle a également conclu que, comme le risque de quadriplégie résultant de l'angiographie était beaucoup moins élevé que les risques de ne pas localiser l'anévrisme, un patient raisonnable à la place de la demanderesse aurait quand même consenti à la procédure.

CAPACITÉ, CONSENTEMENT ET MANDATAIRES SPÉCIAUX

Il est extrêmement stressant d'être placé dans une situation où l'on doit faire des choix très difficiles, par exemple, accepter un traitement qui peut mettre sa vie en danger ou peut avoir des effets secondaires graves, ou lorsque des subrogés doivent prendre une décision qui peut avoir une incidence sur le bien-être de personnes vulnérables, telles que des personnes incapables, des enfants ou des personnes atteintes d'une maladie mentale.

Adultes incapables

Pour revenir au Scénario de cas 6.1, avant de consulter les enfants de la patiente, l'équipe de soins de santé doit déterminer si elle est mentalement capable de prendre une décision éclairée sur les tests diagnostiques. S'il est déterminé que la patiente est capable, son souhait que ses enfants ne soient pas contactés doit être respecté, même si l'équipe estime que ce n'est pas dans son intérêt supérieur. (Comme nous l'avons mentionné précédemment, cela ne signifie pas que l'équipe ne devrait pas écouter son histoire, explorer davantage les raisons de sa décision et l'encourager à parler avec sa famille.)

Dans les cas touchant des personnes âgées, le refus initial et apparemment irrationnel de donner son consentement n'est pas nécessairement une preuve d'incapacité mentale. Le membre de l'équipe infirmière ou un autre praticien doit rester patient (si la situation n'est pas urgente ou ne met pas la vie en danger). Les patients plus âgés peuvent avoir la crainte d'une maladie imminente en vieillissant. Ils ont peut-être des amis, des parents ou leur conjoint qui ont récemment souffert d'une maladie ou y ont succombé. Par exemple, une personne dont le frère est mort d'un cancer peut craindre d'en être elle-même atteinte. Cette peur peut paralyser la pensée de certaines personnes. Elles peuvent être dans un état de déni et rationaliser leur refus de consentir en se disant que « si le cancer n'est pas détecté, cela signifie que je n'en ai pas ». Nous ne savons pas ce qui se passe dans l'esprit d'un patient lorsqu'il dit : « Non! Je ne veux pas subir ces tests. Laissez-moi tranquille, je vais bien! »

Selon la loi, tout adulte capable peut refuser de consentir au traitement même si ce n'est pas dans son intérêt. Comment, alors, la capacité cognitive d'un patient peut-elle être déterminée? Sharpe (1986) a suggéré le test suivant : « Le patient peut-il comprendre la nature et les conséquences du traitement proposé afin d'être en mesure de rendre un jugement éclairé? » (p. 77). Une méthode pour le vérifier consiste à expliquer au patient, soigneusement et en détail, les risques et la nature de la procédure proposée, puis à lui demander d'exprimer sa compréhension des risques et du traitement tout en notant soigneusement les réponses et les mots utilisés (Sharpe, 1986.). Ainsi, le praticien de la santé est en mesure de se faire une opinion de la capacité du patient à comprendre la nature, les risques et les conséquences de la procédure proposée. Dans de nombreux milieux, il peut être possible de faire appel à des fournisseurs de soins de santé ayant une formation et une expertise particulières en matière d'évaluation

des capacités. Par exemple, en Ontario, les autorités locales responsables de la prestation de soins à domicile aux personnes âgées ont des évaluateurs de capacité expérimentés, qui peuvent fournir des informations à l'équipe de soins de santé sur les patients pouvant avoir besoin de mandataires et sur ceux qui sont encore capables.

Bien sûr, les patients peuvent être capables de prendre des décisions concernant certains aspects, mais pas d'autres, et leur capacité mentale peut changer au fil du temps. Prenons l'exemple d'un résident d'un établissement de soins de longue durée. La personne est atteinte de démence et n'est peut-être pas en mesure de décider d'une intervention chirurgicale, mais elle est capable de refuser une douche ou des repas. Toutefois, si une personne s'est déclarée d'accord avec une intervention, mais qu'elle a montré une compréhension irrationnelle ou confuse de cette procédure ou une incapacité à en comprendre la nature ou les risques, l'infirmière ou l'infirmier ne devrait pas aller de l'avant sans le consentement d'un mandataire spécial.

Dans certaines provinces, tout professionnel de la santé se retrouvant devant la possibilité d'administrer un traitement à un patient mentalement incapable doit obtenir le consentement de son conjoint, d'un parent, d'une personne sous sa garde légale ou de son plus proche parent (*Loi sur le consentement aux soins de santé*, 1996; *Loi sur la prise de décisions au nom d'autrui*, 1992). Si aucune de ces personnes n'est disponible et que la situation n'est pas une urgence, un médecin peut avoir à obtenir le consentement du tuteur du patient, nommé en vertu de la loi (p. ex., la *Loi sur le consentement aux soins de santé*, 1996), ou un mandataire spécial désigné par le patient en vertu de la *Loi sur la prise de décisions au nom d'autrui* (1992). En vertu de cette loi, toute partie intéressée, généralement un conjoint ou un parent, peut demander au tribunal de nommer une personne pour agir dans l'intérêt supérieur du patient, y compris concernant l'acceptation ou le refus de consentir à un traitement médical. Cette personne a alors le pouvoir de consentir à tout traitement médical au nom du patient jugé légalement incapable par le tribunal. Dans un tel cas, le médecin peut obtenir le consentement nécessaire auprès du mandataire de la personne.

Par exemple, considérons une personne dans les derniers stades de la maladie d'Alzheimer, qui est transportée d'urgence à l'hôpital pour des douleurs abdominales aiguës. Son fils, qui a été nommé par le tribunal comme tuteur à la personne pour prendre des décisions médicales pour son père, l'accompagne. Le père présente des symptômes classiques de la maladie d'Alzheimer : il est confus et incohérent et parfois il ne reconnaît pas son fils. L'équipe de l'urgence devra obtenir le consentement du fils pour les tests et le traitement du père. Dans le cadre d'une telle consultation, les professionnels de la santé doivent encourager le fils à tenir compte des opinions exprimées par son père sur le traitement (le cas échéant) lorsqu'il était capable, lorsqu'il prend des décisions en son nom.

Selon le *Code civil du Québec* (1991), si une personne est incapable de donner son consentement, ce consentement peut être donné par une personne (ou un groupe) à qui le tribunal en a donné l'autorisation. Cette personne est nommée par le tribunal pour agir dans l'intérêt supérieur de l'incapable et pour lui assurer des soins appropriés. En l'absence d'une ou de plusieurs personnes nommées par le tribunal, le conjoint de la personne ou, si elle n'a pas de conjoint ou si le conjoint ne peut pas donner son consentement en raison d'une incapacité, un proche parent ou un adulte qui manifeste un intérêt particulier pour le patient peut donner son consentement (*Code civil du Québec*, art. 15). Si ni le patient ni la personne nommée par le tribunal ne peuvent donner le consentement, ou si le patient ou la personne nommée par le tribunal refuse le consentement, un professionnel de la santé au Québec ne peut pas procéder au traitement tant qu'il n'a pas obtenu une ordonnance du tribunal autorisant la procédure (*Code civil du Québec*, art. 16, par. 1).

Enfants

Déterminer la capacité des enfants pose également des défis uniques. Dans certaines provinces, un enfant qui est assez âgé et assez mature pour comprendre la nature et les risques associés aux soins se voit accorder le droit de consentir de son propre chef à un traitement. Cette approche est officiellement énoncée dans la législation pertinente de l'Ontario, qui prévoit que les souhaits en ce qui concerne le traitement médical de toute personne mentalement capable de 16 ans ou plus doivent être respectés (*Loi sur le consentement aux soins de santé*, 1996). Même dans le cas d'un enfant de moins de 16 ans, il faut respecter ses souhaits de

consentir au traitement ou de le refuser, lorsque l'enfant est « en mesure de comprendre les renseignements pertinents pour prendre une décision concernant le traitement, l'admission ou le service d'aide personnelle, selon le cas, et apte à évaluer les conséquences raisonnablement prévisibles d'une décision ou de l'absence de décision » (*Loi sur le consentement aux soins de santé*, 1996, a. 4(1)). Une personne (y compris un enfant) est présumée capable, et un praticien de la santé a le droit de se fonder sur une telle présomption à moins qu'il ait des motifs raisonnables de croire que la personne n'est, en fait, pas capable (*Loi sur le consentement aux soins de santé*, 1996, par. 4(2), (3)). La capacité de l'enfant dépend de son âge, de son intelligence, de sa maturité, de son expérience et d'autres facteurs de ce genre. Les renseignements que l'enfant doit comprendre en donnant ou en refusant son consentement seront fournis par le praticien de la santé et comprennent des informations sur les points suivants :

- La nature du traitement
- Les avantages attendus du traitement
- Les risques importants du traitement
- Les effets secondaires importants du traitement
- Les solutions de rechange
- Les conséquences probables de l'absence de traitement (*Loi sur le consentement aux soins de santé*, 1996, a. 11(3)).

Il s'agit des mêmes renseignements qui doivent être fournis à tout patient, peu importe son âge, au moment d'obtenir son consentement éclairé.

Au Québec, tout enfant de plus de 14 ans peut donner librement son consentement sans avoir recours à son parent ou tuteur (*Code civil du Québec*, 1991 art. 14, par. 2). Toutefois, si un enfant refuse de donner son consentement, une ordonnance du tribunal est nécessaire avant que le traitement puisse avoir lieu, même si le professionnel de la santé a obtenu le consentement du parent ou du tuteur de cet enfant (*Code civil du Québec*, 1991, art. 16, par. 2).

La Société d'aide à l'enfance (SAE) peut demander aux tribunaux de prendre en tutelle un enfant ayant besoin de protection afin qu'elle puisse prendre des décisions en matière de traitement au nom de cet enfant. Cela se produit habituellement dans des situations où le professionnel de la santé et les travailleurs des SAE ont des motifs raisonnables de croire qu'un enfant n'est pas capable de donner son consentement éclairé en raison de son manque de maturité, de son jeune âge, etc. Cette procédure a été suivie dans de nombreuses situations où des parents avaient refusé un traitement médical à leurs enfants pour des motifs religieux. Si leur refus d'un traitement vital met la vie de l'enfant en danger, le tribunal peut considérer l'enfant comme un « enfant ayant besoin de protection » et autoriser la SAE ou un autre organisme de ce genre (dans certaines provinces, le directeur des services du bien-être à l'enfance) à donner le consentement requis si cela est dans l'intérêt supérieur de l'enfant. Dans l'affaire *Alberta (Director of Child Welfare) v. B.H.* (2002), une fille de 16 ans avait reçu un diagnostic de leucémie myéloïde aiguë (LMA). Avec le soutien total de ses parents, elle a informé son équipe médicale à l'hôpital qu'elle ne consentirait pas au traitement prescrit (transfusion sanguine ou administration de produits sanguins) parce qu'elle, comme ses parents, était membre des Témoins de Jéhovah et très pratiquante. Les professionnels de la santé ont refusé de procéder au traitement en raison de son refus de consentement, reconnaissant qu'elle était suffisamment mature pour prendre une telle décision. Quelques jours plus tard, un juge a assisté à une audience à l'hôpital sur la demande du directeur des services du bien-être à l'enfance de l'Alberta, en vue d'obtenir une ordonnance d'arrestation et une ordonnance de traitement médical à l'égard de la jeune fille. Le tribunal a par la suite prononcé l'ordonnance de la retirer de la garde de ses parents et de lui administrer le traitement médical.

Il ressortait clairement du témoignage des experts médicaux consultés par le médecin traitant que la transfusion sanguine était la meilleure option de traitement dans les circonstances, que les taux de survie sur lesquels le médecin s'était appuyé étaient exacts, que le traitement ne pouvait être administré sans l'utilisation de produits sanguins et que le médecin n'avait négligé aucune autre option de traitement raisonnable. L'avocat de l'enfant a fait valoir que le tribunal n'avait pas le droit de rendre l'ordonnance parce qu'il s'agissait d'une mineure mature qui avait décidé de refuser un traitement. Elle n'était donc pas un enfant à protéger et ne pouvait pas être assujettie aux lois de l'Alberta sur le bien-être de l'enfance. Le tribunal a statué que malgré l'opinion du comité de bioéthique de l'hôpital selon laquelle elle était suffisamment mature pour refuser un traitement, l'opinion du père selon laquelle elle ne l'était pas était plus convaincante. La jeune fille avait, en effet, décidé non seulement de refuser un traitement médical qui prolongerait probablement sa vie, mais aussi de mourir. De plus, un médecin expert impliqué dans le traitement de l'enfant était d'avis que même si l'enfant était intelligente et avait une compréhension sophistiquée de ce à quoi elle faisait face, elle n'était en aucun cas préoccupée ou effrayée par les conséquences très probables de son refus, n'avait aucune compréhension réelle de la mort physique imminente et réagissait comme une enfant à bien des égards. Elle n'avait pas la maturité nécessaire pour vraiment saisir la nature et le caractère définitif de la mort. Par conséquent, le tribunal a accordé l'ordonnance exigeant que le traitement lui soit administré. En outre, la Cour a jugé que, bien que les droits à la vie, à la liberté et à la sécurité de la personne garantis par la *Charte canadienne des droits et libertés* aient été violés par l'octroi de l'ordonnance, cette violation était justifiée en vertu de l'article 1 de la Charte et qu'une limite raisonnable était manifestement justifiée dans le cadre d'une société libre et démocratique. L'État avait un intérêt légitime à intervenir pour sauver la vie d'une enfant ayant refusé un traitement. La décision de la Cour a été confirmée en appel devant la Cour du Banc de la Reine de l'Alberta (*Alberta (Director of Child Welfare) v. B.H.*, 2002).

D'autres défis se posent lorsque des parents séparés ou divorcés ont des opinions divergentes sur le traitement de leur enfant. Par exemple, pendant la pandémie de COVID-19, des parents séparés étaient parfois en désaccord l'un avec l'autre sur l'administration de vaccins à leurs enfants. Dans le contexte des vaccins, les tribunaux étaient prêts à autoriser leur administration au motif que la vaccination était dans l'intérêt supérieur des enfants.

Par exemple, dans une affaire où le parent qui avait la garde, la mère, s'opposait à la vaccination, le père ayant des droits d'accès a pu obtenir une ordonnance pour faire vacciner l'enfant. La mère a fait valoir que la vaccination n'était requise que lorsqu'un enfant fréquentait l'école en personne. Le tribunal a estimé que, puisque la vaccination était reconnue comme un traitement sûr et efficace, le père pouvait prendre des dispositions pour la vaccination de sa fille même si les décisions médicales la concernant faisaient partie des droits de garde de la mère. (A.C. v. L.L., 2021 voir aussi A.V. v. C.V., 2023 ONSC 1634 (Div. Ct.))

La décision indiquait ce qui suit :

Les autorités gouvernementales responsables ont toutes conclu que le vaccin contre la COVID-19 est sûr et efficace pour les enfants âgés de 12 à 17 ans afin de prévenir les maladies graves causées par la COVID-19 et ont encouragé les enfants admissibles à se faire vacciner. Ces autorités gouvernementales et de santé publique sont mieux placées que les tribunaux pour prendre en compte les avantages et les risques pour la santé des enfants de recevoir le vaccin contre la COVID-19. En l'absence de preuves convaincantes du contraire, il est dans l'intérêt supérieur d'un enfant admissible de se faire vacciner (A.C. v. L.L., 2021). Cette analyse et cette conclusion sont conformes à l'approche adoptée par d'autres tribunaux en matière de vaccination avant la COVID-19.

La question n'est pas de savoir si l'obtention du vaccin est « cruciale » pour une présence en personne, comme le soutenait la mère intimée. [C'était souvent le problème dans les différends sur les vaccins standard pour enfants dans le passé.] Il ne s'agit pas d'un critère juridique. La question est de savoir si c'est dans l'intérêt supérieur de l'enfant. Compte tenu des déclarations du gouvernement ci-dessus, la présomption générale selon laquelle il est dans l'intérêt supérieur des enfants admissibles de se faire vacciner avant de fréquenter l'école en personne ne peut être contestée (*A.C. c. L.L* 2021).

Traitement d'urgence

La loi au Canada permet aux médecins et aux autres professionnels de la santé d'administrer un traitement en cas d'urgence, même lorsque le consentement du patient ne peut être obtenu. Une telle situation peut survenir en raison de la nature d'une blessure ou d'une maladie ou parce que l'administration du traitement ne peut attendre. Les professionnels de la santé qui agissent dans des situations d'urgence extrême sont exonérés de toute responsabilité pour avoir administré un traitement, à condition qu'il n'y ait pas eu de négligence grave de leur part (Société de protection des infirmières et infirmiers du Canada 2004).

Consentement du mandataire

Traditionnellement, la common law n'acceptait pas **le consentement d'un mandataire** au traitement, c'est-à-dire le consentement accordé par un tiers, désigné par l'incapable (lorsqu'elle était capable), pour prendre des décisions en son nom. Les seules situations dans lesquelles le consentement d'un tiers était accepté étaient celles de parents et de tuteurs nommés par le tribunal consentant au nom de mineurs plutôt que de personnes mentalement incapables. Cependant, dans certaines situations, le patient peut être incapable de donner son consentement, non pas en raison d'une infirmité mentale actuelle ou progressive, mais en raison d'un état physique, par exemple, le coma. Un décideur par procuration est clairement souhaitable dans de telles situations.

Dans le scénario de cas 6.1, l'équipe médicale aurait dû avoir recours à un décideur par procuration pour donner ou refuser le consentement, si la patiente n'était pas capable et s'il n'était pas possible de joindre sa famille.

L'analyse ci-dessous de la récente réforme législative de la common law dans ce domaine porte sur la législation de l'Ontario parce qu'il s'agit actuellement de la législation la plus détaillée au Canada.

RÉFORME LÉGISLATIVE DE LA COMMON LAW CONCERNANT LE CONSENTEMENT AU TRAITEMENT

Les principaux éléments de la législation de l'Ontario touchant le consentement au traitement se trouvent dans la *Loi sur le consentement aux soins de santé* (1996) et la *Loi sur la prise de décisions au nom d'autrui* (1992).

La *Loi sur le consentement aux soins de santé* (1996) enchâsse dans le droit écrit les exigences existantes de la common law en matière de consentement éclairé au traitement, comme nous l'avons vu précédemment. Elle préserve le droit et le devoir des fournisseurs de soins de maîtriser ou de confiner une personne lorsqu'il est nécessaire de prendre des mesures immédiates pour éviter qu'elle ne subisse ou ne cause à autrui un préjudice physique grave (art. 7). La Loi exige que tous les professionnels de la santé (y compris le personnel infirmier) s'assurent, premièrement, que le patient à traiter est capable de consentir et, deuxièmement, que le patient donne réellement son consentement. Si le patient est incapable, le professionnel de la santé doit obtenir le consentement d'une autre personne autorisée à le donner en vertu de la Loi (par. 10(1)). La Loi prévoit également que les patients consentent à l'admission dans un établissement de soins, comme un établissement de soins de longue durée, ou à des services d'aide personnelle, comme l'aide pour s'habiller, se laver, s'alimenter, faire sa toilette, etc. (par. 2(1), « service d'aide personnelle », par. 4(1)).

La loi de l'Ontario définit le consentement éclairé de la même façon que celle dont il a été question précédemment dans le présent chapitre, c'est-à-dire qu'elle permet que le consentement soit exprès ou implicite, à condition que (1) un consentement éclairé ait été donné, (2) qu'il porte sur le traitement proposé, (3) qu'il ait été donné volontairement et (4) qu'il n'ait pas été obtenu au moyen d'une déclaration inexacte ni par fraude (*Loi sur le consentement aux soins de santé*, 1996, a. 11). Le consentement est éclairé si, avant de le donner, un patient a reçu des renseignements sur la nature du traitement, les effets bénéfiques prévus, les risques importants, les effets secondaires importants, les autres mesures possibles et les conséquences de l'absence de traitement (par. 11(3)). Un professionnel de la santé (y compris une infirmière ou un infirmier, en vertu de cette loi) est en droit de présumer que le consentement à un traitement comprend le consentement à des variations ou à des ajustements du traitement ou à la poursuite du traitement dans un contexte différent, à condition que les avantages, les risques et les effets secondaires importants de ces modifications ne diffèrent pas de manière significative de ceux du traitement initial.

Cette disposition a un but pratique. Il serait tout à fait impraticable d'exiger que le professionnel de la santé obtienne un nouveau consentement, tout en ayant à reformuler tous les renseignements requis chaque fois qu'un traitement a été le moindrement modifié. Cette disposition législative traite également de la question soulevée dans l'affaire *Ciarlariello v. Schacter,* (discutée plus tôt), dans laquelle les risques et les effets secondaires n'avaient que peu ou pas de changements significatifs d'une angiographie à l'autre.

Une personne est toujours présumée capable à moins qu'un professionnel de la santé n'ait des motifs raisonnables de croire le contraire (*Loi sur le consentement aux soins de santé*, 1996, a. 4). Par exemple, un professionnel de la santé ne peut pas présumer qu'un patient est capable s'il fait preuve d'un comportement erratique ou confus ou d'un manque de lucidité ou de rationalité. Bien qu'une telle observation ne signifie pas nécessairement que le patient est incapable de consentir au traitement, les professionnels de la santé doivent faire une évaluation plus poussée de la capacité.

La capacité peut varier au fil du temps, et la Loi le permet (*Loi sur le consentement aux soins de santé*, 1996, a. 15). Cette disposition répond aux préoccupations qui se posent lorsqu'une personne capable n'a pas encore donné son consentement et que, par la suite, elle n'est plus capable, par exemple lorsqu'elle est sous forte sédation. Elle régit également les situations où, par exemple, des patients atteints de la maladie d'Alzheimer ont des périodes de lucidité, mais retombent dans un état confus seulement quelques instants plus tard.

Le professionnel de la santé responsable des soins du patient est chargé de déterminer si le patient est capable ou incapable de consentir à un traitement proposé. Si la capacité du patient de consentir revient après qu'une autre personne a pris une décision sur le traitement du patient, la décision du patient de donner ou de refuser son consentement sera respectée et suivie (*Loi sur le consentement aux soins de santé*, 1996, a. 16). Si le médecin détermine que le patient n'est pas capable de consentir à un traitement, il doit être informé de ce fait et des conséquences d'une telle conclusion conformément aux lignes directrices établies par l'organisme de réglementation de sa profession. Pour les infirmières et infirmiers de l'Ontario, il s'agirait des lignes directrices établies par l'Ordre des infirmières et infirmiers de l'Ontario (CIIO) (article 17). Une fois que le professionnel de la santé a déterminé que le patient est incapable (ou, si avant le début du traitement, il est informé que la personne a l'intention de demander à la Commission du consentement et de la capacité d'examiner la conclusion d'incapacité ou a demandé la nomination d'un représentant pour donner son consentement au traitement), il ne doit pas commencer le traitement ou doit prendre des mesures pour empêcher qu'un tel traitement ne soit donné jusqu'à ce que la Commission ait tranché la question (a. 18).

La Commission du consentement et de la capacité est un tribunal administratif. Son rôle est d'entendre les recours contre les décisions d'incapacité prises par les professionnels de la santé. Elle entend également les demandes présentées au nom de personnes incapables en vue de la désignation de représentants qui peuvent donner leur consentement au traitement dans des situations précises. Dans le cas où le professionnel de la santé a estimé qu'un patient était incapable de donner son consentement, le patient peut ne pas être d'accord avec cette conclusion et, le cas échéant, il peut recourir à ce tribunal. Ce mécanisme protège l'autonomie des patients et prévient les abus des droits des patients. Cela évite, par exemple, qu'un patient qui refuse son consentement soit soumis à un traitement qui est inutile ou qui n'est pas dans son intérêt supérieur. En l'absence d'une telle évaluation, une personne refusant de consentir à un traitement pourrait être considérée à tort comme incapable de consentir, et ensuite recevoir un traitement simplement parce qu'un professionnel de la santé croyait qu'elle était incapable.

Si un incapable a nommé une personne pour agir en vertu d'une **procuration relative au soin de la personne**, ou si le tribunal a nommé un tuteur pour la personne (voir les deux sections suivantes), un tel mandataire peut donner le consentement requis, mais seulement conformément aux instructions, aux limites et au pouvoir indiqués dans la procuration ou l'ordonnance du tribunal (*Loi sur le consentement aux soins de santé*, 1996, a. 20).

Si un mandataire spécial a été choisi, il doit tenir compte des souhaits connus du patient, et donner ou refuser le consentement au traitement en conséquence. Les souhaits peuvent être contenus dans la procuration elle-même ou dans tout autre document ou ils peuvent avoir été communiqués oralement par le patient au mandataire. Lorsque ces documents fournissent des directives détaillées, au nom du patient, qui prennent effet après que cette personne a perdu la capacité de prendre elle-même ses décisions, ils peuvent s'appeler des **testament de vie**. S'il n'y a pas de souhaits connus sur le consentement ou le refus du consentement à un traitement donné, le mandataire spécial doit prendre la décision dans l'intérêt supérieur du patient et conformément aux valeurs et aux croyances de l'incapable. En particulier, le mandataire spécial doit se demander si :

- Le traitement proposé améliorera probablement l'état ou le bien-être du patient
- Le traitement proposé empêcherait l'état ou le bien-être du patient de se détériorer
- Le traitement proposé réduirait la mesure dans laquelle (ou la vitesse à laquelle) l'état ou le bien-être du patient est susceptible de se détériorer
- Le bien-être ou l'état du patient s'améliorerait probablement, resterait le même ou se détériorerait sans le traitement
- Les bénéfices du traitement l'emportent sur ses risques
- Si un traitement moins intrusif ou restrictif était aussi bénéfique que celui proposé (*Loi sur le consentement aux soins de santé*, 1996, s. 21(2)).

La *Loi sur le consentement aux soins de santé* (1996) établit une hiérarchie des autres mandataires spéciaux (par. 20(1), (3)). Les personnes figurant sur cette liste peuvent donner ou refuser leur consentement si aucune personne indiquée au rang supérieur suivant n'est disponible et ne satisfait aux exigences de la Loi :

1. Un tuteur nommé par le tribunal en vertu de la *Loi sur la prise de décisions au nom d'autrui,* 1992
2. Un procureur au soin de la personne agissant en vertu d'une procuration relative au soin de la personne qui lui confère ce pouvoir
3. Le représentant de l'incapable, nommé par le conseil, si le représentant a le pouvoir de donner ou de refuser son consentement
4. Le conjoint ou le partenaire de l'incapable (un « partenaire » est défini au paragraphe 20(9) de la Loi comme une personne avec qui l'incapable vit depuis au moins un an et qui partage une relation personnelle étroite d'importance capitale dans sa vie. Cela s'applique aux couples de même sexe.)
5. L'enfant ou le parent de l'incapable, la SAE ou toute autre personne légalement autorisée à donner ou à refuser son consentement à la place du parent (cela n'inclut pas les parents qui n'ont qu'un droit de visite sur l'enfant ni les parents de l'enfant si la SAE a légalement le droit de donner ou de refuser un traitement à la place des parents)
6. Le parent de la personne qui n'a qu'un droit d'accès
7. Le frère ou la sœur de la personne
8. Tout autre parent de l'incapable

DÉFI RÉCURRENT POUR LE PERSONNEL INFIRMIER

Des infirmières et infirmiers qui travaillent dans un établissement de soins de longue durée font part à leur gestionnaire de leurs préoccupations au sujet des soins de fin de vie pour l'un de leurs patients.

La patiente, une femme âgée de près de quatre-vingts ans, a une maladie hépatique en phase terminale. L'équipe médicale a déterminé qu'elle avait épuisé toutes les options de traitement et que la famille devrait être consultée au sujet des prochaines étapes. La patiente n'a pas de fait directive préalable ni désigné de procureur au soin de la personne.

Au cours de la réunion avec les cinq enfants de la patiente, il apparaît clairement qu'ils ont des opinions divergentes, entre le souhait que tout soit fait pour la patiente et le recours aux soins palliatifs comme la meilleure option. Les enfants ne s'entendent pas non plus sur ceux qui devraient prendre la décision. La plus jeune fille, qui vit avec la patiente, croit que leur mère ne voudrait pas d'un traitement plus agressif. Deux de ses frères et sœurs (une sœur et un frère qui vivent à proximité) sont d'accord avec elle, mais l'aîné et la sœur qui vivent dans une autre province ne sont pas d'accord.

Les membres de l'équipe infirmière demandent conseil au gestionnaire sur les prochaines étapes :

■ Lorsqu'il n'y a pas d'arrangement officiel pris par le patient, où trouvez-vous l'autorité de substitution pour la prise de décision?

■ Lorsqu'il y a plusieurs personnes du même rang de relation avec un patient qui n'est pas compétent pour prendre des décisions en matière de soins personnels, comment l'équipe peut-elle essayer d'aider ces personnes à s'entendre? Si ce n'est pas possible, une demande peut être présentée au tribunal ou à la Commission du consentement et de la capacité pour obtenir des conseils.

Parmi les autres exigences, le mandataire spécial doit :

■ Avoir au moins 16 ans

■ Être capable de prendre des décisions concernant le traitement

■ Ne pas s'être fait interdire, par une ordonnance du tribunal ou un accord de séparation, de visiter l'incapable ou de donner ou de refuser le consentement

■ Être disponible et disposé à assumer la responsabilité de donner ou de refuser le consentement (*Loi sur le consentement aux soins de santé*, 1996, a. 20(2)).

En cas de conflit entre deux personnes ou plus qui prétendent avoir le pouvoir de donner leur consentement, la personne qui est la plus proche dans les catégories énumérées précédemment prévaut. Si deux personnes ayant un rang égal ne s'entendent pas quant au fait de donner ou de refuser le consentement, le tuteur et curateur public (voir la section « Procureur au soin de la personne ») peut le donner ou le refuser (*Loi sur le consentement aux soins de santé*, 1996, a. 20(6)).

Comme il a été mentionné précédemment, la *Loi sur le consentement aux soins de santé*, (1996) prévoit que les souhaits d'un mineur âgé de 16 ans ou plus de donner ou de refuser son consentement à un traitement doivent être respectés. La Loi ne fixe pas explicitement d'âge minimum pour le consentement. Les lignes directrices qui prévaudraient probablement seraient plutôt la capacité de la personne à comprendre le traitement proposé, ses risques, ses avantages et ses conséquences. Comme nous l'avons vu précédemment, un enfant de moins de 16 ans pourrait être capable de donner un consentement éclairé s'il est suffisamment éveillé et mûr pour comprendre les conséquences de sa décision et tous les renseignements pertinents entourant le traitement proposé.

Le traitement d'urgence pose un défi particulier pour le professionnel de la santé, et la Loi prévoit des règles spéciales pour de telles situations. Si un patient, de l'avis du professionnel de la santé, est jugé incapable de comprendre un traitement proposé pour soulager de graves souffrances ou s'il risque de subir un préjudice physique grave si le traitement n'est pas administré rapidement et qu'il n'est pas possible de trouver un mandataire spécial sans retarder ce traitement, le praticien peut alors l'administrer. Le praticien peut le faire même si une demande a été présentée à la Commission du consentement et de la capacité pour nommer un représentant afin de donner ce consentement au nom du patient.

Le pouvoir d'aller de l'avant s'étend à tout examen du patient ou à toute procédure de diagnostic (si celles-ci sont raisonnablement nécessaires) pour déterminer si le patient risque de subir un préjudice physique grave ou s'il éprouve de graves souffrances. Le traitement d'urgence peut se poursuivre aussi longtemps qu'il est raisonnablement nécessaire pour trouver quelqu'un pouvant donner le consentement requis dans la liste des personnes autorisées à le faire. La Loi oblige le professionnel de la santé à veiller à ce qu'une recherche continue soit effectuée pour tout mandataire spécial qui est prêt à assumer la responsabilité de donner ou de refuser son consentement. Si le patient redevient capable, ce sont ses souhaits qui ont préséance.

Le professionnel de la santé est également tenu de noter dans le dossier du patient les opinions requises par la Loi pour permettre un traitement sans consentement en cas d'urgence (*Loi sur le consentement aux soins de santé*, 1996, a. 25(5)).

Si le professionnel de la santé a des motifs raisonnables de croire que le patient incapable, lorsqu'il était capable et avait au moins 16 ans révolus, a exprimé le désir, applicable aux circonstances, de refuser son consentement au traitement, le traitement ne peut pas être administré. Ainsi, par exemple, si le patient est inconscient et qu'un procureur au soin de la personne informe le professionnel de la santé que ce patient a déjà exprimé le désir qu'aucune transfusion sanguine ne soit administrée pendant une urgence, le professionnel ne peut pas administrer un tel traitement (*Loi sur le consentement aux soins de santé*, 1996, a. 26).

Malgré le refus du consentement d'une personne figurant sur la liste fournie précédemment, le professionnel de la santé peut donner le traitement s'il est jugé nécessaire pour soulager les souffrances ou éviter un préjudice physique grave et si la personne qui refuse le consentement l'a fait contre la volonté antérieure du patient ou n'a pas agi dans l'intérêt supérieur du patient conformément aux lignes directrices et aux considérations énumérées dans la Loi. Le pouvoir de procéder, comme nous l'avons vu plus haut, s'étend à l'admission de la personne dans un hôpital ou un établissement psychiatrique pour y être traitée. Toutefois, un professionnel de la santé doit respecter les souhaits d'un patient qui s'oppose à une telle admission principalement pour le traitement d'une maladie mentale. Cette disposition a été incluse pour comprendre les situations dans lesquelles une personne pourrait être forcée de suivre un traitement psychiatrique contre sa volonté. Il existe des procédures distinctes pour l'admission de patients atteints de maladies mentales dans des établissements psychiatriques, dans la *Loi sur la santé mentale* (1990). Il s'agit notamment de garanties juridiques visant à garantir que des personnes par ailleurs en bonne santé mentale ne soient pas détenues contre leur volonté dans des établissements psychiatriques.

Procureurs au soin de la personne

En ce qui concerne les mandataires spéciaux ou les procureurs au soin de la personne, la *Loi sur la prise de décisions au nom d'autrui* (1992) prévoit qu'une personne âgée de plus de 16 ans peut exercer le pouvoir décisionnel au nom d'un incapable qui est également âgé d'au moins 16 ans (art. 43 et 44). Dans la plupart des cas, les parents d'un adolescent incapable continueraient vraisemblablement de prendre des décisions relatives aux traitements et de donner le consentement nécessaire. Le facteur déterminant de l'incapacité en vertu de cette loi (donc la nécessité d'un mandataire spécial) est semblable à celui de la *Loi sur le consentement aux soins de santé* (1996), mais dans ce cas, les patients doivent être incapables de comprendre l'information concernant leurs soins de santé, leur alimentation, leur hébergement, leur habillement, leur hygiène ou leur sécurité, ou s'ils ne peuvent pas évaluer les conséquences raisonnablement prévisibles d'une décision ou d'une absence de décision sur ces questions (*Loi sur la prise de décisions au nom d'autrui*, 1992, a. 45).

En vertu de la *Loi sur la prise de décisions au nom d'autrui* (1992), il existe deux méthodes de nommer un mandataire spécial pour un incapable. La première est de désigner une ou plusieurs personnes dans un document écrit (appelé une *procuration relative au soin de la personne*) avant que la personne (habituellement appelée le **mandant**) devienne incapable. Les personnes nommées dans la procuration sont autorisées par le mandant à prendre des décisions en son nom concernant ses soins personnels (par. 46(1)). La personne nommée dans la procuration (le procureur est rarement un avocat) relative au soin de la personne peut être le conjoint, le partenaire, un parent ou un ami proche du mandant. Il ne peut s'agir d'une personne qui fournit au mandant des soins de santé, des services en établissement, des services sociaux, des services de formation ou des services de soutien au mandant contre rémunération (par. 46(3)). Cette disposition est importante parce que, dans certaines situations, le mandant peut être tenté de nommer comme procureur un médecin ou un membre respecté et digne de confiance de la profession infirmière. La loi prévient tout conflit d'intérêts de ce genre. Cependant, les critiques soulignent qu'une infirmière ou un infirmier peut être l'une des personnes les mieux informées sur les questions de soins et de traitement, en particulier pour un incapable, et qu'il serait donc pratique et bénéfique s'ils pouvaient agir comme procureurs. Cette disposition peut donc être considérée comme une limitation discutable du droit de l'incapable de choisir et de nommer un procureur.

Le procureur ne peut agir que conformément à la présente loi et aux limites stipulées par le mandant dans la procuration. Une personne qui n'a pas d'ami, de partenaire, de conjoint ou de parent de confiance à nommer comme procureur peut nommer le tuteur et curateur public de l'Ontario (avec la permission du tuteur public, obtenue avant de signer la procuration) (*Loi sur la prise de décisions au nom d'autrui*, 1992, a. 46(2)). Il s'agit d'un fonctionnaire du gouvernement chargé de veiller à ce que les incapables, les enfants orphelins n'ayant pas de tuteur légal et leurs biens soient pris en charge et à ce que leurs droits légaux soient protégés lorsque personne d'autre n'est disponible pour agir dans leur intérêt.

En Ontario, la procuration relative au soin de la personne est un document pleinement et juridiquement valide à partir du moment où le mandant devient incapable de prendre des décisions en matière de traitement et de donner son consentement au traitement dans le respect des exigences de la *Loi sur le consentement aux soins de santé* (1996) et la *Loi sur la prise de décisions au nom d'autrui* (1992).

Bien entendu, le mandant qui fait la procuration doit être mentalement capable de le faire. Pour déterminer cette capacité, il faut que le mandant soit en mesure de comprendre si le procureur s'intéresse réellement à son bien-être et qu'il se rende compte qu'il peut avoir besoin que le procureur prenne des décisions pour lui (*Loi sur la prise de décisions au nom d'autrui,*

1992, a. 47(1)). La procuration relative au soin de la personne peut être révoquée à tout moment, à condition que le mandant soit mentalement capable de le faire. Le mandant doit également avoir été capable de prendre des décisions concernant les instructions contenues dans la procuration relative au soin de la personne.

Les formalités pour établir une procuration légalement valide relative au soin de la personne en Ontario ne sont pas compliquées, mais doivent être soigneusement respectées. Sinon, il y a un risque que la procuration soit déclarée invalide par un tribunal. La procuration relative au soin de la personne doit être signée par le mandant en présence de deux témoins, qui ne peuvent être :

- Le procureur proposé ou le conjoint ou partenaire de cette personne
- Le conjoint ou le partenaire du mandant
- Un enfant du mandant ou une personne qu'il a traitée comme si elle était son enfant
- Quelqu'un dont les propres biens sont sous tutelle (cela empêche une personne potentiellement incapable d'être un témoin)
- Une personne de moins de 18 ans (*Loi sur la prise de décisions au nom d'autrui*, 1992, par. 10(1), (2), 48(2)).

La procuration relative au soin de la personne autorise le procureur à prendre des décisions concernant le soin à la personne du mandant si la *Loi sur le consentement aux soins de santé* (1996) s'applique à la décision que doit prendre le procureur ou si le procureur a des motifs raisonnables de croire que le mandant est incapable de prendre la décision. Ce pouvoir peut être assujetti à toute condition préalable énoncée dans le document de procuration (*Loi sur la prise de décisions au nom d'autrui*, 1992, a. 49(1)b)). Pour qu'une telle condition soit juridiquement valable, le mandant doit établir qu'il a la capacité d'accorder ou de révoquer le document de procuration.

La loi protège les mandants contre la prise de décisions sans leur consentement. Par exemple, un mandant a le droit de demander l'aide du procureur pour obtenir une évaluation faite par un évaluateur, qui peut être un médecin, un psychologue ou un psychiatre, tel que désigné par règlement gouvernemental pour faire une telle évaluation. Un mandant peut imposer des conditions au pouvoir du mandataire spécial et peut préciser la façon dont sa capacité doit être évaluée (*Loi sur la prise de décisions au nom d'autrui*, 1992, a. 49(2)). Il incombe à l'évaluateur de déterminer si le mandant est en fait incapable de prendre certaines décisions de traitement, sinon la totalité. Toutefois, le procureur n'est pas tenu de prendre de telles dispositions si la personne a été évaluée dans les six mois précédant la demande d'évaluation (par. 55(1)).

De plus, la *Loi sur la prise de décisions au nom d'autrui* (1992) confère au procureur le pouvoir de recourir à la force raisonnable et nécessaire pour déterminer la capacité du mandant, pour confirmer l'incapacité du mandant à prendre soin de sa personne, pour l'emmener à tout endroit pour qu'il y reçoive un traitement ou pour le faire admettre à cet endroit et pour l'y détenir et maîtriser pendant le traitement (par. 59(3)).

Tuteurs de la personne nommés par le tribunal

La deuxième méthode de nommer un mandataire spécial en vertu de la *Loi sur la prise de décisions au nom d'autrui* (1992) en Ontario, se fait par une demande au tribunal pour nommer un tuteur de la personne (par. 55(1)). C'est plus difficile. Le tribunal doit déterminer s'il existe une autre ligne de conduite (p. ex., qui est moins contraignante à l'égard des droits décisionnels du patient) pour prendre des décisions qui ne l'obligent pas à déclarer le requérant incapable de prendre soin de lui (par. 55(2)). Ainsi, la loi vise à encourager des solutions de rechange aux procédures judiciaires dans ces affaires.

Toute personne (c.-à-d., un médecin, un ami proche, un parent, un conjoint, un partenaire ou toute personne qui a un intérêt dans les soins du demandeur) peut se proposer comme tuteur. Quoi qu'il en soit, le tuteur désigné ne peut pas être une personne qui fournit des soins de santé contre rémunération (*Loi sur la prise de décisions au nom d'autrui*, 1992, a. 57(1)), mais il peut être le procureur au soin de la personne du demandeur. Une exception peut être faite s'il n'y a pas d'autre personne appropriée qui peut agir à titre de tuteur (a. 57(2.1)). La nomination d'un procureur peut élargir le pouvoir décisionnel au-delà de l'autorisation contenue dans la procuration relative au soin de la personne. Si elle est rendue dans le cadre d'une ordonnance d'un tribunal pour la pleine tutelle, elle pourrait inclure le pouvoir de :

- Décider des conditions relatives à l'hébergement de la personne et veiller à sa protection et à sa sécurité
- Prendre en charge toute poursuite intentée par ou contre la personne
- Avoir accès aux renseignements personnels sur la personne
- Prendre des décisions concernant les soins de santé, la nutrition et l'hygiène de la personne
- Donner ou refuser le consentement à un traitement médical au nom de la personne en vertu de la *Loi sur le consentement aux soins de santé* (1996)
- Prendre des décisions au sujet de l'emploi, de l'éducation, de la formation, de l'habillement et des loisirs de la personne, ainsi que de toute autre tâche et de tout autre pouvoir précisé dans l'ordonnance

En bref, la tutelle complète peut (selon les dispositions exactes de l'ordonnance du tribunal) accorder un pouvoir au tuteur sur tous les aspects de la vie de l'incapable.

Avant de nommer un tuteur, le tribunal doit conclure que le patient est, en fait, incapable selon la définition énoncée précédemment. La nomination du tuteur peut être d'une durée limitée ou être assortie d'autres conditions que le tribunal juge appropriées. Pour se prononcer sur la demande, le tribunal doit tenir compte 1) de la question de savoir si le tuteur proposé est le mandataire en vertu d'une procuration; 2) des volontés de l'incapable, dans la mesure où elles peuvent être vérifiées; et 3) de l'étroitesse de la relation entre la personne qui demande la tutelle et l'incapable.

Une ordonnance de tutelle partielle peut être rendue lorsque le tribunal estime que le patient est incapable à l'égard de certains aspects des soins personnels et de la santé, mais pas de tous. Dans un tel cas, l'ordonnance de tutelle précisera les aspects sur lesquels le tuteur a le pouvoir de prendre des décisions, laissant les autres aspects à la discrétion du patient. De cette façon, toute ordonnance du tribunal peut être adaptée pour être aussi discrète que possible dans la vie du patient incapable, tout en lui offrant la protection d'un tuteur compétent pour prendre des décisions cruciales en son nom.

DEVOIRS DES TUTEURS ET DES PROCUREURS AU SOIN DE LA PERSONNE

La philosophie qui sous-tend la loi est de faire participer l'incapable au processus de consentement dans toute la mesure du possible selon les circonstances. Cela est conforme au principe de base de l'autonomie, tel qu'il est expliqué dans le chapitre 2. Ainsi, les tuteurs et les procureurs sont tenus d'exercer leurs pouvoirs avec diligence et de bonne foi, et d'expliquer leurs pouvoirs et devoirs à l'incapable. Comme mentionné, les souhaits de la personne, énoncés alors qu'elle était capable, doivent guider le tuteur ou le procureur lorsqu'il doit prendre des décisions visées par ces souhaits. Le tuteur ou le procureur doit faire des efforts diligents pour vérifier l'existence et la substance des souhaits antérieurs; et le souhait le plus récent fait alors que la personne était capable doit l'emporter sur un souhait connexe antérieur. Pour déterminer ces souhaits antérieurs, le tuteur ou le procureur doit tenir compte des valeurs et des croyances de l'incapable. De plus, le tuteur doit prendre en considération la possibilité que la décision a d'améliorer la qualité de vie de l'incapable, d'empêcher cette qualité de vie de se détériorer ou de réduire la mesure dans laquelle (ou la vitesse à laquelle) la qualité de vie de la personne est susceptible de se détériorer. De plus, le tuteur doit soupeser les risques et les bénéfices relatifs que la personne peut tirer de la décision par rapport à ceux qui peuvent découler d'une autre décision.

S'il n'est pas possible de prendre une décision conformément au souhait d'un incapable, ou si ses souhaits ou instructions ne peuvent être déterminés, le tuteur ou le procureur doit prendre la décision dans l'intérêt supérieur de la personne. Il faut choisir la ligne de conduite la moins restrictive et la moins intrusive dans les circonstances, et dans toute décision, le tuteur devrait favoriser autant que possible l'indépendance de l'incapable. Le tuteur doit consulter la famille de la personne, ses amis et des professionnels de la santé. Ici, les infirmières et infirmiers qui s'occupent de ces patients ont l'occasion de faire connaître leurs opinions et points de vue et de contribuer à la qualité des soins. Contrairement aux procureurs au soin de la personne, cependant, les tuteurs nommés par le tribunal de la personne doivent avoir des plans de tutelle écrits (généralement rédigés par des avocats, avec l'aide des professionnels de la santé visés) auxquels ils doivent adhérer. Il incombe également aux tuteurs et aux procureurs de tenir des registres de toutes les décisions visant l'incapable.

Manitoba et Colombie-Britannique

La loi du Manitoba sur la prise de décisions au nom d'autrui, la *Loi sur les directives en matière de soins de santé* (C.P.L.M., c. H27), est semblable à celle de l'Ontario. Au Manitoba, le document signé par le mandant s'appelle une **directive**, et le mandant est appelé *l'auteur de la directive*. La personne qui est nommée pour prendre les décisions au nom d'autrui est le **mandataire**.

La Loi du Manitoba est muette sur les tuteurs nommés par le tribunal; toutefois, ce domaine est régi par d'autres lois. La directive n'a pas besoin d'être donnée devant témoin, tant que l'auteur l'a signée. Toutefois, la Loi du Manitoba permet à une autre personne de signer pour l'auteur, en présence de ce dernier et d'un témoin. Ni la personne qui signe pour l'auteur ni le témoin ne peuvent être désignés comme mandataire dans la directive. Il en est ainsi pour protéger les directives formulées par des personnes aveugles ou qui, bien que mentalement capables, sont physiquement incapables de signer le document.

La Colombie-Britannique a adopté la *Representation Agreement Act* (1996), qui établit des procédures visant les ententes avec les mandataires spéciaux, à l'instar des lois de l'Ontario et du Manitoba. En vertu de la *Representation Agreement Act,* un adulte capable a également le droit de nommer un mandataire spécial (appelé un *représentant*) pour prendre des décisions en matière de traitement et de soins en son nom. Le document établissant la nomination est appelé *accord de représentation* et doit être signé par le représentant du patient (contrairement à la législation de l'Ontario ou du Manitoba). Les signatures de chaque partie à l'accord doivent être attestées par deux témoins. Le représentant de l'incapable est également supervisé par un contrôleur dont le devoir est de veiller à ce que le représentant s'acquitte de toutes ses obligations en vertu de l'accord et conformément aux souhaits de la personne incapable (tels qu'ils ont été exprimés lorsqu'elle était capable). La Colombie-Britannique a également la *Health Care (Consent) and Care Facility (Admission) Act* (1996), qui codifie une grande partie de la loi sur le consentement éclairé et qui ressemble de façon générale à la *Loi sur le consentement aux soins de santé* (1996) de l'Ontario.

Autres provinces et territoires

Plusieurs autres administrations canadiennes, notamment Terre-Neuve-et-Labrador, l'Île-du-Prince-Édouard, la Nouvelle-Écosse, la Saskatchewan et le Yukon, ont également des lois concernant le pouvoir des personnes de donner des directives préalables ou de permettre la prise de décisions au nom d'autrui. Voir ce qui suit :

- Terre-Neuve-et-Labrador : *Advanced Health Care Directives Act* (1995)
- Île-du-Prince-Édouard : *Consent to Treatment and Health Care Directives Act* (1988)
- Nouvelle-Écosse : *Medical Consent Act* (1989)
- Saskatchewan : *Loi de sur les directives et les subrogés en matière de soins de santé* (2015)
- Yukon : *Loi sur les procurations perpétuelles* (2002)

Parmi ces autres administrations, seule la législation de l'Île-du-Prince-Édouard codifie la loi exigeant qu'un patient donne son consentement au traitement, tout comme la *Loi sur le consentement aux soins de santé* (1996) de l'Ontario. Les lois des quatre autres administrations traitent des pouvoirs des décideurs au nom d'autrui et des directives préalables relatives à la prise de décisions en matière de traitement pour les incapables. Il est intéressant de noter que la loi de l'Île-du-Prince-Édouard rend légale toute directive préalable faite avant l'adoption de la loi (*Consent to Treatment and Health Care Directives Act* 1988, a. 1e), « directive »), reconnaissant que la pratique des « testaments de vie » est apparue avant que la loi n'ait eu la possibilité de répondre à cette évolution sociétale. La directive de l'Île-du-Prince-Édouard peut énoncer les souhaits du mandant en ce qui concerne le traitement, peut se limiter à la nomination d'un mandataire, ou peut à la fois énoncer des souhaits et nommer un mandataire.

La loi de l'Île-du-Prince-Édouard, comme celle de l'Ontario, énumère ce qui constitue et ce qui ne constitue pas un traitement. Cette liste comprend :

- Un examen ou une évaluation effectués en vertu des *Adult Protection Act, Mental Health Act, Public Health Act, Public Trustee Act* de l'Î.-P.-É ou de toute autre loi concernant la capacité ou la tutelle de la personne
- L'évaluation ou l'examen d'une personne pour déterminer son état de santé général
- L'obtention des antécédents en matière de santé d'une personne
- La communication d'une évaluation ou d'un diagnostic
- L'admission d'une personne dans un hôpital ou un autre établissement
- Un service d'assistance personnelle
- Un traitement qui présente peu ou pas de risque de préjudice
- Du counseling, principalement sous forme de conseils, d'éducation ou de motivation
- Toute autre loi visée par règlement

Les dispositions de la présente loi sont assujetties à toute disposition contraire stipulée dans la *Mental Health Act* et la *Public Health Act* de l'Île-du-Prince-Édouard.

La législation de l'Île-du-Prince-Édouard énonce des « droits de consentement » précis, y compris le droit du patient d'accepter ou de refuser un traitement pour quelque motif que ce soit, y compris pour des motifs moraux et religieux, même si cela a pour conséquence la mort (*Consent to Treatment and Health Care Directives Act* 1988, a. 4). Un patient est également autorisé à avoir un conseiller de confiance, appelé « associé », pour l'aider, et il a le droit, pour quelque motif que ce soit, de choisir le professionnel de la santé et la forme de traitement. Les dispositions régissant le consentement et l'interdiction d'administrer un traitement sans consentement sont semblables à celles de l'Ontario. Les exigences relatives à la détermination de la capacité et à la question de savoir si le consentement est éclairé sont également semblables; toutefois, une personne peut renoncer par écrit au droit de recevoir de l'information sur la nature du traitement proposé (*Consent to Treatment and Health Care Directives Act* 1988, a. 6). Pour déterminer la capacité, un professionnel de la santé doit informer le patient de son droit à l'assistance d'un associé, mais doit également tenir compte de cette assistance.

Comme en Ontario, l'Île-du-Prince-Édouard prévoit que certaines personnes agissent à titre de mandataire spécial par ordre décroissant de priorité (*Consent to*

Treatment and Health Care Directives Act 1988, a. 11(1)). L'ordonnance est tout à fait semblable à celle décrite dans la loi de l'Ontario. Un mandataire spécial n'est pas autorisé par la Loi à donner son consentement à une thérapie par électrochocs, à l'ablation de tissus non régénératifs, à un avortement (sauf dans les cas où il existe un danger immédiat probable pour la vie ou la santé de la patiente), à une stérilisation non nécessaire sur le plan médical pour la protection de la santé du patient, ou à une procédure dont le but principal est la recherche, sauf lorsque la recherche vise le bénéfice même du patient. Ceci diffère quelque peu de la législation de l'Ontario, qui permet le consentement à la thérapie par électrochocs si celui-ci est donné conformément à la *Loi sur le consentement aux soins de santé* (1996).

Contrairement à la loi de l'Ontario, la loi de l'Île-du-Prince-Édouard ne possède pas de commission du consentement et de la capacité. En Ontario et à l'Île-du-Prince-Édouard, les professionnels de la santé qui agissent en fonction d'un consentement apparemment valide sont à l'abri de toute responsabilité légale pour leurs actes. Un mandataire à l'Île-du-Prince-Édouard n'est pas non plus responsable d'une décision au nom d'autrui, d'une décision prise alors qu'il agissait de bonne foi et conformément à la loi. Le terme « bonne foi » signifie que le mandataire spécial doit croire sincèrement que le patient est soit capable de donner un consentement éclairé, soit incapable de le faire et qu'il agit de façon appropriée.

En Ontario, deux personnes doivent être témoins de la nomination d'un procureur au soin de la personne, alors qu'un seul témoin est requis à l'Île-du-Prince-Édouard. À l'Île-du-Prince-Édouard, toute personne intéressée peut déposer une plainte au sujet d'un mandataire auprès d'un fonctionnaire désigné par le Minister of Health and Social Services (*Consent to Treatment and Health Care Directives Act* 1988, a. 27). Un mandataire ne peut déléguer son pouvoir de prendre des décisions à quelqu'un d'autre. De plus, une décision d'un mandataire en vertu d'une directive préalable a préséance sur une décision prise par un tribunal ou toute autre personne, y compris un tuteur, à moins d'indication contraire de la directive n'en dispose autrement. Une directive faite à l'extérieur de l'Île-du-Prince-Édouard y est valide si elle satisfait aux exigences de la législation de cette province ou si elle est conforme aux lois de la province (ou du pays) où elle a été faite et où l'auteur résidait habituellement.

La *Loi de sur les directives et les subrogés en matière de soins de santé* (2015) de la Saskatchewan est assez semblable aux lois décrites ci-dessus, mais elle ne codifie pas complètement la common law relative au consentement éclairé. Elle régit d'une manière similaire la rédaction de directives en matière de soins de santé.

En Saskatchewan, le mandataire doit être un adulte, c'est-à-dire une personne âgée de plus de 18 ans. Cependant, l'auteur d'une directive en matière de soins de santé peut être toute personne capable et âgée de plus de 16 ans. Comme à l'Île-du-Prince-Édouard, un seul témoin est requis pour la rédaction d'une directive en matière de soins de santé.

La législation du Yukon (*Loi sur les procurations perpétuelles* 2002) est semblable à celle des autres provinces. Elle prévoit qu'une procuration ordinaire devient une « procuration perpétuelle » si elle est écrite, signée par son « mandant », datée, et contient une disposition selon laquelle elle demeure en vigueur malgré l'incapacité du mandant ou prend effet à ce moment-là (*Loi sur les procurations perpétuelles* 2002, a. 3). La loi du Yukon exige également que certaines notes sur la procuration perpétuelle y soient incluses. Ces notes se rapportent à l'appréciation par le mandant de la nature du document, des pouvoirs qu'il accorde au fondé de pouvoir, quand elle prend effet et quand (et dans quelles circonstances) elle peut être annulée. Un avocat doit attester par écrit que le mandant comprend le document, qu'au moment de sa signature il était compétent et un adulte, et qu'il a donné le pouvoir de manière libre et volontaire. La loi n'énonce pas explicitement les pouvoirs ou les restrictions que peut contenir la procuration perpétuelle. Sans l'autorisation du tribunal, il est interdit au fondé de pouvoir de renoncer à une nomination une fois qu'elle a pris effet. Au Yukon, le consentement au traitement est traité en vertu de la loi sur la santé de ce territoire, pour ce qui est du fondé de pouvoir qui agit en tant que mandataire spécial.

Pratiques exemplaires dans les situations de mandataires spéciaux

L'équipe de santé peut veiller à obtenir le meilleur résultat possible lorsqu'un mandataire spécial intervient ou peut intervenir en prenant les mesures suivantes :

- Déterminer qui a le droit légal de consentir au traitement, et le consigner clairement dans le dossier du patient.

- Concevoir un plan de soins basé sur l'état actuel et potentiel du patient. Le plan peut tenir compte du refus ou du retrait du consentement, ainsi que du temps nécessaire et des circonstances favorables pour obtenir le consentement éclairé.
- Documenter les actes et le processus décisionnel de l'équipe de santé, en particulier en cas d'urgence ou de situation urgente.
- Examiner régulièrement les politiques et les procédures de l'établissement relatives au consentement du patient et du mandataire spécial afin de s'assurer qu'elles reflètent les pratiques exemplaires actuelles.

RÉSUMÉ

Ce chapitre a abordé les fondements éthiques et juridiques du consentement et donné des exemples pour clarifier leur application dans la pratique. Les infirmières et les infirmiers font face à de nombreux défis lorsqu'ils cherchent à protéger l'autonomie de leurs patients, notamment les progrès technologiques, les complexités du système de soins de santé, l'importance croissante accordée au choix individuel, les questions de savoir si une personne a la capacité de donner son consentement et les préoccupations concernant les litiges potentiels. De plus, les lois relatives au consentement sont constamment révisées afin d'atteindre un équilibre entre le respect du choix du patient et la protection des personnes contre les préjudices.

Les questions de consentement deviennent plus complexes lorsqu'elles visent des personnes plus vulnérables. Il s'agit notamment des enfants, des personnes ayant une déficience cognitive et de celles atteintes d'une maladie mentale. Même lorsqu'elles sont jugées incapables de donner leur consentement, elles doivent participer au processus et, dans la mesure du possible, leur consentement devrait être pris en considération. En ce qui a trait aux adultes, si leurs souhaits sont connus à l'avance, il convient de les respecter et d'en tenir compte dans les délibérations. Les infirmières et les infirmiers sont les mieux placés pour s'assurer que le processus est compatissant et que l'histoire de la personne est connue et comprise.

Les politiques, les règles et les lois en matière de consentement reposent grandement sur le principe de l'autonomie, qui reconnaît qu'une personne capable et compétente est libre de prendre une décision et d'agir conformément à un plan qu'elle a choisi elle-même. D'autres principes éthiques tout aussi importants que le personnel infirmier doit prendre en considération, comme la bienfaisance et la non-malfaisance, peuvent parfois entrer en conflit avec ce principe.

Chaque milieu ou contexte clinique dans lequel les infirmières et les infirmiers exercent doit établir des lignes directrices en soins infirmiers relatives au consentement. Des comités d'éthique pour aider les infirmières, les infirmiers et les autres membres de l'équipe à faire face à des situations difficiles devraient être en place. La formation continue, l'examen par les pairs et l'amélioration continue de la qualité sont nécessaires pour garder des normes constamment élevées.

De nombreuses dynamiques complexes sont impliquées dans le traitement des personnes malades, qui peuvent avoir de la difficulté à faire des choix éclairés dans un contexte bureaucratique confus. Les infirmières et infirmiers doivent prendre sérieusement en considération leur rôle dans les soins et le soutien de ces patients, et s'assurer que ces derniers ont le temps et les ressources nécessaires pour prendre la décision qui leur convient le mieux. Ce faisant, les infirmières et les infirmiers s'assurent que les droits des patients sont respectés et qu'ils sont protégés contre les préjudices.

PENSÉE CRITIQUE

Le scénario de cas suivant vise à approfondir la réflexion, la discussion et l'analyse.

Points de discussion

1. Trouvez 10 interventions d'infirmières ou d'infirmiers dans lesquelles le consentement du patient est implicite.
2. Dans quelles circonstances les interventions d'infirmières ou d'infirmiers devraient-elles nécessiter un consentement plus explicite?
3. Donnez quelques exemples de cas où le principe de bienfaisance entre en conflit avec le droit de choisir de la personne. Comment ce dilemme pourrait-il être résolu? Quelles mesures envisageriez-vous pour aborder les problèmes pour le patient dans le Scénario de cas 6.1?
4. Votre patient est sur le point d'avoir une laparotomie exploratoire, a reçu les consignes préopératoires, et le chirurgien l'a vu la veille au soir. La famille du patient a parcouru une longue distance

pour être présente le matin de la chirurgie. Ce n'est qu'après avoir donné au patient la sédation préopératoire que vous remarquez que le formulaire de consentement n'a pas été signé. Que feriez-vous? Quelle serait la pratique dans votre établissement si cela devait se produire?

5. Les parents devraient-ils être autorisés à donner ou à refuser leur consentement pour leurs jeunes enfants, quelles que soient les circonstances? Pourquoi ou pourquoi pas? L'intérêt supérieur de l'enfant devrait-il être régi? Existe-t-il des voies juridiques pour veiller à ce que l'intérêt supérieur de l'enfant soit pris en compte?

6. La soirée est occupée, et l'une de vos patientes, âgée et confuse, est agitée et essaie constamment de passer par-dessus la barrière du lit. Vous croyez que le seul moyen de la protéger est de l'attacher. Alors que vous vous préparez à le faire, la patiente, semblant lucide pour le moment, demande simplement à s'asseoir sur la chaise et ne veut pas être attachée. Que faites-vous?

7. Vous faites partie de l'équipe infirmière dans le service d'obstétrique d'un hôpital universitaire très occupé. Une femme se présente pour un examen pelvien sous anesthésie générale quelques jours avant la date prévue de son accouchement. Un jeune étudiant en soins infirmiers vous demande s'il peut assister à l'examen. Que dites-vous à la patiente? Pouvez-vous présumer qu'elle sait que des étudiants assistent aux procédures dans le cadre de leur formation? Quels sont les risques d'agir sans en informer correctement la patiente ni obtenir son consentement?

SCÉNARIO DE CAS 6.3

ASSEZ ÂGÉ POUR CHOISIR?

L. L. qui a trois ans et est atteint de leucémie aiguë lymphoblastique, suit actuellement un traitement dans l'unité pédiatrique d'un grand centre de cancérologie tertiaire. L. L. a reçu son diagnostic de leucémie à huit ans, et a suivi plusieurs traitements de chimiothérapie à ce moment-là. Le cancer est entré en rémission, mais comme il s'agissait d'une forme grave de leucémie, l'équipe a demandé aux parents d'envisager une greffe de moelle osseuse. Un frère ou une sœur, qui a deux ans de plus, avait une parfaite compatibilité. Le prélèvement de moelle était effrayant pour l'enfant, car il exigeait une anesthésie générale et entraînait beaucoup de douleur après l'opération. Cependant, cette douleur et cette souffrance n'étaient en rien comparables à celles vécues par L. L. Pour se préparer à la transplantation, L. L. a reçu des doses élevées de chimiothérapie et une irradiation corporelle totale. Peu de temps après la transplantation, le corps de L. L. a commencé à rejeter la nouvelle moelle (maladie du greffon contre l'hôte).

Il y a eu un rétablissement, mais maintenant, cinq ans plus tard, le cancer est revenu, et l'équipe propose plus de chimiothérapie et peut-être une autre greffe de moelle osseuse.

L. L. révèle à l'infirmière principale, qui s'occupe de L. L. depuis le début, que bien que ses parents soient en faveur d'un traitement plus intensif, ils sont fatigués et en ont « assez ». En outre, deux amis parmi les patients de l'hôpital ont subi des traitements similaires et sont décédés. Bien que voulant seulement rentrer à la maison et passer du temps avec sa famille et ses amis, L. L. compte opter pour le traitement, ne voulant pas déranger ses proches.

RÉFÉRENCES

Lois

Advanced Health Care Directives Act, S.N.L. 1995, c. A-4.1 (Terre-Neuve-et-Labrador).

Code civil du Québec, RLRQ c. CCQ-1991 (Québec).

Consent to Treatment and Health Care Directives Act, L.R.P.E.I. 1988, c. C-17.2 (Île-du-Prince-Édouard).

Health Care (Consent) and Care Facility (Admission) Act, R.S.B.C. 1996, c. 181 (Colombie-Britannique).

Loi sur les procurations perpétuelles, L.R.Y. 2002, c. 73 (Yukon).

Loi sur le consentement aux soins de santé, 1996, L.O. 1996, c. 2, ann. A (Ontario).

Loi sur les directives en matière de soins de santé C.P.L.M. c. H27 c. H27 (Manitoba).

Loi de sur les directives et les subrogés en matière de soins de santé, L.S. 1997, c. H-0.002 (Saskatchewan).

Loi sur la santé mentale, L.R.O. 1990, c. M.7 (Ontario).

Loi sur les infirmières et infirmiers, 1991, L.O. 1991, c. 32 (Ontario).

Loi sur la protection des renseignements personnels sur la santé, 2004, L.O. 2004, c. 3, ann. A, a. 13 (Ontario).

Loi sur la prise de décisions au nom d'autrui, 1992, L.O. 1992, ch. 30 (Ontario).

Medical Consent Act, R.S.N.S. 1989, c. 279 (Nouvelle-Écosse).

Representation Agreement Act, R.S.B.C. 1996, c. 405 (Colombie-Britannique).

Règlements

Professional Misconduct, Règlement de l'Ontario 799/93 (en vertu de la *Loi sur les infirmières et infirmiers*, 1991, Ontario).

Jurisprudence

A.C. c. L.L. [2021] ONSC 6530 (CanLII). V.A.V., 2023 ONSC 1634

Alberta (Director of Child Welfare) c. B.H., [2002] ABPC 39 (CanLii), confirmé par B.H. c. Alberta (Director of Child Welfare), 2002 ABQB 371.

Ciarlariello c. Schacter, [1993] 2 RCS 119.

Hamilton Health Sciences Corp. c. D.H., P.L.J., Six Nations of the Grand River Child et Family Services Department et Brant Family et Children's Services [2014] ONCJ 229 et 2014 ONCJ 608.

Malette c. Shulman [1990], 72 OR (2d) 417 (CA).

Nancy B. c. Hôtel-Dieu de Québec, [1992], (CanLII) 8511 (QC CS).

Reibl c. Hughes [1980] 2 RCS 880; (1980) 14 CCLT 1; 114 DLR (3d) 1; 33 NR 361.

Textes et articles

Annas, G. J., et Grodin, M. A. (2008). The Nuremberg Code. In Emanuel, E. J., Grady, C. C., et Crouch, R. A. et coll. (Eds.), *The Oxford textbook of clinical research ethics* (pp. 136-140). Oxford University Press.

Ashcroft, R. E. (2008.). The Declaration of Helsinki. In Emanuel, E. J., Grady, C. C., et Crouch, R. A. et coll. (Eds.), *The Oxford textbook of clinical research ethics* (pp. 136-140). Oxford University Press.

Association des infirmières et infirmiers du Canada. (2017). *Code de déontologie des infirmières et infirmiers autorisés*.

Beauchamp, T. L., et Childress, J. F. (1989). In *Les Principes de l'éthique biomédicale*. Wadsworth Publishing Company.

Bureau du Commissaire aux langues du Nunavut. (2015). *Si vous ne pouvez pas communiquer avec votre patient, votre patient n'est pas en sécurité : Rapport d'enquête systémique : Enquête sur le respect de la Loi sur les langues officielles, L.R.T.N.-O. 1988, à l'Hôpital général : Rapport final*. https://langcom.nu.ca/sites/langcom.nu.ca/files/QGH%20-%20Final%20Report%20FR.pdf

Commission de mise en œuvre des recommandations sur la justice autochtone. (1999). *Rapport de l'Enquête publique sur l'administration de la justice et les peuples autochtones au Manitoba*. http://www.ajic.mb.ca/reports/final_toc.html

Charon, R. (2001). Narrative medicine : A model for empathy, reflection, profession, and trust. *Journal of the American Medical Association, 286*(15), 1897-1902.

Corrigan, O. (2003). Empty ethics : The problem with informed consent. *Sociology of Health & Illness, 25*(7), 768-792.

Halpern, J. (2014). From idealized clinical empathy to empathic communication in medical care. *Medicine, Health Care and Philosophy, 17*(2), 301-311.

Instituts de recherche en santé du Canada, Conseil de recherches en sciences naturelles et en génie, Conseil de recherches en sciences humaines du Canada. (2022). *Énoncé de politique des trois conseils : Éthique de la recherche avec des êtres humains*. https://ethics.gc.ca/fra/policy-politique_tcps2-eptc2_2022.html

IRSC,CRSNG/CRSHC, (2018) *Énoncé de politique des trois conseils : Éthique de la recherche avec des êtres humains – EPTC 2 (2018)*. https://ethics.gc.ca/fra/policy-politique_tcps2-eptc2_2018.html

Kocarnik, J. M. (2014). Disclosing controversial risk in informed consent : How serious is serious? *The American Journal of Bioethics, 14*(4), 13-14.

Lux, M. K. (2016). In *Separate beds : A history of Indian hospitals in Canada, 1920s–1980s*. University of Toronto Press.

McCarthy, J. (2003). Principlism or narrative ethics : Must we choose between them? *Medical Humanities, 29*(2), 65-71.

Mosby, I. (2013). Administering colonial science : nutrition research and human biomedical experimentation in Aboriginal communities and residential schools, 1942–1952. *Social History, 46*(91), 145-172.

Mueller, M. (1997). Science versus care : Physicians, nurses and the dilemma of clinical research. In Elston, M. A. (Ed.), *The sociology of medical science and technology*. Blackwell.

Organisation mondiale de la Santé. (2019). *COVID-19 et vaccination obligatoire : Considérations éthiques Note d'orientation*. https://iris.paho.org/bitstream/handle/10665.2/57417/OPASEIHBIOCO-VID19230011_fre.pdf?sequence=1&isAllowed=y

Olick, R., Shaw, J., et Yang, T. (2021). Ethical issues in mandating COVID-19 vaccinations for health care personnel. *Mayo Clinic Proceedings, 96*(12), 2958-2962.

Roter, D. L., Frankel., R. M., Hall, J. A., et coll. (2006). The expression of emotion through nonverbal behavior in medical visits : Mechanisms and outcomes. *Journal of General Internal Medicine, 21*, 28-34.

Société de protection des infirmières et infirmiers du Canada. (2004). Consentement pour l'adulte incapable. *InfoDROIT, 13*(3), 1-2.

Santé Canada – Agence de la santé publique du Canada et Comité d'éthique de la recherche. (2023). *Comité d'éthique de la recherche : Politiques, lignes directrices et ressources*. https://www.canada.ca/fr/sante-canada/services/science-recherche/avis-scientifiques-processus-decisionnel/comite-ethique-recherche/politiques-lignes-directrices-ressources.html

Sharpe, G. (1986). In *The law and medicine in Canada* (2e édition). Butterworths.

Sugarman, J., McCrory, D. C., et Powell, D. (1999). In *Empirical research on informed consent : An annotated bibliography*. A Hastings Center Report, supplément spécial.

Warade, A. C., Jha, A. K., Pattakar, S., et coll. (2019). Radiation-induced brachial plexus neuropathy : A review. *Neurology India, 67*(Suppl S1), 47-52.

Whitney, N. S., McGuire, A. L., et McCullough, L. B. (2004). A typology of shared decision making, informed consent, and simple consent. *Annals of Internal Medicine, 140*(1), 54-59.

Wynia, M. K., Harter, T. D. et Eberl, J. T. (3 novembre 2021). Why a universal COVID-19 vaccine mandate is ethical today. *Health Affairs Blog*. https://www.healthaffairs.org/do/10.1377/forefront.20211029.682797/

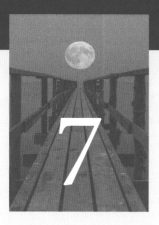

7

RESPONSABILITÉS LÉGALES DU PERSONNEL INFIRMIER : COMPÉTENCE PROFESSIONNELLE, INCONDUITE, FAUTE PROFESSIONNELLE ET DOCUMENTATION INFIRMIÈRE

OBJECTIFS D'APPRENTISSAGE

Le but de ce chapitre est de vous aider à comprendre :

- Les responsabilités professionnelles du personnel infirmier et son devoir de rendre compte
- Les responsabilités éthiques et légales (incluant tout ce qui touche à la compétence professionnelle, aux délits civils, ainsi qu'à l'inconduite et aux fautes professionnelles) du personnel infirmier envers les patients, les autres professionnels de la santé, et le public
- Les concepts juridiques que sont la négligence, le devoir de diligence, la responsabilité du fait d'autrui, la norme de soins, et la causalité
- Le droit criminel relativement à la norme de soins et à la négligence
- L'importance de respecter les normes en matière de ponctualité, d'exactitude et d'exhaustivité de la documentation des faits et des observations, pour assurer des soins infirmiers sûrs et efficaces
- Le rôle du bureau du coroner et les implications d'une enquête de coroner
- Les exigences juridiques en ce qui concerne la documentation infirmière, ainsi que l'importance de celle-ci et la façon dont elle est utilisée dans les procédures judiciaires

INTRODUCTION

En tant que professionnels, les membres du personnel infirmier ont l'obligation de servir l'intérêt public et d'exercer leur pratique selon un ensemble de normes professionnelles et de règles d'éthique. Leur responsabilité à l'égard du public est régie par un cadre juridique qui vise à assurer des soins compétents et sûrs, tout en préservant le respect des droits individuels. Ce cadre comprend des lois et des **aux soins infirmiers** propres aux soins infirmiers, les normes de pratique de l'organisme de réglementation des soins infirmiers, le *Code criminel*, les lois provinciales et fédérales, ainsi que les principes de responsabilité civile consacrés par la common law et le *Code civil du Québec*.

Le *Code de déontologie des infirmières et infirmiers autorisés* (Association des infirmières et infirmiers du Canada [AIIC], 2017) indique clairement la responsabilité du personnel infirmier non seulement d'exercer de façon éthique, mais aussi de faire preuve de responsabilisation à l'égard des normes et des règles professionnelles comme juridiques :

> . . . *Les infirmières, en tant que membres d'une profession autoréglementée, pratiquent selon les valeurs et les responsabilités énoncées dans le Code de déontologie des infirmières et infirmiers et conformément aux normes professionnelles, aux lois et aux règlements qui appuient la pratique déontologique (p. 18)*

Tel que mentionné au chapitre 5, la société canadienne fait confiance au personnel infirmier et permet à la profession infirmière de réglementer ses membres par l'entremise d'organismes autonomes. Et comme indiqué au chapitre 4, le système juridique mesure quant à lui le rendement et le comportement des membres du personnel infirmier par rapport à des normes professionnelles et éthiques, et il impose des sanctions importantes lorsque ceux-ci ne les respectent pas. L'ignorance de la loi ne saurait constituer une défense, et par conséquent, les membres du personnel infirmier doivent avoir une compréhension approfondie des attentes à leur égard, ainsi que des conséquences lorsque les normes et les règles ne sont pas respectées.

Ce chapitre se concentre sur les systèmes de droit civil et pénal au Canada, et présente ce faisant les conséquences juridiques auxquelles les membres du personnel infirmier s'exposent lorsque le non-respect des normes professionnelles entraîne des préjudices. La compétence et la conduite des membres du personnel infirmier sont évaluées par le biais des pouvoirs disciplinaires des organismes de réglementation des soins infirmiers, de droit criminel, et de responsabilité civile. En vertu de ces mécanismes, les membres du personnel infirmier doivent rendre compte et répondre de leur pratique devant leurs patients, leurs collègues, leurs employeurs, la communauté, et la société dans son ensemble. Le droit criminel peut imposer des sanctions importantes à ceux qui : agissent de façon négligente et inconsidérée ou qui, dans le cadre de leur rôle professionnel, se livrent délibérément à des activités criminelles. Des membres du personnel infirmier ont été reconnus coupables de crimes, tels que la fraude, le vol et la pornographie juvénile (Zhong et coll., 2016).

La structure ainsi que les processus d'enquête et d'examens des décès inexpliqués, de même que les implications relativement aux soins infirmiers, sont décrits. Dans chaque province, le système des coroners, ou un système semblable de médecins légistes, enquête sur les décès inexpliqués afin d'en déterminer la cause et de formuler des recommandations pour prévenir de tels incidents à l'avenir. Il arrive fréquemment que des membres du personnel infirmier participent à de telles enquêtes, et ceux-ci peuvent être appelés à témoigner.

Dans tous ces contextes, la documentation fournit des preuves clés, à la lumière desquelles les actions de ceux-ci sont évaluées. Les membres du personnel infirmier doivent comprendre la pertinence du devoir de diligence, des normes de pratique et de la documentation lorsque des cas sont portés à l'attention du système juridique. Ces éléments seront décrits plus loin et illustrés à l'aide de cas de jurisprudence.

NORMES DE SOINS ET ATTENTES DU PUBLIC : CONSÉQUENCES DU NON-RESPECT

Les membres du personnel infirmier doivent avoir une bonne compréhension des concepts juridiques tels que le devoir de diligence, la compétence dans la pratique, l'inconduite professionnelle, la faute professionnelle et la négligence. Les aspects éthiques et juridiques de ces attentes sont interreliés et pertinents à la fois en ce qui concerne le système juridique et les processus réglementaires. Les membres du personnel infirmier ont des responsabilités envers de nombreuses personnes différentes. Ces responsabilités sont distinctes, mais interreliées. Les principales responsabilités juridiques des membres du personnel infirmier sont le (1) maintien de la compétence professionnelle; (2) l'obligation légale d'indemniser les personnes lésées par leur conduite; et (3) la responsabilité criminelle relativement à toute conduite contrevenant aux dispositions du *Code criminel*. Les infractions à ces responsabilités du personnel infirmier ne sont pas telles qu'elles les enfreignent toujours nécessairement toutes à la fois, ou dans les mêmes circonstances. Une conduite non professionnelle peut ne pas avoir de conséquences en termes de responsabilité civile, si personne ne se trouve lésé par elle. La négligence, quoiqu'elle engage une responsabilité légale, n'atteint pas toujours nécessairement le niveau de l'inconduite professionnelle. Il est rare que des membres du personnel infirmier agissant de bonne foi et dans les limites de leur emploi engagent leur responsabilité criminelle. Par contre, lorsqu'il y a conduite criminelle, tous les aspects légaux des responsabilités infirmières entrent habituellement en jeu. Par exemple, un membre du personnel infirmier qui se livrerait à des contacts sexuels avec une personne ayant une déficience cognitive engagerait sa responsabilité criminelle et civile, et sa conduite professionnelle ferait l'objet d'un examen. (Zhong et coll. [2016] ont constaté que seulement environ 10 % des crimes commis par les membres du personnel infirmier impliquaient les patients de ces derniers.).

Un exemple tragique de l'un de ces cas engageant ces responsabilités légales s'est produit en juin 2017, lorsqu'une ancienne infirmière de l'Ontario, Elizabeth Wettlaufer, a plaidé coupable pour les meurtres au premier degré de huit personnes âgées, ainsi que pour des tentatives de meurtre contre quatre autres personnes, en plus de voies de fait graves contre deux d'entre elles. Elle a administré des surdoses d'insuline à ces personnes alors qu'elle travaillait dans des établissements de soins de longue durée entre 2007 et 2016. Jugée devant un tribunal criminel, elle a été condamnée à perpétuité sans possibilité de libération conditionnelle avant 2041. Par la suite, l'Ordre des infirmières et infirmiers de l'Ontario (OIIO) a jugé ses actes « odieux au plus haut point » et l'a déclarée coupable de 14 chefs d'accusation d'inconduite professionnelle (*Ordre des infirmières et infirmiers de l'Ontario c. Wettlaufer*, 2017). En outre, des poursuites civiles ont été intentées contre elle et ses employeurs par les familles des victimes. Le gouvernement de l'Ontario a lancé une enquête publique pour répondre aux questions concernant les facteurs ayant mené à ces décès, et pour s'assurer que ce genre de tragédie ne se reproduirait pas (Enquête publique sur la sécurité des résidents des foyers de soins de longue durée [2019], https://longtermcareinquiry.ca/fr/).

Les sections suivantes décrivent les concepts qui soustendent le cadre juridique de la pratique infirmière.

Devoir de diligence professionnelle

La common law impose aux personnes un devoir de diligence envers les gens qui sont touchés de près par leur conduite ou leurs activités ou qui y sont étroitement liées.

La définition classique du devoir de diligence peut être trouvée dans la documentation de l'affaire *Donoghue v. Stevenson* (1932). Lord Atkin, l'un des lords de justice de la Chambre des lords, a parlé du devoir de diligence dans les termes suivants :

> Le commandement « *Tu aimeras ton prochain* » devient en droit : « *Tu ne léseras pas ton prochain* ». À la question de l'avocat : « *Qui est mon prochain?* », on donnera une réponse restrictive. Il faut agir avec diligence raisonnable pour éviter des actes ou omissions lorsqu'on peut raisonnablement prévoir qu'ils sont susceptibles de léser son prochain. Qui est donc mon prochain en droit? La réponse semble être : les personnes qui sont de si près et si directement touchées par mon acte que je devrais raisonnablement envisager le risque qu'elles courent lorsque je pense aux actes ou omissions en question.

Donoghue v. Stevenson, 1932., p. 580; 101 L.J.P.C. 119, à la p. 127; 147 L.T. 281 (H.L.); voir aussi Linden, 2018)

Les professionnels tels que les membres du personnel infirmier ont, envers ceux qui ont besoin de leurs services ou qui sont placés sous leur garde, un devoir de diligence exigeant d'agir de manière compétente et appliquée, conformément à des normes et à des attentes raisonnables. Comme pour tous les autres professionnels, cela comprend pour le personnel infirmier la responsabilité de se tenir au courant des développements et des pratiques actuels au sein de la profession, et d'entreprendre une formation continue et des efforts de perfectionnement professionnel.

Compétence

La compétence professionnelle est le vaste ensemble d'atouts que l'on doit posséder pour travailler dans un domaine spécialisé ou une profession, et qui comprend les connaissances professionnelles, l'attitude, et les aptitudes. Des connaissances disciplinaires et l'application de concepts, de processus et d'aptitudes sont nécessaires pour tester la compétence professionnelle dans un domaine particulier. Les organismes de réglementation établissent les normes et le niveau de compétence exigés des infirmières et infirmiers professionnels. Chaque administration (province ou territoire) possède un organisme de réglementation des soins infirmiers autorisé par le gouvernement, qui définit les normes de la profession (AIIC, Soins infirmiers réglementés au Canada, Organismes de réglementation https://www.cna-aiic.ca/fr/soins-infirmiers/les-soins-infirmiers-reglementes-au-canada/organismes-de-reglementation).

Lorsqu'un organisme de réglementation est informé que la conduite d'un membre est inférieure à la norme, celui-ci fera l'objet d'une enquête, et des mesures correctives, telles que l'éducation, pourraient lui être imposées. S'il y a lieu, des mesures disciplinaires peuvent être prises, et le membre pourrait même faire l'objet d'accusations, d'une audience et d'autres sanctions, pouvant aller jusqu'au renvoi de la profession. Le processus interne de l'organisme de réglementation peut être examiné par les tribunaux (contrôle judiciaire) pour s'assurer que les lois et les principes juridiques pertinents ont été appliqués de manière appropriée. Un tel processus ne constitue pas une nouvelle audience, mais simplement un examen de la preuve et du processus pour s'assurer que le résultat est conforme au pouvoir du tribunal.

Les normes de la profession sont souvent examinées pour déterminer si la conduite d'un membre du personnel infirmier est négligente ou criminelle. Lorsque la conduite d'un membre du personnel infirmier semble être inférieure à la norme de pratique compétente, ce fait peut être une indication que cette personne a agi de manière négligente ou fautive. Pour éviter les complications juridiques, les membres du personnel infirmier doivent toujours s'assurer qu'ils agissent en stricte conformité avec les normes, les règles et les réglementations de leur profession.

Faute professionnelle

Il y a une inconduite professionnelle lorsque le comportement d'un professionnel ne respecte pas les règles et les normes éthiques et juridiques de sa profession. De nombreuses lois provinciales et territoriales régissant la pratique infirmière et les autres professions du secteur des soins de santé fournissent une définition juridique de ce qui constitue une *faute professionnelle*. L'OIIO (2018) décrit la faute professionnelle comme « tout acte ou omission qui enfreint les normes déontologiques et professionnelles » (p. 3).

En Nouvelle-Écosse, l'article 2 de la *Nurses Act*, c. 8, 2019 définit l'inconduite professionnelle comme comprenant :

la conduite ou les actes pertinents à l'exercice de la profession qui, eu égard à toutes les circonstances, seraient raisonnablement jugés par les pairs comme honteux, déshonorants ou non professionnels, y compris :

(a) le non-respect des normes de pratique;

(b) le non-respect des codes d'éthique adoptés par l'Ordre;

(c) la violence verbale, physique, émotionnelle ou sexuelle à l'encontre d'une personne;

(d) le détournement de biens personnels, de médicaments ou d'autres actifs appartenant à un client ou à un employeur;

(e) toute influence inappropriée ou pression à l'endroit d'un client pour qu'il crée ou modifie un document juridique;

(f) l'abandon d'un client;

(g) la négligence au niveau des soins à un client;

(h) le défaut de faire preuve de la discrétion appropriée en ce qui concerne la divulgation de renseignements confidentiels;

(j) la falsification de dossiers;

(k) l'utilisation inappropriée du statut d'accréditation professionnelle à des fins personnelles;

(l) la promotion à des fins personnelles de quelques médicament, dispositif, traitement, procédure, produit ou service inutiles, inefficaces ou dangereux que ce soit;

(m) la publication de toute publicité fausse, frauduleuse, mensongère ou trompeuse, y compris les efforts pour faire publier de telles publicités;

(n) la participation à des activités illégales telles que la fraude, les fausses déclarations, la tromperie ou la dissimulation de faits importants lors de la demande ou de l'obtention d'une accréditation ou d'un permis d'exercice, ou encore d'un examen prévu par la présente Loi, y compris l'utilisation de titres de compétences obtenus frauduleusement;

(o) l'adoption ou l'utilisation d'une désignation, ou d'un dérivé (ou abréviation) de désignation, ou encore la description de ses propres activités comme étant des « soins infirmiers » dans toute publicité ou publication, y compris les cartes de visite, les sites Web et autres éléments de signature personnelle, alors que les activités mentionnées ne relèvent pas de la pratique infirmière.

Des principes semblables s'appliquent à tous les organismes de réglementation du pays.

Faute professionnelle

La faute professionnelle n'inclut pas nécessairement l'élément d'inconduite professionnelle, mais implique plutôt l'exécution négligente d'actes, exécutés d'une manière qui n'est pas conforme à une pratique généralement reconnue, comme les normes de soins dans la profession infirmière. Il peut arriver que des membres du personnel infirmier accomplissent des actes légaux d'une manière qui n'implique aucune inconduite professionnelle, mais que leur exécution de tel acte ou de telle fonction soit négligente ou révélatrice d'un manque de compétences, et susceptible de causer des blessures ou autres préjudices à un patient, ou encore compromettre de quelque autre façon la santé ou le cours du traitement d'un patient. Prenons l'exemple d'une infirmière qui omettrait de documenter et de signaler qu'une personne est allergique à un antibiotique. Plus tard, le patient développe une infection des voies urinaires, requérant des antibiotiques. Cependant, le patient n'est plus alerte et l'équipe ne peut pas confirmer les allergies. Supposant donc que le patient n'en a pas, l'équipe va de l'avant et administre le médicament, et une anaphylaxie survient. Prenons également l'exemple d'une autre infirmière travaillant dans l'unité de soins intensifs néonatals (USIN) d'un hôpital universitaire achalandé, et ayant suivi une formation en ce qui concerne les derniers traitements et les médicaments dans cette spécialité. Un tribunal pourrait conclure que comparativement à une infirmière travaillant dans un milieu général, une personne comme celle de ce second exemple devrait être tenue de respecter une norme de diligence plus élevée en ce qui concerne les soins fournis dans son milieu.

RESPONSABILITÉ CIVILE : IMPLICATIONS POUR LE SECTEUR DES SOINS INFIRMIERS

Au chapitre 4, *le droit civil* est décrit comme l'ensemble de règles et de principes juridiques qui régissent les relations, les droits respectifs et les obligations entre les particuliers, ainsi que les entreprises, sociétés et autres institutions. Il comprend le droit lié à la responsabilité délictuelle et à la négligence, ainsi que les droits et obligations entre les particuliers, et il réglemente la façon dont ces règles sont préservées et appliquées dans les tribunaux. Dans le cadre du processus disciplinaire, les organismes de réglementation déterminent la mesure dans laquelle certains membres du personnel infirmier ne respectent pas les normes de pratique, et imposent contre ces derniers des sanctions appropriées qui, à l'extrême, peuvent retirer à une personne la capacité d'exercer dans le secteur des soins infirmiers. Le droit civil garantit également que les personnes lésées peuvent demander réparation ou indemnisation.

La **responsabilité délictuelle** se rapporte à des transgressions civiles commises par des personnes à l'encontre d'autres auxquelles ces transgressions (« actes fautifs ») causent des préjudices ou des dommages, que ce soit aux personnes lésées elles-mêmes ou à leurs biens. Les délits peuvent être *intentionnels* ou

non intentionnels. Le terme « intentionnel » désigne une action délibérée, indépendamment du fait qu'une telle action puisse entraîner des conséquences inattendues. Une agression est un exemple de délit intentionnel, en ce que la personne qui la commet agit dans l'intention de causer un préjudice à la victime. Les délits non intentionnels constituent quant à eux généralement de la négligence.

Au Québec, les « **délits** » s'inscrivent dans les dispositions du Code civil qui traitent des obligations. Des dispositions particulières du Code civil définissent et régissent cette notion de délits ainsi que les éléments qui doivent être prouvés devant les tribunaux pour qu'une partie lésée puisse recevoir des dommages-intérêts. En vertu du Code civil, quiconque a l'obligation de ne pas causer de préjudice à autrui manque à cette obligation en n'agissant pas selon la norme de diligence attendue.

Délits intentionnels

Voies de fait

Le concept de voie de fait est un élément particulièrement important dans la profession infirmière. Une grande partie du travail du personnel infirmier implique de toucher physiquement des patients, comme c'est le cas dans le cadre de l'administration d'injections, de la suture de plaies, de l'établissement de lignes intraveineuses, et du déplacement physique des patients, ainsi que d'autres mesures invasives, toutes des procédures qui ne peuvent être effectuées qu'avec le consentement du patient. Tout traitement effectué sans consentement est considéré comme une voie de fait. Les transfusions sanguines, les injections, les examens et l'imagerie diagnostique sont des exemples d'interventions qui seraient considérées comme des voies de fait si elles étaient effectuées sans consentement, lesquelles batteries donneraient droit à une indemnisation aux patients concernés.

La **voie de fait** est défini en common law comme le fait de causer intentionnellement et de façon non consensuelle un contact traumatique ou offensant à une autre personne (Fleming, 1983., p. 23; voir aussi Linden, 2018). Ainsi, le fait pour une personne d'asséner un coup à une autre constitue un exemple évident de voie de fait. Le contact traumatique ou offensant peut être soit direct, comme une gifle au visage, soit indirect, comme tirer sur la chaise d'une personne de sorte à faire chuter cette dernière. (Linden, 2018). Dans les deux cas, il y a présence d'une atteinte *intentionnelle* à l'intégrité physique et à la sécurité d'autrui. En outre, ces actes sont considérés comme pouvant conduire à une escalade de violence, de ce que la victime peut être poussée à répliquer. L'un des objectifs du droit de la responsabilité délictuelle est de prévenir la violence en rendant les auteurs de tels actes civilement responsables envers leurs victimes pour les préjudices causés. La loi se préoccupe également de la nécessité de rétablir la situation pour les victimes de transgressions, de telle sorte à remettre autant que possible les choses comme elles étaient avant la voie de fait subie, par l'octroi de dommages-intérêts pécuniaires.

Il n'est pas nécessaire que la conduite offensante ou intrusive soit violente, car même des attouchements non désirés apparemment insignifiants peuvent constituer un cas de voie de fait. Il n'est pas nécessaire non plus que l'auteur de l'infraction ait eu une quelconque intention de causer du tort. Ainsi, même une tape dans le dos peut être considérée comme une voie de fait si elle est donnée sans le contentement du destinataire.

Cependant, certains actes courants et quotidiens ne seront généralement pas considérés comme des cas de voie de fait. Par exemple, une poignée de main, qui est un geste coutumier, ne saurait être considérée comme une voie de fait. Il n'est pas nécessaire de demander la permission de l'autre personne avant d'échanger une poignée de main, attendu que le consentement est en fait donné implicitement par le fait de tendre la main. Il convient toutefois de noter que dans une société diversifiée comme celle du Canada, les membres du personnel infirmier doivent faire preuve de respect envers les cultures qui pourraient ne pas accueillir favorablement un tel geste. De plus, la pandémie de COVID-19 a suscité des préoccupations concernant le contrôle des infections, ce qui peut également influencer la réponse d'une personne à cet égard. Il y a aussi le cas particulier des membres du personnel infirmier qui s'occupent d'enfants. Tenir les enfants et leur donner des câlins de façon appropriée, tout dépendant de leur âge de développement, sont des choses souvent essentielles pour assurer leur soin et leur bien-être.

Comme mentionné plus haut, tout traitement prodigué sans consentement revient à une batterie. Les réclamations pour voies de fait sont plus faciles à prouver que les réclamations pour négligence, car la question n'est pas de savoir si le traitement impliquait des soins raisonnables, mais seulement si les contacts physiques se sont produits avec ou sans consentement. Les professionnels de la santé accusés de batterie doivent fournir la preuve que le consentement avait été obtenu et, s'ils ne sont pas en mesure de le prouver, ils se retrouvent responsables de toutes les conséquences directes de la voie de fait. L'absence de consentement entraîne un risque beaucoup plus grand pour les professionnels de la santé que la négligence. Même si les patients n'ont subi aucun préjudice et qu'il se puisse même qu'ils aient bénéficié du traitement, des dommages-intérêts peuvent leur être accordés pour la détresse mentale et le bouleversement découlant du fait d'apprendre qu'ils ont fait l'objet de traitements sans leur consentement. Prenons par exemple l'affaire *Mohsina v. Ornstein* (2013). Dans cette affaire, la patiente avait consenti à une chirurgie pour traiter des kystes ovariens, et pendant l'opération, le chirurgien avait coupé la trompe de Fallope gauche de la patiente, de ce qu'il croyait qu'il n'y avait plus aucune chance de grossesse à ce stade. La patiente a affirmé que la procédure, telle qu'elle a été effectuée, dépassait la portée du consentement donné (le consentement était pour la biopsie ou la coupure des adhérences). Le tribunal a convenu que comme le médecin était au fait que cette patiente n'était pas disposée à consentir à une telle intervention, il était dans l'erreur de n'avoir pas tenu compte de cette information et d'avoir agi sans le moindre égard aux instructions de la patiente. Le tribunal a conclu que les actions du médecin constituaient une voie de fait, et que par conséquent la patiente avait droit à des dommages-intérêts.

Consentement

Le consentement à recevoir un traitement est discuté en détail au chapitre 6, mais comme il est d'une grande pertinence dans la présentation de la responsabilité délictuelle, il est présenté à nouveau ici sous forme résumée.

En règle générale, si la personne lésée a consenti à une action ou à une conduite spécifique, l'auteur n'engagera pas sa responsabilité pour une telle conduite s'il utilise des pratiques et des procédures généralement acceptées et ne dépasse pas les limites du consentement donné. Dans l'affaire *Mohsina*, la patiente souhaitait redevenir enceinte et voulait s'assurer que l'opération ne viendrait pas rendre cela impossible pour elle. Le fait pour le chirurgien de couper la trompe de Fallope, rendant ainsi la grossesse impossible, était un acte qui dépassait les limites du consentement. Si cet acte avait été requis par une urgence, le consentement aurait été suffisant.

Le consentement, qui peut être défini comme la permission donnée par des personnes pour que quelqu'un d'autre accomplisse un acte sur elles, peut être *explicite* (exprès) ou *implicite* de ce qu'il découle naturellement des circonstances ou de la conduite de la personne lésée. Un consentement exprès peut être donné oralement ou par écrit. Un consentement écrit n'est pas un consentement en soi, mais plutôt une preuve que la partie qui l'a donné a consenti à un acte.

Un consentement implicite est l'acceptation d'un acte telle que lue à travers la conduite du destinataire. Dans un contexte de soins de santé, un patient tendant un bras à une infirmière pour faire vérifier sa tension artérielle constitue un exemple de consentement implicite. En d'autres termes, une personne raisonnable déduirait de la conduite du patient que celui-ci a donné son consentement. Cela illustre un autre aspect du consentement implicite, soit que l'existence d'un consentement est évaluée par rapport à une **norme objective**.

Lorsque des différends surviennent au sujet de prétendus consentements implicites, la question dépend habituellement de la qualité des preuves dont disposent les professionnels de la santé. Comme ces différends seront évalués des années après que les événements en cause se sont produits, il est essentiel que les consentements soient documentés par écrit, soit en obtenant des consentements signés, soit en consignant ponctuellement les paroles et les actions auxquelles se rapportent ces consentements, ainsi que les noms des témoins présents.

Pour qu'un consentement soit valide en droit, la personne qui le donne doit avoir la capacité de le faire. Dans le cas d'un patient ayant une déficience cognitive, le consentement au traitement pourrait être jugé invalide s'il était déterminé que ce patient n'était pas suffisamment en mesure d'apprécier la nature, la qualité et les conséquences du traitement proposé. Les enfants n'ayant pas encore atteint la majorité (ou de moins de 16 ans, dans certaines provinces) ne peuvent généralement pas consentir eux-mêmes à des traitements, et le consentement dans ces cas doit être obtenu de leurs parents ou de leurs tuteurs légaux. Toutefois, dans les cas d'enfants suffisamment matures pour comprendre la nature et les risques des traitements proposés, les fournisseurs de soins ou les établissements peuvent se fier à ces consentements ou à ces assentiments (accords des enfants selon lesquels les traitements peuvent se poursuivre, sur la base du consentement éclairé des parents).

Un consentement sera invalidé s'il a été obtenu par la force ou la fraude. La coercition ou le recours à la force invalide tout consentement, de ce que les personnes ainsi contraintes n'ont évidemment pas pris ces décisions de leur plein gré. Seuls les consentements donnés de façon libre et volontaire sont valables en droit.

Dans le contexte des soins de santé, il est important de se rappeler qu'aucun traitement, aussi crucial soit-il pour la santé ou la survie du patient, ne peut être administré sans le consentement de ce patient, à moins que la situation ne soit mortelle et que le patient soit inconscient ou souffre d'une incapacité mentale (p. ex., voir *Emergency Medical Aid Act [Loi sur l'aide médicale d'urgence] de la Saskatchewan*, 1978). Les lois, tel que *celle susmentionnée,* permettre aux IA (infirmières et infirmiers autorisés) d'administrer des traitements médicaux d'urgence à des personnes inconscientes impliquées dans des accidents sans encourir de responsabilité pour négligence résultant d'un acte ou d'une omission de leur part. Toutefois, cela ne saurait excuser les cas de *négligence grave*, c'est-à-dire toute conduite radicalement éloignée de la norme de compétence raisonnable attendue des membres du personnel infirmier.

Dans un contexte clinique, seul le traitement précis pour lequel un consentement a été donné peut être administré, et dans la plupart des cas, seuls les professionnels de la santé mentionnés spécifiquement dans le consentement du patient peuvent administrer le traitement consenti. Le consentement des patients doit également être éclairé. Cela signifie que la nature du traitement à administrer, ses avantages et les risques connexes, ainsi que tous les renseignements importants, doivent être fournis au patient pour que le consentement soit valide.

Délits non intentionnels

Prenons l'exemple du Scénario de cas 7.1 pour illustrer les concepts liés à la négligence.

SCÉNARIO DE CAS 7.1

REDDITION DE COMPTES?

Plusieurs membres d'une équipe de soins infirmiers effectuent une rotation selon le même horaire dans une unité de soins intensifs (USI) achalandée d'un grand hôpital. L'une des membres de l'équipe, K. L., a récemment été soumise à un stress personnel extrême en raison d'une rupture et du décès d'un membre de sa famille proche.

Il y a environ un mois, ses collègues ont commencé à remarquer qu'à l'occasion, K. L. sentait l'alcool lorsqu'elle arrivait pour le quart de nuit. Quand les autres membres de l'équipe ont fait part de leurs préoccupations, K. L. a admis avoir pris un verre de vin ou deux alors qu'elle soupait avec des amis. Cependant, de semaine en semaine, la fréquence de ces incidents augmente. Parfois, l'élocution de K. L. semble trouble. Les autres membres de l'équipe hésitent à signaler ces incidents à l'infirmière en chef parce qu'ils ne souhaitent pas ajouter au stress de K. L. Ils espèrent qu'une fois que K. L. aura surmonté ses problèmes personnels, cette question se résoudra d'elle-même. Pour protéger K. L. et minimiser les risques pour les patients, les membres de l'équipe responsables des assignations attribuent à K. L. des tâches faciles et l'envoient en pause à chaque passage des superviseurs de nuit dans l'unité.

Dans cette USI, il est attendu des membres du personnel infirmier qu'ils possèdent et utilisent des compétences spécialisées, et qu'ils effectuent certains actes médicaux délégués. De plus, en vertu de la politique sur les normes de soins infirmiers de l'hôpital, tous les membres du personnel infirmier sont tenus de passer un examen annuel pour mesurer leur savoir et leurs compétences. Il y a déjà trois mois maintenant que K. L. aurait dû passer cet examen. À trois occasions, le formateur de l'unité a inscrit une séance à l'horaire pour qu'elle le passe, mais à chaque fois, K. L. a annulé, prétextant une maladie ou une lourde charge de travail. Il est incertain maintenant quand cet examen pourra être reprogrammé, car en raison de compressions budgétaires, le nombre de formateurs a été réduit.

Une nuit où K. L. se présente au travail alors qu'elle dégage une odeur l'alcool, elle se voit assignée à une patiente qui est relativement stable. Peu de temps après le début du quart de travail, K. L. remarque sur le moniteur que cette patiente éprouve des épisodes d'arythmie cardiaque, ce que K. L. identifie comme tachycardie ventriculaire. Les membres du personnel infirmier de cette USI s'étant fait déléguer l'acte d'administrer de la lidocaïne, un médicament qui permet de soulager une telle arythmie, K. L. prépare et administre un bolus par voie intraveineuse. Quelques minutes plus tard, la patiente subit un arrêt respiratoire et cardiaque. Par chance, la réanimation réussit.

Après un examen plus approfondi, il est déterminé que la patiente avait en fait connu un épisode de tachycardie supraventriculaire, chose pour laquelle la lidocaïne n'est pas indiquée. De plus, une autre infirmière a remarqué que l'étiquette de l'ampoule indiquait que celle-ci contenait du pancuronium, et non de la lidocaïne. Ces médicaments sont contenus dans des ampoules de taille similaire, et leur lettrage est de la même couleur. Le pancuronium provoque une paralysie temporaire et est utilisé pendant les anesthésies générales, et parfois aussi pour les patients sous ventilation mécanique dans l'USI. Il est clair que ce médicament est ce qui a mené à l'arrêt cardiaque de la patiente. Par la suite, il a été découvert que les ampoules de pancuronium avaient été placées dans le mauvais récipient, lequel était étiqueté *Lidocaïne*.

Enjeux

1. Existe-t-il une obligation qui aurait dû mener les membres du personnel infirmier de cette unité à « tirer la sonnette d'alarme » et signaler K. L. en raison de leurs soupçons quant à sa consommation d'alcool? Croyez-vous qu'ils auraient dû être capables d'évaluer le risque que K. L. posait aux patients?

2. Quelles sont les responsabilités de K. L. en ce qui concerne le fait de passer l'évaluation de son savoir et de ses compétences? Quelles sont les responsabilités de l'hôpital à cet égard?

3. Le formateur avait-il la responsabilité de veiller à ce que K. L. passe bien son examen?

4. La seconde infirmière avait-elle une quelconque responsabilité quant au fait de signaler que le médicament administré n'était pas le bon?

(Suite)

5. L'infirmière en chef a-t-elle une reddition de comptes particulières qui sont distincts de ceux des autres membres du personnel infirmier?

6. L'hôpital a-t-il l'obligation de divulguer l'incident à la famille de la patiente (et à la patiente elle-même)?

7. K. L., l'hôpital et l'équipe infirmière sont-ils tous à risque de faire l'objet d'une poursuite juridique, civile ou criminelle?

8. Des mesures disciplinaires devraient-elles être engagées contre K. L. et ses collègues?

9. Le fait que les ampoules de pancuronium aient été placées dans le mauvais récipient est-il un facteur contributif?

10. Dans quelle mesure les hôpitaux sont-ils responsables des décisions en ce qui concerne les affectations des ressources qui assurent la prestation de soins sécuritaires aux patients?

Discussion

Ce scénario met en lumière un certain nombre de défis éthiques et juridiques importants. Quelle est la responsabilité éthique et légale des membres du personnel infirmier lorsque des collègues font preuve d'incapacité ou d'incompétence? Quelle est la responsabilité des professionnels de la santé de se maintenir à niveau en termes de compétences, et quelle est la responsabilité de l'organisation de s'assurer de la compétence globale de son personnel? Outre cela, quelles sont les responsabilités des membres du personnel infirmier à l'égard des collègues qui ont besoin d'aide?

Comme cela est mentionné dans le *Code de déontologie des infirmières et infirmiers autorisés de l'AIIC,* les membres du personnel infirmier ont la responsabilité de protéger la qualité des soins infirmiers que reçoivent les patients. Le code stipule ce qui suit :

Les infirmières et infirmiers remettent en question, cherchent à contrer, signalent et abordent les pratiques ou les conditions qui, n'étant pas favorables à la sécurité, à la compassion, à l'éthique ou à la compétence, nuisent à leur capacité de prodiguer des soins sécuritaires et éthiques, avec compétence et compassion, et ils appuient les autres personnes qui font de même. (AIIC, 2017, p. 11)

Par conséquent, les membres du personnel infirmier doivent prendre des mesures préventives et correctives pour protéger les patients contre les soins non sécuritaires, incompétents ou contraires à l'éthique. Ils doivent également s'assurer qu'ils ont eux-mêmes les aptitudes et les connaissances nécessaires pour rester compétents. Lorsqu'ils soupçonnent des soins contraires à l'éthique, incompétents ou non sécuritaires, ou qu'ils doutent de la sécurité des conditions dans le milieu de soins, ils doivent prendre les mesures appropriées pour résoudre le problème.

Il est donc clair que lorsque des membres du personnel infirmier prennent connaissance de l'incompétence de collègues ou d'autres professionnels de la santé, ils ont le devoir de prendre des mesures pour assurer la sécurité des patients. Lorsqu'ils omettent de prendre de telles mesures, ils se rendent également responsables de toutes les conséquences subséquentes de cette incompétence.

La délégation de responsabilités supplémentaires aux membres du personnel infirmier devrait être appropriée, et des processus doivent être en place pour assurer une compétence continue à l'égard de ces responsabilités. Dans ce scénario, K. L., et ses collègues, ainsi que le formateur, avaient tous également la responsabilité professionnelle de s'assurer que les patients recevaient des soins compétents sur une base continue.

Les membres du personnel infirmier ont la responsabilité de maintenir leurs compétences professionnelles, c'est-à-dire de satisfaire à tout le moins aux normes minimales exigées par leur organisme de réglementation. Lorsque les établissements de soins de santé qui les emploient, comme les hôpitaux ou les organismes communautaires, imposent une norme plus élevée, ce sont ces normes plus élevées qu'ils doivent respecter. Dans cet exemple, K. L. et l'hôpital avaient la responsabilité de s'assurer de sa compétence. La direction au sein de toute organisation doit prendre des mesures pour s'assurer de la compétence de ses employés. Lorsque des employés ne répondent pas à une exigence de réévaluation ou de **recertification**, des rappels ou du counseling s'imposent et, si cela s'avère nécessaire, des mesures disciplinaires doivent être prises.

SCÉNARIO DE CAS 7.1 *(Suite)*

Les membres du personnel infirmier sont tenus de collaborer les uns avec les autres pour s'assurer que l'environnement de soins est conforme à une norme de pratique sécuritaire et éthique, ainsi que de fournir du mentorat et des conseils pour assurer la compétence continue et le perfectionnement professionnel non seulement des étudiants, mais aussi des membres du personnel infirmier en exercice. Cela est particulièrement important dans les environnements de soins intensifs hautement techniques, où les patients sont les plus vulnérables et à risque de subir des préjudices graves s'ils ne sont pas pris en charge par des professionnels hautement compétents.

Qu'est-ce qui a pu causer le comportement de K. L. ou y contribuer? Croyez-vous que ses collègues aient compris les conséquences professionnelles et juridiques de son comportement? Étaient-ils au courant des signaux d'alerte indiquant que K. L. traversait une crise et avait besoin d'aide? Les collègues de K. L., conscients de ses problèmes personnels, s'imaginaient la protéger. Ils semblaient espérer que cette crise se résoudrait d'elle-même, et ils ont fait des efforts pour protéger K. L. contre tout autre problème. Bien que l'on puisse comprendre leurs préoccupations, leur stratégie allait à l'encontre des besoins de K. L., mettait la vie des patients en danger, et compromettait leur propre intégrité professionnelle.

Les membres du personnel infirmier œuvrent dans un environnement de travail très stressant. (Dans le chapitre 11, l'importance d'un milieu de travail sain est présentée en détail.) Lorsque des problèmes personnels viennent ajouter à ce stress, certains membres du personnel infirmier, tout comme d'autres personnes dans la société, peuvent devenir à risque de succomber à l'alcoolisme ou à la toxicomanie dans un effort pour chercher un soulagement à court terme à leurs problèmes. En fait, les membres du personnel infirmier peuvent être encore plus à risque d'abus de substances, étant donné leur accès facile à des substances contrôlées telles que les stupéfiants. Des programmes et du soutien sont offerts aux membres du personnel infirmier aux prises avec des problèmes de toxicomanie et des problèmes émotionnels (Dunn, 2005). Dans cet exemple, les collègues de K. L. avaient la responsabilité à la fois envers K. L. et envers les patients de faire part de leurs préoccupations à leurs dirigeants. Tout gestionnaire engagé et perspicace aurait également dû reconnaître que K. L avait besoin d'aide.

Des interventions précoces dans de telles situations peuvent éviter des risques pour la sécurité des soins aux patients et pour la carrière des membres du personnel infirmier en détresse.

Ce scénario soulève aussi d'autres questions concernant la responsabilisation de l'organisation. L'institution est responsable de l'évaluation de la compétence de son personnel ainsi que du perfectionnement et de l'apprentissage continus de celui-ci. De plus, bien qu'il semble que K. L. n'ait pas lu l'étiquette correctement, l'hôpital devrait se pencher sur les systèmes et les processus qui ont contribué à l'erreur. Par exemple, lorsque les médicaments à risque élevé ont un « aspect » similaire, des précautions supplémentaires devraient être envisagées, comme entreposer ces médicaments à différents endroits ou afficher des avertissements pour alerter les membres du personnel infirmier des risques potentiels.

Négligence

La négligence est une catégorie de la responsabilité délictuelle qui implique des délits non intentionnels. Les membres du personnel infirmier peuvent être tenus responsables de tout préjudice ou de toute blessure qu'une personne a subis à cause d'eux même si cela était n'était pas intentionnel. Pour qu'un défendeur soit tenu responsable de négligence, trois éléments doivent être présents (Linden, 2018). Ces éléments sont résumés dans le Tableau 7.1. Si ces trois éléments peuvent être prouvés par le demandeur selon la prépondérance des probabilités, celui-ci aura droit à une indemnisation.

Pour utiliser un exemple du secteur qui nous concerne, les membres du personnel infirmier ont un devoir de diligence envers les patients lorsqu'ils administrent des médicaments. Prenons l'exemple d'une

---

TABLEAU 7.1
Les éléments de la négligence

1. Présence du devoir de diligence envers le demandeur (p. ex., un patient).

2. Manquement à cette obligation de diligence de la part du défendeur (p. ex., un membre du personnel infirmier ou un médecin) résultant de l'omission d'administrer un traitement, ou encore de fournir des soins de santé conformément à une norme de soins particulière.

3. Préjudice au patient résultant directement de ce manquement au devoir de diligence.

---

infirmière qui aurait mal interprété l'étiquette d'une bouteille contenant un médicament particulier. Que se passerait-il si le médicament administré en était un auquel la patiente était très allergique? En lisant incorrectement l'étiquette du médicament et en omettant de noter que la patiente est allergique au médicament, cette infirmière aurait légalement parlant, manqué à son devoir de diligence envers ce patient. Imaginons qu'à la suite de ce manquement, la patiente se fasse administrer une substance lui étant nocive, entraînant une réaction allergique grave qui, à son tour, entraînerait des lésions cérébrales. Les lésions cérébrales de la patiente seraient une conséquence directe et prévisible de ce manquement.

Les facteurs qui aident à déterminer si un défendeur (dans cet exemple, l'infirmière) sera tenu responsable dans un cas de négligence comprennent le devoir de diligence, la norme de soins, la cause immédiate, et la négligence contributive. Un cas survenu en Ontario illustre bien l'application de ces concepts dans un milieu de soins de santé. Dans l'affaire *Latin v. Hospital for Sick Children et coll.* (2007), survenue vers la fin de janvier 1998, une fillette de 14 mois a été admise dans un hôpital pédiatrique en raison d'une très forte fièvre. Il avait été déterminé que la fillette avait souffert de croup pendant un mois avant son admission. La veille, la mère avait appelé le pédiatre de sa famille au sujet de la forte fièvre de sa fille, et un rendez-vous avait été programmé pour le lendemain. Le soir venu, la fillette était agitée par la fièvre, et elle ne semblait pas vouloir manger ni boire, mais seulement être tenue. Le lendemain, le corps de la fillette a été pris de violentes secousses alors qu'elle était assise sur les genoux de sa grand-mère. La mère a fini par joindre le médecin de

famille, qui lui a dit qu'il pensait que l'enfant avait des convulsions fébriles, qu'il se pouvait qu'elle soit déshydratée, et qu'il était préférable pour elle que son état soit évalué à l'hôpital. Elle a été emmenée au service d'urgence de l'hôpital où, selon le système de triage de l'hôpital (« Très urgent », « Urgent » et « Non urgent »), son état a été jugé « Urgent » et elle a été renvoyée à la salle d'attente. L'on a conseillé à sa mère de ramener son enfant à l'infirmière de triage si son état changeait.

Quatre-vingt-dix minutes après son arrivée à l'urgence, alors qu'elle était encore dans la salle d'attente, et avant qu'une évaluation médicale n'ait été effectuée, la fillette a commencé à avoir une **généralisée** généralisée. Elle a immédiatement été emmenée dans une salle de traitement, où l'équipe a tenté de maîtriser sa crise. Malgré ces efforts, la crise s'est poursuivie pendant plus de 90 minutes. Après environ 5 heures, la fillette a été transférée à l'unité de soins intensifs pédiatriques (USIP) de l'hôpital. Un électroencéphalographe (EEG) a été exécuté le jour suivant, et selon le résultat, il y avait lieu de croire à une encéphalopathie diffuse.

Trois jours plus tard, la fillette était plus alerte, elle était capable de bouger chacun des quatre membres normalement, et elle n'avait plus de convulsions Elle a été transférée de l'USIP à une unité générale, mais environ deux heures plus tard, elle a commencé à avoir de nouvelles convulsions. Sur une période de huit heures, au moins sept épisodes de convulsions ont été notés, et elle a été transférée de nouveau à l'USIP, où elle ne répondait pas aux traitements et affichait un affaiblissement au niveau de son côté droit, ainsi que des mouvements anormaux.

Une tomodensitométrie a révélé un œdème cérébral diffus, situé principalement au niveau des régions frontales de son cerveau. Elle a reçu son congé d'hôpital quelques semaines plus tard pour être admise dans un centre de réadaptation, sans confirmation de la cause de sa lésion cérébrale qui avait entraîné de graves dommages cérébraux ainsi que des incapacités extrêmes et permanentes.

Dans le cas qui nous occupe, la fillette était un nourrisson en bonne santé et qui se développait normalement lorsqu'elle a été amenée au service d'urgence de l'hôpital, et au moment de la poursuite, elle était âgée de neuf ans et fortement handicapée (*Latin v. Hospital for Sick Children et coll.*, 2007, par. 19 à 21). (Remarque : Il n'est pas rare que les litiges relatifs à des cas complexes de faute professionnelle médicale s'étendent sur de nombreuses années.)

La mère et les grands-parents de la fillette ont intenté cette poursuite contre l'hôpital, l'infirmière de triage, l'infirmière en chef qui était en service ce jour-là, ainsi que plusieurs autres membres du personnel infirmier impliqués dans le traitement de l'enfant à l'urgence, le médecin de famille de l'enfant, et les médecins de l'hôpital qui avaient été impliqués dans ses soins. La poursuite contre les médecins a été abandonnée avant le procès (sans doute parce que la réclamation contre les médecins a été soit réglée, soit retirée par les demandeurs). Il n'y a jamais eu de diagnostic quant à ce qui avait causé les lésions cérébrales de l'enfant, mais les parties à la poursuite ont avancé de nombreuses théories pour les expliquer.

Il convient de noter que lorsqu'une réclamation est faite contre un professionnel de la santé pour négligence, l'action est intentée par la personne lésée et bien souvent aussi par sa famille. Ces parties sont les demandeurs. Les demandeurs intentent une réclamation contre toutes les personnes potentiellement responsables des préjudices qu'ils ont subis. Cela offre une garantie aux demandeurs et leur permet d'être sûrs qu'à mesure que de nouveaux faits apparaissent, toutes les parties responsables comparaîtront devant le tribunal. En règle générale, dans une réclamation découlant d'une visite à l'hôpital, les défendeurs incluront l'hôpital, les médecins, les membres du personnel infirmier, les autres professionnels impliqués dans les soins du patient et, dans certains cas, les fabricants de médicaments, d'équipement médical et de matériel de formation.

La poursuite intentée par la famille de l'enfant contre l'hôpital, l'infirmière de triage et l'infirmière en chef a été portée devant les tribunaux. Dans leur réclamation, les demandeurs affirmaient que lorsqu'ils se sont présentés pour la première fois au service des urgences, la fillette était dans un état précoce de « choc distributif compensé dû à une septicémie résultant d'une pneumonie bactérienne » (*Latin v. Hospital for Sick Children et coll.*, 2007, par. 23). Ils ont allégué que cette infection n'avait pas été remarquée par l'équipe parce que l'infirmière de triage n'avait pas noté correctement les antécédents de l'enfant. De plus, ils ont allégué que la fillette avait par la suite atteint un état de choc et que l'équipe médicale n'avait ensuite qu'essayé de contrôler les convulsions, plutôt que de gérer le choc et de s'assurer que son cerveau recevait un apport adéquat d'oxygène. Ils ont allégué qu'à la suite de cela, elle avait subi une encéphalopathie hypoxique ischémique. Un certain nombre d'experts ont témoigné en leur nom au procès en ce qui concerne le niveau de soins infirmiers (entre autres soins médicaux) que l'enfant avait reçus pendant le traitement. Ces experts ont allégué qu'il y avait eu erreur en classant la fillette comme un cas « Urgent » plutôt que comme un cas « Très urgent ». En tant que cas très urgent, ont-ils affirmé, elle aurait été vue plus tôt par un médecin, qui aurait reconnu qu'elle était en état de choc et aurait pris des mesures avant que la décompensation ne se produise (*Latin v. Hospital for Sick Children et coll.*, 2007, par. 24).

L'hôpital, en son propre nom et au nom des membres du personnel infirmier impliqués dans les soins de la fillette, a allégué que les lésions cérébrales avaient été causées par un processus infectieux dans son cerveau (selon toute vraisemblance, le virus de la grippe A), ce qui n'était pas alors considéré comme une explication possible de ses lésions cérébrales au moment de son hospitalisation. Grâce à l'augmentation subséquente des connaissances sur la grippe A au cours des années qui ont suivi les événements en question, l'on sait maintenant que c'est l'agent viral qui a causé l'infection, mais cela n'aurait pas pu être détecté avec les connaissances disponibles à l'époque. Il n'y avait à l'époque aucun traitement disponible qui aurait pu renverser ce processus. Les preuves disponibles n'étaient pas suffisantes pour appuyer la théorie du choc des demandeurs, et même si la fillette avait été classée comme un cas très urgent et vue immédiatement par un médecin, aucun traitement utile n'aurait pu être administré avant le début des crises (*Latin v. Hospital for Sick Children et coll.*, 2007, par. 26).

Le tribunal a d'abord dû déterminer la norme de soins appropriée que les membres du personnel infirmier et l'hôpital lui-même devaient à l'enfant. La famille de la fillette a allégué que le niveau de soins fournis par le personnel infirmier avait été inférieur à la norme requise, et que c'était pourquoi les lésions cérébrales avaient pu se produire. Le tribunal a déterminé la norme de soins appropriée dans cette situation à partir de plusieurs sources, y compris le témoignage d'experts en soins infirmiers, les propres politiques écrites de l'hôpital, l'information donnée aux membres du public concernant les procédures dans les services des urgences, les manuels de soins infirmiers et la littérature universitaire, ainsi que le témoignage de médecins qui connaissaient bien la médecine d'urgence (*Latin v. Hospital for Sick Children et coll.*, 2007, par. 31).

Le tribunal a conclu que l'infirmière de triage (qui faisait partie des membres du personnel infirmier contre qui la poursuite avait été intentée) avait respecté la norme de diligence attendue d'elle en évaluant le cas comme urgent plutôt que comme très urgent. Elle avait effectué une évaluation d'une durée convenable (5 minutes), et il n'y avait aucune preuve que la durée de l'évaluation avait eu une incidence sur la norme de soins. Elle n'avait pas pris la tension artérielle ni la fréquence respiratoire de l'enfant au triage, mais le fait est que l'enfant pleurait à ce moment-là, chose que l'infirmière avait notée sur le formulaire de triage. Au vu des preuves avancées par des experts, le tribunal a conclu que les pleurs de l'enfant auraient naturellement eu pour effet d'empêcher l'infirmière d'obtenir toute mesure significative de la fréquence respiratoire et de la pression artérielle de l'enfant (*Latin v. Hospital for Sick Children et coll.*, 2007, par. 67).

En ce qui concerne l'allégation comme quoi l'infirmière de triage avait manqué à une obligation en omettant d'enregistrer la fréquence respiratoire de l'enfant, la conclusion du tribunal a été que, au vu des preuves disponibles et d'un examen des dossiers médicaux de l'enfant et de ceux du service d'urgence, il n'y avait rien à ce moment-là qui eût dû alerter cette infirmière quant à une quelconque difficulté respiratoire chez l'enfant. Même la mère de la fillette a témoigné qu'elle n'avait pas noté de difficultés respiratoires chez celle-ci (*Latin v. Hospital for Sick Children et coll.*, 2007, par. 80). En ce qui concerne la conduite de l'infirmière de triage, le tribunal a finalement conclu qu'elle avait correctement exercé son jugement clinique en évaluant l'état de la jeune fille comme un cas urgent. La détermination de cette classification étant une fonction qui relevait du jugement clinique des membres du personnel infirmier, le jugement de l'infirmière était dans ce cas conforme à la propre politique de classification du triage de l'hôpital, et ainsi, d'après les preuves disponibles, il a été déterminé qu'il s'agissait d'une décision raisonnable et appropriée (*Latin v. Hospital for Sick Children et coll.*, 2007, par. 100 à 109). Même s'il s'était révélé que la conclusion de l'infirmière de triage était erronée, elle avait exercé de façon appropriée son

jugement sur la gravité de l'état de la fillette. Le tribunal a conclu qu'elle avait satisfait à la norme de diligence d'une infirmière raisonnable et prudente en agissant comme elle l'avait fait à l'époque, ainsi que dans sa réévaluation subséquente de l'enfant. La Cour a noté, en passant, que l'infirmière aurait dû documenter les résultats de la réévaluation, mais que son omission de le faire ne constituait pas une négligence (*Latin v. Hospital for Sick Children et coll.*, 2007, par. 109).

Le tribunal s'est également penché sur la conduite de l'infirmière en chef. La famille de la fillette a allégué que l'infirmière en chef n'avait pas respecté la norme de soins parce que des salles d'examen étaient disponibles au moment où la fillette avait été amenée au service des urgences, et que non seulement l'infirmière en chef n'y avait envoyé la fillette, mais qu'elle avait permis à un patient qui, quoique urgent, était plus stable, ainsi qu'à un patient non urgent, d'être vus avant la fillette (*Latin v. Hospital for Sick Children et coll.*, 2007, par. 110). Selon les témoignages de médecins et d'experts en soins infirmiers, l'évaluation par le personnel infirmier en chef du moment où il semble le plus approprié de transférer des patients de la salle d'attente à une salle d'examen était un processus complexe. La disponibilité des salles n'était qu'un facteur parmi d'autres, comprenant la disponibilité des médecins; le personnel de soutien (y compris le personnel responsable de planifier les congés qui aide les patients sur le point de recevoir leur congé d'hôpital), et le personnel de nettoyage qui prépare les chambres pour les nouveaux patients (*Latin v. Hospital for Sick Children et coll.*, 2007, par. 112). Sur ce point, le tribunal a conclu que même s'il serait inexcusable de garder des patients en attente alors qu'une salle de traitement était disponible, il n'y avait aucune preuve indiquant que la fillette aurait pu être vue plus tôt. Les preuves présentées n'ont pas permis d'établir que des ressources appropriées étaient disponibles au moment où la fillette avait été envoyée dans la salle d'attente, ce qui aurait indiqué que l'infirmière en chef avait commis un manquement en n'envoyant pas l'enfant à une salle de traitement plus tôt (*Latin v. Hospital for Sick Children et coll.*, 2007, par. 118). Il n'y avait également aucune preuve indiquant que l'enfant était gravement malade avant 14 h, ou que son état était précaire. L'infirmière en chef avait procédé en réévaluant les priorités au niveau des patients admis au service des urgences à mesure que leurs situations évoluaient, pour assurer que les ressources disponibles étaient affectées aux cas les plus graves. Le tribunal a statué qu'il fallait faire preuve de déférence à l'égard du jugement de ceux qui gèrent le travail dans un service d'urgence, soit, en l'occurrence ici, l'infirmière en chef. Le tribunal a conclu que l'infirmière en chef avait en cette circonstance satisfait à la norme de diligence applicable à une infirmière en chef raisonnable et prudente (*Latin v. Hospital for Sick Children et al.*, 2007, par. 126).

Devoir de diligence

Pour qu'un défendeur soit tenu responsable en matière délictuelle, il faut qu'il ait eu un **devoir de diligence** envers le demandeur, personnellement ou en tant que membre d'une catégorie de personnes, comme dans le cas de patients qui cherchent à obtenir des soins de santé, ou d'écoliers transportés à l'école dans des autobus scolaires (situations où les conducteurs, l'école, le conseil scolaire et le fabricant d'autobus, entre autres, auraient tous un devoir de diligence envers les enfants). Il y a dans de nombreuses situations pour lesquelles la loi impose un devoir de diligence, mais ce n'est pas le cas pour toutes. En l'absence d'un devoir de diligence en droit, le défendeur ne sera pas tenu responsable envers le demandeur, même si la conduite du défendeur était la cause immédiate des préjudices du demandeur. Voir par exemple l'affaire *Hubley v. Hubley Estate* (2011), où la Cour d'appel de l'Île-du-Prince-Édouard a statué qu'un mari décédé à la suite de sa propre conduite automobile négligente n'avait aucun devoir de diligence envers son épouse de ne pas faire preuve de négligence en conduisant. L'épouse avait éprouvé des difficultés financières considérables à la suite du décès de son mari, mais ne pouvait pas le poursuivre (non plus que son assureur automobile) pour négligence.

Comme nous l'avons vu dans l'affaire *Latin v. Hospital for Sick Children et coll.* (2007), les membres du personnel infirmier ont une relation particulière avec ceux qu'ils servent, faisant qu'il est souhaitable de leur imposer un devoir de diligence (Linden, 2018). Ils ont une éducation et une expertise spécialisées et sont tenus d'exercer un très haut degré de soin dans leur pratique infirmière.

OBLIGATIONS LÉGALES. La plupart des lois provinciales régissant les soins infirmiers imposent explicitement ou implicitement certaines obligations aux membres du personnel infirmier. Parmi celles-ci, il y a l'obligation de signaler tout collègue dont la conduite est révélatrice d'un manque de compétences, de jugement, de savoir ou de formation appropriés. (Voir par exemple la *Registered Nurses Act de la Saskatchewan*, 1988, a. 26(2)k; et la *Loi sur les professions de la santé réglementées du Manitoba*, C.P.L.M., c. R117, a. 138[1].) Cela comprend également, dans de nombreuses provinces, l'obligation de signaler les collègues qui sont sous l'influence de l'alcool ou de drogues.

Ainsi, dans le Scénario de cas 7.1, les collègues de K. L. ont clairement commis une inconduite professionnelle en omettant de signaler les incidents d'ébriété (qui seraient considérés comme une conduite non professionnelle en vertu de la loi de la Nouvelle-Écosse, par exemple). En ne signalant pas une telle situation posant un risque de sécurité, ils sont éthiquement, et selon toute probabilité, aussi légalement responsables de tout préjudice qui pourrait survenir aux patients.

De ce que K. L. se présente comme une praticienne de la santé qualifiée, elle a un devoir de diligence envers tous les patients qu'elle voit. Cette obligation a été décrite en droit comme « l'obligation d'exercer un degré raisonnable de compétence, de savoir et de soins dans le traitement d'un patient » (*Thompson et coll. v. Byrne et coll.*, 1992, p. 423. K. L. a manqué à son obligation de ne pas exercer lorsque sa capacité de le faire était affaiblie par l'alcool.

DEVOIR DE DILIGENCE DANS LES SITUATIONS D'URGENCE. Il n'y a pas d'obligation générale d'aider une personne en péril, sauf au Québec (Linden et coll., 2018, pp. 113 et 121). Cette absence est une illustration de la divergence potentielle entre le droit et l'éthique. Ce qui peut être clairement un impératif moral ou éthique n'est pas nécessairement une exigence légale.

Par exemple, dans les provinces de common law, un passant voyant une personne en arrêt cardiaque n'a pas l'obligation de lui prêter assistance. Là où il y a une obligation positive d'agir, l'omission d'agir (ou d'agir de bonne foi) peut constituer un crime. Le *Le Code criminel* (1985), article 215 (« Devoir de fournir les choses nécessaires à l'existence »); l'article 218 (« Abandon d'un enfant »); l'article 216 (« Obligation des personnes qui pratiquent des opérations dangereuses » [d'utiliser des compétences et des soins raisonnables pour ce faire]), et l'article 217, qui stipule ce qui suit : « Quiconque entreprend d'accomplir un acte est légalement tenu de l'accomplir si une omission de le faire met ou peut mettre la vie humaine en danger. »

En l'absence d'un devoir positif, de nombreuses personnes interviendraient probablement tout de même, en vertu d'un impératif moral, pour sauver une personne en danger évident. Aux personnes qui décident d'intervenir de la sorte, la loi impose un devoir de diligence de ne pas le faire avec négligence. Une personne ayant décidé de porter secours à une autre mais ayant échoué dans sa tentative peut être tenue civilement responsable de tout préjudice en ayant résulté pour la personne en détresse, incluant le décès (Linden, 2018). Habituellement, par contre, pour qu'une personne ayant échoué dans une tentative de sauvetage soit jugée responsable, sa conduite doit équivaloir à une négligence grave, c'est-à-dire un écart important et marqué par rapport à la norme applicable aux sauveteurs raisonnablement compétents et qualifiés.

Manquement aux normes de soins

Comment les tribunaux déterminent-ils si la conduite d'un défendeur a été négligente ou non? La common law a élaboré le concept de **normes de soins** comme mesure objective d'une telle conduite. Si la conduite d'un défendeur est considérée comme étant inférieure à la norme de ce qu'une personne compétente, agissant de façon raisonnable et responsable dans des circonstances similaires, aurait suivie, un tribunal peut conclure que la conduite de ce défendeur était négligente. Dans l'affaire Latin v. Hospital for Sick Children et coll. (2007), la norme a été déterminée au moyen du témoignage de membres experts du personnel infirmier sur les normes de l'organisme de réglementation, ainsi qu'à l'aide des normes et des politiques en vigueur au sein de l'organisation et de celles de médecins d'urgence, ainsi que de la documentation illustrant les politiques et les procédures de l'hôpital. La norme particulière en fonction de laquelle une conduite donnée est jugée peut varier selon les circonstances et les personnes impliquées. Par exemple, un médecin sera jugé selon la norme du médecin raisonnablement compétent. De même, la conduite d'un membre du personnel infirmier dans le traitement d'un patient ayant subi un préjudice en raison de ses actes ou omissions sera jugée selon la norme du personnel infirmier raisonnablement compétent.

Dans toute poursuite pour négligence impliquant un membre du personnel infirmier ou un autre professionnel de la santé, le procès consistera essentiellement en une évaluation de la conduite de cette personne, et de la mesure dans laquelle une norme de diligence objective a été respectée. Les membres du personnel infirmier sont légalement tenus d'agir à un niveau qui respecte ou dépasse la norme de soins d'un soignant ou d'un professionnel de la santé raisonnablement prudent. Cela implique, bien sûr, que les membres du personnel infirmier ont le devoir de maintenir un certain niveau d'expertise par le biais d'une formation continue, de sorte à assurer que leur pratique demeure conforme aux normes en vigueur. Par exemple, il serait inapproprié pour une infirmière formée dans les années 1990 de continuer d'exercer selon les normes de cette décennie. De plus, les membres du personnel infirmier doivent se montrer au niveau ou dépasser les normes établies par l'organisme de réglementation en matière de formation continue et d'assurance de la qualité. Tout défaut d'un membre du personnel infirmier de se conformer aux normes de la profession ou aux politiques et procédures d'un employeur peut constituer une preuve que celui-ci n'exerce pas sa pratique d'une manière raisonnable et prudente.

Dans le Scénario de cas 7.1, mis à part le fait que K. L. pratiquait sous l'influence de l'alcool, celui d'avoir diagnostiqué une arythmie comme tachycardie ventriculaire alors qu'il s'agissait d'une tachycardie supraventriculaire, est matière à inquiétude. Si une infirmière raisonnable et prudente dans des circonstances similaires n'avait pas commis cette erreur, alors d'un point de vue légal, K. L. a violé la norme de diligence.

Les membres du personnel infirmier dans l'affaire *Latin* ont été jugés selon les normes moyennes de triage et de personnel infirmier en chef, c.-à-d., par rapport au fait de posséder un savoir, des compétences et des capacités raisonnables en lien avec ces rôles. Ces normes comprennent les normes de compétence et de savoir établies par l'organisme de réglementation des membres du personnel infirmier de la province, ainsi que toute norme applicable prescrite par l'établissement de soins de santé où cette infirmière ou cet infirmier est employé. Elles comprennent de plus l'exigence de posséder un savoir à jour en ce qui concerne les plus récents développements professionnels et technologiques. Une formation supplémentaire doit être suivie, au besoin, pour maintenir une expertise au niveau de la norme appropriée. Tout professionnel qui ne parvient pas à se maintenir à jour en ce qui concerne les nouvelles connaissances et normes court le risque d'employer des méthodes qui ont été discréditées, ou prouvées non sécuritaires, voire néfastes, par les dernières recherches et réflexions dans ce domaine. Si jamais la conduite de ce professionnel venait à faire l'objet d'un examen, un tel manquement constituerait une preuve de négligence.

LA NORME DE SOINS ET LA CAUSALITÉ. Comme nous l'avons vu dans l'affaire *Latin v. Hospital for Sick Children et coll.* (2007), dans les procédures judiciaires, la pratique des membres du personnel infirmier est examinée et comparée aux normes de compétence classiques raisonnables d'exercice des soins infirmiers, afin de déterminer si leur conduite était conforme à celle attendue de membres du personnel infirmier raisonnablement compétents et qualifiés. Bien entendu, les normes changent au fil du temps à mesure que de nouvelles connaissances et technologies sont adoptées et deviennent largement disponibles. Les normes diffèrent également d'un établissement à l'autre, et d'un milieu de traitement à l'autre. Par exemple, les normes et les attentes à l'égard du personnel infirmier d'une unité de soins intensifs différeront de celles à l'égard du personnel infirmier d'un milieu de réadaptation. Les patients ont le droit de s'attendre à ce que le personnel infirmier employé dans une unité de soins intensifs ait le savoir et les compétences spécialisés requis pour fournir les soins nécessaires. Dans le Scénario de cas 7.1, le fait que K. L. ait administré le mauvais médicament (sans compter que même si elle avait donné le médicament qu'elle entendait donner, il s'agissait d'un médicament qui n'était pas indiqué pour l'état de cette patiente) montre que K. L. ne satisfaisait pas à la norme de diligence de base en ce qui concerne l'administration de médicaments (soit de vérifier soigneusement les étiquettes avant d'administrer des médicaments), et a donc manqué à l'obligation de la common law de fournir aux patients des soins infirmiers selon une compétence raisonnable, bien informée et qualifiée. Par conséquent, K. L. a fait preuve de négligence.

De nombreux hôpitaux et autres établissements de soins de santé qui emploient un personnel infirmier ont mis en place des politiques et des procédures d'examen annuel des aptitudes et des compétences des membres de leur personnel. Cette pratique serait reconnue comme preuve de la norme de diligence appropriée dans toute poursuite pour négligence intentée contre un tel établissement. L'établissement a la responsabilité de veiller à ce que ces examens aient lieu, et les membres du personnel infirmier qui n'y participent pas risquent d'engager leur responsabilité. Dans l'affaire *Latin v. Hospital for Sick Children et coll.* (2007), par exemple, l'hôpital défendeur avait mis en place des politiques écrites qui ont été admises en preuve et soigneusement examinées par le juge du procès pour déterminer la norme de diligence appropriée en ce qui concerne la procédure de triage des patients se présentant au service d'urgence, laquelle procédure comprenait dans ce cas être les catégories « Très urgent », « Urgent » et « Non urgent » (*Latin v Hospital for Sick Children et coll.*, 2007, par. 33 à 35).

Dans le Scénario de cas 7.1, il était attendu des membres du personnel infirmier de l'USC qu'ils accomplissent certains actes médicaux spécialisés, y compris l'identification des arythmies et, au besoin, l'administration de lidocaïne. La compétence et le savoir de K. L. en ce qui concerne l'identification des arythmies auraient dû être évalués sur une base régulière. L'omission de le faire a peut-être été un facteur dans le fait que K. L. ait conclu que la lidocaïne était indiquée alors qu'elle ne l'était pas.

Les employeurs ont également l'obligation en common law de prendre des mesures actives pour s'assurer que les membres de leur personnel infirmier qui ne respectent pas une norme suivent un programme de perfectionnement approprié. Ces mesures peuvent comprendre des conseils, une formation supplémentaire et, dans certains cas, des mesures disciplinaires. Ce devoir consiste notamment à s'assurer que les compétences des membres du personnel infirmier sont examinées régulièrement (bien que ce devoir s'applique également à ceux-ci). Dans le cas de K. L., du counseling ou un traitement pour abus de substances seraient de mise, mais l'hôpital pourrait aussi devoir recourir à des mesures disciplinaires s'il devenait fréquent pour K. L. de ne pas respecter les normes de pratique attendues. Une telle évaluation continue de la compétence des membres du personnel infirmier est une priorité, et des compressions fondées sur des contraintes financières ne sauraient constituer une défense pour justifier de ne pas avoir en place un programme d'examens systématiques.

Dans certains établissements, l'examen des compétences relève entièrement de la responsabilité des membres du personnel infirmier, et des mesures appropriées doivent être prises contre ceux qui ne respectent pas ces attentes. Si tel est le cas, cette stipulation devrait être explicitée dès l'embauche.

Pour finir, K. L. a manqué à l'obligation professionnelle de ne pas travailler avec les facultés affaiblies. Toutes les lois provinciales et territoriales sur les soins infirmiers interdisent aux membres du personnel infirmier de travailler avec les facultés affaiblies. Non seulement cela, mais en Ontario et en Saskatchewan, fournir des soins infirmiers sous l'influence de quelque substance que ce soit constitue une inconduite professionnelle (*Règlement de l'Ontario 799/93 : Faute professionnelle,* [Ontario]; *The Registered Nurses Act,* 1988, a. 26(2)(k) [Saskatchewan]). Cela constituerait également probablement une inconduite professionnelle en vertu de la législation des autres provinces et territoires (même si ces lois ne font pas expressément référence au fait pour un membre du personnel infirmier de travailler avec les facultés affaiblies dans l'exercice de ses fonctions), car cela aurait une incidence négative sur la capacité de tel membre du personnel infirmier d'exercer sa pratique de façon sécuritaire et appropriée. Cela peut également constituer une menace pour la sécurité des patients.

De plus, les membres de l'équipe de K. L. peuvent également être tenus responsables de négligence. De ce qu'ils avaient conscience de la possibilité que K. L. travaillait avec les facultés affaiblies, il se pouvait fort bien, en lui permettant de continuer à fournir des soins dans cet état, qu'ils contribuent au risque de préjudice pour les patients. Éthiquement autant que professionnellement, il était clairement de leur devoir de signaler la situation à leur gestionnaire. Dans certains cas, le défaut de signaler une conduite inappropriée, négligente ou contraire à l'éthique pourrait en soi constituer une inconduite professionnelle. Dans la plupart des cas, la question sera examinée conformément aux procédures et mécanismes disciplinaires de

l'organisme de réglementation provincial (comme nous l'avons vu au chapitre 5).

Les normes de soins fournissent une base de référence pour l'évaluation, la planification, la prise de décisions, et l'action. Elles aident à assurer la prestation de soins infirmiers sûrs et efficaces dans les établissements de soins de santé. Le Scénario de cas 7.1 illustre deux tâches cruciales que les membres du personnel infirmier doivent remplir correctement : (1) l'évaluation adéquate de l'état des patients, et (2) l'administration des bons médicaments, lorsque ceux-ci s'imposent. De plus, il est essentiel pour les établissements de s'assurer que les membres de leur personnel infirmier ont la compétence pour exercer, et que leurs aptitudes sont examinées régulièrement.

CAUSALITÉ ET PRÉJUDICE. Un défendeur sera tenu responsable du préjudice causé à un demandeur si ce préjudice a été causé par la conduite négligente du défendeur. Cela semble simple et logique. Toutefois, un demandeur peut-il être indemnisé pour tous les préjudices possibles qui pourraient survenir des suites d'un acte négligent du défendeur? Certains résultats qui découlent d'une conduite négligente peuvent être si peu probables (c.-à-d., éloignés à un point tel qu'ils semblent n'avoir aucun lien avec la chaîne prévisible d'événements et de conséquences) qu'ils ne devraient pas entrer dans la portée de ce qui constitue un préjudice indemnisable. Pour être considéré comme un préjudice pour lequel un demandeur peut obtenir une indemnisation, ce préjudice doit être quelque chose qu'une personne raisonnable pourrait prévoir en tant que résultat probable de la conduite négligente; en d'autres termes, la cause doit être raisonnablement proche (« cause prochaine ») du préjudice subséquent, de sorte qu'il aurait pu être raisonnablement prévisible qu'elle entraînerait ledit préjudice.

Dans le verdict de l'affaire *Latin*, le tribunal a appliqué le principe selon lequel si la négligence d'un défendeur a causé ou contribué au préjudice du demandeur, et si ce préjudice ne s'était pas produit, n'eût été cette négligence, alors le demandeur a prouvé la **causalité**. La famille de la fillette dans l'affaire *Latin* alléguait que c'était essentiellement un délai trop long dans le diagnostic et le traitement de l'enfant qui avait été la cause des lésions cérébrales, et que ce délai était le résultat de la négligence de l'infirmière de triage, de l'infirmière en chef et d'autres membres de l'équipe de soins de santé impliqués dans les soins au service d'urgence. Le tribunal avait à examiner trois théories possibles quant aux causes des lésions cérébrales de l'enfant : (1) l'état d'épilepsie idiopathique, (2) le choc, et (3) l'encéphalite virale (*Latin v. Hospital for Sick Children et coll.*, 2007, par. 148).

Le tribunal a finalement conclu que la très forte fièvre de l'enfant avait été causée par une infection sous-jacente, mais n'a pas été en mesure de se prononcer avec certitude quant à la source de cette infection (bactérienne ou virale). En fin de compte, le tribunal n'a pas été en mesure de conclure si, selon la prépondérance des probabilités (la norme de preuve civile), les lésions cérébrales de l'enfant avaient été causées par un choc, par une fièvre, ou par une infection. Ainsi, le tribunal a pu conclure sans risque que si l'enfant était déjà en état de choc au moment du triage, il était hautement improbable qu'une classification « Très urgente » par l'infirmière de triage eût donné lieu à un traitement différent à ce moment-là. Les membres du personnel infirmier ont donc été jugés non responsables des dommages dont la fillette a été victime, car il n'y a rien de ce qu'ils ont fait qui aurait pu contribuer à ces dommages ou les causer.

Négligence contributive

Auparavant, en common law, si les demandeurs étaient jugés partiellement responsables du préjudice subi (**négligence contributive**), la loi leur refusait le droit de recouvrer le **moindre** dommage-intérêt qu'aurait pu leur devoir le défendeur. Les conséquences de ce principe pouvaient être catastrophiques pour les demandeurs. Ce principe a été modifié dans la loi pour corriger cette injustice. Aujourd'hui, au Canada, un demandeur peut obtenir des dommages-intérêts même s'il est lui-même partiellement en faute, mais les dommages-intérêts accordés seront réduits dans une proportion équivalente au pourcentage pour lequel celui-ci était lui-même à blâmer ou a contribué à la survenance du préjudice. (Voir par exemple la *Contributory Negligence Act [Loi sur la négligence contributive]*, 2000, ainsi que la *Negligence Act [Loi sur la négligence] (Colombie-Britannique)*, 1996). Bien entendu, si la preuve démontre que le demandeur était entièrement responsable du préjudice, sa réclamation sera complètement invalidée. Le tribunal répartira la responsabilité entre les parties, c'est-à-dire qu'il déterminera, au mieux de ses capacités, le pourcentage ou la proportion pour lesquels chaque partie est responsable du préjudice. À cet égard, la loi est semblable partout au Canada, y compris au Québec, où elle est connue sous le nom de *Théorie de la faute commune* (*Code civil du Québec*, 1991; voir aussi Linden, 2018).

SCÉNARIO DE CAS 7.1A

APPLICATION AU SCÉNARIO DE CAS DE K. L

Le processus d'analyse qui a été appliqué dans l'affaire *Latin v. Hospital for Sick Children et coll.* (2007) pourrait également être appliqué dans l'évaluation de la conduite de K. L. Les actes de K. L. seraient réexaminés à la lumière d'un témoignage d'experts afin de déterminer si le devoir de diligence avait été violé et, le cas échéant, comment il l'avait été. Comme les hôpitaux ont l'obligation de fournir un personnel médical et infirmier approprié et compétent aux patients dont ils ont la charge (*Kolesar v. Jeffries*, 1976, p. 376), ils seraient eux aussi également probablement désignés comme défendeurs dans toute poursuite subséquente découlant de préjudices subis par leurs patients.

K. L. et son hôpital seraient poursuivis par la patiente, et par la famille ou la succession de la patiente si celle-ci décédait par la suite. Le ou les demandeurs pourraient alléguer que K. L. avait manqué à son devoir de diligence envers la patiente, et que l'hôpital avait manqué à son obligation envers cette même patiente de fournir des soins appropriés en veillant à ce que des infirmières et infirmiers ainsi que d'autres membres du personnel de soins de santé compétents soient utilisés pour la prestation de soins. Ainsi, l'hôpital autant que K. L. pourraient être tenus responsables de tout dommage ou préjudice causé par cette négligence.

Par exemple, l'hôpital peut être tenu responsable de négligence pour n'avoir pas veillé à ce que des procédures d'urgence adéquates et sécuritaires soient prises et, dans ce scénario, parce qu'il ne s'était pas assuré que les médicaments étaient entreposés de façon appropriée et sécuritaire (tel qu'illustré par le

(Suite)

SCÉNARIO DE CAS 7.1A *(Suite)*

fait que des flacons de pancuronium aient pu être placés dans le contenant étiqueté « lidocaïne »). En outre, le fait que l'hôpital ne s'était pas assuré, par l'entremise du superviseur de K. L., de la compétence de cette dernière et de sa capacité à s'acquitter de ces tâches de façon appropriée et efficace, constitue un autre point permettant d'en arriver à cette conclusion de responsabilité. K. L. était une employée de l'hôpital, et ces actes étaient sous le contrôle de celui-ci. C'est ce qu'on appelle la *doctrine de la responsabilité du fait d'autrui,* soit lorsqu'une personne ou une entité est responsable de la négligence de personnes dont elle a la charge et le contrôle. Ce type de responsabilité s'applique aux employés, aux bénévoles et aux tuteurs d'enfants, entre autres.

K. L. avait l'obligation de se rendre au travail dans un état convenable. K. L. avait clairement manqué à cette obligation en se présentant à l'hôpital avec les facultés affaiblies, chose qui avait pu mettre la patiente en danger et contribué aux risques de préjudice.

Un autre aspect de la responsabilité du fait d'autrui en ce qui concerne les hôpitaux est que les médecins, qui donnent des instructions au personnel infirmier dans les soins de leurs patients, ont le droit de présumer que l'hôpital emploie du personnel infirmier dûment qualifié et compétent, et d'agir conformément à ce jugement. Il ne revient pas aux médecins de s'assurer que les membres du personnel infirmier exécutent correctement leurs instructions, à moins qu'ils aient effectivement connaissance que certains membres n'ont pas la compétence nécessaire pour exécuter ces instructions. Ainsi, dans les cas où des réclamations pour négligence sont intentées contre des médecins dont les instructions n'ont pas été correctement suivies, ceux-ci peuvent faire valoir comme moyen de défense que les membres du personnel infirmier en cause ont fait preuve de négligence. Toutefois, il ne faut pas que les instructions fournies par ces médecins contiennent elles-mêmes des traces de négligence.

En résumé, la responsabilité civile, soit l'obligation d'indemniser une autre personne, découle de trois éléments : l'existence d'une obligation, le non-respect de cette obligation, et un préjudice causé par ce manquement. Dans le monde complexe des soins de santé, il y a plusieurs devoirs dus à chaque patient, non seulement par les professionnels de la santé en contact direct avec le patient, mais aussi par les organismes qui emploient ces professionnels de la santé, par les fabricants d'équipement et de médicaments, ainsi que par les urbanistes et les ingénieurs qui conçoivent les routes, pour n'en nommer que quelques-uns. Logiquement, la meilleure approche serait de simplement choisir les personnes les plus directement responsables des préjudices, et de les poursuivre en justice. Deux facteurs tendent à faire que de nombreux défendeurs potentiels soient inclus dans des poursuites. Premièrement, celui faisant que les causes réelles des préjudices et des dommages du demandeur puissent être encore inconnues ou incertaines au moment où la poursuite est intentée. Cela est particulièrement vrai en ce qui concerne les cas médicaux, car les troubles ou les problèmes de santé peuvent évoluer au

fil du temps. Prenons l'exemple d'une personne qui aurait subi une fracture au genou à la suite d'une chute. Les préjudices initiaux pourraient impliquer de la douleur, une opération, des problèmes de mobilité, et de la réhabilitation. Au fil du temps, de l'arthrite pourrait se développer en raison de la blessure, et la personne pourrait avoir besoin d'une arthroplastie du genou. Le deuxième facteur est l'existence d'une assurance. Chaque défendeur peut disposer de diverses assurances, souscrites individuellement, ou obtenues par l'intermédiaire de son employeur. Les conseillers juridiques d'un demandeur donné voudront certainement s'assurer que les réserves d'assurance des défendeurs sont suffisamment importantes pour payer une réclamation. Pour s'assurer que les assureurs des hôpitaux se retrouvent impliqués, les demandeurs nomment fréquemment tout le personnel hospitalier potentiellement responsable, y compris les membres du personnel infirmier, comme défendeurs. Le concept de responsabilité du fait d'autrui signifie qu'un manquement à une obligation par un membre du personnel infirmier engagera également dans la plupart des cas la responsabilité de l'employeur de celui-ci.

Assurance responsabilité professionnelle

De nombreux professionnels de la santé qui exercent de façon indépendante ont une assurance responsabilité professionnelle pour les protéger contre les réclamations pour négligence, qui pourraient être financièrement catastrophiques pour eux. Les médecins, par exemple, ont une assurance de l'Association canadienne de protection médicale, un assureur collectif professionnel qui offre une assurance responsabilité civile adaptée au type et au champ d'exercice de chaque médecin.

La plupart des membres du corps infirmier au Canada sont employés par des établissements de santé financés par l'État, qui possèdent une assurance contre la négligence. Comme il a été mentionné précédemment, les établissements de soins de santé, en tant qu'employeurs, sont responsables des actes négligents de leurs employés (« responsabilité du fait d'autrui »). Cela dit, la responsabilité des établissements employeurs n'est pas illimitée et ne s'étend que dans la mesure de la portée de l'autorité exprimée ou apparente de leurs employés. En d'autres termes, un membre du personnel infirmier qui accomplirait des actes en dehors de la portée normale des soins infirmiers ne rendrait pas l'employeur responsable; cette personne demeurerait entièrement responsable de la négligence. Les membres du personnel infirmier devraient se renseigner quant à savoir si leur employeur possède ou non une assurance responsabilité civile appropriée pour faire face à d'éventuelles réclamations. La plupart des institutions publiques sont soutenues par les gouvernements et disposent de ressources suffisantes, mais les petites organisations qui ne font pas partie du secteur public comme les cliniques bénévoles et les organismes exploités par des fondations de bienfaisance, peuvent ne pas avoir les ressources nécessaires pour répondre aux réclamations d'importance. Certains membres du personnel infirmier pourraient avoir besoin d'une couverture d'assurance pour s'assurer une protection financière adéquate. Les conséquences souvent dévastatrices des réclamations en responsabilité pour les membres du personnel infirmier sans assurance personnelle peuvent inclure la faillite et la perte du statut professionnel, en plus du bouleversement personnel que cela implique. Certains organismes de réglementation provinciaux exigent maintenant que les membres du personnel infirmier se procurent une assurance responsabilité civile pour être en mesure de couvrir les réclamations potentielles. Cette sorte de couverture peut être obtenue auprès d'associations professionnelles, d'assureurs privés et de la Société de protection des infirmières et infirmiers du Canada. En plus de l'assurance responsabilité, certains assureurs offrent également des assurances contre les réclamations disciplinaires et les réclamations pour inconduite professionnelle.

Ce type de couverture d'assurance comprend généralement une obligation de la compagnie d'assurance (généralement appelée l'*assureur*) pour défendre les professionnels de la santé qu'elle a assurés, dans tout litige comportant des allégations de négligence ou de faute professionnelle. Cela signifie que les assureurs retiendront et paieront les services d'avocats pour représenter et défendre les professionnels accusés de conduite négligente. Dans certains cas, les assureurs laisseront le choix de l'avocat aux professionnels concernés. Toutefois, certaines polices prévoient que le choix de l'avocat revient à l'assureur, et que ce dernier demeure la source des instructions de l'avocat. Les professionnels sont tenus de coopérer pleinement avec leur assureur dans les enquêtes et les défenses des réclamations, ce qui peut nécessiter de participer à des réunions avec des experts en sinistres, des représentants en sinistres et des avocats, ainsi qu'à des comparutions devant le tribunal et à des examens pour les enquêtes préalables. Tout professionnel assuré qui a connaissance d'une réclamation pour négligence réelle ou potentielle est tenu d'informer immédiatement son assureur de la réclamation et de coopérer pleinement avec celui-ci. Le non-respect des exigences de préavis associées à une assurance peut entraîner le refus de fournir une indemnité.

Certaines polices d'assurance ne contiennent pas d'obligation de défendre et ne prévoient d'indemnité que dans le cas de tout jugement de négligence finalement prononcé contre le professionnel assuré. Par conséquent, dans l'intervalle, le professionnel doit engager et payer son propre avocat pour défendre l'action pour négligence, bien que ces frais puissent être partiellement recouvrés auprès du demandeur si la poursuite intentée par ce dernier est infructueuse.

SOURCES DE RESPONSABILITÉ EN DROIT CRIMINEL

Le droit criminel impose des conséquences importantes pour les membres du corps infirmier et les autres professionnels de la santé qui, dans leurs rôles professionnels, agissent de façon négligente, insouciante ou téméraire. Les dispositions du *Code criminel* concernant l'obligation légale des professionnels de la santé de satisfaire aux normes de savoir et de compétences sont mentionnées au chapitre 4. L'article 216 du *Code criminel* (1985) stipule ce qui suit :

> *Quiconque entreprend d'administrer un traitement chirurgical ou médical à une autre personne ou d'accomplir un autre acte légitime qui peut mettre en danger la vie d'une autre personne est, sauf dans les cas de nécessité, légalement tenu d'apporter, en ce faisant, une connaissance, une habileté et des soins raisonnables.*

Cela impose à ceux qui se présentent comme des membres du personnel infirmier qualifiés et compétents l'obligation de s'assurer que leurs qualifications sont adéquates pour exécuter correctement les traitements qu'ils sont appelés à administrer. L'article exclut les « cas de nécessité », qui impliquent des situations d'urgence ou potentiellement mortelles. Cependant, un membre du personnel infirmier n'administrerait normalement pas un tel traitement si un praticien plus qualifié, comme un médecin, était disponible pour effectuer un traitement d'urgence, par exemple. En l'absence d'un praticien plus qualifié, un membre du personnel infirmier, agissant de bonne foi et selon ses capacités, pourrait procéder. La politique juridique ici est d'encourager les gens à fournir un traitement aux personnes qui en ont un besoin urgent. Dans certains cas extrêmes, un tel traitement pourrait inclure une intervention chirurgicale mineure telle qu'une trachéostomie.

Norme de soins en droit criminel

Les personnes qui se présentent comme praticiens de la santé dûment qualifiés seront jugées par rapport à la norme du praticien raisonnablement qualifié si un décès, des blessures graves ou des lésions corporelles devaient survenir des suites de leurs actes. Dans l'affaire

R. v. Flynn (2017), le juge Quinlan a examiné la norme de soins dans le contexte de négligence criminelle. La défenderesse, Joanna Flynn, avait été accusée d'homicide involontaire et de négligence criminelle causant la mort relativement à l'arrêt du système d'entretien artificiel de la vie d'une patiente. Après avoir reçu de l'information d'autres professionnels de la santé et parlé avec le mari de la patiente, Mme Flynn avait interrompu, sans l'ordre d'un médecin, le système d'entretien artificiel de la vie de la patiente. Mme Flynn a admis qu'en agissant ainsi, elle avait précipité le décès de la patiente.

Pour prouver qu'il s'agissait là d'un cas de négligence criminelle ayant causé un préjudice corporel, la Couronne devait prouver que :

> [13] a. ce que Mme Flynn avait fait ou omis de faire témoignait d'une insouciance déréglée ou téméraire à l'égard de la vie ou de la sécurité de Mme Leblanc;
>
> b. ce que Mme Flynn avait fait ou omis de faire constituait un écart marqué et substantiel par rapport à ce qu'une infirmière raisonnablement prudente aurait fait dans les mêmes circonstances. . . .
>
> [15] C'est par rapport à la norme d'une « personne raisonnable » que le jury devra évaluer la dangerosité de tout acte illégal. Aussi, c'est par rapport à la norme d'une « personne raisonnablement prudente » que le jury avait dû évaluer si la conduite de Mme Flynn s'écartait nettement et substantiellement de cette norme. Ce qui est entendu par personne « raisonnable » ou « raisonnablement prudente » peut être particularisé à la situation de la personne accusée et à la nature de la conduite en cause. Dans ce cas, il pourrait s'agir d'une membre raisonnable ou raisonnablement prudente d'une équipe de soins intensifs, qu'il s'agisse d'une infirmière ou d'une professionnelle de la santé. *(R. v. Flynn, 2017)*

Mme Flynn avait interrompu le système d'entretien artificiel de la vie de Mme Leblanc sans l'ordre d'un médecin. Selon son témoignage, elle croyait que Mme Leblanc était en état de mort cérébrale et s'était imaginé que M. Leblanc lui avait demandé de mettre fin au maintien artificiel des fonctions vitales de sa femme. Bien que d'autres médecins aient conclu que Mme Leblanc était en état de mort cérébrale, le médecin en chef qui était en fonction la nuit du décès de Mme Leblanc n'était quant à lui pas arrivé à cette conclusion. Il n'avait pas rencontré la famille, Mme Flynn ne lui avait pas dit que le système d'entretien artificiel de la vie de Mme Leblanc serait interrompu, et il a été surpris lorsqu'on l'a informé que cette dernière était décédée. Un expert a témoigné qu'une patiente comme Mme Leblanc devrait être maintenue en vie pendant au moins 24 heures, car il est arrivé dans de rares cas qu'un certain niveau de rétablissement se soit produit. Au moment de l'acte de Mme Flynn, environ 16 heures s'étaient écoulées. Mme Flynn a rencontré les membres de la famille de Mme Leblanc avant que ne soit mis fin au maintien artificiel des fonctions vitales de cette dernière. Mme Flynn a discuté du processus avec eux, a répondu à leurs questions, a interrompu le maintien artificiel des fonctions vitales avec le mari dans la chambre, et elle est restée avec la famille dans la chambre jusqu'au décès de Mme Leblanc. Elle a signalé que devant le souhait de la famille que soit mis fin au maintien artificiel des fonctions vitales de Mme Leblanc, le médecin en chef n'avait rien voulu entendre. Elle a été congédiée et, un an plus tard, accusée d'homicide involontaire ainsi que de négligence criminelle ayant causé la mort. Le jury a déclaré Mme Flynn non coupable des accusations criminelles. À la suite de son acquittement, elle a fait l'objet d'une audience disciplinaire de l'OIIO et a été suspendue de la pratique pendant cinq mois pour avoir interrompu le système d'entretien artificiel de la vie de Mme Leblanc sans l'autorisation médicale requise, ainsi que pour avoir omis de noter que le médecin en chef n'avait pas autorisé que soit mis fin au maintien artificiel des fonctions vitales.

Négligence criminelle

L'article 219 du *Code criminel* (1985) définit la *négligence criminelle* comme suit :

Est coupable de négligence criminelle quiconque : a) soit en faisant quelque chose ; b) soit en omettant de faire quelque chose qu'il est de son devoir d'accomplir, montre une insouciance déréglée ou téméraire à l'égard de la vie ou de la sécurité d'autrui.

Pour l'application du présent article, « devoir » désigne une obligation imposée par la loi (*R. v. Coyne*, 1958). Cet article doit être compris conjointement avec l'article 217 du Code, qui stipule ce qui suit :

Quiconque entreprend d'accomplir un acte est légalement tenu de l'accomplir si une omission de le faire met ou peut mettre la vie humaine en danger.

Par conséquent, si un membre du personnel infirmier omet d'accomplir un acte qui fait partie des normes et des fonctions infirmières attendues, et qu'il résulte de ceci qu'une personne décède ou subit des lésions corporelles graves, cette omission peut constituer une infraction criminelle de négligence criminelle causant la mort, ou de négligence criminelle causant des lésions corporelles. Toutefois, avant que cette violation puisse être qualifiée de négligence, il doit être démontré qu'elle s'écartait de façon marquée ou importante de ce qui est attendu du personnel infirmier raisonnable et compétent. Il faudrait qu'il y ait une extrême insouciance ou témérité (c.-à-d. le fait pour la personne d'agir dans un mépris total des conséquences de ses actes), ou une omission importante ou grave au point de démontrer que l'infirmier ou l'infirmière n'a pas su reconnaître les risques évidents que cela présentait, ou encore que celui-ci ou celle-ci a choisi d'agir en toute conscience de ces risques, de façon « téméraire » et sans égard aux conséquences. Une telle formulation de la loi montre à quel point l'insouciance doit être extrême et choquante pour être jugée comme négligence criminelle.

Dans l'affaire *R. v. J.F.* (2008), la Cour suprême s'est exprimée au sujet des éléments essentiels de ce qui constitue une infraction de négligence criminelle par omission. Au paragraphe 68, la Cour a écrit ce qui suit :

Pour ce qui est de la négligence criminelle, [la conduite criminelle] sera établi[e] s'il est prouvé (1) que l'accusé était légalement tenu d'accomplir quelque chose ; (2) qu'il a omis, d'un point de vue objectif, de s'acquitter de son devoir légal et, (3) que, par cette omission, il a montré, encore une fois d'un point de vue objectif, une insouciance déréglée ou téméraire à l'égard de la vie ou de la sécurité d'autrui. La preuve de [l'intention coupable] découlera de la conclusion que la conduite de l'accusé était déréglée ou téméraire. La conduite déréglée ou téméraire a été assimilée à un écart marqué et important par rapport à la norme (H. Parent, Traité de droit criminel (2ᵉ éd. 2007), t. 2, p. 299), ce qui inclut nécessairement la conduite constituant un écart marqué.

Dans le scénario de cas, l'ébriété de K. L. et le fait de ne pas se rendre compte que le mauvais médicament était administré pourraient sans doute être classés comme un comportement déréglé et téméraire.

Nécessité de la causalité

Pour qu'une conduite soit jugée comme de la négligence criminelle, elle doit avoir été la cause de la mort (*Code criminel*, 1985, a. 220) d'une autre personne, ou de lésions corporelles (a. 221) subies par autrui. En d'autres mots, il doit y avoir un lien entre l'acte volontaire de l'accusé et le résultat. Par exemple, lorsqu'un accusé a consommé de l'alcool ou des drogues et qu'il a les facultés affaiblies, l'accusé peut être déclaré coupable de négligence criminelle si quelqu'un est blessé ou tué dans un accident de la route où il est impliqué. Dans de tels cas, le fait que l'accusé se soit, de son propre chef, mis en état d'ébriété, est une preuve qui peut amener un tribunal à décider que le conducteur a agi avec un mépris déréglé ou téméraire à l'égard de la vie ou de la sécurité d'autrui (*R. v. Anderson*, 1985, p. 133). L'ébriété est donc un facteur pertinent pour déterminer si une personne a eu un comportement déréglé ou téméraire.

SCÉNARIO DE CAS 7.1B

APPLICATION AU SCÉNARIO DE CAS DE K. L

Dans le cas qui nous occupe, si la patiente était décédée, le fait que l'infirmière avait les facultés affaiblies serait pertinent dans une accusation de négligence criminelle causant la mort. Le fait que ce soit l'ébriété qui ait rendu K. L. incapable d'apprécier les conséquences probables de ses actes ne saurait constituer une défense. Toutefois, pour en arriver à un verdict de culpabilité, il faudrait déterminer si l'erreur d'administrer le mauvais médicament démontrait bel et bien un mépris déréglé ou téméraire à l'égard de la vie ou de la sécurité de la patiente. Même dans un cas où cette conduite serait jugée comme de la grossière négligence dans un contexte de droit civil, cette conduite pourrait ne pas être suffisante pour démontrer le degré d'insouciance déréglée ou téméraire requis pour justifier un verdict de culpabilité pour négligence criminelle. Il faudrait pour cela que la patiente soit décédée, ou qu'elle ait au moins subi un préjudice.

Il y a une différence importante entre la négligence dans une poursuite civile et la négligence criminelle. Ce dernier type de négligence exige une conduite qui ne correspond pas à ce que l'on attendrait normalement d'une personne raisonnable (en l'occurrence ici, une infirmière raisonnable). L'intention de l'accusée n'est d'aucun poids dans l'affaire. Il suffit que l'accusée se soit conduite de manière à illustrer clairement soit qu'elle a agi en toute connaissance du risque évident de danger pour autrui, ou dans l'inconscience d'un tel risque qu'elle aurait raisonnablement dû prévoir (*R. v. Sharpe*, 1984). En d'autres termes, l'accusée s'était conduite dans une complète indifférence à l'égard des risques et des conséquences de ses actes, ainsi qu'à l'égard de la vie ou de la sécurité d'autres personnes dont il était raisonnable de s'attendre à ce qu'il en résulte de tels préjudices pour elles.

LES SYSTÈMES PROVINCIAUX DES CORONERS ET DES MÉDECINS LÉGISTES

Les systèmes des coroners et des médecins légistes font partie intégrante du système de justice criminelle ainsi que de la responsabilité provinciale d'administrer la justice dans la province en vertu de la Constitution. Dans chaque province, tout décès inexpliqué doit faire l'objet d'une enquête en vue d'en déterminer les causes et de trouver des moyens de prévenir des événements semblables à l'avenir. Ainsi, en présence de quelque indication que ce soit de négligence ayant contribué au décès d'une personne de la part du personnel infirmier ou médical, une enquête peut être ordonnée par un coroner ou un tribunal pour déterminer les circonstances et toutes les causes possibles du décès. Il est important que les membres du personnel infirmier aient une compréhension de base des systèmes des coroners et des médecins légistes utilisés partout au Canada, car ils peuvent être appelés à témoigner lors de telles procédures.

Une **enquête de coroner** consiste principalement en des efforts visant à recueillir et à éclaircir des faits. Autrefois, un tribunal de coroner pouvait également poser un verdict de responsabilité criminelle ou civile; toutefois, l'enquête de coroner moderne n'est pas un procès criminel. Il n'y a pas d'accusé. Dans certaines provinces, le coroner a le pouvoir, à la fin d'une enquête, d'ordonner l'arrestation de toute personne qui a été reconnue responsable du décès faisant l'objet de l'enquête. Toutefois, aucune des preuves et aucun des témoignages présentés lors d'une enquête de coroner ne peuvent être utilisés dans un procès criminel. Les coroners ont signalé des membres du personnel infirmier à leur organisme de réglementation là où leurs soins étaient en question (Société de protection des infirmières et infirmiers du Canada [SPIIC], 2003).

Le processus d'enquête de coroner fait souvent partie de l'exploration publique de questions sociétales et de la nécessité d'un changement. Une enquête de coroner sur le décès de Joyce Echaquan, une femme autochtone décédée alors qu'elle était patiente dans un hôpital du Québec (Bureau du coroner du Québec, 2021), a débouché sur la conclusion que son décès était attribuable en partie au comportement discriminatoire et raciste du personnel infirmier. Ces faits ont mené à la discipline du personnel infirmier par l'organisme de réglementation et ont déclenché une discussion sur la discrimination systémique dans le système des soins de santé au Québec.

L'Ontario, le Québec, le Nouveau-Brunswick, l'Île-du-Prince-Édouard, la Saskatchewan, la Colombie-Britannique, le Yukon, les Territoires du Nord-Ouest et le Nunavut utilisent le système de coroner adopté à partir de la common law anglaise. Les autres provinces sont quant à elles passées à un système de médecin légiste. Les deux systèmes, cependant, fonctionnent de manière similaire pour enquêter sur les décès suspects. Dans le système de médecin légiste, la fonction consistant à tenir une enquête est habituellement laissée à un juge ou, dans le cas de l'Alberta, à le Fatality Review Board (*Fatality Inquiries Act [Loi sur les enquêtes en cas de décès]*, 2000). Dans le système de coroners traditionnel, l'enquête est dirigée par le coroner approprié.

L'examen détaillé du système de chaque province dépasse la portée de ce livre. Le système de l'Ontario sera pris ici à titre d'exemple. En vertu de la *Loi sur les coroners* (1990), en Ontario, un coroner en chef est nommé pour superviser les coroners nommés pour représenter les différentes régions de la province. Les coroners doivent être respectivement des résidents de ces régions et être des médecins légalement qualifiés.

En vertu de cette loi, un décès survenu dans l'une ou l'autre des circonstances suivantes doit être signalé à un coroner ou à la police (*Loi sur les coroners*, 1990, s. 10(1)) :

- À la suite de violence, d'une mésaventure (p. ex., un accident), d'une négligence, ou d'une inconduite ou faute professionnelles
- Par des moyens injustes
- Pendant ou à la suite d'une grossesse, dans des circonstances où le décès semble pouvoir être attribué à la grossesse
- Soudainement et de manière inattendue
- En raison d'une maladie pour laquelle la personne n'a pas été traitée par un médecin légalement qualifié
- En raison de toute cause autre que la maladie
- Dans des circonstances qui nécessitent une enquête

De même, si une personne décède alors qu'elle se trouvait dans une maison de retraite, un établissement de soins de longue durée, une résidence pour enfants, un foyer pour personnes ayant un retard de développement, ou un établissement de santé mentale, le coroner devrait en être informé. En outre, si une personne décède après avoir été transférée à un hôpital public ou privé depuis l'un des établissements susmentionnés, le coroner doit également en être informé. Dans l'attente d'une ordonnance du coroner, nul ne peut de quelque façon que ce soit modifier l'état ou interférer avec le corps de la personne décédée.

Une fois avisé, le coroner local peut donner la permission de signer un certificat de décès et de libérer le corps pour l'enterrer, ou d'examiner la documentation sur les soins, puis de libérer le corps pour l'inhumation ou d'émettre un mandat pour prendre possession du corps dans le cadre de l'enquête. L'enquête et la recherche des faits sur les circonstances du décès commencent à ce stade. Le coroner a le pouvoir d'entrer dans tout endroit où le décès est survenu, d'inspecter et d'extraire des renseignements de tout dossier ou document relatif à la personne décédée, et de saisir tout ce qu'il estime être d'importance pour les fins de l'enquête. En Ontario, il arrive que certains coroners analysent des décès par voie électronique en examinant des vidéos ou des images fixes des personnes défuntes, puis délivrent des certificats de décès fondés sur ces analyses ainsi que sur les antécédents médicaux desdites personnes.

Dans les cas où une personne est décédée alors qu'elle était sous les soins d'un établissement de soins de santé et que les circonstances du décès sont matière à préoccupation, il est probable que le coroner saisisse les dossiers de santé de la personne décédée immédiatement après avoir été informé du décès. Il s'agit d'une précaution visant à préserver la nature de la preuve et à empêcher que des ajouts qui pourraient masquer les circonstances et l'état de la personne décédée au moment du décès soient faits à ces dossiers.

Cela souligne encore une fois l'importance de veiller à ce que la documentation des faits soit consignée aussi ponctuellement que possible. Les membres du personnel infirmier impliqués dans les soins que recevaient les personnes décédées sont, à tout le moins, des témoins potentiels des circonstances entourant les traitements, les soins et l'état de ces personnes immédiatement avant leur décès. Bien que dans la plupart des cas de décès, il n'y ait pas d'enquête, le coroner a le droit d'enquêter sur le décès et peut demander des preuves sur les soins de la personne décédée. Les membres du personnel infirmier peuvent être appelés à témoigner dans le cadre d'enquêtes de coroners, lorsque enquête il y a, et devront s'en remettre aux dossiers pour se souvenir des événements qui ont mené à un décès. Les questions posées aux témoins dans de tels cas peuvent être très spécifiques et nécessiter une interprétation précise et détaillée des notes d'évolution des soins infirmiers, ainsi que d'autres dossiers. Par conséquent, comme nous l'avons vu dans le présent chapitre, l'importance de s'assurer que les dossiers sont clairs et exacts, et consignés dans un temps aussi rapproché que possible du moment où l'acte infirmier a été accompli, ne saurait être assez soulignée, et ce autant en ce qui concerne les questions de responsabilité civile et criminelle que pour l'assurance de la qualité des soins de santé.

Un coroner peut ordonner la tenue d'une enquête sur les circonstances du décès d'une personne défunte si cela est jugé indiqué. Sinon, l'affaire n'ira pas plus loin.

Si une enquête est tenue, dans certaines provinces, le coroner convoquera une audience avec l'aide d'un jury (habituellement plus petit qu'un jury de procès criminel de 12; en Ontario, par exemple, un tel jury se compose de cinq personnes). La fonction du jury est de déterminer la cause du décès en fonction de la preuve entendue dans l'enquête, et d'aider à formuler des recommandations quant à toute amélioration des procédures, des politiques et des normes qui pourraient aider à prévenir des événements similaires à l'avenir.

Plus précisément, dans les provinces où il y a des jurys de coroners, le jury est chargé de répondre à cinq questions lorsqu'il enquête sur un décès :

- Qui était la personne défunte?
- Où le décès s'est-il produit?
- Quand le décès est-il survenu?
- Comment le décès s'est-il produit? (En d'autres mots, quelle était la cause médicale?)
- Par quels moyens le décès s'est-il produit? (Autrement dit, dans quelle classification ou quel mode de décès celui-ci entre-t-il : naturel, suicide, accident, homicide, ou indéterminé?)

Le jury peut également faire des recommandations non contraignantes liées aux questions traitées dans l'affaire. Le jury ne peut pas rendre de verdict attribuant la culpabilité dans le décès.

Au Québec, la formulation est très similaire. Les articles 2 et 3 de la *Loi sur les coroners*, (chapitre C-68.01) se lit comme suit :

2. Le coroner a pour fonctions de rechercher au moyen d'une investigation et, le cas échéant, d'une enquête :
1° l'identité de la personne décédée;
2° la date et le lieu du décès;
3° les causes probables du décès, à savoir les maladies, les états morbides, les traumatismes ou les intoxications qui ont causé le décès ou y ont abouti ou contribué;
4° les circonstances du décès.
3. S'il y a lieu, le coroner peut également faire, à l'occasion d'une investigation ou d'une enquête, toute recommandation visant une meilleure protection de la vie humaine.

Une enquête se déroule habituellement de la même façon qu'un procès. Toutefois, comme mentionné plus haut, l'enquête n'est pas un procès criminel : il n'y a ni poursuite, ni accusé. Selon la province, le coroner, un juge, un juge à la retraite ou un avocat peut mener l'enquête. Le coroner peut mener lui-même l'audience en faisant citer des témoins et en examinant leurs dires sous serment. Le plus souvent, un avocat nommé par le coroner, l'avocat du coroner, s'occupera de faire citer des témoins et d'obtenir leurs éléments de preuve dans le cadre d'audiences publiques. Le coroner peut interroger les témoins en tout temps. Les membres du jury sont également autorisés à poser des questions.

Le procureur de la Couronne peut aider le coroner à obtenir des éléments de preuve en agissant à titre d'avocat du coroner, en fournissant des éléments de preuve sur l'issue des procédures criminelles ou en fournissant à titre de conseil des indications sur la position juridique adoptée par la Couronne. Toute autre partie qui est un témoin important ou qui participe aux événements qui ont mené au décès de la personne peut être appelée à témoigner dans l'enquête.

Dans certains cas où un groupe a un intérêt particulier dans une enquête, ses membres peuvent demander un rapport sur l'état d'évolution de l'enquête. Ce droit s'appelle *qualité pour agir* et permet à la partie d'interroger les témoins et de présenter des arguments au jury au sujet des conclusions de l'enquête. Dans certains cas, ces parties peuvent également avoir le droit de faire citer des témoins. Le coroner peut accorder ou refuser la qualité pour agir aux membres du groupe, selon l'intérêt qu'ils ont dans la procédure. Une personne accusée d'une infraction criminelle liée à un décès ne peut être contrainte de témoigner à une enquête. Toute personne appelée à témoigner aura droit à l'aide d'un avocat. Toutefois, la participation de l'avocat peut se limiter à donner des conseils au témoin quant aux réponses à donner aux questions, et à ses droits. Dans la plupart des provinces, le droit est assuré aux témoins que les éléments de preuve qu'ils donnent lors d'une enquête ne sauraient être utilisés contre eux dans toute procédure criminelle subséquente. Cette précaution existe pour s'assurer que les droits des témoins, en vertu de la *Charte canadienne des droits et libertés* (1982), sont maintenus au regard de l'auto-incrimination (a. 13).

Cela ne signifie pas, toutefois, que les témoins ont le droit de refuser de répondre à toute question pertinente qui pourrait leur être posée. Le refus de répondre peut mettre un témoin à risque d'être reconnu coupable d'outrage au tribunal, lequel est un jugement assorti d'amendes et d'une possible peine d'emprisonnement.

L'enquête est plus souple en ce qui concerne les règles strictes normalement appliquées dans un tribunal en ce qui concerne les éléments de preuve. Cependant, les coroners ont tendance à n'en pas moins suivre de telles règles, et ce même de plus en plus au cours des dernières années.

Dans les provinces dotées d'un système de médecin légiste, le médecin légiste prend la place du coroner. Nommés par le gouvernement provincial, les médecins légistes doivent être des médecins, compte tenu des complexités médicales et des détails techniques qui tendent à être au centre de telles enquêtes. Historiquement, les coroners étaient des profanes, mais cela a évolué de sorte que les coroners de la plupart des provinces doivent maintenant être des médecins dûment qualifiés et autorisés. Les procédures à l'échelle du pays sont assez similaires, sauf que dans certaines provinces (soit la Nouvelle-Écosse, le Manitoba et l'Alberta), l'enquête peut être tenue par un juge de la cour provinciale. Les fonctions d'investigation et d'enquête sont donc séparées.

Une fois une enquête terminée, le coroner ou l'officier de justice qui dirige l'audience peut rendre un verdict (en tenant compte de toute recommandation faite par le jury) sur la cause du décès et sur toute chose qui aurait pu être faite pour l'empêcher. Par exemple, le jury pourrait recommander des changements à certaines politiques, procédures ou systèmes qu'il estime avoir pu contribuer au décès. Bien que ces recommandations ne soient pas contraignantes, elles entraînent souvent des changements de politiques et influencent les normes établies par d'autres organismes, comme Agrément Canada et l'Institut pour la sécurité des médicaments aux patients du Canada (ISMP Canada). De plus, si la décision du coroner laisse entendre qu'il pourrait y avoir responsabilité pénale, il est possible que des accusations criminelles soient portées à la suite de la décision. Le processus de justice pénale prendrait alors le relais pour déterminer la culpabilité ou l'innocence de tout accusé.

Interaction entre les enquêtes de coroners et le droit criminel

Une enquête de coroner menée en Ontario en 2000 illustre l'interface entre le système de droit criminel et le système d'enquête de coroner. Les deux systèmes étant séparés et distincts l'un de l'autre, une conclusion de responsabilité dans le cas d'une enquête de coroner ne mène pas nécessairement à une condamnation au criminel. Dans un cas, une fille de 10 ans a été admise dans un hôpital pédiatrique pour le traitement d'une douleur (inhabituelle) associée à une fracture antérieure de son tibia (*Shore v. Law Society of Upper Canada*, 2009). La jeune fille éprouvait une douleur considérable au niveau de sa jambe, accompagnée d'une sensation brûlante en raison d'un trouble rare appelé *syndrome douloureux régional complexe* et, à la direction des médecins traitants, une perfusion de morphine lui a été administrée pour contrôler la douleur. Elle est morte quelques heures après que le début de la perfusion. Le jury du coroner a conclu que la jeune fille était décédée d'une insuffisance respiratoire et cardiaque causée par une réaction grave à la morphine, ainsi qu'à son interaction avec un autre médicament que la jeune fille recevait. Le jury a statué que le décès était un « homicide ».

L'homicide, aux fins d'une enquête de coroner, est le décès d'une personne tel que causé par les actions d'une ou de plusieurs autres personnes. Il s'agit de cas où la mort d'un être humain est due à un acte physique concret. Le verdict d'un jury du coroner ne fait que déterminer comment le décès s'est produit. Il n'y a pas d'attribution de blâme ou de responsabilité pénale comme c'est le cas dans un procès criminel. Comme il a été mentionné précédemment, les jurys des coroners n'ont pas le pouvoir d'attribuer de responsabilité légale, soit de déterminer la responsabilité civile (comme dans une poursuite) ou criminelle de la part de toute personne impliquée dans un décès. L'objectif principal de ces enquêtes est de déterminer comment une personne est décédée alors que le décès était inattendu, ou en résultat d'un accident ou encore de circonstances inexpliquées.

Si des accusations criminelles sont par la suite portées par la police contre une personne, le procès criminel qui s'ensuit déterminera quant à lui si l'acte de tuer a été le résultat d'un acte intentionnel ou d'une négligence criminelle (tel qu'abordé plus haut). Dans le cas de la jeune fille de 10 ans, des accusations criminelles ont d'abord été portées par la police contre les deux membres du personnel infirmier directement impliqués dans le traitement de la jeune fille (*Shore v. Law Society of Upper Canada*, 2009). Peu de temps après l'audience préliminaire (un processus préalable au procès dans le cadre duquel la Couronne doit présenter suffisamment d'éléments de preuve pour appuyer la procédure d'instruction), les accusations ont été suspendues (interrompues) par la Couronne (la poursuite) parce que l'avocat de la Couronne estimait qu'il n'y avait pas suffisamment de preuves pour en arriver à un verdict de culpabilité. Ironiquement, la mère de la jeune fille avait caché un dossier médical dans l'affaire criminelle jusqu'au moment de l'enquête préliminaire, et sa perte de crédibilité a été un facteur dans la suspension des accusations. La mère était devenue étudiante en droit au moment du procès criminel, et elle faisait face à une plainte déposée par les membres du personnel infirmier auprès du Barreau du Haut-Canada au sujet de sa conduite (*Shore v. Law Society of Upper Canada*, 2009). Il a été établi qu'elle avait commis une grave erreur, mais comme elle avait divulgué son inconduite et que son caractère avait été jusque-là sans tache, elle avait pu être admise dans la pratique du droit.

DOCUMENTATION INFIRMIÈRE

Contexte

Une documentation soigneuse et précise est un élément important de la pratique infirmière professionnelle. Les notes d'évaluation et d'évolution des cas prises par le personnel infirmier permettent de contrôler, sur une base continue, le déroulement des traitements et l'effet des interventions. Une documentation complète et exhaustive garantit une image claire des progrès des patients vers les objectifs et les résultats énoncés, et fait que les complications ou les risques peuvent être identifiés avant qu'ils ne deviennent problématiques. Une bonne documentation est également essentielle pour assurer :

- la continuité des soins;
- une communication et une collaboration d'équipe efficaces;

- la sécurité des patients;
- la conformité aux exigences réglementaires;
- l'amélioration de la qualité;
- l'extraction de données à des fins de recherche, d'évaluation et de financement;
- le respect des normes légales.

Les dossiers de santé des patients, qu'ils soient en versions papier ou électroniques, constituent des outils importants dans la planification, la mise en œuvre et l'évaluation des plans de soins; ils assurent un suivi précis de l'état des patients, chose qui, à son tour, favorise des soins de qualité et l'atteinte de résultats optimaux. Une documentation adéquate comprend des plans de soins qui reflètent la pensée critique et le jugement des membres du personnel infirmier concernés, y compris l'identification des problèmes et des recommandations sur les mesures à prendre pour les résoudre, ainsi que la façon dont ils seront évalués. Un plan de soins documenté permet à d'autres de donner suite aux recommandations et d'assurer le suivi de l'efficacité des mesures prises. Une communication efficace et précise par le biais de la documentation est un élément absolument essentiel d'une fonction d'équipe efficace. Ces dossiers sont d'une importance cruciale dans le cours des traitements, en ce qu'ils facilitent la communication entre les membres du personnel infirmier et les autres professionnels de la santé qui participent activement aux soins des patients. Sans une bonne documentation, il serait impossible d'assurer des soins efficaces, sécuritaires et de qualité (Fischbach, 1996; Lapum et coll., s.d.). Par exemple, quelle serait la réaction appropriée pour une infirmière qui rencontrerait un patient extrêmement agité? Idéalement, la documentation antérieure ne devrait-elle pas aider l'infirmière à comprendre la source de l'agitation et ce qui a été efficace pour gérer cela dans le passé?

Les principaux aspects de l'évaluation initiale qui devraient être consignés dans le dossier d'un patient comprennent des éléments tels que les personnes à contacter en cas d'urgence, les mandataires spéciaux, ainsi que les directives préalables (y compris le statut de réanimation cardio-pulmonaire [RCP]).

La documentation est très pertinente dans le cadre de procédures judiciaires. Les dossiers de santé sont utilisés pour valider les actions et évaluer les normes de pratique des membres du personnel infirmier dans ces circonstances. Prenons l'exemple d'une situation où l'évaluation de la douleur ressentie par un patient ne serait documentée que comme étant « grave ». Dans quelle mesure une telle description est-elle adéquate? Par exemple, cela n'indique pas si la douleur était d'apparition soudaine, ou récurrente, ou encore si des mesures ont été mises en œuvre pour la gérer, ni l'efficacité de telles mesures, le cas échéant.

Les dossiers de santé fournissent des preuves de la pertinence de tout traitement administré, ainsi que de la pertinence des soins et de la qualité des soins reçus. Ceci est particulièrement important pour l'évaluation des normes de soins, c'est-à-dire, comme nous l'avons vu, dans toute procédure disciplinaire pour conduite inappropriée ou non professionnelle présumée, dans toute action ou procédure criminelle pour négligence, et dans les enquêtes de coroner en cas de décès de patients dans des circonstances nécessitant une enquête. Le défaut, pour les professionnels de la santé, de documenter des actes ou des traitements précis de façon exacte et ponctuelle peut avoir de graves conséquences pour eux dans le cas d'actions pour négligence (SPIIC, 2022).

La fréquence de la consignation des faits et des évaluations répétées est fondée sur les besoins des patients, la complexité des soins et les protocoles de l'employeur. Par exemple, dans la plupart des contextes, l'évaluation initiale comprend le risque de chute de la personne. Pour prévenir les préjudices, si une personne est évaluée comme étant à risque de chute, il sera nécessaire d'effectuer fréquemment de nouvelles évaluations. Si cette composante de l'évaluation était omise et que le patient venait à faire une chute par la suite, cela augmenterait le risque qu'un jugement de négligence soit posé. La cour chercherait à savoir pourquoi l'évaluation était incomplète et conclurait sans doute que le personnel de l'hôpital avait fait preuve de négligence a) par omission de se renseigner sur le risque de chute du patient, et b) par omission d'avoir pris les précautions appropriées pour empêcher une telle occurrence.

Dans la plupart des cas, le dossier d'un patient constitue la seule preuve documentée des soins que ce

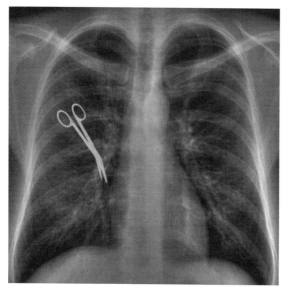

Les membres du personnel infirmier des salles d'opération jouent un rôle de premier plan dans la sécurité des patients en s'assurant, par le biais de la documentation des faits, qu'aucun élément (comme un instrument quelconque, une éponge, une suture, etc.) n'est oublié dans le corps de la personne au moment de conclure l'opération. *Sources : istockphoto.com/ LukaszPanek.*

patient a reçus. La documentation infirmière est utilisée par les tribunaux comme preuve de ce qui a été fait ou non. Les normes de documentation imposées par l'organisme de réglementation et l'employeur sont utilisées pour évaluer la conduite des membres du personnel infirmier. Le non-respect de ces normes peut contribuer à des conclusions d'inconduite professionnelle et peut être utilisé pour discréditer la preuve dans une poursuite.

Documentation exacte et complète

La documentation doit refléter une consignation précise du parcours du patient. Une bonne documentation comprend des évaluations initiales et continues de la personne, un plan de soins clair et une évaluation continue de ce plan, ainsi que la documentation continue des progrès du patient et la consignation de toute intervention et de leur effet. Comme nous l'avons vu dans les chapitres précédents, une bonne documentation devrait également inclure l'histoire de la personne, d'autant plus que l'histoire d'une personne influence le cours des soins qui lui sont fournis.

SCÉNARIO DE CAS 7.2

DOCUMENTER : EST-CE SUFFISANT?

Un garçon de huit mois ayant des antécédents de toxoplasmose est amené dans un service d'urgence de l'hôpital tard un soir en raison de vomissements et de diarrhée. À son arrivée, sa fréquence cardiaque est de 120 battements par minute, et son rythme respiratoire est de 24 respirations par minute. Il est vu par le médecin de garde au service des urgences, puis par le pédiatre de l'hôpital, qui admet l'enfant et rédige des ordonnances de traitement impliquant une ligne intraveineuse, ainsi que des tests sanguins (hémoglobine, azote uréique sanguin [AUS] et électrolytes).

Cette nuit-là, l'état de l'enfant se détériore. Sur une période de quatre à cinq heures, sa fréquence cardiaque augmente à 164 battements par minute, et son rythme respiratoire à 64 respirations par minute. L'infirmière H., qui s'occupe du garçon, est inquiète. Elle parle à l'infirmière en chef, qui dit partager son

inquiétude. Bien que le médecin de l'enfant soit à son domicile et que ce soit le milieu de la nuit, l'infirmière H. décide de lui téléphoner.

Elle informe le médecin de l'état de l'enfant, incluant le fait que celui-ci présente des signes vitaux et des valeurs anormales au niveau de son hémoglobine, de l'AUS et des électrolytes. En particulier, son taux de dioxyde de carbone (CO_2) est de 10,9, bien en deçà de la plage normale de 22 à 32. Le médecin répond : « C'est bien. Continuez simplement à faire ce que vous avez fait jusqu'ici. »

Insatisfaite de la réponse du médecin, l'infirmière H. parle de nouveau à l'infirmière en chef, qui lui répond : « Eh bien, ce n'est pas toi le médecin, c'est lui. Nous, on fait ce qu'il nous dit de faire; ne t'en fais pas avec ça. »

Tous les résultats et les lectures anormaux, y compris l'équilibre des fluides, sont dûment enregistrés par l'infirmière H. dans le dossier du garçon. Elle consigne également les conversations qu'elle a eues avec l'infirmière en chef et le médecin du garçon, ainsi que les moments où ces conversations ont eu lieu. Le garçon meurt ce matin-là à 6 h.

Enjeux

1. Qu'est-ce que l'infirmière en chef aurait dû faire lorsque l'infirmière H. lui a fait part de sa discussion avec le médecin du garçon?

2. Voyant que le médecin et l'infirmière en chef ne prenaient aucune autre mesure, l'infirmière H. aurait-elle dû signaler ses préoccupations au sujet des résultats anormaux des tests du garçon à une autorité supérieure?

3. L'infirmière H. aurait-elle dû rappeler le médecin pour obtenir confirmation de ses instructions? Lors de son appel avec le médecin, aurait-elle dû mettre davantage l'accent sur les signes vitaux anormaux du garçon et les résultats des tests?

Discussion

L'infirmière H. aurait dû communiquer avec le médecin une deuxième fois pour lui faire comprendre l'urgence de la situation, surtout parce qu'il avait probablement été réveillé d'un sommeil profond et qu'il se pouvait fort bien que cela ait obscurci son jugement.

Un problème critique dans cette situation est la responsabilité de l'infirmière en chef d'aider l'infirmière H. à obtenir l'aide du médecin. De par son évaluation, l'infirmière H. s'est évidemment rendu compte de la gravité de l'état du garçon. La norme de soins exigeait que l'infirmière H. contourne l'infirmière en chef et trouve une autorité supérieure pour obtenir des instructions. Le manque de soutien de la part d'un superviseur, même s'il est documenté avec exactitude dans le dossier du patient, ne saurait protéger les membres du personnel infirmier contre toute responsabilité. (Cependant, ce scénario soulève de sérieuses préoccupations concernant la sécurité de la pratique infirmière ainsi que la culture d'équipe dans cette unité. La sécurité des patients, le leadership et les modèles d'équipe collaborative sont abordés plus loin, aux chapitres 11 et 12.)

S'ils déterminent qu'il y aurait des risques élevés à s'en tenir à l'inaction, les membres du personnel infirmier ont le devoir d'agir. Ils ne peuvent se soustraire à leur responsabilité en utilisant des excuses telles que « le médecin a dit... », ou en se contentant de simplement documenter les instructions du médecin. Ils ont le devoir de protéger les patients contre tout préjudice. Dans cette situation, la norme de soins appropriée exige que les membres du personnel infirmier sachent mesurer les graves conséquences de l'inaction. La conduite des deux infirmières dans ce scénario était clairement en deçà des normes de soins professionnelles et légales requises.

Ce scénario est fondé sur un événement réel qui a mené à une enquête de coroner. L'une des questions soulevées lors de l'enquête était la documentation de l'équilibre des fluides, et tout spécialement au service des urgences. Il n'avait pas été totalisé avec précision, et il était difficile de déterminer quelle quantité de liquides le patient avait reçue, dans le service d'urgence et dans l'unité pédiatrique. (Sozonchuk c. Polych, 2013, O.N.C.A. 253; Ares c. Venner [1970] R.C.S. 608)

Le médecin a nié que l'infirmière lui avait signalé les signes vitaux du patient. Il a également nié qu'on lui avait donné les résultats de l'électrolyte, et plus précisément du taux de CO_2. Aucun autre membre du personnel infirmier de service ce soir-là n'a été témoin de la conversation téléphonique, ce qui a fait que personne n'était en mesure de corroborer le témoignage de l'infirmière. Le médecin a affirmé avoir été réveillé d'un sommeil profond et qu'il était très fatigué de ce qu'il était resté éveillé toute la nuit la veille, et que si l'infirmière avait vraiment eu une préoccupation aussi urgente, elle aurait dû le rappeler pour confirmer ses instructions et s'assurer qu'il se rendait bien compte de la gravité de la situation. Dans un tel cas, a-t-il dit, il aurait certainement pris les mesures appropriées. Il était évident que, quelle que soit la version des événements qui était la bonne, l'enfant est mort à cause d'un grave problème au niveau de la communication.

Le jury du coroner a conclu, premièrement, que l'infirmière aurait dû documenter ses préoccupations

(Suite)

plus en détail. Deuxièmement, qu'elle aurait dû rappeler le médecin pour lui répéter ses préoccupations, en demandant la présence d'un autre membre du personnel infirmier qui pourrait attester du fait qu'elle l'avait fait. Troisièmement, l'hôpital aurait dû avoir en place des procédures qui auraient permis à l'infirmière de passer outre les instructions du médecin et chercher un autre médecin à l'hôpital pour s'assurer que des instructions appropriées soient fournies dans le traitement de cet enfant.

La cause du décès, telle que déterminée par l'autopsie, était la déshydratation. Le liquide qui avait été administré par ligne intraveineuse à l'enfant était entièrement inadéquat. L'enquête a permis de déterminer que les quantités de liquides donnés au garçon ainsi que de liquides évacués auraient dû être vérifiées plus fréquemment et consignées plus systématiquement. Il a été noté notamment que les niveaux auraient pu être vérifiés et consignés par le personnel infirmier juste avant que l'enfant ne quitte le service d'urgence, puis de nouveau par les membres du personnel infirmier en pédiatrie immédiatement après son transfert à cette unité.

Le jury n'a pas accepté l'excuse du médecin dans ce cas, et il a été jugé négligent pour avoir donné des directives inappropriées. Il a par la suite été signalé à l'Ordre des médecins et chirurgiens de l'Ontario et a fait l'objet de mesures disciplinaires sévères.

Un cas important pour l'établissement d'un précédent juridique relativement à la documentation infirmière était celui de *Meyer v. Gordon* (1981). Les parents d'un nouveau-né victime d'une paralysie cérébrale causée par de graves lésions survenues pendant l'accouchement ont intenté une action en négligence contre deux membres du personnel infirmier, l'hôpital et le médecin traitant. En tout, trois membres du personnel infirmier avaient été impliqués dans l'accouchement. Dans ses accouchements précédents, la demanderesse avait déjà eu un travail très court, son premier enfant étant né dans les quatre heures suivant le début du travail. Le médecin de la demanderesse le savait, mais il n'en avait pas informé le personnel infirmier ni quiconque d'autre dans le personnel de l'hôpital lorsqu'il a fait admettre sa patiente à l'hôpital, à environ 11 h 30 le matin où le travail de celle-ci a commencé.

La vérification des antécédents d'accouchements de la patiente est une partie courante et standard de toute évaluation du travail d'accouchement effectuée par le personnel infirmier dans ces situations. Toutefois, la première infirmière qui a examiné la demanderesse, l'infirmière W., n'avait pas vérifié s'il s'agissait du premier ou du deuxième accouchement de la femme et, en fait, avait omis de recueillir le moindre fait relatif aux antécédents obstétricaux de la patiente. Il a été démontré clairement durant le procès que si l'infirmière l'avait fait, les antécédents obstétricaux de la patiente auraient fait comprendre que celle-ci aurait dû être surveillée de près. L'omission de l'infirmière W. de déterminer les antécédents obstétricaux de la mère dans ce cas montre un écart marqué par rapport aux normes de pratique acceptables au Canada.

De plus, il y avait des preuves que le dossier créé par les deux infirmières qui ont été nommées dans la poursuite était incomplet et comportait des inexactitudes. Par conséquent, leurs notes d'évolution des événements ont été écartées par le juge de première instance parce qu'elles n'étaient pas fiables. Lors de l'admission de la demanderesse à l'hôpital, l'infirmière W. avait effectué l'examen initial et établi que la patiente en était aux premiers stades du travail. Cependant, elle n'avait pas consigné cela, et elle n'avait fourni que des indications imprécises quant à la position du fœtus à ce moment-là, qu'elle n'avait noté que comme était « médiane ». L'infirmière n'a pas non plus enregistré la durée des contractions lors du premier et du seul examen vaginal. À ce stade, elle s'est assurée et a enregistré que la dilatation était de 3 cm, mais l'état du col de l'utérus (une indication importante de la progression du travail) n'a pas été enregistré avec précision.

Une deuxième infirmière, l'infirmière M., a aidé l'infirmière W. dans ces examens. Aucune des deux infirmières ne semblait avoir reconnu le danger de laisser la mère allongée sur le dos, position dans laquelle celle-ci est restée jusqu'à l'accouchement. La Cour a conclu, entre autres choses, que le fait de permettre à la demanderesse de rester dans cette position avait grandement contribué à la souffrance fœtale et constituait un écart marqué par rapport à la norme de soins de cet hôpital, qui était reconnu pour son excellence en obstétrique. Il était clair que la position de la mère aurait dû être sur le côté.

La fréquence cardiaque fœtale a été vérifiée à 11 h 50, et de nouveau à 12 h. Cependant, cette information ne semble avoir été consignée que beaucoup plus tard. À midi, pour soulager la douleur et les nausées de la patiente, le médecin a prescrit une injection de Demerol et de Gravol. Bien que cela n'ait pas été explicitement énoncé par le tribunal ou dans la preuve rapportée, il semble raisonnable de conclure que l'administration de Demerol ait eu un effet sédatif non seulement sur la mère, mais aussi sur le fœtus, et donc pu contribuer à l'apparition de la souffrance fœtale. Le médecin n'avait pas demandé à l'infirmière M. d'effectuer un examen vaginal avant d'administrer le Demerol, et il a administré le médicament à 12 h 05 sans que le moindre examen ait été effectué. Cela allait également à l'encontre de la pratique généralement acceptée.

Durant toute la période entre l'administration du Demerol et la naissance de l'enfant à 12 h 32, la demanderesse a été laissée allongée sur le dos, seule et complètement sans surveillance malgré ses douleurs de travail atroces et rapides, et malgré l'opinion de l'infirmière W. selon laquelle la fréquence cardiaque fœtale aurait dû à ce stade être vérifiée toutes les 15 minutes. Le tribunal a noté que l'unité d'obstétrique semblait avoir été extrêmement occupée ce jour-là et que la demanderesse ne semblait pas s'être vue attribuer une infirmière spécifique à partir de ce moment-là.

À 12 h 15, le mari de la demanderesse, affligé par l'extrême douleur de sa femme, est allé chercher l'infirmière W. Il lui a dit qu'il croyait que sa femme était sur le point d'accoucher et qu'elle avait besoin d'aide. Les éléments de preuve au procès ont porté à croire que l'infirmière W. n'avait pas fait assez de cas des inquiétudes du mari et qu'elle les avait écartées comme n'étant dues qu'à une nervosité normale. Le tribunal a jugé déplorable qu'aucun soin infirmier n'ait été offert à la demanderesse alors son mari en avait fait la demande (*Meyer v. Gordon*, 1981, p. 15).

À environ 12 h 30, le mari de la demanderesse est de nouveau allé chercher une infirmière, disant que sa femme était en train d'accoucher. Une troisième infirmière (l'infirmière T.) a répondu et s'est rendue voir la demanderesse. Elle a vu que la tête du bébé était déjà sortie, et qu'il y avait une très grande quantité de méconium autour de lui. Elle est restée jusqu'à terme de l'accouchement, mais comme l'infirmière M., qui la secondait, n'avait pas inclus de poire d'aspiration dans la trousse d'urgence, l'infirmière T. n'avait pas pu aspirer le méconium du nez et de la bouche du bébé. Les médecins experts qui ont témoigné au procès ont jugé qu'il s'agissait là d'une omission grave.

Le bébé ne respirait pas quand il est né. L'infirmière T. a décrit le bébé comme étant « très flasque et mou ». Le bébé a été amené à la salle de réanimation, où un autre médecin a été impliqué dans sa réanimation en procédant à l'aspiration initiale ainsi qu'à une ventilation de pression positive et à une oxygénation avec aspiration endotrachéale. Les efforts de réanimation se sont poursuivis pendant un certain temps avec l'aide de deux autres médecins, et ils sont finalement parvenus à réanimer l'enfant. Celui-ci a été transféré ensuite à la pouponnière des soins intensifs de l'hôpital. Cependant, il a été découvert peu de temps près que l'enfant avait subi des dommages cérébraux des suites de l'asphyxie, ainsi que de l'aspiration de méconium pratiquée simultanément avec cette première (*Meyer v. Gordon*, 1981, p. 9).

Les parents ont poursuivi le médecin de la mère, les médecins impliqués dans les efforts de réanimation, les infirmières, et l'hôpital. Le tribunal a rejeté la poursuite contre les médecins (à l'exception du médecin des demandeurs, qui a été jugé responsable à 25 % au motif qu'il n'avait pas demandé à l'infirmière M. de procéder à un examen vaginal de la demanderesse avant d'administrer le Demerol). Il a été jugé que les lésions cérébrales du bébé étaient dues à une négligence dont l'hôpital était à 75 % responsable, de ce qu'il avait failli à son obligation de fournir des soins infirmiers adéquats et appropriés.

Le tribunal a noté que les deux infirmières étaient revenues modifier le dossier quelques heures après l'accouchement pour que le dossier paraisse plus complet qu'il ne l'était, et que pour cette raison, le tribunal ne pouvait pas se fier aux notes d'évolution des événements prises par les infirmières et les considérer comme un compte rendu précis de ce qui s'était passé. Le fait que les notes des infirmières étaient inexactes et inadéquates a été un élément majeur dans cette affaire. Par exemple, l'heure d'arrivée de la mère à l'hôpital n'a pas été consignée (*Meyer v. Gordon*, 1981, p. 7). Lors de l'examen initial de la patiente, l'infirmière W. a noté que la fréquence cardiaque fœtale était « normale », que le travail de la demanderesse était « bon », que le col de l'utérus s'était dilaté de 3 cm, et que des contractions « fortes » se produisaient toutes les deux minutes (*Meyer v. Gordon,* 1981, p. 7). Cependant, la durée des contractions n'a pas été documentée, alors qu'elle aurait dû l'être.

La Cour a conclu que le fait de ne décrire le travail que comme étant « bon » n'indiquait pas le fait (comme cela a été révélé plus tard à travers le témoignage de l'infirmière W.) que la demanderesse en était à la phase active du travail, une étape qui demande que la fréquence cardiaque fœtale soit vérifiée toutes les 15 minutes (*Meyer v. Gordon*, 1981, p. 12). La Cour a également critiqué la description inexacte de la position du fœtus comme étant « médiane », ainsi que l'absence de dossier quant à l'état ou à l'effacement du col de l'utérus. De telles inexactitudes et insuffisances ont contribué à une mauvaise appréciation du stade avancé où en était rendu le travail de la mère.

Dans la plupart des affaires judiciaires, le défaut de documenter un acte particulier pendant un traitement risque de faire en sorte plus tard qu'un tribunal en conclura que cet acte n'a jamais été accompli. Un tel manquement mine sérieusement le degré auquel la preuve est probante, c'est-à-dire à quel point le témoignage prouve, ou peut du moins porter à croire, que l'acte a été effectué. Les dossiers sommaires et incomplets peuvent ne pas se voir accorder beaucoup de poids par le tribunal.

Pour évaluer la qualité et l'exactitude des observations consignées par l'infirmière W., le tribunal s'est appuyé sur le témoignage d'expert de deux membres du personnel infirmier (dont il est raisonnable de présumer qu'ils avaient de l'expérience en obstétrique) qui ont déclaré qu'une infirmière obstétricale, lorsqu'elle évalue la position fœtale, doit tâcher de déterminer, en termes de hauteur, le repère de présentation du fœtus par rapport aux épines ischiatiques du bassin de la mère. Lorsqu'on lui a posé des questions au sujet de l'indication « médiane » consignée dans l'évaluation effectuée par l'infirmière W., l'une des deux personnes expertes a fait remarquer qu'une telle indication n'était pas assez précise pour faciliter l'évaluation du travail. L'autre des deux personnes expertes a affirmé que l'expression « médiane » utilisée dans le dossier n'indiquait en fait rien du tout (*Meyer v. Gordon*, 1981, p. 12). Comme nous pouvons le voir, ce cas illustre bien l'importance de s'assurer de la précision et de l'exactitude des observations dans la documentation des détails des soins et des traitements aux patients.

Lignes directrices pour une documentation appropriée

Au fil du temps, à la suite de l'issue des audiences civiles et réglementaires, l'importance d'une documentation efficace a été très clairement mise en évidence. Les membres du personnel infirmier devraient connaître les normes professionnelles et juridiques associées à la documentation. Le Tableau 7.2 présente un résumé de ces normes et lignes directrices.

Rapports d'incidents

Lorsque des incidents ou des erreurs critiques se produisent, comme une chute faite par un patient ou une erreur de médication en plus de la documentation dans le dossier du patient, l'infirmière doit préparer un rapport d'incident ou d'événement qui décrit l'incident, incluant tous les faits pertinents, le ou les préjudices qui en ont résulté, et toute mesure corrective. Les implications en ce qui concerne ces éléments que sont les erreurs, les divulgations et la sécurité des patients, du point de vue de l'amélioration de la qualité et de l'importance d'une culture juste, sont abordées aux chapitres 5 et 10.

Les rapports d'incidents ne font pas partie des dossiers de santé, mais sont utilisés, tout premièrement, pour documenter les événements qui sortent de l'ordinaire, à des fins d'enquête ou d'assurance de la qualité. Par exemple, ils pourraient être utiles à une compagnie d'assurance dans le cadre d'une enquête sur une réclamation impliquant la police d'assurance responsabilité civile générale d'un hôpital, ou pour un hôpital souhaitant surveiller ou vérifier le taux d'occurrence de certains types d'incidents au cours d'une période donnée. Dans le second cas, de tels rapports pourraient ainsi contribuer aux processus de gestion des risques de

TABLEAU 7.2
Lignes directrices juridiques pour assurer une documentation adéquate

Consigner ponctuellement les faits.	Une documentation dite « ponctuelle » permet d'accroître l'exactitude et la fiabilité des dossiers, garantit des soins plus sûrs, et pèsera davantage dans le cadre de toute procédure judiciaire susceptible d'être intentée. Par conséquent, la consignation des faits doit avoir lieu au moment de la survenance des événements ou des actes qui sont consignés. Cela dit, il n'est pas toujours possible de consigner les éléments, les événements ou les actes au moment où ils se produisent, surtout durant les cas d'urgence. Qu'à cela ne tienne, plus le délai de documentation d'un fait est long, plus il y a de chances que l'exactitude de l'observation ou des détails soit mise en doute plus tard, et ce tout particulièrement dans un procès. Par exemple, dans l'affaire *Meyer v. Gordon* (1981, p. 9), les membres du personnel infirmier qui avaient traité la demanderesse avaient consigné certaines de leurs observations longtemps après les faits, et avaient de plus modifié le dossier pour donner l'impression que ces observations avaient été consignées dès leur survenance. Par conséquent, leurs notes d'évolution des événements ont été jugées peu fiables en tant que source de preuve.
	Une autre raison d'assurer une documentation ponctuelle est que les souvenirs des faits s'estompent avec le temps. Plus un fait est consigné tôt après sa survenance, plus la précision et l'exhaustivité de sa documentation ont de chances de s'en trouver augmentées. Comme il peut s'écouler un laps de temps considérable avant la convocation d'un procès ou d'une audience, un dossier bien construit et bien tenu sert à rafraîchir la mémoire de la personne qui l'a créé.
	Lorsqu'un fait ou événement n'a pu être consigné dès le moment où il s'est produit, comme cela peut arriver en raison d'autres obligations pressantes ou d'un oubli, ledit fait ou événement n'en doit pas moins être consigné du mieux dont il est possible de s'en rappeler, et cette observation doit être notée comme une observation tardive. Par exemple :
	12 h 30, le patient a régurgité un liquide rougeâtre grumeleux; événement enregistré à 13 h 30 en raison d'un appel d'urgence pour aider à la réanimation d'un autre patient. [Signé, etc.]
	Une consignation tardive est définitivement préférable à aucune consignation. Les membres du personnel infirmier dans l'affaire *l'affaire Meyer* ont tenté de dissimuler le fait que certaines de leurs consignations avaient été faites de façon tardive plutôt que ponctuelle. Cela a enlevé toute valeur à leurs preuves.
Ne consigner que ses propres actes.	Les membres du personnel infirmier ne doivent consigner que leurs propres actes. Dans les procédures criminelles ou civiles, les témoignages des membres du personnel infirmier ne peuvent porter que sur ces actes.
	Lorsqu'ils documentent des faits par voie électronique, les membres du personnel infirmier ne doivent utiliser que leur propre mot de passe ou carte d'accès. Cela garantit que le système reflète bien les noms des personnes qui ont consigné les observations en question.
Consigner les faits selon leur ordre chronologique.	Toutes les observations doivent être consignées par ordre chronologique. Autrement, il en résulterait des dossiers confus, ce qui pourrait avoir de graves conséquences sur le déroulement des traitements, et notamment l'administration de médicaments. L'utilité des dossiers s'en trouverait limitée dans le cadre de litiges, et la valeur des témoignages de qui les ont créés en souffrirait.
Consigner les faits de façon claire et concise.	Les observations doivent être factuelles et aussi objectives que possible, en plus d'être claires et concises. Tout élément menant à tirer une conclusion particulière doit être soigneusement documenté. Les observations subjectives peuvent créer des problèmes au niveau des soins aux patients et, dans des procédures judiciaires, elles exposent les témoignages à la contestation.
Consigner les observations sur une base régulière.	Les membres du personnel infirmier doivent s'assurer que les dossiers contiennent des observations régulières d'un bout à l'autre. Des lacunes importantes dans un dossier invalident les avantages et les preuves d'une surveillance continue du patient. De plus, un vide prolongé dans un dossier (p. ex., un vide de plusieurs heures avant un arrêt cardiaque ou respiratoire d'un patient, ou un œdème pulmonaire, ou encore, dans un contexte psychiatrique, un événement psychotique ou une tentative de suicide) ferait l'objet de questions devant un tribunal.

(Suite)

TABLEAU 7.2	
Lignes directrices juridiques pour assurer une documentation adéquate *(Suite)*	
Consigner clairement les corrections.	Toute modification, correction ou suppression dans un dossier doit être soigneusement documentée, datée (y compris l'heure) et paraphée par la personne à l'origine de ce changement. Autrement, la crédibilité de celle-ci pourrait être mise en doute. Nul ne doit tenter de dissimuler ses erreurs en modifiant subrepticement un dossier de sorte à le faire paraître plus complet qu'il n'est. Dans le cadre des enquêtes de coroners, ceux-ci saisissent souvent immédiatement les notes des membres du personnel infirmier ainsi que d'autres dossiers de patients afin de déterminer les circonstances des traitements ou de l'état des patients dans les moments précédant le décès. Les données électroniques sont datées et accompagnées des signatures numériques des personnes qui les ont consignées. Étant donné que dans la plupart des systèmes, ces données ne peuvent plus être modifiées par la suite, les actes ainsi consignés sont pour ainsi dire « gravés dans le temps ». Pourtant, l'on trouve des exemples où des membres du personnel infirmier ont tenté de modifier des dossiers après avoir eu vent qu'un coroner s'en servirait dans une enquête, mais ignorant encore que ces coroners avaient déjà saisi les dossiers et en avaient fait des copies. Ces coroners disposaient donc à la fois d'une version exacte des dossiers au moment du décès des patients, ainsi que des preuves que ces membres du personnel infirmier avaient par la suite tenté de modifier les dossiers en question. Il est de loin préférable d'éviter de telles situations en indiquant clairement que l'on documente un fait quelque temps après sa survenance, ou que l'on corrige une inexactitude antérieure.
Consigner les faits avec précision.	Les termes vagues doivent être évités. Les évaluations réalisées par le personnel infirmier sont des éléments essentiels de la planification des soins. L'évaluation initiale d'un patient admis dans le processus de soins est cruciale et devrait par conséquent être faite de manière approfondie et complète. La plupart des organismes et des hôpitaux exigent que les évaluations initiales soient effectuées dans un délai précis à compter du moment de l'admission. Des évaluations inexactes ou incomplètes peuvent avoir une incidence sur les résultats des soins et soulever de sérieuses questions dans toute procédure judiciaire subséquente. En ce qui concerne les évaluations répétées, la fréquence est basée sur les besoins des patients, la complexité des soins et les protocoles des agences. Par exemple, dans certains contextes, l'évaluation initiale comprend le risque de chute de la personne. Les patients évalués comme étant à risque de chute doivent être réévalués sur une base régulière. Si cette composante de l'évaluation était omise et qu'un patient faisait une chute par la suite, il pourrait en résulter une poursuite pour négligence contre le ou les membres du personnel infirmier en faute, et contre l'hôpital. La cour chercherait à savoir pourquoi l'évaluation était incomplète et conclurait sans doute que le personnel de l'hôpital avait fait preuve de négligence a) par omission de se renseigner sur le risque de chute du patient, et b) par omission d'avoir pris les précautions appropriées pour empêcher une telle occurrence. Les principaux aspects de l'évaluation initiale qui devraient être consignés dans le dossier d'un patient sont les suivants : ■ Le nom d'une personne à contacter en cas d'urgence ■ Le nom du mandataire du patient, le cas échéant ■ Toute décision prise par le patient ou le mandataire concernant la réanimation cardio-pulmonaire (RCP) (voir le chapitre 8) ■ Toute directive préalable laissée par le patient, le cas échéant ■ Toute réévaluation subséquente doit également être documentée afin d'assurer l'exhaustivité du dossier. À noter toutefois que les observations de type « Bien dormi, a passé une bonne journée » dans les dossiers des patients ne sont pas d'une grande utilité. Par exemple, dans un procès, l'on pourrait très bien poser à une infirmière qui aurait pris de telles notes des questions détaillées sur ce qui était entendu par « une bonne journée » (p. ex., toute douleur ressentie par le patient, symptômes, signes vitaux) dans le but de déterminer l'état du patient au moment où ces notes ont été consignées. L'infirmière serait probablement incapable de répondre de manière significative à ces questions, de ce qu'elle aurait sans doute oublié depuis ce temps le sens original de « a passé une bonne journée ». Il serait de loin préférable de noter par exemple : « Le patient a signalé des douleurs aiguës partant de sa poitrine et se propageant le long de son bras gauche, sur une période de 10 minutes; s'est senti soulagé suite à un repos », plutôt que simplement : « Le patient a signalé des douleurs thoraciques ». La seconde observation ne résisterait pas à un examen approfondi dans le cadre d'une procédure judiciaire. Plus important encore, elle ne serait que d'une faible utilité dans une tentative de diagnostiquer la maladie du patient avec précision.
Consigner les observations lisiblement.	Les dossiers, y compris toute correction subséquente, doivent être lisibles. Étant donné la rapidité avec laquelle les membres du personnel infirmier sont parfois tenus d'accomplir leurs tâches, l'illisibilité de leurs notes est souvent un problème, et ceux-ci doivent être conscients et garder à l'esprit que des observations illisibles risquent d'être mal interprétées, chose qui peut avoir des résultats désastreux.

l'hôpital, en permettant d'identifier les possibilités d'amélioration ou les problèmes potentiels dans les systèmes ou les procédures.

Deuxièmement, l'information obtenue peut être utilisée pour éclairer la formation du personnel et pour régler des problèmes au niveau du système, de sorte à prévenir que des événements semblables ne se reproduisent à l'avenir. De plus, avec l'accent mis actuellement sur l'amélioration de la qualité et la sécurité des patients, les données et les renseignements recueillis à partir de ces rapports sont essentiels à ces processus, car ils illustrent les constantes et les tendances au fil du temps. De tels renseignements peuvent également influencer et éclairer les politiques et les procédures et garantir que les professionnels et les milieux de soins de santé sont tenus responsables de garantir une prestation de soins respectant des normes élevées.

Enfin, dans un cas où une action pour négligence serait intentée contre un établissement de soins de santé à la suite d'un incident, le rapport d'incident pourrait faire partie du dossier de preuve au procès et aider le tribunal à comprendre la cause de l'incident en question. Un tel rapport est généralement présenté avec le témoignage du ou des professionnels de la santé qui l'ont créé.

Obligation juridique de tenir des dossiers

Dans toutes les provinces et tous les territoires, les hôpitaux et les autres établissements de soins de santé sont tenus de tenir et de maintenir à jour des dossiers sur tous les patients. Par exemple, en Ontario, il est obligatoire de tenir pour chaque patient une documentation comprenant les noms de tous les médecins traitants, dentistes, sages-femmes, et infirmières et infirmiers autorisés de la classe étendue (IA-CE), ainsi que des dossiers d'admission, de diagnostic, de consentement (formulaires), d'examens, de traitement, de plan de soins, de notes infirmières, etc., (voir, par exemple, *Gestion hospitalière, R.R.O. 1990, Règl. 965*, par. 19[3], en vertu de *Hôpitaux publics [Loi sur les]*, 1990). Les ordonnances des médecins doivent être écrites et signées ou authentifiées par les médecins qui ont rendu ces ordonnances. Toutes les observations dans le dossier d'un patient doivent être paraphées ou signées et datées, avec l'heure exacte de l'observation consignée (*T.C. v. R.J.A.,* 2016). Les observations tardives doivent également être indiquées.

De plus, les dossiers doivent être conservés pendant une période déterminée. En Ontario, par exemple, cette période est de 10 ans (*Gestion hospitalière, R.R.O. 1990, Règl. 965*, a. 19[f]).

UTILISATION DE LA DOCUMENTATION DANS LES PROCÉDURES JUDICIAIRES

Utilisation dans la preuve

Dans de nombreux cas de faute professionnelle, le procès des actes des professionnels de la santé impliqués aura lieu plusieurs années après les événements qui ont mené aux actes de négligence, et ces actes proprement dits. Les souvenirs s'estompent avec le temps, et les témoignages des témoins seront souvent flous ou incomplets. Par conséquent, la valeur et l'importance des notes et des dossiers préparés par les équipes de soins de santé s'en trouveront d'autant augmentées, car ils sont souvent la seule source d'information sur ce qui s'est passé.

L'objectif des tribunaux est d'obtenir la vérité. Non seulement des documents méticuleux, clairs, lisibles et bien organisés aident-ils les tribunaux (c.-à-d. les juges et, dans certains cas, les jurys) à déterminer la séquence exacte des événements et les circonstances des traitements, mais ils améliorent également la crédibilité des témoins qui les ont faits. Ainsi, forts de dossiers de soins de santé bien construits, les personnes qui ont pris ces notes seront en mesure de transmettre leur témoignage avec autorité, et leurs témoignages se verront accorder plus de crédibilité que s'ils s'appuyaient sur des dossiers inadéquats.

Tous les aspects des dossiers sont d'intérêt pour les tribunaux, y compris les notes d'évolution des soins infirmiers, les plans de soins, les listes de contrôle, les organigrammes, les politiques hospitalières en vigueur à ce moment-là, etc. Tous ces aspects fournissent une image plus complète des événements. Dans de nombreux cas, les dossiers documentent également le processus de réflexion et l'état d'esprit des professionnels de la santé aux moments des faits. Par exemple, un dossier de patient peut révéler qu'un certain traitement ou une certaine intervention était (ou n'était pas) justifiée dans les circonstances et compte tenu de l'état de ce patient. Ceci en fait une raison supplémentaire de s'assurer que les dossiers sont créés et conservés selon les normes les plus élevées possibles.

Dans le scénario 7.2 et dans le verdict de l'affaire *Latin v. Hospital for Sick Children et coll.* (2007) présentée plus haut dans ce chapitre, les diagrammes médicaux, les dossiers du personnel infirmier et les notes entourant le traitement donné au patient étaient tous essentiels. Ils ont fourni des preuves illustrant le type de soins reçus et ont servi de moyen de communication entre les différents membres des équipes de soins de santé. Dans l'affaire *Latin*, par exemple, les observations concernant l'enfant notées par l'infirmière de triage aux moments des faits ont été scrupuleusement examinées, ainsi que le reste de ses notes. Ses notes prises au service des urgences ce jour-là ont montré qu'elle avait noté les signes vitaux de chaque patient qu'elle avait examiné, y compris leur fréquence respiratoire. Dans le cas de l'enfant, elle avait écrit le mot « Pleurs » dans l'espace où la fréquence respiratoire devait être notée. Le tribunal a interprété cela, ainsi que le témoignage de la mère de la jeune fille, comme signifiant que les pleurs de l'enfant avaient rendu difficile pour l'infirmière d'obtenir la fréquence respiratoire de l'enfant. La section suivante traite des utilisations et de l'importance d'une documentation appropriée dans la pratique infirmière.

Les membres du personnel infirmier en tant que témoins dans le cadre de procédures judiciaires

Pour évaluer la conduite des membres du personnel infirmier dans une situation particulière par rapport à la norme de soins appropriée, il faut souvent s'appuyer sur des témoignages d'experts. La Cour fait appel à des experts parce que les juges qui président des affaires de ce type possèdent rarement l'expertise nécessaire pour tirer des déductions à partir de données techniques et en arriver de là à des conclusions valables. Les experts en soins infirmiers, quant à eux, peuvent interpréter les dossiers de soins de santé et ainsi aider les tribunaux à reconstituer les événements, puis à tirer des conclusions valables. Des experts peuvent également être utilisés par les parties à une poursuite soit pour appuyer la position des demandeurs et l'interprétation des preuves, soit, pour la défense, les réfuter et possiblement suggérer d'autres causes relativement aux préjudices. Bien que la fonction de tirer des déductions des preuves appartienne en définitive au juge ou au jury, les experts, qui possèdent des connaissances et une expérience uniques, sont autorisés à formuler et à exprimer des opinions. Il s'agit d'une exception à la règle de preuve générale, selon laquelle l'opinion d'un témoin sur une question en litige est inadmissible. Plus important encore, les experts en pratique infirmière sont en mesure de décrire les normes de soins appropriées relativement à des cas spécifiques, puis, à la suite d'un examen des dossiers de soins de santé et surtout des notes d'évolution des soins infirmiers, de donner une opinion quant à savoir si les exigences en matière de documentation et de procédures infirmières ont été respectées.

Avant le témoignage d'un membre du personnel infirmier, l'avocat de la partie qui souhaite s'appuyer sur le témoignage de celui-ci devra d'abord poser des questions au tribunal au sujet de l'éducation, de l'expérience, des antécédents en soins infirmiers et de la formation continue de cette personne. La raison pour ceci est d'établir dans le dossier du procès que ce témoin possède les qualifications nécessaires pour donner un tel témoignage ou une telle opinion.

Dans certains cas, des témoignages d'experts peuvent également être obtenus relativement à la propre participation des membres du personnel infirmier aux soins des demandeurs. Des questions peuvent être posées aux membres du personnel infirmier sur les notes dans les dossiers des patients. Il est important qu'ils répondent à ces questions honnêtement et aussi précisément que possible. Encore une fois, tout cela vient souligner l'importance de s'assurer dès le départ de l'exactitude, de la clarté et de l'objectivité de la documentation.

En règle générale, les personnes qui ont consigné les notes ou les observations seront autorisées à les utiliser pour s'aider à mieux se remémorer les faits lors de leurs témoignages en cour. Toutefois, dans chaque cas, le tribunal doit d'abord être convaincu de ce qui suit :

1. Les notes ont effectivement été prises par cette personne.
2. Cela faisait partie du devoir de cette personne de prendre de telles notes.
3. Les notes ont été prises dès la survenance des événements ou des faits auxquels elles se rapportent, ou dans un temps raisonnablement rapproché de ceux-ci.
4. Il n'y a pas eu de modifications, d'ajouts ou de suppressions à ces notes depuis qu'elles ont été consignées.

Habituellement, les points 1 et 2 ne posent aucun problème, car les membres du personnel infirmier appelés à témoigner seront ceux ayant été impliqués dans les soins aux patients et ayant pris les notes en premier lieu dans le cadre de leur devoir normal.

Le point 3, par contre, peut parfois poser un problème. Par exemple, dans l'affaire *Kolesar v. Jeffries* (1976), le tribunal a commenté les pratiques de documentation dans le bloc opératoire où le demandeur avait été placé à la suite de son opération. Après une intervention chirurgicale sur sa colonne vertébrale, le demandeur a été retourné à la salle de réveil peu après 12 h, sanglé en décubitus dorsal à un cadre Stryker, alors qu'il était sous sédation et inconscient. Bien que la norme de diligence dans un tel cas comprenne de réveiller le patient à intervalles fréquents et réguliers pour qu'il respire profondément et tousse, le demandeur dans ce cas est resté à dormir profondément sans jamais avoir été réveillé par l'infirmière surchargée de travail qui aurait dû le faire, laquelle, selon la documentation, n'avait fait qu'une seule ronde, à minuit. À 5 h, l'un des membres du personnel infirmier a découvert que le patient était décédé. Celui-ci avait eu un œdème pulmonaire accompagné d'une hémorragie après avoir aspiré des sucs gastriques.

Le tribunal s'est fait présenter des preuves selon lesquelles aucune note infirmière n'avait été prise pendant une période de sept heures. En effet, c'était la pratique dans cette unité de soins infirmiers d'enregistrer les signes vitaux et toute autre observation quant à l'état des patients sur des bouts de papier pendant les quarts de travail. Par la suite, les infirmières se réunissaient et, à l'aide de ces bouts de papier, elles reconstituaient le dossier de chaque patient. Elles s'aidaient « les unes les autres à se souvenir et à consigner les événements de la soirée » (*Kolesar v Jeffries*, 1976, par. 13). Cette pratique ne satisfait pas aux exigences de documentation ponctuelle, non plus qu'aux normes de soins.

Le lendemain, après avoir découvert qu'aucune observation n'avait été consignée dans le dossier du demandeur entre 22 h et 5 h, la directrice adjointe des soins infirmiers a demandé à l'une des infirmières de service ce soir-là de rédiger un rapport des événements. En l'espèce, la Cour a noté ce qui suit :

On est toujours méfiant à l'égard des dossiers constitués après coup et, s'il faut ajouter foi

[au rapport de l'infirmière, il] montre que, tout le temps, le patient était très pâle et qu'on l'a laissé sombrer dans son dernier sommeil. (Kolesar v. Jeffries, 1976, p. 48)

Ainsi, l'absence de dossiers infirmiers adéquats n'a servi qu'à renforcer l'opinion de la Cour selon laquelle la norme de soins infirmiers pratiquée dans les soins à ce patient avait été complètement inadéquate. Si des efforts avaient été faits pour réveiller le patient à intervalles réguliers pour vérifier son état et ses signes vitaux, et consigner ces observations, sa mort aurait pu être évitée. L'absence de documentation a fait en sorte que le tribunal a jugé qu'il était « [permis] de supposer que rien n'a été inscrit parce que rien n'a été fait » (*Kolesar v. Jeffries*, 1976, p. 48).

Dans l'affaire *T.C. v. R.J.A.* (2016), un appel interjeté devant la Commission d'appel et de révision des professions de la santé d'une décision de l'Ordre des infirmières et infirmiers de l'Ontario a impliqué d'examiner le dossier des mesures prises par une infirmière qui avait fait l'objet d'une plainte d'un patient et de sa famille. La famille estimait que l'infirmière n'avait pas fourni les soins appropriés et n'avait pas surveillé le patient.

En ce qui concerne la préoccupation des demandeurs selon laquelle la défenderesse n'avait pas surveillé ou évalué correctement le patient et n'avait pas fourni les soins appropriés relativement à une trachéostomie, le Comité a noté que les versions des faits des deux parties étaient contradictoires. . . . Il a indiqué qu'il n'était pas en mesure de se prononcer en faveur de l'une ou de l'autre, et qu'il devait plutôt dans ce cas se pencher sur d'autres renseignements pour évaluer ce qui s'était passé. Le Comité a indiqué que les renseignements fournis par les témoins ainsi que la documentation ponctuelle lui avaient été utiles. . . . Des suites de son examen de la documentation ponctuelle, il en a conclu que celle-ci appuyait la version des faits du personnel infirmier. Le Comité a conclu que la défenderesse avait fourni une surveillance, une évaluation et des soins appropriés au cours de la période en question. (T.C. v. R.J.A., 2016, par. 15)

Le point 4 pose des problèmes potentiels en ce qui concerne les modifications, les suppressions ou les ajouts apportés aux notes infirmières après que les observations originales ont été consignées. Dans l'affaire *Meyer v. Gordon* (1981) (soit l'affaire concernant la négligence infirmière entourant la naissance d'un enfant), dont il est question dans la citation suivante, la modification des dossiers a incité le juge Legg à faire la remarque suivante :

> *Le dossier de l'hôpital contient des modifications et des ajouts qui m'obligent à considérer avec suspicion l'exactitude de bon nombre des observations qui y sont enregistrées. Il contient également au moins une observation dont il a été prouvé au cours de ce procès [en mai 1980] qu'elle avait été consignée après le fait. Cela jette également des soupçons sur la crédibilité des personnes qui ont consigné ces observations et mine la justesse des avis médicaux basés sur ces données et observations. (Meyer v. Gordon, 1981, p. 15)*

Ainsi, toute tentative du témoin de dissimuler une modification du dossier de soins de santé peut jeter un doute sur sa crédibilité, ainsi que sur toute autre preuve fondée sur les données et les observations contenues dans le dossier modifié.

SYSTÈMES D'INFORMATION CLINIQUE

Aujourd'hui, de nombreuses organisations utilisent des systèmes d'information clinique pour la documentation. Les mêmes normes juridiques et éthiques s'appliquent à la documentation électronique. Les avantages des systèmes en ligne comprennent :

- Amélioration de la clarté de la documentation
- Saisie de données structurées et forcées
- Communication améliorée et opportune au sein de l'équipe
- Continuité des soins et accès plus efficace aux fournisseurs
- Modèles, protocoles et alertes intégrés basés sur les pratiques exemplaires
- Saisie unique de données (p. ex., si l'on saisit une valeur de laboratoire, celle-ci apparaîtra automatiquement dans toutes les composantes du système où cette valeur devrait être documentée)

- Récupération rapide et efficace des données ou de l'information
- Capacité d'agréger les données, ce qui offre de meilleures possibilités de surveillance et d'amélioration de la qualité des soins

De plus, les systèmes intégrés permettent aux services de partager entre eux les bases de données et les interfaces, et ils permettent aussi d'accéder et d'échanger de renseignements sur les patients entre systèmes de soins de santé ainsi qu'entre milieux et zones géographiques (AIIC, 2022; Fischbach, 1996, pp. 28-29; Gagnon et coll., 2012; Lapum et coll., s.d.). Tous ces avantages contribuent à la sécurité des patients et renforcent les approches de soins axées sur la personne.

Les préoccupations qui se posent avec les systèmes automatisés ont trait à la sécurité, à la confidentialité et à la légalité des signatures électroniques. Les systèmes de soins de santé identifient habituellement les personnes responsables des données de documentation au moyen de cartes d'accès et de mots de passe (ou de systèmes à double mot de passe), qui deviennent la signature électronique de ces soignants. Lorsque des membres du personnel infirmier partagent leurs renseignements d'accès avec un autre fournisseur de soins, ils permettent essentiellement à cette personne d'utiliser leur signature, ce qui pourrait présenter une responsabilité légale à une date ultérieure.

Pour régler la question de la confidentialité, la plupart des systèmes informatiques du secteur des soins de santé sont conçus pour restreindre les points d'accès (p. ex., l'accès à l'information par un technicien de laboratoire peut être limité aux seuls renseignements pertinents au test effectué), pour en limiter l'accès par l'utilisation de codes de sécurité et de mots de passe, et pour surveiller l'accès à l'information. Par exemple, des programmes sont en place pour surveiller la mesure dans laquelle des dossiers de patients sont consultés par des personnes qui ne sont pas impliquées dans les soins fournis à ces patients (Fischbach, 1996, pp. 535 et 536). Dans de nombreux établissements, l'accès fait l'objet d'une surveillance régulière. Les violations de la confidentialité sont prises très au sérieux. Il incombe à chaque établissement de s'assurer que des mesures de protection (p. ex. normes, lignes directrices, examens de la qualité) sont en place pour protéger la vie privée des patients. Ces questions seront examinées plus en détail au chapitre 10 en ce qui concerne le droit à la confidentialité des personnes.

Les systèmes de documentation clinique ont l'avantage supplémentaire d'assurer une plus grande responsabilisation à l'égard de la documentation, en termes de rapidité et d'exactitude (Fischbach, 1996, pp. 251 à 254). Par exemple, dans les systèmes en ligne, il est difficile de falsifier ou d'effacer la documentation déjà enregistrée. Correctement utilisés, ils rendent également impossible d'attribuer une documentation à une période antérieure alors qu'un certain laps de temps s'est déjà écoulé depuis les faits.

Accès des patients à l'information sur la santé : Portails patients

La technologie favorise maintenant la possibilité pour les patients d'accéder à leurs propres renseignements sur la santé. Une fois inscrits sur un portail sécurisé (site Web ou application), les patients peuvent recevoir des rappels de rendez-vous et consulter leurs rendez-vous, leurs rapports de consultation, leurs résultats de laboratoire et leurs rapports de diagnostic, le tout à leur convenance. S'ils le souhaitent, ils peuvent partager cette information avec d'autres, comme un médecin de famille ou une infirmière praticienne dans la communauté. Ces portails peuvent également fournir des liens vers des sites Web approuvés offrant de l'information sur la santé et des ressources éducatives (University Health Network, 2022).

Permettre ainsi aux personnes d'accéder en temps opportun à l'information sur leur propre santé respecte leur autonomie personnelle et leur droit de connaître ces renseignements. Cela leur donne plus de contrôle sur l'information qu'elles recherchent, et cet accès, dans de nombreuses circonstances, peut aider à diminuer leur anxiété de ne pas savoir et d'avoir à attendre. L'accès à cette ressource facilite également la continuité des soins, minimise les lacunes dans le système, et aide à assurer que des préoccupations ou des complications qui auraient autrement pu passer entre les mailles du filet ne se retrouvent pas ignorées. De plus, cette ressource favorise la responsabilisation des équipes de soins de santé en ce qui concerne l'exigence d'assurer une documentation exacte et ponctuelle. Cependant, il reste que les renseignements de santé peuvent être déroutants et difficiles à comprendre pour certaines personnes. Il y a aussi des défis potentiels : par exemple,

des personnes qui lisent un rapport de diagnostic pourraient l'interpréter comme une mauvaise nouvelle, leur causant encore plus d'anxiété jusqu'à ce qu'il soit clarifié par leur fournisseur. Si des processus sont en place pour fournir du soutien dans ces circonstances, alors ces systèmes peuvent être utiles. De plus, comme cet accès se fait sur une base volontaire, ce ne sont pas tous les patients qui choisiront d'accéder à cette ressource, et certains pourraient continuer de préférer recevoir l'information directement de l'équipe de soins de santé. En pratique, certains systèmes limitent de façon stricte les communications entre patients et médecins. Ce sont avant tout les médecins qui communiquent avec les patients, et la capacité de répondre de ces derniers est limitée. De plus, des patients pourraient divulguer par inadvertance leurs dossiers médicaux, en n'étant pas assez prudents avec leurs mots de passe, ou dans le maniement ou la conservation de leurs dossiers, de sorte à en rendre possible l'accès par d'autres personnes d'une quelconque manière.

RÉSUMÉ

Le présent chapitre a démontré la complexité de l'interrelation entre la pratique infirmière, l'éthique et les responsabilités des membres du personnel infirmier dans le cadre du système juridique. L'importance des attentes sociétales à l'endroit des membres du personnel infirmier est illustrée de façon évidente par la gravité des conséquences auxquelles ils s'exposent lorsqu'ils ne se montrent pas à la hauteur de ces attentes. L'ampleur des conséquences est mise en évidence dans les nombreux cas résumés dans ce chapitre.

Il est essentiel que les membres du personnel infirmier comprennent la gravité de ces responsabilités et la mesure dans laquelle leur performance est mesurée par rapport aux normes professionnelles, éthiques et juridiques. Les responsabilités professionnelles et les obligations redditionnelles des membres du personnel infirmier sont explicitées par la société par mesure de sécurité visant à protéger les intérêts et le bien-être des personnes vulnérables confiées à leurs soins.

De plus, le présent chapitre a établi pourquoi une documentation complète et exacte est un élément clé de la pratique infirmière, que cette documentation se fasse par voie électronique ou par écrit. Les notes infirmières fournissent un enregistrement continu des évaluations et des traitements fournis aux patients, ainsi que de l'effet des interventions. À partir de ces dossiers, les progrès des patients vers les objectifs et les résultats énoncés peuvent être évalués, et toutes les complications imminentes peuvent être identifiées avant qu'elles ne deviennent problématiques.

Avec l'arrivée de la documentation électronique, le besoin d'une documentation exacte et ponctuelle s'en est trouvé encore augmenté. Une fois que l'information est documentée en ligne, il est généralement difficile de la modifier ou de l'effacer. De plus, les patients ayant aujourd'hui un meilleur accès à leur dossier de santé, la documentation sert de moyen supplémentaire de communication avec les patients, ce qui permet d'améliorer la qualité et la sécurité des soins.

Les membres du personnel infirmier ont l'obligation de rendre compte des soins qu'ils prodiguent et doivent satisfaire à de multiples normes éthiques et juridiques. En respectant ces normes, ils s'assureront de fournir aux patients des soins sécuritaires et compétents, et ils éviteront les conséquences réglementaires et juridiques auxquelles ils s'exposeraient autrement.

PENSÉE CRITIQUE

Les scénarios de cas suivants sont présentés à des fins de réflexion, de discussion et d'analyse plus poussées.

Points de discussion

1. Discutez des façons dont les concepts de négligence peuvent s'appliquer dans un cadre de pratique infirmière. Quels sont d'après vous les aspects qui présentent le plus de risques?

2. Quels sont les systèmes et les lignes directrices en place dans votre établissement pour prévenir les cas de négligence?

3. Que pouvez-vous faire pour vous assurer qu'une telle chose ne vous arrive pas?

4. Quelles mesures prendriez-vous si vous veniez à réaliser que vous avez commis une erreur? Comment vos supérieurs réagiraient-ils?

5. Identifiez les raisons les plus importantes d'une bonne documentation. Au-delà du simple respect des normes, comment une bonne documentation permet-elle d'assurer des soins de haute qualité? Quelle est d'après vous la qualité de la documentation standard dans votre cadre de pratique?

6. Comment les normes de documentation sont-elles déterminées, et la qualité de ces normes mesurée, dans votre établissement? Quelles idées avez-vous qui permettraient de les améliorer?

7. La qualité de votre documentation répondrait-elle à la norme attendue au cours d'une procédure judiciaire? Pourquoi ou pourquoi pas?

8. Quels sont les risques inhérents à l'utilisation d'un langage imprécis en ce qui concerne la description et la documentation de l'état d'un patient au fil du temps? Comment pourriez-vous améliorer la précision du langage que vous utilisez dans votre documentation?

SCÉNARIO DE CAS 7.3

AUCUN MAL DE FAIT?

Il n'y a qu'une seule infirmière autorisée (IA) sur le quart de nuit dans l'établissement de soins de longue durée de ce scénario. Cette infirmière travaille avec une préposée aux services de soutien à la personne (PSSP). Elles ont travaillé ensemble à de nombreuses reprises; et l'infirmière respecte le jugement et l'approche bienveillante de la PSSP envers les patients. Une nuit, l'infirmière demande à la PSSP de nettoyer un résident de 80 ans atteint de la maladie d'Alzheimer qui venait de connaître un épisode d'incontinence. Après avoir aidé le résident, la PSSP quitte la pièce pour se débarrasser du linge souillé et oublie de mettre en place la rampe de lit, faisant que pendant son absence, le résident tombe de son lit, sur le sol.

L'infirmière évalue le résident, et voyant qu'il ne semble pas avoir subi de blessure, elle le remet au lit. La PSSP est très inquiète et supplie l'infirmière de ne pas signaler l'événement à sa gestionnaire. La gestionnaire avait récemment réprimandé la PSSP au sujet d'un incident similaire où un autre résident était tombé du lit après être passé par-dessus la ridelle, une réprimande que la PSSP avait estimé être injuste envers elle. De plus, la fille du résident s'inquiète beaucoup des soins prodigués au résident, et la PSSP a peur d'avoir de graves ennuis à cause de cela.

L'infirmière ne sait pas quoi faire. Il arrive à la gestionnaire de se montrer très dure, et l'infirmière ne veut pas causer d'ennuis à la PSSP ou inquiéter inutilement la fille du résident.

Questions

1. Quelles normes éthiques ou juridiques devraient guider l'infirmière dans ce scénario?
2. Y a-t-il là un risque de responsabilité civile ou criminelle?
3. À votre avis, que devrait faire l'infirmière?
4. Cette infirmière pourrait-elle également être tenue responsable de cet accident en raison de ce que la PSSP se trouve être une fournisseuse de soins non réglementée?

SCÉNARIO DE CAS 7.4

QUI EST RESPONSABLE?

On a demandé à une infirmière en santé publique (ISP) de surveiller une mère célibataire à risque élevé, qui vient de recevoir son congé de l'hôpital seulement 24 heures après l'accouchement. La mère vit de l'aide sociale et a également un enfant de deux ans, mais bien que cela lui ait donné une certaine expérience parentale, l'infirmière de l'hôpital remarque qu'elle semble quelque peu mal à l'aise lorsqu'elle donne le bain au bébé et lorsqu'elle le nourrit. L'infirmière a suggéré à la mère de rester à l'hôpital un jour ou deux pour s'assurer que celle-ci est en mesure de fournir des soins appropriés au bébé. Sans compter qu'à l'hôpital, elle pourra se reposer, puisque des voisins s'occupent de garder son enfant de deux ans.

La gestionnaire de l'unité pense qu'il s'agit d'une précaution excessive et est plutôt préoccupée par la disponibilité des lits dans l'unité. L'infirmière de l'hôpital fait donc une demande pour que l'ISP passe faire une visite avant l'heure, ce que celle-ci s'arrange pour venir faire en vitesse. Tout semble bien aller, quoique la mère soit fatiguée et révèle qu'elle a du mal à nourrir le bébé.

L'ISP promet de revenir le lendemain, mais au matin, elle se fait porter malade. L'unité ne parvient qu'un jour plus tard à trouver une autre infirmière pour la remplacer, et au moment de la visite de celle-ci, la situation est au chaos. L'enfant de deux ans crie et semble avoir un rhume. La mère est très stressée. Le nouveau bébé a vomi et est manifestement déshydraté. L'infirmière appelle une ambulance; le bébé est emmené au service d'urgence le plus proche, où son état est stabilisé.

Questions

1. Quelles normes éthiques ou juridiques auraient pu guider les infirmières dans ce scénario?
2. Y a-t-il là un risque de responsabilité civile ou criminelle?
3. Qui est responsable, sur les plans éthique et juridique, de tout préjudice potentiel pour le bébé : l'hôpital, l'infirmière de l'hôpital, l'ISP, l'unité de Santé publique, le système, ou la mère?
4. Comment cette situation aurait-elle pu être évitée?

SCÉNARIO DE CAS 7.5

DEVRIEZ-VOUS ARRÊTER?

Une infirmière rentre chez elle en voiture après un quart de travail très occupé de 12 heures dans une unité de soins intensifs cardiovasculaires, quand elle voit devant elle la scène d'un accident ayant impliqué plusieurs véhicules. L'infirmière n'est qu'à cinq minutes de chez elle et a hâte de passer la soirée avec des amis. Elle remarque un certain nombre de personnes en train de se précipiter pour aider et donc, sûre que les victimes recevront l'aide appropriée, l'infirmière poursuit son chemin vers la maison.

Le lendemain, l'infirmière arrive au travail et se voit chargée de s'occuper de l'une des victimes de l'accident, une jeune personne de 20 ans qui a subi un grave traumatisme thoracique ayant entraîné une déchirure de l'aorte. Des retards dans l'arrivée des ambulanciers ont fait qu'il n'a pu être possible d'éviter des complications au niveau des voies respiratoires du patient. Maintenant, bien qu'une opération ait permis de corriger la déchirure, il reste incertain si le manque d'oxygénation au cerveau du patient aura comme conséquence d'entraîner des dommages cérébraux permanents. L'infirmière se sent responsable de ce qu'elle ne se soit pas arrêtée la veille pour offrir son secours.

Questions

1. L'infirmière dans ce scénario a-t-elle enfreint des normes éthiques ou juridiques?
2. Y a-t-il là un risque de responsabilité civile ou criminelle?
3. Cette infirmière avait-elle une quelconque responsabilité éthique ou juridique de porter secours aux victimes de cet accident? La responsabilité juridique et la responsabilité morale d'une infirmière sont-elles deux choses différentes et distinctes?
4. Quel choix auriez-vous fait?

SCÉNARIO DE CAS 7.6

CONNAÎTRE L'HISTOIRE DU PATIENT?

Une patiente admise à l'hôpital en raison d'une anémie et d'une fièvre élevée s'est avérée être atteinte d'hydronéphrose du rein gauche, provoquée par un rétrécissement de l'uretère. C'était un résultat d'une infection chronique liée à un conduit iléal qu'elle a traînée sur une période d'environ 30 ans.

Puisque le taux de créatinine de la patiente était également très élevé, il a été décidé que son uretère gauche devrait être dilaté sans tarder. Cette procédure a été extrêmement douloureuse. Une sepsie s'est développée par après, et la patiente a été sérieusement malade pendant environ deux semaines. Cet épisode a été correctement documenté dans son dossier médical. Quelques semaines plus tard, juste au moment où son état commençait à s'améliorer, une infirmière a accidentellement enlevé l'endoprothèse (en place pour s'assurer que l'uretère restait dilaté), et la dilatation a dû être répétée.

La fille de la patiente était présente pendant le procédé et a entendu le médecin déclarer qu'il était important de surveiller les signes vitaux de sa mère, et tout particulièrement sa température, sa tension artérielle, et sa production d'urine, parce qu'elle était à risque de sepsie. Voyant qu'après deux heures l'infirmière n'était toujours pas venue évaluer sa mère, la fille a commencé à s'inquiéter.

Elle est allée trouver l'infirmière, qui lui a dit que parce que cette procédure était inhabituelle dans cette unité (une unité médicale), elle ne connaissait pas le protocole. Cela n'a fait que redoubler l'inquiétude de la fille, de ce qu'elle pouvait en conclure que l'infirmière n'avait pas examiné le dossier de sa mère, car si elle l'avait fait, elle aurait pris la mesure des risques associés à cette procédure.

Questions

1. L'infirmière dans ce scénario a-t-elle enfreint des normes éthiques ou juridiques?
2. Y a-t-il là un risque potentiel de responsabilité civile ou criminelle?
3. L'infirmière impliquée après la deuxième dilatation a-t-elle respecté les normes de pratique en matière de documentation? Quelles normes professionnelles, le cas échéant, n'ont pas été respectées dans ce scénario?
4. Le fait que cette intervention était rarement pratiquée dans cette unité et que cette infirmière n'avait jamais pris soin d'une personne ayant subi une telle intervention saurait-il excuser le comportement de l'infirmière?

SCÉNARIO DE CAS 7.7

UN DILEMME MODERNE?

Une infirmière travaille dans un service d'urgence achalandé d'un hôpital qui dispose d'un système d'information clinique entièrement intégré.

L'un des membres du personnel résident arrive pour évaluer un patient souffrant de fortes douleurs abdominales. Ce résident a oublié d'apporter la carte d'accès qui lui permet d'examiner en ligne les renseignements sur les soins de santé des patients.

L'infirmière, consciente de l'urgence de cet examen (l'état du patient se détériore rapidement), laisse le résident utiliser son badge d'accès. L'infirmière a conscience que cela va à l'encontre de la politique de confidentialité qu'elle a signée lorsqu'elle a reçu cette carte d'accès. Malgré cela, le résident procède à l'examen des données en ligne, et ce faisant, il note des constatations anormales qui nécessitent des mesures immédiates et, par l'intermédiaire du système, il ordonne d'autres tests.

Questions

1. L'infirmière dans ce scénario a-t-elle enfreint des normes éthiques ou juridiques?
2. Y a-t-il là un risque de responsabilité civile ou criminelle?
3. À quel dilemme l'infirmière était-elle confrontée dans ce scénario?
4. Les actions de cette infirmière peuvent-elles être justifiées, compte tenu des circonstances?
5. Quelles mesures cette infirmière devrait-elle prendre maintenant?

RÉFÉRENCES

Lois

Charte canadienne des droits et libertés, partie I de la *Loi constitutionnelle de 1982*, étant l'annexe B de la *Loi sur le Canada de 1982* (Royaume-Uni), 1982, c. 11.

Code civil du Québec, RLRQ c. CCQ-1991 (Québec).

Contributory Negligence Act, R.S.A. 2000, ch. C-27 (Alberta).

Code criminel, L.R.C. 1985, c. C-46 (Canada).

Emergency Medical Aid Act, R.S.S. 1978, c. E-8, ss. 2(b), 3 (Saskatchewan).

Fatality Inquiries Act, R.S.A. 2000, c. F-9 (Alberta).

Loi sur les coroners, L.R.O. 1990, c. C.37 (Ontario).

Loi sur les coroners, chapitre C-68.01 (Québec).

Loi sur les hôpitaux publics, L.R.O. 1990, c. P.40. (Ontario).

*Loi sur les professions de la santé réglementées*c. R117 de la C.P.L.M. (Manitoba).

Negligence Act, R.S.B.C. 1996, c. 333 (Colombie-Britannique).

Registered Nurses Act, R.S.P.E.I., 1988, c. R-8.1, s.1(s) (Île-du-Prince-Édouard).

The Registered Nurses Act, 1988, S.S. 1988 -89, c. R-12.2 (Saskatchewan).

Registered Nurses Act, S.N.S. 2006, c. 21 (Nouvelle-Écosse).

Règlementations

Gestion hospitalière, R.R.O. 1990, Règl. 965. (Ontario).

Règlement de l'Ontario 799/93 : Faute professionnelle (en vertu de la *Loi sur les infirmières et infirmiers, 1991*, Ontario).

Jurisprudence

Donoghue c. Stevenson [1932] A.C. 562, à la p. 580; 101 L.J.P.C. 119, à la p. 127; 147 L.T. 281 (H.L.).

Hubley c. Succession Hubley (Hubley Estate) [2011] P.E.C.A. 19 (CanLII); 344 D.L.R. (4e) 460.

Kolesar c. Jeffries [1976] 9 O.R. (2d) aux pp. 41-48 (H.C.J.), modifié (1976) 12 O.R. (2d) 142 (C.A.), confirmé (sub nomine Joseph Brant Memorial Hospital c. Koziol [1978] 1 R.C.S. 491).

Latin c. Hospital for Sick Children et coll. (inédit, 3 janvier 2007, doc. No. 99-CV-174519) 2007 CanLII 34 (ON. S.C.). 2007. Carswell.

Meyer v. Gordon [1981] 17 C.C.L.T. 1 (B.C.S.C.).

Mohsina c. Ornstein [2013] O.N.S.C. 200 (CanLII).

R. c. Anderson, [1985] 35 M.V.R. 128, à la p. 133 (Man. CA).

R. c. Coyne [1958] 124 C.C.C. 176; 31 C.R. 335 (N.B.C.A.).

R. c. Flynn [2017] O.N.S.C. 2290 (CanLII) http://canlii.ca/t/hn9nt

R. c. J.F. [2008] C.S.C. 60 (CanLII), [2008] 3 R.S.C. 215.

R. c. Sharpe [1984] 12 C.C.C. (3d) 428; 39 C.R. (3d) 367; 26 M.V.R. 279 (Ont. CA).

Ordre des infirmières et infirmiers de l'Ontario c. Wettlaufer [2017] CanLII 77173 (OIIO, Ontario).

Shore c. Barreau du Haut-Canada [2009] 250 O.A.C. 331 (D.C.).

T.C. c. R.J.A. [2016] CanLII 9066 (CARPS, Ontario).

Succession Thompson (Thompson Estate) c. Byrne et coll. [1993] 114 N.S.R. (2d) 395 (C.S.).

Publications et articles

Association des infirmières et infirmiers du Canada. (2017). *Code de déontologie des infirmières et infirmiers autorisés*.

Association des infirmières et infirmiers du Canada. (2022). *Informatique infirmière*. https://www.cna-aiic.ca/fr/soins-infirmiers/outils-et-ressources-sur-les-soins-infirmiers/informatique-infirmiere

Bureau du coroner du Québec. (1 octobre 2021). *Décès de Mme Joyce Echaquan. La coroner Géhane Kamel dépose son rapport d'enquête*. https://www-coroner-gouv-qc-ca.translate.goog/medias/communiques/detail-dun-communique/466.html?_x_tr_sl=fr&_x_tr_tl=en&_x_tr_hl=en&_x_tr_pto=sc

College and Association of Registered Nurses of Alberta. (2018). *What does CARNA do?* http://www.nurses.ab.ca/content/carna/home/about/what-is-carna/what-we-do.html

Dunn, D. (2005). Home study program: Substance abuse among nurses – Intercession and intervention. *AORN Journal, 82*(5), 775-799.

Enquête publique sur la sécurité des résidents des foyers de soins de longue durée. (2019). Rapport d'enquête. https://longtermcareinquiry.ca/fr/

Fischbach, F. T. (1996). In *Documenting care: Communication, the nursing process and documentation standards*. F.A. Davis.

Fleming, J. (1983). In *The law of torts* (6e éd.). The Law Book Co.

Gagnon, M. P., Desmartis, M., Labrecque, M., et coll. (2012). Systematic review of factors influencing the adoption of information and communication technologies by healthcare professionals. *Journal of Medical Systems, 36*(1), 241-277.

Lapum, J., St-Amant, O., Ronquillo, C., et coll. (s.d.). *Documentation in nursing* (1re éd. cdn.). https://pressbooks.library.torontomu.ca/documentation/

Linden, A. M., Feldthusen, B. P., Hall, M. I., et coll. (2018). In *Canadian tort law* (11e éd. étudiants.). LexisNexis Canada.

Ordre des infirmières et infirmiers de l'Ontario. (2018). *La faute professionnelle*. Pub. No 52007. https://www.cno.org/globalassets/docs/ih/52007_misconduct.pdf

Société de protection des infirmières et infirmiers du Canada. (2003). *InfoDROIT : Investigations et enquêtes sur les décès* (en cours d'examen). https://cnps.ca/article/inquests-and-fatality-inquiries/

Société de protection des infirmières et infirmiers du Canada. (2022). *InfoDROIT : Une documentation de qualité : votre meilleure défense*. https://spiic.ca/article/une-documentation-de-qualite-votre-meilleur-defense/

University Health Network. (2022). *About myUHN patient portal*. https://www.uhn.ca/PatientsFamilies/myUHN

Zhong, E. H., McCarthy, C., et Alexander, M. (2016). A review of criminal convictions among nurses 2012-2013. *Journal of Nursing Regulation, 7*(1), 27-33.

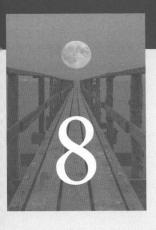

8

COMPLEXITÉ EN FIN DE VIE : DÉFIS ÉTHIQUES ET JURIDIQUES

OBJECTIFS D'APPRENTISSAGE

Le but de ce chapitre est de vous permettre de comprendre :

- Les questions juridiques et éthiques importantes entourant la mort et le processus du décès
- Les approches éthiques et morales des soins palliatifs
- Les valeurs et les défis associés aux directives préalables
- L'impératif moral de respecter les valeurs, les croyances et les préférences des diverses cultures en ce qui concerne la mort et le fait de mourir.
- Les aspects particuliers à prendre en considération concernant les enfants et les personnes âgées en fin de vie
- Les implications juridiques et éthiques liées à l'interruption d'un traitement
- La différence entre l'euthanasie et le suicide assisté
- Le cadre juridique de l'aide médicale à mourir (AMM)
- Les défis juridiques et éthiques entourant le don et la transplantation d'organes

INTRODUCTION

Bon nombre des questions éthiques et juridiques les plus complexes dans les soins de santé d'aujourd'hui sont associées aux transitions de fin de vie d'une personne. Malgré les diverses conceptions culturelles et religieuses de la mort et d'une vie éventuelle après la mort, beaucoup de gens ont peur de la mort et du processus de mourir.

Les infirmières et infirmiers jouent un rôle essentiel au cours de ce parcours important en fournissant des soins compatissants et du réconfort au patient et à sa famille, et en veillant à ce que le processus de mourir soit digne et respectueux pour toutes les personnes impliquées. Le personnel infirmier a un rôle important à jouer afin de minimiser la souffrance et de respecter le choix de la personne mourante, par exemple en veillant à ce que les personnes les plus importantes pour elle soient présentes.

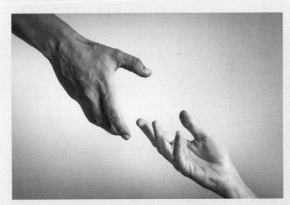

Les infirmières et infirmiers jouent un rôle important à la fin de la vie d'une personne. Ils minimisent la souffrance et fournissent des soins compatissants ainsi que du réconfort au patient et à sa famille. *Source : istockphoto.com/kieferpix*

La société et la science ont trouvé plusieurs façons de prolonger la vie, offrant ainsi de nombreuses possibilités d'améliorer l'espérance de vie. Les régimes, les programmes d'exercice, les suppléments et la méditation, pour n'en nommer que quelques-uns, sont considérés comme des solutions presque magiques pour améliorer la santé, traiter la maladie et éviter une mort précoce. Dans certains cas cependant, prolonger la vie peut se faire au détriment de la qualité et de la dignité qui lui donnent un sens. Sur le plan éthique, le personnel infirmier est essentiel à la préservation de la dignité et il soutient le patient et ses proches, grâce à la relation de soins. Tout en prenant soin d'un patient mourant, les infirmières et infirmiers offrent autant de confort et de respect que possible tout en le soulageant de son anxiété et de ses douleurs.

Les coûts financiers et émotionnels liés à la prolongation de la vie d'une personne, même en présence d'un diagnostic de maladie en phase terminale, peuvent être élevés, ce qui pose des défis lorsque les ressources sont rares. Grâce à la recherche et aux technologies de pointe, la science trouve constamment de nouvelles façons de prolonger la vie. Dans de telles situations, les soins infirmiers favorisent l'expression d'une dignité qui respecte les valeurs et les souhaits du patient sur les plans éthique et moral. Lorsque les infirmières et infirmiers apportent avec douceur du respect et du réconfort pendant ces moments vulnérables, ils permettent aux personnes de vivre ce qui pour elles constitue une belle mort comme elles le souhaitent. Les infirmières et infirmiers veillent également à tenir compte des besoins de la famille ou d'autres personnes importantes lorsqu'elles font face à la perte imminente et subséquente d'un être cher (Association des infirmières et infirmiers du Canada [AIIC], 2017, pages 13 et 14).

Ce qui constitue une belle mort est propre à chaque personne et peut inclure des préférences pour un processus de décès particulier. Par exemple, l'acceptation que la vie est arrivée à la fin, la présence de la famille, l'absence de douleur et de symptômes, le bien-être spirituel et émotionnel ou le fait de recevoir des soins dignes et compatissants (Meier et coll., 2016).

MORT ET DÉCÈS

Le processus de mourir est devenu plus complexe et, dans certaines circonstances, moins humain. Au cours des décennies précédentes, il était fréquent que les personnes en fin de vie meurent chez elles. Même si elles pouvaient être entourées de leurs êtres chers, elles ne disposaient pas toujours des ressources pour minimiser la douleur et la souffrance. Maintenant, si une personne meurt à l'hôpital, par exemple dans une unité de soins intensifs, la technologie même qui prolonge sa vie peut s'avérer un obstacle entre les soignants, les membres de la famille et la personne. Les protocoles de contrôle des infections, tels qu'ils ont été observés pendant la pandémie de COVID-19, peuvent également éloigner la famille et les amis des patients lorsque ceux-ci en ont le plus besoin. Grâce aux progrès réalisés dans le domaine des soins palliatifs, les gens ont maintenant la possibilité de mourir à la maison, lorsque les soutiens communautaires sont disponibles ou dans un établissement de soins palliatifs. Dans les milieux communautaires, les infirmières et infirmiers jouent un rôle important en aidant la famille à participer aux soins et en veillant à respecter le souhait du patient de mourir paisiblement dans le cadre de son choix.

Dans des environnements hautement technologiques, les patients peuvent se voir refuser la présence de leur famille et de leurs amis, surtout lorsque la mort survient pendant des manœuvres de réanimation. Dans les milieux axés sur la personne et la famille, les familles ont la possibilité d'être présentes pendant les manœuvres de réanimation, même pendant la prise en charge de traumatismes dans les services d'urgence.

Dans un hôpital ou un établissement de soins de longue durée, si le décès d'un patient ou d'un résident est soudain ou inattendu et que les membres de la famille ne sont pas en mesure d'arriver à temps, le personnel infirmier peut être présent pour apporter du réconfort à la personne mourante. Savoir que leur proche a eu du réconfort et du soutien rassure la famille et peut l'aider dans son processus de deuil. Bien que cela ne soit pas toujours possible, il faudrait que la présence d'une personne dans l'étape finale du décès d'un patient soit considérée comme une priorité des soins infirmiers au moment de l'affectation des ressources et dans leur jumelage avec les patients.

Une nouvelle ère dans les soins de fin de vie a commencé avec l'adoption de la loi sur l'aide médicale à mourir, qui donne à certains Canadiens le choix de recevoir l'AMM. Depuis juin 2016, les médecins et les infirmières et infirmiers praticiens (IP), à la demande d'une personne admissible, peuvent (1) administrer une substance, ou (2) prescrire ou fournir une substance à des fins d'autoadministration, qui entraînera dans l'un ou l'autre cas le décès de cette personne. Ce chapitre aborde les défis éthiques et les implications juridiques pour les infirmières, les infirmiers et les IP.

Les progrès technologiques ont donné lieu à d'importantes réussites dans le secteur du don et de la transplantation d'organes. Ces avancées ont été rendues possibles lorsque la « mort cérébrale » est devenue la définition légale de la mort, et lorsque la technologie de maintien de la vie a permis de perfuser les tissus et les organes jusqu'à leur prélèvement et à leur transplantation. Par conséquent, les professionnels de la santé ont été amenés à explorer et à examiner la distinction entre la vie et la mort dans de telles circonstances.

Le Canada est une société multiculturelle, et les patients viennent de nombreux milieux religieux et culturels où la mort et le processus de mourir sont perçus différemment. Tout en étant sensible à ces différences et respectueux des valeurs et des croyances des autres, dans tous les contextes et en toutes circonstances, l'objectif des soins infirmiers est de jouer un rôle central dans la création d'un environnement humaniste tout en accompagnant le patient tout au long d'un parcours de fin de vie compatissant et attentionné.

Le présent chapitre examine les questions éthiques et juridiques complexes qui se rapportent au continuum de la fin de vie : la mort et le processus de mourir.

DÉFIS À LA FIN DE VIE

Communication

Les patients et les familles peuvent se sentir dépassés de devoir gérer des informations inhabituelles à un moment de tension extrême. On s'attend à ce qu'ils prennent des décisions complexes et chargées d'émotions alors qu'ils ont du mal à comprendre et à retenir l'information qu'on leur donne et à avoir confiance dans leurs choix. Les infirmières et infirmiers jouent le rôle clé d'assurer une communication et un échange d'informations efficaces tout en créant un environnement propice à des conversations respectueuses, où ils sont ouverts aux questions et à l'écoute des préoccupations. Les choix de fin de vie sont difficiles à prendre pour les patients et les familles, alors, dans la mesure du possible, il est préférable de discuter de ces questions et d'explorer les options à l'avance (Adams et coll., 2011; Andershed, 2006; Heyland et coll., 2009; Jezewski et Finnell, 1998; Lang et Quill, 2004). Diverses ressources sont en place pour permettre la prise de décisions à l'avance. Les gouvernements provinciaux et territoriaux offrent des outils et des lignes directrices concernant les directives préalables, qui peuvent être consultés sur leurs sites Web respectifs.

Planifier : Directives préalables (testaments de vie)

Une *directive préalable* permet aux personnes d'indiquer leurs choix concernant les soins à recevoir si elles deviennent inaptes. Lorsque les personnes ne sont pas en mesure de participer à la prise de décisions, les directives préalables leur permettent de conserver un certain contrôle sur les soins qu'elles reçoivent. Ces directives peuvent prendre la forme d'une discussion verbale avec une personne désignée comme mandataire spécial ou être formulées explicitement par écrit (Browne et Sullivan, 2006; Molloy et coll., 2000; Singer et coll., 1996).

Une directive préalable écrite peut prendre la forme d'un *testament de vie*, un document qui permet aux personnes de préciser leurs choix éclairés en matière de soins, bien avant qu'elles en aient besoin. Cela ne prend effet que lorsqu'un patient est inapte à prendre des décisions. Il convient de mettre à jour et de réviser régulièrement les testaments de vie. Qu'ils soient ou non sanctionnés par la loi, les testaments de vie sont une ressource utile pour les familles et les professionnels de la santé qui prennent des décisions de fin de vie au nom d'une personne, car ces documents sont la preuve des souhaits que la personne a exprimés lorsqu'elle était capable de réfléchir à divers scénarios et options.

Les testaments de vie comprennent généralement deux composantes. Une directive d'instructions permet aux personnes de préciser les traitements de maintien de la vie qu'elles ne souhaiteraient pas recevoir dans diverses situations. La directive concernant la procuration permet aux personnes de nommer un mandataire spécial si jamais elles deviennent inaptes.

Pour la plupart des gens, il est difficile de penser à l'avance à tous les scénarios possibles, surtout lorsqu'ils ont une compréhension limitée de la complexité entourant les décisions liées aux soins de fin de vie qu'ils auront à prendre. Idéalement, les personnes qui rédigent un testament de vie consultent des médecins, des infirmières, infirmiers et peut-être des avocats ou d'autres personnes pour pouvoir anticiper les éventuelles situations et comprendre les traitements offerts. Cela les aide à faire des choix judicieux et à s'assurer qu'ils les expriment clairement, tout en donnant une orientation importante aux professionnels de la santé.

Un testament de vie peut être révoqué ou modifié à tout moment si le créateur est apte à le faire. Les directives préalables peuvent ne pas être aussi utiles que prévu au départ, car les gens peuvent difficilement anticiper toutes les possibilités, leur état d'esprit et les circonstances à venir (Porteri, 2018).

Il est utile de rédiger une directive préalable sur ses valeurs concernant la vie, qui tienne compte de la complexité des traitements acceptables par rapport aux niveaux voulus en matière d'indépendance, de fonctions et de qualité de vie (Kolarik et coll., 2002; Murray et coll., 2005). Par exemple, les personnes peuvent exprimer à l'avance ce qui a le plus d'importance pour elles. Pour certaines, il peut s'agir de l'indépendance, de l'absence de douleur, de refuser le recours excessif à la technologie quand la mort est imminente ou quand il pourrait s'ensuivre un handicap à vie. Le lien avec la famille peut également être une valeur importante susceptible d'influencer la décision d'une personne. Par exemple, une personne voudrait-elle un arrêt immédiat du traitement si des membres de sa famille devaient se déplacer de l'extérieur de la ville pour venir lui dire au revoir?

Il est conseillé aux personnes qui rédigent un testament de vie de s'assurer que plusieurs personnes appropriées connaissent son existence et que des exemplaires ont été remis, en particulier à leur médecin, à leur avocat, aux membres de leur famille et à leurs amis proches. Le testament devrait être examiné et mis à jour régulièrement pour s'assurer qu'il continue de correspondre aux souhaits actuels d'une personne.

Toutes les provinces et tous les territoires autorisent certaines formes de directives préalables. Les exigences précises varient d'une administration à l'autre (voir, par exemple : la *Loi de 1992 sur la prise de décisions au nom d'autrui de l'Ontario*; la Loi sur les directives en matière de soins de santé *du Manitoba*, C.P.L.M., ch. H27; la Personal Directives Act *de la Nouvelle-Écosse*, 2008; la Personal Directives Act *de l'Alberta*, 2000; et la Representation Agreement Act *de la Colombie-Britannique*, 1996). La plupart des provinces et des territoires offrent des guides sur leurs sites Web pour remplir les directives préalables.

CHOIX DE FIN DE VIE

Réanimation

Au cours des dernières décennies, les progrès réalisés dans le domaine des produits pharmaceutiques et des dispositifs médicaux, notamment les défibrillateurs, ont fait de la réanimation cardiorespiratoire (RCR) une intervention de routine, à moins que le patient ou la famille l'ait refusée à l'avance et que l'ordre « pas de RCR » soit documenté ou inclus dans une forme quelconque de directive préalable. La mention « pas de RCR » est fréquemment utilisée de façon interchangeable avec « ne pas réanimer » (NPR) Cependant, l'ordonnance de NPR est un concept plus large qui peut exclure d'autres interventions, telles que la ventilation, l'antibiothérapie, etc. Une personne peut accepter un traitement-choc, mais choisir de ne pas recevoir de RCR en cas d'arrêt cardiaque.

La RCR s'est avérée efficace lors d'événements cardiaques spécifiques non liés à une autre affection terminale (Booth, 2006). De tels événements cardiaques peuvent inclure des arythmies soudaines, telles que la fibrillation ventriculaire ou l'asystolie soudaine liée à une maladie cardiaque. Les résultats positifs de la défibrillation ont permis au public d'avoir accès à des défibrillateurs externes automatisés (DEA), qui sont simples à utiliser et disponibles dans de nombreux lieux publics. La RCR n'est habituellement pas aussi efficace dans les circonstances où l'état d'un patient n'est pas lié à un problème cardiaque ou que la maladie du patient en est à son stade final (p. ex., emphysème ou accident vasculaire cérébral grave) (Bigham et coll., 2011; Booth, 2006). Toutefois, la RCR dans ces circonstances peut avoir une incidence négative sur la qualité et la dignité du processus de mourir de cette personne et sur l'expérience de sa famille et de ses amis.

Il y a eu une certaine réflexion sur le fardeau imposé aux familles lorsqu'elles doivent prendre une décision « Pas de RCR » ou d'autres décisions visant de fin de vie au nom d'un membre inapte (Adams et coll., 2011; Andershed, 2006; Cantor et coll., 2003; Heyland et coll., 2009; Lang et Quill, 2004; Venneman et coll., 2008). La recherche suggère que les conflits et la détresse émotionnelle que ressent la famille lorsqu'on lui demande de prendre une telle décision peuvent provenir de la terminologie utilisée. Selon leur point de vue, on leur demande de décider de ne pas faire quelque chose. Certaines familles ont l'impression qu'elles décident de ne pas empêcher la mort, qu'elles signent un « arrêt de mort », qu'elles « jouent le rôle de Dieu » ou qu'elles décident de mettre fin à la vie d'un être cher. Les émotions associées à ces pensées et la crainte d'avoir joué un rôle dans la cause du décès, qui était, en fait, inévitable pourraient se répercuter sur le processus de deuil à venir de la famille (Jezewski et Finnell, 1998).

Encadrer la discussion sur la question de savoir s'il convient de « permettre la mort naturelle » fait vivre une expérience plus positive dans laquelle on contribue à une mort digne et respectueuse sans le recours à des interventions inappropriées (Venneman et coll., 2008). Le fait de savoir que le décès s'est fait dans la dignité et la compassion peut également influencer l'expérience de la famille et les souvenirs liés au processus de mourir (Cohen, 2004).

Il y a d'autres aspects à prendre en considération par rapport à la RCR, notamment la question de savoir si ce choix ou cette intervention devrait être offert. Par exemple, bien qu'une personne ait le droit de refuser tout traitement proposé, a-t-elle le droit d'exiger une thérapie particulière lorsque cette dernière est futile et n'a aucune chance de réussir (Bremer et Sandman, 2011)? La famille ou le patient devraient-ils même se voir proposer la RCR ou d'autres technologies lorsque le patient, en phase terminale d'une maladie comme un cancer, une insuffisance cardiaque extrême ou de graves lésions cérébrales traumatiques, est en train de mourir? Ces questions ne sont pas simples lorsqu'on tient compte de divers points de vue culturels ou de la réticence de la famille ou du patient à renoncer à l'espoir (Cantor et coll., 2003). La meilleure façon de relever ces défis n'est pas au moyen de politiques, mais d'un processus juste, fondé sur la relation qu'ont les membres du personnel infirmier avec les patients et leur famille. Au fur et à mesure que ces situations se présentent, elles devraient être explorées grâce à une compréhension commune des valeurs et des points de vue de tous les membres de l'équipe, y compris ceux qui s'occupent du patient et de la famille. Par exemple, quels sont les objectifs sous-jacents aux souhaits de la famille ou du patient? Un patient qui est sur le point de mourir peut vouloir une réanimation minimale s'il souhaite dire au revoir à un ami proche ou à un membre de la famille qui doit arriver bientôt de l'extérieur de la ville. En même temps, un système complexe aux ressources limitées qui tente constamment de répondre aux besoins de tous les patients présente des défis (p. ex., un patient gravement malade peut attendre à l'urgence jusqu'à ce qu'un lit soit disponible dans l'unité).

Ces tensions se produisent dans des contextes sociologiques, culturels, technologiques, juridiques et politiques complexes. Les décisions prises dans ces circonstances ne sont pas faciles et sont fondées sur des probabilités puisqu'il y a peu d'absolus dans les soins de santé. Chaque situation est unique et doit être décidée en fonction du contexte, en priorisant ce qui est le mieux pour la personne. Les principes éthiques, les cas similaires, les codes professionnels, les positions, les énoncés, les politiques et les procédures peuvent servir de guides, mais chaque circonstance nécessite un effort de collaboration dans la décision du plan d'action le plus éthique (Hayes, 2004).

Soins palliatifs : Assurer le soulagement de la souffrance

Les soins palliatifs sont, entre autres, une option en fin de vie. L'orientation des soins palliatifs, adjectif dérivé du verbe latin *palliare*, qui signifie « couvrir », porte sur la gestion des symptômes, le soulagement de la souffrance et la qualité de vie (Webster, 2022). Les soins palliatifs peuvent être fournis à domicile, dans un établissement de soins palliatifs ou dans d'autres milieux, comme les hôpitaux, les maisons de retraite et les établissements de soins de longue durée (SLD). L'objectif des soins palliatifs est d'offrir une approche holistique dans l'ensemble du continuum de soins, pour veiller au soulagement de la douleur et de la souffrance (physiques, spirituelles, émotionnelles et psychologiques), comme il est décrit à la Fig. 8.1. Des aspects particuliers, ou des éléments de soins visent le patient, sa famille et les relations importantes pour eux. Ces relations comprennent celles avec l'équipe interprofessionnelle qui fournit les soins. Bien que les soins palliatifs soient fournis tout au long du continuum de la maladie d'une personne arrivée à la fin de sa vie, cette approche lui garantit une mort paisible et digne.

Quel que soit le milieu, les infirmières et infirmiers peuvent fournir des soins de soutien supérieurs à leurs patients. Pour les infirmières et les infirmiers, il est gratifiant de guider les patients et leurs familles tout au long de ce parcours complexe, d'autant plus lorsque les patients ont une qualité de vie jusqu'à la fin et une mort

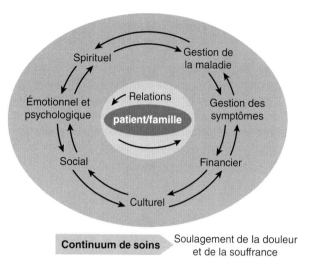

Fig. 8.1 ■ Les soins palliatifs offrent une approche holistique au soulagement de la douleur et de la souffrance. *Source : https://www.pallium.ca/professionals/ Health Professionals : Pallium Canada.*

paisible. En fin de vie, les personnes peuvent exprimer le besoin de mettre un terme à quelque chose, de se réconcilier et d'assurer une continuité. Une personne mourante peut vouloir se souvenir d'événements importants de sa vie et assurer un lien continu avec sa famille en documentant son histoire dans un journal ou par vidéo, et le personnel infirmier peut faciliter cela. Les infirmières et infirmiers occupent une place importante et significative en donnant aux membres de la famille et aux amis la possibilité de participer aux soins et en les aidant, ainsi que le patient, s'ils le souhaitent, pendant cette transition importante. Les infirmières et infirmiers peuvent permettre à la personne mourante, à ses amis et à sa famille d'avoir une conversation importante et peut-être de régler des problèmes passés qui étaient en suspens. Le plus longtemps possible, le personnel infirmier doit s'assurer que le patient garde le contrôle sur le processus. Les patients devraient décider de l'orientation de leurs soins, par exemple, du bon équilibre dans la gestion de la douleur, s'ils sont alertes et capables de le faire (Hayes, 2004).

Sédation palliative

La sédation palliative est l'administration d'un médicament qui réduit la conscience d'une personne mourante afin de soulager les souffrances intolérables

associées aux symptômes réfractaires. La sédation profonde continue est controversée, car elle met fin à la capacité d'une personne d'interagir de manière significative, en plus de raccourcir la vie.

Le débat vise l'intention éthique, qui consiste à utiliser la sédation pour soulager les symptômes intolérables et l'intention de hâter la mort, qui est une forme d'euthanasie. De plus, ce qui constitue une souffrance intolérable suscite des questions (Bruce et Boston, 2011). Certains craignent que cela devienne un substitut à d'autres types de soins palliatifs, tandis que d'autres soutiennent que la souffrance ne peut être définie que par la personne qui la vit et qu'il est impossible de soulager toutes les souffrances malgré les progrès des soins palliatifs.

Les infirmières et infirmiers jouent un rôle important au cours de ce processus, notamment en soutenant le patient et sa famille dans la prise de décisions, l'administration et la surveillance de la sédation, ainsi que la prestation de soins compatissants (Heino et coll., 2022). Prendre cette décision est difficile pour les patients et les familles, car ils sont en mesure d'en évaluer les conséquences une fois le processus commencé.

EXPÉRIENCES UNIQUES DE MORT ET DE PROCESSUS DE MOURIR : MOURIR JEUNE

La plupart des gens ne s'attendent pas à ce qu'un enfant meure avant ses parents et ses grands-parents. Pour les infirmières et infirmiers qui s'occupent de nourrissons et d'enfants en phase terminale et mourants, le besoin de soins compatissants semble amplifié et s'étend à toute la famille.

Nouveau-nés

Les progrès technologiques ont entraîné des dilemmes éthiques complexes en ce qui concerne les soins aux nouveau-nés dont le pronostic est incertain. Les interventions pour maintenir en vie et traiter les nouveau-nés à risque élevé sont devenues plus efficaces, dans la mesure où il est maintenant possible pour l'enfant, dans certaines circonstances, d'avoir une vie normale. Cependant, ces interventions peuvent également entraîner une incapacité ou des retards de développement à vie. Dans certains cas, ces interventions compromettent la qualité de vie du nourrisson et prolongent le processus de mourir (Committee on Fetus and Newborn [American Academy of Pediatrics], 2007).

Les limites de la viabilité ont changé, et un nourrisson né à 22 semaines est maintenant considéré comme viable. Cela est possible en partie grâce aux unités de transport néonatal spécialisé, où des équipes se déplacent à un établissement pour faciliter un accouchement, soutenir les efforts de réanimation et, au besoin, transporter le nourrisson dans des unités néonatales sophistiquées (Dr H. Whyte, communication personnelle, 27 mars 2018). Lorsqu'un enfant naît alors qu'il n'a qu'entre 22 et 32 semaines de gestation, les parents sont forcés de prendre des décisions très difficiles, où la qualité et la prolongation de la vie sont à prendre en considération (Paris et coll., 2006). Lorsque les résultats à long terme pour le bébé sont difficiles à prédire, les parents doivent choisir entre des interventions agressives ou des soins palliatifs. Ceux qui ont hâte d'être parents et de voir naître leur enfant sont maintenant soudainement confrontés à prendre des décisions pour leur bébé, dont ils ne connaissent pas les valeurs et les souhaits futurs, et dont la vie est indéterminée (McAllister et Dionne, 2006). Les décisions sont particulièrement difficiles lorsqu'un nourrisson souffre d'une maladie ou d'une lésion dont les résultats sont totalement imprévisibles. Par exemple, l'encéphalopathie ischémique hypoxique (EHI) du nourrisson, un dysfonctionnement cérébral causé par une réduction de l'oxygène dans le cerveau, est une source primaire de déficience grave et de décès. Les effets peuvent être légers, modérés ou graves et entraîner des retards moteurs et de développement neurologique, de l'épilepsie et des problèmes cognitifs. Souvent, l'étendue des dommages est difficile à prévoir. Les choix difficiles peuvent inclure autoriser une mort naturelle, des interventions à court terme pour évaluer l'étendue des dommages, ou le maintien de la vie au moyen d'une trachéostomie permanente et d'une ventilation chronique. Les questions éthiques en jeu dans le processus décisionnel comprennent le caractère sacré de la vie, la qualité de vie de l'enfant et des parents, et l'inutilité (compte tenu de l'imprévisibilité des résultats et du potentiel de survie). En outre, le principe de justice est pertinent compte tenu des ressources qui seraient nécessaires pour subvenir aux besoins de l'enfant pendant de nombreuses années à venir. Il s'agit d'un exercice difficile qui demande de peser le pour et le contre avec attention, et d'une zone grise en matière d'éthique (Dr H. Whyte, communication personnelle, 27 mars 2018).

D'autres questions éthiques portent sur la notion de l'inutilité et, dans certaines circonstances, sur la pertinence de proposer d'autres options que l'autorisation d'une mort naturelle. Les défis liés à la prise de ces décisions sont amplifiés à mesure que la technologie évolue et que les conditions qui auraient entraîné une mort certaine il y a quelques années impliquent maintenant des possibilités de survie, bien qu'avec une qualité de vie incertaine pour l'enfant et la famille. Prenons, par exemple, un nourrisson né avec le syndrome d'hypoventilation centrale (« syndrome d'Ondine »), un trouble respiratoire congénital qui entraîne un arrêt respiratoire pendant le sommeil. Ces enfants sont par ailleurs tout à fait normaux cognitivement et physiquement. Dans le passé, puisque cet état était considéré comme permanent et était associé à un mauvais pronostic par rapport à la qualité de vie, l'approche consistait fréquemment à opter pour des soins palliatifs plutôt qu'une intervention agressive. Maintenant, les preuves émergentes montrent qu'une utilisation plus agressive de la technologie permet une amélioration de cet état à mesure que l'enfant se développe. L'expérience montre qu'une assistance respiratoire associée à une trachéostomie et à une ventilation chronique à la maison peut permettre à l'enfant d'améliorer son état après quelques années au point de n'avoir besoin que d'un soutien minimal, tel que la ventilation en pression positive continue (VPPC). Les choses ont évolué de telle façon qu'on propose maintenant une assistance respiratoire avec espoir d'amélioration au lieu de permettre une mort paisible qui serait dans l'intérêt supérieur de l'enfant. Avec plus de ressources pour soutenir la ventilation à domicile, c'est devenu une option plus viable. Pourtant, pour les parents, prendre cette décision continue d'être difficile. Le pronostic et la qualité de vie du nourrisson peuvent encore être incertains, mais il ne fait aucun doute que l'enfant pourrait avoir des besoins en matière de soins extrêmement élevés et éprouvants pour les parents, ce qui peut être stressant pour la dynamique de la famille et très exigeant en ressources. La question de savoir si les parents devraient avoir le choix dans de telles circonstances soulève un problème éthique. Par exemple, quelles seraient les implications éthiques et juridiques si les parents refusaient de fournir un tel soutien alors que, selon l'équipe de soins de santé, il serait dans l'intérêt supérieur de l'enfant (Dr H. Whyte, communication personnelle, 27 mars 2018)?

Les bébés prématurés peuvent simplement être nés plus tôt que prévu ou alors avoir des problèmes médicaux, tels que des anomalies cardiaques, gastro-intestinales ou congénitales. Dans certains cas, on est en mesure d'anticiper de multiples défis, mais dans d'autres, on ne peut rien deviner avant la naissance. Le moment opportun où l'équipe de soins de santé peut collaborer avec les parents pour décider du meilleur plan d'action et la mesure dans laquelle elle peut le faire dépendent de ces divers scénarios. Quoi qu'il en soit, les parents de bébés prématurés ont besoin du soutien particulier du personnel infirmier et de l'équipe de soins de santé. La communication et la façon dont le message est transmis sont primordiales.

Dans ces moments extrêmement difficiles et émotifs, l'équipe de soins de santé et les parents doivent peser les avantages et les fardeaux d'une intervention agressive en tenant compte de circonstances telles que les suivantes :

- Une mort prématurée est très probable, et la survie s'accompagnerait d'un risque élevé de morbidité grave.
- Une intervention ne ferait que prolonger le processus de mourir.
- Le pronostic est incertain, et la survie peut être associée à une diminution de la qualité de vie.
- Des incapacités neurodéveloppementales importantes sont possibles.
- Le nourrisson souffrirait d'un inconfort important (p. ex., douleur).
- La survie est probable, et le risque de morbidité est faible (Janvier et Barrington, 2005).

Dans les situations où l'avenir du nourrisson est très incertain, les décisions des parents sont encore plus difficiles (Meadow, 2006). Il est important que les décisions soient prises en collaboration et que l'équipe respecte les souhaits de la famille et veille au plus grand intérêt du nourrisson. Étant donné que ces décisions sont prises dans des situations très stressantes, une approche d'équipe collaborative (incluant les parents) pour la prise de décision est essentielle (Baumann-Hölzle et coll., 2005).

Pour les parents et la famille, la continuité des soins est extrêmement importante. Par conséquent, dans la mesure du possible, une infirmière ou un infirmier devrait être désigné pour fournir un soutien continu à la famille, et une équipe principale de personnel infirmier devrait être constamment affectée aux soins du nourrisson. Dans ces circonstances difficiles, les parents ont besoin de voir une solide collaboration interprofessionnelle favorisant une communication efficace et significative (Kowalski et coll., 2005). Les parents peuvent considérer les membres du personnel infirmier comme leur principale source d'information, de sorte qu'il incombe à ces derniers d'inciter les parents à participer activement aux soins du nourrisson.

Lorsque la décision est de fournir des soins palliatifs, les infirmières et infirmiers doivent soutenir les parents et la famille tout au long de cette transition très difficile. Ils le font en respectant les besoins particuliers de parents qui vont perdre leur enfant peu après sa naissance. Les infirmières et infirmiers peuvent soutenir la famille tout au long de cette transition émotionnelle en agissant de la manière suivante :

- Aider les parents à donner des soins directs à leur bébé
- Créer des souvenirs en prenant des photos ou des vidéos ou en prenant des empreintes des mains ou des pieds des nourrissons
- Faciliter l'allaitement maternel, si possible, ou soutenir le pompage pour s'assurer que le nourrisson reçoit le lait de la mère
- Favoriser le retour à la maison du nourrisson
- Assurer la participation des frères et sœurs
- Inciter les organismes à offrir des environnements familiaux semblables à ceux de la maison, qui offrent intimité et dignité (Epstein, 2007; Ives-Baine, 2007)

Les infirmières et les infirmiers ont la responsabilité d'assurer le confort du nouveau-né mourant et de fournir aux parents (ainsi qu'aux frères et sœurs) l'occasion de créer des souvenirs qui peuvent les soutenir à travers leur perte. Il est important que les familles aient des souvenirs du nourrisson dans d'autres contextes que l'hôpital. Dans de nombreux établissements, les chambres sont disposées de manière à offrir un milieu plus familial et paisible où les parents peuvent tenir et réconforter leur enfant et se soutenir mutuellement.

Les circonstances particulières de l'enfant mourant

Le monde d'un enfant mourant est très chargé émotionnellement et implique des questions morales et éthiques très complexes. Les parents et l'équipe doivent faire des choix difficiles pour l'enfant qui n'est peut-être pas apte ou n'a pas l'âge de prendre lui-même ses décisions. Les jeunes qui le sont peuvent refuser ou accepter de consentir à un traitement qui pourrait prolonger leur vie. Ces dilemmes sont plus difficiles lorsque les résultats de thérapies particulières ne sont pas clairs et lorsque la qualité de vie d'un enfant peut être compromise (Carlet et coll., 2004). Des infirmières et infirmiers ont exprimé avoir eu des problèmes de conscience lorsque, en s'occupant d'un enfant gravement malade ou mourant, ils étaient d'avis que les traitements étaient trop lourds ou que l'utilisation de la technologie était inappropriée (Solomon et coll., 1993). Il est rare que les infirmières et infirmiers donnent des exemples où l'équipe de soins de santé abandonne trop tôt (Solomon et coll., 2005), ce qui n'est pas surprenant parce que, selon notre cadre de référence, les enfants devraient avoir une longue vie devant eux. La société est programmée pour prendre soin des enfants et les protéger et, par conséquent, il faut s'attendre à ce que tout soit fait pour prévenir leur mort prématurée. Cela dit, les équipes de soins de santé doivent relever ces défis moraux et émotionnels pour s'assurer que les enfants meurent dans la dignité, sans douleur, et reçoivent les soins compatissants qui devraient être prodigués aux personnes de tous âges (Jordan et coll., 2018).

Un conflit entre l'équipe et la famille au sujet de la poursuite des soins ou de l'abandon du traitement rend les choses difficiles (Société canadienne de pédiatrie, 2004). Prenons l'exemple d'un enfant né avec une lésion cérébrale grave qui pourrait entraîner sa mort cérébrale ou le laisser dans un état végétatif persistant. Il se peut que la famille ne soit pas prête à accepter cette issue et qu'elle ait besoin d'un peu de temps pour réagir. Pourtant, l'équipe peut penser que le maintien des fonctions de vie est un fardeau pour un système de santé déjà surchargé et est irrespectueux envers l'enfant.

Lorsqu'une telle situation n'est pas gérée efficacement, il n'est pas rare que l'équipe et la famille éprouvent de la détresse morale. Ces situations se complexifient davantage lorsque la capacité de prédire les résultats est limitée, ce qui ajoute aux défis éthiques auxquels l'équipe et la famille doivent faire face. L'équipe est mise au défi de jongler avec les complexités de l'autonomie (les parents en tant que décideurs au nom d'autrui), le préjudice et la souffrance, ainsi que le conflit dans les valeurs personnelles. C'est le cas surtout lorsqu'il y a un conflit entre les valeurs personnelles de l'équipe et celles de la famille concernant la qualité de la vie et son caractère sacré (Mills et Cortezzo, 2020).

Ces conflits et leurs conséquences, pour le patient, la famille et l'équipe, peuvent être atténués par des conversations collaboratives concernant le plan de soins, ainsi que les avantages et les inconvénients des options disponibles. Ce qui est essentiel, c'est que la famille soit soutenue et que ses valeurs et ses croyances soient respectées. Pour l'équipe, il s'agit d'une occasion de parler clairement des valeurs afin que tous les points de vue soient compris. Parfois, si les conflits ne peuvent être résolus, il peut être possible de solliciter une médiation externe (Meller et Barclay, 2011) et une consultation auprès de comités d'éthique, dans la mesure du possible, avant toute intervention juridique.

Les infirmières et infirmiers développent souvent des relations à long terme et des liens émotionnels avec les patients et leurs familles lorsqu'ils s'occupent d'enfants qui ont besoin de soins continus, par exemple, ceux atteints de cancer, de fibrose kystique ou des receveurs de greffe. Lorsque l'enfant qu'ils ont appris à connaître si bien et dont ils ont pris soin au fil du temps est proche de la mort, ils peuvent vivre un grand traumatisme émotionnel. Dans ces circonstances, les infirmières et infirmiers peuvent ne pas trouver utile de s'appuyer sur les processus de raisonnement traditionnels. Au lieu de cela, une éthique de soins qui met l'accent sur la relation avec l'enfant et la famille peut permettre aux infirmières et infirmiers de comprendre et d'accepter ce qui est juste de tous les points de vue et de continuer à s'engager avec l'enfant et la famille et à les soutenir. Les infirmières et les infirmiers sont récompensés lorsqu'ils savent qu'ils ont contribué à un voyage digne pour un enfant dans cette situation.

Les questions de consentement sont difficiles pour les parents qui doivent décider au nom de leur enfant, encore plus lorsque leur enfant est en train de mourir ou reçoit un diagnostic de maladie en phase terminale. Ces défis associés au consentement sont abordés dans le chapitre 6.

Certaines des circonstances les plus difficiles comportent la décision à l'égard de la pertinence d'offrir le maintien de la vie ou non. Il peut être décidé de renoncer au maintien de la vie lorsqu'un enfant est en phase terminale ou inconscient de façon permanente, dans les cas d'inutilité médicale ou lorsque le fardeau du traitement l'emporte sur les avantages. Cependant, des familles pourraient ne pas accepter cela en fonction de leurs opinions religieuses et culturelles et insister sur des soins continus au-delà des normes médicales acceptées. Ces situations ne sont jamais faciles. Elles deviennent encore plus difficiles lorsqu'il faut décider entre arrêter un traitement déjà commencé et permettre une mort naturelle. Bien que la famille puisse refuser des soutiens technologiques très complexes pour son enfant, les décisions liées à l'arrêt de l'alimentation, en raison de l'importance symbolique que revêt le fait de nourrir son enfant en lui donnant à manger et à boire, sont encore plus difficiles à prendre (Société canadienne de pédiatrie, 2004; Kirsch et coll., 2018).

Les infirmières et les infirmiers sont sensibles aux besoins de la famille, les encouragent à participer aux soins, gèrent la douleur et les symptômes et veillent à rendre la situation aussi normale que possible pour l'enfant, ce qui peut être accompli en lui permettant de mourir à la maison. Si cela n'est pas possible, même une chambre d'hôpital peut être aménagée pour recréer un environnement semblable à celui d'une maison. En toutes circonstances, il est important que les infirmières et infirmiers soutiennent les parents dans leur rôle parental auprès de leur enfant. L'importance des soins centrés sur le patient et la famille est discutée dans le chapitre 12.

Comme nous l'avons vu, beaucoup d'enfants ne sont pas en mesure de prendre des décisions difficiles sur la fin de leur vie. Ils peuvent être trop jeunes, trop malades ou avoir une déficience cognitive. Pour un adolescent, consentir à un traitement implique des défis uniques. Un enfant de 13 ans qui vient de recevoir un diagnostic de cancer pourrait vouloir refuser un traitement parce qu'il a peur de la douleur et qu'il se sent malade. Cependant, un jeune de 13 ans ayant depuis longtemps une leucémie qui a récidivé plusieurs fois pourrait, après avoir vécu cette expérience, sentir qu'il prend une décision éclairée s'il choisit de ne pas accepter d'autres traitements.

Le besoin d'un enfant de se développer sur les plans émotif et social, même lorsqu'il est malade ou mourant, est particulièrement important. Lisez l'histoire de l'adolescent qui a reçu un diagnostic d'ostéosarcome du tibia à l'âge 10 ans, discuté dans le Scénario de cas 8.1.

SCÉNARIO DE CAS 8.1

JE SUIS PEUT-ÊTRE EN TRAIN DE MOURIR, MAIS JE N'AI PAS FINI DE GRANDIR

Une adolescente de 13 ans, L. H., était activement engagée dans une conversation avec des infirmières sur toutes sortes de sujets qui passionnent les adolescentes. Quand elle allait en chimiothérapie, elle aimait porter diverses perruques élégantes et aimait afficher son goût pour la mode. L. H. avait été soignée par la même équipe infirmière pendant près de trois ans avant que le cancer réapparaisse et se propage à ses poumons.

Son état s'est détérioré rapidement pendant cette récidive et elle a souffert d'une importante détresse respiratoire. Elle était très contrariée de ne pas pouvoir assister à la cérémonie de remise des diplômes pour sa 8e année. L'infirmière principale de L. H. a mobilisé l'équipe, a réservé une ambulance et, avec l'un des médecins, l'a accompagnée à la cérémonie de remise des diplômes. L. H. a été en mesure de maintenir sa vigueur et a été conduite en fauteuil roulant à la salle de remise des diplômes où ses professeurs et ses camarades de classe lui ont fait une ovation pendant qu'elle recevait son diplôme. L. H. est décédée après son retour à l'hôpital ce soir-là.

À cette étape importante de la vie de L. H., son infirmière principale a compris ce qui comptait pour L. H. et sa famille. Jusqu'à la fin, L. H. a continué à grandir et à se développer comme n'importe quelle fille de 13 ans. Elle était encore une enfant qui avait obtenu son diplôme de 8e année et qui avait besoin de vivre cet important rite de passage. En fait, elle n'était pas prête à mourir avant d'avoir atteint ce jalon. Cet acte de bienveillance a permis à sa famille, malgré son chagrin, de conserver le souvenir heureux de leur enfant ayant atteint son objectif, qui consistait à recevoir son diplôme de 8e année auprès de ses amis.

Cette histoire illustre un aspect d'un stade de développement d'une jeune adolescente. Comment le personnel infirmier pourrait-il tenir compte des étapes de développement chez les autres? Qu'en est-il du nourrisson? D'une jeune mère? D'une personne qui vient de perdre son conjoint? D'une personne âgée qui possède beaucoup d'expérience de la vie? Comment ces facteurs devraient-ils être pris en compte dans la pratique infirmière?

DES VIES SIGNIFICATIVES : LE VOYAGE FINAL

Les personnes qui meurent très âgées peuvent ne plus être en mesure de prendre soin d'elles-mêmes. Il est affligeant de constater que les personnes qui, tout au long de leur vie, ont beaucoup contribué à la société, à leur profession, beaucoup donné à leur famille et aux autres, ne sont plus capables de prendre soin d'elles-mêmes par incapacité physique, fragilité, maladie chronique en phase terminale et démence. Elles peuvent vivre une perte de dignité et aspirer au même degré de respect qu'elles recevaient avant dans leur vie. Certaines peuvent être abandonnées par leur famille; d'autres peuvent craindre d'être un fardeau. Les gens qui ont été indépendants toute leur vie trouvent difficile de compter sur les autres pour leurs fonctions corporelles de base. Discuter avec des personnes âgées sur leur vie, les écouter et apprendre d'elles est une expérience enrichissante pour les infirmières et infirmiers qui le font. Les personnes âgées ont besoin de stimulation et de socialisation et veulent souvent raconter leurs histoires aux gens.

Lorsque les personnes âgées font la transition vers un établissement de soins de longue durée, elles comprennent qu'elles entrent dans la phase finale de leur parcours de vie. Le personnel infirmier joue un rôle essentiel en aidant ces résidents à atteindre une qualité de vie élevée jusqu'à leur décès et à s'assurer qu'ils conservent le plus de contrôle possible sur leur vie. Une approche des soins palliatifs oriente le parcours en mettant l'accent sur la qualité de vie, les relations, les soins spirituels, ainsi que la gestion de la douleur et des symptômes.

Une ressource en ligne intégrée fondée sur des données probantes et sur l'équité est à la disposition des infirmières et infirmiers pour guider l'exercice de leur profession et renforcer leurs relations avec les résidents et les familles qui se préparent en vue d'un décès :

Resources for Strengthening a Palliative Approach in Long-Term Care (anglais seulement) (SPA-LTC; https://spaltc.ca/resources-2/). Le projet SPA-LTC a été développé par une équipe canadienne de chercheurs en santé qui intègrent et évaluent les pratiques exemplaires en soins palliatifs, à l'échelle nationale et partout dans le monde.

La pandémie de COVID-19 a entraîné des conséquences catastrophiques pour les personnes âgées qui vivaient dans des établissements de soins de longue durée partout au pays, en particulier en Ontario et au Québec (Institut canadien d'information sur la santé [ICIS], 2021). L'aspect le plus dévastateur, ce sont les confinements qui étaient destinés à protéger les résidents, mais qui les ont isolés de leurs familles et de leurs amis proches. De nombreux résidents sont morts tristes et seuls, et de nombreux membres du personnel ont éprouvé une détresse morale parce qu'ils n'étaient pas en mesure de fournir les soins compatissants nécessaires. L'étendue de la souffrance est décrite en détail dans un rapport publié par des membres du personnel infirmier des Forces armées canadiennes qui ont fourni un soutien dans cinq foyers de soins de longue durée en Ontario au plus fort de la pandémie (Force opérationnelle interarmées de la 4e Division du Canada [Centre], Forces armées canadiennes, 2020).

CONSIDÉRATIONS CULTURELLES À LA FIN DE LA VIE

Une compréhension respectueuse de la culture d'autrui mène à la confiance, à l'ouverture et à des relations plus productives à long terme. Il est important de ne pas juger la culture des autres par rapport à ses propres valeurs et coutumes. Il est également important de ne pas présumer que ce n'est pas parce qu'une personne se présente en tant que membre d'une culture ou d'une religion particulière qu'elle adhère à toutes ses traditions ou croyances.

Tout en interagissant avec un patient, il est important de garder à l'esprit que la culture est multicouche et multidimensionnelle et que chaque personne ou famille a sa propre façon de mettre en pratique les modèles de comportement culturel (Solomon et Schell, 2009). (Pour une meilleure compréhension de cette théorie, voir https://www.palomar.edu/anthro/tutorials/cultural. htm) Bien qu'il soit utile de comprendre les aspects généraux d'autres cultures, ce n'est qu'un point de départ pour en apprendre plus sur les autres et ouvrir son esprit au monde. Une telle compréhension permet de soutenir des conversations avec d'autres tout en s'abstenant d'avoir des stéréotypes ou de faire des suppositions.

La clarification des valeurs peut faciliter la compréhension des autres cultures. Comme indiqué dans le chapitre 2, ce processus aide les gens à comprendre leurs valeurs respectives et l'importance relative de chacune. Pour faciliter la compréhension entre plusieurs groupes, un dialogue ouvert, une écoute active et un engagement envers le respect mutuel sont nécessaires.

Une approche éthique des soins exige que l'infirmière ou l'infirmier comprenne les opinions, les traditions religieuses et culturelles du patient et de sa famille. Il est important de tenir compte de ces aspects dans l'évaluation initiale globale afin de comprendre les valeurs et les traditions des gens. L'attention que l'infirmière ou l'infirmier accorde à de tels besoins peut améliorer la qualité du processus de mourir et influencer de manière constructive le deuil qui s'ensuit. Une connaissance générale des concepts fondamentaux de diverses traditions culturelles, spirituelles et religieuses permet aux infirmières et aux infirmiers de fournir des soins compétents, compatissants et respectueux lorsque les patients d'horizons différents arrivent en fin de vie (Ross, 2001). En faisant des évaluations culturelles des patients et de leurs familles, les infirmières et les infirmiers acquièrent une compréhension de base des valeurs et des pratiques importantes pour eux et peuvent, par conséquent, jouer un rôle crucial dans leur soutien en fin de vie. Comprendre ces facteurs influence davantage les relations, la communication et la prise de décision dans le cadre de la pratique. Comprendre la culture d'une personne aide également l'équipe à interpréter les observations et aide à avoir une compréhension commune de ce qui est sensé. Lorsque les infirmières et les infirmiers font de leur mieux pour faciliter les pratiques traditionnelles, la famille fait l'expérience du vrai sens des soins et du respect, et le personnel infirmier se sent valorisé lorsque les meilleurs résultats possible sont atteints.

Pour comprendre l'importance de ces évaluations, voici trois exemples de différentes perspectives culturelles sur la fin de la vie. Il convient de noter que, comme il a déjà été mentionné, même dans ces perspectives, les gens peuvent avoir un éventail de points de vue, ce qui renforce l'importance de poser des questions. Il n'est pas possible de connaître à l'avance les croyances et les rituels de toutes les cultures. Par conséquent, il est important de demander au patient et à la famille ce qui est le plus important pour eux afin de comprendre et d'accommoder leurs croyances.

Points de vue autochtones sur la fin de vie

Il n'y a pas de culture autochtone unique, de sorte qu'on ne peut pas présumer que tous les points de vue et toutes les pratiques au sein d'une communauté sont les mêmes. Comme c'est le cas pour de nombreuses autres cultures, des croyances et des valeurs différentes existent au sein des communautés autochtones. Certaines personnes peuvent valoriser la qualité de vie plutôt que la poursuite exclusive d'un remède, tandis que d'autres peuvent vouloir une intervention agressive complétée par la médecine traditionnelle. Certains croient que l'intervention médicale devrait être minimale et que le Créateur détermine le moment de la mort. Une diversité de croyances existe entre les communautés autochtones et au sein de celles-ci en raison des différences dans les points de vue traditionnels, acculturés ou religieux.

Le concept de la santé dans les communautés autochtones est probablement mieux compris comme un ensemble d'hypothèses sur la nature holistique d'une personne. La santé physique et la santé émotionnelle sont considérées comme ayant pour résultat l'équilibre de la tête, du corps et de l'esprit et passe par la force des relations interpersonnelles. Cette vision holistique signifie que les pratiques de guérison modernes qui se concentrent uniquement sur les problèmes physiques ne sont pas toujours acceptées. Les Autochtones pourraient préférer être traités par des guérisseurs traditionnels qui utilisent des cercles de guérison, des approches spirituelles et des médecines traditionnelles. Ce ne sont pas tous les peuples autochtones qui veulent la guérison traditionnelle; certains peuvent la voir comme étant complémentaire à la médecine conventionnelle (Anderson, 2002). Le *Report of the Aboriginal Justice Inquiry of Manitoba,* indique que certains aînés et guérisseurs autochtones croient que les Autochtones qui sont malades doivent voir leur corps, leur esprit et leur âme guérir complètement à la manière autochtone (Commission de mise en œuvre des recommandations sur la justice autochtone [AJIC], 1999). Ils croient que si une personne reçoit de la médecine non autochtone, cela signifie qu'elle ne peut pas être guérie correctement de la manière traditionnelle. D'autres aînés et guérisseurs croient que les approches traditionnelles peuvent être complémentaires à la médecine non autochtone (AJIC, 1999). Encore une fois, comme pour toutes les cultures, il est important que les infirmières et les infirmiers ne fassent pas d'hypothèses, mais explorent les valeurs, les croyances et les souhaits des patients et des familles dont elles s'occupent. Les patients autochtones pourraient vouloir faire participer les aînés à leurs décisions en matière de soins et de traitement. Les aînés, appréciés pour leur sagesse et leur expérience, pourraient être invités à participer à la prise de décisions parce qu'ils sont très respectés et appréciés en raison de leur expérience de vie.

En général, les Autochtones voient la vie en quatre étapes. Le « Cercle de vie » comprend la naissance, la vie, la mort et l'après-vie, avec des cérémonies et des rituels associés à chacun. Dans la mort, la terre mère récupère la forme physique, le Créateur emporte l'esprit au lieu d'origine et le cycle de vie est complet. Lorsqu'une personne est mourante, les cérémonies peuvent inclure des médecines traditionnelles et des prières destinées à guider l'esprit vers le monde des esprits. Ces rituels sont souvent effectués par un chef spirituel ou un autre aîné respecté, en présence des membres de la famille et souvent de la collectivité (Anderson, 2002; Johnston et coll., 2013).

La nature et la pratique de ces rituels et cérémonies varient d'une communauté à l'autre et peuvent inclure des cérémonies du calumet, car les calumets et le tabac sont considérés comme des objets sacrés. D'autres médecines sacrées, comme la sauge, le foin d'odeur ou le cèdre, peuvent être brûlées pour aider à purifier la personne et favoriser un sentiment de paix intérieure et avec le Créateur. Tous ceux qui sont présents prient pour le passage sûr de l'esprit et organisent des veillées pour apporter du réconfort et soulager la douleur. Des histoires sont racontées et les ancêtres sont invités à guider l'esprit dans ses voyages. Il est important de ne pas interrompre ces cérémonies; comprendre l'importance de ces rituels démontre compassion et respect (Anderson, 2002).

Les infirmières et infirmiers jouent un rôle clé en facilitant la tenue de ces cérémonies et rituels, en particulier en milieu hospitalier. Ils et elles doivent reconnaître que la culture autochtone englobe la communauté au-delà de la famille immédiate et respecte le rôle des aînés, même dans la prise de décisions. Les patients autochtones préfèrent souvent que des membres de la famille immédiate et élargie participent aux décisions concernant leurs soins, ce qui démontre le caractère central de la famille et de la communauté (Kelly et Minty, 2007). Par conséquent, l'équipe de soins peut s'attendre à ce que les visiteurs soient nombreux. Dans la mesure du possible, les chambres individuelles sont préférables non seulement pour faciliter le processus, mais aussi pour répondre aux besoins des autres patients et des familles. Dans les collectivités où il y a une forte population de peuples autochtones, des salles particulières peuvent être réservées à ces processus (Anderson, 2002; Kelly et Minty, 2007).

Points de vue islamiques sur la fin de vie

Dans l'Islam, la mort n'est pas considérée comme définitive, mais plutôt comme une transition de ce monde vers l'éternité. Tout comme le fœtus se développe dans l'utérus, les musulmans croient que l'âme croît et change dans la tombe en préparation pour le Jour de la Résurrection (Chittick, 1992; Kramer, 1988). Alors que les musulmans approchent de la mort, ils doivent être placés en position couchée sur le dos, face à La Mecque (le centre spirituel de la foi musulmane, situé en Arabie saoudite). La pièce doit être parfumée et toute personne « impure » doit la quitter. Des extraits du Coran sont lus par la personne mourante, un ami proche ou un membre de la famille, et le principe de base de l'Islam « Il n'y a pas d'autre Dieu qu'Allah, et Muhammad est son prophète » est récité (Chittick, 1992; Kramer, 1988), ce qui fait le lien entre la naissance et la mort, car il s'agit de la première déclaration lue au nouveau-né. Traditionnellement, les familles préparent presque immédiatement le corps pour l'enterrement et, lorsque cela est possible, les gens sont enterrés le jour de leur mort. Idéalement, les membres de la famille sont présents au moment du décès, à la fois pour faire le deuil et pour préparer le corps (Ross, 2001).

Points de vue bouddhistes sur la fin de vie

Dans le bouddhisme, la mort n'est pas la fin de la vie, mais simplement la fin du corps. L'esprit reste et cherche l'attachement à un nouveau corps et à une nouvelle vie, influencée par les actions passées de la personne. Les actions accumulées, ou le *karma*, influencent les vies futures, et en ce sens, la mort n'est pas crainte, car elle conduit à la renaissance (Keown, 2005; Tang, 2002).

Si une personne a apporté le bonheur aux gens, elle sera heureuse dans cette vie et dans une vie future. Si une personne a mené une vie responsable et compatissante et n'a aucun regret à l'approche de la mort, elle est en paix et dans un état de grâce au moment de sa mort. Une personne bouddhiste mourante est susceptible de demander le service d'un moine ou d'une nonne de sa tradition pour aider à ce processus, rendant l'expérience transitoire de la mort paisible et exempte de peur (Keown, 2005; Tang, 2002).

Avant et au moment de la mort, et pendant un laps de temps après la mort, le moine, la nonne ou les amis spirituels peuvent lire des prières et chanter. Le chant du lit de mort est considéré comme très important et est idéalement la dernière chose que le bouddhiste entend. Les bouddhistes croient que l'on peut activement aider la personne mourante et lui apporter un soulagement à grâce à ces processus (Keown, 2005; Tang, 2002).

Le dernier moment de conscience est considéré comme primordial, le plus important de tous. Si la personne malade est à l'hôpital et a peu de chances de survivre, la famille peut faire appel à un prêtre bouddhiste pour prier afin qu'au dernier moment, son être cher puisse trouver son chemin dans un état de renaissance supérieur (Keown, 2005; Tang, 2002).

Les personnes ne sont pas censées toucher le corps pendant plusieurs heures après la mort, car on croit que l'esprit d'une personne va s'attarder pendant un certain temps et peut être affecté par ce qui arrive au corps. Il est important que le corps soit traité doucement et avec respect. Le prêtre peut aider l'esprit à continuer son voyage calmement vers des états supérieurs, ne provoquant pas la colère ni la confusion de l'esprit (Keown, 2005; Tang, 2002).

Entreprendre ces rituels pourrait être difficile dans le cadre institutionnel, toutefois, le Scénario de cas 8.2 est une illustration convaincante du rôle incroyable que les infirmières et infirmiers peuvent jouer dans le soutien d'une famille jusqu'au décès d'un être cher. Dans cette situation, un nouveau-né atteint d'une grave maladie congénitale était en train de mourir, et l'équipe infirmière de l'enfant a soutenu les parents et les grands-parents pendant cette période émotionnelle.

SCÉNARIO DE CAS 8.2

HONORER LES CROYANCES

À l'âge de 26 jours, un nourrisson a reçu un diagnostic de maladie congénitale fatale. Les parents étaient dévastés parce qu'auparavant, ils avaient donné naissance à un enfant atteint de la même maladie, et cet enfant était mort peu de temps après la naissance. Pourquoi ont-ils eu le malheur de donner naissance à deux enfants atteints de la même maladie? Pourquoi eux? Qu'avaient-ils fait dans leur vie antérieure pour mériter une telle tragédie? La notion de *karma* dans la tradition bouddhiste est la croyance selon laquelle les actes d'une personne dans les vies antérieures ont des conséquences dans les vies futures. Les parents ont compris que leur enfant mourrait bientôt et, lors de discussions avec l'équipe de soins de santé, ils ont convenu que les soins palliatifs étaient dans l'intérêt supérieur de leur nourrisson.

Les parents n'étaient pas religieux, cependant, un grand-parent de l'enfant, qui venait d'arriver du nord de la Chine et ne parlait pas un mot de français, avait de fortes croyances bouddhistes. Il avait été informé avant de quitter la Chine que les choses ne semblaient pas bien aller pour le bébé; cependant, ce doux aîné est venu aider son petit-enfant à traverser cette transition très importante. Lorsque le grand-parent est entré dans la chambre d'hôpital, il a commencé à chanter et a continué à le faire malgré sa fatigue après un si long voyage. Le personnel infirmier a découvert que les bouddhistes croient que le chant aide à relier les vivants à l'être supérieur. La famille chantait pour encourager l'être supérieur à conduire l'esprit de son petit-enfant dans un endroit plus heureux. Bien que le grand-parent n'ait pas dormi depuis plus de deux jours, il a continué à chanter, s'endormant parfois ce faisant. Il a également écrit des messages en chinois sur de petites cartes, qui ont été placées sur la poitrine du petit-enfant. Ceux-ci étaient également destinés à aider l'enfant à se rendre dans son prochain lieu. Les infirmières et infirmiers ont pris soin de remettre les cartes en place chaque fois qu'ils fournissaient des soins qui nécessitaient de les déplacer.

Ils ont rapidement découvert que, selon la croyance du grand-parent, plus il y avait de voix qui chantaient, plus cela renforcerait l'appel pour faire venir l'être supérieur, alors ils ont commencé à chanter avec la famille. Ils ont en outre découvert qu'après la mort, il était important que le chant se poursuive encore pendant 16 heures, parce que c'est le temps qu'il faut à l'esprit pour quitter le corps et assurer la connexion avec l'être supérieur. Bien que, habituellement, une personne décédée ne puisse pas rester aussi longtemps dans le milieu des soins actifs, le personnel infirmier a rendu cela possible et a transféré le nourrisson et sa famille dans un lieu privé et plus paisible de l'hôpital. Cela a fait une grande différence.

Les infirmières et les infirmiers ont beaucoup appris. Ils ont acquis une compréhension de l'importance de la foi pour certaines familles et de la façon dont la foi et la tradition donnent aux gens la force et la capacité de survivre à l'adversité, comme la mort d'un enfant. L'expérience a renforcé le fait que les barrières linguistiques peuvent être surmontées par la présence et le partage des rituels, qu'ils soient compris ou non. Elle confirme également le fait qu'en posant des questions et en écoutant, « le personnel infirmier a commencé à comprendre les valeurs et les croyances de cette personne plutôt que de faire des hypothèses basées sur ce que l'on connaît généralement de cette culture ». (Ives-Baine, 2007).

Questions

1. Quelles leçons avez-vous tirées de cette histoire?
2. Comment pouvez-vous mieux comprendre les valeurs et les croyances culturelles de vos patients et de leurs familles?
3. Le personnel infirmier a pu faire une différence dans cette situation. Quels sont les obstacles qui doivent être surmontés pour s'assurer que toutes les familles dans ces circonstances vivent une expérience significative?

Avec la diversité croissante de la société, une politique unique pour les soins aux mourants et à la personne après la mort n'est pas possible. Un décès vécu de manière significative contribue grandement à soutenir le processus de deuil de la famille et à apporter du réconfort. En facilitant et en s'engageant dans des pratiques traditionnelles, le personnel infirmier peut aider à obtenir les bons résultats pour les mourants (Ross, 2001).

Les processus et les ressources organisationnels peuvent faciliter la prestation de soins adaptés à la culture. Les soutiens à l'équipe comprennent, sans toutefois s'y limiter :

- Un répertoire des guérisseurs spirituels et autochtones, comme ressource pour les équipes ou comme soutien au patient et à sa famille
- Du matériel éducatif à l'intention des patients et des familles les informant que diverses cérémonies culturelles, religieuses et traditionnelles sont les bienvenues
- Une formation du personnel et des ressources en ligne sur le respect de la diversité et les pratiques exemplaires en matière de sensibilité culturelle
- La mise sur pied de comités de soins culturels et spirituels pour sensibiliser le personnel, favoriser les relations de respect mutuel, fournir de l'éducation et faciliter l'adoption de pratiques exemplaires

CHOISIR LA MORT

Avec la progression de la science et de la technologie au cours des dernières décennies, les débats éthiques concernant les choix associés à la prolongation ou à la fin de la vie se sont intensifiés. Plus précisément, l'attention s'est portée sur diverses approches de fin de vie, comme l'interruption du traitement, le suicide assisté et l'aide médicale à mourir (AMM). Compte tenu de ces débats éthiques et en réaction à des contestations juridiques individuelles, la loi sur la fin de vie au Canada a évolué. Des cas très médiatisés ont guidé la transition vers la législation canadienne sur l'AMM, adoptée en 2016.

L'euthanasie

L'euthanasie, mot dérivé des mots grecs *eu*, qui signifie « bon », et *thanatos*, qui signifie « mort », est un moyen de mettre fin à la vie d'une personne pour éliminer la douleur et la souffrance et assurer une mort paisible et digne. La Cour suprême du Canada a souscrit au point de vue selon lequel l'euthanasie se distingue par le fait qu'un tiers prend une mesure intentionnelle qui entraînera le décès du patient (*Rodriguez v. Colombie-Britannique (Procureur général)*, 1993). L'euthanasie peut être indirecte ou directe.

Euthanasie directe :

- Elle comprend des mesures actives (comme l'administration d'un médicament ou de médicaments destinés à causer la mort) pour mettre fin à la vie d'une personne. Cette mesure peut découler d'une demande du patient, d'un mandataire spécial ou d'une décision de la personne qui fait le geste. Une telle demande peut survenir en cas de blessure irréversible ou de maladie terminale, lorsque les personnes jugent que leur qualité de vie n'est plus acceptable et qu'elles veulent choisir le moment et la façon de mourir. Lorsque la décision n'est pas prise par le patient lui-même, l'acte est criminel, sauf dans des circonstances très limitées.

Euthanasie indirecte :

- Implique des actes qui laissent les personnes mourir de leur maladie ou de leur état. Les mesures peuvent inclure l'abstention ou l'abandon du traitement nécessaire au maintien de la vie, ou l'administration de doses de plus en plus élevées d'analgésie et de sédation dans le but de soulager la douleur, sachant que le médicament a le potentiel de hâter la mort.

La sensibilisation accrue à l'euthanasie découlait en partie des progrès de la technologie des soins de santé

et en partie du nombre croissant de personnes atteintes de maladies chroniques ou en phase terminale dont la qualité et la dignité de la vie étaient réduites. Des situations où le décès d'une personne était intentionnel ont été extrêmement problématiques, car il y a des restrictions sévères sur les circonstances où cela peut être permis. Lorsque le patient avait participé à la décision, les tribunaux étaient parfois prêts à examiner cette possibilité. Lorsque le décideur avait agi sans le consentement du patient, des sanctions criminelles ont été imposées. Des exemples des deux situations seront examinés ci-dessous.

Ceux qui soutiennent l'euthanasie la considèrent comme un acte de compassion, car elle a pour but de faire le bien en soulageant la douleur et la souffrance. Certains qui s'opposent à l'euthanasie fondent leur raisonnement sur le principe du caractère sacré de la vie et sur les règles et lois traditionnelles interdisant d'ôter la vie, sauf dans les situations de légitime défense ou de guerre. (De fervents défenseurs de ce principe soutiendraient qu'il est inacceptable de tuer même dans ces circonstances.) D'autres sont préoccupés par le risque d'abus. Ils soutiennent qu'il serait difficile de limiter l'acte aux situations dans lesquelles les patients sont en phase terminale et dont la mort ne fait aucun doute. Selon eux, cela pourrait s'étendre aux malades chroniques, aux infirmes, aux personnes âgées et aux personnes atteintes de démence. C'est l'argument de la «**pente glissante** ».

Ceux qui sont d'accord avec l'euthanasie croient que toutes les vies ne valent pas la peine d'être vécues. Ils croient que lorsqu'une personne est en train de mourir et qu'il n'est plus possible d'éliminer sa douleur physique, émotionnelle et psychologique, l'euthanasie devrait être autorisée à la demande et avec le consentement du patient apte. Selon eux, le caractère sacré de la vie n'est pas un principe absolu et peut être outrepassé par respect à la fois pour l'autonomie du patient et pour la dignité de la vie humaine. Ils croient que, lorsque la mort est inévitable ou la souffrance insupportable, l'euthanasie ne fait que permettre à une personne de mourir dans la dignité et la compassion. Selon eux, la mise en place de règles pour contrôler le processus de l'euthanasie permettrait de réduire le risque d'abus.

Le Scénario de cas 8.3 illustre certains des défis juridiques et éthiques associés à ces questions.

SCÉNARIO DE CAS 8.3

UN APPEL À L'AIDE?

Une femme de 40 ans, mère de deux enfants adolescents, avait reçu un diagnostic de cancer des ovaires deux ans plus tôt. Mère dévouée, elle avait toujours été indépendante et active. Elle avait dirigé un cabinet d'avocats d'entreprise et participé à de nombreux organismes bénévoles.

Tôt dans sa maladie, elle a reçu des traitements de chimiothérapie, de radiothérapie et de chirurgie. Pendant un certain temps, le cancer a semblé être en rémission. Cependant, après un an, des métastases sont apparues dans son foie et son gros intestin. Elle a été hospitalisée à plusieurs reprises depuis, pour recevoir divers traitements. Au cours des deux derniers mois, sa santé s'est détériorée au point qu'elle ressent une douleur intense constante, en particulier dans les os. Lors de sa dernière admission à l'hôpital, l'équipe a déterminé qu'elle ne pouvait rien faire pour ralentir l'évolution de la maladie. Après des discussions avec l'équipe et sa famille, la patiente a décidé de s'inscrire à un programme pour recevoir des soins palliatifs à domicile, un contrôle de la douleur et des soins infirmiers. De plus, son conjoint a pris un congé pour rester à la maison avec elle.

Au cours des dernières semaines, son état est resté stable, bien que la douleur devienne difficile à contrôler et qu'elle souffre fréquemment de nausées et de constipation (effets secondaires du médicament). Elle est maintenant découragée et bouleversée par sa perte de dignité et l'effet de sa maladie sur sa famille.

Un jour, elle s'exclame à l'infirmière : « J'en ai assez! Je ne peux pas supporter la douleur, je suis devenue un fardeau pour mon mari et mes enfants. S'il vous plaît, aidez-moi à y mettre fin! » Le lendemain, l'infirmière la trouve confuse et désorientée.

Questions

1. Quelles mesures l'infirmière peut-elle prendre, (a) légalement et (b) éthiquement?
2. Quelles sont les options disponibles pour cette patiente?

Discussion

Même les meilleurs soins palliatifs ne peuvent pas soulager toute la douleur et la souffrance. Lorsque la mort est l'option souhaitée, les moyens d'y parvenir peuvent placer les soignants et la famille dans une grande détresse morale, par exemple, lorsque le patient demande qu'on cesse de lui donner à manger et à boire. Ces situations sont plus difficiles lorsque le patient n'est plus apte, qu'il n'a pas laissé de directive préalable et que la décision incombe à un mandataire spécial. Par conséquent, il n'est pas surprenant que le débat entourant les directives préalables, l'interruption de traitement, l'euthanasie et le suicide assisté se soit intensifié au cours des dernières années.

Les infirmières et infirmiers peuvent éprouver une détresse émotionnelle et morale extrême lorsqu'ils font face à des défis liés à la mort et au processus de mourir. Dans la plupart des établissements, ils ont des contacts soutenus et étroits avec les patients et leurs familles. Par conséquent, ils sont capables de faire preuve d'empathie dans les expériences physiques, émotionnelles et spirituelles qu'ils vivent. Un conflit survient lorsque les souhaits du patient, la loyauté de l'infirmière ou de l'infirmier envers le patient et le principe de bienfaisance (c.-à-d., le souci d'aider et d'éviter de nuire au patient lorsque le contrôle de la douleur et le soulagement des symptômes échouent) entrent en conflit avec le principe du caractère sacré de la vie et la loi. Ces situations représentent de véritables dilemmes auxquels le personnel infirmier fait face dans sa pratique et nous rappellent de façon poignante que ce qui est légal n'est peut-être pas, pour certains, ce qui est juste.

Ce scénario offre une illustration d'une situation qui remet en question l'intégrité éthique et professionnelle du membre de l'équipe infirmière et la nature de la relation avec le patient. Les infirmières et infirmiers sont incités à faire preuve d'empathie, c'est-à-dire à se mettre dans la peau du patient, pour comprendre ce qu'il voit et la façon dont il se sent, afin de tenter d'apprécier ce qu'il vit et de comprendre la situation de son point de vue. Une infirmière travaillant en étroite collaboration avec un patient, comme dans ce scénario, pourrait comprendre cette demande et éprouver, malgré ses valeurs et croyances éthiques, de la frustration en raison de sa capacité limitée à réduire toute la douleur et la souffrance physiques et émotionnelles.

(Suite)

SCÉNARIO DE CAS 8.3 *(Suite)*

Le personnel infirmier a le devoir de prendre soin des besoins physiques, émotionnels et psychologiques de ceux qui lui sont confiés. Le Code de déontologie des infirmières et infirmiers autorisés *de l'AIIA* (2017) comprend les responsabilités suivantes :

« Dans tous les milieux de pratique, les infirmières et infirmiers s'efforcent d'alléger la douleur et la souffrance, notamment au moyen de méthodes de prise en charge des symptômes efficaces et appropriées, afin de permettre aux bénéficiaires de soins de vivre et de mourir dans la dignité » (p. 13). La dignité... Lorsqu'un bénéficiaire de soins est en phase terminale ou est sur le point de mourir, les infirmières et infirmiers favorisent son confort, allègent ses souffrances, préconisent le soulagement adéquat de l'inconfort et de la douleur et l'aident à mourir dans la dignité et la paix. Cela comprend... le soutien à la famille pendant les derniers moments et après le décès, ainsi que les soins de la personne après son décès. (AIIC, 2017)

Dans le contexte de la relation de soins, l'infirmière dans ce scénario ne peut pas présumer que cette patiente a réfléchi à toutes les questions et à toutes les options qui s'offrent à elle et a pris la décision raisonnée de mettre fin à ses jours. L'infirmière a la responsabilité d'explorer ce qui motive cette demande. Est-elle née de la peur et de l'incertitude quant à l'avenir et à la façon dont la mort se produira? Sa douleur est-elle devenue insupportable? Croit-elle qu'elle est un fardeau pour son mari et sa famille? Vit-elle son propre deuil, est-elle en colère ou résignée face à ce qui l'attend? Enfin, est-elle frustrée par le manque croissant de contrôle et de dignité dans sa vie?

En comprenant les raisons motivant la déclaration de la patiente, l'infirmière peut être en mesure d'élaborer un plan créatif avec la patiente, sa famille et l'équipe de soins de santé pour améliorer la qualité de sa vie et de sa mort.

Les personnes atteintes de cancer peuvent tolérer des niveaux extrêmement élevés de médicaments contre la douleur. L'infirmière ou l'infirmier qui fait preuve d'éthique et de bienveillance s'assure que la gestion de la douleur de tels patients est appropriée tout en essayant de réduire au minimum les complications relatives de la somnolence, de la confusion, de la constipation et de la diarrhée. Les patients devraient avoir le choix en ce qui concerne le niveau de contrôle de la douleur qu'ils reçoivent. Certains peuvent choisir d'éprouver une certaine douleur afin de rester lucides, pour d'autres patients, la douleur peut être intense au point qu'ils veulent qu'elle soit contrôlée même si cela implique un état à demi conscient ou inconscient. Les infirmières et infirmiers peuvent craindre que des doses élevées de médicaments contre la douleur entraînent ou hâtent le décès du patient. Le concept éthique du **double effet** tente de résoudre ce dilemme. La notion de double effet justifie qu'un soulagement approprié de la douleur soit donné, car cela se fait dans la bonne intention d'éliminer la douleur. L'effet subséquent de cette bonne intention peut ou non hâter le décès de la personne. Sur le plan éthique, l'obligation première du personnel infirmier est de respecter les souhaits du patient et de donner ce qu'il faut pour minimiser la douleur, qui peut ou non hâter la mort. L'obligation de fournir des soins palliatifs et un contrôle adéquat de la douleur est également appuyée par la loi (Commission de réforme du droit du Canada, 1980).

Dans ce scénario, l'infirmière peut aider la patiente à avoir le contrôle sur le temps qu'il lui reste. Sa famille et ses soignants ont des moyens de lui redonner un certain contrôle. Peut-être a-t-elle besoin de plus d'occasions de parler de ce qu'elle ressent et de la signification que cette expérience a pour elle. Son mari et sa famille peuvent avoir des besoins similaires, et l'infirmière pourrait faciliter de telles conversations.

Parfois, il n'y a rien que le personnel infirmier puisse faire pour soulager les souffrances physiques et émotionnelles d'un patient. C'est dans de telles situations que les infirmières et infirmiers font aujourd'hui face aux dilemmes éthiques et juridiques les plus difficiles dans les soins de santé.

Interruption du traitement

Avec l'interruption du traitement, aucun geste actif n'est fait pour mettre fin à la vie d'une personne, au contraire. Tous les traitements de maintien de la vie sont retirés et on permet à la mort de se produire naturellement. L'enjeu sur l'interruption du traitement a commencé à prendre de l'importance au milieu des années 1970 avec le cas de Karen Ann Quinlan, aux États-Unis (*Re Quinlan*, 1975, 1976), suivi de celui de Nancy B. au Québec (*Nancy B. v. Hôtel-Dieu de Québec*, 1992) et de celui de Sue Rodriguez, en Colombie-Britannique (*Rodriguez v. Colombie-Britannique (procureur général)* 1993).

Les deux affaires judiciaires canadiennes suivantes illustrent les enjeux liés à l'interruption du traitement et les conflits éthiques engendrés.

En 2008, au Manitoba, un homme de 84 ans ayant subi l'ablation d'une partie du cerveau des années plus tôt, a été hospitalisé à la suite d'une chute avec blessure. Lorsqu'il est devenu incapable de parler, de respirer ou de manger seul, il a été placé en maintien des fonctions vitales (*Golubchuk v. Salvation Army Grace General Hospital et coll.*, 2008). Les médecins traitants ont déterminé que ses chances de guérison étaient extrêmement faibles et ont recommandé à la famille le retrait du maintien des fonctions vitales. L'homme était un Juif orthodoxe, et sa famille s'est opposée à la décision de retirer le maintien des fonctions vitales, qui pour eux était un péché, car, selon leurs croyances religieuses, toute vie devait être préservée jusqu'à une conclusion naturelle. Selon eux, mettre fin au maintien des fonctions vitales accélérerait la mort et constituerait en fait une agression. Par conséquent, sa famille a demandé une ordonnance du tribunal (une injonction) exigeant que l'hôpital continue de fournir un maintien des fonctions vitales (un ventilateur et une sonde d'alimentation). Le tribunal a accordé une injonction temporaire empêchant d'arrêter le maintien des fonctions vitales et a ordonné que l'affaire passe devant les tribunaux. En règle générale, à moins qu'il n'y ait urgence, les tribunaux accorderont une injonction provisoire pour préserver le statu quo jusqu'à ce qu'il puisse y avoir un examen complet du bien-fondé de l'affaire.

En l'espèce, les médecins se sont fiés aux lignes directrices du Collège des médecins et chirurgiens du Manitoba pour de telles situations, qui stipulaient que si le patient était incapable de communiquer, les médecins devaient consulter la famille du patient pour déterminer la ligne de conduite à prendre, mais que la décision finale d'interrompre le traitement incomberait aux médecins. Les médecins et l'hôpital ont maintenu l'opinion selon laquelle, compte tenu de l'état terminal de l'homme et du pronostic extrêmement sombre, le maintien de ses fonctions vitales prolongerait inutilement ses souffrances et gaspillerait des ressources médicales limitées alors que d'autres patients avaient sérieusement besoin de ces mêmes ressources.

L'homme est finalement décédé, mais pas avant que plusieurs médecins de l'hôpital aient interrompu la prestation de services plutôt que de continuer à effectuer ce qu'ils considéraient comme un traitement continu contraire à l'éthique (CTV, 2008; *Golubchuk v. Salvation Army Grace General Hospital et coll.* 2008).

Une affaire judiciaire en Ontario (*Cuthbertson v. Rasouli*, 2013) a été portée devant la Cour suprême du Canada en 2013 à propos de questions similaires. M. Rasouli, un homme de 62 ans récemment arrivé au Canada en provenance d'Iran, avait développé une méningite à la suite d'une intervention chirurgicale pour une tumeur cérébrale bénigne. Il s'est retrouvé dans un état de conscience minimal, dépendant de la ventilation mécanique, de l'alimentation par sonde et de l'hydratation. Les médecins du Sunnybrook Medical Sciences Centre de Toronto ont informé la famille de M. Rasouli que l'espoir d'une guérison n'était pas réaliste, et ils ont recommandé le retrait du maintien des fonctions vitales et la prestation de soins palliatifs. Selon les croyances religieuses de la famille, le retrait du maintien des fonctions vitales n'était pas acceptable. De plus, ils ont vu des signes (mouvements de la main, réponses aux stimuli) qui les ont amenés à croire qu'un rétablissement était possible.

L'épouse et le mandataire spécial de M. Rasouli ont demandé une injonction pour empêcher le retrait du maintien des fonctions vitales. En fin de compte, l'injonction a été accordée, et M. Rasouli est resté à Sunnybrook jusqu'à ce qu'un lit soit disponible dans un établissement de soins de longue durée ayant la capacité de fournir le soutien perfectionné. Il est décédé peu de temps après avoir été transféré dans cet établissement.

En l'espèce, la décision était fondée sur une interprétation étroite du terme « traitement » tel qu'il est défini dans la *Loi de 1996 sur le consentement aux soins de santé*. En vertu de la *Loi sur le consentement aux soins de santé* le consentement est requis pour un « traitement ». Pour le tribunal, la question était de savoir si le retrait du maintien des fonctions vitales par l'équipe médicale était un « traitement » et nécessitait le consentement de la famille de M. Rasouli ou si, dans le cas contraire, il ne s'agissait pas d'un « traitement » et il pouvait être effectué sans consentement. En d'autres termes, après avoir commencé un traitement actif pour maintenir le patient en vie, l'équipe médicale était-elle tenue de continuer à fournir des soins de survie jusqu'à ce que la famille du patient consente à un changement de soins, ou l'équipe médicale pouvait-elle retirer des soins qui, selon elle, étaient devenus futiles?

Le tribunal a conclu que le retrait du maintien des fonctions vitales dans le cas de M. Rasouli constituait un traitement et nécessitait le consentement de la famille, que sa femme n'était pas prête à donner. Dans le cadre de cette décision, la Cour suprême a examiné la pratique de la Commission du consentement et de la capacité de l'Ontario. La Commission du consentement et de la capacité tient compte des conflits en matière de consentement. Elle a permis, dans certains cas, le retrait du maintien des fonctions vitales sans consentement et, dans d'autres, a exigé le consentement. Les faits particuliers de chaque cas sont pris en compte pour déterminer « l'intérêt supérieur du patient ».

Suicide assisté

Le suicide, défini comme le fait de s'enlever la vie, a été un crime au Canada jusqu'en 1972, année où la disposition du *Code criminel* (1985), selon laquelle le suicide est une infraction, a été abrogée par la *Loi modifiant le droit criminel* (1972, a. 216).

Dans le **le suicide assisté**, les personnes sont mentalement capables de prendre la décision de mettre fin à leurs jours, mais elles sont trop affaiblies par la maladie pour donner suite à cette décision et ont besoin de l'aide d'une autre personne (p. ex., un médecin, une infirmière ou un infirmier, un membre de la famille ou un ami). Une telle assistance peut signifier que quelqu'un donne à la personne une dose létale de médicament ou l'aide à l'ingérer.

Des demandes de droit légal au suicide assisté ont été faites dans des situations où des personnes atteintes d'une maladie chronique souhaitaient vivre le plus longtemps possible et décider elles-mêmes du moment où la qualité de leur vie ne serait plus acceptable. Un exemple pourrait être les patients atteints de sclérose latérale amyotrophique (SLA) qui, lorsqu'ils sont complètement paralysés, n'ont plus la capacité de mettre fin à leur vie eux-mêmes. Sans l'option du suicide assisté, ils pourraient choisir de se suicider plus tôt pour éviter un état qu'ils considèrent comme intolérable.

Les arguments pour et contre le suicide assisté sont semblables à ceux que soulève l'euthanasie. Cependant, ceux qui soutiennent le suicide assisté sont également d'avis qu'en n'aidant pas, nous fixons des limites à l'autonomie des personnes handicapées en leur refusant l'accomplissement d'un acte possible pour les personnes aptes. L'attention accordée aux droits et au respect de l'autonomie des patients a suscité des questions concernant leur droit de mourir et de choisir le moment et les moyens de leur décès. (Physician-Assisted Suicide, 1992).

Aide à mourir : Options changeantes

Comme il a été mentionné précédemment, les progrès technologiques dans les soins de santé et le nombre croissant de patients en phase terminale qui vivent plus longtemps avec une qualité de vie compromise ont grandement contribué à remettre l'euthanasie au premier plan. Des affaires cruciales portant sur le « meurtre par compassion » ont été portées devant les tribunaux au cours des dernières décennies.

L'affaire Robert Latimer

Le débat public passionné sur l'affaire de Robert Latimer, en Saskatchewan (*R. v. Latimer,* 1997, 1 RCS 217; 2001 CSC 1) a renouvelé et redynamisé la controverse sur les justifications éthiques et juridiques pour et contre l'euthanasie. M. Latimer, un fermier, avait une fille, Tracey, qui est décédée à 12 ans. Atteinte de paralysie cérébrale, elle ne pouvait pas bouger ni parler. Selon une évaluation, elle avait la capacité mentale d'un enfant en bas âge. Depuis sa naissance, elle faisait de cinq à six crises d'épilepsie par jour. Bien qu'elle n'était pas en train de mourir, elle avait plusieurs problèmes de santé et souffrait de douleurs intenses et continues. Elle avait déjà subi plusieurs interventions chirurgicales et devait en subir d'autres. Son père a décidé que la vie de sa fille ne « valait pas la peine d'être vécue » et qu'en tant que père, il avait l'obligation de la protéger de la torture continue. En 1993, il a mis fin à la vie de Tracey en l'empoisonnant avec du monoxyde de carbone (Historica Canada, 2018).

En 1994, M. Latimer a été reconnu coupable du meurtre au deuxième degré de Tracey. Il a été condamné à une peine minimale obligatoire d'emprisonnement à perpétuité sans possibilité de libération conditionnelle avant 10 ans, une déclaration de culpabilité et une peine confirmées par la Cour d'appel de la Saskatchewan.

En 1997, la Cour suprême du Canada a ordonné la tenue d'un nouveau procès. Au deuxième procès, malgré un juge et un jury sympathiques à sa cause, aucune disposition ne prévoyait la clémence en droit canadien, et M. Latimer a de nouveau été reconnu coupable de meurtre au deuxième degré. Ce juge a conclu que la peine initiale était « nettement disproportionnée » par rapport à l'infraction et a accordé à Latimer une « exemption constitutionnelle » de la peine minimale obligatoire.

M. Latimer a été condamné à la peine d'emprisonnement servie plus deux ans, malgré le fait que la peine minimale pour meurtre au deuxième degré est l'emprisonnement à perpétuité sans possibilité de libération conditionnelle pendant au moins 10 ans. Le juge a conclu que condamner M. Latimer à la peine minimale précisée dans le *Code criminel* aurait été une peine cruelle et inusitée dans les circonstances et aurait violé ses droits constitutionnels. En accordant une exemption constitutionnelle extrêmement rare (et tout aussi controversée) de la peine prescrite par la loi pour cette infraction, le juge a reconnu les choix angoissants que M. Latimer a dû faire et les décisions difficiles qu'il a dû prendre pour soulager les souffrances de sa fille. Certains soutiennent que l'arrêt Latimer a marqué un tournant dans l'attitude de la loi à l'égard de l'euthanasie. Toutefois, la peine de M. Latimer a par la suite été infirmée en appel par la Couronne devant la Cour d'appel de la Saskatchewan, qui a remplacé la peine minimale de 10 ans imposée par le *Code criminel*. L'appel subséquent de Latimer devant la Cour suprême du Canada en 2001 a été rejeté (*R. v. Latimer*, 2001). La Cour suprême du Canada a statué que le préjudice infligé était disproportionné par rapport au préjudice qu'il cherchait à éviter. M. Latimer a obtenu une libération conditionnelle totale en 2010.

Un certain nombre de groupes d'intérêts spéciaux ont participé à l'action en justice de M. Latimer, y compris des groupes de défense des personnes handicapées. Ces groupes étaient particulièrement préoccupés, entre autres, par le fait que M. Latimer pourrait avoir gain de cause en invoquant le moyen de défense fondé sur la nécessité ou que le jury décide qu'il devrait être jugé en fonction de ce qu'il croyait être « juste » selon sa propre conscience plutôt que de suivre « la lettre de la loi ». Ils craignaient essentiellement que les droits de la personne et les droits constitutionnels des personnes handicapées ne soient gravement et défavorablement touchés si Latimer était acquitté (*R. v. Latimer*, 1995). Ces groupes ont été autorisés à participer à titre d'intervenants à l'appel de M. Latimer.

Dans le cadre de l'appel subséquent devant la Cour suprême du Canada en 2001, d'autres groupes d'intérêt sont également intervenus, notamment l'Association canadienne des libertés civiles, la Société canadienne du sida et le Réseau d'action des femmes handicapées du Canada, ainsi qu'un certain nombre de groupes religieux représentant diverses confessions chrétiennes. Les groupes religieux ont cherché à faire valoir que le fait d'autoriser le moyen de défense fondé sur la nécessité en l'espèce légaliserait l'euthanasie, un concept auquel ils s'opposaient pour des motifs religieux. Les groupes de femmes ont fait valoir que cette décision pourrait porter atteinte à l'autonomie des femmes handicapées.

L'histoire de la Dre Nancy Morrison

De même, la situation de la Dre Nancy Morrison en Nouvelle-Écosse en 1996 a mis en lumière les points de vue divergents du système juridique et du grand public sur la question de l'euthanasie. La Dre Morrison a bénéficié d'une vague de soutien public pour sa cause après avoir été accusée du meurtre d'un patient atteint d'un cancer en phase terminale. Il a été allégué qu'elle avait injecté du chlorure de potassium à un patient du Queen Elizabeth II Health Sciences Centre (Robb, 1997, 1998).

Les accusations portées contre la Dre Morrison ont été abandonnées lors d'une enquête préliminaire en raison de l'insuffisance de preuves qu'elle avait fait quoi que ce soit pour hâter la mort du patient. Par la suite, la Dre Morrison a accepté une réprimande de son Collège provincial des médecins et chirurgiens.

L'ÉVOLUTION DE LA LOI VERS L'AIDE MÉDICALE À MOURIR

Le parcours juridique vers une législation soutenant l'AMM a commencé en 1993 avec l'affaire tragique de

Sue Rodriguez. Mme Rodriguez a présenté une requête en cour en Colombie-Britannique en vue d'obtenir une ordonnance déclarant l'alinéa 241(b) du *Code criminel* (1985) inconstitutionnel.

Cet alinéa du *Code criminel* stipulait que quiconque « aide quelqu'un à se donner la mort, que le suicide s'ensuive ou non, est coupable d'un acte criminel et passible d'un emprisonnement maximal de quatorze ans ». En l'espèce, *Rodriguez v. Colombie-Britannique (Procureur général)* (1993, 3 RCS 519), a fait grand bruit auprès du public et a suscité beaucoup de débats.

L'histoire de Sue Rodriguez

En 1991, Sue Rodriguez a reçu un diagnostic de SLA, une maladie des motoneurones, également connue sous le nom de *maladie de Lou Gehrig*, et on lui a annoncé qu'il lui restait de deux à cinq ans à vivre. Maladie progressive du système nerveux, la SLA finit par entraîner une paralysie complète et la perte de la capacité à parler, à avaler ou à respirer sans ventilateur. Les personnes atteintes de SLA perdent progressivement le contrôle de toutes leurs fonctions corporelles. Même le cœur finit par paralyser et la personne meurt. Tout au long de la maladie, les pensées de la personne restent claires et sa capacité de raisonner n'est pas affectée par la détérioration du système nerveux. La SLA s'accompagne de spasmes musculaires douloureux, bien que ceux-ci puissent être contrôlés dans une certaine mesure par des médicaments. De toute évidence, la sévérité de cette maladie peut avoir un lourd fardeau émotionnel sur la personne, la famille et les amis.

Mme Rodriguez était mariée et avait un jeune fils. Même si elle souhaitait vivre le plus longtemps possible, elle ne voulait pas vivre les étapes ultimes les plus débilitantes de la SLA et mourir à la suite d'une asphyxie. Craignant une perte complète de contrôle sur ses fonctions corporelles et, par conséquent, la capacité de mettre fin à ses jours lorsqu'elle le souhaiterait, elle a demandé une exemption juridique en Colombie-Britannique, sa province natale, pour obtenir au besoin l'aide d'un médecin pour se suicider.

Mme Rodriguez a fait cette demande au motif que l'effet de l'alinéa 241b) du *Code criminel* d'interdire à quiconque de conseiller, d'aider ou d'encourager une autre personne à se suicider, privait cette dernière de plusieurs de ses droits en vertu de la *Charte canadienne des droits et libertés*, c'est-à-dire la vie, la liberté, la sécurité de la personne (*Charte canadienne des droits et libertés* 1982, par. 7), l'égalité devant la loi (par. 15[1]) et le droit à la protection contre tout traitement cruel ou inusité (par. 12). Elle a soutenu que la loi avait pour effet de la priver du contrôle de son corps et de sa vie. De plus, elle a fait valoir que cela l'empêchait d'obtenir l'aide d'une autre personne pour mettre fin à ses jours alors qu'elle ne pouvait plus le faire seule et que cela la soumettait à un traitement cruel et inéquitable de la part de l'État. Enfin, elle a fait valoir que, puisque le suicide n'était plus une infraction criminelle au Canada (la disposition du *Code criminel* faisant du suicide ou de la tentative de suicide ayant été abrogée en 1972), elle faisait l'objet de discrimination et d'un traitement inégal par la loi uniquement en raison de sa déficience physique parce qu'on l'empêchait effectivement de faire ce que les personnes aptes pouvaient faire légalement.

La demande de Mme Rodriguez a été rejetée par les tribunaux de la Colombie-Britannique. Un appel devant la Cour suprême du Canada a été entendu le 20 mai 1993, et la Cour a rendu sa décision en septembre de la même année. La Cour suprême du Canada a rejeté la demande de Mme Rodriguez à cinq contre quatre. Cette marge étroite illustre la complexité des questions éthiques et l'absence de consensus à la Cour. La plupart des juges ont estimé que, bien que l'alinéa 241b) ait eu pour effet d'empiéter sur le droit de Mme Rodriguez à la vie, à la liberté et à la sécurité de sa personne, une telle intrusion n'était pas contraire aux principes de justice fondamentale. Les juges majoritaires estimaient également que son droit à un traitement égal avait été violé, mais que cela était permis « puisque la restriction est "raisonnable" et que sa justification [peut] se démontrer dans le cadre d'une société libre et démocratique » (*Charte canadienne des droits et libertés* 1982, a. 1). Les juges minoritaires ont écrit que son droit à la vie, à la liberté et à la sécurité de la personne et son droit à l'égalité devant la loi avaient été violés, et que la violation par l'État en vertu de l'alinéa 241b) ne pouvait être justifiée de quelque façon que ce soit en vertu de la Charte. Ainsi, ils estimaient que l'article ne pouvait pas être considéré comme valide en vertu de la Constitution et que, par conséquent, Mme Rodriguez devrait être libre de demander de l'aide pour se suicider au moment où elle le souhaitait.

Le juge en chef Sopinka, rédigeant la décision au nom de la majorité, a entrepris un examen historique des principes éthiques et juridiques qui sous-tendent les interdictions législatives contre le suicide et le suicide assisté. Le principal principe éthique qu'il a relevé était la préoccupation de l'État et de la société pour le caractère sacré et la valeur de la vie et de la dignité humaine (*Rodriguez v. Colombie-Britannique (procureur général)* 1993, p. 592), ainsi que le rôle de la société dans la protection des personnes vulnérables et qui pourraient être contraintes ou encouragées, dans un moment de faiblesse, à se suicider. L'objet de l'alinéa 241b) du *Code criminel* est de protéger ces membres de la société. Ces derniers temps, le concept de protection de la vie humaine à tout prix a été tempéré par des limites fondées sur l'indépendance et la dignité personnelles et sur des considérations de qualité de vie (*Rodriguez v. Colombie-Britannique (procureur général)* 1993, pages 595 et 596). De plus, la common law a reconnu le droit d'une personne de retirer ou de refuser son consentement à un traitement médical, même si l'absence d'un tel traitement entraînait probablement la mort.

Le jugement majoritaire donne à penser que la loi reconnaît une forme d'*euthanasie passive,* qui pourrait être légale. Par exemple, hâter involontairement le décès d'un patient en phase terminale en administrant des doses de plus en plus élevées de médicaments contre la douleur dans l'intention de contrôler la douleur et l'abandon (avec le consentement du patient) de tous les traitements et moyens artificiels pour prolonger la vie une fois qu'un tel traitement est devenu futile sur le plan thérapeutique. La sédation palliative, dont il a été question précédemment, serait un exemple d'une telle approche.

Bien que la loi ait toujours eu une grande aversion pour la participation d'une personne à la mort d'une autre, l'euthanasie passive pourrait être considérée comme acceptable parce que les moyens artificiels de prolonger la vie sont arrêtés à la demande du patient et la mort s'ensuit comme conséquence naturelle. Dans le cas de l'euthanasie passive, l'heure exacte du décès ne peut pas être connue, et la mort ne résulte pas directement des actions d'une autre personne.

Un autre argument utilisé pour justifier l'interdiction générale de l'aide au suicide était le risque d'abus, ainsi que les difficultés à formuler les lignes directrices et les conditions dans lesquelles le suicide assisté serait légalement permis. En ce qui concerne les abus comme

motifs justifiant le maintien de l'interdiction, le juge Sopinka a cité un document de travail de la Commission de réforme du droit du Canada (1983), qui souligne des exemples de suicides de masse ou de personnes qui, pour un gain financier, profitent de l'état dépressif d'une autre personne pour l'inciter au suicide. De plus, soulignant les difficultés liées à l'élaboration de lignes directrices, il a examiné la question aux Pays-Bas, qui à l'époque disposait des lignes directrices les plus libérales sur l'euthanasie et le suicide assisté par un médecin, et a noté des preuves (sans indiquer sa source) d'une augmentation inquiétante des cas d'euthanasie active volontaire, non autorisée par les lignes directrices (*Rodriguez v. Colombie-Britannique (procureur général)* 1993, p. 603). Ainsi, cet argument du « pente glissante », selon l'avis de la majorité, justifiait une interdiction complète de l'aide médicale au suicide. Tenir le contraire « indiquerait qu'il existe des cas où l'État approuve le suicide » (*Rodriguez v. Colombie-Britannique (procureur général)* 1993, p. 608).

L'opinion minoritaire était que l'alinéa 241b) du *Code criminel* portait atteinte aux droits des personnes handicapées, comme Sue Rodriguez, parce qu'il les empêche de choisir le suicide, une option dont disposent les personnes valides (*Rodriguez v. Colombie-Britannique (procureur général)* 1993, p. 544). Ainsi, les personnes handicapées ne sont pas traitées sur un pied d'égalité devant la loi, comme le garantit la Charte. De plus, le droit des citoyens de prendre des décisions libres et éclairées au sujet de leur corps et de donner (ou de refuser) leur consentement à un traitement médical particulier, même lorsque cela est susceptible d'entraîner la mort, est un aspect fondamental de l'autonomie personnelle en common law.

En ce qui concerne l'argument du « doigt dans l'engrenage », la minorité a fait remarquer que, malgré la crainte que la décriminalisation du suicide assisté ne rende les personnes physiquement handicapées vulnérables et à risque d'être manipulées par d'autres, cela ne justifiait toujours pas de priver un groupe défavorisé (c.-à-d. les personnes handicapées) de l'égalité devant la loi, plus précisément du droit de déterminer les circonstances dans lesquelles elles mettent fin à leur vie. Dans le cas de Mme Rodriguez, il n'y avait aucune preuve d'une telle vulnérabilité et de nombreuses preuves de son libre consentement (*Rodriguez v. Colombie-Britannique (procureur général)* 1993, pages 566 et 567). L'opinion minoritaire était que Mme Rodriguez pouvait obtenir une exemption de l'application de l'alinéa 241b), si les conditions suivantes sont respectées :

1. Elle a demandé l'autorisation d'une cour supérieure.
2. Son médecin traitant et un psychiatre ont certifié qu'elle était compétente, qu'elle avait pris sa décision librement et volontairement, et qu'au moins un médecin serait avec elle lorsqu'elle recevrait le suicide assisté.
3. Les médecins ont certifié a) qu'elle est ou deviendra physiquement incapable de se suicider sans assistance, et b) qu'ils l'ont informée qu'elle continue d'avoir le droit de changer d'avis au sujet de son intention de se donner la mort.
4. Le coroner régional a reçu un avis et est autorisé à être présent au moment prévu.
5. Elle est examinée quotidiennement par les médecins.
6. Le geste causant sa mort doit être son propre geste, et non celui d'autrui (*Rodriguez v. Colombie-Britannique (procureur général)* 1993, p. 579).

L'exemption doit prendre fin 31 jours après la date du certificat du médecin. Les conditions ont été décrites comme ayant été conçues en tenant compte de la situation de Mme Rodriguez. Sue Rodriguez s'est suicidée en février 1994 avec l'aide d'un médecin inconnu, en présence de Svend Robinson, député du Nouveau Parti démocratique et défenseur de sa cause.

La Cour suprême du Canada : La décision La décision *Carter c. Canada* décision

Au cours des années qui ont suivi l'affaire *Rodriguez*, les sondages d'opinion publique ont démontré un soutien croissant pour que les personnes aient un plus grand contrôle sur leur vie et leur mort. En juin 2014, un peu plus de 20 ans après l'affaire *Rodriguez*, la province du Québec a pris les devants et a voté la *Loi concernant les soins de fin de vie,* en légalisant le suicide médicalement assisté pour les patients adultes consentants qui souffrent d'une « maladie grave et incurable », qui se trouvent à « un stade avancé de déclin des capacités qui est irréversible » et « ressentent des souffrances physiques ou psychologiques constantes et insupportables qui ne peuvent pas être atténuées dans des conditions que le patient juge acceptables ».

Cependant, le Québec n'a pas le pouvoir de changer le *Code criminel*, puisqu'il s'agit de la compétence du gouvernement fédéral. Ce changement était donc plus symbolique que réel.

En 2015, on a demandé à la Cour suprême du Canada de réexaminer les questions soulevées dans la décision *Rodriguez* pour une autre affaire. (*Carter v. Canada (Procureur général)* 2015). La British Columbia Civil Liberties Association (BCCLA) a contesté la loi contre le suicide assisté au nom des familles de Kay Carter et Gloria Taylor, qui souffraient toutes deux de problèmes médicaux invalidants. Kay Carter, qui souffrait d'une sténose spinale dégénérative, est décédée en 2010. Gloria Taylor est décédée en 2012 des suites de la SLA. En juin 2013, la Cour suprême de la Colombie-Britannique a statué en faveur de la BCCLA, convenant que la loi qui interdit d'aider une personne à se suicider viole les articles 7 (le droit à « la vie, à la liberté et à la sécurité de la personne ») et 15 (1) de la *Charte canadienne des droits et libertés* (égalité). Les appels ont donné lieu à une décision rendue en 2015 par la Cour suprême du Canada, selon laquelle les interdictions du *Code criminel* visant l'euthanasie volontaire (art. 14) et le suicide assisté (alinéa 241b)) violaient la Charte.

La plupart des affaires relatives à la *Charte canadienne des droits et libertés* impliquent une évaluation de la question de savoir si la législation incriminée viole les droits consacrés par la Charte. Si les droits sont violés, les tribunaux doivent déterminer si la violation des droits garantis par la Charte est permise en vertu de l'article 1 de la Charte. L'article 1 établit ce qui suit : « La *Charte canadienne des droits et libertés* garantit les droits et libertés qui y sont énoncés. Ils ne peuvent être restreints que par une règle de droit, dans des limites qui soient raisonnables et dont la justification puisse se démontrer dans le cadre d'une société libre et démocratique. Comme nous l'avons vu précédemment, l'opinion de la majorité dans l'affaire *Rodriguez* s'était fondée sur l'article 1 pour sauvegarder les dispositions contestées du *Code criminel.*

Dans l'affaire *Carter v. Canada (Procureur général)* (2015), la Cour a réexaminé la question de l'interdiction d'une aide médicale à mourir et a statué que l'article 7 de la Charte (« Chacun a droit à la vie, à la liberté et à la sécurité de sa personne; il ne peut être porté atteinte à ce droit qu'en conformité avec les principes de justice fondamentale. ») a été violé par les alinéas 241b) et 14 du *Code criminel*, parce que l'interdiction :

> *prive certaines personnes de la vie car elle a pour effet de forcer certaines personnes à s'enlever prématurément la vie (p. 335);*
>
> *prive [les personnes se trouvant dans cette situation] de la possibilité de prendre des décisions relatives à leur intégrité corporelle et aux soins médicaux et elle empiète ainsi sur leur liberté (par. 66);*
>
> *en laissant des personnes comme Mme Taylor subir des souffrances intolérables, elle empiète sur la sécurité de leur personne (par. 66).*

La Cour a conclu que l'interdiction était trop large dans son application et que l'objectif de l'interdiction, qui était d'empêcher que « les personnes vulnérables soient incitées à se suicider dans un moment de faiblesse » (par. 74), pouvait être atteint dans le cadre d'une structure moins restrictive. Par conséquent, la conclusion était que l'article 1 de la Charte ne sauvegardait pas les articles contestés du *Code criminel*.

Madame la juge Smith, au procès, a conclu qu'un système d'aide médicale à mourir fonctionnant dans des limites raisonnables pourrait atténuer les préoccupations et assurer la protection des personnes handicapées et d'autres groupes défavorisés. La juge Smith a écrit qu'« il était possible pour un médecin qualifié et expérimenté d'évaluer de manière sûre la capacité du patient et le caractère volontaire de sa décision, et que la coercition, l'abus d'influence et l'ambivalence pouvaient tous être évalués de façon sûre dans le cadre de ce processus » (par. 106).

De plus, en ce qui concerne les abus potentiels à l'égard des personnes vulnérables et les préoccupations relatives à un « dérapage », elle a conclu qu'« aucune preuve émanant des endroits où l'aide à mourir est autorisée n'indique que les personnes handicapées risquent davantage d'obtenir une aide médicale à mourir »; qu'« aucune preuve ne démontrait l'existence de répercussions considérables sur les groupes vulnérables de la société aux endroits où l'aide à mourir est autorisée »; et qu'« aucune preuve convaincante n'indiquait que l'instauration d'un régime permissif au Canada aboutirait à un "dérapage" » (*Carter v. Canada (Procureur général)*, 2015, par. 107).

L'article 14 et l'alinéa 241b) du *Code criminel* ont été déclarés invalides dans la mesure où ils prohibent :

> *l'aide d'un médecin pour mourir à une personne adulte capable qui (1) consent clairement à mettre fin à sa vie; et qui (2) est affectée de problèmes de santé graves et irrémédiables (y compris une affection, une maladie ou un handicap) lui causant des souffrances persistantes qui lui sont intolérables au regard de sa condition. (Carter v. Canada (Procureur général), 2015, par. 147).*

La Cour a suspendu l'effet de sa décision pendant 12 mois pour permettre au Parlement de formuler une législation appropriée. Par la suite, une prolongation de quatre mois a été accordée jusqu'au 6 juin 2016 pour permettre l'adoption de la législation. Au cours de la prolongation, les personnes qui souhaitaient obtenir l'AMM pouvaient demander l'approbation du tribunal en se fondant sur les motifs énoncés dans l'affaire *Carter*. De nombreuses demandes ont été présentées avec succès avant l'entrée en vigueur de la nouvelle loi. Les tribunaux accordaient régulièrement l'exonération de responsabilité criminelle à l'équipe de soins de santé, y compris au personnel infirmier impliqué dans la prestation d'une AMM (Société de protection des infirmières et infirmiers du Canada [SPIIC], 2021).

La décision Carter ne faisait pas expressément référence au rôle des infirmières et infirmiers dans l'AMM. Par conséquent, jusqu'à l'entrée en vigueur de la nouvelle loi, les infirmières et infirmiers étaient informés de ne pas participer à l'AMM à moins d'avoir reçu une exemption précise dans une ordonnance du tribunal (SPIIC, 2021).

Sans l'exemption, les personnes participant à l'AMM risquaient d'être responsables de leur conduite criminelle et étaient susceptibles de recevoir une plainte sur leur conduite professionnelle.

LOI : AIDE MÉDICALE À MOURIR (PROJET DE LOI C-14)

Les premiers pays à légaliser l'euthanasie ont été les Pays-Bas et la Belgique, en 2002. Par la suite, elle a été légalisée au Canada, en Colombie, au Luxembourg, en Corée du Sud, en Nouvelle-Zélande, en Espagne, dans plusieurs États australiens et en Inde. Le suicide assisté est légal dans ces mêmes pays ainsi qu'en Suisse, en Allemagne, en Autriche, au Japon et dans certains états des États-Unis. Le projet de loi C-14, un cadre juridique pour l'AMM au Canada, a été adopté le 17 juin 2016, plus d'un an après la décision *la décision Carter*.

Compte tenu de la diversité des opinions sur cette importante question de politique sociale, le gouvernement a entrepris de vastes consultations dans le cadre de l'élaboration de la loi. Bien que la majorité des Canadiens aient appuyé l'élaboration d'une approche à l'égard de l'AMM, la question était difficile sur le plan éthique pour bon nombre d'entre eux. Même ceux qui appuyaient le projet de loi avaient différents points de vue sur les paramètres de la loi, allant de très libéraux à plus conservateurs.

Modifications au *Code criminel*

La loi exigeait des modifications au *Code criminel* (1985). L'article 241 du *Code criminel* prévoit que « quiconque conseille à une personne de se donner la mort, l'encourage à se donner la mort ou aide quelqu'un à se donner la mort » est coupable d'un acte criminel. En réponse à la loi, cet article du *Code criminel* a été modifié. Le paragraphe 241(2) exclut les médecins praticiens et les IP des sanctions pénales s'ils fournissent l'aide médicale à mourir (AMM) à une personne et veille à ce qu'eux-mêmes et les autres membres de l'équipe soient protégés s'ils font « quelque chose en vue d'aider un médecin ou un infirmier praticien à fournir l'aide médicale à mourir à une personne en conformité avec l'article 241.2. » (*Code criminel* par. 241(3)) et s'ils font « quelque chose, à la demande expresse d'une autre personne, en vue d'aider celle-ci à s'administrer la substance qui a été prescrite pour elle dans le cadre de la prestation de l'aide médicale à mourir en conformité avec l'article 241.2. » (*Code criminel*, s. 241(5)). Si une personne a une croyance raisonnable, mais erronée, que les conditions d'exemption prévues à l'article 241.2 ont été remplies, elle peut se prévaloir des exceptions prévues aux paragraphes 241(2) à (5) et n'aura pas commis d'infraction. De plus, la loi indique clairement que le fait de fournir des renseignements sur l'AMM légale n'est pas une infraction.

Deux formes d'AMM sont exemptées de sanctions pénales : (1) l'administration d'une substance à des personnes, à leur demande, pour entraîner la mort; et (2) la prescription d'une substance à des personnes, à leur demande, afin qu'elles se l'administrent elles-mêmes.

Rôle des professionnels de la santé

La décision *décision Carter* ne faisait référence qu'aux médecins pour donner l'aide à mourir; la loi fédérale a étendu l'exception (dans le *Code criminel*) à l'interdiction visant les IP concernant l'AMM. Les cliniciens (médecins et IP) sont tenus d'avoir « la connaissance, les soins et l'habileté raisonnables » et de se conformer aux lois, aux règles ou aux normes provinciales applicables s'ils fournissent l'AMM (*Code criminel*, a. 241.2(7)). Le Canada est le seul territoire où la loi permet aux IP de fournir l'AMM. Toutefois, étant donné que l'accréditation des professionnels de la santé relève de la compétence des provinces et des territoires, les IP n'ont pas été autorisés immédiatement dans toutes les provinces. En 2023, toutes les administrations canadiennes, à l'exception du Québec, indiquent que les IP peuvent fournir de l'AMM.

Reconnaissant une approche interprofessionnelle en matière de soins de santé, la loi prévoyait également la participation des pharmaciens. Les cliniciens sont tenus d'informer le pharmacien qui délivre les médicaments requis que ces derniers seront utilisés pour entraîner le décès d'une personne ayant demandé l'AMM. Une nouvelle infraction, consistant à fournir une AMM tout en omettant sciemment de se conformer aux mesures de protection du *Code criminel* (par. 241.2[3]) ou d'informer le pharmacien de l'objet des substances prescrites, a été créée, assortie d'une peine d'emprisonnement maximale de cinq ans.

Les infirmières et les infirmiers (qui ne sont pas inscrits dans une catégorie supérieure) participent au processus en fournissant des soins infirmiers au patient, en soutenant la famille et en aidant un IP ou un médecin à fournir l'AMM (SPIIC, 2021). Bien qu'ils puissent fournir un soutien technique, comme l'insertion de lignes intraveineuses, les infirmières et les infirmiers ne peuvent pas administrer la substance ou obtenir le consentement pour l'AMM. Le personnel infirmier joue un rôle essentiel au cours de cette transition importante en offrant de l'éducation, des soins et du réconfort au patient, ainsi que du soutien à la famille, et, en fin de compte, en veillant à ce que le processus soit digne et respectueux pour toutes les personnes concernées. La SPIIC recommande que les IA vérifient qu'un médecin ou un IP a documenté sa conclusion selon laquelle les conditions énoncées à l'article 241.2 du *Code criminel* ont été respectées (College of Registered Nurses of Manitoba, 2021). Pour ce faire, on peut examiner le tableau pour s'assurer que toutes les exigences ont été consignées ou en demandant au médecin ou à l'IP qui fournit l'AMM. L'infirmière ou l'infirmier doit consigner dans le tableau les mesures prises pour s'assurer que les critères d'admissibilité et les mesures de protection ont été respectés (SPIIC, 2021).

Le counseling (c.-à-d. conseiller, encourager ou inciter quelqu'un à se donner la mort) est toujours considéré comme une activité criminelle (*Code criminel*, a. 241 a)). Les infirmières et les infirmiers peuvent informer les patients et répondre à leurs questions sur l'AMM, mais ils doivent prendre garde que leur communication ne vise pas à les encourager ou à les inciter à demander l'AMM. Les demandes de renseignements peuvent être adressées au médecin traitant, à l'IP ou à une équipe d'AMM en particulier.

Les infirmières et les infirmiers qui fournissent des services de soins de santé ou de soins personnels à la personne qui fait la demande sont autorisés à être témoins de la demande écrite d'AMM, mais la pratique exemplaire veut que la demande et tout témoignage soient faits par des personnes indépendantes de l'équipe de soins de santé qui s'occupe de cette personne. De plus, toutes les personnes ayant un intérêt dans la succession de la personne qui demande l'AMM sont exclues des témoins indépendants ou des cliniciens.

Accès et admissibilité

L'article 241.2 du *Code criminel* décrit les critères d'admissibilité qui doivent être respectés avant que les médecins et les IP soient en mesure de fournir l'AMM :

241.2 (1)   Seule la personne qui remplit tous les critères ci-après peut recevoir l'aide médicale à mourir :

   a)   elle est admissible… à des soins de santé;

   b)   elle est âgée d'au moins dix-huit ans et est capable de prendre des décisions en ce qui concerne sa santé;

   c)   elle est affectée de problèmes de santé graves et irrémédiables;

   d)   elle a fait une demande d'aide médicale à mourir de manière volontaire, notamment sans pressions extérieures; et

   e)   elle consent de manière éclairée à recevoir l'aide médicale à mourir après avoir été informée des moyens disponibles pour soulager ses souffrances, notamment les soins palliatifs.

« Problèmes de santé graves et irrémédiables »

(2)   Une personne est affectée de problèmes de santé graves et irrémédiables seulement si elle remplit tous les critères suivants :

   a)   elle est atteinte d'une maladie, d'une affection ou d'un handicap graves et incurables;

   b)   sa situation médicale se caractérise par un déclin avancé et irréversible de ses capacités;

   c)   sa maladie, son affection, son handicap ou le déclin avancé et irréversible de ses capacités lui cause des souffrances physiques ou psychologiques persistantes qui lui sont intolérables et qui ne peuvent être apaisées dans des conditions qu'elle juge acceptables.

Code criminel, par. 241.2(1) et (2)), https:// laws-lois.justice.gc.ca/fra/lois/c-46/, Loi à jour au 2023-02-22 et modifiée en dernier lieu le 2023-01-16. Reproduit avec la permission du ministère de la Justice du Canada.

Le format original de la loi sur l'AMM exigeait que le décès de la personne qui demandait l'AMM soit raisonnablement prévisible. La décision *Truchon v. Procureur général du Canada* est une affaire qui a eu lieu au Québec en 2019, dans laquelle on a demandé au tribunal d'examiner le caractère constitutionnel de l'exigence de mort naturelle raisonnablement prévisible pour l'AMM. La demande concernait deux personnes mentalement compétentes (Truchon et Gladu), toutes deux totalement invalides. M. Truchon souffrait de paralysie cérébrale spastique et Mme Gladu de poliomyélite. Ils avaient tous deux la possibilité de vivre pendant des années sans aucun espoir de guérison. Leurs demandes d'AMM avaient été rejetées en raison de l'exigence relative à la mort naturelle raisonnablement prévisible. La Cour a conclu que le refus de leur prodiguer l'AMM violait leur droit à un traitement égal en vertu de l'article 7 de la Charte.

La décision *Truchon* a obligé le gouvernement fédéral à prendre des mesures pour envisager des modifications à la loi sur l'AMM. Il a organisé un sondage de consultation en ligne au début de 2020, qui a reçu 300 000 réponses en deux semaines. Le gouvernement a par la suite présenté un projet de loi pour régler le problème relatif à la décision *Truchon* et d'autres questions, et le Parlement a adopté la loi révisée le 17 mars 2021.

La loi révisée n'exige plus que le décès d'une personne soit raisonnablement prévisible pour qu'elle soit admissible à l'AMM et prévoit maintenant une approche à deux volets (Tableau 8.1) : (1) les personnes dont la mort naturelle est raisonnablement prévisible et (2) les personnes dont la mort naturelle n'est pas raisonnablement prévisible. Les mesures de protection ont été assouplies pour le premier groupe, et des mesures de protection plus strictes ont été instituées pour le second.

TABLEAU 8.1	
L'approche à deux volets de la législation sur l'AMM	
Mort naturelle raisonnablement prévisible	**Mort naturelle non raisonnablement prévisible (toutes les mesures de protection pour les personnes faisant face à une mort naturelle doivent être respectées)**
Le patient fait une demande d'AMM par écrit après avoir été informé qu'il a un « problème de santé grave et irrémédiable » (la demande écrite est signée et datée par un témoin indépendant).	Le patient fait une demande d'AMM par écrit après avoir été informé qu'il a un « problème de santé grave et irrémédiable » (la demande écrite est signée et datée par un témoin indépendant).
Deux médecins ou IP indépendants fournissent une évaluation confirmant le respect des critères d'admissibilité à l'AMM.	Deux médecins ou IP indépendants fournissent une évaluation confirmant le respect des critères d'admissibilité à l'AMM.
Non requis	Si les praticiens qui fournissent l'évaluation n'ont pas suffisamment d'expertise dans l'état de santé à l'origine de la souffrance de la personne, ils doivent consulter un praticien ayant l'expertise nécessaire.
Non requis	La personne doit être informée des moyens disponibles et appropriés pouvant soulager ses souffrances, y compris les services de counseling, les services de soutien en santé mentale et en invalidité, les services communautaires et les soins palliatifs, et avoir la possibilité de consulter des professionnels qui fournissent de tels services.
Non requis	Les praticiens doivent avoir discuté des moyens raisonnables qui existent pour soulager sa souffrance et convenir que cette personne a sérieusement envisagé ces moyens.
Non requis	L'évaluation de l'admissibilité doit prendre au moins 90 jours, à moins que la personne risque de perdre sa capacité à prendre des décisions en matière de soins de santé et les deux évaluations doivent avoir été effectuées.
La personne a été avisée qu'elle peut retirer sa demande d'AMM en tout temps, de quelque manière que ce soit.	La personne a été avisée qu'elle peut retirer sa demande d'AMM en tout temps, de quelque manière que ce soit.
La personne doit confirmer son consentement immédiatement avant de recevoir l'AMM. Cette confirmation finale du consentement peut être levée lorsque la personne est admissible à l'AMM et qu'elle risque de perdre sa capacité de décision avant la date à laquelle elle souhaite recevoir l'AMM et qu'elle a été informée de ce risque. Une renonciation au consentement final par écrit est une entente conclue avec le praticien pour administrer l'AMM à la date souhaitée si la personne a perdu sa capacité de fournir le consentement final. Cette renonciation au consentement est invalide si la personne démontre son refus ou sa résistance à recevoir l'AMM. Les mouvements involontaires ne sont pas des refus.	La personne doit confirmer son consentement immédiatement avant de recevoir l'AMM. Cette confirmation finale du consentement peut être levée lorsque la personne est admissible à l'AMM et qu'elle risque de perdre sa capacité de décision avant la date à laquelle elle souhaite recevoir l'AMM et qu'elle a été informée de ce risque. Une renonciation au consentement final par écrit est une entente conclue avec le praticien pour administrer l'AMM à la date souhaitée si la personne a perdu sa capacité de fournir le consentement final. Cette renonciation au consentement est invalide si la personne démontre son refus ou sa résistance à recevoir l'AMM. Les mouvements involontaires ne sont pas des refus.
	Le tableau a été préparé en fonction des renseignements provenant du site sur l'AMM justice.gc.ca concernant les modifications de 2021. https://www.justice.gc.ca/fra/jp-cj/am-ad/di-bk.html. Loi canadienne sur l'aide médicale à mourir.

AMM, Aide médicale à mourir

Division des pouvoirs législatifs

La séparation des compétences fédérales et provinciales ajoute à la complexité de la mise en œuvre de cette loi. La compétence en matière de criminalité relève du gouvernement fédéral, tandis que les gouvernements provinciaux ont autorité sur des questions comme la réglementation professionnelle et la santé. Lorsqu'elles ont été adoptées initialement, les modifications au *Code criminel* permettaient aux IP d'être exemptées des dispositions relatives à l'aide au suicide, mais la législation provinciale à l'égard des IP devait encore être modifiée.

En raison de cette autorité juridique fédérale et provinciale partagée, il est conseillé aux cliniciens participant à l'AMM de s'assurer qu'ils font ce qui suit :

1. Se conformer strictement aux dispositions de l'article 241.2 du *Code criminel*
2. Examiner toute loi provinciale applicable et s'y conformer (chaque administration a des processus légèrement différents en ce qui a trait à l'AMM. Par exemple, la Colombie-Britannique exige qu'un professionnel de la santé réglementé soit témoin d'une évaluation de l'admissibilité effectuée au moyen du système de vidéoconférence de télésanté, organisé par le médecin, ou une infirmière ou un infirmier praticien).
3. Passer en revue ses actes et s'assurer qu'ils s'inscrivent dans le champ d'application des exigences relatives à l'exercice de leur organisme de réglementation (l'Alberta n'exige pas que les praticiens orientent des patients qui demandent l'AMM, car c'est le service de santé provincial qui s'en occupe ou qui facilite l'autoaiguillage [Steger, 2021]).
4. Se familiariser avec les politiques, les lignes directrices, les procédures ou les processus pertinents de leur employeur ou de leur agence et les suivre.
5. Documenter entièrement toutes les étapes des soins aux patients avant, pendant et après l'AMM.
6. Documenter entièrement la décision relative à l'AMM, comme l'exige le *Code criminel*, leur organisme de réglementation et le bureau du coroner ou du médecin légiste provincial.
7. Être pleinement convaincu que le patient remplit tous les critères de l'AMM.

Santé Canada fournit un cadre qui décrit les attentes en matière de rapports des cliniciens en réponse à une demande d'AMM et de ceux qui participent à sa mise en œuvre (Santé Canada, 2018).

Consentement et capacité

L'aptitude de la personne à consentir à l'AMM est évaluée en vertu de la norme provinciale applicable en matière de capacité. Les personnes sont considérées comme aptes à prendre des décisions au sujet de leurs soins si elles sont en mesure de comprendre les renseignements pertinents pour prendre une décision particulière et peuvent apprécier les conséquences raisonnablement prévisibles d'une décision ou de l'absence de décision. Dans le processus de l'AMM, les personnes doivent être en mesure de comprendre que le décès est le résultat prévu et qu'elles peuvent retirer leur demande d'AMM à tout moment.

Autoadministration

Pour l'autoadministration d'une substance pour causer la mort, l'admissibilité est déterminée en suivant les mêmes processus. Comme il a été mentionné précédemment, les infirmières et infirmiers qui ne sont pas inscrits dans une catégorie supérieure ne sont pas autorisés à administrer des médicaments pour causer la mort. Ils sont toutefois autorisés à aider une personne à s'autoadministrer une substance prescrite dans le cadre du présent protocole, en faisant « preuve d'une extrême prudence » parce que la décision et l'acte de prendre des médicaments pour mettre fin à la vie doivent être ceux de la personne. Les formes d'assistance acceptables comprennent :

1. Ouvrir la bouteille de médicaments;
2. Soulever le verre d'eau près de la bouche de la personne afin qu'elle puisse avaler le médicament (pour le contexte législatif, voir l'Ordre des infirmières et infirmiers de l'Ontario [OIIO], 2023).

Aucune disposition ne prévoit que les membres de la famille, les soignants ou les amis du patient doivent être avisés de la demande d'AMM; cependant, la personne devrait être incitée à en discuter avec eux. Avec le consentement du patient, des discussions peuvent avoir lieu entre la famille et les cliniciens. Des membres de la famille ou d'autres soignants sont légalement en mesure d'aider le patient à s'administrer le médicament pour l'AMM, à condition que le patient demande explicitement leur aide.

Lorsque la décision a été prise que le patient s'administrera lui-même la substance qui causera sa mort, il est important de s'assurer que le patient, un membre de la famille ou un soignant responsable peut entreposer le médicament de manière sûre et sécurisée pour empêcher quiconque d'autre d'y avoir accès. L'équipe d'AMM devrait élaborer un plan pour le retour des médicaments inutilisés si le patient décide de ne pas procéder à l'AMM ou s'il en reste. Les patients et les membres de leur famille ou les soignants doivent être informés et préparés à la suite, une fois que le patient a ingéré le médicament létal et que la mort est imminente. Par exemple, ce à quoi s'attendre et ce qu'il convient de faire lorsque le patient est décédé (p. ex., aviser le clinicien de se présenter sur les lieux, signaler le décès au Bureau du coroner en chef, etc.).

Objection de conscience

Personne n'est tenu de participer à l'AMM (*Code criminel*, 1985, a. 241.2 (9)). Le *Code criminel* n'impose pas à un clinicien de participer au processus, et les infirmières et infirmiers ont le droit à l'objection de conscience vis-à-vis leur participation au processus pour des raisons morales ou religieuses. Toutefois, comme il est décrit dans le chapitre 7, les infirmières et infirmiers sont légalement tenus de faire preuve de diligence envers les patients, ce qui les empêche de les abandonner, et ils doivent se conformer aux exigences, aux politiques et aux lignes directrices de leur ordre de réglementation. Ils devraient également examiner les conseils fournis par la SPIIC (2021). Les décisions juridiques et politiques ont soulevé la question de l'équilibre entre le droit des personnes à accéder à l'AMM et le droit des fournisseurs de soins de santé d'exercer des objections fondées sur la conscience concernant leur participation à ce processus.

La politique de l'OIIO stipule que « l'objection de conscience ne doit pas être directement transmise au patient et aucun jugement moral personnel sur les croyances, les modes de vie, l'identité ou les caractéristiques du patient ne doit être exprimé » (OIIO, 2021, p. 6).

Les cliniciens qui ont des objections de conscience doivent informer respectueusement leurs patients qu'ils ne sont pas en mesure de fournir l'AMM et les diriger vers un autre médecin, un IP, un établissement ou un organisme disposé à fournir l'AMM. L'aiguillage doit être fait en temps opportun pour s'assurer que les patients ne sont pas soumis à des retards inutiles ou à des résultats cliniques indésirables (p. ex., déclin des capacités). Indépendamment du désir d'un patient d'explorer l'AMM auprès d'un autre clinicien, établissement ou organisme qui n'y est pas opposé, les cliniciens doivent continuer à fournir des soins continus (à l'exclusion de la prestation de l'AMM) et ne pas abandonner le patient. Les infirmières et infirmiers qui ne sont pas d'accord de participer à l'AMM doivent laisser leur place à un autre membre du personnel infirmier ou à un autre professionnel de la santé. Cependant, les soins continus qui ne sont pas liés à l'AMM doivent être fournis jusqu'à ce qu'un nouvel aidant soit désigné. Un tableau décrivant la gestion des demandes d'AMM et les obligations des cliniciens qui ne souhaitent pas y participer se trouve à la Fig. 8.2.

Les organismes ou les organisations qui proposent l'AMM devraient s'assurer qu'ils ont mis en place des processus et des politiques pour soutenir les professionnels de la santé qui ne veulent pas y participer et pour faciliter la réaffectation. Les organisations qui ne fournissent pas d'AMM devraient également envisager d'être aiguillées vers des milieux où elle est offerte. Le gouvernement et les organismes de soins de santé sont encouragés à allouer des ressources appropriées à la fois à l'AMM et surtout à des soins palliatifs de haute qualité, ce qui peut modifier la décision d'une personne. Une planification minutieuse devrait tenir compte des emplacements et des milieux appropriés pour les services, y compris des protocoles pour faciliter l'évaluation et le traitement des patients dans les établissements qui n'offrent pas d'AMM (Charpentier et Vivas, 2020).

Certains cliniciens soutiennent que toute obligation de faire un aiguillage est également une violation de leurs droits constitutionnels. Certains qui ont une objection de conscience sont d'avis que tout aiguillage efficace vers un clinicien qui offre l'AMM constitue une violation de leurs croyances religieuses ou morales, et qu'ils accomplissent leur devoir envers leurs patients en les avisant qu'ils ne fourniront pas d'AMM. Dans une affaire (*Christian Medical and Dental Society of Canada v. Ordre des médecins et chirurgiens de l'Ontario*, 2019), la Cour d'appel de l'Ontario a examiné les

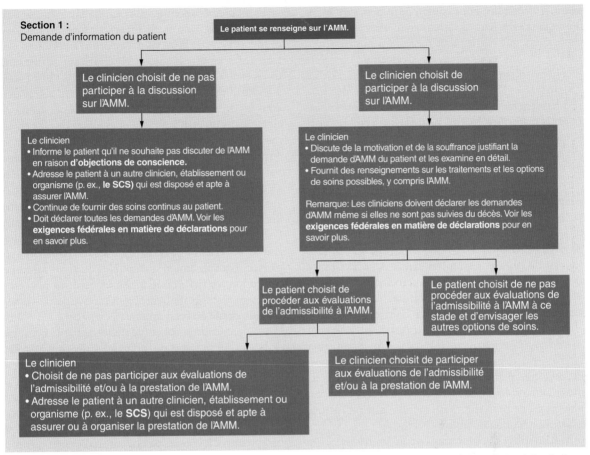

Fig. 8.2 ■ Façon dont les demandes d'aide médicale à mourir (AMM) sont abordées. *Source : Reproduit avec la permission du Centre for Effective Practice. Medical Assistance in Dying (MAiD) : Ontario. Toronto : Centre for Effective Practice. https://tools.cep.health/tool/medical-assistance-in-dying-maid-in-ontario-track-one-natural-death-is-reasonably-foreseeable/*

arguments d'un groupe médical chrétien selon lesquels le fait d'aiguiller efficacement les patients vers des ressources d'AMM nuit à leur liberté de religion, contrairement à l'alinéa 2a) de la Charte. La Cour a reconnu que la loi portait atteinte aux droits du groupe en vertu de la Charte, mais a décidé que cette atteinte était acceptable en vertu de l'article 1 de la Charte. La décision a été confirmée en appel. Par conséquent, les médecins de l'Ontario sont tenus d'aiguiller efficacement les patients qui cherchent à obtenir de l'information sur l'AMM. Certaines provinces, comme l'Alberta, ont adopté des lois exemptant les cliniciens qui ont une objection de conscience à l'égard de l'AMM de fournir un aiguillage efficace.

Malgré le droit de refuser de participer à l'AMM, certains juristes ont laissé entendre que « les établissements de soins de santé financés par l'État ont l'obligation constitutionnelle de fournir ce service, peu importe la disposition relative à l'objection de conscience » dans le *Code criminel* (Robertson et Picard, 2018, p. 150).

Critique de la législation sur l'AMM

Même parmi ceux qui soutiennent l'AMM, son application soulève des points de vue divergents. Le gouvernement fédéral s'est engagé à continuer d'étudier les questions liées à l'accès à l'AMM pour les mineurs matures. Les mineurs matures n'ont pas atteint l'âge limite de 18 ans prévu dans la loi sur l'AMM, mais ils ont la maturité nécessaire pour comprendre la nature et les conséquences de leurs décisions en matière de soins de santé. Ceux qui soutiennent l'accès des mineurs matures à l'AMM proposent une évaluation complète pour déterminer s'ils ont la capacité de consentir au traitement. « [L]a capacité de prendre une décision n'est pas strictement fondée sur l'âge, mais repose plutôt sur la maturité et l'aptitude du patient à comprendre la nature de la décision et les conséquences d'un consentement ou d'un refus de traitement » (SPIIC, 2017). En dehors de l'AMM, les mineurs matures sont souvent en mesure de consentir à un traitement ou de le refuser en ce qui a trait à leurs propres soins de santé. Au Nouveau-Brunswick et au Québec, la législation prévoit expressément que les mineurs de 16 ans (Nouveau-Brunswick) et de 14 ans (Québec) ont le pouvoir de consentir à un traitement dans les limites prescrites. Par conséquent, si les mineurs matures ont la capacité de consentir ou de refuser un traitement, leur exclusion de l'AMM semble incohérente.

Des consultations avec des experts et le Parlement sont en cours sur les enjeux et les défis liés aux mineurs matures, aux demandes anticipées, à la maladie mentale, aux soins palliatifs et à la protection des Canadiens vivant avec un handicap. Ce qui est préoccupant, c'est la nécessité de protéger les personnes vulnérables tout en assurant leur autonomie individuelle.

Voici d'autres questions qui ont été soulevées :

- Est-ce que les familles ont le droit d'être informées lorsqu'un membre de la famille fait une demande d'AMM?
- Est-ce que le manque d'accès aux soins palliatifs pousse certains à demander l'AMM alors que de telles interventions pourraient soulager leurs symptômes et améliorer leur qualité de vie?
- Est-ce que certaines personnes souffrant de maladies chroniques et disposant de ressources financières limitées ont demandé à recevoir l'AMM en pensant que leur qualité de vie n'était pas viable parce que les mesures provinciales de soutien aux personnes handicapées sont très limitées? (Alberga, 2022).

Début de l'expérience relative à l'AMM

Comme il a été mentionné, certains critiques de l'AMM ont exprimé des préoccupations liées à l'incidence des facteurs socioéconomiques et du manque d'accès aux soins palliatifs. Une étude menée en Ontario dans les premiers jours de la loi visait à décrire l'association des facteurs démographiques et cliniques sur la décision de recevoir l'AMM (Downar et coll., 2020). Cette étude a révélé que l'AMM était plus fréquemment demandée dans les derniers mois de la vie de personnes âgées résidant dans un établissement et atteintes de cancer, de maladie neurodégénérative ou de défaillance d'organe en phase terminale. Ces personnes recevaient des soins palliatifs fréquents; il est donc peu probable qu'elles aient opté pour l'AMM en raison d'un accès inadéquat aux soins palliatifs. Pour beaucoup, le choix a été influencé par leur souffrance physique et psychologique. Dans la présente étude, les personnes étaient plus jeunes, plus riches, plus susceptibles d'être mariées et, par conséquent, moins susceptibles de vivre dans une institution, ce qui donne à penser qu'il est peu probable que le choix de l'AMM soit motivé par la vulnérabilité sociale ou économique (Downar et coll., 2020). Cependant, la présente étude n'aborde pas la question de la sensibilisation et de l'accès à l'AMM, qui peuvent être limités par des facteurs socioéconomiques.

L'expérience du personnel infirmier

Les infirmières et les infirmiers reconnaissent les profondes implications morales et juridiques de l'AMM et comprennent les points de vue contradictoires du droit individuel (autonomie) des personnes de mourir dans la dignité comme elles l'ont choisi, et du caractère sacré de la vie et de la nécessité d'améliorer les soins palliatifs. Dans les études visant à obtenir de la rétroaction après la mise en œuvre de l'AMM, les infirmières et les infirmiers ont parlé de leur rôle, qui consiste à défendre et non à juger, et de la mesure dans laquelle l'AMM était alignée avec le « cœur » ou le « centre » des soins infirmiers, pour fournir des soins de compassion centrés sur la personne (Pesut et coll., 2020a et 2020b). Pour certains, l'AMM choisie par la personne est comme une extension des soins palliatifs de fin de vie.

Une étude a révélé que même si la plupart des infirmières et infirmiers soutenaient intellectuellement l'AMM, ils reconnaissaient que le processus était complexe sur le plan émotionnel (Pesut et coll., 2020a). Les infirmières et infirmiers ont décrit l'AMM comme une expérience intense et parfois surréaliste, notant qu'il s'agissait d'un type de mort différent de celui dont ils avaient été témoins auparavant. Ils ont indiqué qu'il s'agit d'un décès planifié, où l'heure du décès est connue, par rapport à une mort naturelle. Ils ont également indiqué que la personne était capable de communiquer jusqu'à la fin et que la vitesse de la mort ne correspondait pas à son schéma habituel.

Le rôle central que joue le personnel infirmier dans l'AMM n'est pas si différent de celui qu'il a dans les autres soins de fin de vie. La relation établie avec le patient et sa famille est d'une importance primordiale. Le fait que les patients expriment leur souhait de mourir n'est pas nouveau et implique une conversation sur ces mêmes questions qui leur est familière. Ce qui est nouveau, ce sont les options offertes par l'AMM. Les infirmières et infirmiers jouent un rôle clé dans l'établissement de relations, en aidant à la planification et à l'organisation de l'événement et en soutenant le patient et sa famille tout au long du processus. Ils aident en communiquant aux personnes concernées à quoi s'attendre, en facilitant d'importants rituels de fin de vie, en gérant les anxiétés et en soutenant ceux qui ne comprennent pas ou ne sont pas d'accord avec la décision relative à l'AMM (McMechan et coll., 2019; Pesut et coll., 2019, 2020a, 2020b).

En règle générale, l'équipe qui fournit l'AMM n'aurait pas eu de relation antérieure avec le patient et sa famille, de sorte que le patient et sa famille comptent sur l'infirmière ou l'infirmier pour assurer la continuité et jouer un important rôle de coordination. À mesure que les infirmières et infirmiers accompagnent le patient au long de ce voyage, ils humanisent ce qui pourrait être un événement axé sur les procédures médicalisées, créant un environnement agréable où l'équipement et les protocoles requis sont cachés ou camouflés (Bruce et Beuthin, 2019).

Les infirmières et infirmiers ont fait part de certaines des raisons pour lesquelles leurs patients ont choisi l'AMM (Pesut et coll., 2020a). Pour de nombreux patients, le choix était basé sur la souffrance réelle ou anticipée, la douleur, la mobilité réduite et des symptômes tels que la détresse respiratoire. Certains ne voulaient pas de « compromis » associés aux soins palliatifs, en raison des effets de la sédation et de la gestion de la douleur, ni d'incertitude quant au moment du décès. Bien que certains patients demeuraient ambivalents quant à leur décision, ils voulaient prendre le contrôle ou avoir une solution de rechange, juste au cas

où. D'autres insistaient sur le fait que c'était ce qu'ils voulaient (Pesut, 2020a).

Selon Pesut et coll. (2020a), les infirmières et infirmiers qui avaient des préoccupations morales au sujet de l'AMM ont reconnu ces divers points de vue, mais ont maintenu le désir de faire preuve de compassion. Ils ont constaté qu'ils étaient capables de rester fidèles à leurs convictions tout en restant fidèles à leur rôle. Ils ont écouté le patient avec compassion et empathie, et ils ont pu gérer la conversation difficile tout en restant conscients de leurs propres valeurs et préjugés. Cependant, certains ont trouvé difficile d'être exclus des soins du patient une fois que la décision de l'AMM a été prise.

De toute évidence, pour les infirmières et infirmiers, l'expérience de l'AMM, bien qu'enrichissante, est complexe et éprouvante sur le plan émotionnel. Tous les membres du personnel infirmier, qu'ils soient d'accord ou non avec l'AMM, devraient se voir offrir la possibilité de réfléchir à leurs valeurs, croyances et préjugés, et toute différence morale devrait être respectée. Pour limiter la détresse morale ou ses retombées, le personnel infirmier devrait recevoir de la formation, du soutien et la possibilité de faire un compte rendu après ces expériences émotionnelles. L'expérience des infirmières et infirmiers devrait mener à des lignes directrices et à des pratiques exemplaires (Lamb et coll., 2019).

DON D'ORGANES

Le domaine de la transplantation s'est considérablement développé ces dernières années. Les taux de survie à long terme des greffés du poumon, du cœur, du rein et du foie se sont remarquablement améliorés. Des patients qui seraient morts sans transplantation peuvent maintenant vivre beaucoup plus longtemps et profiter d'une bonne qualité de vie.

Au Canada, le don d'organes est généralement considéré comme moralement justifié lorsque des solutions de rechange à la transplantation ne sont pas facilement disponibles et lorsque le respect de l'autonomie des donneurs et de leurs familles est maintenu au moyen de lois et de lignes directrices appropriées.

Les réussites récentes en transplantation d'organes, et une meilleure gestion des rejets, ont eu pour effet d'augmenter le nombre de personnes admissibles et nécessitant une transplantation au-delà du nombre d'organes disponibles. Non seulement le besoin est croissant, mais les progrès réalisés dans les neurosciences, le respect de la législation sur la ceinture de sécurité et la réduction de la conduite avec facultés affaiblies ont entraîné moins de décès traumatiques liés au cerveau et, par conséquent, moins de possibilités de dons d'organes. Les approches récentes ont donc mis l'accent sur la conversion d'un plus grand nombre de donneurs potentiels en donneurs réels. Les stratégies explorées pour maximiser le nombre de donneurs ont inclus des modifications à la législation en ce qui concerne le processus de consentement, l'incitation des donneurs, l'éducation, ainsi que les politiques et les ressources en milieu hospitalier. Pour de plus amples renseignements, veuillez consulter les sites Web provinciaux et territoriaux liés au don d'organes.

Consentement au don

Le système de consentement à l'échelle du Canada est principalement conçu comme un réseau d'adhésion. Cette approche exige que le donneur donne son consentement exprès à l'avance ou qu'une autre personne désignée le donne au moment du décès. Le consentement préalable peut être donné par l'entremise d'un registre provincial des donneurs, comme BC Transplant ou le Réseau Trillium pour le don de vie de l'Ontario, ou il peut être indiqué sur une carte d'assurance-maladie ou un permis de conduire. Il peut également être explicitement communiqué par la personne à un mandataire spécial ou au moyen d'une directive préalable.

Les faibles taux de donneurs par rapport au nombre croissant de patients qui ont besoin d'une greffe d'organe ont soulevé des questions quant à savoir s'il conviendrait d'envisager d'autres systèmes pour le don d'organes. Voici un aperçu de certaines approches possibles.

Prise en compte enregistrée

L'approche de la prise en compte enregistrée tente de relever le défi auquel sont confrontés les professionnels de la santé en soulevant le sujet du don d'organes auprès des membres de la famille (Youngner et coll., 1985). Elle exige que le personnel de soins de santé examine et documente régulièrement l'aptitude des patients mourants ou en état de mort cérébrale à faire un

don d'organes. Si les organes du patient peuvent faire l'objet d'un don, il faut alors approcher la famille. La décision de la famille doit également être documentée dans le dossier du patient. (Cela est exigé par la loi, par exemple, dans la *Human Tissue Donation Act* de l'Île-du-Prince-Édouard [1988].)

Demande requise

Avec ce système, tous les patients sont interrogés sur leur décision quant au don d'organes lorsqu'ils sont admis à l'hôpital ou dès qu'ils font appel au système de soins de santé pour quoi que ce soit. Des préoccupations ont été soulevées quant à savoir si de telles questions posent un stress indu sur les patients, qui s'attendent à ce qu'on réponde à leurs besoins de soins de santé à l'hôpital et qui, par conséquent, pourraient ne pas être à même d'envisager la possibilité d'un décès imminent et d'un don d'organes (Youngner et coll., 1985).

Consentement présumé

Cette approche est communément appelée l'approche de « retrait ». L'approche consiste à présumer que toutes les personnes auraient choisi de donner leurs organes à moins qu'elles n'aient exprimé le contraire au préalable. Si la personne n'a pas retiré son consentement, ses organes peuvent être prélevés pour être transplantés. Ceux qui sont en faveur de cette méthode tentent de conclure qu'elle faciliterait l'approche de la famille au sujet du don d'organes et qu'elle entraînerait une mise à disposition d'un plus grand nombre d'organes. Ils soutiennent que l'autonomie est respectée parce que les gens ont toujours le droit de refuser. Ceux qui ne sont pas d'accord avec cette approche disent que demander aux membres de la famille endeuillée de ne pas retirer le consentement est déraisonnable et sape la notion d'altruisme. Il a été noté que dans les pays où le consentement présumé est la loi (p. ex., la France, la Belgique, Singapour), les taux de donneurs d'organes se sont améliorés pendant un certain temps, puis se sont stabilisés. Ce phénomène était apparemment lié à la réticence persistante des professionnels de la santé à approcher les familles dans ces circonstances (Youngner et coll., 1985). La Nouvelle-Écosse a adopté une loi sur le consentement présumé en 2019 (Nova Scotia Health, 2022). La *Human Organ and Tissue Donation Act (HOTDA)* a été adoptée en 2019 et est entrée en vigueur en 2021.

En vertu de la *HOTDA*, les personnes peuvent enregistrer leur décision de consentir au don d'organes ou de le refuser. Si aucune décision n'est enregistrée, le consentement au don des personnes décédées est présumé. Les enfants, les non-résidents et les personnes incapables de consentir sont exclus de la présomption. Le mandataire spécial de la personne décédée peut présenter la preuve que cette dernière n'aurait pas consenti au don d'organes dans le but de contrecarrer le consentement présumé prévu dans la *HOTDA*. Le mandataire spécial peut également présenter la preuve que la personne décédée aurait consenti à aller à l'encontre du « retrait » de consentement enregistré. Un guide de la loi énumère les options s'offrant au mandataire spécial :

5.2.1. Si un consentement ou un refus est enregistré dans le registre et qu'un mandataire spécial fournit des informations permettant à une personne raisonnable de conclure que la personne aurait pris une décision différente de celle enregistrée dans le registre, le mandataire spécial peut alors donner son consentement (consentement explicite) ou refuser au nom de la personne, conformément à ces informations. (Article 15 de la Loi [HOTDA])
5.2.2. Le mandataire spécial doit fournir la preuve qui, selon lui, prouve que la personne a changé d'avis.
5.2.3. La force des divers types de preuves va de la preuve la plus solide (un document rédigé devant témoin) à la moins forte (orale, non corroborée).
5.2.4. Les renseignements fournis seront évalués afin de déterminer si une personne raisonnable serait satisfaite par les éléments de preuve présentés. (Nova Scotia Department of Health and Wellness, 2020, p. 3)

D'autres administrations canadiennes étudient l'expérience de la Nouvelle-Écosse à l'égard de la *HOTDA* pour déterminer s'il s'agit d'un modèle à suivre (Horton, 2021).

Promotion du don d'organes

Incitatifs financiers

Certains suggèrent que les taux de donneurs d'organes s'amélioreraient avec l'offre d'un incitatif financier, allant d'un paiement forfaitaire à la couverture des frais funéraires de la personne décédée. Encore une fois, on craint que cette approche non seulement sape la notion d'altruisme, mais également qu'elle profite de ceux qui ont des difficultés financières. De plus, elle introduirait un élément coercitif dans le processus (Irving et coll., 2012; Youngner et coll., 1985). À l'heure actuelle, l'achat ou la vente de tissus ou d'organes humains est interdit par la loi dans toutes les provinces et tous les territoires du Canada. Les sanctions pour violation de cette interdiction varient d'une province à l'autre, mais vont de lourdes amendes à plusieurs mois d'emprisonnement.

Éducation

L'éducation du public et des professionnels de la santé concernant le don d'organes a fait l'objet d'encouragements. De plus amples connaissances et une meilleure communication permettraient de s'assurer que le public comprend ce qu'est la « mort cérébrale », qu'il est au courant des options de don qui s'offrent à lui et que les professionnels de la santé comprennent et acceptent leur rôle dans le processus de don d'organes. Éduquer uniquement les professionnels de la santé qui travaillent dans les hôpitaux n'est pas suffisant. Les infirmières et infirmiers qui exercent dans la collectivité ont un rôle important à jouer en représentant les intérêts des soins de santé en général et en éduquant leurs patients sur des questions précises, comme le don d'organes (Youngner et coll., 1985).

Questions éthiques associées au don d'organes

Les questions éthiques associées au don d'organes comprennent la détermination du décès, le consentement, la gestion des donneurs et la réponse des receveurs. Le processus de don d'organes, s'il n'est pas géré correctement, peut être très stressant pour l'équipe infirmière, l'équipe interprofessionnelle et, surtout, la famille des donneurs.

Les infirmières et les infirmiers qui s'occupent d'un patient donneur peuvent éprouver une détresse morale pendant le processus de don si la transition difficile entre essayer de sauver la vie du patient et conserver ses organes à l'intention d'autres personnes n'est pas gérée efficacement. D'abord concentrée sur le rétablissement du patient, l'attention de l'infirmière ou de l'infirmier passe à la défense des souhaits de cette personne, puis à l'assurance du bien-être du receveur qui a besoin de la greffe. Une relation solide entre l'équipe infirmière et les patients (à la fois le donneur et le receveur), ainsi que la gestion éthique du processus par tous les membres de l'équipe, peuvent en faire une

expérience enrichissante pour toutes les personnes impliquées.

Le Scénario de cas 8.4 illustre certains des défis éthiques et juridiques du don d'organes.

SCÉNARIO DE CAS 8.4

UN DON OU UNE OBLIGATION

M. R., un patient qui a ingéré une grande quantité de barbituriques, est admis dans une unité de soins intensifs (USI). Les médicaments ont endommagé le cerveau de M. R. à tel point qu'il a été déclaré en état de mort cérébrale. M. R. reste sous respirateur et est actuellement stable sur le plan hémodynamique. Dans le même hôpital, un autre patient, J. S., meurt des suites du rejet d'une transplantation cardiaque. J. S. a moins de 24 heures à vivre à moins de lui trouver un autre cœur compatible.

M. R. est jugé par l'équipe de l'USI comme un donneur compatible pour le cœur nécessaire de toute urgence. De plus, une carte de donneur d'organes signée a été trouvée dans le portefeuille de M. R. Comme c'est la pratique dans la plupart des hôpitaux, et malgré l'existence de cette carte, l'équipe de l'USI approche les parents de M. R. et leur demande de consentir au don des organes de leur fils. Les parents refusent catégoriquement de donner leur consentement. Pour ne pas leur mettre de pression, l'équipe ne les informe pas au sujet de J. S. J. S. meurt le lendemain.

Questions

1. Quel est le statut juridique d'une carte de donneur d'organes signée?
2. Le consentement de la famille du donneur est-il requis?
3. Les professionnels de la santé pourraient-ils être plus pressants pour inciter la famille du donneur à donner son consentement? Devrait-on parler à la famille de la personne qui a besoin de recevoir un organe?
4. D'autres mesures législatives dans le domaine du consentement pourraient-elles être utiles? De quelle façon?

Discussion

Dans la majeure partie du Canada, l'approche actuelle en matière de don d'organes consiste en un système voluntaire de consentement explicite. Elle est basée sur les principes de bienfaisance (faire le bien) et d'éviter le mal. Parce que la société ne nous oblige pas à aider les autres ou à être altruistes, le système est basé sur la notion de volonté et favorise le don d'organes au moyen de mécanismes tels qu'une note sur un permis de conduire, une carte d'assurance-maladie ou une carte de donneur d'organes, dans lequel les individus peuvent indiquer quels organes ils sont prêts à donner à leur décès. Les partisans de ce système soutiennent que l'approvisionnement fondé sur la volonté favorise des vertus socialement souhaitables, comme l'altruisme, tout en protégeant les droits des personnes qui pourraient refuser de faire un don (Task Force on Presumed Consent, 1994).

Certains problèmes se sont posés par rapport à cette approche :

- Des personnes peuvent choisir, pour des raisons telles que la superstition, de ne pas signer leur carte de donneur même lorsqu'ils sont d'accord avec le concept.
- Les professionnels de la santé n'ont pas toujours accès à la carte de donneur au moment du décès d'un patient.
- Qu'une carte de donneur soit signée ou non, les familles sont approchées et, dans les faits, leur décision a préséance.
- Les professionnels de la santé hésitent toujours à s'adresser aux familles au sujet du don d'organes ou à lancer un processus de don complexe et long (Task Force on Presumed Consent, 1994).

Le dernier point soulève certaines questions éthiques en ce qui concerne le rôle de l'équipe de soins de santé (en particulier le personnel infirmier) en tant que participants au processus de don d'organes. Selon certains professionnels de la santé, le deuil de la famille est la raison pour laquelle ils ne l'ont pas approchée au sujet du don d'organes. D'autres affirment que les points de vue culturels

(Suite)

SCÉNARIO DE CAS 8.4 *(Suite)*

ou religieux de certains patients empêchent le don d'organes. Le problème, c'est que lorsque les professionnels de la santé décident de ne pas aborder la question avec la famille ou de ne pas demander une carte de donneur d'organes signée, ils prennent en fait la décision de ne pas donner pour le patient, ce qui ne respecte pas l'autonomie de la personne.

En outre, nous ne pouvons pas faire d'hypothèses sur les points de vue de divers groupes culturels et religieux. Dans les faits, la plupart des religions du monde (y compris le christianisme, le judaïsme et l'hindouisme) soutiennent le don et la transplantation d'organes. La religion shintoïste japonaise et certaines sectes du bouddhisme tibétain interdisent (ou découragent) la transplantation d'organes en raison des croyances sur les morts, des tabous contre le fait de blesser le corps après la mort et des droits de purification étendus requis après la mort (Task Force on Presumed Consent, 1994). En Corée, par exemple, beaucoup expriment leur aversion pour le don d'organes, estimant que la personne décédée serait humiliée par le processus d'acquisition d'organes. De nombreux Coréens croient fermement au confucianisme, qui exige que le corps soit intact à l'enterrement (Kim, 1998). Le manque de connaissances et de compréhension du concept de mort cérébrale et de sa signification est également un facteur (Kim et coll., 2004).

Les infirmières et infirmiers peuvent éprouver de l'épuisement émotionnel en prenant soin des donneurs d'organes et de leur famille (Borozny, 1988; Hibbert, 1995). Ils peuvent aborder les soins du patient avec des sentiments partagés et contradictoires. La recherche suggère que l'attitude, les connaissances et la volonté des professionnels de la santé d'approcher une famille au sujet du don d'organes peuvent influencer le processus décisionnel de la famille endeuillée (Bidigare, 1991).

Cependant, les infirmières et les infirmiers sont les mieux placés pour aborder le sujet du don d'organes avec les familles des patients. L'infirmière ou l'infirmier qui s'occupe du patient a la meilleure occasion d'interagir avec la famille tout au long de ce processus difficile. Les infirmières et les infirmiers développent souvent une relation de soutien avec les membres de la famille des patients alors qu'ils les préparent à l'inévitable, et la plupart ont les compétences en communication pour aborder avec sensibilité le sujet du don d'organes. Étant donné que les familles en pleine crise oublient souvent le don d'organes, il est important que le personnel infirmier s'assure que ce sujet est abordé.

Quelle que soit la décision, l'équipe infirmière représente les intérêts et les souhaits du patient et de sa famille. La participation à ce processus facilite également la transition que doit faire le personnel infirmier entre s'occuper du patient et maintenir ses organes au profit des futurs receveurs. La relation se poursuit alors que l'infirmière ou l'infirmer s'assure que le désir du patient de donner aux autres est réalisé.

La déclaration de la mort cérébrale reste un processus controversé et continue de créer des tensions émotionnelles chez les professionnels de la santé. Il est difficile pour les familles d'accepter le décès d'une personne lorsque sa poitrine continue de monter et de descendre et que la couleur de sa peau et sa température corporelle semblent normales. Certains établissements de santé utilisent des rituels particuliers pour reconnaître la survenance d'un décès. Par exemple, dans certaines salles d'opération, on observe un moment de silence pour respecter la personne décédée et reconnaître les émotions de la famille et du personnel. Cette observance peut également faciliter la transition vers la phase suivante du processus de don. De tels rituels sont importants, en particulier pour les membres du personnel infirmier de la salle d'opération, qui peuvent rester seuls avec le patient après le prélèvement des organes (Youngner et coll., 1985). Les hôpitaux devraient être sensibles aux besoins du personnel dans une telle situation et le soutenir.

Législation

Définition juridique du décès

Le prélèvement de tissus organiques de donneurs décédés est lié à l'établissement légal et médical du décès. Peu d'administrations au Canada ou aux États-Unis fournissent une définition législative du moment du décès. Dans le passé, les médecins ont convenu qu'une personne est morte lorsque tous ses signes vitaux (rythme cardiaque, pouls, respiration) ont cessé. En termes religieux, la mort est considérée comme le moment où l'âme quitte le corps, généralement au moment où le cœur de la personne cesse de battre. Jusque tard dans le XXᵉ siècle, les tribunaux reconnaissaient le décès légal d'une personne lorsque les « fonctions vitales [ont] cessé de fonctionner. Le cœur [a] toujours été considéré comme un organe vital » dans ce diagnostic (*R. v. Kitching and Adams*, 1976, p. 711, le juge O'Sullivan).

Au cours de la dernière moitié du siècle, la technologie médicale sophistiquée a donné aux médecins les outils nécessaires pour maintenir la vie de patients gravement malades qui, dans le passé, seraient morts. Les patients qui ne peuvent plus respirer seuls ou dont la fonction cardiaque a cessé peuvent maintenant être maintenus en vie à l'aide de ventilateurs ou de divers cœurs-poumons artificiels qui fournissent un soutien circulatoire mécanique pour ces organes. De plus, les progrès de la technologie de transplantation ont permis de transplanter des organes de donneurs dont le cœur ne bat pas.

Il est devenu évident que les critères médicaux traditionnels pour constater le décès sont devenus inadéquats. La question est maintenant de savoir si une personne dont le cerveau a complètement et irréversiblement cessé de fonctionner, mais dont les autres fonctions corporelles restent actives, peut toujours être considérée comme un être humain vivant.

En 1975, le Manitoba est devenu la première province à adopter une définition légale du moment du décès. *La Loi sur les statistiques de l'état civil* prévoit qu'à toutes fins civiles (c.-à-d. non aux fins du droit criminel), « une personne décède au moment où elle subit une cessation irréversible de l'ensemble de ses fonctions cérébrales » (*Loi sur les statistiques de l'état civil*, C.C.S.M., ch. V60, a. 2). Cette définition est conforme à la définition de la mort acceptée au sein de la communauté médicale moderne. En parvenant à une nouvelle définition médicale de la mort, un comité de la Harvard Medical School a suggéré que la mort cérébrale est établie avec l'arrêt de toutes les fonctions cérébrales, c'est-à-dire celles du cerveau et du tronc cérébral, et que cet arrêt doit être irréversible.

La législation du Manitoba prévoit expressément que le décès doit être déterminé selon la définition énoncée dans la *Loi sur les statistiques de l'état civil*, selon laquelle la circulation corporelle doit être encore intacte aux fins d'une greffe de tissu réussie, et que cette détermination doit être faite par au moins deux médecins (*Loi sur les dons de tissus humains C.P.L.M.*, ch. H180, a. 8(1)).

En ce qui concerne le don de tissus humains, les lois de la plupart des provinces exigent que le décès d'un donneur potentiel soit déterminé de la manière indiquée ci-dessus (voir le site Evolve pour les lois de chaque province et territoire).

Consentement

La législation concernant le don d'organes est remarquablement uniforme dans l'ensemble du Canada, à l'exception de l'approche du consentement présumé introduite en Nouvelle-Écosse. Les diverses lois prévoient essentiellement un mécanisme pour obtenir le consentement du donneur (ou d'autres personnes, si le donneur n'est pas en mesure de consentir) au retrait de tissus du corps du donneur pour la transplantation dans le corps d'un autre, à des fins médicales, d'éducation ou de recherche scientifique.

Deux situations principales sont prises en considération par les lois :

1. Le donneur est vivant et a consenti au retrait de tissus non régénérateurs de son corps à des fins thérapeutiques, comme une greffe sur le corps d'une autre personne. C'est ce qu'on appelle légalement un *inter vivos* (du latin, qui signifie un *don de tissus* « entre vifs »); c'est-à-dire que le donneur fait le don pendant qu'il est vivant.

2. Le donneur (ou une autre personne, s'il n'a exprimé aucun souhait à ce sujet) a ordonné que certaines parties du corps soient retirées de son corps après son décès pour être transplantées chez une autre personne vivante. Ceci est légalement connu comme un *don de tissu post mortem*.

Redéfinir la mort

Certains professionnels de la santé ont réagi à la pénurie d'organes en suggérant d'étendre la définition de la mort à la mort corticale, comme dans le cas du donneur atteint d'anencéphalie. Cette définition inclurait des patients dans un état végétatif persistant, qui n'ont aucune activité corticale malgré un tronc cérébral intact. Ces personnes peuvent garder leurs fonctions vitales, et leur corps peut être maintenu en vie pendant des années avec des soins infirmiers appropriés. Cependant, tout ce qui fait de l'individu une personne, soit la capacité de communiquer, d'établir des relations avec les autres, de se souvenir, a disparu. Ces patients peuvent vivre pendant des années ou voir leur traitement interrompu et être autorisés à mourir.

Ceux qui cherchent à redéfinir la mort soutiennent que nous sommes en train de perdre un bassin de donneurs d'organes potentiels qui ont peut-être déjà exprimé, pendant qu'ils étaient aptes, le souhait de donner des organes à leur décès. Ceux qui s'opposent à cette redéfinition suggèrent que nous ne pouvons pas redéfinir la mort chaque fois que ça nous convient de le faire. De plus, ils soutiennent que ces questions ne devraient pas être soulevées dans le contexte du don d'organes, mais par devoir et responsabilité envers le patient qui est dans un état végétatif persistant (Keatings, 1990). Agir autrement reviendrait à traiter les gens, comme dirait Kant, comme des moyens et non comme des fins en soi.

Redéfinir la mort pour inclure la mort corticale présenterait des problèmes de procédure. Cette redéfinition s'appliquerait-elle universellement ou seulement dans les cas où le don d'organes est viable ? Dans tous les cas, quand la vie biologique serait-elle considérée comme terminée ? Serait-ce immédiatement après le diagnostic de mort corticale ? Ou la vie biologique se terminerait-elle lorsque cela est pratique, par exemple, lorsqu'une autre personne a besoin d'une greffe (Keatings, 1990) ?

Cette définition permet le maintien du paradigme du donneur mort, en ce sens que l'approvisionnement en organes ne peut pas causer la mort. Un bioéthicien bien connu a plaidé en faveur de l'abandon de la « règle du donneur mort » (Koppelman, 2003.). Elysa Koppelman a suggéré que les gens pourraient faire une directive préalable pour que leurs organes soient donnés si leurs fonctions cognitives sont arrêtées, même si la mort ne s'est pas produite selon la définition technique. Selon elle, cela pourrait s'appliquer aux personnes qui ont subi de graves lésions cérébrales irréparables ou aux personnes dans un état végétatif persistant. D'autres s'opposent à l'abandon de la « règle du donneur mort » et appuient une redéfinition de la mort pour inclure les personnes atteintes de lésions cérébrales graves et irréversibles, chez qui le cortex cérébral ne fonctionne pas (Campbell, 2004; Crowley-Matoka et Arnold, 2004; Dudzinski, 2003; Hester, 2003; Menikoff, 2002; Steinberg, 2003; Trachtman, 2003; Truog, 2000; Truog et Robinson, 2003; Veatch, 2003). D'autres appellent à un débat sur ce qui constitue la mort dans de telles circonstances, mais sans que la nécessité du don d'organes en soit l'élément moteur. Ils proposent plutôt un débat sur le sens de la vie elle-même et sur le moment où elle ne vaut peut-être plus la peine d'être maintenue. (Kœnig, 2003).

Don d'organes à cœur arrêté

Dans les premiers jours de la transplantation, avant que la *mort cérébrale* a été établie, les organes sont prélevés sur la personne décédée après sa mort cardiaque. Le don d'organes à cœur arrêté (DCA) a été abandonné en raison des problèmes liés à l'utilisation d'organes non perfusés, qui sont privés d'oxygène pendant une certaine période. Alors que la demande de dons augmente et que la technologie concernant le rejet s'améliore, cette approche est réintroduite (Ethics Committee, American College of Critical Care Medicine [ACCCM], & Society of Critical Care Medicine, 2001).

Le décès du patient pour DCA est déterminé par des critères « traditionnels » ou « cardio-pulmonaires » : (1) absence de réaction, (2) apnée, et (3) absence de circulation. Selon la « règle du donneur mort », une convention de sécurité récente, il est contraire à l'éthique de causer la mort en se procurant des organes, c'est pourquoi la notion de « mort cérébrale » a été ajoutée. Pour s'assurer que la mort d'un patient pour DCA s'est produite, il faut une période d'observation de cinq minutes après le début de l'arrêt circulatoire, de l'apnée et de l'absence de réaction. Cette approche de collecte d'organes nécessite évidemment d'offrir un grand soutien psychosocial aux patients et à leurs familles.

Le DCA peut se produire dans deux situations. Le don d'organes peut se faire après un décès survenu suite au retrait prévu d'un traitement de survie. Il peut s'agir d'un patient qui opte pour le retrait du maintien de ses fonctions vitales et offre un don d'organes après son décès. D'autres situations peuvent survenir lorsque survient un arrêt cardiaque inattendu et que la réanimation échoue (Bell, 2006).

Étant donné qu'il est justifiable sur les plans juridique et éthique de refuser ou d'interrompre un traitement de survie chez les nourrissons, les enfants et les adolescents lorsque le fardeau de ces traitements l'emporte sur les avantages, le don dans ces situations serait justifié selon les mêmes critères, à condition que les autres aspects particuliers concernant les enfants sont pris en considération. Par conséquent, le consentement des parents ou le consentement d'un adolescent apte serait requis.

Les normes suivantes s'appliquent à tous les donneurs potentiels :

- Le consentement éclairé doit être donné à la fois pour retirer le traitement et pour faire un don.
- La collecte d'organe ne doit pas causer la mort.
- Le décès sera déterminé à l'aide des normes appropriées.
- Les soins de soutien de fin de vie doivent continuer d'être fournis au patient, et une attention particulière doit être accordée à la famille (Ethics Committee, ACCCM, & Society of Critical Care Medicine, 2001).

Malgré les traitements et les soins dynamiques fournis à ces moments-là, le personnel infirmier se concentre sur ce qui est le mieux pour le patient. Il peut y avoir de l'ambivalence lorsque le patient est en train de mourir ou lorsque le traitement est interrompu, que le patient va vers la mort et le don d'organes. Certains peuvent se concentrer sur le traitement des organes, et non de la personne, et voir la personne simplement comme un donneur d'organes. Cependant, la relation de soins que l'infirmière ou l'infirmier entretient avec le patient doit être maintenue même si l'accent est mis sur la réalisation du souhait du patient d'être donneur d'organes (Day, 2001; Rassin et coll., 2005).

Selon la nature de la maladie de la personne et la viabilité de ses organes, il est maintenant également possible de donner des organes après l'AMM. La personne doit satisfaire aux critères de l'AMM et à ceux du don d'organes. Un certain nombre de questions juridiques et éthiques doivent être prises en compte, en particulier en ce qui a trait au consentement (Yazdani et coll., 2018), c'est-à-dire que la décision doit être volontaire et ne pas avoir été forcée. La situation est plus complexe lorsque la personne recevant l'AMM souhaite faire un don à un parent ou à un ami proche. L'équipe doit être convaincue que la décision de recevoir l'AMM n'est pas prise uniquement à des fins de don d'organes, tout en respectant le souhait du patient, qui consiste à aider une personne qu'elle aime à son décès.

Défi unique au DCA, le patient qui souhaite être un donneur peut, contrairement à un donneur en état de mort cérébrale, être conscient et au courant de ce qui se passe. Examinez le Scénario de cas 8.5.

SCÉNARIO DE CAS 8.5

L'HISTOIRE DE BRAD

Brad Hoffman, 28 ans, est devenu tétraplégique après un grave accident de la route et nécessitait une ventilation assistée. Brad a décidé qu'il ne voulait pas vivre dans cet état et a demandé que le maintien de ses fonctions vitales soit retiré, ce qui allait à l'encontre des désirs de sa famille et des préoccupations de l'équipe de soins. De plus, il était volontaire pour un don d'organes. Cette affaire comportait de nombreux défis éthiques et émotionnels. Brad était-il compétent pour prendre la décision de retirer le maintien de ses fonctions vitales? Était-il dans un état de dépression, et cela a-t-il influencé sa décision? A-t-il eu suffisamment de temps pour comprendre qu'une bonne qualité de vie pouvait encore être maintenue? Sa motivation à être donneur était-elle clairement distincte de son désir d'interrompre le traitement? Après de nombreuses consultations avec sa famille, l'équipe de soins de santé et un consultant en éthique, le maintien des fonctions de vie a été retiré et ses organes ont été donnés. L'équipe impliquée dans ses soins a vécu d'intenses difficultés émotionnelles dans cette situation.

(Suite)

SCÉNARIO DE CAS 8.5 *(Suite)*

Mais cela est-il plus facile ou plus difficile lorsque le consentement d'une personne est clair, qu'elle est en mesure de choisir la nature du décès et qu'elle a une famille présente tout au long de ce processus? Si l'équipe avait des réticences, qu'est-ce que cela signifiait? Y a-t-il des questions morales problématiques qui ne sont pas évidentes (Spike, 2000)?

Que pensez-vous de cette situation réelle? En tant que professionnel de la santé, quelle serait votre position? Quel serait le rôle de l'équipe infirmière dans le soutien de Brad et de sa famille? Si vous étiez dans la situation de Brad, que feriez-vous, à votre avis? Que pensez-vous du temps que Brad devrait avoir pour réfléchir à sa décision dans cette situation?

Donneurs vivants d'organes

Cette forme de don d'organes se fait par une personne vivante, qui donne un rein, un poumon ou un lobe de foie à un membre de sa famille ou à un ami. Le consentement doit être valide, c'est-à-dire qu'il doit satisfaire à tous les critères d'un consentement éclairé, tels qu'ils sont énoncés dans le chapitre 6. Le potentiel de vie, c'est-à-dire l'*inter vivosa* augmenté au fil des ans. Cette approche a commencé par des donneurs apparentés, qui avaient une correspondance identique avec le receveur de la greffe, et s'est élargie pour inclure des amis qui étaient également proches du receveur. Cependant, étant donné que tous les éventuels receveurs d'une greffe ne peuvent pas trouver un donneur compatible auprès de leur famille ou de leurs amis, et que, selon les preuves, le taux de réussite avec des donneurs non apparentés était équivalent à celui des greffes entre frères et sœurs identiquement appariés, le bassin de donneurs potentiels s'est élargi pour inclure des personnes n'ayant aucun lien avec le receveur. Cela a conduit à la possibilité d'identifier des ensembles de paires donneur–receveur compatibles à partir d'un registre de paires incompatibles pour d'éventuelles combinaisons d'échange multiples. Par exemple, un membre de la famille ou un ami pourrait vouloir faire don d'un organe, mais il est incompatible avec le receveur. Une autre paire peut avoir le même problème. Un échange pourrait être possible si le donneur consentant de la paire A est compatible avec le receveur potentiel de la paire B, et si le donneur consentant de la paire B est compatible avec le receveur potentiel de la paire A (Saidman et coll., 2006).

Dans la plupart des contextes, le donneur fait l'objet d'un suivi supplémentaire, compte tenu des risques associés à cette décision. En raison des nombreuses questions éthiques, des lignes directrices sur les donneurs ont été élaborées pour s'assurer que le processus est juridiquement et éthiquement solide (Wright et coll., 2004).

Dans toutes les provinces et tous les territoires, à l'exception de l'Ontario, de l'Île-du-Prince-Édouard et du Québec, seule une personne qui a atteint l'âge de la majorité peut légalement consentir à un don *inter vivos* de tissus. L'Ontario et l'Île-du-Prince-Édouard permettent aux personnes n'ayant pas atteint l'âge de la majorité, mais qui ont au moins 16 ans, de donner leur consentement sans l'approbation d'un parent ou d'un tuteur (voir la *Loi sur le Réseau Trillium pour le don de vie*, 1990, par. 3(1); la *Human Tissue Donation Act*, 1988, a. 6(1)).

Au Québec, un mineur (une personne qui n'a pas encore atteint l'âge de la majorité) peut faire un don *inter vivos* de tissu régénérateur uniquement avec le consentement d'un parent ou d'un tuteur (au Québec, l'équivalent du tuteur légal d'un enfant) et avec la permission du tribunal, à condition que la procédure n'entraîne pas de risque grave pour la santé du mineur (*Code civil du Québec*, art. 19, par. 2). Toutefois, la common law permettrait probablement de tels dons si le donneur était un adulte, mentalement capable et prenant une décision libre et pleinement éclairée.

En plus d'avoir l'âge requis, une personne en Alberta, en Colombie-Britannique, à Terre-Neuve-et-Labrador, en Nouvelle-Écosse, en Ontario, en Saskatchewan ou au Yukon doit être mentalement capable de donner son consentement et doit prendre une décision libre et éclairée (voir la *Personal Directives Act*, 2000, de l'Alberta, par. 3(1); la *Human Tissue Gift Act*, 1996, de la Colombie-Britannique, par. 3(1); la *Human Tissue Act*, 1990, de Terre-Neuve-et-Labrador, par. 4(1); la *Human*

Organ and Tissue Donation Act, 2019, a. 1 et 5 de la Nouvelle-Écosse; la *Loi sur le Réseau Trillium pour le don de vie*, 1990, par. 3(1) de l'Ontario; la *Loi sur les dons de tissus humains*, 2015, a. 3 et 4 de la Saskatchewan; et la *Loi sur les dons de tissus humains*, 2002, s. 3(1) du Yukon). Une « décision libre et éclairée » (comme nous l'avons vu dans le chapitre 6) suit les exigences de la common law, relatives au consentement pleinement éclairé à un traitement médical, énoncées par la Cour suprême du Canada dans l'arrêt *Reibl v. Hughes* (1980). Le médecin doit informer le donneur de tous les risques potentiels et importants inhérents à l'intervention, qui seraient raisonnablement susceptibles d'influencer sa décision.

Pour que leur consentement soit valide, les habitants de l'Île-du-Prince-Édouard doivent être en mesure de comprendre les conséquences et la nature de la transplantation de tissus de leur corps de leur vivant (*Human Tissue Donation Act*, 1988, s. 6(1)). S'il y a un doute sur ce point, le médecin doit déterminer, au moyen d'une évaluation indépendante, si la transplantation doit être effectuée (par. 6[2], [8]).

Donneurs vivants d'organes : les personnes vulnérables et les personnes inaptes

Les situations dans lesquelles le donneur potentiel est mineur, est mentalement inapte ou est autrement incapable de prendre une décision éclairée parce qu'il ne comprend pas la nature et les conséquences de la procédure posent un problème particulier. De telles situations pourraient survenir, par exemple, si le risque pour la santé du donneur (un mineur) est minime et, par conséquent, parfaitement acceptable, et que le tissu est nécessaire de toute urgence pour sauver la vie de son frère ou de sa sœur.

Comme il a été mentionné précédemment, la loi de l'Île-du-Prince-Édouard prévoit une évaluation indépendante dans une situation où le donneur semble ne pas comprendre la nature et les conséquences de la transplantation tout en y consentant. Les évaluateurs doivent déterminer si :

- La greffe est le traitement de choix
- Le donneur a été contraint ou incité à donner son consentement
- L'enlèvement du tissu créera un important risque pour la santé ou autre pour le donneur
- La Loi et ses règlements ont été respectés (*Human Tissue Donation Act*, 1988, s. 8(6))

À l'Île-du-Prince-Édouard, cette exigence d'évaluation s'applique également dans le cas des donneurs de moins de 16 ans, même s'ils comprennent la nature et les conséquences de la greffe (*Human Tissue Donation Act*, 1988, a. 7(1), (4)). Dans le cas d'un mineur de moins de 16 ans, le consentement des parents est également requis pour un don *inter vivos* de tissu régénérateur (p. ex., moelle osseuse). Une exigence supplémentaire pour les donneurs *inter vivos* âgés de moins de 16 ans, à l'Île-du-Prince-Édouard, stipule qu'il faut avoir éliminé toute éventualité, pour des raisons médicales ou autres, que les autres membres de la famille du donneur puissent agir comme donneurs. Les évaluateurs doivent donner par écrit les motifs de leur décision et indiquer dans leur évaluation que la transplantation doit être effectuée.

La loi de l'Île-du-Prince-Édouard prévoit en outre qu'une personne peut, dans les trois jours, interjeter appel de la décision devant la Cour suprême de l'Île-du-Prince-Édouard (*Human Tissue Donation Act*, 1988, s. 9(1)). La Cour peut confirmer, modifier ou casser (annuler) la décision des évaluateurs, ou renvoyer l'affaire aux évaluateurs pour la prise d'autres mesures. En attendant la décision de l'appel, la transplantation ne peut avoir lieu.

La *Loi sur les dons de tissus humains* (C.C.S.M., c. H180) du Manitoba et la *Loi sur le Réseau Trillium pour le don de vie* de l'Ontario (1990) permettent aux personnes de moins de 18 ans, mais d'au moins 16 ans de consentir au don de tissus de leur vivant. Cependant, un médecin qui n'est pas et n'a jamais été associé au receveur proposé doit attester par écrit qu'il croit que cette personne est capable de comprendre et qu'elle comprend effectivement la nature et l'effet de la transplantation. De plus, au Manitoba, un parent doit donner son consentement, et le donneur doit être un membre de sa famille immédiate (*Loi sur les dons de tissus humains*, a. 10(1), (2)). Le médecin qui fait le certificat ne peut pas participer à la transplantation. Cette disposition répond aux préoccupations concernant les conflits d'intérêts potentiels.

Au Manitoba, les personnes de moins de 16 ans ne peuvent donner de tissus de leur vivant que si les conditions suivantes sont remplies :

- Le receveur proposé est un membre de la famille immédiate du donneur.
- Seul du tissu régénérateur sera donné.

- Sans la transplantation du tissu, le receveur mourrait probablement.
- Les risques pour la vie et la santé du donneur sont minimes.
- Le donneur consent à la transplantation.
- Le parent ou le tuteur légal du donneur a donné son consentement.
- La transplantation est recommandée par un médecin qui n'est pas et n'a jamais été impliqué, de quelque façon que ce soit, avec le receveur et ne participera pas à la transplantation.
- Le tribunal donne son approbation.

L'Alberta, la Colombie-Britannique, Terre-Neuve, la Nouvelle-Écosse, l'Ontario, la Saskatchewan et le Yukon n'exigent pas de procédure d'évaluation dans le cas d'un donneur *inter vivos* mineur ou inapte mentalement. La *Loi de 1996 sur le consentement aux soins de santé* (art. 6, par. 3) de l'Ontario, par exemple, stipule expressément que ses dispositions n'ont pas d'incidence sur la loi en ce qui concerne, entre autres, l'enlèvement de tissus régénératifs ou non régénératifs pour l'implantation dans le corps d'une autre personne.

Les lois sur le don de tissus humains de la plupart de ces provinces sont pratiquement identiques. Toutefois, elles prévoient que si le donneur qui consent est mineur, qu'il est mentalement inapte à consentir ou qu'il est incapable de prendre une décision libre et éclairée, le consentement est toujours juridiquement valide si la personne qui agit sur ce consentement (vraisemblablement le médecin qui effectuera la transplantation) n'a aucune raison de croire que le donneur est mineur, est mentalement inapte, ou est incapable de prendre une décision libre et éclairée. Il y a donc une exigence relative à la bonne foi de la personne qui effectue la transplantation et au devoir pour elle de s'assurer qu'un donneur potentiel est, en effet, un adulte mentalement capable, qui donne un consentement libre et éclairé.

Dans la plupart des cas, cette disposition ne pose pas de problème. La plupart des médecins et des infirmières ou infirmiers sont compétents pour évaluer les capacités mentales générales de leurs patients. Un examen attentif avec le patient de l'ensemble des risques importants inhérents à la transplantation, selon les critères énoncés dans l'affaire *Reibl v. Hughes* (1980), réglerait probablement le problème du consentement libre et éclairé. Le cas du mineur pose un problème

légèrement différent lorsque cette personne semble beaucoup plus âgée qu'elle ne l'est en fait. Le niveau de maturité exprimé dans la conversation entre le professionnel de la santé et le mineur ne peut être considéré comme concluant. La loi protège les professionnels de la santé qui agissent de bonne foi dans une telle situation.

En dehors de cela, ces donneurs potentiels auraient besoin d'une sorte d'autorisation judiciaire conformément à la common law. C'est la voie traditionnelle dans les administrations qui manquent de procédures, comme celles requises à l'Île-du-Prince-Édouard, ou de dispositions explicites à l'égard de l'autorisation des tribunaux, comme celles du Code civil du Québec. Un tribunal qui examinerait une telle affaire tiendrait probablement compte de facteurs comme ceux mentionnés dans la Loi de l'Île-du-Prince-Édouard et, en outre, tiendrait compte de l'incidence de la procédure sur le donneur.

Dans le cas d'un mineur, certains tribunaux se sont fondés sur la règle du « mineur compétent ». Cette règle soutient qu'une personne n'ayant pas atteint l'âge de la majorité peut être suffisamment mature pour comprendre pleinement la nature et les conséquences de la transplantation. Étant donné que le donneur dans ces cas ne reçoit pas, de la transplantation, d'avantage direct pour sa santé, dans certains États américains, les tribunaux ont considéré que le donneur nourrisson pourra tirer un avantage émotionnel de la survie de son frère ou de sa sœur à l'avenir. La famille est donc soulagée du stress potentiel du décès de l'un de ses membres et peut fournir un soutien émotionnel complet au donneur. De plus, surtout dans les cas où le donneur est assez âgé pour avoir exprimé ne serait-ce qu'un désir rudimentaire d'aider le frère ou la sœur (bien qu'il ne comprenne pas pleinement la nature et les conséquences de la transplantation), cet enfant est épargné de la culpabilité émotionnelle qui peut se développer plus tard dans la vie de ne pas avoir eu l'occasion de sauver la vie de son frère ou de sa sœur (Sneiderman et coll., 1989).

Dons post mortem

Le consentement au don de tissus après le décès du donneur est quelque peu différent. La politique qui sous-tend la loi dans de tels cas est d'encourager le don d'organes après le décès, car le nombre de receveurs qui en ont un besoin urgent est toujours important. Ainsi, les exigences relatives au consentement légal sont plus larges et souples.

Dans l'ensemble des provinces et des territoires, une personne majeure (de plus de 16 ans en Ontario et à l'Île-du-Prince-Édouard) peut consentir par écrit au prélèvement de tout tissu à des fins thérapeutiques, d'éducation ou de recherche médicales. Sauf au Québec, le document écrit contenant le consentement peut faire partie d'un testament ou d'un autre acte testamentaire (p. ex., une carte de donneur d'organes, un permis de conduire), peu importe si ce testament est valide sur le plan juridique.

Au Manitoba et en Ontario, les personnes âgées de moins de 18 ans, mais d'au moins 16 ans, peuvent consentir à un tel prélèvement, mais seulement avec le consentement de leur parent ou tuteur, à moins que le parent ou le tuteur ne soit pas disponible (p. ex., décédé, atteint d'une maladie physique ou mentale, ou autrement absent) (voir la *Loi sur les dons de tissus humains* C.P.L.M., ch. H180, par. 2(1), 2(2) du Manitoba; et la *Loi sur le Réseau Trillium pour le don de vie*, 1990, a. 3) de l'Ontario). Ces dispositions offrent de la flexibilité et favorisent la disponibilité des organes. Le consentement donné par une personne âgée de moins de 16 ans est réputé valide si la personne qui agit en conséquence n'avait aucune raison de croire que le donneur post mortem était en fait âgé de moins de 16 ans. Cela reflète les dispositions du don *inter vivos* dans la plupart des provinces et impose une exigence de bonne foi de la part des médecins qui agissent en fonction de la directive du donneur.

Au Québec, un mineur de 14 ans ou plus peut autoriser le prélèvement d'organes ou de tissus ou donner son corps à des fins médicales ou scientifiques. Un mineur de moins de 14 ans peut également le faire avec le consentement écrit d'un parent ou d'un tuteur (*Code civil du Québec,* art. 43).

La plupart des provinces permettent que le donneur consente oralement en présence de deux témoins lors de la dernière maladie du donneur. Le Manitoba et l'Île-du-Prince-Édouard ne précisent pas si le consentement doit être donné par écrit. Les lois de ces deux provinces parlent du prélèvement de tissus « tel qu'il peut être précisé dans le consentement », ce qui implique l'exigence d'un consentement écrit. Toutefois,

dans un cas où un consentement oral clair et sans équivoque est donné en présence d'au moins deux témoins, il est possible qu'un tel consentement soit admissible comme preuve claire des dernières volontés du donneur. Dans tous les cas, le donneur peut révoquer (annuler) son consentement à tout moment avant son décès, dès son entrée en vigueur.

Dons post mortem sans le consentement de la personne décédée

Qu'en est-il des situations dans lesquelles la personne décédée n'a exprimé aucun souhait concernant le don de tissus ou d'organes après son décès, ou était incapable de donner son consentement? Cela est différent d'un refus exprès du consentement parce que la loi exige le respect d'un tel refus, même s'il est malheureux pour le receveur potentiel. Pourtant, des organes ou des tissus peuvent être nécessaires de toute urgence pour sauver la vie d'une autre personne. Dans de tels cas (c.-à-d. lorsque le donneur potentiel n'a exprimé aucun souhait et que la mort est imminente de l'avis d'un médecin), la loi de toutes les administrations permet à d'autres personnes précises de prendre la décision concernant le prélèvement de tissus ou d'organes sur le corps du défunt.

Il existe une hiérarchie de personnes qui peuvent être approchées pour prendre cette décision :

1. Le conjoint du donneur
2. S'il n'y a pas de conjoint, l'un des enfants du donneur âgés de plus de 18 ans
3. S'il n'a pas d'enfants, l'un ou l'autre des parents du donneur (ou son tuteur légal, dans certaines provinces; à l'Île-du-Prince-Édouard, le tuteur de la personne se classe au-dessus de son conjoint)
4. L'un des frères et sœurs du donneur
5. Le plus proche parent du donneur
6. Si aucune personne parmi celles mentionnées ci-dessus n'est disponible, toute personne qui est en possession légale du corps

Les lois précisent que la sixième catégorie exclut le coroner, le médecin légiste, l'embaumeur et le directeur de funérailles. Il est concevable d'inclure l'exécuteur testamentaire ou l'administrateur de la succession du donneur parce que cette personne est responsable de l'élimination appropriée et respectueuse, soit par inhumation, soit par crémation, des restes du défunt.

Parfois, les proches de la personne décédée ne s'entendent pas sur l'autorisation du prélèvement d'organes ou de tissus. Par exemple, le conjoint d'un patient, N. S., dont le décès est imminent, pourrait refuser la demande du médecin de prélever les reins du patient, alors que le parent du patient pourrait l'accepter. Dans la plupart des provinces et territoires, la loi prévoit une solution à ce type de conflit : nul ne peut donner suite à un consentement donné au nom d'un donneur mourant ou décédé s'il a connaissance d'une objection de la part d'une personne ayant le même lien de parenté avec le donneur ou un lien plus étroit que celui qui a donné le consentement. Ainsi, dans notre scénario de cas, les souhaits du conjoint du donneur l'emporteraient sur ceux du parent du donneur. De même, dans un cas où l'un des frères et sœurs du donneur a donné son consentement et un autre s'y est opposé, cette objection annulerait le consentement et le don, à moins qu'un autre parent plus proche du donneur n'y consente. La législation du Manitoba ne prévoit pas de mécanisme pour résoudre de tels différends, mais il est probable qu'un professionnel de la santé de cette province dans cette situation pourrait résoudre un tel conflit de cette manière.

Au Québec, le Code civil permet aux héritiers ou successeurs de la personne décédée de donner ou de refuser leur consentement (*Code civil du Québec,* art. 42). Il n'y a pas de mécanisme de résolution des conflits dans le Code civil. Toutefois, une personne qualifiée pour donner son consentement au nom du donneur (de son vivant) peut également consentir au prélèvement de tissus ou d'organes du corps de la personne décédée (*Code civil du Québec,* art. 45, par. 1). Au Québec, un médecin peut procéder au prélèvement d'un organe ou de tissus d'une personne décédée si deux médecins certifient qu'ils n'ont pas été en mesure d'obtenir un tel consentement en temps voulu et que l'opération était nécessaire de toute urgence pour sauver une vie humaine ou pour améliorer considérablement la qualité d'une vie (*Code civil du Québec,* art. 45, par. 2).

Enfin, la loi, comme toujours, respecte les souhaits du donneur décédé ou mourant. Si les professionnels de la santé agissant conformément au consentement du conjoint ou d'un autre parent d'un donneur ont des raisons de croire que le donneur s'opposerait au prélèvement ou, comme au Manitoba, qu'un tel prélèvement serait contraire à la religion du donneur (*Loi sur*

les dons de tissus humains C.C.S.M., ch. H180, alinéa 4(3)a)), ils ne peuvent aller de l'avant sur la base de ce consentement. De même, si le professionnel de la santé responsable du patient croit que le décès est survenu dans des circonstances nécessitant une enquête d'un coroner ou d'un médecin légiste (c.-à-d. que le décès n'est pas imputable à des causes naturelles et qu'une enquête sur sa cause est requise), ce professionnel ne peut pas procéder sur la base du consentement à moins que le coroner ou le médecin légiste y consente. Cette exigence préserve la valeur probante d'un examen post mortem du corps.

Stratégies législatives visant à promouvoir le prélèvement d'organes

Le Manitoba et l'Ontario ont tenté, dans leur loi sur le don d'organes, d'encourager les médecins et d'autres professionnels de la santé à trouver des donneurs d'organes potentiels. La Loi du Manitoba exige que le dernier médecin qui s'est occupé de la personne décédée examine, après le décès, lorsque la personne n'a donné aucune directive quant au don d'organes (ou dont la directive est invalide parce que la personne était inapte), s'il est approprié de demander la permission au mandataire du donneur ou à un autre parent de prélever du tissu ou d'utiliser le corps à des fins thérapeutiques (*Loi sur les dons de tissus humains* C.P.L.M., ch. H180, s. 4(1)). La Loi de l'Ontario exige qu'un établissement de soins de santé désigné avise le Réseau Trillium pour le don de vie du décès survenu ou imminent d'un patient dont il a la charge (*Loi sur le Réseau Trillium pour le don de vie*, 1990, s. 8.1(1)). Le Réseau, établi en vertu de la Loi, est alors tenu de déterminer, selon la viabilité des organes, si l'établissement de soins de santé doit communiquer avec le patient ou son mandataire spécial au sujet du consentement au don de tissus. Il s'agit de s'assurer que, dans tous les cas où des organes viables pourraient être prélevés, le patient ou son mandataire spécial a la possibilité d'envisager de façon proactive le don d'organes.

La loi de l'Île-du-Prince-Édouard exige qu'un médecin traitant ou une autre personne indique s'il a discuté d'un don de tissus ou d'organes avec l'une ou l'autre des personnes autorisées à y consentir au nom du patient. Si aucune discussion de ce genre n'a eu lieu, la raison pour laquelle elle n'a pas eu lieu doit être consignée (*Human Tissue Donation Act*, 1988, a. 4). La loi de l'Île-du-Prince-Édouard ne va pas plus loin. Elle n'exige pas qu'une telle consultation ait lieu. Comme il a été mentionné précédemment, la Nouvelle-Écosse a adopté une loi sur le consentement présumé, la *Human Organ and Tissue Donation Act (HOTDA)*, en 2019. Les statistiques du Nova Scotia Health, publiées en janvier 2022, indiquent qu'il y a eu une augmentation significative des dons de tissus (de 40 % en 2021 par rapport à 2020) et de la disponibilité des organes pour la transplantation.

SCÉNARIO DE CAS 8.4A

DEMANDE POUR UN DON OU UNE OBLIGATION

Les idées fausses et la désinformation entourant les lois sur les tissus et les organes au Canada ont malheureusement contribué à un faible taux de prélèvement d'organes dans l'ensemble du pays. Le scénario de cas de M. R. et de J. S. soulève la question de savoir si l'équipe de l'unité de soins intensifs (USI) aurait dû être plus persuasive auprès de la famille de M. R. Cela aurait été un rôle approprié pour les infirmières et infirmiers de l'équipe qui s'occupait de M. R. Grâce à une carte de donneur d'organes valide, l'équipe aurait pu aller de l'avant malgré les souhaits des parents. Malheureusement, dans la pratique, la plupart des hôpitaux ne contreviennent pas aux souhaits du plus proche parent du défunt, même avec le consentement valide du défunt, peut-être parce que la tentative de persuader la famille à donner son consentement pourrait être considérée comme coercitive. Cependant, si l'équipe aborde la famille d'une manière douce, diplomatique et sensible, la demande n'a pas besoin d'être coercitive. En fait, présentée de cette manière, une demande pourrait obtenir un soutien sérieux de la part des familles. Beaucoup plus de vies pourraient être sauvées si cette situation était expressément abordée dans la législation de chaque province.

RÉSUMÉ

Les infirmières et infirmiers d'aujourd'hui appartiennent à une culture des soins de santé qui s'efforce constamment de résoudre les mystères de la vie et de la mort. Ce chapitre a exploré les nombreuses et complexes questions éthiques, juridiques et émotionnelles qui sont associées aux transitions à la fin de la vie d'une personne.

L'accent mis par le passé sur le caractère sacré de la vie dans les soins de santé a permis de mettre au point des moyens et des technologies de traitement pouvant guérir de nombreuses maladies auparavant en phase terminale, et sauver des vies, mais cela peut aussi simplement prolonger le processus de mourir ou compromettre la qualité de ces vies sauvées. La peur de mourir dans l'isolement ou dans la douleur et la souffrance a poussé la société à chercher d'autres options pour protéger les gens de cette possibilité malheureuse.

Le personnel infirmier joue un rôle essentiel au cours de ce parcours important en fournissant des soins compatissants et du réconfort au patient, en soutenant la famille et, en fin de compte, en veillant à ce que le processus de mourir soit digne et respectueux de toutes les personnes impliquées.

Les infirmières et infirmiers ont un rôle important à jouer pour s'assurer que les droits et la dignité des patients sont respectés tout au long du processus de mourir. Dans la prestation de soins compatissants, l'objectif des soins infirmiers est que les patients soient à l'aise, soient tenus à l'abri de la douleur et de la souffrance, et restent en contrôle de leur vie et de la nature de leur mort. Lorsque la loi le permet, les personnes sont en mesure de prendre des décisions sur l'endroit et la façon dont elles souhaitent mourir et sur les personnes qui devraient les accompagner dans cette transition. Les infirmières et les infirmiers soutiennent les souhaits des patients en fin de vie en veillant au respect de leurs croyances culturelles et religieuses, au suivi de leurs directives préalables, en influençant un processus de don d'organes respectueux lorsque c'est le souhait de la personne et en demeurant sensibles aux besoins des mourants, tout au long du continuum de la vie, des nouveau-nés prématurés aux personnes âgées.

PENSÉE CRITIQUE

Les scénarios suivants sont fournis pour stimuler la réflexion, la discussion et l'analyse. À mesure que vous examinez chaque affaire, tenez compte des questions suivantes ainsi que de celles propres à l'affaire :

1. Dans ces affaires, les infirmières et infirmiers ont-ils violé des normes éthiques ou juridiques?
2. Dans l'affirmative, quelles sont ces normes?
3. Y a-t-il un risque de responsabilité civile ou criminelle?
4. Comment ces situations auraient-elles pu être évitées?

Points de discussion

1. Que pensez-vous de l'aide médicale à mourir (AMM)? Êtes-vous à l'aise avec les lignes directrices et les mesures de protection qui ont été mises en place pour prévenir les abus? Que pensez-vous de l'élargissement de la loi pour inclure les mineurs et les malades mentaux, ainsi que pour permettre des directives anticipées? Quel rôle les infirmières et infirmiers devraient-ils jouer dans ces délibérations?
2. Prenons l'exemple d'un débat d'équipes où une équipe plaide en faveur de l'AMM et l'autre s'y oppose. Appliquez les théories décrites dans le chapitre 2 à la discussion.
3. Quelles sont les lignes directrices en place dans votre établissement pour s'assurer qu'une personne a une mort paisible et digne? Ces lignes directrices peuvent-elles être améliorées?
4. Votre établissement a-t-il des politiques ou des règles qui limitent l'accès des familles aux patients? Ces règles ou politiques peuvent-elles être appuyées sur le plan éthique?

SCÉNARIO DE CAS 8.6

DANS L'INTÉRÊT SUPÉRIEUR DE QUI?

Un jeune homme de 29 ans a subi une blessure grave à la tête dans un accident de voiture il y a sept ans, et vit actuellement dans un établissement de soins de longue durée. Le patient ne peut pas communiquer de quelque façon que ce soit, nécessite une gamme de soins complète et souffre d'incontinence urinaire et fécale. On croit que le patient est dans un état végétatif chronique, et l'équipe pense que son pronostic est sans espoir. Le patient est muni d'une sonde de gastrostomie par laquelle il est régulièrement alimenté.

Les parents du patient croient que leur enfant ne souhaite pas être maintenu en vie de cette façon et ont demandé que la sonde d'alimentation soit retirée. Ils ont fait cette demande à plusieurs reprises au cours des dernières années. Cependant, la politique de l'hôpital ne permet pas l'arrêt de l'alimentation entérale. Comme le tube de gastrostomie du patient est remplacé à intervalles réguliers, la famille demande maintenant qu'il ne soit pas remplacé en cas de chute accidentelle.

Questions

1. Que pensez-vous de la politique de cet hôpital concernant le retrait du traitement?
2. En tant qu'infirmière ou infirmier, comment soutiendriez-vous cette famille?
3. Êtes-vous d'accord avec le souhait de la famille?
4. Dans une telle situation, quelles seraient les exigences légales pour le don d'organes dans votre province de résidence?
5. Quels critères votre hôpital utilise-t-il pour déterminer le décès?

SCÉNARIO DE CAS 8.7

QUI EST-CE QUE JE SOUHAITE AVOIR À MES CÔTÉS?

Une patiente de 74 ans, qui a subi une crise cardiaque grave causant un petit trou dans son septum ventriculaire, est dans un état critique. La seule option est de lui fournir un soutien cardiaque mécanique et d'effectuer une intervention chirurgicale immédiate.

La famille de la patiente reste dans la salle d'attente de l'unité de soins intensifs (USI) pendant la chirurgie, qui prend environ six heures. Ils sont soulagés lorsque la chirurgie est terminée et que la patiente retourne à l'USI. On leur a dit qu'ils pourront lui rendre visite quelques minutes après son installation, mais lorsqu'ils veulent aller la voir, on leur dit qu'ils devront attendre parce que c'est le changement de quart de travail. Une demi-heure passe, et la famille demande à nouveau. Cette fois, on leur dit que les infirmières sont toujours en train d'organiser les soins. Ils doivent donc attendre un peu plus longtemps. Ce qui se passe, en fait, c'est que la patiente saigne encore à la suite de la chirurgie. L'équipe infirmière est en train d'administrer des transfusions, et

la patiente est évaluée par le chirurgien et un hématologue. Une heure et demie plus tard, la famille n'a toujours pas été autorisée à entrer dans sa chambre. En se renseignant à nouveau, ils ont droit à une visite de cinq minutes.

Questions

1. Quelles sont les responsabilités de l'équipe infirmière envers cette patiente et sa famille? S'est-elle acquittée de ces responsabilités? Son approche était-elle centrée sur les soins infirmiers ou sur la patiente?
2. Quelles politiques au sein des hôpitaux et des USI pourraient nuire à la réponse des infirmières et infirmiers aux besoins des patients et des familles?
3. Comment le personnel infirmier et les directeurs des services infirmiers pourraient-ils s'assurer que les politiques et les règles reflètent des normes éthiques et professionnelles élevées?
4. Pouvez-vous penser à des situations similaires dans votre propre expérience de pratique?

SCÉNARIO DE CAS 8.8

LE COÛT DU CONFORT?

Un gestionnaire de cas dans le milieu des soins à domicile coordonne actuellement les soins d'une patiente atteinte de cancer, qui souhaite mourir à domicile. On s'attend à ce que son décès survienne dans les prochains jours. Les infirmières et infirmiers communautaires font des visites tous les jours, mais la famille de la patiente fournit la plupart de ses soins. Bien que la patiente reçoive régulièrement de la morphine, elle est toujours dans un grand inconfort et est émaciée; la peau au-dessus du coccyx s'est décomposée, et le cancer s'est métastasé aux os. La famille informe le gestionnaire de cas que lors d'une récente admission à l'hôpital, le personnel infirmier a fourni un matelas spécial qui a considérablement soulagé l'inconfort de la patiente. Le gestionnaire de cas explique que ce matelas n'est pas une ressource qui est couverte et offre plutôt la présence de personnel d'infirmier de service spécial pour les prochaines nuits. Étant donné que le décès de la patiente est

imminent, le gestionnaire de cas croit que la famille a besoin de repos. La famille refuse l'offre d'aide de personnel infirmier supplémentaire parce qu'elle veut rester présente avec son parent pendant les dernières heures. Elle prend des dispositions pour louer le matelas à ses propres frais.

Questions

1. Quelles sont les responsabilités du gestionnaire de cas pour s'assurer que les besoins en matière de soins de cette patiente sont satisfaits?
2. Est-il logique qu'une intervention plus rentable et pratique (le matelas) soit refusée? Comment les infirmières et infirmiers peuvent-ils modifier les politiques de l'agence afin d'introduire des lignes directrices qui mettent l'accent sur les besoins individuels? (Ou tous les patients devraient-ils être traités de la même manière?)

SCÉNARIO DE CAS 8.9

UN PEU PLUS DE TEMPS

O. W. est enceinte de son premier enfant. La grossesse s'est très bien passée, et O. W. et son partenaire sont impatients de voir leur bébé. O. W. est à 24 semaines de grossesse quand elle éprouve soudainement des douleurs abdominales sévères. Le partenaire d'O. W. se précipite à l'hôpital, où O. W. est en plein travail. L'équipe de soins de santé tente de ralentir le travail d'O. W., mais ne réussit pas. Pendant ce temps, elle fait une échographie d'urgence pour évaluer l'état du bébé. L'équipe constate que le bébé a d'importants problèmes cardiaques qui, s'ils ne sont pas traités immédiatement après la naissance, entraîneront la mort peu de temps après. Il est possible pour le centre pédiatrique le plus proche, qui fait des chirurgies cardiaques, d'envoyer une équipe à l'hôpital pour réanimer le bébé et le transporter immédiatement à l'établissement pédiatrique. Pour que cette option réussisse, O. W. devra subir une césarienne. Les résultats potentiels pour le bébé ne sont pas connus.

Une autre option s'est présentée aux parents. Le bébé peut naître par voie vaginale et recevoir des soins palliatifs.

Étant donné qu'une heure s'est écoulée depuis le début des douleurs abdominales d'O. W., les parents doivent prendre une décision immédiate.

Questions

1. Quels sont les enjeux éthiques associés à ce scénario?
2. Comment l'équipe de soins de santé peut-elle soutenir les parents?
3. Qui devrait prendre part à la décision?
4. Comment cette décision pourrait-elle être prise? Quels sont les facteurs à prendre en considération?

RÉFÉRENCES

Lois

Charte canadienne des droits et libertés, Partie I de la *Loi constitutionnelle de 1982*, étant l'annexe B de la *Loi de 1982 sur le Canada* (Royaume-Uni), 1982, ch. 11.

Christian Medical and Dental Society of Canada c. Ordre des médecins et chirurgiens de l'Ontario, 2019 ONCA 393.

Code civil du Québec, CQLR c. CCQ-1991 (Québec).

Code criminel, L.R.C. 1985, c. C-46 (Canada).

Human Organ and Tissue Donation Act, SNS 2019, ch. 6 (Nouvelle-Écosse).

Human Tissue Act, R.S.N.L. 1990, c. H-15 (Terre-Neuve-et-Labrador).

Human Tissue Donation Act, R.S.P.E.I. 1988, c. H-12.1 (Île-du-Prince-Édouard).

Human Tissue Gift Act, R.S.B.C. 1996, ch. 211 (Colombie-Britannique).

Loi concernant les soins de fin de vie, SQ 2014, ch. 2 (Québec).

Loi modifiant le droit criminel, L.C. 1972, ch. 13 (Canada).

Loi de 1996 sur le consentement aux soins de santé, L.O. 1996, c. 2, Ann. A (Ontario).

Loi sur les directives en matière de soins de santé, C.P.L.M., ch. H27 (Manitoba).

Loi sur les tissus humains, L.R.T.N.-O. 1988, ch. H-6 (Territoires du Nord-Ouest et Nunavut).

Loi sur les dons de tissus humains, C.P.L.M., ch. H180 (Manitoba).

Loi sur les dons de tissus humains, L.N.B. 2004, ch. H-12.5 (Nouveau-Brunswick).

The Human Tissue Gift Act, SS 2015, c. H-15,1 (Saskatchewan).

Loi sur les dons de tissus humains, L.R.Y. 2002, c. 117 (Yukon).

Personal Directives Act, R.S.A. 2000, c. P-6 (Alberta).

Representation Agreement Act, R.S.B.C. 1996, c. 405 (Colombie-Britannique).

Loi de 1992 sur la prise de décisions au nom d'autrui, L.O. 1992, ch. 30 (Ontario).

Loi sur le Réseau Trillium pour le don de vie, L.R.O. 1990, c. H. 20 (Ontario).

Loi sur les statistiques de l'état civil, C.P.L.M. ch. V60 (Manitoba).

Jurisprudence

Carter c. Canada (Procureur général) [2015] C.S.C. 5, [2015] 1 R.C.S. 331.

Cuthbertson c. Rasouli, [2013] C.S.C. 53.

Golubchuk v. Salvation Army Grace General Hospital et coll. [2008] MBQB 49 (CanLII).

Nancy B. c. Hôtel-Dieu de Québec [1992] R.J.Q. 361; (1992), 86 D.L.R. (4e) 385; (1992), 69 C.C.C. (3d) 450 (C.S.).

R. v. Kitching and Adams [1976] 6 WWR 697, p. 711 (Man. CA).

R. c. Latimer, [1995] CanLII 3921 (SK CA).

R. v. Latimer, [1997] 1 R.C.S. 217; 152 Sask. R. 1 (C.S.C.). Peine prononcée à la suite d'un deuxième procès ordonné par la Cour suprême du Canada : (1998), 121 C.C.C. (3d) 326; 172 Sask. R. 161, 185 W.A.C. 161, 22 C.R. (5e) 380, [1999] 6 W.R. 118, [1998] J.S. J. no 731 (QL); conf. par

R. c. Latimer, [2001] 1 R.C.S. 3; (2001), 193 D.L.R. (4e) 577; [2001] 6 W.W.R. 409; (2001), 150 C.C.C. (3d) 129; (2001), 39 C.R. (5th) 1; (2001), 80 C.R.R. (2d) 189; (2001), 203 Sask. R. 1.

Re Quinlan 137 NJ Super. 227; 348 A.2d. 801 (Ch. Div. 1975), In re Quinlan, 70 NJ 10, 355 A.2d. 647 (SC 1976).

Reibl c. Hughes [1980] 2 R.C.S. 880; (1980) 14 CCLT 1; 114 DLR (3d) 1; 33 NR 361 (C.S.C.).

Rodriguez c. Colombie-Britannique (Procureur général) [1993] 3 R.C.S. 519, 1993 CanLII 75 (C.S.C.) [1993] BCWLD 347; (1992), 18 WCB (2d) 279 (C.S.), aff « d. (1993), 76 BCLR (2d) 145; 22 BCAC 266; 38 W.A.C. 266; 14 CRR (2d) 34; 79 C.C.C. (3d) 1; [1993] 3 WWR 553, aff « d. [1993] 3 R.C.S. 519.

Truchon c. Procureur général du Canada, 2019 QCCS 3792.

Textes et articles

Adams, J. A., Bailey, D. E., Jr, Anderson, R. A., et coll. (2011). Nursing roles and strategies in end-of-life decision making in acute care : A systematic review of the literature. *Nursing Research and Practice, 2011*, 527834.

Alberga, H. (2022). Ontario woman enduring effects of long COVID begins process for medically assisted death. *Nouvelles de CTV.* https://toronto.ctvnews.ca/ontario-woman-enduring-effects-of-long-covid-begins-process-for-medically-assisted-death-1.5976944.

Andershed, B. (2006). Relatives in end-of-life care—Part 1 : A systematic review of the literature the five last years, Janvier 1999–février 2004. *Journal of Clinical Nursing, 15*(9), 1158-1169.

Anderson, I. (2002). *Indigenous perspectives on death and dying.* Ian Anderson Continuing Education Program in End-of-Life Care. Université de Toronto https://www.cpd.utoronto.ca/endoflife/Slides/PPT%20Indigenous%20Perspectives.pdf.

Association des infirmières et infirmiers du Canada. (2017). *Code de déontologie des infirmières et infirmiers autorisés.*

Baumann-Hölzle, R., Maffezzoni, M., et Bucher, H. U. (2005). A framework for ethical decision making in neonatal intensive care. *ACTA Pediatrica, 94*(12), 1777-1783.

Bell, M. D. D. (2006.). Emergency medicine, organ donation and the *Human Tissue Act. Emergency Medicine Journal, 23*(11), 824-827.

Bidigare, S. A. (1991.). Attitudes and knowledge of nurses regarding organ procurement. *Heart & Lung, 20*(1), 20-25.

Bigham, B. L., Koprowicz, K., Rea, T., et coll. (2011). Cardiac arrest survival did not increase in the Resuscitation Outcomes Consortium after implementation of the 2005 AHA CPR and ECC guidelines. *Resuscitation, 82*(8), 979-983.

Booth, M. (2006). Ethical issues in resuscitation and intensive care medicine. *Anaesthesia and Intensive Care Medicine, 8*(1), 36-39.

Borozny, M. L. (1988). Brain death and critical care nurses. *L'infirmière canadienne, 84*(1), 24-27.

Bremer, A., et Sandman, L. (2011). Futile cardiopulmonary resuscitation for the benefit of others : An ethical analysis. *Nursing Ethics, 18*(4), 495-504.

Browne, A., et Sullivan, B. (2006). Advance directives in Canada. *Cambridge Quarterly of Healthcare Ethics, 15*(3), 256-260.

Bruce, A., et Beuthin, R. (2019). Medically assisted dying in Canada : "Beautiful death" is transforming nurses' experiences of suffering. *Canadian Journal of Nursing Research, 52*(4), 268-277.

Bruce, A., et Boston, P. (2011). Relieving existential suffering through palliative sedation : Discussion of an uneasy practice. *Journal of Advanced Nursing, 67*(12), 2732-2740.

Campbell, C. S. (2004). Harvesting the living? Separating "brain death" and organ transplantation. *Kennedy Institute of Ethics Journal, 14*(3), 301-318.

Cantor, M. D., Braddock, C. H. III, Derse, A. R, et coll. (2003). Do-not-resuscitate orders and medical futility. *Archives of Internal Medicine, 163*, 2689-2694.

Carlet, J., Thijs, L. G., Antonelli, M., et coll. (2004). Challenges in end-of-life care in the ICU. *Intensive Care Medicine, 30*(5), 770-784.

Carpenter, T., et Vivas, L. (2020). Ethical arguments against coercing provider participation in MAiD (medical assistance in dying) in Ontario, Canada. *BMC Medical Ethics, 21*(46) https://bmcmedethics.biomedcentral.com/articles/10.1186/s12910-020-00486-2.

Centre for Effective Practice. (2017). *Medical Assistance in Dying (MAiD) : Ontario.* https://thewellhealth.ca/MAiD/

Chittick, W. C. (1992). "Your sight today is piercing" : The Muslim understanding of death and afterlife. Obayashi, H. (Ed.), *Death and afterlife : Perspectives of world religions* (pp. 125-139). New York : Greenwood Press.

Commission de mise en œuvre des recommandations sur la justice autochtone. (1999). Aboriginal concepts of justice : Aboriginal people and the role of elders. Dans le *Rapport de l'Enquête publique sur l'administration de la justice et les peuples autochtones au Manitoba.* http://www.ajic.mb.ca/volumel/chapter2.html.

Committee on Fetus and Newborn (American Academy of Pediatrics). (2007). Noninitiation or withdrawal of intensive care for high-risk newborns. *Pediatrics, 119*(2), 401-403.

Commission de réforme du droit du Canada. (1980). *Le traitement médical et le droit criminel. Document de travail no 26.*

Commission de réforme du droit du Canada. (1983). *Euthanasie, aide au suicide et interruption de traitement.* Rapport no 20.

Crowley-Matoka, M., et Arnold, R. M. (Septembre 2004). The dead donor rule : How much does the public care... and how much should we care? *Kennedy Institute of Ethics Journal, 14*(3), 319-332.

Cohen, R. W. (2004). A tale of two conversations. *Hastings Center Report, 34*(3), 49.

CTV. (2008). Orthodox Jew to remain on life support, trial next. *Nouvelles de CTV.* https://www.ctvnews.ca/orthodox-jew-to-remain-on-life-support-trial-next-1.276306

Day, L. (2001). How nurses shift from care of a brain injured patient to maintenance of a brain dead organ donor. *American Journal of Critical Care, 19*, 306-403.

Downar, J., Fowler, F. A., Halko, R., et coll. (2020). Early experience with medical assistance in dying in Ontario, Canada : A cohort study. *JAMC, 192*(8), E173-E181.

Dudzinski, D. M. (Hiver 2003). Does the respect for donor rule respect the donor? *The American Journal of Bioethics, 3*(1), 23-24.

Epstein, E. (2007). In *Moral obligations of NICU healthcare providers at the end of palliative life.* Résumé non publié, University of Virginia School of Nursing.

Ethics Committee, American College of Critical Care Medicine, et Society of Critical Care Medicine. (Septembre 2001.). Recommendations for nonheartbeating organ donation : A position paper by the Ethics Committee, American College of Critical Care Medicine, Society of Critical Care Medicine. *Critical Care Medicine, 29*(9), 1826-1831.

Forces armées canadiennes, 4e Division du Canada Force opérationnelle interarmées (Centre) (2020). *Operation LASER—JTFC observations in long term care facilities in Ontario.* https://www.macleans.ca/wp-content/uploads/2020/05/JTFC-Observations-in-LTCF-in-ON.pdf.

Hayes, C. (Janvier/mars 2004). Ethics in end-of-life care. *Journal of Hospice and Palliative Nursing, 6*(1), 36-45.

Heino, L., Stolt, M., et Haavisto, E. (2022). The practices of nurses about palliative sedation on palliative care wards : A qualitative study. *Journal of Advanced Nursing, 78*(11), 3733-3744.

Hester, D. M. (2003.). "Dead donor" versus "respect for donor" rule : Putting the cart before the horse. *The American Journal of Bioethics, 3*(1), 24-26.

Heyland, D. K., Allan, D. E., Rocker, G., et coll. (2009). Discussing prognosis with patients and their families near the end of life : Impact on satisfaction with end-of-life care. *Open Medicine, 3*(2), e101-e110.

Hibbert, M. (1995). Stressors experienced by nurses while caring for organ donors and their families. *Heart & Lung, 24*(5), 399-407.

Historica Canada. (2018). *Affaire Robert Latimer.* https://www.the-canadianencyclopedia.ca/fr/article/robert-latimer-case

Horton, R. (2021). *New Nova Scotia law makes it easier to be an organ and tissue donor.* https://www.blood.ca/en/research/our-research-stories/research-education-discovery/nova-scotia-presumed-consent-organ-donation.

Institut canadien d'information sur la santé. (2021). *Les soins de longue durée et la COVID-19 : les 6 premiers mois.* https://www.cihi.ca/fr/les-soins-de-longue-duree-et-la-covid-19-les-6-premiers-mois

Irving, M. J., Tong, A., Jan, S., et coll. (2012). Factors that influence the decision to be an organ donor : A systematic review of the qualitative literature. *Nephrology Dialysis Transplantation, 27*(6), 2526-2533.

Ives-Baine, L. (2007). A lasting and meaningful difference : Bereavement care. The Hospital for Sick Children. *Nursing Matters, 8*(3), 3-6.

Janvier, A., et Barrington, K. J. (2005). The ethics of neonatal resuscitation at the margins of viability : Informed consent and outcomes. *Journal of Pediatrics, 147*, 579-585.

Jezewski, M., et Finnell, D. (1998). The meaning of DNR status : Oncology nurses' experiences with patients and families. *Cancer Nursing, 21*(3), 212-221.

Johnston, G., Vukic, A., et Parker, S. (2013). Cultural understanding in the provision of supportive and palliative care : Perspectives in relation to an Indigenous population. *BMJ Supportive & Palliative Care, 3*(1), 61-68.

Jordan, M., Keefer, P. M., Lee, Y. A., et coll. (2018). Top ten tips palliative care clinicians should know about caring for children. *Journal of Palliative Medicine, 21*(12), 1783-1789.

Keatings, M. (1990). The biology of the persistent vegetative state, legal and ethical implications for transplantation : Viewpoints from nursing. *Transplantation Proceedings, 2*(3), 997-999.

Kelly, L., et Minty, A. (2007). End-of-life issues for Aboriginal patients : A literature review. *Canadian Family Physician, 53*(9), 1459-1465.

Keown, D. (2005). End of life : the Buddhist view. *Lancet, 366*, 952-953.

Kim, J. R., Elliott, D., et Hyde, C. (Mars 2004). Korean health professionals' attitudes and knowledge toward organ donation and transplantation. *International Journal of Nursing Studies, 41*(3), 299-307.

Kim, Y. S. (1998). In *Organ transplantation : Principles and practice.* Huny-Mon Pub.

Kirsch, R. E., Balit, C. R., Carnevale, F. A., et coll. (2018). Ethical, cultural, social, and individual considerations prior to transition to limitation or withdrawal of life-sustaining therapies. *Pediatric Critical Care Medicine, 19*(8), S10-S18.

Koenig, B. A. (Hiver 2003). Dead donors and the "shortage" of human organs : Are we missing the point? *The American Journal of Bioethics, 3*(1), 26-27.

Kolarik, R. C., Arnold, R. M., Fischer, G. S., et coll. (2002). Advance care planning : A comparison of values statements and treatment preferences. *Journal of General Internal Medicine, 17*(8), 618-624.

Koppelman, E. R. (2003.). The dead donor rule and the concept of death : Severing the ties that bind them. *The American Journal of Bioethics, 3*(1), 1-9.

Kowalski, W. J., Leef, K. H., Mackley, A., et coll. (2005). Communicating with parents of premature infants : Who is the informant? *Journal of Perinatology, 26*(1), 44-48.

Kramer, K. P. (1988). In *The sacred art of dying : How world religions understand death.* Paulist Press.

Lamb, C., Babenko-Mould, Y., Evans, M., et coll. (2019). Conscientious objection and nurses : Results of an interpretive phenomenological study. *Nursing Ethics, 26*(5), 1337-1349.

Lang, F., et Quill, T. (2004). Making decisions with families at the end of life. *American Family Physician, 70*(4), 719-723.

McAllister, M., et Dionne, K. (2006). Partnering with parents : Establishing effective long-term relationships with parents in the NICU. *Neonatal Network : The Journal of Neonatal Nursing, 25*(5), 329-337.

McMechan, C., Bruce, A., et Beuthin, R. (2019). Canadian nursing students' experiences with medical assistance in dying. *Quality Advancement in Nursing Education, 5*(1), 2.

Meadow, W. (Juin 2006). 500-gram infants — and 800-pound gorillas — in the delivery room. *Pediatrics, 117*(6), 2276.

Meier, E. A., Gallegos, J. V., Thomas, L. P., et coll. (2016). Defining a good death (successful dying) : Literature review and a call for research and public dialogue. *American Journal of Geriatric Psychiatry, 24*(4), 261-271.

Meller, S., et Barclay, S. (2011). Mediation : An approach to intractable disputes between parents and paediatricians. *Archives of Disease in Childhood, 96*(7), 619-621.

Menikoff, J. (Été 2002). The importance of being dead : Non-heart-beating organ donation. *Issues in Law & Medicine, 18*(1), 3-20.

Mills, M., et Cortezzo, D. E. (2020). Moral distress in the neonatal intensive care unit : What is it, why it happens, and how we can address it. *Frontiers in Pediatrics, 8*, 581.

Molloy, D. W., Guyatt, G. H., Russo, R., et coll. (2000). Systematic implementation of an advance directive program in nursing homes : A randomized controlled trial. *JAMA, 283*(11), 1437-1444.

Murray, S. A., Kendall, M., M. Boyd, K., et coll. (2005). Illness trajectories and palliative care. *British Medical Journal, 330*(7498), 1007-1011.

Ministère de la Santé et du Mieux-être de la Nouvelle-Écosse (2020). *Human organ and tissue donation act information guide.* https://beta.novascotia.ca/sites/default/files/documents/1-2403/human-organ-and-tissue-donation-act-information-guide-en.pdf.

Ordre des infirmières et infirmiers de l'Ontario. (2021). *Orientation sur le rôle des infirmières dans l'aide médicale à mourir.* https://www.cno.org/globalassets/docs/prac/51056-guidance-on-nurses-roles-in-maid-fre.pdf

Ordre des infirmières et infirmiers de l'Ontario. (2023). *Aide médicale à mourir — FAQ générale.* https://www.cno.org/fr/trending-topics/aide-medicale-a-mourir/aide-medicale-a-mourir/

Ordre des infirmières et infirmiers autorisés du Manitoba. (2021). *Medical assistance in dying : Guidelines for Manitoba nurses.* https://www.crnm.mb.ca/wp-content/uploads/2022/01/MAID-guideline-July142021.pdf.

Paris, J. J., Graham, N., Schreiber, M. D., et coll. (2006). Approaches to end-of-life decision-making in the NICU : Insights from Dostoevsky's *The grand inquisitor. Journal of Perinatology, 26*(7), 389-391.

Pesut, B., Thorne, S., Schiller, C., et coll. (2020a). Constructing good nursing practice for medical assistance in dying in Canada : An interpretive descriptive study. *Global Qualitative Nursing Research, 7.* https://doi.org/10.1177/2333393620938686.

Pesut, B., Thorne, S., Schiller, C., et coll. (2020b). The rocks and hard places of MAiD : A qualitative study of nursing practice in the context of legislated assisted death. *BMC Nursing, 19*, 12.

Pesut, B., Thorne, S., Stager, M. L., et coll. (2019). Medical assistance in dying : A review of Canadian nursing regulatory documents. *Policy Politics & Nursing Practice, 20*(3), 113-130.

Physician-assisted suicide and the right to die with assistance. (1992). *Harvard Law Review, p. 105*(Remarque), 2021.

Porteri, C. (2018). Advance directives as a tool to respect patients' values and preferences : Discussion on the case of Alzheimer's disease. *BMC Medical Ethics, 19*, 9.

Rassin, M., Lowenthal, M., et Silner, D. (2005). Fear, ambivalence, and liminality : Key concepts in refusal to donate an organ after brain death. *JONA's Healthcare Laws Ethics and Regulation, 7*(3), 79-85.

Régie de la santé de la Nouvelle-Écosse (2022). *Progressive donation legislation saves lives, inspires innovation.* https://www.nshealth.ca/news/progressive-donation-legislation-saves-lives-inspires-innovation#:~:text5Since%20December%202020%2C%20547%2C245%20Nova,of%20the%20eligible%20donor%20population.

Robb, N. (1997). Death in a Halifax hospital : A murder case highlights a profession's divisions. *Journal de l'Association médicale canadienne, 157*, 757-762.

Robb, N. (1998). The Morrison ruling : The case may be closed but the issues it raised are not. *Journal de l'Association médicale canadienne, 158*, 1071-1072.

Robertson, G., et Picard, E. (2018). In *Legal liability of doctors and hospitals in Canada* (5e édition). Carswell.

Ross, H. M. (Avril 2001). Islamic tradition at the end of life. *MEDSURG Nursing, 10*(2), 83-87.

Saidman, S. L., Roth, A. E., Sönmez, R., et coll. (2006). Increasing the opportunity of live kidney donation by matching for two- and three-way exchanges. *Transplantation, 81*(5), 773-782.

Santé Canada. (2018). *Aide médicale à mourir (AMM).*

Singer, P. A., Robertson, G., et Roy, D. J. (1996). Bioethics for clinicians : 6. Advance care planning. *Journal de l'Association médicale canadienne, 155*(12), 1689-1692.

Sneiderman, B., Irvine, J. C., et Osborne, P. H. (1989). In *Canadian medical law : An introduction for physicians and other health care professionals.* Carswell (pp. 220-223).

Solomon, C. M., et Schell, M. S. (2009). In *Seven keys to doing business with a global mindset.* McGraw-Hill.

Solomon, M. Z., O'Donnell, L., Jennings, B., et coll. (janvier 1993). Decisions near the end of life : Professional views on life-sustaining treatments. *American Journal of Public Health, 83*(1), 14-23.

Solomon, M. Z., Sellers, D. E., Heller, K. S., et coll. (octobre 2005). New and lingering controversies in pediatric end-of-life care. *Pediatrics, 116*(4), 872-883.

Société de protection des infirmières et infirmiers du Canada. (2021). *Aide médicale à mourir : Ce que toute infirmière ou tout infirmier devrait savoir.*

Société de protection des infirmières et infirmiers du Canada. (2017). *Question juridique : mineur mature.* https://spiic.ca/article/question-juridique-mineur-mature/

Société canadienne de pédiatrie. (2004). Treatment decisions regarding infants, children and adolescents. *Paediatric & Child Health,, 9*(2), 99-103.

Spike, J. (2000). Controlled NHBD protocol for a fully conscious person : When death is intended as an end in itself and it has its own end. *The Journal of Clinical Ethics, 11*(1), 72-76.

Steger, M. (7 septembre 2021). *Update on Medical Assistance in Dying in Canada.* https://www.bcli.org/update-on-medical-assistance-in-dying-in-canada/.

Steinberg, D. (Mars 2003). Eliminating death. *The American Journal of Bioethics, 3*(1), 17-18.

Tang, V. T. N. (2002). *Buddhist view on death and rebirth.* https://www.urbandharma.org/udharma5/viewdeath.html.

Task Force on Presumed Consent. (1994). *Organ procurement strategies. A review of ethical issues and challenges.* Multiple Organ Retrieval et Exchange Program of Ontario (pp. 7).

Trachtman, H. (Hiver 2003). Death be not political. *The American Journal of Bioethics, 3*(1), 31-32.

Truog, R. D. (Septembre 2000). Organ transplantation without brain death. *Annals of New York Academy of Sciences, 913*(1), 229-239.

Truog, R. D., et Robinson, W. M. (Septembre 2003). Role of brain death and the dead-donor rule in the ethics of organ transplantation. *Critical Care Medicine, 31*(5), 2391-2396.

Veatch, R. M. (Hiver 2003). The dead donor rule : True by definition. *The American Journal of Bioethics, 3*(1), 10-11.

Venneman, S. S., Narnor-Harris, P., Perish, M., et coll. (2008). « Allow natural death » versus « do not resuscitate » : Three words that can change a life. *Journal of Medical Ethics, 34*, 2-6.

Webster, B. (2022). In *Palliative care in the pandemic.* Hospice Peterborough [Présentation à l'assemblée générale].

Wright, L., Faith, K., Richardson, R., et coll. (2004). Ethical guidelines for the evaluation of living organ donors. *Journal canadien de chirurgie, 47*(6), 408-413.

Yazdani, S., Buchman, D. Z., Wright, L., et coll. (2018). Organ donation and medical assistance in dying : Ethical and legal issues facing Canada. *Revue de droit et santé de McGill, 11*(2), 59-85.

Youngner, S. J., Allen, M., Bartlett, E. T., et coll. (août 1985). Psychosocial and ethical implications of organ retrieval. *New England Journal of Medicine, 5*(313), 321-324.

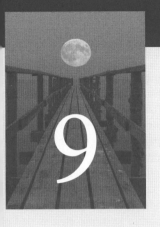

9

QUESTIONS ÉTHIQUES ET JURIDIQUES LIÉES À L'AVANCEMENT DE LA SCIENCE ET DE LA TECHNOLOGIE

OBJECTIFS D'APPRENTISSAGE

Le but de ce chapitre est de fournir un aperçu des domaines suivants :

- Les dimensions juridiques, sociales et éthiques qui découlent de l'innovation scientifique, y compris celles au niveau de la technologie moléculaire et des techniques de l'ADN recombinant
- Les progrès en matière de génétique et de génomique, et leur influence sur les générations actuelles et futures
- Les progrès dans les sciences et technologies de reproduction
- Le rôle des soins infirmiers dans le soutien aux personnes touchées par ces technologies

INTRODUCTION

Les avancées extraordinaires dans les soins, les sciences et les technologies de la santé ont grandement affecté le rôle du personnel infirmier. Ces avancées comprennent des progrès au niveau de la pharmaceutique, de la communication numérique, de la télésanté, des robots utilisés pour traiter les patients dans les régions éloignées, et des technologies qui améliorent les soins et la sécurité des patients. En science médicale, il y a eu des progrès dans les technologies de reproduction génétique, de la recherche sur les cellules souches, de la **médecine personnalisée**, et du développement de vaccins utilisant la technique de l'ARNm.

L'utilisation de ces technologies et techniques soulève de nombreuses questions éthiques quant à savoir :

- s'il est correct d'utiliser la science pour prédire notre état de santé futur et notre espérance de vie;

- s'il est acceptable de manipuler les gènes afin de sauver des vies et d'éliminer les maladies des générations futures;
- si avoir un enfant est un droit fondamental de tout être humain;
- s'il est moral de contrôler les caractéristiques et les attributs des enfants qui ne sont pas encore nés.

La science et la technologie nous permettent de prolonger la vie, de vaincre l'infertilité, d'éliminer les anomalies génétiques, de manipuler et de contrôler les caractéristiques de potentiels êtres humains, de prédire le risque de maladies futures, de trouver des remèdes, et de développer des stratégies de prévention. Grâce à la science, nous pouvons nous connecter avec des personnes ayant des liens de parenté avec nous qui nous étaient jusque là inconnues, et ce n'importe où dans le monde, de même qu'en apprendre davantage sur nos origines ancestrales. Ce pouvoir de manipuler la création et l'expérience de la vie a le potentiel de remodeler la société et de redéfinir les générations futures.

Les membres du personnel infirmier qui travaillent dans des milieux où ces technologies sont utilisées se trouvent ainsi confrontés à de profonds défis sociaux, psychologiques et émotionnels, ainsi qu'à des questions sur leurs propres valeurs et croyances concernant la vie et son potentiel. Avec l'arrivée de technologies de pointe, les membres du personnel infirmier peuvent avoir du mal à composer avec les conséquences de ces technologies lorsqu'il y a de l'incertitude au niveau de la qualité des résultats et la vie future des patients, ainsi que de l'effet de celles-ci sur leurs familles. Les conseillers en génétique, dont beaucoup sont des membres du personnel infirmier, font face à des défis éthiques quotidiens, car ils soutiennent des personnes et des familles qui ont à prendre des décisions complexes auxquelles les générations précédentes n'ont pas été confrontées. Les membres du personnel infirmier devraient être au fait quant à l'utilité clinique des tests génétiques à mesure que la pertinence de ceux-ci augmente et devient plus applicable à la pratique infirmière. L'information génétique a un impact non seulement sur les patients impliqués ainsi que sur leurs familles immédiates et élargies, mais possiblement sur les générations futures aussi. Il est possible d'apprendre à l'aide d'évaluations génétiques et génomiques des choses susceptibles d'entraîner des dilemmes éthiques importants. Il est crucial que les membres du personnel infirmier en comprennent les implications et les conséquences à grande échelle.

Ce chapitre se penche sur les complexes questions éthiques et juridiques liées à la science et à la technologie, y compris aux domaines en évolution rapide de la génétique, de la médecine personnalisée, ainsi que des sciences de la reproduction et de l'intervention in utero.

LE MONDE ÉMERGENT DE LA GÉNÉTIQUE ET DE LA GÉNOMIQUE

En 1997, des scientifiques du Royaume-Uni sont parvenus à cloner une brebis, connue sous le nom de « Dolly ». Ces scientifiques ont transplanté le noyau d'une cellule de glande mammaire d'une brebis dans un ovule énucléé de brebis, puis des courants électriques ont été utilisés pour stimuler la fusion et la division cellulaire. L'embryon en ayant résulté a été implanté dans l'utérus d'une autre brebis, et Dolly, génétiquement identique à son parent génétique, la brebis adulte, est née quelques mois plus tard (Freudenrich, 2001; Gibson, 1998).

Si à ce jour aucun clone humain n'a encore été créé, il est clair qu'il n'est plus tant question de se demander si oui ou non ces technologies vont continuer de progresser, mais plutôt de savoir quand et de quelles manières elles le feront (Phelan, 2022). Cette possibilité continue de susciter la controverse, et de nombreux pays vont jusqu'à interdire explicitement les tentatives de clonage humain. Chaque développement en génétique vient ajouter au nombre de questions éthiques déjà soulevées.

Aujourd'hui, il est possible de :

- Sélectionner des embryons en fonction du sexe (Ethics Committee of the American Society for Reproductive Medicine, 2015)
- Diagnostiquer in utero la présence d'anomalies cardiaques ou d'autres troubles congénitaux chez un fœtus, et les traiter
- Dépister les affections et les déficiences, y compris l'hyperplasie congénitale des surrénales, l'hyperthyroïdie congénitale, la drépanocytose, la thalassémie, la fibrose kystique et la maladie de Tay-Sachs (American College of Obstetricians and Gynecologists [ACOG], 2017; Canadian Organization for Rare Disorders [CORD], 2006)
- Prédire si un individu sera porteur de maladies génétiques comme le dysfonctionnement mitochondrial ou la maladie de Huntington, ou est prédisposé au cancer ou aux maladies cardiovasculaires
- Manipuler ou changer les gènes pour modifier leur influence sur cette personne, ainsi que sur les générations futures
- Prédire la réponse d'une personne à diverses interventions, permettant ainsi de déterminer le traitement avec les meilleures chances de succès

L'acide désoxyribonucléique (ADN), le porteur de l'information génétique, est le principal composant des chromosomes et est présent dans tous les organismes vivants. La découverte scientifique de l'ADN et de son rôle dans l'hérédité a commencé au 19e siècle et a culminé avec une série d'articles évalués par des pairs publiés dans la revue scientifique *Nature* en 1953. Des recherches sur les utilisations potentielles de l'ADN se poursuivent depuis ce temps. Des preuves génétiques ont été utilisées pour la première fois en 1988 pour obtenir une condamnation pour meurtre dans une affaire criminelle britannique. Les preuves génétiques sont devenues depuis ce temps monnaie courante dans les enquêtes criminelles, et de multiples condamnations ont même été annulées à la suite de preuves génétiques nouvelles ou plus exactes (Anderson, 2015).

La différence entre la génétique et la génomique

L'objectif principal de la génétique est l'étude de la fonction et de la composition d'un gène unique, soit une séquence spécifique d'ADN qui existe sur un seul chromosome (Génome Canada, 2022). Un gène contient le code d'un produit fonctionnel ou d'un trait spécifique, comme la couleur des cheveux, des yeux ou de la peau, et il peut également indiquer les marqueurs génétiques de certaines maladies et de certains troubles. L'étude de la génétique porte principalement sur la façon dont un trait est transmis du parent à l'enfant, ainsi qu'à travers les générations. Il est possible de retracer la généalogie de ce trait ou de ce gène à travers les ancêtres de personnes pour voir comment il a été transmis, et qui a été affecté par celui-ci (Difference Between, s.d.).

La génomique, d'autre part, est l'étude de tous les gènes et de leurs interrelations pour mieux comprendre leur influence combinée sur l'organisme. L'étude de la génomique est l'analyse du séquençage du génome d'un organisme. Le génome est donc la somme totale de l'information génétique d'un individu, encodée dans la structure de son ADN (Difference Between, s.d.; Assemblée mondiale de la Santé [AMS], 2004; Organisation mondiale de la santé [OMS], 2002). Il comprend tout l'ADN d'un organisme, soit l'ensemble de ses gènes. Le génome entier, qui contient toute l'information nécessaire pour développer et soutenir un organisme, est présent dans toutes les cellules du noyau (U.S. National Library of Medicine, 2018a, 2018b). En génomique, le génome entier de l'organisme est cartographié pour distinguer les marqueurs génétiques et identifier ceux qui sont liés à des traits spécifiques. Cette information peut ensuite être utilisée pour comprendre comment les gènes sont liés à certaines maladies, comment ils sont transmis génétiquement et ce qu'est leur impact, ainsi que découvrir s'ils causent en fait toujours cette maladie (Difference Between, s.d.).

Le dépistage génétique se concentre sur l'analyse détaillée d'un seul gène ou d'une partie spécifique du génome, tandis que le *séquençage génomique* est l'analyse de l'ensemble de l'information génétique stockée dans les chromosomes ou de tout le contenu de l'ADN qui est présent dans la cellule d'une personne (Difference Between, s.d.; U.S. National Library of Medicine, 2018a, 2018b).

Dépistage génétique

Des variations, des changements et des mutations peuvent être observés dans l'ADN, les gènes, les chromosomes et les protéines cellulaires. Ces mutations

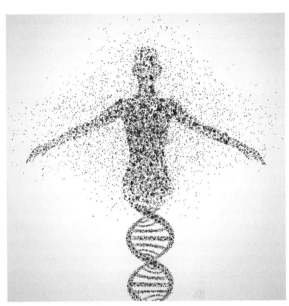

Un *génome* est l'ensemble complet de l'ADN d'un organisme, ce qui comprend tous ses gènes *et* toute l'information nécessaire pour construire et maintenir cet organisme. Il s'agit de la somme totale de l'information génétique d'un individu, encodée dans la structure de son ADN. *Source : istockphoto.com/Lonely_*

peuvent se produire de façon aléatoire ou être influencées par des facteurs environnementaux. Les différentes formes de mutations comprennent la délétion (gènes manquants), l'insertion (gènes en plus), et le remaniement du matériel génétique (National Human Genome Research Institute [NHGRI], 2016b). Les troubles génétiques sont causés par ces mutations, et certains peuvent être transmis de génération en génération. Des mutations héritées sont réputées être à l'origine de troubles tels que la drépanocytose, la fibrose kystique, et la maladie de Tay-Sachs. Dans la plupart des cas, il s'agit de gènes récessifs, de sorte qu'un enfant ne sera affecté que si les deux parents portent le même gène.

Si la plupart des mutations sont sans conséquence, certaines peuvent être pathogènes et, de ce fait, avoir des répercussions importantes sur la santé des personnes et des familles. Les variations pathogènes causent des maladies, dont certaines peuvent être traitées, alors que d'autres sont incurables. Une variation pathogène connue est liée à la chorée de Huntington, pour laquelle il n'existe encore aucun remède (NHGRI, 2016b).

D'autres mutations prédisposent à des maladies telles que le cancer, les maladies cardiovasculaires et certains troubles psychiatriques. Les mutations ne causent pas spécifiquement ces maladies, mais elles font que l'apparition de ces maladies est plus susceptible d'être influencée par le mode de vie de la personne ainsi que par des facteurs environnementaux. Les personnes qui savent avoir ces prédispositions peuvent intégrer des stratégies d'atténuation et de prévention dans leur mode de vie. Les conséquences d'autres mutations sont encore mal connues à l'heure actuelle, tandis que d'autres encore sont réputées bénignes.

Certaines variations ont une influence positive et réagissent et s'adaptent aux risques ou aux expositions au fil du temps. Par exemple, une mutation qui résiste ou protège contre le virus de l'immunodéficience humaine (VIH) a été identifiée, et les personnes atteintes d'un trait drépanocytaire (porteur du gène récessif de la drépanocytose) sont moins susceptibles de mourir du paludisme (NHGRI, 2016b).

Le dépistage génétique vise à identifier les variations dans les chromosomes, les gènes et les protéines, afin de confirmer la présence ou non d'une maladie génétique existante, ou encore le risque de développer ou de transmettre (à la progéniture) une maladie génétique (U.S. Department of Energy Office of Science, s.d.). Il existe trois types de tests pour le dépistage génétique : moléculaires, chromosomiques et biochimiques. Les tests de génétique moléculaire étudient des gènes uniques pour identifier les variations ou les mutations. Les tests chromosomiques analysent des chromosomes entiers pour déterminer la présence ou non de changements importants (comme une copie supplémentaire d'un chromosome) susceptibles de causer une maladie génétique. Les tests génétiques biochimiques étudient les anomalies dans les protéines et peuvent révéler des changements dans l'ADN (Société canadienne du cancer, s.d.).

Le dépistage génétique est la technologie de choix pour déterminer la présence ou non de troubles génétiques spécifiques, en particulier chez les enfants (Szego, 2016). Il s'agit d'une composante du processus de diagnostic et cible les gènes liés aux domaines de préoccupation, et elle permet des diagnostics différentiels, qui seront à confirmer ou à infirmer. Les résultats peuvent également éclairer la prise en charge médicale et déterminer si d'autres personnes sont à risque, comme les frères et sœurs ou les membres de la famille élargie (Normand et coll., 2017).

Le processus de dépistage cible une variante primaire ou une altération d'un gène pathogène suspecté de jouer un rôle dans la cause du problème de santé de la personne. Il peut également permettre d'identifier une variante secondaire dans un gène pathogène qui, quoique non liée au problème de santé de la personne, pourrait être liée à d'autres risques pour la santé dans le présent ou à l'avenir.

Des tests génétiques spécifiques peuvent également être menés en réponse aux antécédents familiaux d'une personne, comme pour déterminer le risque de développer certains cancers. Par exemple, les cancers du sein, de l'ovaire et du côlon, lesquels sont plus fréquents dans certaines familles. Puisque le fait de découvrir la présence de tels types de variations génétiques ne permet que de prédire le risque de cancer, un résultat positif ne garantit pas nécessairement qu'un cancer se développera, car d'autres facteurs influents, comme le mode de vie et l'environnement, contribuent également au risque global. L'inverse est également vrai : si le résultat est négatif, cela ne garantit pas qu'aucun cancer ne se développera, car il reste encore beaucoup d'inconnu au niveau des liens génétiques (Société canadienne du cancer, s.d.). Comme mentionné plus haut, certains résultats peuvent déboucher sur un traitement médical, tandis que pour d'autres, aucun traitement n'existe. Par exemple, des changements au niveau de l'un des deux gènes *BRCA* (suppresseurs de tumeurs qui contrôlent la façon dont les cellules se développent dans certains tissus du corps) sont associés à un risque accru de cancer du sein et des ovaires. Dans de telles situations, des interventions telles que la double mastectomie et l'ablation des ovaires pourraient atténuer ou prévenir l'occurrence de la maladie (BRCA, 2008; Société canadienne du cancer, s.d.).

Le dépistage génétique est également essentiel à la « médecine de précision », de ce qu'il rend possible de fournir des soins proactifs en identifiant les maladies potentielles à l'avance, lesquelles pourront alors être traitées avec des thérapies ciblées, adaptées au génome unique d'une personne. Par exemple, la génétique dans les soins contre le cancer transforme les approches de traitement et de diagnostic précoce. Pour certains cancers, elle aide à identifier la chimiothérapie la plus efficace et peut prédire dans quelle mesure le traitement sera toléré. Par exemple, des études ont démontré que les femmes atteintes d'un type particulier de cancer du sein (cellules HER2t) obtiennent un bien meilleur résultat lorsqu'elles sont traitées à l'aide d'un protocole de chimiothérapie particulier (Nahta et Esteva, 2006).

Le dépistage génétique possède des avantages, mais aussi des limites et des risques, et par conséquent, la décision de se faire tester est une question émotionnelle et complexe. Les conseillers en génétique et les membres du personnel infirmier qui s'occupent de ces personnes et de leurs familles sont essentiels pour s'assurer qu'elles reçoivent le soutien et les conseils dont elles ont besoin pour prendre ces décisions importantes.

Dépistage prénatal

Il existe des analyses et des tests génétiques de dépistage préconception et prénatals pour un nombre limité de maladies infantiles graves afin de déterminer si une progéniture potentielle est à risque. Il y a quatre catégories de dépistages dans ces circonstances : dépistage de porteur, dépistage préimplantatoire, dépistage in utero, et dépistage néonatal (ACOG, 2017).

Dépistage de porteur

Les parents potentiels peuvent passer un test de dépistage afin de déterminer s'ils sont chacun porteurs d'un gène lié à une maladie récessive grave qui présenterait un risque pour leurs enfants potentiels. Ces tests peuvent être effectués avant ou pendant la grossesse (Gouvernement du Canada, 2013b). Les dépistages préconception offrent aux personnes la possibilité de recourir à des technologies de procréation assistée pour éviter d'avoir un enfant affecté.

Dépistage préimplantatoire

Ce type de dépistage est utilisé dans le contexte de la fécondation in vitro (FIV). Les embryons créés à l'aide de la fécondation in vitro sont testés avant l'implantation pour déterminer s'il y a présence de variantes génétiques.

Dépistage in utero

Le dépistage in utero est effectué sur des échantillons de cellules obtenus par amniocentèse ou prélèvement de villosités choriales (placenta). Les tests génétiques fœtaux présentent des possibilités, mais aussi des dilemmes éthiques. L'information obtenue grâce à eux peut entraîner le choix d'interrompre une grossesse, ou peut permettre de se préparer à la naissance d'un enfant qui aura des problèmes continus. Ces tests peuvent également aider à détecter et à faciliter le traitement in utero d'une affection fœtale (ACOG, 2017).

Dépistage néonatal

En ce qui concerne le dépistage néonatal, un nouveau-né est testé lorsque des problèmes préoccupants sont identifiés et que la présence d'une maladie génétique doit être confirmée ou écartée.

Il y a de nombreux avantages potentiels à entreprendre des tests génétiques lorsque l'accent est mis sur une préoccupation spécifique. Cependant, au-delà des possibilités d'améliorer la vie future de ces enfants, des questions éthiques se posent concernant les conséquences à long terme de ces interventions, de même qu'en ce qui concerne le droit à la vie et qui décide quelles vies méritent d'être vécues. Sur le plan éthique, la question de savoir dans quelle mesure la génétique préimplantatoire devrait être utilisée dans la poursuite de l'enfant « génétiquement idéal » est épineuse. Dans le cas de la FIV, les parents peuvent non seulement choisir le sexe de leur enfant, mais aussi potentiellement faire tester les embryons en fonction d'un certain nombre de facteurs, tels que le niveau de cognition et d'intelligence, la longévité, ainsi que des traits tels que la couleur des cheveux et la stature corporelle.

Il existe également des débats quant à l'acceptabilité des tests fœtaux pour dépister des troubles susceptibles de se développer à l'âge adulte, tels que l'identification du gènes *BRCA* ou pour dépister des maladies sans traitement thérapeutique ou préventif connu, comme la chorée de Huntington, et si la décision d'entreprendre ces tests devrait être réservée à l'enfant lorsqu'il aura atteint l'âge adulte (NHGRI, 2016b).

Les tests génétiques ne fournissent qu'un seul élément d'information sur la santé d'une personne; d'autres facteurs génétiques et environnementaux, ainsi que les choix de mode de vie et les antécédents médicaux familiaux, ont également une influence sur le risque qu'une personne développe certains troubles, et cela vaut pour de nombreux troubles. Ces facteurs sont discutés lors de consultations avec des conseillers en génétique ou avec l'équipe de soins de santé.

Génétique moléculaire : Progrès réalisés dans le développement de vaccins

L'émergence de vaccins pour répondre au virus COVID-19 a fait connaître au grand public un domaine de la technologie scientifique dont la majorité n'avait auparavant pas connaissance. La technique de l'acide ribonucléique messager (ARNm) ressort du domaine de la génétique moléculaire. Cette science s'intéresse à la structure et à la fonction des gènes au niveau moléculaire. L'ARNm se trouve dans chaque cellule du corps. Sa fonction principale est de transporter les messages de l'ADN, qui se trouve dans le noyau de la cellule, vers le cytoplasme, où les messages qu'il transporte se traduisent par la production de protéines (Mascola, 2020, Pardi, 2020). Après une traduction réussie de son message, la molécule d'ARNm s'autodétruit.

Pendant la pandémie de COVID-19, malgré de nombreux essais cliniques, l'innocuité du vaccin à ARNm a été mise en doute par ceux que son développement apparemment rapide rendait perplexes. Cependant, le fait est qu'il y avait déjà 30 ans que cette science faisait l'objet de recherches et de développements, et des vaccins conçus à l'aide de cette technique étaient déjà en train d'être testés. Lorsque le virus de la COVID-19 est apparu, la science de l'ARNm avait progressé au point où les vaccins pouvaient être développés rapidement. Les vaccins traditionnels utilisent un petit échantillon vivant ou mort du virus, ou encore d'un virus similaire, pour stimuler le système immunitaire à réagir au virus réel. La mise au point d'un vaccin traditionnel prend du temps pour établir le matériel qui sera utilisé pour stimuler le système immunitaire. Avec la technique de l'ARNm, des instructions génétiques sont livrées aux cellules via l'ARNm pour produire une copie d'une protéine trouvée à la surface du virus, une protéine S. Cette protéine S stimule la réponse immunitaire (Mascola et Fauci, 2020; Pardi et coll., 2020).

La technique de l'ARN messager permet d'adapter rapidement les nouveaux traitements vaccinaux en réponse aux nouvelles menaces en identifiant simplement la séquence génétique de l'agent pathogène. Les avancées réalisées au niveau de cette technique laissent entrevoir un énorme potentiel en termes de développement de traitements pour d'autres maladies ou troubles, y compris des vaccins pour stimuler le système immunitaire afin de lutter contre le cancer et prévenir les maladies infectieuses (Pilkington et coll., 2021; Szabó et coll., 2022). Des recherches sont en cours pour mettre au point un vaccin protégeant contre toutes les souches grippales connues, qui n'aurait pas besoin d'être ajusté chaque saison grippale (Arevalo et coll., 2022). Le processus de vérification entrepris par l'Agence de la santé publique du Canada a démontré aux Canadiens la rigueur éthique et scientifique appliquée pour assurer l'efficacité et l'innocuité des nouveaux traitements avant leur approbation pour utilisation dans ce pays. Malgré cela, le scepticisme quant à l'innocuité des vaccins continue d'être une menace sérieuse pour la santé publique.

Le projet Génome humain

Le projet Génome humain (PGH), lancé en 1990 et achevé en 2003, a permis d'identifier les quelque 20 500 gènes de l'ADN humain. Les objectifs de cette collaboration comprenaient l'urgence de s'attaquer aux dilemmes et défis éthiques, juridiques et sociaux qui découlent de cette technologie (NHGRI, 2016a; U.S. Department of Energy Office of Science, s.d.).

Les résultats de ce projet ont fourni aux scientifiques les connaissances nécessaires pour identifier les maladies génétiques, ainsi que la possibilité de créer des stratégies pour leur guérison et leur prévention. Ce travail a ouvert la voie à la recherche et à l'analyse dans ce domaine. Il a fait progresser la technique de détermination des séquences exactes des bases dans la molécule d'ADN, ce qui a mené à une meilleure compréhension de la fonction des gènes. Il convient de noter au passage la découverte que 99,9 % de notre ADN est similaire, ce qui revient à dire que les gènes qui nous différencient les uns des autres sont au nombre de 0,01 % seulement (NHGRI, 2016a, 2016b).

Les connaissances acquises grâce à la compréhension du génome humain favoriseront probablement des innovations dans les soins de santé pendant de nombreuses années à venir. Cette connaissance du génome humain a le potentiel d'influencer la prévention, le diagnostic et le traitement des maladies transmissibles et génétiques, les maladies chroniques comme les maladies cardiovasculaires, le cancer, le diabète, les psychoses majeures et la démence, ainsi que les maladies rhumatismales, l'asthme, et bien plus encore (OMS, 2002).

Personal Genome Project Canada

Des scientifiques du Canada ont entrepris leur propre initiative sur le génome. Le Personal Genome Project Canada a été lancé en 2007 afin d'établir un ensemble de données génomiques accessible au public, et de relier cette information aux caractéristiques et traits humains. Les principaux objectifs de ce projet étaient de créer une base de données en ligne facilement accessible à l'intention des chercheurs, et de déterminer des approches pour l'application des connaissances génétiques à la pratique clinique. Les Canadiens ont été invités à inclure leurs renseignements génétiques dans cette base de données, et la réponse a dépassé les espérances (Reuter et coll., 2018).

Un échantillon de participants a accepté de faire partie d'une étude ciblée visant à corréler à l'ensemble de leur séquence génomique les détails personnels sur leur mode de vie, leurs traits et leurs antécédents de santé. Les données sur ces caractéristiques autodéclarées comprenaient la date de naissance de la personne, l'utilisation de médicaments, les allergies, les vaccinations antérieures, les antécédents médicaux personnels, l'origine ethnique ou l'ascendance, ainsi que des indicateurs tels que la pression artérielle, la taille et le poids (Reuter et coll., 2018; Scherer et coll., 2017).

Comme cette base de données et les renseignements recueillis devaient être communiqués publiquement, un processus rigoureux de consentement éclairé a été appliqué. Les participants devaient être âgés de plus de 18 ans et devaient passer un examen pour valider leur compréhension du large éventail de risques et d'avantages. Ceci pour s'assurer qu'ils avaient une compréhension claire des implications de l'étude (Scherer et coll., 2017).

Par exemple, dans le cadre du processus de consentement éclairé, les informations communiquées aux participants potentiels comprenaient notamment :

■ Une mise en garde selon laquelle les résultats de la recherche ne sauraient être substitués à une évaluation et à des soins cliniques
■ La possibilité pour les participants de perdre la capacité d'obtenir une assurance-vie ou un emploi
■ Le risque de découvrir qu'ils n'étaient pas biologiquement liés à leur famille
■ Le risque que d'autres utilisent la base de données pour identifier des relations biologiques avec eux (donneurs de sperme)

■ La possibilité qu'ils se découvrent des variantes de gène susceptibles d'être bénignes, pathogènes, ou d'importance encore inconnue
■ La possibilité que des découvertes les concernant aient également des répercussions sur leur famille immédiate et élargie, qu'elle veuille ou non connaître les résultats (Scherer et coll., 2017)

En plus de variations réputées bénignes, l'étude a permis d'identifier des variations génétiques réputées pathogènes et ayant des répercussions sur la santé, ainsi que d'autres dont les conséquences étaient encore incertaines à ce moment. Bien que l'étude ait laissé entendre que le séquençage du génome entier finirait probablement par faire partie des soins de santé traditionnels, elle a également révélé des limites avec la compréhension actuelle du génome. Par exemple, certains des participants sont porteurs de gènes mutés qui, d'après les connaissances actuelles, devraient indiquer qu'ils ont une maladie associée à cette variante, alors que ce n'est en fait pas le cas. Ces résultats viennent appuyer la conclusion selon laquelle il reste encore beaucoup à découvrir sur les influences génétiques des maladies (Reuter et coll., 2018).

Séquençage du génome entier

Traditionnellement, le dépistage génétique supposait une enquête diagnostique ciblée cernant un gène connu et spécifique. Le séquençage du génome entier (SGE) présente de nouveaux dilemmes et de nouvelles possibilités, car les données identifiées dans cette analyse peuvent générer des résultats supplémentaires, tels que la prédiction d'une maladie future que la personne testée, ou sa famille, pourraient ou non vouloir connaître. Les dilemmes éthiques associés au SGE se trouvent exacerbés dans le contexte de la pédiatrie, et beaucoup de gens plaident en faveur de ce que les tests génétiques pour dépister des troubles susceptibles de se développer à l'âge adulte soient reportés jusqu'à ce que l'enfant ait atteint la maturité pour donner son consentement (Anderson et coll., 2017; Szego et coll., 2014).

Dans les cas où des changements au niveau des *gènes BRCA* (suppression des tumeurs) sont détectés, les interventions potentielles pour éviter les cancers du sein et de l'ovaire impliquent des chirurgies qui bouleversent la vie, ce qui entraîne des dilemmes pour les personnes confrontées à de tels choix (BRCA, 2008). Les scientifiques ont également identifié trois gènes qui sont liés à l'apparition précoce de l'Alzheimer. Est-ce qu'une personne voudrait que lui soit révélée cette information, compte tenu de ce qu'à l'heure actuelle, rien ne peut être fait pour prévenir l'apparition de cette maladie (Mayo Clinic Staff, 2016)?

Des experts estiment que l'analyse génomique deviendra une composante standard des soins de santé proactifs en raison de son potentiel permettant d'identifier la prédisposition d'une personne à des troubles de santé pour lesquels il existe des traitements médicaux, ainsi que pour éclairer la gestion de ces troubles, expliquer les maladies non caractérisées, révéler des porteurs de troubles récessifs, et fournir des prédicteurs de l'innocuité et de la réponse aux médicaments (Lionel et coll., 2018; Normand et coll., 2017; Reuter et coll., 2018; Szego, 2016; Szego et coll., 2014). Par exemple, des progrès récents dans la compréhension de l'architecture génomique du diabète et de ses complications ont fourni le cadre pour le développement de médecine de précision permettant de personnaliser la prévention et la gestion du diabète (Xie et coll., 2018).

Tests génétiques offerts directement aux consommateurs

Historiquement, les tests génétiques n'étaient offerts que par l'entremise de fournisseurs de soins de santé, comme des médecins, des infirmières praticiennes et des conseillers en génétique, qui sont en mesure de déterminer les tests les plus appropriés et d'interpréter les résultats des tests. Les tests génétiques offerts directement aux consommateurs sont, comme leur nom l'indique, vendus directement aux consommateurs, ce qui rend possible pour les gens d'accéder à des renseignements génétiques sans avoir nécessairement à recourir à un professionnel de la santé (Su, 2013; U.S. National Library of Medicine, 2018c). Le prix de certains types de tests génétiques à domicile peut être très coûteux, ce qui pose le risque d'accroître les inégalités en matière de santé. En outre, bien que certaines des informations fournies puissent être d'intérêt social, d'autres données génétiques peuvent être plus problématiques. L'une des possibilités offertes par certaines des trousses de tests à domicile est l'identification de personnes ayant des liens de parenté qui sont ouvertes à être contactées, faisant qu'il arrive que les progénitures de donneurs de sperme découvrent de manière inattendue qu'elles ont plusieurs demi-frères et sœurs.

Ce marché en pleine croissance présente des avantages, car il peut favoriser la sensibilisation aux maladies génétiques, permettre aux consommateurs de jouer un rôle plus proactif dans leurs soins de santé, et offrir aux gens un moyen d'en apprendre davantage sur leurs origines ancestrales. Cependant, il existe aussi des limites et des risques importants. Par exemple, il peut arriver que, sans les conseils d'un professionnel de la santé qui a de l'expérience dans l'interprétation et la communication de renseignements génétiques, des personnes soient induites en erreur par les résultats. Il y a donc un risque que ces personnes prennent des décisions importantes en fonction de renseignements de santé inexacts, incomplets ou mal compris (Ries et Einsiedel, 2010). Des consommateurs s'exposent également à des violations de leur vie privée concernant leur génétique, advenant que des entreprises de tests utilisent leurs renseignements génétiques d'une manière non autorisée (Commissariat à la protection de la vie privée du Canada, 2017).

Pour illustrer la puissance de ces bases de données en source libre, voyons un exemple de la façon dont l'analyse généalogique génétique a été utilisée pour identifier l'accusé dans deux affaires non résolues en Ontario. En 2020, le processus a permis d'identifier le meurtrier d'une jeune fille, Christine Jessop, décédée en 1984 (CBC Radio, 2020). En 2022, cette analyse a permis d'identifier l'accusé relativement aux meurtres de deux femmes en 1983. Cette technologie requiert la présence d'ADN prélevé soit sur le corps de la victime, soit sur les lieux du crime. Ces échantillons d'ADN sont soumis à des tests du génome entier, et les résultats sont ensuite comparés aux données téléversées dans des bases de données en source libre pour identifier les personnes génétiquement apparentées.

Ces analyses permettent d'identifier des correspondances génétiques et des relations familiales plus éloignées. Le processus établit ensuite des liens avec des arbres généalogiques pour réduire un bassin de personnes génétiquement apparentées, après quoi d'autres informations (telles que le sexe, l'âge et les souches de maladies inhabituelles) peuvent être utilisées pour affiner la recherche.

La dernière étape requiert l'ADN du ou des suspects, et s'il reste à l'obtenir, un mandat d'ADN peut être nécessaire. Ce processus est également utilisé pour identifier la famille lorsque l'identité d'une victime n'est pas connue (de Groot et coll., 2021; Ortenzi, 2018, Powers, 2022).

Dilemmes éthiques liés aux tests génétiques

Bien qu'il y ait déjà un certain temps que les questions éthiques liées aux tests sont reconnues, l'urgence de s'y pencher se fait de plus en plus sentir à mesure que la science progresse. Pour se faire une meilleure idée de la rapidité des progrès dans ce domaine, un bon exemple est que ce qui prenait huit mois à séquencer (p. ex., un gène d'un nématode) il y a 30 ans ne prendrait aujourd'hui que huit heures. Autre exemple : le processus d'identification du gène de la fibrose kystique, qui a pris 10 ans, ne prendrait aujourd'hui que 10 semaines. Les défis éthiques posés par cette technologie comprennent ceux liés au consentement, à la protection de la vie privée et à la confidentialité, ainsi qu'à la protection des personnes vulnérables et à l'équité en matière de santé. Au-delà de l'impact sur les personnes qui entreprennent ces tests, l'impact sur d'autres personnes, comme les membres de leurs familles élargies, vient ajouter un niveau supplémentaire de complexité.

En ce qui concerne le consentement, certains estiment que la génétique devrait être traitée comme une catégorie unique et être soumise à un processus de consentement plus rigoureux, comme le démontre le processus utilisé pour le Personal Genome Project Canada. Les gènes ne font pas qu'informer les personnes et leurs fournisseurs de soins de santé en termes de diagnostic d'une maladie existante : ils peuvent prédire la santé future et peuvent avoir des conséquences non seulement pour ces personnes, mais aussi pour d'autres ayant des liens génétiques avec elles. Les renseignements génétiques sont différents des autres types de renseignements personnels sur la santé, en ce qu'ils ne sont pas uniques à la personne testée et qu'ils ont des répercussions sur une famille biologique entière. Cette nature familiale des renseignements génétiques soulève des dilemmes éthiques en ce qui concerne les obligations de protéger la confidentialité de la personne qui a consenti à un test d'une part et, d'autre part, le devoir de protéger la santé d'une autre personne. Les personnes devraient être informées de ces dilemmes à l'avance pour les aider à planifier les résultats des tests et à y répondre, y compris de divulguer à leur famille biologique leur intention d'entreprendre de tels tests, car les informations révélées par ces tests pourraient d'une part potentiellement profiter aux membres de leur famille (p. ex., elles pourraient leur permettre d'influencer leurs propres résultats en matière de santé), ou pourraient de l'autre révéler une parenté inconnue. Ces complexités éthiques soulignent d'autant plus l'importance de veiller à ce que les personnes qui entreprennent des tests génétiques soient informées des potentielles répercussions des résultats sur les autres, ainsi que des raisons pour lesquelles, relativement à de telles divulgations, elles devraient dans de nombreuses circonstances aussi présenter préalablement à d'autres personnes l'option d'être informées ou non des résultats (ACOG, 2008).

Les résultats des tests peuvent avoir des conséquences importantes ou présenter des choix difficiles pour les personnes en ce qui concerne leur santé actuelle ou future, leur carrière, leur mariage, ou leurs options en termes de reproduction. Les personnes qui entreprennent des tests veulent-elles vraiment toutes être informées de ce que le dépistage génétique a identifié chez elles une prédisposition à une certaine maladie incurable ou impossible à prévenir? Si les tests révèlent qu'elles ont ou sont porteuses d'une maladie spécifique, veulent-elles en être mises au courant? À la complexité de l'obtention du consentement viennent s'ajouter de nombreuses incertitudes liées aux résultats des tests génétiques, soit la fiabilité des tests et l'absence d'interventions efficaces pour traiter ou prévenir de nombreuses maladies génétiques.

Il existe aussi des préoccupations d'ordre éthique quant à la mesure dans laquelle les personnes risquent de faire l'objet d'une discrimination fondée sur l'existence d'une variante génétique. Les personnes peuvent passer un dépistage afin de déterminer leur prédisposition à certains troubles, lesquels ne peuvent pas tous être évités, ce qui soulève de nombreuses questions sur les fardeaux autant que sur les avantages présentés par le dépistage, ainsi que sur la façon dont le droit à la vie privée est affecté et si cela augmente le risque de discrimination (Chadwick, 2008; Commissariat à la protection de la vie privée du Canada, 2017). Par exemple, qu'advient-il si une compagnie d'assurance impose un dépistage génétique obligatoire et refuse une assurance à certaines personnes en raison de leur risque de développer une maladie dans le futur (Chadwick, 2008)? Que se passerait-il si les employeurs faisaient de même et que des personnes se voyaient refuser un emploi ou la possibilité de progresser dans leur carrière en raison de potentielles maladies futures?

En 2017, la *Loi sur la non-discrimination génétique* est entrée en vigueur au Canada. Cette loi interdit à quiconque d'exiger d'une personne qu'elle subisse ou révèle les résultats d'un test génétique comme condition d'emploi, ou avant de lui vendre un bien ou un service comme une assurance-vie ou une assurance-invalidité. La constitutionnalité de cette loi a été contestée en raison de ce que la compétence en matière de santé, d'emploi et d'assurance appartient aux provinces et non au gouvernement fédéral (*Renvoi relatif à la Loi sur la non-discrimination génétique*, 2020). Dans une décision très partagée (5 contre 4), une majorité de la Cour suprême du Canada a statué que la loi relevait de la compétence fédérale, et qu'elle était donc valide. Une loi faisant du dépistage génétique un motif de discrimination illégale a été présentée en Ontario, mais n'a pas été adoptée. Aucune autre province n'a adopté une telle loi. Toutefois, les protections actuelles contre la discrimination fondée sur le handicap dans la *Charte canadienne des droits et libertés* (1982, article 15, « Égalité »), peut comprendre les prédispositions génétiques.

Avec l'apparition de ces technologies, il est nécessaire de protéger les personnes les plus vulnérables. Les tests génétiques chez les enfants posent des dilemmes éthiques particuliers. Par exemple, est-il acceptable de dépister chez les enfants des troubles qui ne se développent qu'à l'âge adulte et qui ne sont pas évitables? De tels résultats devraient-ils être révélés aux enfants? Aux adolescents? Comment le consentement devrait-il être déterminé? Certaines personnes estiment que lorsque le dépistage porte sur l'évaluation génétique d'une maladie qui ne touche que les adultes, ce dépistage ne devrait pas être effectué avant que la personne n'ait 18 ans et qu'elle puisse prendre cette décision pour elle-même (Société canadienne du cancer, s.d.). Les choses sont différentes, cependant, lorsqu'il s'agit d'une maladie susceptible de se manifester dans l'enfance, ou s'il y a une possibilité de prévention. Il en va de même quant au fait de partager avec un enfant les résultats des tests génétiques de membres de la famille. Certaines personnes soutiennent que la divulgation devrait être reportée jusqu'à ce que l'enfant soit en mesure de comprendre l'information et prendre ces décisions, bien que le dilemme puisse être plus complexe lorsque les tests révèlent des informations nécessitant une attention plus immédiate (Anderson et coll., 2017; Szego, 2016; Szego et coll., 2014; Wright et coll., 2018).

Il y a aussi des questions éthiques à savoir ce qui constitue l'utilisation la plus appropriée de ces technologies. Les gens devraient-ils faire l'objet d'un dépistage seulement pour des troubles de santé qui sont évitables ou pour lesquels il existe un remède? Les tests génétiques peuvent prédire le risque ou la possibilité de développer des troubles possiblement incurables, d'autres qui peuvent être guérissables ou prévenus, et d'autres encore qui sont aujourd'hui incurables, mais pour lesquels un remède pourrait être trouvé dans le futur.

Les tests prédictifs présentent des avantages et des inconvénients. Du côté positif, pour les personnes qui se croient à risque de développer un trouble particulier, recevoir une confirmation d'une manière ou d'une autre peut atténuer les anxiétés et les incertitudes associées au fait de ne pas savoir. Savoir permet de se préparer pour l'avenir. Par exemple, le fait pour une personne de savoir que l'apparition précoce d'une maladie incurable est possible peut modifier la façon dont elle mène sa vie, et peut lui permettre d'apporter des changements à son mode de vie qui pourraient prévenir ou retarder l'apparition de la maladie. Il se pourrait même qu'il existe des interventions de traitement susceptibles de minimiser le risque de contracter la maladie, et que les personnes apparentées également prédisposées à cette maladie puissent être identifiées.

Du côté négatif, les réactions individuelles peuvent varier et être imprévisibles. Par exemple, le fait pour une personne de se savoir destinée à un avenir assombri par une maladie ou un handicap grave peut entraîner des épisodes de dépression nerveuse ou de la dépression en général, de l'anxiété, et même un risque de suicide. Certaines personnes pourraient aussi éprouver de la culpabilité, sachant la possibilité que leur progéniture soit également à risque. Elles pourraient aussi se refuser le droit d'avoir des enfants (Shuman, 2008). Comme mentionné plus haut, lorsqu'une personne choisit de chercher des renseignements génétiques, les données peuvent également avoir des répercussions sur les membres de sa famille. Cette information devrait-elle être partagée? La personne qui choisit de faire effectuer des tests a-t-elle le droit de préserver la confidentialité de ces renseignements? L'équipe de soins de santé qui effectue les tests a-t-elle le devoir d'avertir les autres personnes qui pourraient être à risque? Que l'on songe par exemple à une femme chez qui un test de dépistage aurait révélé la présence du gène *BRCA* mais qui ne voudrait pas que cette information soit partagée avec ses frères et sœurs.

Il existe aussi des préoccupations relativement aux questions de justice sociale et à la répartition équitable des ressources. Étant donné qu'il n'est actuellement pas couvert par le système de soins de santé, l'accès au séquençage du génome entier est limité par la capacité de payer. Qui devrait payer pour cette technologie très coûteuse? Que faut-il penser de ce que seules les personnes qui peuvent se le permettre aient accès à ce dépistage, et que celles qui n'en ont pas les moyens soient exclues?

Le dépistage devrait-il faire l'objet d'une politique publique, ou devrait-il s'agir d'un choix individuel? Comment la vie privée est-elle protégée? Les personnes ont-elles droit à la confidentialité lorsqu'elles sont jugées vulnérables à un trouble susceptible d'affecter leurs frères et sœurs, ou d'autres membres de leur famille? Que faire dans les cas où une personne refuserait que ces renseignements soient divulgués alors que d'autres personnes pourraient également être à risque? Les professionnels de la santé ont-ils le devoir d'avertir les autres? Et qu'en est-il des cas où des tests révéleraient des informations pouvant être importantes pour d'autres? Dans quelles circonstances une entorse pourrait-elle être faite à la confidentialité (Shuman, 2008)?

Récemment, l'idée a été avancée que le génome entier de chaque personne pourrait être disponible à des fins diagnostiques et thérapeutiques dans un avenir rapproché. Les questions éthiques liées au domaine de la génétique et de la génomique sont extrêmement épineuses. Et il y aura encore plus de défis à l'avenir, de ce que cette science a le potentiel de créer des changements profonds et d'ouvrir de nouvelles possibilités, y compris la thérapie génique et les technologies d'édition du génome (Elliot et coll., 2014).

SCÉNARIO DE CAS 9.1

EST-CE NOTRE AFFAIRE?

Les parents d'un nouveau-né ayant reçu un diagnostic de fibrose kystique sont orientés vers un conseiller génétique et un laboratoire de tests d'ADN pour vérifier la présence de mutations courantes du gène de la fibrose kystique.

Selon le rapport initial du laboratoire moléculaire, une seule mutation de gène de fibrose kystique a été identifiée chez le bébé, et cette mutation a été héritée de la mère. Pour l'heure, une deuxième mutation chez le père demeure non identifiée. On les appelle pour leur communiquer ces résultats.

Plusieurs mois plus tard, un rapport mis à jour est reçu du laboratoire indiquant que les deux mutations du gène de la fibrose kystique ont maintenant été identifiées chez le bébé, et que pourtant le père n'est pas le porteur de l'autre mutation. De ce qu'il ne porte ni l'une ni l'autre des deux mutations, il apparaît clairement qu'il n'est pas le père de cet enfant.

Questions

1. Devriez-vous révéler le résultat de ce test? À qui?
2. Y a-t-il plusieurs futurs développements possibles pour l'enfant?
3. Qui sont vos patients dans cette situation? Seriez-vous en mesure d'assurer que tous leurs droits sont respectés?

SCÉNARIO DE CAS 9.2

QUI A LE DROIT DE SAVOIR?

Une adolescente de 17 ans atteinte du syndrome de Down vit avec sa famille et fonctionne bien, mais ses niveaux intellectuels et émotionnels sont ceux d'une enfant de 10 ans. Elle travaille à temps partiel dans un magasin local où elle a rencontré un jeune homme de 19 ans qui a un handicap du développement. Ils ont développé une relation amoureuse, et la jeune femme est maintenant enceinte. Au moment où son état est noté et confirmé, elle en est rendue à son deuxième trimestre. Elle-même est enthousiasmée par la perspective d'être mère, mais ses parents sont préoccupés par la santé du bébé et veulent que des tests génétiques soient effectués sur le fœtus.

(Suite)

SCÉNARIO DE CAS 9.2 *(Suite)*

Questions

1. Qui a des droits dans cette situation? Qui devrait décider si des tests doivent être effectués? Qui décidera des mesures à prendre si le test révèle que le fœtus est atteint du syndrome de Down?

2. Quels sont les intérêts supérieurs des parties concernées?

3. Comment conseilleriez-vous cette famille?

SCÉNARIO DE CAS 9.3

COMBIEN D'INFORMATION EST-IL NÉCESSAIRE DE SAVOIR?

Une jeune femme de 17 ans s'inquiète au sujet de son père, de ce qu'elle a observé chez lui des change-ments de personnalité au cours des dernières années. On vient de lui dire que son père, âgé de 42 ans, est atteint de la maladie de Huntington. La maladie de Huntington est une maladie dégénérative du cer-veau qui apparaît habituellement entre les âges de 30 et 50 ans. Il n'existe pour elle aucun remède. La mort survient habituellement de 15 à 20 ans après son apparition. Elle est accompagnée de symptômes comportementaux, émotionnels et physiques. L'on observe chez la personne atteinte des mouvements involontaires et une démarche s'apparentant à de l'ivresse. La personne peut devenir déprimée et irri-table, présenter des accès d'agressivité, perdre in-térêt pour tout contact social et s'isoler, ainsi que connaître des pertes de mémoire à court terme.

La fille sait que sa grand-mère a également eu cette maladie, mais ne sait pas si quelqu'un d'autre dans la famille l'a eue. Sa mère vient de lui dire qu'il existe un test génétique qui pourrait l'informer avec une préci-sion de 100 % si elle développera les symptômes. Elle en a conclu que sa mère voulait qu'elle passe ce test, mais elle-même n'est pas certaine de le vouloir.

Questions

1. Les enfants ont-ils droit à la vie privée et à la confidentialité, même si cela implique de lais-ser leurs parents dans l'ignorance?

2. Les parents peuvent-ils exiger des tests?

3. Quand le refus d'un enfant doit-il prévaloir?

4. Qui a ou devrait avoir son mot à dire dans les cas où l'information génétique aurait des ré-percussions sur d'autres personnes?

5. Quelles sont les implications éthiques à suppo-ser que cette femme veuille avoir des enfants?

Technologies de modification des gènes

Les technologies génétiques existantes et potentielles sont capables de modifier des variantes de gènes et, par conséquent, de guérir et de prévenir des maladies ainsi que de prévenir le transfert de gènes défectueux aux générations futures. Certaines technologies ciblent la lignée germinale ou les cellules reproductrices, comme les spermatozoïdes et les ovules, soit là où les modifica-tions sont transmises de génération en génération. D'autres technologies ciblent les cellules somatiques, soit celles qui n'affectent que l'individu, comme les trai-tements contre des maladies ou la manipulation de traits personnels (NHGRI, 2016b; U.S. National Library of Medicine, 2018d).

Thérapie génique

La thérapie génique a le potentiel de traiter de nom-breuses maladies, telles que celles qui ont été acquises, comme le VIH ou certains cancers; ou celles héritées par un gène défectueux. En thérapie génique, une va-riante de gène est identifiée (ce qui a été facilité par une meilleure compréhension du séquençage des gènes), puis modifiée, remplacée ou augmentée par un gène sain afin qu'il puisse fonctionner normalement (Gouvernement du Canada, 2005; Guo et Huang, 2012).

Pour fonctionner, la thérapie génique requiert un transfert efficace du gène sain aux cellules cibles du re-ceveur. Il existe deux façons de transférer un gène sain. Dans la première, les gènes d'un virus sont retirés et remplacés par le nouveau gène. Lorsque le virus infecte la cellule réceptrice, il laisse derrière lui le matériel génétique sain, qui se réplique ensuite et modifie le gène défectueux. D'autres approches du transfert de gènes impliquent l'utilisation de liposomes (lipides ou polymères synthétiques ou cationiques) qui sont modifiés de sorte à cibler des tissus spécifiques, chargés d'ADN sain et livrés aux cellules réceptrices, soit en laboratoire (ex vivo) ou directement au patient (in vivo) (Gouvernement du Canada, 2005; Guo et Huang, 2012).

Dans le processus ex vivo, des gènes sains sont transférés dans les cellules du patient, cultivés, puis réintégrés dans son corps. Quant à l'approche in vivo, elle transfère le porteur (virus ou liposome) directement au patient, où le transfert s'opère dans les cellules ciblées (Gouvernement du Canada, 2005; Guo et Huang, 2012; Torchilin, 2005).

Xénotransplantation

Les progrès de la technologie génétique ont également contribué aux développements de la xénotransplantation, soit la transplantation d'organes d'une espèce à une autre, incluant l'humain. La possibilité de modifier génétiquement l'organe donneur d'un animal minimise le risque de rejet. Par conséquent, la xénotransplantation est considérée comme une solution possible à la pénurie d'organes de donneurs, mais cette technologie a des conséquences éthiques importantes. Celles-ci comprennent notamment la pression pour le consentement lorsqu'il reste encore tant d'inconnu au niveau des conséquences futures, ainsi que les considérations relatives à la qualité de vie et l'analyse coûts-avantages, y compris le risque de xénoinfection. Par exemple, les receveurs peuvent être tenus de se mettre en quarantaine pendant de longues périodes afin de réduire au minimum le transfert de maladies d'origine animale à d'autres humains. Il y a aussi des questions quant aux droits des animaux et au fait de placer le bien-être de l'humain au-dessus de l'animal, puisque cette approche nécessite la mort de l'animal (Krishna et Lepping, 2011).

Thérapie de remplacement génique

La thérapie de remplacement génique inclut le remplacement mitochondrial chez les femmes porteuses d'une mutation génétique mitochondriale pathogène. La mitochondrie est le moteur de production d'énergie de la cellule, et les mutations du gène mitochondrial peuvent causer un certain nombre de maladies graves chez la progéniture des porteuses. Les enfants peuvent éprouver des retards de développement, des convulsions, une faiblesse musculaire, de la démence, des crampes et une faible tonicité, ainsi que des problèmes d'équilibre et de vision, ou d'autres encore au niveau de la fonction des organes, tels que le rein, le cœur, et plus encore (Mitochondrial, 2008). Les personnes atteintes d'une maladie mitochondriale sont plus susceptibles d'avoir une courte espérance de vie parce qu'à ce stade, il n'y a aucun remède, et la seule option est la gestion des symptômes. La technologie qui pourrait changer cela est actuellement disponible, mais les questions éthiques qui y sont associées font l'objet d'un grand débat, et elle contrevient actuellement à la *Loi sur la procréation assistée* (Szego, 2011). Cette loi interdit les altérations génétiques ayant la capacité d'être transmises à la progéniture, ainsi que la création d'un « embryon consistant en cellules provenant de plusieurs embryon, fœtus ou êtres humains » (*Loi sur la procréation assistée* 2004, a. 3). Malgré ces préoccupations, en 2017, le Royaume-Uni est devenu le premier pays à autoriser l'utilisation clinique de la thérapie de remplacement mitochondrial après que le premier bébé né grâce à la thérapie de remplacement mitochondrial a été révélé au monde en 2016 (Bredenoord et Appleby, 2017).

Ce processus implique la transplantation d'organite (soit des structures avec des fonctions spécialisées au sein d'une cellule, telles que les mitochondries), c'est-à-dire le transfert du noyau de l'ovule de la porteuse (la mère) dans l'ovule énucléé d'une femme en bonne santé. L'ovule résultant, par conséquent, possède le noyau de la mère, mais sans les mitochondries pathogènes. Cet ovule est ensuite fécondé, et le processus, s'il réussit, entraîne la naissance d'un enfant en bonne santé, exempt de maladie mitochondriale. Cet enfant ne serait plus porteur du gène muté et ne pourrait donc pas le transmettre aux générations futures. Cet enfant, cependant, aurait le bagage génétique de trois personnes différentes : celui de la donneuse, en plus de ceux de la mère et du père. Cela dit, la composante génétique des mitochondries n'est responsable que de la conduite de la fonction productrice d'énergie de la cellule; le noyau de la mère est celui qui contient l'ADN moralement pertinent, celui qui façonne les traits et les caractéristiques de la progéniture. Certaines personnes soutiennent que cela n'est pas différent de la transplantation d'organes et que, par conséquent, cette sorte de transplantation devrait être traitée comme telle et légalisée au Canada (Szego, 2011). Le fait que le remplacement mitochondrial ait été autorisé au Royaume-Uni et aux Pays-Bas laisse croire que cela pourrait également se produire au Canada. Toutefois, tel que mentionné précédemment, la *Loi sur la procréation assistée* interdit les changements génétiques qui pourraient être transmis à la progéniture, ce que le remplacement mitochondrial facilite spécifiquement (Szego, 2011).

Édition génique

Édition génique est une science en évolution qui implique d'apporter des changements spécifiques à l'ADN d'une cellule ou d'un organisme. La technologie liée à l'édition génique distingue cette dernière de la thérapie génique décrite précédemment en ce qu'elle permet de couper, de déplacer et de remplacer une séquence de gènes dans des endroits très spécifiques du génome.

Dans la plupart des approches, des enzymes spécifiques sont utilisées pour couper l'ADN, qui est ensuite réparé par la cellule, mais de manière à ce que cela résulte en un changement, ou « édition », dans la séquence d'ADN. L'édition génique a le potentiel d'ajouter, de retirer ou de modifier l'ADN dans le génome, modifiant ainsi les caractéristiques d'une cellule ou d'un organisme, et donc l'influence de ce gène sur une maladie particulière, ou sur le traitement de la maladie en question.

Il existe deux catégories d'édition génique : somatique et germinale. Les thérapies germinales ciblent les cellules reproductrices, tandis que les thérapies somatiques ciblent les cellules non reproductrices. Les changements apportés aux cellules reproductrices peuvent être transmis de génération en génération, alors que l'édition des cellules somatiques n'affecte que la personne concernée. L'édition génique somatique a été utilisée pour modifier des cellules sanguines humaines, lesquelles sont ensuite réinsérées dans le corps pour traiter des troubles tels que la leucémie (NHGRI, 2017).

De ce que l'édition de la lignée germinale peut affecter les générations futures, il y a un moratoire sur cette technologie, car son innocuité et sa précision n'ont pas encore été établies. Cependant, en 2018, un scientifique chinois a utilisé la technologie CRISPR (courte répétition palindromique groupée et régulièrement

espacée) pour éditer avec succès les embryons de jumelles afin de les rendre résistants au VIH.

Les progrès au niveau de la technologie sont en train de révolutionner l'édition génique. Considéré comme plus efficace, un système de défense bactérienne a été adopté pour l'édition génique, qui peut être programmé pour cibler des tronçons spécifiques du code génétique et pour modifier l'ADN à des endroits précis. Grâce à ces systèmes, les chercheurs peuvent modifier de façon permanente les gènes dans les cellules et les organismes vivants, et il pourrait devenir possible à l'avenir de corriger des mutations à des endroits précis dans le génome humain, dans le but de traiter les maladies génétiques (The Broad Institute, 2018; Carroll, 2017; Cribbs et Perera, 2017; Ratan et coll., 2018; Shin et Lee, 2018).

Le gouvernement chinois et nombre de scientifiques de la Chine se sont opposés à l'utilisation de cette technologie, et puisque cette expérience allait à l'encontre des lois et règlements chinois, le scientifique a été inculpé et condamné à trois ans de prison. La Chine a par la suite adopté d'autres lois pour limiter cette recherche sans lignes directrices et approbations strictes (Global Gene Editing Regulation Tracker, 2020). Bien qu'elles n'en soient encore qu'à leurs débuts, des stratégies d'édition germinales sont à l'étude pour traiter non seulement la leucémie, mais aussi plusieurs autres cancers du sang ainsi que des troubles génétiques tels que la fibrose kystique et la dystrophie musculaire de Duchenne.

Les partisans de l'édition génique sont enthousiasmés par la possibilité d'en découvrir davantage au sujet de l'influence des gènes sur des troubles tels que le cancer et d'éliminer les maladies génétiques, telles que la maladie de Huntington et la fibrose kystique. Mais dans le camp opposé, les critiques disent que le processus pourrait mal tourner ou être mal utilisé de tant de façons qu'il vaudrait mieux ne pas poursuivre cette avenue.

Problèmes éthiques liés à l'édition génique

Le débat éthique autour de l'édition génique est encore plus ardent en ce qui concerne la manipulation de la lignée germinale humaine. Dans ce contexte, l'intervention vise les ovules et les spermatozoïdes (cellules germinales), ce qui permettrait de transmettre les modifications aux générations futures. Parce que la thérapie génique implique d'apporter des changements au fondement même de la composition du corps, des éléments qui affectent toutes les composantes de la personne, cette science soulève des dilemmes éthiques très uniques et complexes.

Moins controversée, l'édition génique somatique est un processus qui cible un gène pathogène chez une personne, de sorte à opérer une modification qui ne sera pas transmise aux générations futures. Les questions relatives à l'édition génique somatiques se concentrent sur le fait de savoir si cette technologie devrait être utilisée au-delà du traitement ou de la prévention d'une maladie, par exemple pour augmenter et améliorer des traits humains tels que la stature, la force physique et les capacités d'une personne, y compris la capacité intellectuelle. Ce potentiel soulève des questions sur la façon de décider ce qui est normal et ce qui ne l'est pas. Par exemple, les personnes atteintes d'autisme ont certaines capacités qui dépassent celles des non autistes (U.S. National Library of Medicine, 2018a).

De nombreuses questions demeurent en ce qui concerne l'édition génique : par exemple, comment décide-t-on ce qu'est une intervention morale et ce qui ne l'est pas? Est-il acceptable d'apporter des modifications qui éliminent la maladie de telle ou telle personne, mais pas d'apporter des modifications qui élimineraient une variante causant la maladie pour les générations à venir? Les partisans de l'édition génique soutiennent que les avantages potentiels de cette technologie l'emportent sur toute préoccupation concernant les mauvaises utilisations, qui pourraient être atténuées par des lois et des règlements, comme c'est le cas en ce qui concerne d'autres technologies. L'interdiction de cette pratique, soutiennent-ils, limiterait l'avancement de connaissances qui pourraient conduire à une société plus en santé. Ils allèguent qu'il existe de bons arguments moraux en faveur de l'intervention génétique germinale, dont le but est de prévenir ou d'atténuer les maladies ou les handicaps chez l'humain à l'avenir. De telles interventions sont plus efficaces que de répéter une thérapie génique génération après génération (Walters, 1999).

D'autres soutiennent que, quels qu'en soient les avantages, c'est une erreur d'interférer avec la lignée germinale humaine et l'évolution des gènes d'une génération à l'autre. Ils ont des inquiétudes quant à l'innocuité de la manipulation génétique, de ce que les implications à long terme pour les générations futures sont inconnues. Il existe aussi des craintes que la modification du « plan » ou de la « programmation » de l'organisme n'entraîne des modifications imprévues et des effets irréversibles qui pourraient avoir de graves conséquences pour les personnes à l'avenir, et qu'il est impératif de s'assurer d'abord et avant tout que l'édition du génome est sécuritaire avant d'être utilisée pour traiter des patients (Cribbs et Perera, 2017; Gene Therapy Net.com, 2018; NHGRI, 2017; Walters, 1999).

D'autres questions éthiques qui ne sauraient être ignorées sont celles liées au consentement et à l'équité en matière de santé, de ce qu'il existe des préoccupations au sujet de l'accès et de l'abordabilité, deux choses qui pourraient mener à de graves disparités en matière de santé.

Par ailleurs, les personnes qui seraient les plus touchées par la thérapie génique germinale ne sont pas encore nées. Par conséquent, elles ne peuvent pas choisir de suivre un traitement ou non. Alors, est-il moral pour les personnes vivant aujourd'hui de prendre de telles décisions pour les générations futures? Sont-elles conscientes des conséquences inconnues de ces interventions? Cela dit, ces considérations sont-elles différentes de celles voulant que les parents agissent dans l'intérêt supérieur de leurs enfants?

La plupart conviennent que les scientifiques ne devraient pas s'engager dans la manipulation de la lignée germinale à l'heure actuelle parce que son innocuité n'a pas encore été établie, non plus que l'exactitude de l'édition du génome. Les communautés scientifiques du monde entier abordent la recherche sur la thérapie germinale avec prudence, parce que son implication pour les générations futures n'est pas encore prévisible (Cribbs et Perera, 2017; Gene Therapy Net.com, 2018; NHGRI, 2017; Walters, 1999).

TECHNOLOGIES DE CELLULES SOUCHES

Que sont les cellules souches?

Les cellules souches sont des cellules non spécialisées et indifférenciées qui se renouvellent par division cellulaire pour produire plusieurs cellules, et lorsque certaines conditions biologiques sont satisfaites, elles peuvent être incitées à se différencier et à devenir des cellules spécialisées, avec des fonctions précises, telles que le sang, le muscle et les cellules cérébrales. Avec une telle régénération, des cellules, des tissus et des organes endommagés peuvent être réparés, et leur fonction restaurée, que la perte ait été liée à des anomalies congénitales, à une maladie, à un traumatisme, ou au vieillissement (Greenwood et Daar, 2008). Par exemple, les cellules cardiaques peuvent être stimulées à se régénérer, de sorte à cicatriser les tissus endommagés après un infarctus du myocarde. L'objectif de la recherche actuelle dans ce domaine est de contrôler la différenciation cellulaire afin de créer des tissus ou des organes, tels que ceux du cœur, du foie, des reins, des yeux, ou même des parties du cerveau, à partir d'une seule cellule souche. Dans l'avenir, cette technologie pourrait être utilisée pour réparer les tissus endommagés associés à des troubles tels que l'Alzheimer, le Parkinson, le diabète, la chorée de Huntington, la sclérose en plaques, la sclérose latérale amyotrophique et la leucémie aiguë, ainsi que les dommages à la moelle épinière et autres blessures traumatiques (Alison et coll., 2002; Gouvernement du Canada, 2006).

Les cellules souches embryonnaires existent dans l'embryon humain et se différencient pour devenir un fœtus, puis un être humain à part entière. L'embryon humain de trois à cinq jours développe plusieurs types de cellules qui évoluent pour devenir le cœur, la peau, les poumons et d'autres organes. Les cellules embryonnaires existent non seulement dans les fœtus, mais aussi dans le sang des cordons ombilicaux (sang de cordon). Les cellules souches humaines (cellules somatiques) existent dans des tissus tels que la moelle osseuse, où elles se différencient et se répliquent pour produire des globules rouges et blancs. Les cellules somatiques existent également dans les cellules musculaires, cutanées, intestinales et cérébrales, où elles génèrent des cellules de remplacement qui se substituent à celles endommagées par les blessures et les maladies (Alison et coll., 2002; Kern et coll., 2006; National Institutes of Health, 2016).

La recherche sur les cellules souches a le potentiel non seulement de rendre possible la régénération des tissus, mais aussi de faire progresser la pharmacogénétique et la « médecine personnalisée ». Il est possible de prédire la réponse d'une personne à des traitements particuliers et, en fonction de la constitution génétique de cette personne, de déterminer quels médicaments et thérapies seraient les plus appropriés (ScienceDaily, 2012; Shuman, 2008).

La modification génétique des cellules souches rend possible la production d'insuline (Vegas et coll., 2016). Des cellules souches sont également modifiées de sorte à résister aux infections, comme les cellules souches qui, une fois implantées, reconstituent le système immunitaire des patients infectés par le VIH (Hutter, 2016).

Des cellules souches somatiques adultes sont aussi utilisées pour évaluer l'innocuité de nouveaux médicaments et le potentiel de chimiothérapies anticancéreuses. L'application potentielle des cellules souches autologues (c.-à-d. générées par une personne) dans la création d'organes et de tissus offre la possibilité de remplacer cellules et tissus, et d'ainsi éliminer les défis posés par le don et la transplantation d'organes, de même que les risques de rejet. Il est également possible de traiter la dégénérescence maculaire, les lésions de la moelle épinière, les accidents vasculaires cérébraux, les brûlures, les maladies cardiaques, le diabète, l'arthrose et la polyarthrite rhumatoïde (Trounson et McDonald, 2015).

Dilemmes et défis éthiques

L'utilisation de cellules souches pour le traitement des affections mentionnées précédemment a été controversée, principalement parce que les recherches antérieures se concentraient largement sur l'utilisation de tissus fœtaux et d'embryons humains (Volarevic et coll., 2018). Les tissus embryonnaires, trouvés dans le fœtus et dans les embryons humains, sont très adaptés à la technologie des cellules souches en raison du manque de différenciation de ces cellules souches ainsi que de leur capacité à se régénérer en cellules spécialisées, possédant des fonctions précises. Le débat a été alimenté par le fait que les tissus provenaient principalement d'avortements électifs ou d'embryons inutilisés, ainsi que par des préoccupations concernant l'exploitation potentielle des femmes enceintes et par la possibilité que des embryons soient créés à cette seule fin (Mahowald, 1996). Le débat sur l'utilisation de tissus embryonnaires pour la transplantation de cellules souches se concentrait d'abord et avant tout sur ce qui constitue le début de la vie. Il portait sur la question de savoir si l'embryon ou le fœtus est simplement un amas de tissus ou bien un être humain à part entière, et si le fait qu'il ait un potentiel pour la vie devait peser dans la balance (Childress, 1997, p. 302; EuroStem Cell, 2018).

Les personnes qui estiment que le fœtus n'est simplement qu'un amas de tissus n'ont pas de préoccupations morales sérieuses quant à son utilisation dans la génération de cellules souches, mais ceux qui soutiennent les deuxième et troisième perspectives affirment que le fœtus possède un certain statut moral compte tenu de son potentiel pour la vie, s'il ne constitue pas déjà une vie à part entière (Childress, 1997, p. 302; EuroStem Cell, 2018).

Pour les personnes opposées à l'avortement, il coule de source que de tirer profit d'un tel processus serait immoral. Celles qui ont ces opinions, cependant, pourraient accepter leur utilisation si elle n'impliquait pas d'avortements (en d'autres termes, la décision d'avorter est distincte de la décision de faire un don). Dans ce cas, elles s'attendraient à ce que les tissus fœtaux bénéficient du même respect que les tissus cadavériques des donneurs humains (Childress, 1997, p. 302).

Un autre argument avancé en faveur est qu'il y a déjà, et ce dans le monde entier, des milliers d'embryons qui sont détruits ou congelés à long terme et qui n'atteindront jamais le stade de la naissance. Par conséquent, tant que ces tissus sont traités avec le même respect que celui accordé à d'autres tissus ou organes donnés, leur utilisation dans ce contexte s'en trouve justifiée (EuroStem Cell, 2018).

Les arguments éthiques portent essentiellement sur la question de savoir si l'embryon ou le fœtus possède un statut moral ou non, et si le respect du caractère sacré de la vie dans ces circonstances l'emporte sur les avantages potentiels et notre devoir envers ceux qui vivent déjà et souffrent de maladies incurables (EuroStem Cell, 2018).

D'autres préoccupations associées à la transplantation fœtale ont trait au consentement. Le consentement au don de tissus fœtaux est fourni par le parent et est similaire aux consentements fournis dans d'autres circonstances, comme le don d'organes. Certains affirment que le parent, en choisissant l'avortement, a renoncé au droit de prendre des décisions au sujet des tissus ou du produit de l'avortement (Childress, 1997). La supposition que les parents ont l'intérêt supérieur de leur enfant à l'esprit est le fondement sur lequel repose leur droit de faire des choix au nom de leur enfant. Lorsqu'une personne choisit d'avorter un fœtus, la validité de ce consentement au nom du fœtus est donc remise en question (Childress, 1997, p. 302; Mahowald, 1996). Toujours

au niveau du consentement, il y a aussi les questions liées au rôle du père biologique.

Cela dit, cet argument ne s'appliquerait pas aux embryons, de ce qu'ils ont été créés dans le but de procréer, pour créer une vie. Les parents, dans ces circonstances, pourraient considérer que leurs embryons feraient une différence pour d'autres personnes, alors même qu'ils ne pourraient pas exister en termes d'intention initiale.

Il existe de nombreux arguments en faveur de l'utilisation de tissus embryonnaires, compte tenu des avantages potentiels du traitement et de la guérison de maladies qui réduisent la durée de vie et entraînent une morbidité grave, ainsi que des avantages perçus associés à la réduction du coût des soins, à la réduction des souffrances physiques et psychologiques continues, et à la capacité de sauver des vies (Childress, 1997, p. 302; Mahowald, 1996; ThoughtCo., 2019).

Les progrès récents au niveau des connaissances et de l'application des cellules souches somatiques offrent une option de rechange potentielle à l'utilisation des tissus embryonnaires, amenuisant ainsi certains des principaux défis éthiques associés à l'utilisation de ces derniers (Alison et coll., 2002; Volarevic, 2018).

Réponses législatives

À l'heure actuelle, il existe un certain vide législatif au niveau de la question de la transplantation de cellules souches. Le Parlement a adopté une loi fédérale en 2004 (la *Loi sur la procréation assistée*) qui, comme son nom l'indique, porte sur la reproduction assistée. Cette loi (discutée plus en détail à la section « Maternité de substitution gestationnelle ») régit et réglemente spécifiquement l'utilisation de la technologie dans la création de vies humaines. Sa portée ne va toutefois pas jusqu'à réglementer l'utilisation des tissus reproducteurs humains à des fins thérapeutiques. Cela dit, cette loi réglemente dans une certaine mesure l'utilisation d'embryons. En vertu de cette loi, un embryon est défini comme suit :

Organisme humain jusqu'au cinquante-sixième jour de développement suivant la fécondation ou la création, compte non tenu de toute période au cours de laquelle son développement est suspendu. Est également visée par la présente définition toute cellule dérivée d'un tel organisme et destinée à la création d'un être humain. (Loi sur la procréation assistée, LC 2004, a. 3, « embryon »)

Quant au *la loi le définit*, la loi le définit comme suit :

Organisme humain à compter du cinquante-septième jour de développement suivant la fécondation ou la création jusqu'à la naissance, compte non tenu de toute période au cours de laquelle son développement est suspendu. (Loi sur la procréation assistée, a. 3, « fœtus »)

L'utilisation de tels tissus reproducteurs dans le but de créer une vie humaine est fortement réglementée, et certaines activités sont interdites par cette loi. Il est toutefois à noter que certaines parties de cette loi ont été déclarées inconstitutionnelles par la Cour suprême du Canada *Renvoi relatif à la Loi sur la procréation assistée* (2010). La Cour a statué que les parties de la loi qui impliquaient des efforts pour gérer les technologies de reproduction n'étaient pas un domaine que le gouvernement fédéral pouvait réglementer. La loi a donc été limitée à la création d'infractions relatives à la reproduction humaine dans le cadre de la compétence fédérale en matière de criminalité. En 2012, la *Loi sur la procréation assistée* a été considérablement modifiée de sorte à l'aligner sur la décision de la Cour suprême. Elle définit maintenant certaines pratiques de reproduction humaines qui sont illégales et interdit la vente de composantes reproductives humaines.

En dehors de la *Loi sur la procréation assistée,* la plupart des provinces traiteraient selon toute probabilité les tissus fœtaux comme tout autre reste humain. La législation sur les dons de tissus humains régit les dons de tissus provenant de donneurs vivants dans toutes les provinces et tous les territoires. Des lois excluent explicitement le don d'embryons ou de tissus fœtaux dans certains cas (voir par exemple la *Loi sur les dons de tissus humains*, CPLM c. H180; la *Human Tissue Donation Act de l'Île-du-Prince-Édouard*, 1988; et la *Loi sur le Réseau Trillium pour le don de vie de l'Ontario,* 1990, « tissu » [s]'entend en outre d'un organe, à l'exclusion toutefois [...] des spermatozoïdes, d'un ovule, d'un embryon, d'un fœtus [...] »). Les lois des autres provinces et territoires ne sont pas claires à cet égard, laissant ainsi le don de tissus fœtaux sujet à interprétation (von Tigerstrom, 2015).

En common law, il n'y a pas de droits de propriété de rattachés au corps d'une personne décédée. L'exécuteur testamentaire d'une personne décédée a un droit limité à la possession du corps aux fins de l'organisation de funérailles et de l'inhumation, mais cela ne s'applique clairement pas dans les cas impliquant des tissus fœtaux.

TECHNOLOGIES DE REPRODUCTION

D'importants progrès scientifiques et technologiques ont été réalisés dans le domaine de la science de la reproduction. De nombreuses technologies, y compris celles liées au contrôle de la fertilité, de la gestion du travail et de l'accouchement, ainsi que des procédures de dépistage pour surveiller le développement du fœtus, sont même disponibles depuis des décennies (Deech et Smajdor, 2007; Stanworth, 1987).

Au cours des dernières décennies, la gestion du travail et de l'accouchement, qui avait auparavant lieu à domicile, s'est transformée et se déroule aujourd'hui à l'hôpital. L'accouchement, autrefois un processus axé sur la famille dans lequel la mère était assistée par des femmes de sa parenté, des amies ou des sages-femmes, est devenu une procédure médicale se déroulant dans un environnement hospitalier (Agence de la santé publique du Canada, 2021). De nombreux hôpitaux tentent maintenant d'équilibrer la sécurité du bébé avec la création d'environnements familiaux rappelant le foyer et encouragent la présence de sages-femmes et d'accompagnatrices de travail. En outre, avec l'arrivée des sages-femmes professionnelles, certains parents optent à nouveau pour les accouchements à domicile.

Avec l'avancement de la technologie, le développement du fœtus peut maintenant être surveillé dès les premiers stades de la grossesse. Une majorité de femmes subissent maintenant des échographies à de nombreux moments au cours de leur grossesse; les femmes enceintes à risque élevé et plus âgées subissent aussi souvent une amniocentèse pour évaluer la présence possible de problèmes avec le fœtus au début du développement, soit afin de faciliter une décision concernant l'interruption d'une grossesse, soit afin de prendre des mesures pour corriger les problèmes et prévenir les complications (Chokr, 1992; Stanworth, 1987). Ces procédures offrent également aux parents le choix de connaître le sexe de leur bébé à l'avance (Perinatal Services BC, 2010).

Les progrès de la science de la reproduction gèrent avec succès l'infertilité chez les hommes et les femmes, et ces technologies facilitent également la parentalité pour les hommes et les femmes célibataires ainsi que pour les couples de même sexe.

Progrès scientifique et le défi de la stérilité

Moins controversées aujourd'hui qu'elles ne l'ont déjà été, **les nouvelles technologies de reproduction** visent à surmonter les nombreuses causes de l'infertilité. Bien que de nombreuses personnes atteintes d'infertilité aient adopté ces options, ces technologies continuent de soulever de profondes questions sociales, juridiques, éthiques et émotionnelles. Elles nous ont poussés dans un territoire encore inexploré, lié à la création de la vie elle-même.

Le besoin de ces technologies découle du désir humain fondamental de procréer, ou parfois simplement de puissantes pressions culturelles poussant à le faire (Patel et coll., 2018a, 2018b; Stanworth, 1987). Le fait d'avoir des enfants est perçu par la société comme la progression naturelle d'une relation et est influencé par les attentes de la société à l'égard de la parentalité en tant que rôle social important. Le fait de se retrouver involontairement sans enfant peut être une menace pour l'estime de soi, les relations, et la dynamique familiale. Lorsque cela est associé à une perte, comme dans les cas d'interventions infructueuses ou à d'avortements spontanés, cela peut entraîner un profond sentiment de deuil et une détresse émotionnelle (Patel et coll., 2018a, 2018b). De nombreux couples ou individus sont prêts à accepter les risques physiques, psychologiques et émotionnels associés à ces technologies afin de pouvoir avoir un enfant, même lorsque le résultat est incertain (Robertson, 1995).

Il existe des points de vue divergents sur la question de savoir si l'infertilité est une maladie (et, par conséquent, un trouble médical), ou si ses influences sont principalement de nature sociale.

L'infertilité en tant que trouble médical

L'infertilité est considérée par certaines personnes comme un problème médical lié à un dysfonctionnement du corps, et plus spécifiquement du système reproducteur. Plusieurs facteurs influent sur la fécondité, autant chez les hommes que chez les femmes. Chez les hommes, ils comprennent les troubles endocriniens ou testiculaires, les problèmes avec le transport des spermatozoïdes (motilité et durée de vie), ainsi que d'autres facteurs encore inconnus (American Pregnancy Association, s.d.-b).

Certains des facteurs associés à l'infertilité féminine comprennent les problèmes d'ovulation, les troubles endocriniens, ainsi que les dommages structurels aux trompes de Fallope, à l'utérus et au col de l'utérus (American Pregnancy Association, s.d.-a).

De ce point de vue, l'infertilité est un problème de santé important nécessitant des solutions médicales (par exemple, des traitements de l'infertilité) pour le « résoudre ». Cette position est soutenue par ceux qui croient, selon une perspective d'équité en matière de santé, que de tels traitements devraient être couverts par les régimes provinciaux d'assurance maladie. Certaines provinces financent la FIV dans certaines circonstances. En 2015, l'Ontario a mis en place à l'intention de ses résidents une politique (programme de fertilité) de financement pour une FIV par résident (Motluck, 2016). D'autres provinces ont aussi établi un programme de financement partiel sous la forme de crédits d'impôt ou de subventions, mais plusieurs autres n'ont fourni jusqu'ici aucun soutien à cet égard. Dans le budget fédéral de 2017, une mesure a été introduite permettant aux contribuables de demander, à titre de frais médicaux, les coûts liés aux traitements de FIV remontant jusqu'à 10 ans avant l'année où le crédit d'impôt est demandé (Thompson, 2017).

L'infertilité en tant que problématique sociale

Les personnes souffrant d'infertilité qui souhaitent recourir à la procréation assistée ont un fort désir d'avoir un enfant aussi étroitement lié que possible à elles-mêmes génétiquement (Schiedermayer, 1988). Certaines personnes soutiennent que ce désir ou ce besoin d'avoir des enfants biologiques est quelque chose de socialement construit ou d'influencé par la société. La stigmatisation et la détresse émotionnelle vécues par les couples ou les personnes sans enfant découlent souvent de la forte pression exercée sur eux pour qu'ils en aient (Chokr, 1992; Gouvernement du Canada, 1996; Lie et Lykke, 2017; Patel et coll., 2018a, 2018b).

Innovations en matière de reproduction

La naissance du premier bébé « éprouvette » en 1978, Louise Brown, a marqué le début de la prolifération des innovations en matière de reproduction, et notamment de l' **insémination assistée**, l' **insémination par donneur**, la fécondation in vitro, la cryoconservation, le don d'ovules, le don d'embryons, et la **maternité de substitution**. Des technologies génétiques de pointe qui offrent la possibilité de sélectionner le sexe du bébé, d'effectuer des diagnostics prénatals et, comme nous l'avons vu, de mener des tests de dépistage génétique, ont également fait leur apparition.

Insémination assistée

L'insémination assistée, la première technologie de reproduction à être utilisée, implique l'insertion de spermatozoïdes dans l'utérus au moment de l'ovulation. Cette option est disponible pour les couples lorsque le partenaire masculin a des problèmes tels qu'un faible nombre de spermatozoïdes, ou que la motilité de ses spermatozoïdes est insuffisante. Cette approche peut également se produire de concert avec un traitement hormonal pour faciliter la production de spermatozoïdes ou d'ovules, pour contrôler le moment de l'ovulation, ou pour améliorer la réceptivité de l'utérus aux spermatozoïdes. C'est également une option pour les femmes célibataires ou les couples de lesbiennes lorsque le sperme est fourni par un donneur connu du receveur, ou pour un homme homosexuel, avec une mère porteuse.

Insémination thérapeutique avec sperme de donneur anonyme

L'insémination thérapeutique avec sperme de donneur (ITSD) implique d'insérer dans un utérus fertile des spermatozoïdes d'un donneur en santé. Cette approche est utilisée avec les couples hétérosexuels lorsque le partenaire masculin est infertile, ou avec les femmes célibataires et les couples de lesbiennes. Les donneurs de sperme doivent subir un dépistage approfondi relativement aux infections et aux maladies génétiques. Le sperme de donneur peut être obtenu à partir d'une banque de sperme enregistrée.

Les technologies d'insémination par donneur soulèvent des questions éthiques concernant le processus de vérification des donneurs, la confidentialité, la divulgation, ainsi que la nature des relations avec la future progéniture. À l'heure actuelle, les dons aux banques de sperme sont anonymes, mais les donneurs peuvent choisir que leur identité soit divulguée à la progéniture lorsqu'un âge précis est atteint, lequel est habituellement de 18 ans (Gruben et Cameron, 2017). La collecte de données liées aux dons est limitée à certains renseignements statistiques et assujettie aux lois provinciales sur la protection des renseignements personnels. Les défenseurs de cette approche estiment que le nombre de donneurs diminuerait si l'identité des donneurs devait être révélée aux bénéficiaires et à leurs enfants. Cependant, cela n'a pas été le cas dans d'autres juridictions où la confidentialité des donneurs est plus limitée (Gruben et Cameron, 2017). Le Royaume-Uni, les Pays-Bas, la Suède et certains États australiens ont réduit ou limité l'anonymat des donneurs, et malgré cela, aucun changement important dans le nombre de donneurs n'a été observé (Gruben et Cameron, 2017). En mars 2017, l'État australien de Victoria a supprimé l'anonymat des donneurs de gamètes, bien qu'il ait assuré aux donneurs l'anonymat continu au moment du don (Czarnowski, 2020).

Des dilemmes éthiques se posent en ce qui concerne la divulgation à l'enfant de la nature de la conception et de l'identité de son père biologique, et ce tout particulièrement si l'enfant éprouve des problèmes médicaux de nature héréditaire. Le statut de confidentialité d'un donneur est menacé lorsque ces descendants deviennent adultes et revendiquent leur droit de connaître les antécédents de leurs parents biologiques.

L'argument contre les donneurs anonymes est basé sur trois concepts : (1) les enfants conçus par ITSD devraient avoir accès aux informations de santé sur les donneurs sur une base continue; (2) ces enfants devraient avoir les informations nécessaires pour éviter les relations sexuelles avec des personnes génétiquement liées à eux; et (3) ces enfants devraient connaître leurs origines génétiques pour des raisons de sécurité et de tranquillité d'esprit (Gruben et Cameron, 2017).

Prenons l'exemple d'un enfant qui développerait une leucémie et aurait besoin d'une greffe de moelle osseuse. Serait-il justifié d'enfreindre les règles de confidentialité s'il y avait une possibilité que le père biologique puisse être un donneur de moelle osseuse (Gruben et Cameron, 2017)? Il y a aussi des arguments en faveur de la divulgation lorsque la progéniture d'un donneur de sperme confidentiel éprouve des problèmes médicaux de nature héréditaire. Les enfants qui revendiquent leur droit de connaître les antécédents de leurs parents biologiques peuvent aussi demander à ce que l'anonymat des donneurs soit levé (Gruben et Cameron, 2017). Avec les progrès des tests génétiques et l'arrivée sur le marché de bases de données publiques qui incluent les génomes de personnes (p. ex., le Projet Génome personnel Canada), il y a de plus de plus de chances que les donneurs de sperme soient identifiés, que la divulgation soit volontaire ou non.

Au Canada, la législation sur l'identification des donneurs est divisée entre le gouvernement fédéral d'une part, et les gouvernements provinciaux et territoriaux de l'autre. Le droit de la famille provincial, dans la plupart des provinces, ne reconnaissait pas la reproduction par un tiers et ne comportait aucune clarification concernant la place du donneur dans la vie de l'enfant. Cela plaçait les donneurs et les parents dans une position difficile en ce qui concerne les droits des donneurs en tant que parents en vertu de la loi sur le droit de la famille. Dans certaines administrations, les parents étaient incités à garder confidentiels les renseignements sur les donneurs, de ce qu'il y avait un risque pour que leurs droits parentaux se retrouvent en concurrence avec ceux des donneurs si ces derniers devenaient connus et choisissaient de les faire valoir. L'anonymat est venu réduire les risques à cet égard. Le Québec, l'Ontario et la Colombie-Britannique ont apporté des modifications à leurs lois afin de reconnaître la procréation assistée et de préciser que les donneurs de spermatozoïdes et d'ovules n'ont pas de droits parentaux, à moins que cela n'ait été d'abord spécifiquement précisé (*Loi portant réforme du droit de l'enfance, 1990*, Partie 1 : *Loi sur le droit de la famille*, 2011). L'identification des donneurs n'a pas été abordée dans les lois de la Colombie-Britannique et de l'Ontario. Dans le *Code civil du Québec* (1991) :

les renseignements personnels relatifs à la procréation médicalement assistée sont confidentiels. Toutefois, lorsque la santé d'une personne née d'une procréation médicalement assistée a des chances d'être compromise si cette personne était privée des informations demandées, le tribunal peut autoriser la transmission confidentielle de ces informations aux autorités médicales concernées (art. 542).

Dans une affaire survenue en Colombie-Britannique, un enfant conçu par ITSD a poursuivi la province au motif que les droits de ces enfants, garantis par la Charte, seraient enfreints si des renseignements identificatoires ne leur étaient pas communiqués (*Pratten v. British Columbia (Attorney General)*, 2012, s'appuyant sur les articles 7 et 15). Le plaignant a eu gain de cause au procès en vertu de l'article 15 de la Charte (Égalité), mais la décision a été infirmée en appel. Au procès, le tribunal a reconnu que les enfants conçus par le biais de l'ITSD étaient analogues aux enfants adoptés et que, en tant qu'enfants adoptés, ils avaient droit à des renseignements sur leurs parents en vertu de la loi provinciale sur l'adoption. À ce titre, les enfants conçus par ITSD étaient considérés comme ayant droit à des informations sur les donneurs. Toutefois, la Cour d'appel de la Colombie-Britannique a conclu que les droits créés pour les enfants adoptés ne s'étendaient pas aux enfants conçus par ITSD et a rejeté l'affaire.

En vertu de la *Loi sur la procréation assistée* (2004), les renseignements permettant d'identifier les donneurs devaient être recueillis sous les auspices du gouvernement fédéral. La Cour suprême du Canada a invalidé des parties importantes de la loi, et le processus de collecte de renseignements a été démantelé et laissé aux provinces. La plupart des provinces et des territoires n'ont à ce jour pas abordé la question de l'anonymat des donneurs. Les renseignements sur les donneurs sont des renseignements médicaux confidentiels et sont assujettis aux règles strictes de confidentialité et de non-divulgation de tous ces renseignements. Dans les législations provinciales concernant le financement de la FIV, la présomption semble être que le don sera un processus anonyme et ne traite donc pas de la question de la divulgation des donateurs.

Le Québec, la Colombie-Britannique et l'Ontario possèdent des lois concernant le statut des donneurs et des parents en vertu du droit de la famille. À l'heure actuelle, les donneurs ne sont pas traités comme des parents dans la plupart des cas, quoique des familles à trois ou quatre parents soient également possibles en vertu des législations. Par exemple, en vertu de la *Loi portant réforme du droit de l'enfance* (1990), une famille de trois parents pourrait être composée d'une mère biologique, d'une mère non biologique (mère porteuse) et d'un donneur de sperme agissant à titre de parent de fait (*A.A. v. B.B.*, 2007).

Bien que les canaux officiels d'identification des donneurs restent limités, la divulgation publique des données génétiques facilite la recherche des donneurs, sans égard au désir d'anonymat de ces derniers. Par exemple, les gens souhaitant retrouver des membres de leur famille peuvent utiliser des bases de données telles que AncestryDNA et 23andMe. De plus, avec la montée en popularité des tests d'ADN à domicile, il arrive fréquemment que des gens trouvent de manière inattendue des personnes ayant des liens de parenté avec eux qui leur étaient inconnues, comme des frères et des sœurs, des donneurs et des enfants illégitimes, etc. L'ère de l'anonymat pour les donneurs touche peut-être à sa fin (CBC, 2016; Chung et coll., 2018; Fetters, 2018).

Fécondation in vitro

La fécondation in vitro (FIV) a été développée pour surmonter les troubles associés à l'infertilité que les formes traditionnelles d'insémination artificielle ne pouvaient pas traiter. Ces troubles comprennent les obstructions mécaniques résultant de trompes de Fallope endommagées ou absentes, l'endométriose, les problèmes ovulatoires insolubles, l'infertilité inexpliquée, ainsi que certaines formes d'infertilité masculine entraînant un faible nombre de spermatozoïdes (Fluker et Tuffin, 1996). Le taux de réussite de cette technologie s'est amélioré au fil du temps (Gunby et coll., 2011; Wade et coll., 2015).

La FIV est un processus par lequel la fécondation de l'ovule et la conception se produisent à l'extérieur du corps de la femme, dans un laboratoire. La procédure implique une série d'interventions qui commencent par l'utilisation de médicaments pour hyperstimuler les ovaires afin de produire un grand nombre d'ovules, suivie d'une aspiration laparoscopique de ces ovules guidée par ultrasons. Les ovules recueillis sont ensuite mélangés avec le sperme du partenaire (ou du donneur) dans une boîte de Pétri. Après environ 48 heures, environ trois des ovules (embryons) fécondés avec succès sont transférés dans l'utérus de la femme (Reynolds et Schieve, 2006). Les embryons restants peuvent être cryoconservés et, si nécessaire, implantés à une date ultérieure, bien que cette pratique soulève des questions sur ce qu'il faut faire avec les embryons inutilisés (Fluker et Tuffin, 1996). Des questions quant à savoir à qui appartient la propriété de ces embryons et ce qu'il faut faire si l'un des partenaires meurt (c.-à-d., à savoir si les embryons doivent être détruits ou si le partenaire restant a le droit de les utiliser) doivent être posées. Des débats sur la garde d'embryons congelés ont également surgi dans le cadre de procédures de divorce. Nous en retrouvons un cas dans une affaire ayant eu lieu en Oregon, où la Cour d'appel de l'État a déclaré qu'une femme divorcée avait le droit de disposer d'embryons congelés qui avaient été créés avec le sperme de son mari pendant leur mariage (voir *Re Dahl and Angle,* 2008). Dans cette affaire, l'accord entre la clinique qui fournissait le service de stockage et de

récupération des embryons et le couple stipulait que si les époux ne pouvaient pas s'entendre, le droit de décider de l'élimination appropriée reviendrait à l'épouse. La Cour d'appel a confirmé la décision, et l'épouse a reçu le droit de détruire le matériel génétique (Chapman et Zhang, 2014).

Au Canada, des affaires liées au sperme et aux ovules congelés ont débouché sur des conclusions comme quoi ce matériel est un « bien » et qu'en tant que tel, il est assujetti aux règles habituelles sur le partage des biens en droit de la famille. Dans une affaire ayant eu lieu en Colombie-Britannique, un mari a demandé au tribunal de lui remettre 13 pailles de sperme qui restaient d'une quantité que le couple avait achetée pendant leur mariage et utilisée pour la conception de leurs deux enfants. Le mari était dans une nouvelle relation et voulait que les enfants de sa nouvelle partenaire soient liés à ses enfants existants, mais l'ex-femme voulait que ce sperme soit détruit. Le tribunal a statué que les biens devaient être divisés également et que le mari pouvait avoir la moitié du sperme congelé (*J.C.M. v. A.N.A.,* 2012). Toutefois, lorsque les dispositions de la Loi sur la procréation assistée s'appliquent, cette dernière l'emporte sur les droits de propriété des parties.

Dans l'affaire *S.H. v. D.H.* (2018), un tribunal de l'Ontario a dû trancher au sujet de la propriété d'un don d'ovules et de sperme achetés par le couple pendant leur mariage. Le tribunal de première instance a examiné les ententes conclues entre le mari, la femme et la clinique qui a fourni le matériel donné. Sur la base de son examen, le tribunal a ordonné que les ovules et le sperme donnés soient remis à la femme afin qu'elle puisse les utiliser, sous réserve qu'elle paie au mari la valeur de sa part de la propriété. En appel, la décision a été annulée. Les juges d'appel ont conclu que la *Loi sur la procréation assistée* s'appliquait dans ce cas et que l'utilisation de l'embryon donné nécessitait le consentement du donneur. Le matériel génétique n'était pas lié à l'un ou l'autre des conjoints en particulier, mais aux personnes ayant donné le matériel en question à la clinique qui a vendu le matériel génétique au couple. En vertu de la *Loi sur la procréation assistée* (2004), le couple était le donneur du matériel génétique, et par conséquent, l'utilisation de celui-ci nécessitait le consentement des deux personnes. Comme le mari avait retiré son consentement, le matériel génétique ne pouvait pas être utilisé. La loi a invalidé le contrat entre le couple. Il y a un grand débat sur ces questions difficiles, mais peu de consensus sur leur résolution.

Cryoconservation

Le nombre d'embryons transplantés dans l'utérus est basé sur l'équilibre entre la maximisation du taux de réussite (implantation) et la limitation du risque de naissances multiples, en particulier dans les grossesses à haut risque (The Practice Committee, 2013). Tout embryon supplémentaire peut être conservé dans de l'azote liquide pour utilisation future, si nécessaire, selon un processus connu sous le nom de **cryoconservation**. Cela minimise la nécessité d'autres procédures invasives et coûteuses pour recueillir les ovules. Le taux de survie des embryons après le dégel est d'environ 90 %, et ils peuvent être conservés pendant des décennies (IVF Canada, s.d.).

Don d'ovules

Le don d'ovules est utilisé pour permettre des grossesses chez les femmes qui ont un utérus normal, mais des ovaires non fonctionnels, ce qui en fait une variante de la FIV. Les ovules sont donnés par des donneuses en bonne santé qui subissent une stimulation ovarienne, ou par des femmes ayant des ovaires qui fonctionnent normalement et qui participent déjà au programme de FIV. Les embryons sont créés à partir des ovules des donneuses, lesquels sont fécondés par le sperme de partenaires ou de donneurs, et sont ensuite implantés dans l'utérus de receveuses (Cobo et coll., 2015; Fluker et Tuffin, 1996). Les donneuses peuvent être des personnes connues des receveuses, ou être des participantes dans un programme de donneurs anonymes.

Don d'embryons

Avec la cryoconservation, des embryons peuvent être congelés indéfiniment pour être utilisés à l'avenir. Des questions ont été soulevées sur ce qu'il faut faire avec eux quand ils ne sont plus nécessaires ou voulus par le couple ou la personne. Les options sont de les détruire, de les utiliser à des fins de recherche, ou de les donner à d'autres couples (Robertson, 1995).

L'option de **donner des embryons** peut être souhaitable lorsqu'aucun des partenaires n'est fertile, mais que la femme a une capacité utérine suffisante pour la grossesse et l'accouchement. Il peut également s'agir d'une option pour les femmes célibataires plus âgées

qui ne produisent plus d'ovules, pour les couples de lesbiennes pour lesquels le don de sperme n'a pas fonctionné, et pour les couples qui n'ont pas les moyens de se payer une FIV ou un don d'ovules (Robertson, 1995). Il s'agit également d'une option ayant un bon rapport coût-efficacité, car les bénéficiaires ne sont pas accablés par les coûts associés à la FIV. En 2022, des jumeaux en bonne santé sont nés d'embryons donnés qui étaient cryoconservés depuis plus de 30 ans. Les embryons, donnés par un couple anonyme, avaient été créés par le sperme du mari et un ovule donné (Christensen, 2022).

Le don d'embryons soulève de nombreuses questions éthiques (Huele et coll., 2019; Lovering, 2020; Widdows et MacCallum, 2002), y compris celle de savoir si les dons d'embryons doivent être traités comme des adoptions, accompagnées de processus juridiques, de dépistages et de règles similaires (Hallich, 2019; Huele et coll., 2019). Par exemple, les bénéficiaires devraient-ils subir les mêmes tests sociaux et psychologiques pour s'assurer qu'ils seront de bons parents (Robertson, 1995)? D'autres enjeux portent sur la question de savoir si le couple de donneurs devrait être informé du résultat (positif ou négatif) du don, et sur si leur anonymat devrait être maintenu (Robertson, 1995).

Maternité de substitution gestationnelle

La maternité de substitution est un processus où une femme porte un enfant pour un autre couple ou individu. La « mère » gestationnelle peut être le parent biologique (par le biais d'un don de sperme du partenaire ou d'un donneur), ou peut porter l'embryon du couple, un embryon donné par un autre couple, ou encore un embryon créé à partir d'un ovule et de sperme donnés. Cette approche peut être envisagée par les couples infertiles qui ont connu de multiples échecs avec la FIV; par des femmes qui ont des problèmes de santé limitant l'achèvement d'une grossesse ou bien une affection anatomique qui provoque des avortements spontanés répétés, ou encore par des femmes qui ont subi une hystérectomie (Robertson, 1995). C'est aussi une option pour les couples homosexuels. Il existe à travers le monde différentes règles et réglementations concernant la maternité de substitution (Armour, 2012). L'approche canadienne en matière de maternité de substitution sera abordée plus loin dans ce chapitre.

Les nombreuses approches au niveau de la maternité de substitution soulèvent des questions éthiques, émotionnelles et relationnelles complexes. Celles-ci découlent entre autres du grand nombre de parties impliquées, soit le nourrisson, la mère porteuse, le couple ou la personne à la recherche d'une mère porteuse, et la société dans son ensemble. D'autres questions liées à la maternité de substitution impliquent des préoccupations concernant l'avenir reproductif des mères porteuses ainsi que leur conception de progéniture avec laquelle elles ne seront pas impliquées; la convenabilité des bénéficiaires quant au fait d'élever ces enfants; le processus de consentement éclairé; et la possibilité de coercition, surtout lorsque la rémunération financière est un facteur (Sherwin, 1992).

Le scénario de cas 9.4 ne présente que quelques-unes des questions éthiques complexes associées aux technologies de reproduction.

SCÉNARIO DE CAS 9.4

LA PARENTALITÉ : UN DROIT OU UN PRIVILÈGE?

Une femme de 30 ans, M. D., qui est atteinte de fibrose kystique, est impliquée dans une relation lesbienne avec S. P., de 15 ans son aînée. Elles aimeraient avoir un enfant, mais suite à des tests, il a été déterminé que S. P. était infertile. Bien que M. D. soit quant à elle fertile, son état de santé la rend à haut risque de développer des complications pendant la grossesse et l'accouchement. Le couple peut se permettre la FIV, alors elles ont pris rendez-vous dans une clinique d'infertilité, où elles sont interrogées par une infirmière et un spécialiste de l'infertilité.

Elles se disent être intéressées par la FIV et aimeraient que des ovules provenant des ovaires de M. D. soient récupérés et fécondés par du sperme de donneur. Une fois la fécondation est réussie, elles aimeraient que les embryons soient transplantés dans l'utérus sain de S. P. Cependant, de ce que M. D. s'inquiète de la transmission des gènes de la fibrose kystique, elles demandent également à ce que des tests génétiques soient effectués sur les embryons et que ceux qui ont le gène de la fibrose kystique soient détruits.

Enjeux

1. D'après ce que sont vos valeurs, quelle serait votre réponse à cette situation? Votre réponse devrait-elle influencer votre approche pour soutenir et conseiller ce couple?
2. Quelles questions éthiques et sociales ce cas soulève-t-il?
3. Quels sont les droits des différentes parties impliquées, soit le couple, l'infirmière et le médecin, le donneur potentiel, et la progéniture?

4. D'après vous, quelle influence ces technologies émergentes ont ou auront-elles sur l'avenir de la société?
5. Comment différentes cultures pourraient-elles voir ce scénario, ainsi que les possibilités qu'offre cette technologie?
6. Quel est le rôle des membres du personnel infirmier et quelle devrait être la nature de la relation infirmière avec ce couple?

Discussion

Ce scénario de cas met en évidence l'étendue des dilemmes et défis éthiques associés à cette science en évolution. À première vue, l'on serait tenté de croire que rien de négatif ne saurait résulter de la demande de ce couple. Elles atteindraient leurs objectifs de parentalité, et l'enfant ou les enfants qui en résulteraient auraient la possibilité de vivre une bonne vie. Pourtant, plusieurs questions persistent.

Quels sont les droits des deux femmes dans ce scénario? La procréation est-elle un droit ou un privilège? S'il s'agit d'un privilège, devrait-il être accordé uniquement à ceux et celles qui sont physiquement capables de procréer? Qu'est-ce qui constitue de « bons » parents? Quels sont les droits des enfants potentiels? Des critères devraient-ils être établis pour sélectionner les parents potentiels? Le statut de lesbienne de ce couple devrait-il être un facteur? Que doit-on faire de ce que l'un des parents dans ce cas est plus avancé en âge, et que l'autre est susceptible d'avoir une courte espérance de vie en raison de sa maladie? Le donneur devrait-il avoir son mot à dire sur les receveuses potentielles de son sperme? Qu'est-ce que ce couple devrait divulguer à son ou ses enfants lorsque ceux-ci commenceront à

(Suite)

SCÉNARIO DE CAS 9.4 *(Suite)*

leur poser des questions au sujet de leur père biologique? Le processus de don devrait-il rester privé et anonyme? Est-il juste que cette technologie ne soit accessible qu'aux personnes aisées? Les professionnels de la santé devraient-ils utiliser la technologie génétique pour dépister les anomalies comme la fibrose kystique, voire aller plus loin et manipuler des caractéristiques physiques comme le sexe et la couleur des cheveux ou des yeux? (Les personnes ayant des handicaps, même mineurs, sont préoccupées par les attitudes sociales négatives qui pourraient émerger des suites de tentatives de créer des humains « parfaits ».) Est-il juste de détruire des embryons « imparfaits »? Qui serait la mère légale de l'enfant potentiel? Qui devrait avoir la garde si les deux femmes venaient à se séparer? Que faut-il faire avec les embryons restants? Si le couple choisit d'en faire don, les bénéficiaires devraient-ils être informés du potentiel que ces embryons soient porteurs de la variante de la fibrose kystique? À supposer que les embryons donnés produisent un enfant ayant des problèmes médicaux ou génétiques, M. D. et l'équipe médicale assumeraient-ils une responsabilité légale?

Ces technologies soulèvent de nombreuses questions, et les réponses à celles-ci ne sont pas évidentes. Leur impact potentiel sur les générations futures est intimidant.

Perspectives législatives

Pour combler le vide législatif et réglementaire dans ce domaine en évolution rapide qu'est la biotechnologie, le Parlement a adopté la *Loi sur la procréation assistée* en 2004. Toutefois, certaines parties de la loi ont été déclarées inconstitutionnelles par les tribunaux, et la portée de cette loi a été réduite de sorte à n'interdire que la vente de matériel génétique à des fins de reproduction, ainsi que certaines formes de manipulation du matériel reproductif. Cette loi fédérale, telle que modifiée, reconnaissait et déclarait ce qui suit :

a) *la santé et le bien-être des enfants issus des techniques de procréation assistée doivent prévaloir dans les décisions concernant l'usage de celles-ci;*

b) *la prise de mesures visant à la protection et à la promotion de la santé, de la sécurité, de la dignité et des droits des êtres humains constitue le moyen le plus efficace de garantir les avantages que présentent pour les individus, les familles et la société en général la procréation assistée et la recherche dans ce domaine;*

(c) *si ces techniques concernent l'ensemble de notre société, elles visent davantage les femmes que les hommes, et la santé et le bien-être des femmes doivent être protégés lors de l'application de ces techniques;*

d) *il faut encourager et mettre en pratique le principe selon lequel l'utilisation de ces techniques est subordonnée au consentement libre et éclairé de la personne qui y a recours;*

e) *les personnes cherchant à avoir recours aux techniques de procréation assistée ne doivent pas faire l'objet de discrimination, notamment sur la base de leur orientation sexuelle ou de leur statut matrimonial;*

f) *la commercialisation des fonctions reproductives de la femme et de l'homme ainsi que l'exploitation des femmes, des hommes et des enfants à des fins commerciales soulèvent des questions de santé et d'éthique qui en justifient l'interdiction;*

g) *il importe de préserver et de protéger l'individualité et la diversité humaines et l'intégrité du génome humain. (Loi sur la procréation assistée, LC 2004, a. 2)*

Cette loi rend illégal le clonage d'un être humain ou la création de toute forme de vie qui est un hybride entre un humain et une espèce animale. Elle interdit également, entre autres, l'utilisation de technologies de procréation assistée à des fins de **sélection du sexe** ainsi que la transplantation de matériel génétique humain ou d'embryon ayant été transplanté précédemment dans une forme de vie non humaine.

La loi interdit également tout accord de maternité de substitution impliquant de rétribuer ou d'offrir de verser une rétribution à une personne de sexe féminin pour qu'elle agisse à titre de mère porteuse. L'indemnisation des dépenses raisonnables est permise aux mères porteuses pour couvrir leurs frais de subsistance pendant la grossesse. Il est également illégal de conseiller à une femme de moins de 21 ans de devenir mère porteuse, ou d'effectuer une intervention sur une telle personne dans le but de l'aider à devenir mère porteuse (*Loi sur la procréation assistée,* 2004, a. 6). La Loi rend également illégal l'achat, la vente ou la publicité pour l'achat ou la vente de cellules, de gènes, d'embryons in vitro, de spermatozoïdes ou d'ovules humains à des fins de reproduction (*Loi sur la procréation assistée,* 2004, a. 7).

Considérations particulières concernant la préservation de la fertilité chez les personnes atteintes de cancer

La situation des personnes atteintes de cancer mérite d'être discutée, car le traitement du cancer constitue une menace sérieuse pour la fertilité (Gouvernement du Canada, 2013a).

La fertilité masculine peut être affectée par :

- Le cancer spécifique lui-même
- Des problèmes anatomiques liés au cancer ou aux interventions thérapeutiques, comme les chirurgies liées à l'appareil reproducteur (p. ex., l'ablation des testicules)
- Une insuffisance hormonale (primaire ou secondaire)
- Des dommages aux cellules souches germinales, ou leur épuisement

La fertilité féminine peut quant à elle être affectée par :

- Un traitement entraînant une réduction des follicules primordiaux
- Un déséquilibre hormonal
- De l'interférence au niveau du fonctionnement des ovaires, liée à la chirurgie impliquant les trompes de Fallope, l'utérus, ou le col de l'utérus
- L'apparition précoce de la ménopause

Des données probantes démontrent que les survivants du cancer présentent un risque accru de détresse émotionnelle liée à l'infertilité (Société canadienne du cancer, 2014). Bien que l'adoption soit envisageable, certaines personnes préféreraient si possible avoir leur propre progéniture biologique. Aussi, pour prévenir l'infertilité, il arrive que certaines jeunes femmes atteintes de cancer choisissent un régime de chimiothérapie moins toxique, même si cela est susceptible d'augmenter le risque de récidive (Goodwin et coll., 2007; Jemal et coll., 2003).

Trouver des moyens de rétablir la fertilité chez les hommes et les femmes adultes ainsi que chez les garçons et filles prépubères atteints de cancer est un facteur qui les aide à faire face émotionnellement à leur diagnostic de cancer et à leur traitement (Groupe de travail sur l'éthique et le droit de la European Society of Human Reproduction and Embryology, 2004; Poirot et coll., 2007). Pour l'heure, la cryoconservation de sperme, d'ovules et d'embryon est une option disponible pour les personnes qui peuvent se le permettre. Les plus grands défis, cependant, ont trait à la recherche de méthodes pour préserver la fertilité chez les garçons et filles prépubères.

Des défis uniques pour les enfants atteints de cancer

Aujourd'hui, la majorité des enfants atteints de cancer ont un taux de guérison élevé et l'on s'attend à ce qu'ils soient des survivants à long terme (Goodwin et coll., 2007; Jemal et coll., 2003). Grâce aux technologies de reproduction avancées d'aujourd'hui, les parents ont la possibilité d'influencer la mesure dans laquelle la fertilité de leurs enfants peut être préservée, chose rendue possible grâce à la cryoconservation de sperme ou d'ovules pour utilisation future. Les options suivantes s'offrent à eux, quoique celles-ci ne soient pas sans présenter des dilemmes éthiques.

Cryoconservation des spermatozoïdes

La cryoconservation des spermatozoïdes chez les garçons adolescents et les jeunes hommes est une option, car la production de spermatozoïdes commence à l'âge de 13 ou 14 ans. Cependant, cela n'est pas nécessairement facile pour les adolescents, car cette option de collecte de sperme nécessite la masturbation. Selon leur stade de développement, il pourrait arriver que certains soient réticents à aller de l'avant s'ils n'ont pas une appréciation suffisante de l'objectif, ou s'ils trouvent le processus gênant. L'obtention d'un consentement éclairé valide peut dépendre de ces facteurs. Obtenir le consentement parental en plus du consentement ou de l'assentiment de l'enfant est la norme dans ces circonstances. Compte tenu des sensibilités associées à ce processus, l'approche du fournisseur de soins de santé à l'égard de ces enfants doit être respectueuse et adaptée à leur stade de développement. Si l'éjaculation n'est pas possible, alors l'extraction ou l'aspiration de sperme par biopsie testiculaire peut être une option, comme c'est le cas avec des garçons prépubères. Toutefois, ces options soulèvent encore d'autres défis en ce qui a trait à la compréhension que l'enfant a de ces choses, ainsi qu'à la mesure dans laquelle son consentement est donné librement, sans coercition ou influence d'autrui (Bahadur, 2004; Robertson, 2005).

Ovariectomie et cryoconservation ovarienne

L'ovariectomie et la cryoconservation ovarienne peuvent être offertes aux filles préménarchiques avant les traitements contre le cancer qui causent l'insuffisance ovarienne (Hamish et coll., 2014; Weintraub et coll., 2007). Le tissu ovarien doit être récupéré avant traitement, cryoconservé, puis greffé une fois le traitement terminé, ou à un âge approprié. Des bandelettes du cortex ovarien sont obtenues par chirurgie laparoscopique, puis congelées. Elles pourront par la suite être greffées dans des tissus où les ovules mûrissent. Les ovules sont ensuite congelés, et plus tard, pour la conception, la FIV sera nécessaire. Une autre possibilité est de greffer les tissus soit à l'ovaire restant, soit dans le péritoine adjacent, et les ovules pourront être libérés plus tard, permettant ainsi à la grossesse de se produire spontanément.

Cependant, ces options soulèvent de nombreuses questions difficiles et complexes concernant le consentement concernant des choses encore inconnues susceptibles de survenir dans le futur, et ce tout particulièrement lorsque de jeunes enfants sont impliqués. Une fois que les ovules de la greffe ont mûri, que se passe-t-il si l'enfant meurt avant que ces ovules puissent être utilisés? Quelles sont les options de don? Si le don a lieu et est efficace, qu'en est-il du bien-être de la progéniture qui en résulte (Lee et coll., 2006)?

Défis concernant le consentement

Les considérations liées à la fertilité future sont difficiles à la fois pour l'enfant et pour les parents. À un moment où ils doivent déjà répondre à un diagnostic de cancer, les parents doivent également relever le défi de décider ce qui est dans l'intérêt supérieur de leur enfant en ce qui concerne sa fertilité et sa procréation futures. Dans ce contexte, l'« intérêt supérieur » de l'enfant comprend le traitement réussi du cancer, la minimisation des risques supplémentaires associés à la préservation de la fertilité, et son intérêt futur pour la procréation. Quoique minimes, certains risques sont associés aux procédures de préservation de la fertilité, et donc les parents doivent les faire peser dans la balance avec les efforts pour garantir que leur enfant aura des options à sa disposition à l'avenir. Pour toutes les procédures, le consentement des parents est requis; toutefois, tout dépendant de l'âge et du niveau de maturité de l'enfant, l'assentiment ou le consentement de celui-ci est aussi requis. Dans le cadre de la discussion sur le consentement, il est nécessaire de clarifier les risques associés à la procédure elle-même, ainsi que les détails concernant les risques et les avantages futurs. Une considération importante est le risque en tant que tel de stérilisation associé au traitement du cancer. Il peut être difficile d'obtenir l'accord de l'enfant sur de telles procédures, de ce que de jeunes enfants pourraient ne pas être à l'aise avec ce sujet ou ne pas comprendre totalement la discussion et les options présentes, et donc ne pas être en mesure d'apprécier pleinement les conséquences futures d'une telle décision (Grundy et coll., 2001).

Dans ces circonstances, le processus de consentement comporte deux phases. Dans la première phase, en choisissant de faire subir à l'enfant des traitements de préservation de la fertilité, les parents prennent la décision de garantir que le droit futur de leur enfant à décider d'avoir ou non des enfants puisse être préservé. Au cours de la deuxième phase, l'enfant adulte peut exercer son droit d'avoir des enfants ou non (Grundy et coll., 2001).

Réglementer les nouvelles technologies reproductives et génétiques : Fixer des limites, améliorer la santé

La Commission royale sur les nouvelles techniques de reproduction a été créée en 1989 pour examiner les répercussions sociales, médicales, juridiques, éthiques, économiques et de recherche de ces nouvelles technologies (Gouvernement du Canada, 1996). Le mandat de la Commission royale, qui a publié son rapport final en novembre 1993, était de recommander des politiques ainsi que des mesures de prévention des déborde-ments, et d'accorder une attention particulière aux ré-percussions sur la santé et le bien-être des femmes en matière de procréation et de prévention de l'infertilité (Gouvernement du Canada, 1996). La Commission royale a formulé 293 recommandations se concentrant sur la prévention de l'infertilité, la gestion de la pro-création assistée, la sélection du sexe pour des raisons non médicales, les techniques de diagnostic prénatal et la thérapie génique, les interventions judiciaires liées à la grossesse et l'accouchement, ainsi que sur l'utilisa-tion de tissus fœtaux (Gouvernement du Canada, 1996).

En réponse, le gouvernement fédéral a demandé en 1995 un moratoire sur l'utilisation de pratiques par-ticulières, a mis sur pied un comité consultatif et a pro-posé un cadre législatif visant à « de préserver la santé et la sécurité des Canadiens dans le cadre de l'utilisation des éléments ou produits du corps humain servant à la reproduction pour la procréation assistée, [...] d'assurer le traitement convenable, à l'extérieur du corps humain, de ces éléments ou produits, [...] et de protéger la di-gnité de toute personne – plus particulièrement les en-fants et les femmes – dans le cadre de l'utilisation de ces éléments ou produits » (Gouvernement du Canada, 1996). L'intention était de gérer les technologies de re-production et de génétique au moyen d'un plan qui interdirait les technologies inacceptables et élaborerait un processus réglementaire prévu par la loi pour gérer les technologies jugées acceptables.

Il a été proposé d'interdire les pratiques suivantes :

- Sélection du sexe à des fins non médicales
- Achat et vente d'ovules, de sperme et d'embryons
- Altérations génétiques de la lignée germinale
- **Ectogenèse** (maintien d'un embryon dans un utérus artificiel)
- Clonage d'embryons humains
- Création d'hybrides animaux-humains
- Récupération de spermatozoïdes ou d'ovules sur des cadavres, ou de fœtus, à des fins de féconda-tion et d'implantation, ou encore de recherche impliquant la maturation de spermatozoïdes ou d'ovules à l'extérieur du corps
- Préconception commerciale ou arrangements de maternité de substitution impliquant des dons d'ovules en échange de services de fécondation in vitro

Dans le cadre législatif proposé, qui est finalement devenu la *Loi sur la procréation assistée*, d'autres pra-tiques encore ont été ajoutées (Gouvernement du Canada, 1996) :

- Transfert d'embryons entre humains et d'autres espèces
- Utilisation de spermatozoïdes, d'ovules ou d'em-bryons humains à des fins de procréation assistée ou de recherche sans le consentement éclairé des donneurs
- Recherche sur des embryons humains 14 jours ou plus après la conception
- Création d'embryons pour la recherche
- Offre ou prestation de services interdits, et rému-nération pour de tels services

En vertu de la *Loi sur la procréation assistée* (2004), toutes les activités énumérées ci-dessus sont interdites. Cependant, il a été conclu que la réglementation des activités de reproduction humaine dépassait les pou-voirs législatifs du gouvernement fédéral, et elle a donc été retirée de la loi. Cette loi se limite maintenant à in-terdire certaines activités liées aux techniques de re-production et à restreindre la vente et la distribution de matériel génétique pour la reproduction. L'utilisation et la réglementation des tissus humains sont réglemen-tées par les lois provinciales et territoriales sur le don et la transplantation de tissus (p. ex., la *Loi sur le don d'or-ganes et de tissus et humains*, 2006).

Perspectives éthiques

Implications pour les femmes : Perspectives féministes

De ce que les techniques de reproduction sont princi-palement appliquées sur le corps des femmes et ont des implications pour l'autonomie reproductive des femmes, elles sont d'un grand intérêt pour les penseurs féministes. Les penseurs féministes ont des points de vue variés, allant de celui que ces technologies sont une étape vers la libéralisation des femmes (en d'autres termes, qu'elles aident à surmonter les limites biolo-giques) (Chokr, 1992; Lie et Lykke, 2019; Throsby, 2004, ch. 1), à l'un qui met en doute la supposition selon la-quelle ces technologies sont réellement bénéfiques pour les femmes (autrement dit, qu'elles sont un moyen d'exercer un plus grand contrôle social, une plus grande exploitation et une plus grande coercition à l'égard des femmes) (Deech et Smajdor, 2007). Il y a un consensus plus important autour du fait que les femmes doivent être au centre de tous les discours et de l'élaboration des politiques, et qu'elles puissent définir ce qui est le mieux pour elles. Certaines personnes soutiennent que les discussions éthiques connexes n'ont jusqu'ici pas couvert assez large, et que les implications sociales plus vastes de l'arrivée de ces technologies ont été ignorées (Dickenson, 2016; Sherwin, 1992). Selon la Dre Susan Sherwin, une féministe canadienne, ces pratiques doivent être évaluées dans le contexte de structures sociales plus larges, qui peuvent être oppressives pour les femmes. (Sherwin, 1992). Elle a fait valoir la nécessité d'explorer la possibilité que de nouvelles approches de la reproduction entraînent un « changement culturel profond », et que leurs effets sociaux, politiques et économiques doivent également être évalués (Sherwin, 1992). Le statut social et économique inférieur de nombreuses femmes peut les rendre susceptibles aux risques associés aux technologies de reproduction (et tout particulièrement le risque élevé d'échec ainsi que les effets inconnus à long terme des médicaments utilisés pour hyperstimuler les ovaires). Il est également nécessaire d'évaluer les influences sociales qui contribuent aux attentes placées sur les gens, et spécialement sur les femmes, pour procréer (Dickenson, 2016). Bien que l'intention de ces technologies soit de donner aux personnes le droit à des choix en matière de procréation, y compris celui de légitimer d'autres formes de structures familiales et sociales (Chokr, 1992), certaines féministes craignent qu'en pratique, le contrôle se retrouve en réalité entre les mains d'autres personnes, et plus spécialement aux membres de la profession médicale, qui sont en majorité des hommes (Sherwin, 1992).

D'autres préoccupations sont liées au potentiel de commercialisation de la technologie et, par conséquent, de la marchandisation de la reproduction des femmes (McIlroy, 1996). Une autre préoccupation encore est la façon dont les femmes âgées sont traitées différemment des hommes plus âgés en ce qui concerne la fertilité et la reproduction (Lie et Lykke, 2017). Enfin, il ne faudrait pas négliger non plus les stratégies visant à comprendre et à prévenir l'infertilité, à fournir de bons soins prénatals et à explorer des solutions de rechange comme l'adoption (Chokr, 1992).

Implications pour les progénitures

Il existe plusieurs risques connus et inconnus pour les enfants engendrés à l'aide de technologies de reproduction. Trente pour cent des accouchements par FIV sont des naissances multiples, ce qui fait que ces bébés courent un risque élevé d'avoir un faible poids à la naissance ou des problèmes pendant l'accouchement (Gouvernement du Canada, 1996). En outre, on sait peu de choses sur les effets à long terme des médicaments utilisés tout au long de ces procédures sur les enfants qui résultent de celles-ci.

Des incertitudes juridiques concernant les relations familiales pourraient aussi survenir à l'avenir, de ce qu'il peut arriver que dans certaines situations, la parentalité légale de l'enfant soit incertaine ou contestée. Des questions d'héritage, de garde, de droit de visite et de pension alimentaire pourraient être soulevées dans les années à venir.

Certains parents choisissent de garder secret leur recours à l'insémination par donneur et de ne pas la révéler aux membres de leur famille, à leurs amis, et à l'enfant lui-même, qui est généralement présenté comme leur progéniture biologique. Cette pratique a été encouragée dans le passé par de nombreux programmes d'infertilité. En raison de cette conspiration du silence, de nombreux enfants nés par procréation assistée ignorent les circonstances de leur naissance (Schiedermayer, 1988; Sherwin, 1992).

En ce qui concerne les donneurs de sperme, à moins qu'ils n'acceptent la divulgation, la pratique actuelle consiste à maintenir l'anonymat du donneur (Gouvernement du Canada, 1996). Par conséquent, si les enfants conçus de cette façon venaient à être mis au courant des circonstances de leur naissance, ils ne pourraient pas (comme c'est le cas pour l'adoption) exiger que leurs pères biologiques soient identifiés (Gruben et Cameron, 2017). Comme mentionné précédemment, la situation est en train de changer, des suites de l'accès croissant du public au séquençage du génome (Fetters, 2018).

Consentement

Comme il a été décrit au chapitre 6, le consentement éclairé exige que les personnes (soit, dans le cas de l'insémination par donneur, la personne receveuse et le donneur lui-même) soient pleinement informées de tous les risques, incertitudes et avantages importants, et que le processus soit exempt de coercition. Le dernier point est particulièrement important lorsque les mères porteuses ou les donneurs sont des amis ou des parents, susceptibles d'être soumis à des pressions personnelles pour participer. Les facteurs qui influencent le consentement autour des technologies de reproduction comprennent la nature émotionnelle du processus, ainsi que les effets psychologiques sur les receveurs et les donneurs.

Exploitation vs rétribution appropriée : incitatifs financiers

Une préoccupation majeure, exprimée par les penseurs féministes, est l'exploitation potentielle des femmes pauvres et de celles appartenant à la classe moyenne en tant qu'éleveuses pour la classe supérieure (Zipper et Sevenhuijsen, 1987). Les féministes notent que bien que les femmes puissent maintenant faire leurs propres choix en matière de reproduction, elles sont toujours obligées de prendre ces décisions dans des conditions sociales qui restent contrôlées par des hommes et qui clament l'importance de la fertilité féminine.

Actuellement, il n'y a pas de rétribution pour les donneuses d'ovules, quoique généralement, celles-ci ne soient pas tenues de supporter les coûts de la procédure. Depuis 2004, la rétribution pour don de sperme est interdite. Avant 2004, les hommes étaient rétribués depuis longtemps pour le don de sperme, qui constitue pourtant une procédure beaucoup moins invasive. Les défenseurs de cette pratique affirment que la rétribution ne couvre que les dépenses et que sans une telle rétribution, le taux de don diminuerait.

De nombreuses technologies de reproduction actuelles sont coûteuses et, comme mentionné précédemment, ne sont pas financées de façon uniforme partout au Canada. Ainsi, leur disponibilité est limitée aux personnes qui sont en mesure de payer, ce qui crée une inégalité d'accès. De plus, des préoccupations au sujet du don d'embryons sont soulevées lorsque la

décision de faire un don peut être influencée par les coûts prohibitifs associés à la cryoconservation.

Justice sociale

Comme mentionné précédemment, le coût de ces programmes n'est pas couvert par la plupart des systèmes de santé provinciaux et territoriaux. Le coût élevé de cette technologie est inabordable pour beaucoup de personnes, ce qui entraîne de graves iniquités dans l'ensemble du système. La question est encore plus profonde lorsque l'on considère l'infertilité résultant du cancer et de son traitement.

Impact psychologique

Les technologies de reproduction sont récentes, en évolution, et imparfaites. Bien que les taux de réussite s'améliorent (Gunby et coll., 2011; Wade et coll., 2015), la technologie n'est pas à l'épreuve de l'échec et peut exposer les parents potentiels à des risques de sentiments de perte et de chagrin extrêmes. Les membres du personnel infirmier doivent aider leurs patients à faire face à la tristesse et au deuil potentiels, ainsi qu'aux effets psychologiques découlant des processus technologiques sur eux-mêmes (Patel et coll., 2018a).

Ces processus placent un lourd fardeau sur les relations entre les personnes impliquées. Les médicaments utilisés pour stimuler la production d'ovules peuvent provoquer une instabilité émotionnelle. L'organisation du processus et la froideur clinique de l'environnement pour la procréation sont à l'extrême opposé d'une expérience qui est normalement privée et intime. De surcroît, la peur de l'échec ajoute encore plus de tension. Les membres du personnel infirmier doivent tenir compte de tous ces facteurs dans les soins qu'ils prodiguent. Ils doivent comprendre les problèmes et être prêts à soutenir et à guider leurs patients tout au long d'un processus difficile et chargé d'émotion.

Avec l'arrivée sur le marché de chaque nouvelle technologie dans ce domaine, plus de possibilités émergent, accompagnées d'autant de nouvelles questions éthiques.

SCÉNARIO DE CAS 9.5

CONFLIT DE VALEURS

Un soir, une infirmière travaillant dans une unité de gynécologie achalandée s'occupe de deux patientes qui ont récemment subi des avortements. P. A., une femme célibataire de 24 ans, a subi un avortement salin, car elle et son petit ami ont décidé tard (à 16 semaines) qu'ils ne souhaitaient pas poursuivre la grossesse. Le processus a été douloureux, et la patiente a été bouleversée par la vue du fœtus mort. Elle s'est retrouvée par la suite en larmes et incapable de dormir.

L'autre patiente de l'infirmière, A. B., a spontanément avorté à 24 semaines. Elle revient tout juste d'une procédure de dilatation et de curetage. Elle et son partenaire faisaient partie du programme de fécondation in vitro à l'hôpital. C'était sa troisième grossesse, et la troisième fois qu'elle avortait spontanément. Comme il ne reste plus d'embryons, elle et son partenaire devront recommencer le processus,

ce que son obstétricien lui déconseille. Elle est très bouleversée et elle aussi incapable de dormir.

L'infirmière dispose d'un temps limité sur son quart de travail. Elle se demande présentement quelle patiente a le plus besoin d'elle.

Questions

1. Que feriez-vous dans la situation de cette infirmière? Quels principes guideraient vos actions?
2. Ces deux patientes devraient-elles vraiment être dans la même unité? Les deux auraient-elles vraiment dû être assignées à la même infirmière? Cette circonstance risquerait-elle de contribuer à la détresse morale de l'infirmière?
3. Quelles sont les responsabilités des dirigeants dans les soins infirmiers pour s'assurer que les environnements et les structures des hôpitaux minimisent les conflits éthiques pour le personnel infirmier?

RÉSUMÉ

Dans le présent chapitre, certaines des technologies complexes dans le domaine des soins de santé d'aujourd'hui ont été décrites, et des dilemmes et défis juridiques et éthiques connexes ont été explorés. Ces technologies ont la capacité d'influencer non seulement la création de la vie, mais aussi la nature des générations futures, et elles ont le potentiel d'éliminer les troubles et les maladies.

Des progrès importants ont été réalisés dans les domaines des technologies de reproduction et des cellules souches, ainsi que de la génétique et de la génomique.

Dans une société diversifiée comme celle du Canada, les patients et leurs familles viennent de nombreux milieux religieux et culturels et sont susceptibles de voir le sens de la vie sous différents angles. Les membres du personnel infirmier doivent être sensibles à ces différences et respectueux des valeurs et des croyances des autres.

Ils doivent aussi être au courant des nouvelles technologies, de ce que celles-ci peuvent influencer la pratique et les politiques dans de nombreux contextes. Le domaine des sciences de la reproduction, par exemple,

ne se limite plus aux domaines cliniques axés sur la reproduction. Les membres du personnel infirmier en oncologie peuvent maintenant être exposés à ces interventions et seront en mesure de soutenir leurs patients grâce à des processus liés à la fertilité.

PENSÉE CRITIQUE

Les scénarios de cas suivants visent à faciliter des réflexions, des discussions et des analyses plus poussées.

Points de discussion

1. Quels sont les principaux défis liés à la génétique? Avez-vous été exposé(e) à des défis liés à la génétique dans votre pratique?
2. La société devrait-elle payer pour tous les dépistages génétiques? Devrait-elle payer pour une partie des dépistages? Quel genre?
3. Réfléchissez à votre point de vue sur l'édition génique et son potentiel. Engagez-vous dans un débat avec vous-même ou avec d'autres personnes au sujet des avantages et des inconvénients de cette technologie.

4. Identifiez les arguments clés en faveur des nouvelles technologies de reproduction. À votre avis, ces arguments ont-ils des mérites? Quels sont les arguments opposés?

5. Comment l'exploitation des femmes peut-elle être prévenue à mesure que de nouvelles technologies de reproduction apparaissent? Quelles préoccupations à cet égard ont été exprimées par les penseurs féministes?

SCÉNARIO DE CAS 9.6

J'AI PEUR : OUI, JE VEUX AVOIR DES BÉBÉS QUAND JE SERAI GRANDE

Une fillette de 9 ans vient de recevoir un diagnostic de leucémie. Tout porte à croire qu'elle en guérira. Cependant, la chimiothérapie la rendra infertile.

L'équipe offre à ses parents la possibilité de faire cryoconserver son tissu ovarien pour s'assurer que ses ovules se développent afin de permettre la fécondation in vitro à l'avenir. Les deux parents ont des opinions divergentes à ce sujet. Sa mère, sachant que sa fille parle souvent d'avoir des bébés, pense que cela devrait être fait. Son père n'est pas d'accord, estimant que cela ne ferait qu'ajouter aux choses éprouvantes que leur fille traverse déjà.

Ils se mettent d'accord pour discuter des options avec leur fille, qui convient qu'elle veut avoir des enfants quand elle sera grande, mais elle se met à pleurer lorsque la procédure lui est décrite. Elle ne comprend pas ce que cela signifie en grande partie, mais dit qu'elle a peur et qu'elle ne veut pas de la chirurgie.

Questions

1. Quelles sont les questions éthiques en concurrence dans ce scénario?
2. Comment les parents peuvent-ils décider ce qui est dans l'intérêt supérieur de leur fille?
3. Comment, en tant que membre du personnel infirmier, pourriez-vous soutenir cette jeune femme et ses parents tout au long de ce processus très émotionnel afin qu'ils puissent faire le meilleur choix pour leur enfant?

SCÉNARIO DE CAS 9.7

L'ENFANT PARFAIT

Un couple a essayé pendant un certain temps de concevoir avant d'essayer la FIV et a réussi à la première tentative, obtenant cinq embryons sains. Les deux ont demandé à l'équipe de soins de santé de tester les embryons pour déterminer les caractéristiques et traits positifs qu'ils pourraient avoir hérités de la famille. Ils aimeraient qu'un embryon mâle soit implanté en premier et qu'un embryon femelle soit congelé pour utilisation ultérieure. Les cheveux roux sont un gène récessif dans la famille et, si possible, ils aimeraient une fille aux cheveux roux. Et voilà qu'ils demandent s'il est possible de prédire l'intelligence de leurs futurs enfants, car ils aimeraient en tenir compte.

Questions

1. Pensez-vous que ces choix devraient être mis à la disposition de ces parents?
2. Pensez-vous que les nouvelles technologies de reproduction ont la possibilité d'influencer les générations futures?

RÉFÉRENCES

Lois

Loi sur la procréation assistée, LC 2004, ch. 2 (Canada).
Charte canadienne des droits et libertés, partie I de la *Loi constitutionnelle de 1982*, étant l'annexe B de la *Loi canadienne de 1982* (R.-U.), 1982, c. 11.

Loi portant réforme du droit de l'enfance, LRO 1990, c. C.12 (Ontario).
Code civil du Québec, RLRQ c. CCQ-1991 (Québec).
Loi sur le droit de la famille, SBC 2011, c. 25 (Colombie-Britannique).
Loi sur la non-discrimination génétique, LC 2017, ch. 3 (Canada).
Loi sur les dons de tissus humains, CPLM c. H180 (Manitoba).
Loi sur le don d'organes et de tissus et humains, SA 2006, c H-14.5 (Alberta).

Human Tissue Donation Act, R.S.P.E.I. 1988, c. H-12,1 (Île-du-Prince-Édouard).

Loi sur le Réseau Trillium pour le don de vie, L.R.O. 1990, c. H.20 (Ontario).

Jurisprudence

A.A. c. B.B. [2007] ONCA 2.

https://www.cbc.ca/radio/thecurrent/the-current-for-oct-19-2020-1.5767530/genetic-genealogy-technique-used-in-christine-jessop-cold-case-comes-with-privacy-concerns-warns-expert-1.5767904.

J.C.M. v. A.N.A. [2012] BCSC 584 (CanLII). http://canlii.ca/t/fr3z5.

Pratten c. Colombie-Britannique (Procureur général)), 2012 BCCA 480 (CanLII).

Affaire Dahl et Angle, doc. DR04090713 A133697, 8 octobre 2008.

Renvoi relatif à la Loi sur la procréation assistée, 2010 CSC 61 (CanLII).

Renvoi relatif à la Loi sur la non-discrimination génétique, 2020 CSC 17.

S.H. c. D.H. [2018] ONSC 4506 (CanLII). http://canlii.ca/t/ht5kw.

Publications et articles (en anglais pour la plupart)

Agence de la santé publique du Canada. (2021, 26 avril). *Chapitre 4 infographie : Travail et naissance au Canada*. https://www.canada.ca/fr/sante-publique/services/publications/vie-saine/travail-naissance-infographie.html.

Alison, M. R., Poulson, R., Forbes, S., et coll. (2002). An introduction to stem cells. *The Journal of Pathology, 297*(4), 419-423.

American College of Obstetricians and Gynecologists. (2008). Ethical issues in genetic testing. ACOG Committee Opinion no. 410. *Obstetrics and Gynecology, 111*, 1495-1502.

American College of Obstetricians and Gynaecologists. (2017). *Prenatal genetic screening*. https://www.acog.org/Patients/FAQs/Prenatal-Genetic-Screening-Tests.

American Pregnancy Association. (s.d.-a). *Female infertility*. http://americanpregnancy.org/infertility/male-infertility/.

American Pregnancy Association. (s.d.-b). *Male infertility*. http://americanpregnancy.org/infertility/male-infertility/.

Anderson, A. S. (2015). Wrongful convictions and the avenues of redress : The post-conviction review process in Canada. *Appeal : Review of Current Law and Law Reform, 20*(5) https://canlii.ca/t/6sr.

Anderson, J. A., Meyn, M. S., et Shuman, C. (2017). Parents perspectives on whole genome sequencing for their children : Qualified enthusiasm? *Journal of Medical Ethics, 43*, 535-539.

Arevalo, C. P., Bolton, M. J., Le Sage, V., et coll. (2022). A multivalent nucleoside-modified mRNA vaccine against all known influenza virus subtypes. *Science, 378*(6622), 899-904. doi:10.1126/science.abm0271.

Armour, K. L. (2012). An overview of surrogacy around the world : Trends, questions and ethical issues. *Nursing for Women's Health, 16*(3), 231-236.

Assemblée mondiale de la Santé. (2004). *Génomique et santé dans le monde. Cinquante-septième Assemblée mondiale de la Santé, résolution*. https://apps.who.int/gb/ebwha/pdf_files/WHA57/A57_R13-fr.pdf.

Bahadur, G. (2004). Ethics of testicular stem cell medicine. *Human Reproduction, 19*(12), 2702-2710.

BRCA. (2008). http://inthefamily.kartemquin.com/content/brca-101.

Bredenoord, A. L., et Appleby, J. B. (2017). Mitochondrial replacement techniques : Remaining ethical challenges. *Cell Stem Cell, 21*(3), 301-304. https://www.sciencedirect.com/science/article/pii/S1934590917303272.

The Broad Institute. (2018). *Questions and answers about CRISPR*. https://www.broadinstitute.org/what-broad/areas-focus/project-spotlight/questions-and-answers-about-crispr.

Société canadienne du cancer. (s.d.). *Dépistage génétique*. https://cancer.ca/fr/cancer-information/what-is-cancer/genes-and-cancer/genetic-testing.

Société canadienne du cancer. (2014). *Fertilité après le traitement du cancer*. http://www.cancer.ca/fr/about-us/for-media/media-releases/national/2014/fertility-after-cancer-treatment/?region6qc

Canadian Organization for Rare Disorders. (2006). *Newborn screening in Canada status report*. https://www.raredisorders.ca/content/uploads/Canada-NBS-status-updated-Sept.-3-2015.pdf.

Carroll, D. (2017). Genome editing : Past, present, and future. *Yale Journal of Biology and Medicine, 90*, 653-659.

CBC. (13 septembre 2016). I always wanted a sister : 3 half siblings of same sperm donor meet for the first time. The Current. https://www.cbc.ca/radio/thecurrent/the-current-for-september-13-2016-1.3759566/i-always-wanted-a-sister-offspring-with-same-sperm-donor-meet-for-first-time-1.3759573.

Chadwick, R. (2008). Genetic testing and screening. In Singer, P. A., et Viens, A. M. (Eds.), *The Cambridge textbook of bioethics*. Cambridge University Press.

Chapman, J. E., et Zhang, M. (2014). In the matter of the marriage of Dahl and Angle (2008). Dans *The Embryo Project Encyclopedia*. https://embryo.asu.edu/pages/matter-marriage-dahl-and-angle-2008.

Childress, J. F. (1997). *Practical reasoning in bioethics*. Indiana University Press.

Chokr, N. (1992). Feminist perspectives on reproductive technologies : The politics of motherhood. *Technology in Society, 14*, 317-333.

Christensen, J. (21 novembre 2022). Parents welcome twins from embryos frozen 30 years ago. *CNN*. https://www.cnn.com/2022/11/21/health/30-year-old-embryos-twins/index.html.

Chung, E., Glanz, M., et Adhopia, V. (25 janvier 2018). Donor-conceived people are tracking down their biological fathers, even if they want to hide. *CBC News* https://www.cbc.ca/news/science/sperm-donor-dna-testing-1.4500517.

Cobo, A., Garrido, N., Pellicer, A., et coll. (2015). Six years' experience in ovum donation using vitrified oocytes : Report of cumulative outcomes, impact of storage time, and development of a predictive model for oocyte survival rate. *Fertility and Sterility, 104*(6), 1426-1434.

Commissariat à la protection de la vie privée du Canada. (2017). *Tests génétiques offerts directement aux consommateurs et protection de la vie privée*. https://www.priv.gc.ca/fr/sujets-lies-a-la-protection-de-la-vie-privee/renseignements-sur-la-sante-renseignements-genetiques-et-autres-renseignements-sur-le-corps/02_05_d_69_gen/.

Cribbs, A. P., et Perera, S. M. W. (2017). Science and bioethics of CRISPR-Cas9 gene editing : An analysis towards separating facts and fiction. *Yale Journal of Biology and Medicine, 90*, 625-634.

Czarnowski, A. (2020). Retrospective removal of gamete donor anonymity : Policy recommendations for Ontario based on the Victorian experience. *Canadian Journal of Family Law, 33*(2), 251.

de Groot, N. F., van Beers, B. C., et Meynen, G. (2021). Commercial DNA tests and police investigations : A broad bioethical perspective. *Journal of Medical Ethics, 47,* 788-795.

Deech, R., et Smajdor, A. (2007). Fertility is a feminist issue. In Deech, R., et Smajdor, A. (Eds.), *From IVF to immortality : Controversy in the era of reproductive technology.* Oxford Scholarship Online.

Dickenson, D. (2016). In *Feminist perspectives on human genetics and reproductive technologies.* John Wiley et Sons Ltd.

Difference Between. (s.d.). Difference between genetics and genomics. *Differences Between.* http://www.differencebetween.info/difference-between-genetics-and-genomics.

Elliot, R. L., Jiang, X. P., et Head, J. F. (2014). Mitochondria organelle transplantation : The mitochondrion, "an intracellular organelle for cell-based therapy". *International Journal of Applied Science and Technology, 4*(5), 158-162.

Ethics Committee of the American Society for Reproductive Medicine. (2015). Use of reproductive technology for sex selection for nonmedical reasons. *Fertility and Sterility, 103,* 1418-1422.

EuroStem Cell. (2018). *Embryonic stem cell research : An ethical dilemma.* https://www.eurostemcell.org/embryonic-stem-cell-research-ethical-dilemma.

Fetters, A. (18 mai 2018). Finding the lost generation of sperm donors. *The Atlantic.* https://www.theatlantic.com/family/archive/2018/05/sperm-donation-anonymous/560588/.

Fluker, M. R., et Tuffin, G. J. (1996). Assisted reproductive technologies : A primer for Canadian physicians. *Journal of the Society of Obstetrics and Gynecology Canada, 18,* 451-465.

Freudenrich, C. (2001). How cloning works. *How Stuff Works.* https://science.howstuffworks.com/life/genetic/cloning.htm.

Gene Therapy Net.com. (2018). *Ethical and social issues in gene therapy.* Extrait de http://www.genetherapynet.com/ethical-and-social-issues-in-gene-therapy.html.

Génome Canada. (2022). *Canada's genomics ecosystem leader.* https://www.nature.com/scitable/definition/genome-43/.

Gibson, J. P. (1998, février/mars). *Cloning Daisy : The genetic future? Info Holstein Newsletter.* Université de Guelph.

Global Gene Editing Regulation Tracker. (2020). *China : Germline/embrionics.* https://crispr-gene-editing-regs-tracker.geneticliteracyproject.org/china-germline-embryonic/.

Goodwin, T., Oosterhuis, E. B., Kiernan, M., et coll. (2007). Attitudes and practices of pediatric oncology providers regarding fertility issues. *Pediatric Blood & Cancer, 48*(1), 80-85.

Gouvernement du Canada. (1996). *Nouvelles technologies reproductives et génétiques : Fixer des limites, améliorer la santé.*

Gouvernement du Canada. (2005). *Thérapie génique.* https://www.canada.ca/en/health-canada/services/science-research/emerging-technology/biotechnology/about-biotechnology/gene-therapy.html.

Gouvernement du Canada. (2006). *Cellules souches.* https://www.canada.ca/fr/sante-canada/services/science-recherche/technologie-emergente/biotechnologie/sujet-biotechnologie/cellules-souches-biotechnologie-science-recherche.html.

Gouvernement du Canada. (2013a). *Cancer et fertilité.* https://www.canada.ca/fr/sante-publique/services/grossesse/sante-preconceptionnelle-avant.html.

Gouvernement du Canada. (2013b). *Tests et dépistages génétiques.* https://www.canada.ca/fr/sante-publique/services/grossesse/sante-preconceptionnelle-avant.html.

Greenwood, H. L., et Daar, A. S. (2008). Regenerative medicine. In Singer, P. A., et Viens, A. M. (Eds.), *The Cambridge textbook of bioethics* (pp. 153). Cambridge University Press.

Groupe de travail sur l'éthique et le droit de la European Society of Human Reproduction and Embryology. (2004). Ethical considerations for the cryopreservation of gametes and reproductive tissues for self-use. *Human Reproduction, 19*(2), 460-462.

Gruben, V., et Cameron, A. (2017). Donor anonymity in Canada : Assessing the obstacles to openness and considering a way forward. *Alberta Law Review, 54*(3), 665-680.

Grundy, R., Larcher, V., Gosden, R. G., et coll. (2001). Fertility preservation for children treated for cancer (2) : Ethics of consent for gamete storage and experimentation. *Archives of Disease in Childhood, 84*(4), 360-362.

Gunby, J., Bissonnette, F., Librach, C., et coll. (2011). Assisted reproductive technologies (ART) in Canada : 2007 results from the Canadian ART Register. *Fertility & Sterility, 95*(2), 542-547.

Guo, X., et Huang, L. (2012). Recent advances in nonviral vectors for gene delivery. *Accounts of Chemical Research, 45*(7), 971-979.

Hallich, O. (2019). Embryo donation or embryo adoption? Conceptual and normative issues. *Bioethics, 33*(6), 653-660.

Hamish, W. L., Smith, A. G., Kelsey, T. W., et coll. (2014). Fertility preservation for girls and young women with cancer : Population-based validation of criteria for ovarian tissue cryopreservation. *Lancet Oncology, 5*(10), 1129-1136.

Huele, E. H., Kool, E. M., Bos, A. M. E., et coll. (2019). The ethics of embryo donation : What are the moral similarities and differences of surplus embryo donation and double gamete donation? *Human Reproduction, 35*(10), 2171-2178.

Hutter, G. (2016). Stem cell transplantation in strategies for curing HIV/AIDS. *AIDS Research and Therapy, 13*(1), 31.

IVF Canada. (s.d.). *Fertility preservation.* https://ivfcanada.com/services/fertility-preservation/.

Jemal, A., Murray, T., Samuels, A., et coll. (2003). Cancer statistics. *A Cancer Journal for Clinicians, 53,* 5-26.

Kern, S., Eichler, H., Stoeve, J., et coll. (2006). Comparative analysis of mesenchymal stem cells from bone marrow, umbilical cord blood, or adipose tissue. *Stem Cells, 24*(5), 1294-1301.

Krishna, M., et Lepping, M. (2011). Ethical debate : Ethics of Xeno-transplantation. *BJMP, 4*(3), a425.

Lee, S. J., Schover, L. R., Partridge, A. H., et coll. (2006). American Society of Clinical Oncology recommendations on fertility preservation in cancer patients. *Journal of Clinical Oncology, 24*(18), 2917-2931.

Lie, M., et Lykke, N. (2017). In *Assisted reproduction across borders : Feminist perspectives on normalization, disruptions and transmissions.* Routledge.

Lionel, A. C., Costain, G., Monfared, N., et coll. (2018). Improved diagnostic yield compared with targeted gene sequencing panels suggests a role for whole-genome sequencing as a first-tier genetic test. *Genetics in Medicine, 20*, 435-443.

Lovering, R. (2020). A moral argument for frozen human embryo adoption. *Bioethics, 34*(3), 242-251.

Mahowald, M. B. (1996). The brain and the I : Neurodevelopment and personal identity. *Journal of Social Philosophy, 27*(3), 49-60.

Mascola, J. R., et Fauci, A. S. (2020). Novel vaccine technologies for the 21st century. *Nature Reviews Immunology, 20*(2), 87-88.

Personnel de la clinique Mayo. (2016). *Alzheimer's genes : Are you at risk?* https://www.mayoclinic.org/diseases-conditions/alzheimers-disease/in-depth/alzheimers-genes/art-20046552

McIlroy, A. (1996, 8 avril). Ottawa to regulate baby trade. *The Globe and Mail*, A1.

Mitochondrial transplant for human embryos. (14 février 2008). https://hplusbiopolitics.wordpress.com/2008/02/14/mitochondrial-transplant-for-human-embryos/.

Motluck, A. (30 septembre 2016). Ottawa couple says Ontario's-fertility-funding program is discriminatory. *The Globe and Mail*.

Nahta, R., et Esteva, F. J. (2006). HER2 therapy : Molecular mechanisms of trastuzumab resistance. *Breast Cancer Research, 8*(6), 215.

National Human Genome Research Institute. (2016a). *An overview of the human genome project*. https://www.genome.gov/12011238/an-overview-of-the-human-genome-project/.

National Human Genome Research Institute. (2016b). *Genetic variation. National DNA Day, 28 avril, 2008*. [PowerPoint]. https://www.genome.gov/pages/education/modules/geneticvariation.pdf.

National Human Genome Research Institute. (2017). *Genome editing*. https://www.genome.gov/27569222/genome-editing/.

National Institutes of Health. (2016). *Page d'accueil de la section d'informations sur les cellules souches : Stem cell basics*. https://stemcells.nih.gov/info/basics/stc-basics.

Normand, E. A., Alaimo, J. T., et Van den Veyver, I. B. (2017). Exome and genome sequencing in reproductive medicine. *Fertility and Sterility, 199*(2), 213-220.

Ortenzi, T. J. (2 juin 2018). Hunt for Golden State Killer led detectives to Hobby Lobby for DNA sample. *Washington Post*.

Pardi, N., Hogan, M. J., et Weissman, D. (2020). Recent advances in mRNA vaccine technology. *Current Opinion in Immunology, 65*, 14-20.

Patel, A., Sharma, P. S. V. N., et Kumar, P. (2018a). "In cycles of dreams, despair, and desperation" : Research perspectives on infertility specific distress in patients undergoing fertility treatments. *Journal of Human Reproductive Science, 11*(4), 320-328.

Patel, A., Sharma, P. S. V. N., et Kumar, P. (2018b). Role of mental health practitioner in infertility clinics : A review on past, present and future directions. *Journal of Human Reproductive Sciences, 11*(3), 219-228.

Perinatal Services BC. (2010). *BCPHP obstetric guideline 19 : Maternity care pathway*. http://www.perinatalservicesbc.ca/Documents/Guidelines-Standards/Maternal/MaternityCarePathway.pdf.

Phelan, J. (9 mai 2022). Why haven't we cloned a human yet? *Live Science* https://www.livescience.com/why-no-human-cloning.

Pilkington, E. H., Suys, E. J., Trevaskis, N. L., et coll. (2021). From influenza to COVID-19 : Lipid nanoparticle mRNA vaccines at the frontiers of infectious diseases. *Acta Biomaterialia, 131*, 16-40.

Poirot, C. J., Martelli, H., Genestie, C., et coll. (2007). Feasibility of ovarian tissue cryopreservation for prepubertal females with cancer. *Pediatric Blood & Cancer, 49*(1), 74-78.

Powers, L. (2022, 28 novembre). Man arrested and charged in grisly 1983 killings of 2 women in Toronto, police say. *CBC News* https://www.cbc.ca/news/canada/toronto/tice-gilmour-cold-case-murders-arrest-1.6666333.

The Practice Committee of the American Society for Reproductive Medicine and the Practice Committee of the Society for Assisted Reproductive Technology. (2013). Criteria for number of embryos to transfer : A committee opinion. *Fertility and Sterility, 99*(1), 44-46.

Ratan, Z. A., Son, Y. F., Haidere, M. F., et coll. (2018). CRISPR-Cas9 : A promising genetic engineering approach in cancer research. *Therapeutic Advances in Medical Oncology, 10* https://doi :10.1177/1758834018755089.

Reuter, M. S., Walker, S., Thiruvahindrapuram, B., et coll. (2018). The Personal Genome Project Canada : Findings from whole genome sequences of the inaugural 56 participants. *CMAJ, 190*(5), E126-E136.

Reynolds, M. A., et Schieve, L. A. (2006). Trends in embryo transfer practices and multiple gestation for IVF procedures in the USA, 1996-2002. *Human Reproduction, 21*(3), 694-700.

Ries, N. M., et Einsiedel, E. (2010). *Online direct-to-consumer genetic testing : Issues and policy options*. Note d'information no 3. Génome Canada https://www.genomecanada.ca/sites/default/files/pdf/en/GPS-Policy-brief-June2010.pdf.

Robertson, J. A. (1995). Ethical and legal issues in human embryo donation. *Fertility and Sterility, 64*, 885-894.

Robertson, J. A. (2005). Cancer and fertility : Ethical and legal challenges. *Journal of the National Cancer Institute Monographs, 34*, 104-106.

Scherer, S., Brudno, M., Church, G., et coll. (2017). *Personal Genome Project Canada : Full consent form*. The Hospital for Sick Children.

Schiedermayer, D. L. (1988, automne). Babies made the American way : Ethics and interests of surrogate motherhood. *The Pharos of Alpha Omega Alpha-Honor Medical Society, 51*(4), 2-7.

ScienceDaily. (2012). *Use of stem cells in personalized medicine*. https://www.sciencedaily.com/releases/2012/11/121126151021.htm.

Sherwin, S. (1992). *No longer patient : Feminist ethics and health care*. Temple University Press.

Shin, J. W., et Lee, J. (2018). The prospects of CRISPR-based genome engineering in the treatment of neurodegenerative disorders. *Therapeutic Advances in Neurological Disorders, 1*, 1-11.

Shuman, C. (2008, avril). *Genetic counselling—Translating genetic information for patients and their families. Dans Symposium organisé au Temple de la renommée médicale canadienne/Journée Découvertes en sciences de la santé de Pfizer Canada, Université de Toronto*, Toronto (Ontario).

Stanworth, M. (1987). Reproductive technologies and the deconstruction of motherhood. Stanworth, M. (Ed.), *Reproductive technologies : Gender, motherhood and medicine* (pp. 11-35). Presses de l'Université du Minnesota.

Su, P. (2013). Direct-to-consumer genetic testing : A comprehensive view. *The Yale Journal of Biology and Medicine, 86*(3), 359-365.

Szabó, G. T., Mahiny, A. J., et Vlatkovic, I. (2022). COVID-19 mRNA vaccines : Platforms and current developments. *Molecular Therapy, 30*(5), 1850-1868.

Szego, M. J. (2011). Organelle transplantation should be legalized in Canada [Editorial]. *Journal of Obstetrics and Gynaecology Canada, 33*(4), 329.

Szego, M. J. (2016). Whole genome sequencing as a genetic test for autism spectrum disorder : From bench to bedside and then back again. *Journal of the Canadian Academy of Child and Adolescent Psychiatry, 25*(2), 116-121.

Szego, M. J., Meyn, M. S., Anderson, J. A., et coll. (2014). Predictive genomic testing of children for adult onset disorders : A Canadian perspective. *American Journal of Bioethics, 14*(3), 19-21.

Thompson, E. (2017, 23 mars). Access to tax credit for fertility treatments expanded in budget. *CBC News.*

ThoughtCo. (2019). *Pros and cons of embryonic stem cell research.* https://www.thoughtco.com/pros-cons-of-embryonic-stem-cell-research-3325609.

Throsby, K. (2004). *When IVF fails.* Palgrave Macmillan.

Torchilin, V. P. (2005). Recent advances with liposomes as pharmaceutical carriers. *Nature Reviews Drug Discovery, 4*, 145-160.

Trounson, A., et McDonald, C. (2015). Stem cell therapies in clinical trials : Progress and challenges. *Cell Stem Cell, 17*(1), 11-22.

U.S. Department of Energy Office of Science. (s.d.). *Human genome project information.* http://www.ornl.gov/hgmis.

U.S. National Library of Medicine. (2018a). *What are the ethical issues surrounding gene therapy?* https://ghr.nlm.nih.gov/primer/therapy/ethics.

U.S. National Library of Medicine. (2018b). *What is direct to consumer testing?* https://ghr.nlm.nih.gov/primer/dtcgenetictesting/directtoconsumer.

U.S. National Library of Medicine. (2018c). *What is genetic testing?* https://ghr.nlm.nih.gov/primer/testing/genetictesting.

U.S. National Library of Medicine. (2018d). *Your guide to understanding genetic conditions.* https://ghr.nlm.nih.gov/primer/hgp/genome.

Vegas, A. J., Veiseh, O., Gürtler, M., et coll. (2016). Long-term glycemic control using polymer-encapsulated human stem cell–derived beta cells in immune-competent mice. *Nature Medicine, 22*(3), 306-311.

Volarevic, V., Markovic, B. S., Gazdic, M., et coll. (2018). Ethical and safety issues of stem cell-based therapy. *International Journal of Medical Sciences, 15*(1), 36-45.

von Tigerstrom, B. (2015). Human tissue legislation and a new medical paradigm : Governing tissue engineering in Canada. *Revue de droit et de santé de McGill, 8*(2), S1-S56.

Wade, J. J., MacLachlan, V., et Kovacs, G. (2015). The success rate of IVF has significantly improved over the last decade. *Australian and New Zealand Journal of Obstetrics and Gynaecology, 55*(5), 473-476.

Walters, L. (1999, février). Ethical issues in human gene therapy. *Human Genome News, 10*(1-2) https://web.ornl.gov/sci/techresources/Human_Genome/publicat/hgn/v10n1/16walter.shtml.

Weintraub, M., Gross, E., Kadari, A., et coll. (2007). Should ovarian cryopreservation be offered to girls with cancer? *Pediatric Blood & Cancer, 48*(1), 4-9.

Widdows, H., et MacCallum, F. (2002). Disparities in parenting criteria : An exploration of the issues, focusing on adoption and embryo donation. *Journal of Medical Ethics, 28*(3), 139-142.

Organisation mondiale de la santé. (2002). *Génomique et santé dans le monde : Rapport du Comité consultatif de la Recherche en Santé.*

Wright, C. F., Fitzpatrick, D. R., et Firth, H. V. (2018). Paediatric genomics : Diagnosing rare disease in children. *Nature Reviews Genetics, 19*, 253-268.

Xie, F., Chan, J., et Ma, R. C. W. (2018). Precision medicine in diabetes prevention, classification and management. *Journal of Diabetes Investigation, 9*(5), 998-1015. https://doi.org/10.1111/jdi.12830.

Zipper, J., et Sevenhuijsen, S. (1987). Surrogacy and feminist notions of motherhood. In Stanworth, M. (Ed.), *Reproductive technologies : Gender, motherhood and medicine* (pp. 118-138). Presses de l'Université du Minnesota.

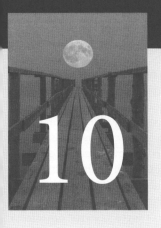

10 PROTECTION DES DROITS DES PATIENTS

OBJECTIFS D'APPRENTISSAGE

Le but de ce chapitre est de vous permettre comprendre :

- Les droits des patients et les obligations correspondantes des professionnels de la santé

- Le droit des patients à être informés, ainsi que celui d'être traités avec respect et dignité

- Le droit que chaque personne a d'être traitée sans préjudice ni discrimination

- Les besoins uniques des personnes les plus vulnérables, et leur droit d'être protégées

- Le droit des personnes à la vie privée et à la confidentialité, et les conditions faisant que certaines divulgations sont permises

- Le droit des patients à recevoir des soins sécuritaires dans le milieu des soins de santé

INTRODUCTION

Un *droit* est une revendication ou un privilège auxquels une personne peut prétendre en toute justice, que ce soit juridiquement ou moralement. Les personnes au Canada ont des droits garantis en vertu de la *Charte canadienne des droits et libertés* (1982, a. 2). Les personnes qui utilisent le système de soins de santé du Canada ont des droits légaux spécifiques en ce qui a trait à la vie privée et à la confidentialité, ainsi qu'à un consentement éclairé, à l'établissement de directives préalables, et à la possibilité de nommer un mandataire spécial. En outre, elles ont le droit moral d'être traitées avec dignité et respect, sans discrimination, ainsi que d'être informées de la vérité, de recevoir des soins sécuritaires, et de choisir dans quelle mesure les membres de leur famille sont impliqués dans leurs soins. Les personnes mentalement capables d'en décider ont le droit légal et moral de refuser un traitement (ou de demander que l'on cesse de leur fournir un traitement donné), et de mourir dans la dignité. Il y a souvent des interactions entre les droits moraux et légaux.

Lorsqu'une personne a un droit, d'autres ont l'obligation de veiller à ce que ce droit soit protégé. Ces obligations sont clairement exprimées dans les codes d'éthique des soins infirmiers et dans de nombreux milieux de soins de santé, ce que ces derniers peuvent assurer par l'intermédiaire d'un cadre de droits des patients et de responsabilités, ou par un énoncé de leurs missions et valeurs. Souvent exprimées dans un code d'éthique organisationnel, ces normes imposent aux professionnels de la santé l'obligation de fournir une norme minimale de soins respectueux, sécuritaires et compétents.

Avec les droits viennent aussi des responsabilités. Les patients ont des responsabilités morales envers eux-mêmes ainsi qu'envers les professionnels qui s'occupent d'eux et l'organisation de soins de santé dans son ensemble. Ces responsabilités comprennent de traiter les autres avec respect, de respecter la vie privée des autres personnes recevant des soins, et de divulguer toute information nécessaire à leurs propres soins. Bien que les patients aient droit à des soins de santé sécuritaires, ce droit ne saurait être garanti s'ils omettent de divulguer des renseignements pertinents à ces soins.

Le présent chapitre clarifie la relation entre les droits et les obligations, de même que les droits importants des patients au sein du système de soins de santé. Les droits des personnes les plus vulnérables, en particulier les personnes âgées, les communautés bispirituelles, lesbiennes, gaies, bisexuelles, transgenres, queers, intersexuées et plus (2ELGBTQI+), ainsi que ceux des peuples autochtones du Canada, seront aussi abordés en profondeur.

QUE SONT LES DROITS ET OBLIGATIONS?

Droits

Bien que les différents droits puissent se chevaucher, ils peuvent être répartis en trois grandes catégories : les droits de la personne, les droits légaux, et les droits moraux.

Droits de la personne

Les droits de la personne sont des droits auxquels tous les peuples du monde entier devraient s'attendre à ce qu'on leur reconnaisse et à voir respecter. En 1948, l'Organisation des Nations Unies (ONU) a créé la Déclaration universelle des droits de l'homme (DUDH) en tant que norme pour les nations du monde entier. Elle affirme ce qui suit :

> *Les droits humains sont les droits inaliénables de tous les êtres humains, sans distinction aucune, notamment de race, de sexe, de nationalité, d'origine ethnique, de langue, de religion ou de toute autre situation. Les droits humains incluent le droit à la vie et à la liberté. Ils impliquent que nul ne sera tenu en esclavage, que nul ne sera soumis à la torture. Chacun a le droit à la liberté d'opinion et d'expression, au travail, à l'éducation, etc. Nous avons tous le droit d'exercer nos droits humains sur un pied d'égalité et sans discrimination. (Nations Unies, s.d.)*

Plusieurs pays ont aussi décidé individuellement de protéger ces droits en les incluant dans leurs propres lois, ainsi que dans leurs constitutions, leurs législations et leurs traités internationaux. La façon dont les gouvernements protègent ces droits varie d'une région à l'autre du monde.

Droits légaux

Les droits légaux sont les privilèges, libertés ou protections accordés par la législation d'un pays aux personnes qui s'y trouvent, généralement en fonction de ce qui y est considéré comme le bien commun. Ils peuvent changer au fil du temps et même être abrogés. Les droits légaux explicitent la revendication qu'un individu peut en faire. Par exemple, un droit explicite en vertu de la Charte est la liberté des personnes de penser, de s'exprimer, d'écrire, et d'autrement agir, en conformité avec leurs croyances (*Charte canadienne des droits et libertés* 1982, a. 2). Ce droit légal est fondé sur le droit moral à l'autonomie, ou le droit d'agir de son propre chef, sans ingérence ou contrôle de la part de l'État ou d'autrui. Cependant, ce droit n'est pas absolu. Les lois réglementent également le comportement des citoyens, et il y a des limites à la liberté que les personnes ont de faire absolument tout ce qu'elles désirent. La liberté individuelle s'accompagne d'une responsabilité envers autrui. En d'autres mots, pour assurer le bien collectif de la société, des limites raisonnables sont imposées aux droits individuels. Par exemple, pendant la pandémie de COVID-19, cet objectif de protéger la société pour assurer le bien collectif a conduit à des confinements et à des obligations de porter un masque. Les personnes qui refusaient de se conformer à ces exigences s'exposaient à des amendes et même à des conséquences juridiques potentiellement plus graves. Dans certains milieux, y compris les milieux de soins de santé, des obligations de se faire vacciner ont été imposées. Chaque personne était libre de choisir de ne pas se conformer aux obligations de se faire vacciner, mais ce choix s'accompagnait de conséquences qui limitaient leur mobilité et leur statut d'emploi. La DUDH, tout en plaidant fermement en faveur des droits de la personne, maintient des limites raisonnables en ce qui a trait aux libertés individuelles et à la responsabilité individuelle envers autrui (Nations Unies, 1948).

Les droits des patients dans un système de soins de santé public sont clairement énoncés dans la *Loi canadienne sur la santé* (1985). L'objectif premier de cette loi fédérale est de veiller à ce que les soins de santé publics aient la capacité « de protéger, de favoriser et d'améliorer le bien-être physique et mental des habitants du Canada et de faciliter un accès satisfaisant aux services de santé, sans obstacle d'ordre financier ou autre »

(*Loi canadienne sur la santé*, 1985, a. 3). L'objectif principal de la Loi est de veiller à ce que tous les résidents admissibles du Canada aient un accès raisonnable aux services de santé sur une base prépayée, sans frais directs à payer au point de service pour de tels soins. De ce que les droits comportent des obligations correspondantes, dans ce contexte, l'État a l'obligation correspondante de fournir ces soins. Sans cela, les droits perdent tout leur sens.

Les personnes peuvent faire valoir leurs droits légaux par le biais d'actions en justice, c'est-à-dire par le biais du pouvoir coercitif de l'État, pour obliger des individus ou des organisations, voire l'État lui-même, à agir ou à s'abstenir d'agir d'une manière particulière. Le chapitre 4 décrit les libertés et droits juridiques et politiques fondamentaux des Canadiens en vertu de la Charte ainsi que des lois fédérales, provinciales et territoriales.

Des droits spéciaux sont accordés aux peuples autochtones du Canada. Ces droits sont inscrits dans la loi, la Constitution et les traités et ententes conclus entre le Canada et les Premières Nations, les Inuits et les Métis.

Droits moraux

Les droits moraux sont ceux auxquels tous les humains devraient s'attendre à voir respecter en ce qui les concerne, et sont basés sur ce qui est considéré comme juste et bon au sein d'une société. Ils ne sont pas tous officiellement reconnus par la loi, mais ils sont reconnus comme étant les normes et les valeurs sociétales au sein d'une culture donnée. Les droits moraux sont souvent le fondement des droits de la personne et des droits juridiques. Par exemple, dans le domaine des soins de santé, il est généralement admis que le droit moral d'une personne à l'autonomie, à la vie privée et à la confidentialité, doit être respecté. Ces droits sont maintenant inscrits dans la loi. Historiquement, dans le domaine des soins de santé, il y avait des protocoles concernant la confidentialité et le caractère privé des renseignements sur les soins de santé. Maintenant, ce droit est intégré dans la législation, et il y a des conséquences en cas de violation.

Les droits moraux découlent de valeurs et de principes éthiques. Dans les soins de santé, ils sont souvent basés sur les principes d'autonomie, de bienfaisance, de justice et de non-malfaisance (abordés au chapitre 2).

Dans le milieu des soins de santé, ces droits sont appliqués, non pas nécessairement par l'entremise des tribunaux, mais au moyen de normes de pratique, ainsi que des valeurs éthiques et des codes de déontologie de la profession. Cependant, si cela venait à s'imposer, ces droits pourraient être appliqués par le biais d'une action en justice ou d'une procédure pénale pour négligence civile, si leur violation avait ou pouvait résulter en un préjudice à un patient.

Cependant, même les droits moraux ne sont pas absolus. Bien que les gens aient le droit de choisir l'orientation de leurs propres soins de santé, ces choix ne sont pas sans limites. Par exemple, si un patient atteint d'une maladie coronarienne demandait à subir une chirurgie cardiaque plutôt qu'une angioplastie, qui est une procédure moins invasive et plus sûre, reconnue pour avoir de meilleurs résultats, ce patient pourrait avoir du mal à trouver un clinicien qui consentirait à se soumettre à ce choix.

Obligations

Comme il a été mentionné plus haut, les droits sont accompagnés d'obligations de les protéger. Une **obligation** est tout ce qu'une personne doit faire ou s'abstenir de faire pour permettre à une autre de faire le plein exercice de ses droits. Par exemple, pour qu'un patient puisse exercer pleinement son droit de donner son consentement éclairé, le professionnel de la santé chargé des soins de cette personne est tenu de s'assurer que tous les renseignements pertinents ont été fournis, que la personne a été informée de tous les risques et conséquences importants pertinents inhérents à l'intervention, et qu'il a répondu au mieux de ses capacités aux questions et préoccupations de cette personne.

Les membres du personnel infirmier ont ces obligations. Dans l'acquittement de leurs responsabilités, les membres du personnel infirmier défendent les intérêts de leurs patients, et surtout de ceux qui sont incapables d'agir ou de parler en leur propre nom. De ce que les patients ont le droit moral d'être traités avec dignité, les membres du personnel infirmier ont l'obligation de fournir des soins en conformité avec cette attente. De ce que les patients ont droit de recevoir des soins compétents, les membres du personnel infirmier doivent respecter toutes les normes de pratique applicables et sont tenus de se tenir au fait des derniers développements dans leur domaine de pratique.

Droits importants dans les soins de santé

Respect et dignité

Les droits moraux comprennent le droit pour une personne d'être traitée avec dignité. La dignité peut être décrite comme la relation entre le sens de soi d'une personne et le respect que lui accordent les autres.

Les professionnels de la santé ont l'obligation de traiter tous les patients avec respect et dignité, et de les traiter comme des personnes à part entière. Les membres du personnel infirmier respectent la dignité des autres lorsqu'ils les traitent comme des personnes dignes, surtout lorsqu'elles sont les plus vulnérables (Haddock, 1996). En d'autres termes, traiter les patients comme des êtres humains dignes de respect, ou « comme des personnes de valeur morale ». Le respect comprend également le droit pour la personne d'être traitée avec courtoisie, le droit à la vie privée, et le droit de se faire appeler par son nom ou titre de préférence, de même qu'il comprend l'obligation correspondante des fournisseurs de soins de santé de se présenter par leur nom à elle. Il est important que les membres du personnel infirmier écoutent attentivement, se concentrent sur les perceptions et les besoins des patients, et qu'ils respectent la culture, la religion et les valeurs de ceux-ci, ainsi que leurs relations avec leurs amis et leur famille. Par exemple, parler des patients sans les inclure dans la conversation, comme s'ils n'étaient pas présents, diminue leur humanité et est irrespectueux, et ce même dans des situations où le patient n'est pas dans un état pleinement conscient, ou a une incapacité ou un trouble cognitifs.

Les membres du corps infirmier qui manquent à leur devoir de toujours garder les patients au centre de leurs soins violent leurs responsabilités éthiques. Il est important de se rappeler la pleine étendue qui entoure par exemple les personnes très malades dans les USI ou les personnes âgées ayant des troubles cognitifs dans les établissements de soins de longue durée, et que cela dépasse les personnes elles-mêmes. Celles-ci ont une histoire, ainsi qu'une famille et des amis qui s'occupent d'elles. Simplement dit, les membres du personnel infirmier devraient traiter tous les patients de la manière dont ceux-ci veulent être traités. Nous voudrions tous maintenir notre indépendance et notre intégrité de soi, dans toute la mesure du possible et en toutes circonstances. Certains aspects du droit au respect sont formellement reconnus dans la loi. Par exemple, tous les patients ont droit à un accès égal aux ressources et aux installations de soins de santé, sans égard au sexe, à la couleur de peau, aux handicaps mentaux ou physiques, à l'origine ethnique, à la croyance ou à la religion. Ces droits sont inscrits dans les codes provinciaux et territoriaux des droits de la personne, ainsi que dans la *Charte canadienne des droits et libertés*.

Consentement éclairé

Dans le contexte des soins de santé, les patients ont non seulement le droit moral à l'information dont ils ont besoin pour accorder ou refuser un consentement éclairé, mais ils ont également le droit à des renseignements plus généraux sur ce que l'établissement et ses soignants peuvent et ne peuvent pas faire. Cette information comprend en plus, généralement, du matériel éducatif sur leur état, l'accès à des ressources fiables, des descriptions de rôle des professionnels de la santé impliqués dans leurs soins, le plan de traitement proposé, et le plan de soins après le congé d'hôpital. Bien entendu, cela inclut également pour les patients le droit de refuser ou d'avoir autrement leur mot à dire quant à quels renseignements ils veulent qu'on leur fournisse.

Le droit au consentement éclairé a été abordé en profondeur au chapitre 6. Il ne s'agit pas seulement d'un droit légal, mais aussi d'un droit moral fondé sur les principes éthiques de l'autonomie, du respect individuel, du respect de l'autodétermination et du droit des personnes de prendre des décisions quant au cours de leur vie. Pour exercer ces droits, les patients doivent être pleinement informés de leur état de santé, de leur pronostic et des options de traitement, ainsi que des conséquences et des risques d'agir ou de ne pas agir. Ne donner à un patient que des renseignements incomplets, inexacts ou insuffisants le prive du droit de prendre une décision véritablement éclairée sur le déroulement de son traitement. Les patients ou leurs mandataires spéciaux ont également la responsabilité de divulguer les renseignements pertinents à la décision, ainsi que poser des questions et de demander des éclaircissements au besoin. Comme nous l'avons vu dans les chapitres précédents, fournir un traitement à un patient sans avoir obtenu de lui un consentement pleinement éclairé peut engager une responsabilité légale pour négligence, et même pour batterie, si aucun consentement n'a été donné.

SCÉNARIO DE CAS 10.1

LE DROIT D'APPRENDRE?

M. P. a consenti à ce que des polypes vaginaux lui soient enlevés. Son gynécologue lui a expliqué la procédure en détail. M. P. a également été informée que pendant qu'elle sera sous anesthésie, elle subira un examen pelvien approfondi. Cependant, le gynécologue ne lui a pas dit spécifiquement qu'il y aurait des étudiants en soins infirmiers et en médecine présents pendant la procédure. Il s'agit d'un hôpital d'enseignement, et tous les patients sont censés être informés, au moment de leur admission, du rôle des étudiants.

Des étudiants en troisième année de médecine sont présents lors de la procédure de M. P. Pour leur donner de l'expérience dans la conduite d'examens pelviens, le gynécologue permet à trois d'entre eux d'entreprendre des examens séparés. L'infirmière en service externe fait part de ses préoccupations à ce sujet au gynécologue, qui prétend que M. P. a consenti à l'examen et qu'il n'y a rien de mal à donner aux étudiants une occasion de se faire de l'expérience. Autrement, comment pourraient-ils apprendre?

Enjeux

1. Avec qui êtes-vous d'accord?
2. Dans les circonstances, le consentement de M. P. à cet examen est-il juridiquement et moralement valide?
3. Y a-t-il eu violation d'un quelconque droit de M. P.?
4. Quelles mesures l'infirmière en service externe devrait-elle prendre?
5. Quelle est la responsabilité de l'hôpital?
6. Comment peut-on assurer des expériences d'apprentissage appropriées pour les étudiants?

Discussion

Le chapitre 6 explore les éléments et les aspects d'un consentement véritablement éclairé.

Dans le cadre de l'obligation de fournir des renseignements généraux, l'équipe de soins de santé devrait fournir aux patients, lors de leur admission dans un établissement de soins de santé, une orientation comprenant les rôles de l'équipe de soins de santé et ses fonctions, ainsi que l'aménagement physique, les routines, les procédures et les horaires de l'unité. Cette orientation devrait également comprendre de l'information sur ce qui favorise la santé et aide à prévenir les maladies.

Dans le cas des hôpitaux d'enseignement, les patients devraient être mis au courant du rôle des étudiants au sein de l'établissement et de la nature de leurs relations au sein de l'équipe de soins de santé. Cependant, n'offrir qu'un aperçu général de la participation des étudiants (p. ex., les stagiaires, les résidents, les infirmières et infirmiers étudiants) ne suffit pas pour remplir l'obligation supplémentaire de fournir des renseignements plus explicites quant aux circonstances particulières dans lesquelles les patients pourraient être plus à risque (p. ex., un étudiant en médecine qui effectue une thoracentèse pour la première fois, ou un étudiant en soins infirmiers installant sa première ligne intraveineuse), ou l'atteinte à la vie privée qu'il peut y avoir lorsque des étudiants sont présents lors d'un examen (comme un examen vaginal). Par exemple, les patients devraient être informés lorsqu'il est prévu que des résidents en chirurgie jouent un rôle principal au cours d'une intervention chirurgicale. Dans notre scénario de cas, le gynécologue avait l'obligation d'informer cette patiente et d'obtenir son consentement avant de pouvoir offrir aux étudiants cette occasion d'apprentissage. Les milieux d'enseignement devraient s'assurer que des processus sont en place pour assurer que cette obligation est respectée.

Accès à l'information et éducation en matière de santé

Il est attendu des membres du personnel infirmier dans l'ensemble du système qu'ils favorisent des transitions harmonieuses, sécuritaires et efficaces tout au long du continuum de soins pour les patients et leurs familles (p. ex., les normes infirmières exigent que les membres du personnel infirmier informent les patients des ressources communautaires disponibles). De plus, il est attendu des membres du personnel infirmier qu'ils fournissent aux patients, avant leur congé, les connaissances et les compétences nécessaires pour prendre soin d'eux-mêmes (dans la mesure où ils en ont la capacité). Il s'agit d'un élément important en ce qui concerne la sécurité des soins. Lorsque des patients n'ont pas la capacité de prendre soin d'eux-mêmes, ils peuvent choisir d'impliquer à cet égard des membres de leur famille ou des amis. Ces connaissances fournies aux patients peuvent inclure des informations sur la nutrition, l'utilisation et l'entretien appropriés d'équipement médical, ou la bonne façon d'administrer des médicaments, ainsi que comment obtenir des informations supplémentaires auprès de sources fiables.

Les connaissances sur les façons dont il est possible d'accéder au système de soins de santé sont inestimables. Les membres du personnel infirmier contribuent entre autres en fournissant de l'éducation sur le fonctionnement du système ainsi que de l'information sur les autres établissements de soins et traitements disponibles, et en répondant aux demandes concernant les autres traitements possibles ou les compléments aux soins de santé traditionnels. Dans le cas de patients ayant une incapacité mentale, les membres du personnel infirmier doivent discuter de ces questions avec les familles ou les mandataires spéciaux de ces patients.

Les patients ont le droit de connaître et de comprendre leur diagnostic. Les choses se compliquent pour les membres du personnel infirmier lorsque des patients leur posent des questions sur leur diagnostic avant que le diagnostic n'ait été divulgué par le médecin. Dans de telles situations, les membres du personnel infirmier doivent procéder avec prudence. En Ontario, par exemple, en vertu de la *Loi de 1991 sur les professions de la santé réglementées* (a. 27(2), p. 1), la « communication à un particulier, ou à son représentant, d'un diagnostic attribuant ses symptômes à tels maladies ou troubles, lorsque les circonstances laissent raisonnablement prévoir que le particulier ou son représentant s'appuiera sur ce diagnostic » constitue un **acte autorisé** spécifiquement limité aux médecins ainsi qu'aux infirmières et infirmiers praticiens. Par exemple, une infirmière ne serait autorisée à poser un diagnostic conformément aux règles et règlements régissant la délégation d'actes autorisés que si elle était bel et bien autorisée à le faire en vertu de la *Loi de 1991 sur les infirmières et infirmiers*, en tant que titulaire d'un certificat d'inscription en soins de santé primaires, en pédiatrie, en soins aux adultes et en anesthésie (*Loi de 1997 sur l'extension des services infirmiers à l'intention des*

patients). À noter que la restriction de la communication des diagnostics ne s'applique pas nécessairement à toutes les provinces, dont les législations respectives régissant la profession médicale peuvent différer.

Quoi qu'il en soit, dans la plupart des cas, lorsqu'ils se trouvent à répondre à de telles questions, les membres du personnel infirmier n'ont pas besoin de communiquer les diagnostics, mais simplement de confirmer des choses déjà évidentes pour les patients. Par exemple, supposons que l'on ait déjà dit à une patiente qu'elle pourrait avoir un cancer du sein. Celle-ci est ensuite opérée pour que l'étendue de la tumeur puisse être mesurée, et pour enlever la tumeur, au besoin. La patiente, une fois éveillée dans la zone de soins post-anesthésie, demande à l'infirmière de garde si une tumeur a été trouvée et s'il a fallu que des tissus mammaires soient enlevés. Elle ressent déjà une certaine douleur au niveau de l'incision, et elle sait que quelque chose ne va pas dans son sein. Le médecin de la patiente est parti pour le reste de la journée sans avoir eu l'occasion de lui parler des résultats de l'opération. La patiente devrait-elle être laissée dans l'incertitude en attendant le retour du médecin? Pour soulager l'anxiété de la patiente, l'infirmière, tout en exerçant un jugement professionnel, pourrait confirmer adéquatement les soupçons de la patiente comme quoi l'opération ne s'est pas limitée à une biopsie et une intervention plus étendue a dû être entreprise, tout en la rassurant que le chirurgien lui en expliquerait la justification et lui communiquerait les résultats de la biopsie dès que possible. Les membres du personnel infirmier doivent faire preuve de prudence et de jugement, et envisager toutes les autres possibilités, y compris celle de demander aux médecins de revenir discuter de la situation avec les patients.

Des défis éthiques pour les membres du personnel infirmier surviennent lorsque des médecins omettent de communiquer des diagnostics à des patients, ce qui peut arriver par exemple lorsque des médecins veulent protéger des patients contre des dommages émotionnels. Dans de telles circonstances, si des membres du personnel infirmier se font poser des questions au sujet de diagnostics et qu'ils se trouvent avoir les informations demandées, devraient-ils les partager avec les patients? Dans ces cas, les membres du personnel infirmier, en tant que défenseurs des droits des patients, devraient rappeler aux médecins que les patients ont le droit d'être informés. Si cette approche n'est pas efficace, ils pourraient devoir se tourner vers les supérieurs du médecin concerné, ou vers les autorités supérieures de l'établissement de soins de santé.

Directives préalables

Les directives préalables, y compris les décisions de « refus de réanimation cardio-pulmonaire (RCP) », sont abordées au chapitre 8. Au cours des dernières décennies, documenter les décisions de ne pas réanimer (NPR) est devenu la norme dans les milieux de soins de santé. Ces documents fournissent des instructions claires aux équipes en cas d'arrêt cardiaque soudain. Ils peuvent accompagner une personne transférée d'un milieu à un autre, comme dans le cas d'un transfert d'un hôpital à un établissement de soins de longue durée. Cela dit, même dans les cas où des personnes auraient, dans de telles directives, exprimé leur souhait d'être ainsi réanimées, sur le plan éthique, il n'en reste pas moins un débat quant à savoir si les équipes sont obligées de pratiquer une RCP lorsqu'il est clair que cette procédure ne serait pas appropriée et serait futile (Kon et coll., 2016; Luce, 1995; Weijer et coll., 1998). S'il est déterminé que la RCP serait futile, il y a une obligation de communiquer ce fait au patient, ou à sa famille si le patient est dans un état d'incapacité mentale.

Des défis particuliers surviennent dans la communauté lorsque des personnes qui se trouvent présentes sur les lieux d'une situation d'urgence ne sont pas au courant des souhaits de la personne et pratiquent une RCP sur elle. Des difficultés particulières se posent pour les premiers intervenants, dont le but principal est d'effectuer des interventions vitales dans des cas d'urgence et de stabiliser les personnes avant qu'elles ne soient transférées à l'hôpital. D'autres circonstances aussi ont posé des défis, comme des cas où des personnes avaient choisi de recevoir des soins palliatifs à domicile, mais aussi de ne pas être réanimées. Souvent, les membres des familles de ces personnes appellent à l'aide lorsque leurs proches malades éprouvent des symptômes pénibles, comme une douleur intense ou un essoufflement. Dans le passé, la politique pour une telle situation était que les premiers intervenants ne pouvaient pas suivre une directive préalable dans ces circonstances sans une compréhension claire du plan de fin de vie de la personne. Pour répondre à cette préoccupation, certaines provinces (l'Ontario, la Colombie-Britannique et la Nouvelle-Écosse) ont mis en place un processus pour s'assurer que les souhaits de non-réanimation des patients ou de leurs familles sont compris, documentés, et communiqués aux premiers intervenants (BC Emergency Health Services, s.d.; Division des services de santé d'urgence, Ministère de la Santé et des Soins de longue durée de l'Ontario, 2007, 2017; End of Life Planning Canada, 2016). En Ontario, une directive médicale signée par un médecin, ou encore par une infirmière ou un infirmier praticiens, confirme l'existence d'une ordonnance de NPR signée, et un tel document sera accepté par les intervenants d'urgence. Ce processus permet également aux ambulanciers de fournir des soins palliatifs, comme des soins de gestion de la douleur et l'administration d'oxygène pour l'essoufflement, soit des procédures qui favorisent une mort paisible sans RCP. Ces processus sont importants pour éliminer toute confusion et tout malentendu, et pour éviter une détresse supplémentaire pour les patients, pour leurs familles, et pour les premiers intervenants (Trottier, 2015). Examinons à ce sujet le Scénario de cas 10.2.

SCÉNARIO DE CAS 10.2

UNE MORT DIGNE : À QUI REVIENT LE CHOIX?

G. V., 18 ans, se meurt d'un lymphome et a exprimé le souhait de mourir à la maison. Tous les traitements agressifs tentés jusqu'ici ont échoué, et depuis les deux dernières semaines, G. V. reçoit des soins palliatifs à domicile.

Une nuit, G. V. éprouve un essoufflement soudain, et la famille décide d'appeler le 911. Le temps que les ambulanciers arrivent, l'état de G. V. s'est stabilisé, mais les préposés insistent pour que G. V. soit emmené au service d'urgence le plus proche. G. V. est admis dans une unité médicale en attendant que le médecin de garde parvienne à trouver le médecin de première ligne.

Pendant ce temps, deux des membres du personnel infirmier remarquent que G. V. a cessé de respirer. Les membres du personnel infirmier, au fait de l'histoire de G. V., sont confrontés à un dilemme. La

(Suite)

SCÉNARIO DE CAS 10.2 *(Suite)*

famille se trouve à l'extérieur dans la salle d'attente, et comme les membres du personnel infirmier n'ont pas eu de nouvelles du médecin de première ligne, ils n'ont pas d'ordonnance de NPR. Ils ont deux choix : ils peuvent prononcer l'arrêt cardiaque et effectuer la RCP, ou ils peuvent inviter la famille dans la pièce et se retirer pour leur donner un peu d'intimité.

Enjeux

1. Quels sont les droits de G. V. dans cette situation?
2. Comment la politique de votre établissement (s'il y a lieu) vous guiderait-elle dans ce scénario?
3. Quel est le rôle des politiques pour aider les membres du personnel infirmier à prendre les bonnes décisions?
4. Dans ce cas-ci, quelle est la bonne décision, juridiquement et éthiquement?

Discussion

Il faudrait faire une distinction entre « pas de réanimation cardio-pulmonaire » et « ne pas réanimer ». Ce concept de NPR est plus large et s'applique à tout traitement administré pour maintenir la vie, quel qu'il soit (p. ex., transfusion sanguine, ventilation artificielle, dialyse, antibiothérapie). La RCP quant à elle se limite à la technique de comprimer la poitrine du patient, sans appliquer de ventilation artificielle. Il est important de documenter soigneusement la nature précise des souhaits des patients (ou ceux de leurs mandataires spéciaux) à cet égard. L'ordonnance de refus de la RCP ne limite en rien l'administration d'autres traitements pour lesquels le patient n'a pas refusé son consentement.

Certains soignants peuvent avoir l'impression que de respecter les souhaits d'un patient en ce qui concerne la non-réanimation est en conflit avec les principes de bienfaisance et de non-malfaisance, c'est-à-dire les principes visant à favoriser le bien-être des patients et prévenir les préjudices. Des lignes directrices ont été élaborées pour résoudre ces conflits. Ces lignes directrices sont semblables à celles qui sont suivies dans d'autres situations de traitement et décrites, par exemple, dans la *Health Care Directives and Substitute Health Care Decision Makers Act* (1997) et la *Loi de 1992 sur la prise de décisions au nom d'autrui de l'Ontario*.

Dans une situation comme celle-ci, pour commencer, le patient devrait être évalué afin de déterminer si la RCP serait efficace pour prolonger la vie avec une qualité acceptable pour le patient. Dans la mesure du possible, les résultats de l'évaluation doivent être divulgués au patient, dont les souhaits doivent être obtenus et respectés. La ligne de conduite à suivre et toute discussion tenue entre les soignants, le patient et sa famille au sujet de la décision devraient être soigneusement documentées dans le dossier du patient. De plus, les motifs de la décision devraient être documentés et communiqués directement à l'équipe de soins de santé. La décision de refus de la RCP devrait être révisée à intervalles réguliers par le décideur, qu'il s'agisse du patient ou de son mandataire spécial. Elle devrait également être communiquée à l'équipe de soins de santé de toute autre unité où le patient est transféré par la suite.

Dans les cas impliquant des patients se trouvant dans un état d'incapacité mentale, leur directive préalable doit être respectée, sous réserve de tout changement exprimé par eux après l'avoir donnée. De tels changements doivent être documentés, et les médecins traitants doivent en être informés. S'il n'y a pas de directive préalable et qu'aucun mandataire spécial n'a été nommé, la décision d'administrer la RCP ou de s'abstenir de le faire sera prise par d'autres personnes, qui baseront leur décision sur leur connaissance des valeurs et des souhaits du patient.

Dans ce scénario, l'information dont disposaient les membres du personnel infirmier était une indication que G. V. et sa famille avaient accepté le fait que la mort était imminente. Ils ont choisi un plan d'action qui ne laissait aucune place à quelque intervention médicale agressive que ce soit. G. V. avait clairement choisi de mourir à la maison, entouré de sa famille et de ses amis. En l'absence d'une directive écrite, le consentement exprès du patient et de sa famille devrait être obtenu, documenté, et respecté. Les politiques sont destinées à guider l'action. Appliquer coûte que coûte les mêmes « règles » rigides à toutes les circonstances pourrait, en fait, indiquer un manque de jugement et entrer en conflit avec le choix personnel.

Confidentialité

La confidentialité des renseignements sur la santé d'une personne est considérée comme un droit important. Cependant, il n'est pas absolu et, dans certaines circonstances, le droit à la confidentialité d'un patient peut même entrer en conflit avec les obligations plus larges qu'ont les professionnels de la santé de fournir des soins à autrui et de prévenir les préjudices.

Obligation légale de divulgation

Dans de nombreuses provinces, les législations établissent des exigences ou des conditions pour la divulgation de certains renseignements sur la santé. Par exemple, de nombreuses lois sur la santé publique exigent que les professionnels de la santé divulguent à leur médecin hygiéniste local (habituellement employé dans la municipalité par un conseil de santé local ou autre autorité de ce type) l'identité de toute personne ayant reçu un diagnostic de certaines infections contagieuses ou sexuellement transmissibles (p. ex., gonorrhée et virus de l'immunodéficience humaine/syndrome d'immunodéficience acquise [VIH/sida], entre autres). (Une liste des lois relatives au VIH/sida peut être trouvée sur le site Evolve.) De telles divulgations aident à prévenir la potentielle propagation de maladies qui peuvent être contrôlées dans une certaine mesure. La virulence et la gravité de ces maladies sont jugées suffisantes pour justifier de passer outre le droit des patients à la confidentialité. Par exemple, dans le Scénario de cas 10.3, il serait illégal pour le médecin de la clinique de ne pas divulguer au médecin hygiéniste local le fait que Jim est séropositif (et pourrait même en fait avoir le sida à part entière). Pendant la pandémie de COVID-19, la déclaration des tests positifs était aussi nécessaire pour assurer le suivi des tendances et des taux d'infection afin d'élaborer des lignes directrices et des politiques de santé publique liées à la gestion appropriée de l'urgence pandémique.

SCÉNARIO DE CAS 10.3

OBLIGATIONS CONFLICTUELLES

J. S. est un homme de 34 ans qui est bien connu du centre de santé communautaire que lui et sa famille fréquentent depuis plusieurs années. Il est marié et a deux jeunes enfants, et sa femme est maintenant enceinte de 8 mois. Il est vendeur d'ordinateurs et passe beaucoup de temps loin de la maison, à rencontrer des clients à travers le pays.

Il y a quelques semaines, J. S. s'est présenté à la clinique en raison d'une fatigue généralisée et d'un sentiment de léthargie. Il avait récemment perdu 5 kilos et avait remarqué des lésions étranges sur l'intérieur de ses cuisses. Dans le cadre du dépistage sanguin effectué à ce moment-là, un test de dépistage du VIH a été effectué, mais à son insu. Le test s'est avéré positif. Au vu du reste de ses résultats cliniques, il semble probable que le sida s'est déjà développé.

L'infirmière attitrée de J. S. est présente au moment où celui-ci se fait annoncer la mauvaise nouvelle par le médecin. Manifestement désemparé, J. S. admet qu'il a eu des relations sexuelles avec plusieurs femmes lors de ses voyages d'affaires et qu'à plusieurs reprises, il n'a pas pris la peine d'utiliser un condom.

Craignant les effets que cette révélation aurait sur sa famille et ses contacts d'affaires, J. S. supplie ses soignants de garder le diagnostic confidentiel. Compte tenu de la grossesse de sa femme, il estime que le fait pour elle d'apprendre cela pourrait lui causer une angoisse et un tort évitables. Il leur assure que lui et sa femme n'ont pas eu de rapports sexuels depuis qu'elle est tombée enceinte. Il refuse tout traitement pour ses symptômes liés au sida parce que cela révélerait le diagnostic à tout le monde. Il demande de dire plutôt à sa famille, sa femme y comprise, qu'il est atteint d'un cancer incurable en phase terminale. Le médecin, qui se trouve être aussi son ami, est prêt à accepter cela pour l'instant.

Enjeux

1. La clinique avait-elle le droit d'effectuer un test de dépistage du VIH à l'insu de J. S., sans son consentement?
2. L'équipe de soins de santé devrait-elle garder le diagnostic de J. S. confidentiel et ne pas en informer sa femme?
3. Le fait que la femme de J. S. soit également une patiente de la clinique devrait-il influencer leurs actes et leurs décisions?

(Suite)

4. L'équipe a-t-elle l'obligation de suivre les instructions de J. S. et de dissimuler la vraie nature de ce diagnostic aux autres?

5. Si l'infirmière attitrée n'est pas d'accord avec la décision du médecin, quelles mesures cette infirmière peut-elle prendre?

Discussion

Les patients ont le droit de connaître l'étendue des évaluations et des tests effectués sur eux par les organismes de soins de santé. Dans certaines provinces, les lois sur la santé publique exigent que les organismes de soins de santé obtiennent le consentement des patients avant de pouvoir effectuer des tests de dépistage du VIH.

La règle juridique principale en ce qui concerne tout renseignement qu'un praticien de la santé obtient d'un patient au cours de sa relation professionnelle avec lui est que cette information est confidentielle et ne peut être divulguée à quiconque n'a aucune raison valable de la demander. Il y a des exceptions à cette règle, tant en common law que dans ce qui est prévu par les législations. Cela dit, comme il a été mentionné au chapitre 5, dans de nombreuses provinces, la divulgation inappropriée de renseignements confidentiels au sujet d'un patient constitue une faute professionnelle.

Par exemple, il peut être nécessaire pour un professionnel de la santé, à des fins consultatives, de partager avec un autre fournisseur de soins certains renseignements précis contenus dans les dossiers de santé d'un patient. Par exemple, un professionnel de la santé qui a participé au traitement d'un patient peut avoir besoin de savoir quel traitement a été fourni jusqu'à présent, ainsi que les progrès au niveau du rétablissement du patient. Il s'agit d'une partie normale de l'obtention d'un historique complet, à laquelle tout patient devrait s'attendre lors de son admission dans un établissement de soins de santé. Il n'est pas nécessaire d'obtenir un consentement spécifique dans un tel cas, parce qu'il est clairement sous-entendu que toutes les personnes impliquées dans le traitement du patient ont une raison valable d'examiner les dossiers de ce patient. Néanmoins, les patients ont toujours le droit à ce que toute information divulguée à un membre du personnel infirmier ou à un autre praticien de la santé demeure confidentielle jusqu'à ce qu'un autre professionnel en ait un besoin valide.

Dans ce scénario, l'infirmière et le médecin sont confrontés à une décision qui pourrait compromettre leur relation professionnelle avec J. S. Ils devraient fournir du soutien à J. S. et lui laisser le temps de bien absorber et comprendre la situation, y compris la raison pour laquelle sa femme devrait être informée. S'il est d'accord, ils pourront le guider à travers le processus de divulgation. Comme il y a toujours un risque de préjudice pour sa femme et leur enfant à naître, l'équipe a l'obligation morale et professionnelle d'informer celle-ci. Il est indéniable que la clinique a un devoir de diligence égal envers elle, car elle aussi est sa patiente.

L'infirmière doit discuter de ces points consciencieusement avec le médecin. Si le médecin refuse toujours de gérer cette situation comme il se doit, il serait approprié pour l'infirmière d'en faire appel au niveau d'autorité suivant, jusqu'à ce qu'elle soit convaincue que des mesures adéquates seront prises. L'infirmière ne devrait pas simplement jeter l'éponge et laisser les choses aller. De plus, l'infirmière et le médecin doivent divulguer à J. S. qu'ils ont l'obligation légale d'informer le médecin hygiéniste local de cette infection. Cela est exigé par la loi dans toutes les provinces et tous les territoires.

Dans l'affaire *Pittman Estate v. Bain* (1994), la négligence d'un médecin de famille a été examinée relativement à son omission de divulguer à un patient que celui-ci avait été exposé à des produits sanguins contaminés par le VIH pendant une opération. Le Dr Bain avait appris par le Réseau des maladies transmissibles qu'il y avait des chances que l'un de ses patients, M. Pittman, ait pu être exposé à un produit sanguin contaminé par le VIH qu'il avait reçu lors d'une chirurgie cardiaque quatre ans plus tôt. Le Dr Bain croyait que son patient était en mauvaise santé en raison de son problème cardiaque, qu'il était déprimé et qu'il n'y avait plus guère de vie sexuelle entre lui et sa femme. Le Dr Bain avait décidé de ne pas en informer M. Pittman et de ne pas lui demander de se faire tester. Il a été découvert par la suite que, malheureusement, M. Pittman avait bel et bien le sida, et qu'il avait également infecté sa femme. Le Dr Bain a été sanctionné par le Collège des médecins et chirurgiens, et dans un procès civil entrepris par Mme Pittman, il a été jugé coupable de négligence. Son omission de communiquer le risque de sida à son patient constituait un manquement à l'obligation de diligence qu'il devait à son patient, et a écourté la vie de M. Pittman. Le tribunal n'a pas abordé l'obligation d'aviser Mme Pittman, de ce qu'il était convaincu que si M. Pittman avait été informé, celui-ci en aurait certainement, à son tour, informé son épouse.

Les blessures par balle et les soupçons de mauvais traitements infligés aux enfants sont deux autres types d'obligations légales qui exigent de divulguer des renseignements sur les patients. Cela dit, il ne devrait y avoir divulgation de renseignements confidentiels que lorsque l'obligation est claire. Il est toujours recommandé de se référer aux politiques de l'organisme, de l'ordre de réglementation, et du conseiller juridique.

De même, il existe une exception reconnue à la confidentialité, pour les situations où une personne a connaissance d'un risque potentiel pour un patient ou pour d'autres personnes. Le devoir de mise en garde a été intégré à la *Loi de 2004 sur la protection des renseignements personnels sur la santé*, qui autorise la divulgation lorsqu'elle est « nécessaire pour éliminer ou réduire un risque considérable de blessure grave menaçant une personne ou un groupe de personnes » (a. 40(1)). Lorsqu'un patient révèle une intention de blesser ou de tuer une autre personne, il se peut que cette remarque ne soit qu'une manifestation de sa maladie. Qu'à cela ne tienne, si des membres du personnel infirmier ont des raisons de croire de bonne foi que ce patient présente « un risque considérable de blessure grave » pour autrui, ils ont le devoir de le signaler aux autorités de l'établissement et à la police.

Récemment, la question du devoir de mise en garde a fait l'objet d'un débat public en lien avec le cas d'Elizabeth Wettlaufer, une infirmière déchue de l'Ontario. Elle a tué et tenté de tuer plusieurs résidents âgés qui étaient sous sa garde. Alors qu'elle était hospitalisée au Centre de toxicomanie et de santé mentale (CAMH) de Toronto, elle a avoué ses crimes à plusieurs personnes. Elle a dressé une liste détaillée de ses victimes, qui a été transmise à la police de Toronto, et une enquête a été entamée. Elizabeth Wettlaufer a été par la suite reconnue coupable et condamnée à la prison à vie (Lancaster, 2017).

Déterminer ce qui doit être fait des renseignements sur un crime qui se trouve lié aux renseignements personnels sur la santé d'un patient est un processus complexe qui consiste à équilibrer le devoir de confidentialité d'une part, et le souci de la sécurité publique de l'autre.

DEVOIR DE CONFIDENTIALITÉ. À moins que la loi ne l'exige, la divulgation de renseignements personnels sur la santé sans consentement est inappropriée et peut engager la responsabilité civile ainsi qu'entraîner des mesures disciplinaires professionnelles et en matière d'emploi. En vertu des législations relatives à la protection de la vie privée, comme la *Loi de 2004 sur la protection des renseignements personnels sur la santé* de l'Ontario ou la *Health Information Act* de l'Alberta (2000), la personne qui est autorisée à prendre des décisions au sujet de la communication de renseignements personnels sur la santé est le « dépositaire » des renseignements. Les dépositaires sont habituellement des agents ou des responsables de la protection de la vie privée. Avant de faire quelque divulgation que ce soit à la police, les membres du personnel infirmier qui ne sont pas des dépositaires doivent consulter la personne qui occupe ce poste relativement aux renseignements personnels sur la santé au sein de leur organisation.

EXCEPTIONS AU DEVOIR DE CONFIDENTIALITÉ. Comme il a été mentionné plus haut, les membres du personnel infirmier qui ne sont pas des dépositaires de renseignements personnels sur la santé devraient consulter l'autorité compétente avant de se prévaloir de ces exceptions. Ces exceptions comprennent :

1. *Ordonnances du tribunal* : Il s'agit notamment des mandats de perquisition ou des assignations à comparaître, qui sont des ordonnances écrites émises par un juge. Un mandat de perquisition

permet de procéder à une fouille pour trouver et saisir les renseignements détaillés dans le mandat. Une *citation à comparaître* est une ordonnance exigeant d'un témoin qu'il se présente devant le tribunal dans le cadre d'une procédure judiciaire, et apporte ce faisant certains éléments de preuve avec lui.

2. *Sécurité publique* : Il s'agit d'une référence au devoir de mise en garde et à ses équivalents législatifs. Dans les versions législatives de ce devoir, comme la Loi de 2004 sur la protection des renseignements personnels sur la santé de l'Ontario ou la *Health Information Act* de l'Alberta (2000), le pouvoir de divulguer des renseignements personnels sur la santé appartient au dépositaire et non aux membres du personnel infirmier, à moins que ceux-ci aient également été nommés à titre de dépositaires. Déterminer si oui ou non une situation satisfait aux critères établis dans la législation pour que l'exception soit applicable, comme dans le cas d'une menace claire et imminente de blessure grave ou de mort (*Health Information Act* de l'Alberta), est quelque chose de complexe, et si le temps le permet, les membres du personnel infirmier devraient s'en remettre au dépositaire ainsi qu'à toute politique pertinente de leur établissement.

Dans des circonstances semblables à celles du cas *Wettlaufer*, les membres du personnel infirmier qui prennent connaissance de l'aveu d'un patient relativement à un crime devraient d'abord consulter leur superviseur immédiat et demander au dépositaire des renseignements de santé personnels (ou à toute personne occupant un rôle équivalent) de divulguer ces renseignements à la police. Si le risque est immédiat, les membres du personnel infirmier doivent s'efforcer de peser le danger potentiel qu'il y aurait à laisser aller les choses le temps de procéder aux consultations appropriées. S'ils ont des raisons de croire « de bonne foi » que le danger est imminent, ils devraient envisager d'en informer immédiatement la police. Les renseignements divulgués devraient se limiter à ce qui est nécessaire pour contrecarrer le danger imminent et ne devraient pas inclure la totalité du dossier de santé de la personne concernée.

Le droit à la confidentialité peut aussi être limité dans les cas où il existe une obligation légale de divulguer des renseignements, comme lors d'une audience disciplinaire, d'un procès civil ou criminel, ou encore d'une enquête de coroner ou de toute autre enquête autorisée par le gouvernement. Dans la pratique, cependant, la plupart des tribunaux se montreront hésitants à outrepasser la confidentialité patient–professionnel, et voudront s'assurer d'abord qu'il y a une raison solide ou impérieuse de le faire.

Si un tribunal exige d'un professionnel de la santé qu'il réponde à toutes les questions qu'on lui pose, celui-ci doit s'y plier. À défaut de le faire, il risquerait d'être reconnu coupable d'outrage au tribunal, chose passible d'une lourde amende, si ce n'est d'une peine d'emprisonnement.

Il se peut qu'il ne soit pas nécessaire de divulguer les aveux d'un patient à un professionnel de la santé relativement à des activités illégales antérieures (p. ex., consommation de drogues illégales), surtout lorsque cela est lié à son traitement (que l'on se réfère à cet égard aux exceptions dont il a été question précédemment). Mais il est possible qu'à un moment ou à un autre, le praticien se voie obligé par le tribunal à divulguer un tel fait. Les seuls professionnels qui pourraient être exemptés de divulguer de tels faits sont les avocats, quoique cela dit, même les avocats doivent se garder de se retrouver complices de crimes commis par des patients. Bien que les professionnels de la santé ne soient pas légalement tenus d'aider la police, le fait de dissimuler le lieu où se trouve un fugitif pourrait être interprété comme de la complicité. Cela est particulièrement probable lorsque examiné à la lumière de l'article du *Code criminel* portant sur l'infraction de complicité après le fait (*Code criminel*, 1985, a. 23(1)). Selon le Code Criminel, est coupable de complicité qui, « sachant qu'une personne a participé à l'infraction, la reçoit, l'aide ou assiste en vue de lui permettre de s'échapper » (*Code criminel*, 1985, a. 23(1)). En ne divulguant pas l'information qu'il possède, dans l'intention que son patient ne soit pas détecté par la police, un professionnel de la santé peut faire l'objet d'accusations criminelles.

Un autre cas où les lois provinciales exigent la divulgation est celui des cas présumés de mauvais traitements infligés aux enfants. Beaucoup de provinces ont créé des registres consignant les cas de maltraitance d'enfants. Les lois qui les établissent visent à encourager le signalement des situations dans lesquelles des enfants ont été victimes de sévices sexuels ou physiques.

En effet, ces lois exigent que les travailleurs des services à l'enfance, les médecins, les membres du personnel infirmier et les autres professionnels de la santé signalent les cas présumés de maltraitance d'enfants, soit à la police, soit à la Société d'aide à l'enfance (SAE) locale, pour que des mesures soient entreprises. Dans la plupart des cas, le fait pour un professionnel de la santé de ne pas signaler un cas présumé de maltraitance d'enfant dont il a pris connaissance dans le cadre de sa pratique constitue une infraction passible d'une amende ou d'une peine d'emprisonnement (voir par exemple la *Loi sur les services à l'enfance, à la jeunesse et à la famille, 2017*, a. 125).

Les mauvais traitements infligés aux résidents des foyers de soins de longue durée et des maisons de retraite doivent également être signalés. La loi exige de toute personne qui sait, ou qui a des motifs raisonnables de soupçonner qu'un résident a subi ou pourrait subir un préjudice, qu'elle signale la situation (voir par exemple la *Loi sur les foyers de soins de longue durée, 2007*, a. 24; voir aussi la *Loi sur les maisons de retraite, 2010*). Des lois semblables existent partout au Canada. Cette obligation comprend les membres de la famille des résidents; le personnel et les propriétaires de foyers de soins de longue durée; les médecins, les membres du personnel infirmier, ainsi que les autres professionnels de la santé en vertu de la *Loi de 1991 sur les professions de la santé réglementées;* les praticiens ne prescrivant pas de médicaments; et les travailleurs sociaux. Les professionnels ont le devoir de signaler même si leur signalement est basé sur des informations confidentielles ou privées.

En 2020, l'obligation de divulgation a été appliquée à grande échelle lorsque le personnel militaire a publié un rapport détaillant la négligence qu'il avait observée alors qu'il aidait dans les foyers de soins de longue durée en Ontario pendant la pandémie de COVID-19. Certaines de leurs observations comprenaient le non-respect des normes de soins palliatifs, des comportements agressifs envers les résidents, et une mauvaise communication ainsi qu'une mauvaise planification des soins (Forces armées canadiennes, Force opérationnelle interarmées de la 4e Division du Canada [Centre], 2020).

Le chapitre 5 aborde l'obligation des professionnels de la santé de divulguer les incidents d'abus sexuels perpétrés sur des patients par d'autres professionnels de la santé. En effet, même dans les provinces qui n'ont pas une telle exigence explicite en ce qui concerne les mauvais traitements infligés par des professionnels de la santé, un tel comportement est une infraction criminelle à déclaration obligatoire et constitue une faute professionnelle.

Divulgation de renseignements confidentiels dans le cadre de témoignages devant les tribunaux

Des situations ne manqueront pas de se produire où des membres du personnel infirmier devront divulguer des renseignements alors qu'ils ont à témoigner devant les tribunaux, comme dans le cadre d'actions pour fautes professionnelles ou d'enquêtes sur des décès. La plupart des lois et des règlements provinciaux sur les soins infirmiers autorisent de telles divulgations. Cependant, même lorsqu'ils divulguent légalement des renseignements sur des patients, les membres du personnel infirmier doivent faire preuve de prudence. Seuls les détails pertinents aux questions en litige lors de l'audience, du procès ou de l'enquête, doivent être divulgués. Ils ne doivent pas divulguer « en bloc » tous les renseignements qu'ils détiennent, dont certains pourraient ne pas être pertinents aux questions à l'examen. Les membres du personnel infirmier doivent faire preuve de discrétion et de bon sens. Même lorsqu'ils agissent à titre de témoins, ils peuvent retenir les services d'un avocat, qui pourra les conseiller quant aux renseignements qui peuvent être divulgués d'une part, et aux renseignements qui devraient demeurer confidentiels de l'autre. Ce type de conseils juridiques peut être obtenu auprès de l'employeur, du syndicat ou d'un assureur de responsabilité professionnelle, comme la Société de protection des infirmières et infirmiers du Canada (SPIIC).

Assurer la confidentialité dans le milieu de traitement

La divulgation par inadvertance de renseignements confidentiels est quelque chose qui peut survenir dans le cadre de conversations informelles avec des collègues, des amis ou des parents qui n'ont aucun droit valide d'être en possession de tels détails. Par conséquent, les membres du personnel infirmier doivent toujours prendre soin de ne pas divulguer de renseignements confidentiels sur des patients lorsqu'ils prennent part à des conversations informelles dans des contextes sociaux sans lien avec leur travail et leurs fonctions.

Dans le même ordre d'idée, le vieil adage « les murs ont des oreilles » s'applique aux hôpitaux et autres établissements de soins de santé. Par exemple, il faut faire attention lorsque l'on discute de détails relatifs à l'état d'un patient dans des endroits comme des couloirs, des escaliers et des ascenseurs. Il y a d'autres situations où des renseignements confidentiels sont susceptibles d'être divulgués par inadvertance, comme lorsqu'un patient est vu par une infirmière d'un service d'urgence en présence d'autres personnes. La meilleure façon de gérer de telles situations est de simplement, selon le cas, fermer la porte ou tirer le rideau autour du lit du patient, et de parler à voix basse.

Protection juridique du droit des patients à la confidentialité de leurs renseignements de santé

Le Canada est une société ouverte où des concepts et des questions qui étaient autrefois tabous (p. ex., le sexe et les questions de sexualité, l'euthanasie et le droit de mourir dans la dignité) sont aujourd'hui abordés publiquement. Parallèlement à cette ouverture et au rythme rapide des progrès technologiques, il y a eu une augmentation des attentes de la société en ce qui concerne la protection et la promotion de la vie privée, et ce tout particulièrement en matière de santé et de finances personnelles. En réponse à cette tendance, la totalité des provinces et territoires ont adopté des lois relatives à la protection de la vie privée afin de protéger le droit des personnes à contrôler la divulgation de ces renseignements.

La plupart des provinces ont adopté des lois régissant l'accès aux renseignements personnels sur la santé. Voir par exemple la *Freedom of Information and Protection of Privacy Act* de l'Alberta, (2000); la *Personal Information Protection Act* de la Colombie-Britannique, (2003); la *La Loi sur les renseignements médicaux personnels* (C.P.L.M., c. P-33.5); la *Personal Health Information Act* de Terre-Neuve-et-Labrador, (2008); la *Loi sur la protection des renseignements personnels sur la santé de l'Ontario, (2004)*; et la *Health Information Protection Act* de la Saskatchewan, (1999). En général, ces lois mettent l'accent sur les règles relatives à la collecte et à la communication de renseignements personnels sur la santé afin de protéger la confidentialité des renseignements et la vie privée et des personnes, tout en assurant la prestation efficace des soins de santé (*Loi de 2004 sur la protection des renseignements personnels sur la santé*, a. 1(a)).

Généralement, de telles législations érigent en infraction le fait de divulguer des renseignements personnels sur la santé d'une personne sans le consentement écrit ou implicite de cette dernière.

L'éventail de ce qui est considéré comme des « renseignements sur la santé » est vaste et devrait faire l'objet d'une consciencieuse considération par les membres du personnel infirmier en possession de quelque renseignement personnel que ce soit sur une personne dont ils ont la charge.

En vertu de la loi de l'Ontario, un dépositaire de renseignements sur la santé (habituellement la direction de l'établissement de soins de santé) est responsable de la protection de la vie privée, de l'exactitude et de la confidentialité des renseignements personnels sur la santé, et doit avoir des politiques et des pratiques appropriées. Les membres du personnel infirmier doivent suivre les politiques de leur organisme en ce qui concerne la compilation, le stockage, l'utilisation, la conservation, le partage et la divulgation de tels renseignements. Une violation de la vie privée peut être un motif de congédiement.

La divulgation de renseignements sur la santé ne peut se faire légalement qu'avec le consentement exprès ou implicite de la personne à qui les renseignements se rapportent. *La consentement exprès* doit être donné par la personne concernée, doit être un consentement éclairé, et ne doit pas être obtenu par la fraude, la tromperie ou la coercition. *Consentement implicite* a lieu dans les situations où un professionnel de la santé participant aux soins de la personne divulgue des renseignements sur la santé de ce patient à un autre professionnel qui fait partie de l'équipe de soins de santé (ou « cercle de soins ») qui traite le patient. Par exemple, il y a consentement implicite chez les patients à ce qu'une infirmière divulgue les ordonnances de traitement les concernant à un médecin qui est consulté par le médecin traitant du patient concerné, ou à d'autres membres du personnel infirmier participant aux soins de ce patient. Toutefois, lorsque la divulgation doit être faite à un non-professionnel de la santé, le patient doit donner son consentement exprès et éclairé, c'est-à-dire « bien informé ». Le consentement ne peut pas être sous-entendu. Le consentement d'un patient est considéré comme « bien informé » lorsque le patient connaît la raison pour laquelle les renseignements sont recueillis ou divulgués, connaît exactement les renseignements précis qui sont demandés, et est conscient qu'il a la possibilité de refuser son consentement. Le consentement peut être donné sous condition, comme celle de ne divulguer les renseignements que si certains événements ou circonstances venaient à se produire.

En l'absence de consentement, il doit y avoir, dans la législation applicable en matière de protection de la vie privée, une autorisation légale permettant la divulgation en l'absence de consentement en ce qui concerne ladite divulgation. Si elle estime que cela est pertinent pour une enquête, la police peut s'adresser à des fournisseurs de soins de santé pour recueillir des renseignements que ceux-ci ont obtenus dans le cadre de leurs prestations de soins de santé. En ce qui concerne les demandes de renseignements de la police, le pouvoir de divulguer des renseignements confidentiels sur la santé d'une personne reconnue par la loi comme une divulgation autorisée sans consentement, est habituellement fondé sur une ordonnance d'un tribunal, un mandat ou une assignation à comparaître dans le cadre d'une procédure pénale.

Atteintes à la vie privée

Lorsque des membres du personnel infirmier accèdent à des renseignements sur un patient sans en avoir le droit, c'est-à-dire lorsqu'ils accèdent à des renseignements sur une personne alors qu'ils ne font pas partie du cercle de soins de cette personne, ils peuvent faire face à de graves conséquences, pouvant comprendre des mesures disciplinaires et la cessation d'emploi. De tels congédiements ont été jugés appropriés par de nombreux arbitres, qui ont cité la gravité des atteintes délibérées à la vie privée des patients. De telles violations ne sont pas conformes aux lois sur la protection de la vie privée et constituent une faute professionnelle. Voir par exemple à ce sujet la décision disciplinaire de l' College of Nurses of Ontario v. Brutzki (2016), dans laquelle une membre du personnel infirmier a été reconnue coupable de faute professionnelle pour avoir accédé de façon inappropriée à 24 dossiers électroniques à 29 reprises. Elle a été suspendue pendant deux mois, réprimandée, et a reçu l'ordre de suivre une formation supplémentaire. Elle a également été congédiée par son employeur après 13 ans de service.

Dans l'affaire North Bay Health Centre v. Ontario Nurses' Association (2012), une infirmière d'expérience et possédant autrement un bon dossier a été congédiée pour avoir accédé à 5 804 dossiers de patients et fait plus de 12 000 demandes inappropriées sur une période de

sept ans. Dans l'affaire Timmins & District Hospital v. O.N.A. (Peever) (2011), une infirmière ayant 22 ans d'expérience a accédé aux dossiers de santé mentale d'une patiente qui était une ancienne partenaire de son fils et qui était impliquée dans un conflit de garde d'enfants avec lui. L'infirmière a été congédiée de son poste. L'arbitre a conclu : [traduction] « Dans l'exercice de sa profession, une infirmière autorisée est tenue sur le plan éthique de respecter la vie privée des patients et d'assurer la confidentialité de leurs renseignements de soins de santé, en tant que précepte fondamental et intériorisé de l'exercice de toutes ses fonctions et responsabilités professionnelles. Cela étant, la plaignante, en sa qualité d'infirmière autorisée, ne pouvait ignorer qu'en accédant ainsi aux renseignements de soins de santé de la patiente [...] elle enfreignait son code de déontologie ». Toutefois, dans l'affaire Vancouver Coastal Health Authority v. Health Sciences Association of British Columbia (2014), citant des circonstances atténuantes liées à un stress extrême dans la vie de l'infirmière, un arbitre a substitué, à la peine de congédiement, une suspension sans salaire de trois mois. Le nombre de dossiers consultés, les raisons pour lesquelles ils ont été consultés, l'utilisation faite des renseignements, les remords exprimés, ainsi que l'expérience et les antécédents professionnels, sont tous des facteurs qui ont été et sont pris en compte dans les cas disciplinaires impliquant des membres du personnel infirmier pour atteinte à la vie privée. Les sanctions comprennent la suspension du travail pendant plusieurs mois ou la cessation d'emploi.

Il existe d'autres conséquences juridiques potentielles quant aux atteintes à la vie privée, comme l'illustre une affaire impliquant le Peterborough Regional Health Centre (PRHC; voir Hopkins et coll. v. Kay et coll., 2015). Cette affaire a démontré que même les organisations adoptant une approche de tolérance zéro à l'égard des atteintes à la vie privée, et réagissant de manière appropriée à de tels incidents, pouvaient être tenues responsables de dommages civils importants. En 2011, le PRHC a congédié plusieurs employés qui avaient accédé de façon inappropriée aux renseignements de santé de jusqu'à 280 patients. Le PRHC a entrepris une campagne d'éducation et de sensibilisation à la protection de la vie privée à l'échelle de l'hôpital et, comme l'exige la Loi de 2004 sur la protection des renseignements personnels sur la santé (LPRPS), a informé les patients affectés. Le commissaire à l'information et à la protection de la vie privée de l'Ontario a mené une enquête et a conclu que le PRHC avait « répondu raisonnablement » et qu'« aucune autre mesure n'était justifiée ». Cependant, un groupe de patients affectés a intenté un recours collectif, réclamant plus de cinq millions de dollars en dommages-intérêts. La Cour d'appel de l'Ontario a statué qu'il était permis d'intenter un recours collectif en dommages-intérêts civils, même si le commissaire avait déjà mené une enquête en vertu de la LPRPS (*Hopkins et coll. v. Kay et coll.*, 2015). La Cour est arrivée à cette conclusion en se fondant sur le fait que le cadre juridique de la LPRPS n'excluait pas le droit de poursuivre l'hôpital pour négligence et responsabilité délictuelle. En juin 2023, un règlement proposé a été soumis à l'approbation du tribunal, prévoyant que le PRHC verserait une indemnité totale allant jusqu'à 988 000 $ (650 $ par patient) (PRHC, 2023).

Dans une affaire impliquant une grave atteinte à la vie privée, les employés du système de santé Rouge Valley et de l'Hôpital de Scarborough, y compris une infirmière autorisée, ont vendu des renseignements sur de nouvelles mères à une personne cherchant à vendre des régimes enregistrés d'épargne-études (REEE). Cette situation a donné lieu à des accusations en vertu de la législation relative à la protection de la vie privée et de la *Loi sur les valeurs mobilières* (le vendeur était titulaire d'un permis en vertu de la législation sur les valeurs mobilières). Les actions des employés avaient violé la *Loi sur la protection des renseignements personnels et les documents électroniques* (2000). Les employés ont été congédiés pour motif valable. L'IA s'est désinscrite, et elle a été reconnue pénalement coupable et condamnée à six mois avec sursis, assignation à résidence, probation, et service communautaire. (CNO v. Cruz, 2017).

Utilisation inappropriée des médias sociaux

L'impact des médias sociaux aujourd'hui est puissant et soulève de nombreux enjeux et défis éthiques et juridiques. Les médias sociaux comportent de nombreux aspects positifs, dont la possibilité de partager efficacement et rapidement de l'information, et la capacité de maintenir des relations à l'échelle de vastes zones géographiques. Pendant la pandémie de COVID-19, les médias sociaux ont offert aux membres du personnel infirmier la possibilité de partager de l'information sur les pratiques exemplaires, de s'entraider, d'offrir de l'éducation au public, et de promouvoir des mesures

liées aux améliorations nécessaires pour gérer efficacement la pandémie (Glasdam et coll., 2022; O'Leary et coll., 2022). Cependant, il existe des risques associés à l'utilisation des médias sociaux en ce qui concerne la vie privée. D'autres effets des médias sociaux aussi deviennent apparents (Ngai et coll., 2015). L'accès facile à Facebook, Twitter et d'autres médias sociaux expose les employés au risque de violer involontairement la confidentialité des patients en téléversant des publications apparemment inoffensives. Voici des exemples d'atteintes potentielles à la vie privée par l'entremise des médias sociaux :

- Publication d'informations sur un patient — même si le nom de la personne n'est pas inclus, certains détails pourraient permettre à d'autres personnes de déduire de qui il s'agit, et ce tout particulièrement dans des cas couverts par les médias
- Publication de photos de patients et de familles
- Discussions à propos de patients avec d'autres collègues sur les médias sociaux, même si les noms ne sont pas inclus (Hicks, 2017)

Le British Columbia College of Nurses and Midwives (BCCNM, 2022) a partagé des scénarios liés aux médias sociaux pour illustrer des cas possibles d'atteintes à la vie privée et de violations des limites professionnelles, qui bien que fictifs, sont représentatifs des types de plaintes et de signalements qu'il reçoit. Voici un résumé de ces scénarios :

- Une infirmière pédiatrique a publié des photos et des informations relatives à des patients sur Instagram et Facebook, et bien que les enfants concernés n'aient pas été nommés, ils étaient identifiables par les collègues de l'infirmière ainsi que par d'autres patients et leurs familles. Cette infirmière maintenait également des amitiés Facebook avec les parents. Des suites de l'enquête du Collège, il en a été conclu que cette infirmière n'avait pas respecté les normes de limites professionnelles et qu'elle devrait se plier à des mesures correctives, comprenant de la formation et des séances avec le consultant en pratique réglementaire du BCCNM, ainsi que l'obligation de divulguer les conclusions de l'enquête à ses employeurs actuels et futurs.

- Une infirmière travaillant dans un milieu de soins primaires a été jugée avoir franchi les limites professionnelles en recherchant un patient sur Facebook dans le but d'établir une relation personnelle avec lui. Le Collège a imposé des sanctions semblables à celles dans le scénario précédent.
- Une infirmière d'une petite ville a publié des commentaires irrespectueux, désobligeants et non professionnels sur des patients dont elle n'approuvait pas les choix de vie. Encore une fois, aucun nom n'était inclus dans les publications, mais comme il s'agissait d'une petite ville, des collègues et d'autres auraient pu sans trop de mal identifier les patients. En plus des mesures prises par le Collège dans les deux scénarios précédents, l'infirmière s'est fait imposer une suspension de quatre semaines du Collège.

Les collèges et les ordres de réglementation prennent ces atteintes au sérieux, et les résultats des mesures qu'ils prennent peuvent avoir des conséquences sur la carrière future des membres du personnel infirmier qui ne respectent pas les droits des personnes à la vie privée et à la confidentialité.

Pour protéger leurs employés contre toute violation par inadvertance des règles de confidentialité et de protection de la vie privée, il est important que les employeurs fournissent régulièrement des communications et de l'éducation. Le *Code de déontologie* de l'Association des infirmières et infirmiers du Canada (AIIC), 2017, aborde cette question pour s'assurer que les membres du personnel infirmier protègent toujours le droit à la vie privée de leurs patients.

L'Ordre des infirmières et infirmiers de l'Ontario et le BCCNM sont membres d'un groupe international d'organismes de réglementation des soins infirmiers qui ont élaboré des lignes directrices relativement aux médias sociaux. *Intitulées Social Media Use: Common Expectations for Nurses* (« *Utilisation des médias sociaux : attentes communes pour les membres du personnel infirmier* ») (International Nurse Regulator Collaborative, 2017), elles comprennent les « 6 P de l'utilisation des médias sociaux » :

- Professionnel : Agissez de manière professionnelle en tout temps.
- Positif : Publiez des messages positifs.

- Sans patient : Assurez-vous de publier des messages sans mention de patients.
- Protégez-vous : Protégez votre professionnalisme, votre réputation et vous-même.
- Vie privée : Maintenez une distinction entre votre vie personnelle et votre vie professionnelle, et respectez la vie privée des autres.
- Faites une pause avant d'afficher : Considérez les implications, et évitez d'afficher un message à la hâte ou sous le coup de la colère.

Le fait pour des membres du personnel infirmier d'afficher des commentaires inappropriés ou critiques au sujet de leur employeur et d'autres collègues est aussi risqué, car de tels commentaires peuvent avoir une influence négative sur la perception du public (Borden Ladner Gervais, 2018). Dans l'affaire *Strom v. Saskatchewan Registered Nurses' Association* (2018), Strom, une infirmière, a porté sa cause en appel après s'être fait imposer une amende par son organisme de réglementation pour des déclarations publiées sur les médias sociaux. L'infirmière avait publié des commentaires critiques sur les soins infirmiers et ceux que d'autres professionnels de la santé avaient fournis à un membre de sa famille. Strom a été reconnue coupable de faute professionnelle. L'organisme de réglementation des soins infirmiers a statué que même si Strom avait un droit constitutionnel à la liberté d'expression, elle n'avait pas suivi les voies appropriées pour déposer ses plaintes, elle s'était identifiée comme infirmière dans ses plaintes, avait utilisé le titre d'infirmière à des fins privées, et avait publié ses commentaires sans avoir fait suffisamment d'efforts pour obtenir des renseignements complets sur les circonstances. Elle a été condamnée à une amende de 25 000 $ en réparation. Cette décision a été annulée par la Cour d'appel de la Saskatchewan (*Strom v. Saskatchewan Registered Nurses' Association*, 2020). La Cour d'appel a statué que l'organisme de réglementation était tenu d'examiner les messages dans leur contexte et n'avait pas su reconnaître que bien qu'ils contenaient des critiques, bon nombre des commentaires de Strom contenaient aussi des éloges sur la profession et qu'ils visaient à contribuer à la sensibilisation du public et à favoriser un discours. Pour qu'une conduite en dehors du travail soit condamnable, il doit y avoir entre elle et la profession un lien démontrant une incidence suffisamment négative sur la profession ou l'intérêt public pour le justifier.

Dossiers informatiques et confidentialité

De nombreux hôpitaux et autres établissements de soins de santé ont adopté la conservation électronique des dossiers de santé et des dossiers d'employés. Par conséquent, il en résulte un accès plus étendu à l'information pour un nombre potentiellement plus grand de personnes. Dans la plupart des cas, l'accès est contrôlé au moyen de cartes magnétisées et de mots de passe. Il est important que les membres du personnel infirmier utilisent uniquement leurs propres mots de passe et n'utilisent pas les moyens d'accès des autres, car l'utilisation de mots de passe et de cartes d'accès constitue la signature électronique respective de chacun. Cela fait que si des membres du personnel infirmier devaient partager leurs codes d'accès avec un autre fournisseur de soins, toute action ou documentation entreprise sur le système serait attribuée à la personne qui est « propriétaire » du code.

De nombreux systèmes informatiques conservent, pour chaque patient, des registres des personnes qui ont accédé aux dossiers en question. La date et l'heure de cet accès y sont également notées. Des audits réguliers des accès sont effectués, et les accès inappropriés sont souvent découverts de cette manière.

Vie privée

Non seulement le droit à la vie privée comprend-il le choix de garder les informations sur soi-même privées (« confidentialité »), mais il comprend également la liberté contre l'intrusion ainsi que le droit d'être laissé en paix. L'absence d'intrusion (« vie privée ») comprend le choix d'une personne de ne pas être observée par les autres, et cela s'applique à la pratique quotidienne des soins infirmiers ainsi qu'à la façon dont les soins sont fournis. Par exemple, lors du bain des patients, ceux-ci doivent pouvoir compter sur autant d'intimité que possible. Ce droit s'étend aux situations de traitements et aux examens. Ainsi, lors de l'examen d'un patient, il faut veiller à ce que nulle personne non autorisée ne soit présente et à ce que les photos, le cas échéant, ne soient prises qu'avec la permission du patient, même si elles sont prises à des fins éducatives. Si une pièce est équipée de miroirs sans tain, les rideaux ou les stores doivent être tirés à moins que des étudiants ou d'autres membres de l'équipe ne soient présents derrière, dans la pièce adjacente, à des fins d'observation. Si c'est le cas, cela devrait être divulgué au patient.

Sortie de l'hôpital

Les patients jouissant de toutes leurs facultés mentales ont le droit de quitter l'hôpital. Lorsque ce choix se fait contre l'avis médical (CAM) et que l'équipe n'est pas en mesure de dissuader le patient, celui-ci doit signer une renonciation dans laquelle il reconnaît avoir été informé que la sortie de l'hôpital n'était pas recommandée à ce moment. Si un patient jouissant de toutes ses facultés mentales refuse de signer la renonciation, cela devrait être soigneusement documenté dans son dossier.

Dans les cas impliquant une personne atteinte d'une maladie mentale, les lois sur la santé mentale de la plupart des provinces peuvent permettre d'empêcher ces personnes de sortir de l'hôpital si elles représentent une menace ou un danger pour elles-mêmes ou pour autrui.

Lorsque les patients reçoivent leur congé, l'hôpital a l'obligation de confirmer qu'un plan est en place pour s'assurer qu'ils parviennent à retourner chez eux en toute sécurité. Par exemple, dans les cas de chirurgie d'un jour, un patient ne devrait pas être renvoyé à la maison tant que le sédatif ne s'est pas dissipé. Habituellement, avant une telle chirurgie, les patients sont tenus de prendre des dispositions pour que quelqu'un les ramène à la maison, ou alors ils doivent être prêts à prendre un taxi. Dans de nombreux hôpitaux et organismes de soins de santé, les patients qui ont été sous sédation sont tenus d'attendre une période déterminée et d'être accompagnés d'une autre personne lorsqu'ils quittent l'établissement.

Des cas se sont produits où des patients ont reçu leur congé prématurément. Une enquête a été menée suite au décès d'une femme de 68 ans au Manitoba, Heather Brenan, qui s'était effondrée dans l'embrasure de la porte de sa maison après avoir été renvoyée chez elle en taxi à 22 h 35 dans la soirée (Re Brenan, 2015). Elle avait passé trois jours au service des urgences, où elle s'était présentée alors qu'elle souffrait de plusieurs problèmes de santé, et elle n'avait pas été admise dans quelque unité des malades hospitalisés que ce soit. Après avoir été découverte dans l'embrasure de sa porte, elle a été réanimée, transférée à l'unité de soins intensifs, mais elle est décédée le lendemain matin. La cause de sa mort était une embolie pulmonaire. Un élément du mandat de l'enquête consistait à [traduction] « examiner la politique de l'hôpital concernant le congé des patients la nuit, et tout particulièrement de ceux qui sont âgés, fragiles et qui résident seuls » (a. III(1)(b) p. 9).

Bien qu'une politique ait été instaurée par la suite après la mort de Heather, lorsque sa mort est survenue, il n'y avait pas de politique de sortie sécuritaire des patients. Voici quelques-unes des recommandations qui ont été formulées des suites de cette enquête :

- Intégrer au Programme d'urgence une directive de sécurité relative aux sorties d'hôpital afin de :
  - Fournir de meilleures lignes directrices et de meilleurs critères pour la planification des sorties d'hôpital
  - S'assurer que les patients ne reçoivent leur congé que lorsqu'il est sécuritaire et raisonnable de le faire
  - Aider l'équipe à s'assurer que le plan de sortie d'hôpital est approprié et sécuritaire
- Maintenir comme il se doit une culture de la sécurité des patients au service d'urgence, peu importe la pression pour maintenir un certain flux au niveau des patients
- Établir des programmes pour s'assurer que la conformité à ces lignes directrices est surveillée de façon continue (Re Brenan, pp. 106-108)

CONSIDÉRATIONS PARTICULIÈRES POUR LES PLUS VULNÉRABLES

Il y a des personnes et des groupes qui sont plus à risque d'abus ou de voir bafouer leurs droits. Il est important que les membres du personnel infirmier soient conscients de ces populations vulnérables pour s'assurer que leurs droits sont respectés, et qu'ils soient prêts à défendre les intérêts de celles-ci dans tous les contextes. Les personnes à risque comprennent les personnes âgées, les membres des communautés 2ELGBTQI+ et les communautés autochtones, ainsi que les personnes atteintes de troubles mentaux.

En 2015, les Nations Unies ont promulgué le Programme de développement durable à l'horizon 2030, avec l'engagement d'éliminer la pauvreté sous toutes ses formes, de mettre fin à la discrimination et à l'exclusion, et de réduire les inégalités et les vulnérabilités qui font que des gens sont laissés pour compte et qui sapent le potentiel des individus (Nations Unies, 2015).

Les droits des personnes âgées

L'engagement pris par l'ONU s'applique entre autres aux personnes âgées qui risquent d'être victimes de discrimination et mises à l'écart. La Convention relative aux droits des personnes handicapées (CDPH) des Nations Unies s'applique également aux personnes âgées, de ce qu'il y est fait mention des personnes présentant des « incapacités physiques, mentales, intellectuelles ou sensorielles durables dont l'interaction avec diverses barrières peut faire obstacle à leur pleine et effective participation à la société sur la base de l'égalité avec les autres » (Nations Unies, 2006, art. 1).

Les personnes âgées, et spécialement celles atteintes de troubles cognitifs, sont à risque de faire l'objet de traitements irrespectueux, même lorsque cela n'est pas intentionnel. Les personnes âgées ont une histoire et méritent d'être traitées d'une manière qui reconnaît leur contribution dans la vie, et qui reconnaît la sagesse qu'elles ont acquise (Galik et coll., 2009). Les peuples autochtones du Canada sont des modèles admirables à cet égard, car ils reconnaissent et valorisent la sagesse et l'histoire de leurs aînés.

Plusieurs thèmes sont ressortis des études à ce sujet quant à ce qui est le plus important pour les personnes âgées. Être traité avec dignité est important pour tous les groupes d'âge, mais surtout pour les personnes âgées, car cela améliore leur sentiment de soi et leur bien-être. Être traitées avec dignité signifie être traitées avec respect et être reconnues comme des personnes qui méritent de maintenir leur indépendance autant que possible. La dignité comprend pour chaque personne le fait d'être autorisée à participer à ses propres soins, ainsi qu'à tout processus décisionnel qui la concerne (Bayer et coll., 2005). Les questions complexes du consentement en ce qui concerne les personnes âgées sont examinées au chapitre 6. Les besoins de soins des personnes âgées sont souvent complexes et difficiles à satisfaire dans un système qui n'est pas toujours conçu pour répondre efficacement à leurs besoins. Il n'y a qu'à songer par exemple aux structures et aux processus en place dans les établissements de soins de longue durée, où les résidents sont réveillés tôt pour s'assurer que tout le monde est présent en même temps pour le petit déjeuner dans la salle à manger. Cette pratique ne répond pas aux besoins des personnes qui préfèrent dormir plus longtemps et qui choisiraient plutôt de prendre un petit déjeuner plus léger plus tard. Cela dit, l'on observe des changements dans certains milieux, où les soins sont davantage axés sur les résidents et où les résidents ont plus de choix, y compris celui de décider quand elles se lèvent le matin et quand prendre leurs repas (CBC, 2022).

Les soins aux personnes âgées ayant une déficience cognitive créent des défis complexes en matière de soins infirmiers. Ces personnes ont besoin que l'on fasse preuve à leur égard de patience et de compréhension à mesure que leur maladie progresse, et de plus, les membres du personnel infirmier qui s'occupent d'elles doivent également prendre soin d'eux-mêmes et tâcher d'éviter ou de réduire au minimum la détresse morale. Les principes éthiques de bienfaisance, de non-malfaisance et d'éthique des soins sont fondamentaux pour fournir des soins infirmiers de qualité à cette communauté vulnérable. Lorsqu'ils prodiguent des soins, il est recommandé aux membres du personnel infirmier :

- de communiquer d'une manière qui ne causera pas d'angoisse, sans présupposer quoi que ce soit quant à la capacité des personnes à communiquer et à comprendre;
- de traiter les personnes avec gentillesse et soutien;
  - de maintenir le contact visuel et interagir directement, en tête-à-tête, avec elles;
  - de faire preuve de patience et les rassurer lorsqu'elles font des erreurs ou se sentent gênées;
  - de poser des questions fermées (c.-à-d., de type « oui ou non ») claires et simples pour réduire les risques de confusion au minimum;
  - de ne pas les interrompre et de ne pas se lancer dans des disputes avec elles;
  - d'engager des conversations avec elles dans des espaces calmes sans distractions;
  - de faire partie de leur monde (McGilton, 2004);
- d'établir des routines, avec des plans de soins quotidiens;
- d'intégrer des activités qui répondent également aux besoins de réduction du stress du personnel, comme écouter de la musique ou faire des promenades;
- d'évaluer les risques relatifs à la sécurité afin de pouvoir prévenir les risques de blessures dues à la désorientation ou à la confusion;
- d'utiliser des pratiques exemplaires pour gérer les comportements réactifs, l'anxiété et la colère (Cohen-Mansfield, 2001; Dupuis et Luh, 2005);
- de favoriser la disponibilité de périodes permettant aux personnes de socialiser avec leurs familles et leurs amis.

Soins dans la communauté

Beaucoup de gens veulent pouvoir continuer de vivre chez eux le plus longtemps possible et de choisir comment ils vivent, ainsi que comment et où ils désirent mourir. L'on observe un élargissement au niveau des ressources communautaires, mené dans le but de soutenir les personnes âgées et les personnes ayant de la difficulté à prendre soin d'elles-mêmes à la maison. Des options telles que les communautés de soins intégratifs et les établissements de retraite sont de plus en plus nombreuses et offrent un plus grand choix. Les défis sont encore plus importants dans le cas des personnes âgées dont le foyer est la rue et de celles qui ont des antécédents de maladie mentale depuis longue date. Les membres du personnel infirmier dans la communauté jouent un rôle majeur d'une grande importance, non seulement en assurant la coordination et la prestation des soins à ces personnes, mais aussi la satisfaction de leurs nombreux autres besoins, comme le soutien et le maintien de la fonction sociale, qu'ils peuvent assurer par exemple en les écoutant et en engageant des conversations avec celles qui veulent partager leur histoire. À cet égard, les membres du personnel infirmier jouent également un rôle important dans la prévention de l'isolement social, qui fut un autre problème pendant la pandémie de COVID-19, car les personnes âgées dans la communauté étaient plus à risque d'être davantage marginalisées.

Un autre facteur contribuant à l'isolement social chez les personnes âgées est le fait qu'elles peuvent se retrouver privées de la possibilité de participer dans des réseaux sociaux avec lesquels elles s'identifient, en partie en raison de besoins de mobilité communautaire non satisfaits. L'équité en matière de santé est un facteur à prendre en considération dans la description des besoins communautaires des personnes âgées. Leurs besoins en matière de mobilité communautaire sont influencés par un ensemble complexe de facteurs externes et internes. Ces facteurs sont représentatifs de l'interaction multifactorielle qui existe entre la personne et son environnement. Les facteurs externes comprennent les attitudes sociétales et les facteurs environnementaux et structurels tels que les problèmes d'accès, le mauvais entretien des trottoirs et la disponibilité des services, tels que les transports publics dits « amis des aînés », et le déneigement. Les facteurs internes comprennent les finances, la peur et l'appréhension personnelles, ainsi que les limitations fonctionnelles personnelles. Les membres du personnel infirmier qui exercent dans le secteur de la santé publique et dans la collectivité jouent un rôle important dans l'identification de ces facteurs ainsi que dans le lobbying et autres efforts en faveur du changement au nom des personnes âgées dans la communauté (Biljon et coll., 2022).

Suite au lancement du réseau « Villes et collectivités-amies des aînés » de l'Organisation mondiale de la Santé (OMS, 2018), un autre mouvement est né, visant à créer une approche semblable pour reconnaître les améliorations qui rendent meilleure la vie des personnes âgées au sein du système de soins de santé. Ces initiatives ont pour mission de créer des soins et des systèmes prenant en compte jusqu'aux milieux de vie des personnes âgées et mettant l'accent sur les déterminants sociaux de la santé, ainsi que sur l'établissement d'un système de santé publique axé sur la prévention (Fulmer et coll., 2020).

Dignité et respect dans les soins de longue durée

Les foyers de soins de longue durée offrent le soutien d'équipes interprofessionnelles qui comprennent des diététistes, des pharmaciens, des physiothérapeutes, des ergothérapeutes, des travailleurs sociaux, ainsi que des ludothérapeutes, qui se concentrent sur les besoins sociaux des patients. Dans de nombreux milieux, des infirmières et infirmiers praticiens (IP) ainsi que des infirmières et infirmiers cliniciens spécialisés en gériatrie sont disponibles pour consultation et pour aider à éviter autant que possible les visites aux urgences. L'on trouve de récentes données probantes qui démontrent la valeur d'avoir des IP permanents dans des rôles de leadership clinique et de soins directs dans les soins de longue durée.

Les personnes âgées qui reçoivent des soins de longue durée peuvent être particulièrement vulnérables, surtout lorsqu'il y a des incohérences et un manque de continuité au niveau des soins qui leur sont prodigués. Cela est particulièrement vrai dans le cas des personnes ayant une incapacité cognitive qui ne sont pas en mesure de défendre leurs propres intérêts. Les choses sont plus préoccupantes encore lorsque la plupart des employés qui fournissent des soins directs sont des fournisseurs non réglementés et lorsque le roulement du personnel est élevé. Les membres du personnel infirmier doivent jouer un rôle actif dans la surveillance des soins que reçoivent les résidents, et assurer une supervision appropriée des fournisseurs de soins non réglementés. Ils devraient, en collaboration avec les résidents et les familles de ces derniers, participer activement à l'élaboration de plans de soins appropriés qui seront évalués sur une base continue. Ils devraient également soutenir et engager les membres des familles des résidents à partager ces rôles de défenseurs des intérêts des résidents et de surveillance des soins. Essentiellement, les membres du personnel infirmier doivent jouer un rôle de leadership important dans ces milieux. Par exemple, est-il inapproprié d'infantiliser les personnes âgées en encourageant l'utilisation de produits pour l'incontinence chez les adultes alors que d'autres interventions infirmières, comme des soins d'élimination et de propreté réguliers, peuvent être utilisées pour gérer l'incontinence? Est-ce respectueux lorsque le personnel, ou même les membres de la famille et les amis de la personne âgée, ont des conversations personnelles les uns avec les autres comme si elle n'était pas là?

Les membres du personnel infirmier devraient avoir conscience de ces choses et réagir lorsque des résidents ne sont pas traités avec dignité et respect, comme les cas suivants :

- Les personnes se font appeler d'une manière irrespectueuse, comme « grand-maman » ou « grand-papa » au lieu de la façon dont elles aimeraient se faire appeler. Les personnes âgées devraient se faire demander comment elles préfèrent se faire appeler.
- Elles se voient refuser toute intimité pendant la toilette ou le bain, sans le moindre égard à l'embarras et à l'humiliation qu'elles endurent.
- Aucun cas n'est fait de leur déclin, faisant qu'elles meurent seules sans que leurs familles aient pu être informées à temps.
- Les plans de soins ne sont pas suivis, mettant à risque la sécurité des personnes.
- La gestion de la douleur est inadéquate, surtout lorsqu'elles ont à se déplacer. De nombreuses personnes âgées ont des comorbidités qui causent des douleurs telles que l'arthrite, des complications découlant de fractures antérieures, ou des cancers métastatiques.
- Aucune aide visuelle n'est utilisée pour communiquer les actes prévus aux personnes malentendantes.

- Les aidants ne font pas savoir leur présence au moment d'entrer dans les chambres des personnes malvoyantes.
- L'on s'adresse aux personnes avec un langage et des mots qui les infantilisent, comme le fait l'utilisation du terme *couche* au lieu de *culotte*.
- Les personnes ne se voient offrir aucun choix ou ne sont pas engagées dans des actes de la vie quotidienne.
- Aucun protocole de soins d'élimination et de propreté n'est utilisé pour prévenir ou gérer l'incontinence.
- Aucun cas n'est fait de l'hygiène personnelle des personnes, et l'on laisse par exemple souvent la barbe des résidents masculins pousser pendant plusieurs jours.

Privation de sommeil

Lorsque les ressources en personnel sont limitées, il peut en résulter pour les équipes une grande pression faisant que toute l'attention est concentrée sur les tâches et sur le fait d'accomplir les choses à temps, au détriment des résidents. Par exemple, dans les soins de longue durée, le sommeil des résidents peut être perturbé par le fait d'être réveillés très tôt le matin en raison d'une heure de petit déjeuner fixe. En ce qui concerne le sommeil, les plaintes couramment formulées par les patients dans les hôpitaux incluent l'insomnie, les interruptions de sommeil, et la difficulté à rester endormi. Un sommeil adéquat est considéré comme un élément nécessaire de la guérison et de la récupération; cependant, l'environnement des hôpitaux et des foyers de soins de longue durée n'est pas propice à cela. Ces milieux, et tout particulièrement les hôpitaux, ont des niveaux élevés de bruit et de lumière ambiante, qui causent des troubles du sommeil lorsque des soins sont fournis de jour comme de nuit. Les milieux hospitaliers et de soins de longue durée fixent arbitrairement les heures de sommeil, et ce souvent en fonction des quarts du personnel. Les membres du personnel infirmier sont également tenus de fournir des soins, comme des évaluations, l'administration de médicaments, etc., aux patients et aux résidents à toutes les heures du jour et de la nuit (Maggio et coll., 2013; Missildine et coll., 2010).

L'on sait que la cognition se détériore chez les personnes âgées en raison de nombreux facteurs, lesquels comprennent les changements hormonaux. Ces changements sont influencés par divers facteurs de stress, tel que le manque de sommeil (Maggio et coll., 2013). Les hôpitaux et les établissements de soins de longue durée devraient en tenir compte et apporter des changements structurels pour s'assurer que le sommeil des personnes âgées n'est pas interrompu, et ce surtout parce que cela peut contribuer à une détérioration supplémentaire de la cognition. Assurer un sommeil ininterrompu pourrait atténuer les problèmes liés à la confusion et à l'agitation, deux choses qui peuvent influer sur la qualité de vie et la sécurité des personnes âgées.

Le dilemme de l'utilisation de contention

Un dilemme éthique important auquel sont confrontés les membres du personnel infirmier est l'utilisation de moyens de contention physiques et chimiques. Des dilemmes surgissent relativement au conflit entre l'autonomie et la non-malfaisance, comme le droit des personnes de choisir de n'être pas limitées par des restrictions, par rapport au risque de préjudice associé aux chutes. Le problème est que la plupart du temps, l'utilisation de moyens de contention n'est envisagée que dans des cas impliquant des personnes n'ayant pas la capacité mentale qui leur permettrait de bien apprécier les risques. Historiquement, des moyens de contention physique étaient fréquemment utilisés dans les établissements de soins de longue durée et les hôpitaux. Non seulement ils ne se sont pas avérés bénéfiques, mais ils ont été associés à de nombreux problèmes de sécurité, à de l'anxiété et du stress pour les personnes faisant l'objet de contention, et à une détresse morale pour le personnel qui leur imposait ces mesures. Les normes dans l'ensemble du système mettent maintenant l'accent sur des solutions de rechange moins rigoureuses. Les attitudes des membres du personnel infirmier à l'égard de l'utilisation de moyens de contention physique ont été décrites comme étant ambivalentes, avec d'un côté, le souci et le respect de la dignité des personnes, et de l'autre, l'anxiété et la responsabilité liées à la sécurité des résidents. Les membres du personnel infirmier éprouvent des sentiments de frustration et de culpabilité lorsqu'ils utilisent des moyens de contention physique contre la volonté de patients, et justifient principalement leur décision en fonction des avantages attendus liés à la sécurité des patients lorsqu'ils croient que les moyens de contention physique seront efficaces pour prévenir les chutes ou les blessures. Il existe un lien étroit entre le recours à des moyens de contention et les besoins de dépendance des personnes, les limitations de mobilité, les troubles cognitifs et les ratios de personnel (Hofmann et coll., 2015; Möhler et Meyer, 2014; Möhler et coll., 2012).

Il y a une différence lorsque les moyens de contention sont utilisés dans le but de gérer des résidents errants, par rapport à des efforts pour protéger des personnes ayant des problèmes de mobilité qui ne se souviennent peut-être pas qu'il est dans leur intérêt, pour leur sécurité, de rester dans un un fauteuil roulant. D'autres stratégies doivent être conçues et mises en œuvre pour gérer ces risques et relever les défis auxquels les membres du personnel infirmier sont confrontés dans ces circonstances. Des solutions de rechange sont disponibles, comme les alarmes de chaise et de lit, mais ces solutions nécessitent une attention particulière en temps opportun, ce qui n'est pas toujours possible. D'autres options axées sur la distraction et la gestion de l'anxiété, ainsi qu'une infrastructure physique qui facilite la surveillance, valent la peine d'être envisagées. Le défi consiste à créer un plan mettant l'accent sur une contention qui soit à la fois la moins rigoureuse et la plus sûre possible, et de plus individualisée selon les besoins de chaque personne, tout en équilibrant le respect de la dignité des personnes et leur sécurité, ainsi que le principe de non-malfaisance. Les membres du personnel infirmier doivent trouver un équilibre entre les préjudices associés à l'utilisation de moyens de contention et, dans certaines situations, la nécessité de prévenir tout préjudice immédiat pour autrui.

Lorsqu'il n'y a pas d'autre choix que d'utiliser des moyens de contention, les protocoles liés à l'utilisation sécuritaire de ces moyens, à la surveillance constante et au soutien émotionnel de la personne devraient être strictement suivis. Des structures et des processus axés sur la personne, qui valorisent grandement les personnes et leurs besoins, devraient être en place.

Défis dans les établissements de soins de longue durée

La COVID-19 a révélé les conditions de travail et les approches sous-optimales en matière de soins qui prévalaient dans les établissements de soins de longue durée. Ces défis existent depuis un certain temps, mais c'est pendant la pandémie qu'ils ont vraiment été révélés à l'ensemble de la population canadienne. Au cours de cette période, l'AIIC a communiqué des messages clés concernant les personnes vivant dans des établissements de soins de longue durée, soulignant que même avant la pandémie, ces résidents avaient des besoins plus importants et plus complexes que la moyenne. L'AIIC a déterminé que la plupart des résidents avaient plus de 85 ans et que la démence était l'une des principales raisons d'aller vivre dans ces milieux. Pourtant, malgré cette complexité, il y avait moins d'infirmières et d'infirmiers réglementés et de membres d'autres disciplines de la santé travaillant dans les établissements de soins de longue durée, et la charge de travail des personnes employées dans ces milieux était insoutenable au point que cela posait des risques de sécurité pour les résidents (AIIC, 2020).

La pandémie de COVID-19 est venue compromettre encore davantage les soins de ces résidents et a révélé de nombreuses possibilités d'amélioration (Thompson et coll., 2022).

Le rôle des membres essentiels de la famille

Dans de nombreux contextes, comme la maison, l'hôpital et les établissements de soins de longue durée, les membres clés de la famille deviennent les principaux dispensateurs de soins et, dans ce rôle, ils accomplissent une variété de fonctions de soins cruciales importantes. Les membres essentiels de la famille peuvent participer à la prestation des soins, être simplement présents, ou participer à la planification et à la coordination des soins. Ils sont plus en mesure d'articuler les besoins des membres malades de leurs familles ainsi que les difficultés auxquelles ceux-ci font face, et d'identifier tôt les changements au niveau de leur état. Les personnes âgées vulnérables et les personnes handicapées reçoivent souvent du soutien de membres de leur famille avant leur transition vers un foyer de soins. Souvent, les membres de la famille continuent d'être engagés dans les soins jusque dans le milieu des soins de longue durée.

Dans les établissements de soins de longue durée, les familles jouent un rôle important en tant que défenseurs des intérêts des résidents, en veillant à ce que ces intérêts soient recherchés et maintenus. Ceci est particulièrement important pour les personnes ayant des troubles cognitifs, une fonction diminuée ou des comorbidités multiples. Lorsque les membres de la famille aident efficacement à la prestation de soins et à la surveillance continue des soins, la sécurité des résidents s'en trouve améliorée.

Un engagement significatif de la famille d'un résident dans les soins qui lui sont fournis est quelque chose d'essentiel à une prestation de soins de qualité, et cela assure une approche axée sur la personne et les relations. Les modèles de soins axés sur la famille et la personne fondés sur des données probantes respectent les connaissances et l'expertise que les familles apportent aux soins et à la sécurité des personnes les plus vulnérables (Gallant et coll., 2022).

Malheureusement, cette approche fondée sur des données probantes a été compromise au début de la pandémie de COVID-19 en raison des restrictions générales sur les visites, qui ne reconnaissaient pas le rôle *essentiel* que jouent les familles pour assurer la sécurité des personnes dans les établissements de soins de longue durée (Johnston et coll., 2022).

Les restrictions générales en matière de visites ont accru encore davantage les risques auxquels faisaient déjà face certaines des personnes les plus vulnérables de la société canadienne. Les restrictions de visite, bien que nécessaires comme mesure de contrôle des infections pour protéger les résidents au début de la pandémie, ont limité les personnes les plus *essentielles* à la sécurité et au bien-être des résidents de ces milieux : les membres de la famille attentionnés (Gallant et coll., 2022; Johnston et coll., 2022). Les membres de la famille des résidents ne sont pas des visiteurs, et l'interdiction pure et simple de toute présence familiale a rendu impossible d'identifier les partenaires familiaux essentiels, et a en fait exposé les résidents à un risque accru de mourir de la COVID-19 et d'autres complications associées à la réduction des soins. Pendant cette crise, les résidents des établissements de soins de longue durée étaient plus à risque de chute, de déshydratation, de dégradation de la peau, et d'infection autre que la COVID-19. Les résidents étaient plus prédisposés à des comportements réactifs, déclenchés par la peur et l'anxiété, et cela en grande partie en raison de l'isolement social et du manque de présence familiale. Dans une étude réalisée par Chu et coll. (2022), les partenaires de soins essentiels ont décrit le traumatisme causé par le sentiment prolongé d'impuissance résultant de la séparation d'avec le membre de leur famille

et de l'incapacité de lui fournir des soins. Ils ont également décrit des situations où ils ont perçu un manque de compassion de la part du personnel ainsi que des administrateurs, qui n'ont fait qu'ajouter à leur sentiment de détresse.

Les résidents d'établissements de soins de longue durée ont été touchés de façon disproportionnelle par la pandémie de COVID-19. Au cours de la première vague de la pandémie, 80 % des décès liés à la COVID au sein de la population canadienne sont survenus dans des établissements de soins de longue durée (Institut canadien d'information sur la santé, 2020). D'autres décès dans les établissements de soins de longue durée ont été causés par les conséquences de l'isolement des membres essentiels de la famille et de l'influence d'une charge de travail plus importante imposée au personnel. Ces circonstances ont eu un impact émotionnel et psychologique important sur les fournisseurs de soins et les familles, et ont démontré la nécessité d'une plus grande expertise infirmière (Akhtar-Danesh et coll., 2022; Jones, 2022).

Planification préalable

Les personnes âgées veulent conserver leur indépendance et un contrôle sur leur vie aussi longtemps que possible. Les membres du personnel infirmier peuvent les aider à réfléchir à leurs besoins et à leurs souhaits futurs (Vellani et coll., 2022a, 2022b). Les directives préalables liées aux soins de santé sont aussi importantes que la planification préalable de leurs besoins vitaux pendant qu'ils ont encore le contrôle et peuvent faire les choix qui sont importants pour eux. Les transitions pourraient inclure de déménager dans une demeure plus accessible, comme une maison à un seul niveau ou un condo; l'exploration d'établissements de retraite potentiels; ou, tout dépendant de leurs autres besoins, dans leur établissement de soins de longue durée de préférence (Calnan et coll., 2005; McGilton et coll., 2018; Stratton et Tadd, 2005).

La question des directives préalables concernant l'aide médicale à mourir (AMM) est abordée en détail au chapitre 8. Il s'agit d'une question importante pour les personnes âgées, lesquelles pourraient vouloir indiquer à l'avance leur souhait de recourir à cette option dans des circonstances où elles se retrouveraient avec une déficience cognitive et ne seraient plus en mesure de prendre de telles décisions.

Droits de la personne et personnes âgées

Deux préoccupations en matière de droits de la personne qui ont pris de l'importance au cours des dernières années ont trait à l'âgisme et à la maltraitance des aînés.

Âgisme

L'âgisme peut être défini comme une façon de traiter les personnes âgées en fonction de stéréotypes et d'attitudes négatifs, associée à un manque de sensibilité envers leurs capacités et leurs besoins. L'âgisme se concentre sur l'âge de la personne plutôt que sur ses capacités, et sans le moindre égard à sa sagesse et à son potentiel acquis. C'est le droit humain d'une personne d'être traitée sur un pied d'égalité, quel que soit son âge.

L'article 1 du *Code des droits de la personne de l'Ontario* interdit la discrimination fondée sur l'âge en matière d'emploi et de logement; de biens, de services, d'installations, de contrats, ainsi que d'adhésion à des associations commerciales et professionnelles. La discrimination fondée sur l'âge n'est souvent pas prise aussi au sérieux que d'autres formes de discrimination. Cependant, elle peut avoir des répercussions économiques, sociales et psychologiques tout aussi profondes que toute autre forme de discrimination (Commission ontarienne des droits de la personne, s.d.-a). L'article 15 de la *Charte canadienne des droits et libertés* (1982) exige l'égalité de traitement pour tous, devant et en vertu de la loi, sans discrimination fondée sur l'âge. La discrimination fondée sur l'âge est interdite par toutes les provinces et par tous les territoires, ainsi que par le gouvernement fédéral (Chun et Gallagher-Louisy, 2018).

Le vieillissement étant une expérience très individuelle, il n'est pas possible de généraliser sur les compétences et les capacités des personnes âgées. Les principes des droits de la personne exigent que chacun soit évalué en fonction de ses propres mérites et capacités, et non en fonction de son âge ou d'autres types de généralisations et de stéréotypes. Par exemple, une personne de 77 ans pourrait avoir de graves problèmes médicaux ainsi qu'une capacité fonctionnelle limitée et être fragile, de sorte que cela entraînerait pour elle un risque plus élevé de préjudice pendant une opération (Bethell et coll., 2019). À l'opposé, une personne de 88 ans forte et en bonne santé, avec la capacité de marcher 10 km par jour, serait une bonne candidate pour même une intervention chirurgicale complexe.

La Cour suprême du Canada a récemment clairement indiqué qu'il n'est plus acceptable de structurer les systèmes d'une manière qui ne tient pas compte des besoins de tous les groupes d'âge et qui ne semble se concentrer que sur les jeunes. La diversité d'âge qui existe dans la société devrait plutôt se refléter dans les étapes de conception des politiques, des programmes, des services, des installations, etc., afin d'éviter que des obstacles physiques, comportementaux et systémiques ne soient créés (Commission ontarienne des droits de la personne, s.d.-a).

Maltraitance et négligence envers les aînés

Les personnes âgées ont droit au respect et ont le droit de se sentir en sécurité. La *Les mauvais traitements envers les aînés* est définie comme tout acte entraînant un préjudice ou un sentiment de détresse pour une personne âgée, commis par une personne dans le cadre d'une relation de confiance (Wong et coll., 2020). Ce terme s'applique aux incidents isolés comme aux comportements répétés. Comparativement, la négligence est un manque à répondre aux besoins, pouvant entraîner un préjudice physique, psychologique ou financier (Gouvernement du Canada, 2012). Cela est aujourd'hui reconnu comme un problème important, chose appuyée par des études ayant démontré que de 5 % à 10 % des personnes âgées signalaient faire l'objet de mauvais traitements (Acierno et coll., 2010; Cooper et coll., 2008). Les mauvais traitements sont plus fréquents envers les personnes qui ont une déficience cognitive, qui sont isolées socialement et qui ont des relations compliquées et dépendantes avec les personnes qui leur font subir ces mauvais traitements (Wang et coll., 2015).

La maltraitance des aînés se produit souvent parce que les personnes qui les leur font subir sont en position de pouvoir et de contrôle sur eux. Les agressions peuvent provenir d'un membre de la famille, d'un ami, d'un soignant ou d'un professionnel de la santé, et les mauvais traitements envers les aînés se produisent chez les gens de tous les milieux et de toutes les diversités. Voir par exemple l'affaire *College of Nurses of Ontario v. Leclair* (2011), dans laquelle une membre du personnel infirmier a été reconnue coupable d'avoir abusé de sa position de soignante d'un patient. Elle avait reçu de nombreux cadeaux du patient pendant qu'il était résident et n'avait pas maintenu des limites appropriées avec lui, avait sollicité des cadeaux, et avait eu une relation inappropriée avec lui. Elle a été jugée coupable d'inconduite professionnelle. Dans l'affaire *Danilova v. Nikityuk* (2017), la Cour a eu à se pencher sur la relation entre un couple russe qui avait immigré au Canada, et les parents du couple qui les avaient rejoints à une date ultérieure. Le tribunal a conclu qu'après la rupture de la relation, il s'était développé une situation de mauvais traitements envers les aînés dans l'affaire, et que les Nikityuk avaient été privés de leurs biens et avaient été victimes de violence physique et psychologique. Des dommages-intérêts de près de 400 000 $, dont 25 000 $ en dommages-intérêts punitifs, leur ont été accordés.

Les membres du personnel infirmier, et spécialement ceux dans les services de soins communautaires et d'urgence, peuvent jouer un rôle important dans la détection des mauvais traitements envers les aînés (Wang et coll., 2015). Ils sont en position de remarquer des symptômes ou des signes de violence ou de négligence, notamment :

- *de la peur, de l'anxiété, de la dépression ou de la passivité à l'égard de l'agresseur;*
- *des blessures physiques inexpliquées (qui peuvent entraîner des visites répétées au service d'urgence);*
- *de la déshydratation, une mauvaise nutrition ou une mauvaise hygiène;*
- *une mauvaise utilisation des médicaments;*
- *de la confusion au sujet de nouveaux documents juridiques, comme un nouveau testament ou une nouvelle hypothèque;*
- *une baisse soudaine au niveau de leur flux de trésorerie ou de leurs avoirs financiers;*
- *de la réticence à parler de la situation. (Gouvernement du Canada, 2012)*

La violence psychologique envers les personnes âgées comprend les choses qui diminuent leur estime de soi et leur dignité, lesquelles peuvent prendre la forme de comportements d'intimidation tels que des insultes, des menaces, des provocations et du harcèlement. Elle comprend aussi entre autres le fait de les garder isolées ou de les traiter comme des enfants, comme dans les exemples décrits précédemment.

L'exploitation financière est la forme la plus courante d'abus et implique des actions qui siphonnent les avoirs financiers de la personne, comme l'utilisation abusive ou le vol des actifs, des biens ou de l'argent d'une personne âgée.

Comme mentionné plus haut, la négligence dans ce contexte est un manque à répondre aux besoins d'une personne âgée, pouvant entraîner un préjudice pour elle, comme le fait pour un fournisseur de soins ou un membre de la famille de ne pas fournir de nourriture, de toit, ou de médicaments. Les personnes les plus vulnérables sont celles qui sont isolées socialement et qui ont des problèmes de santé complexes.

Les personnes âgées, comme c'est le cas pour de nombreuses victimes de violence, peuvent avoir honte ou être trop gênées pour en parler à qui que ce soit. Elles peuvent craindre des représailles ou des punitions, ou elles peuvent avoir des inquiétudes quant au fait de devoir quitter par la suite leur foyer ou leur communauté. Elles peuvent aussi ressentir un sentiment de loyauté familiale. Il se peut aussi qu'elles ignorent comment demander ou chercher de l'aide. Les membres du personnel infirmier dans les milieux communautaires et de médecine familiale qui ont établi avec elles des relations de confiance sur le long terme sont en bonne position pour prendre note de leurs préoccupations et encourager le dialogue (Wang et coll., 2015).

En 2012, des modifications apportées à l'article 718.2 du *Code criminel* ont fait de la maltraitance des aînés un « facteur aggravant » influençant la détermination de la peine s'il y a « des éléments de preuves établissant que l'infraction a eu un effet important sur la victime en raison de son âge et de tout autre élément de sa situation personnelle, notamment sa santé et sa situation financière ». L'effet de ce changement est que, lors de la détermination de la peine d'une personne déclarée coupable d'une infraction en vertu du *Code criminel*, le tribunal devrait imposer une peine plus sévère à telle personne lorsque la description de la victime tombe sous le coup du libellé de la loi. Ce facteur avait déjà été pris en compte par des juges dans des déterminations de peines, mais cette modification vient maintenant imposer aux juges l'obligation de tenir compte de ce facteur (Echenberg et Kirkby, 2012).

Communautés 2ELGBTQI+

La discrimination contre la communauté 2ELGBTQI+ existe à travers le monde, et il y existe même des lois qui lui sont défavorables. Même au Canada, avant 1969, les comportements homosexuels entre adultes consentants étaient considérés comme des crimes passibles d'emprisonnement.

En 1996, la *Loi canadienne sur les droits de la personne* a été modifiée pour inclure spécifiquement l'orientation sexuelle au nombre des motifs de discrimination interdits, dans le but d'assurer « le droit de tous les individus [...] à l'égalité des chances d'épanouissement et à la prise de mesures visant à la satisfaction de leurs besoins ». (*Loi canadienne sur les droits de la personne*, 1985, a. 2). La loi a été modifiée par l'ajout de « indépendamment des considérations fondées sur la race, l'origine nationale ou ethnique, la couleur, la religion, l'âge, le sexe, l'orientation sexuelle, l'identité ou l'expression de genre, l'état matrimonial, la situation de famille, les caractéristiques génétiques, la déficience ou l'état de personne graciée » (a. 2).

Dans la *Charte canadienne des droits et libertés* (1982), l'article 15 stipule que toute personne doit être considérée sur un pied d'égalité, sans égard à la religion, à la race, à l'origine nationale ou ethnique, à la couleur de peau, au sexe, à l'âge et à tout handicap mental ou physique.

En 2000, le Canada a pris les devants à l'échelle internationale avec le projet de loi C-23, qui accordait aux couples de même sexe les mêmes avantages sociaux et fiscaux que les hétérosexuels en union de fait. Puis en 2005, le Parlement canadien a adopté la *Loi sur*

le mariage civil, marquant une étape importante en permettant aux couples de même sexe de se marier n'importe où au Canada (*Loi sur le mariage civil*, 2005).

Tous les membres de la communauté 2ELGBTQI+ sont à risque d'être victimes de harcèlement et de discrimination. Les membres du personnel infirmier doivent comprendre la diversité des expressions de genre et de sexualité afin de répondre aux besoins uniques de chacun, et de s'assurer que les droits de tous sont respectés au sein du système de soins de santé.

L'identité de genre, soit l'expérience interne de chacun par rapport au genre, est le sens de soi d'une personne en tant que femme, homme, les deux, ou ni l'un ni l'autre, à travers l'ensemble du spectre du genre. L'identité d'une personne peut être la même que celle qui lui a été attribuée à la naissance, mais peut autant être différente. L'*expression de genre* est la façon dont une personne exprime son genre, ce qui passe entre autres par son comportement et son apparence, ainsi que son choix de nom et de pronoms. L'identité de genre d'une personne n'est pas liée à son orientation sexuelle.

Les personnes au genre non conforme ne suivent pas les stéréotypes de genre en fonction du sexe qui leur a été assigné à la naissance et peuvent ou non s'identifier comme trans.

Le terme « transgenre » est souvent utilisé pour désigner les personnes qui ont choisi de ne pas accepter

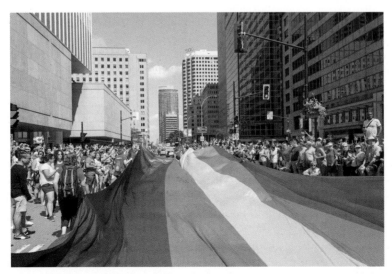

Des gens tenant un drapeau arc-en-ciel géant lors du défilé de la fierté gaie à Montréal. *Source : istockphoto.com/Marc Bruxelle.*

les conceptions plus traditionnelles du genre et plutôt de s'identifier à un genre autre que celui qui leur a été assigné à la naissance. *Ce terme* est parfois utilisé comme terme générique pour inclure les transsexuels, les drag queens et les drag kings, certaines lesbiennes butch et les travestis masculins (hétérosexuels). Le terme *transsexuel* s'applique aux personnes qui s'identifient et qui vivent comme le sexe « opposé » à celui qui leur a été assigné à la naissance. Sa définition peut également inclure les personnes qui ont recours à des interventions hormonales ou chirurgicales pour modifier leur corps afin de l'adapter au sexe auquel elles s'identifient (Commission ontarienne des droits de la personne, s.d.-b; Stanford Encyclopedia of Philosophy, 2014).

Les défis uniques des personnes transgenres et transsexuelles

Les personnes transgenres, qui ne s'identifient pas au genre qui leur a été assigné à la naissance, et les personnes transsexuelles, qui ont choisi de modifier leur corps pour se conformer au sexe de leur choix, sont particulièrement à risque de rencontrer des obstacles les empêchant de recevoir des soins de santé culturellement et médicalement appropriés. Ces obstacles peuvent être socioculturels, institutionnels et financiers, de ce que les traitements dont elles ont besoin ne sont pas toujours financés par le système. Le processus de transition physique et émotionnel, pouvant potentiellement comprendre des traitements tels que l'hormonothérapie ou la chirurgie, est complexe et difficile. Il est important que les membres du personnel infirmier acquièrent des connaissances sur les problèmes uniques auxquels ces personnes sont confrontées, et qu'ils soient sensibles à ces complexités. Les membres du personnel infirmier bien informés et sensibles veillent à ce que leurs soins soient sécuritaires, inclusifs et solidaires. Les dirigeants des soins infirmiers et les organismes de soins de santé devraient s'assurer que des systèmes et des processus adéquats, comme l'intégration des questions liées au genre dans les évaluations des soins infirmiers et de la santé, sont en place pour soutenir les équipes de soins de santé et pour assurer une meilleure expérience aux personnes transgenres (Hein et Levitt, 2014).

Pour pratiquer de façon éthique, les membres du personnel infirmier doivent être sensibles aux besoins uniques de ces patients en matière de protection de la vie privée, d'accès aux toilettes, d'affectations de chambre, ainsi que relativement à la nécessité d'un environnement sensible et accueillant. Les chambres unisexes deviennent de plus en plus courantes dans l'ensemble du pays, et de plus en plus, des hommes et des femmes se retrouvent à partager la même pièce, ceci dans le but de faciliter l'admission des patients lorsqu'aucune chambre avec une personne du même sexe n'est disponible.

Les personnes transsexuelles peuvent avoir besoin d'interventions de féminisation ou de masculinisation, ou pour tout autre besoin médical. Comme pour tous les autres patients, plutôt que de faire des suppositions quant à leurs besoins, il est important que les membres du personnel infirmier écoutent ce qui est le plus important pour elles et leur fournissent des soins respectueux et axés sur la personne. Cela inclut de leur poser des questions sur leurs noms ou pronoms de préférence, et d'utiliser les termes qu'elles utilisent lorsqu'elles parlent d'elles-mêmes, de leur partenaire, et de leur corps. Il est important d'apprendre d'elles qui elles sont en écoutant et en comprenant leurs histoires (Lambda Legal, 2013).

Pour s'assurer que les droits éthiques et légaux des personnes transgenres sont compris et respectés, il est important que les milieux de soins de santé incluent l'éducation et la sensibilisation à la communauté 2ELGBTQI+ dans le cadre d'un programme d'éducation continue, et en tout premier lieu dans les programmes axés sur la sensibilité culturelle. Comme pour tous les patients, les bons soins sont axés sur la personne.

Respect des différences

Compte tenu de la diversité de la population canadienne, il est impératif que les membres du personnel infirmier aient les connaissances nécessaires pour fournir des soins culturellement compétents et culturellement sûrs. Que ce soit au domicile des patients ou dans la communauté, dans les hôpitaux, ou dans les établissements de soins de longue durée, les membres du personnel infirmier forment des relations professionnelles avec des patients venant d'horizons et de cultures multiples. Ils interagissent avec des personnes et des communautés qui peuvent vivre et interpréter leur monde de nombreuses façons différentes (Arnold et Bruce, 2006).

De ce que les personnes et les groupes utilisent leurs croyances et leurs valeurs fondamentales pour guider leurs actions (Andrews et Boyle, 2002), il est important que les membres du personnel infirmier en soient conscients afin de comprendre la culture dans le contexte de la santé et de la maladie. Pour de nombreuses cultures, les décisions éthiques sont fondées à la fois sur des croyances religieuses et sur des valeurs culturelles. Il est également important de faire preuve de prudence en ce qui concerne les suppositions que les valeurs culturelles dominantes de la société occidentale pourraient imposer aux dépens des perspectives diverses d'autres cultures (Andrews et Boyle, 2002). Les différentes cultures ne voient pas toutes leur réalité ou leur monde sous le même angle et de la même manière. C'est ce qu'on appelle la **vision du monde** d'une culture, soit le cadre complet de croyances et de valeurs de base que les personnes, les groupes et les collectivités de la culture en question utilisent pour guider leurs actions (Uys et Smit, 1994). Dans un sens, il s'agit du prisme à travers lequel ils interprètent et clarifient la réalité de leur vie quotidienne. En l'absence d'une compréhension que ces divers points de vue existent, les membres du personnel infirmier et les autres membres des équipes de soins pourraient n'avoir aucune conscience de ces différences et, par conséquent, ne pas être en mesure de répondre aux besoins de ces patients et de leurs familles. Lorsque les perspectives culturelles uniques des patients et des familles ne sont pas comprises ou sont ignorées, les personnes qui ont des visions du monde différentes peuvent se sentir frustrées, dominées et opprimées (Uys et Smit, 1994).

L'Encadré 10.1 fournit des illustrations de diverses visions du monde, avec un accent sur ce qui concerne les soins de santé. Ces illustrations sont offertes à titre d'exemples de la façon dont les valeurs, et l'interprétation de ces valeurs, influencent les perspectives. Ces illustrations démontrent l'importance d'entreprendre des évaluations culturelles individuelles, parce qu'il n'est pas possible pour les membres du personnel infirmier de connaître l'ensemble des complexités de chaque culture. Par le biais de telles évaluations culturelles, les membres du personnel infirmier peuvent apprendre et comprendre les valeurs et les croyances de chaque patient ou de chaque famille.

Dans de nombreuses cultures, le principal agent éthique peut n'être ni le patient ni la famille, mais le leader de la communauté. Les individus peuvent ne pas être considérés comme autonomes, mais plutôt comme intégrés au sein de leur famille élargie, de leur groupe culturel et de leur environnement. Dans certaines cultures, les hommes sont dominants, tandis que dans d'autres, ce sont les matriarches qui dirigent la famille. Les membres du personnel infirmier doivent être respectueux de ces diverses valeurs et cultures pour assurer une prise de décision optimale et éthique, qui n'est pas imposée par la pensée occidentale dominante. En toutes circonstances, les membres du personnel infirmier doivent :

- Comprendre les concepts qui sont importants relativement à la culture d'une personne
- Impliquer la famille et la communauté avec le consentement du patient
- Respecter les concepts de modestie et de pureté
- Recourir à des interprètes qui comprennent la culture et les enjeux en matière de soins de santé
- Considérer la médecine traditionnelle (de cette culture) comme un complément à la médecine occidentale
- Comprendre quand les cultures utilisent une approche fondée sur le devoir, par rapport à l'approche fondée sur les droits (comme nous l'avons vu au chapitre 2), relativement à la prise de décisions éthiques
- Se montrer respectueux des divers points de vue culturels et religieux concernant la nature humaine, la pureté, la santé et la maladie, la vie et la mort, et le statut de la personne

Les patients et les familles qui viennent de milieux culturels divers sont plus à risque non seulement lorsqu'il y a des barrières linguistiques, mais aussi lorsqu'il n'y a pas de compréhension commune de ce qui est significatif et le plus important pour eux. La maladie et les facteurs de stress connexes compliquent encore davantage les défis liés à la langue et à la compréhension (Andrews et Boyle, 2002). Pour assurer des soins culturellement sûrs, il doit y avoir un équilibre des pouvoirs entre les fournisseurs et les patients, ainsi qu'une reconnaissance des facteurs sociaux, politiques et économiques qui influencent et façonnent les réponses individuelles et les relations de confiance.

ENCADRÉ 10.1
VISIONS DU MONDE : PERSPECTIVES CULTURELLES

LES SOINS DE SANTÉ DANS LA CULTURE CHINOISE

Dans la culture chinoise, l'holisme et le souci du bien-être imprègnent tous les aspects des soins de santé. La maladie est considérée comme un déséquilibre au niveau de l'harmonie entre la personne et l'environnement naturel et social. Les traditionalistes croient qu'il est nécessaire d'employer à la fois des approches de bien-être et des processus de soins curatifs pour que l'équilibre au niveau de l'harmonie de la personne puisse être rétabli, et donc que la façon dont les gens sont soignés est importante pour instaurer un climat thérapeutique. Au niveau de la famille, il est considéré comme un devoir moral de fournir des soins aux membres qui ne vont pas bien. La famille est l'unité sociale de base à travers laquelle les gens apprennent les façons appropriées de se conduire en société. La façon dont ils se traitent les uns les autres au sein de leur famille est une indication importante de leur intégrité (Wong et Pang, 2000). Réfléchissez aux normes suivantes qui existent au sein de la culture traditionnelle chinoise, ainsi qu'à l'influence que celles-ci sont susceptibles d'avoir sur les soins de santé :

- Les enfants sont tenus d'obéir à leurs parents, de les protéger, de les aider à porter leurs fardeaux, et de faire de leur mieux pour les aider à mener une bonne longue vie.
- Ce sont les familles qui prennent ensemble les décisions de traitement, plutôt que seules les personnes malades.
- Les membres de la famille acceptent le devoir moral de prendre soin de leurs proches malades. Ceci est fondé sur le système éthique confucéen des relations de rôle.

COMMUNAUTÉS AUTOCHTONES

Dans les langues autochtones, il n'existe aucune traduction qui corresponde directement au concept occidental de *santé*. Au lieu de cela, il y a le concept de vie en harmonie avec la nature, ainsi que celui relatif au processus complexe et dynamique qui englobe les relations sociales, la terre, et l'identité de l'individu ainsi que son rôle au sein de la communauté.

Grâce à la tradition orale des cultures autochtones, des histoires sont transmises d'une génération à l'autre, se traduisant en un transfert d'expériences culturelles auxquelles se rattachent des valeurs et des croyances. Ces histoires ont une importance majeure, de ce qu'elles reflètent tout l'éventail historique de l'expérience humaine du point de vue autochtone, et elles fournissent une orientation quant à la vie et à la réalité. Elles sont souvent transmises sous la forme de fables ayant des animaux pour personnages. Dans ces fables, des métaphores sont utilisées pour illustrer les valeurs et les normes de la culture, de sorte à influencer la pensée et les façons de savoir et d'être.

Traditionnellement, chez les peuples autochtones, la personne se considère elle-même en termes de « soi dans la société » plutôt que de « soi par rapport à la société ». Les peuples autochtones accordent une plus grande importance à la famille et à la communauté, ce qui influence leur point de vue sur le consentement éclairé et la prise de décisions concernant les soins. Il est donc probable qu'avant de prendre une décision concernant le déroulement de leur traitement, les personnes de ces communautés consulteront d'abord les membres de leur famille ou les aînés de leur collectivité (Arnold et Bruce, 2006; Uys et Smit, 1994).

HINDOUISME ET SIKHISME

Bien que distinctes à bien des égards, les cultures hindoues et sikhes se recoupent quant à la vision de la moralité, en ce que chez toutes deux, l'accent y est traditionnellement mis sur le devoir plutôt que sur les droits. Elles partagent également une même croyance en la renaissance (réincarnation), ainsi que le concept de karma, selon lequel l'expérience des vies présentes et futures est influencée par les actions de vies passées. L'idée fondamentale du karma est que chaque personne renaît à plusieurs reprises, dans un processus qui permet à l'âme d'être progressivement purifiée jusqu'à finalement pouvoir rejoindre la conscience cosmique divine. Le moment de la conception marque la renaissance d'une personne pleinement développée, qui a déjà vécu de nombreuses vies antérieures.

Bien qu'elles soient distinctes l'une de l'autre à bien des égards, ces deux cultures partagent des valeurs liées à la pureté et ont une vision holistique de la personne qui prône l'importance de la famille, de la culture, de l'environnement et des dimensions spirituelles de la vie (Coward et Sidhu, 2000). Ces deux cultures partagent la conviction que pour chaque personne, « la naissance et la mort se répètent dans un cycle continu » (Coward et Sidhu, 2000, p. 168). Par exemple, dans ce système de croyances, le fait d'avorter un fœtus renverrait cette « âme » dans le cycle karmique de la renaissance. Cette croyance est d'un grand poids, car elle peut influencer la prise de décisions et l'application des principes éthiques dans ces circonstances. Par exemple, des questions susceptibles d'être particulièrement difficiles et éprouvantes pour une future mère dans une société occidentale pourraient ne même pas se poser dans ces cultures, de ce que celles-ci impliquent une assurance que l'âme a la possibilité de renaître dans l'avenir. Ces croyances sont également susceptibles d'influencer les points de vue sur les choix de fin de vie, comme l'interruption des traitements et l'aide médicale à mourir.

Droits des Autochtones

L'histoire autochtone au Canada est complexe et compliquée, et déborde de nombreux défis éthiques et juridiques. L'expérience des peuples autochtones du Canada est marquée par un héritage d'oppression et de colonisation. La présente section met en lumière certains aspects de cette histoire afin d'éclairer les membres du personnel infirmier au sujet des mauvais traitements subis par les peuples autochtones au Canada, des choses qui devraient influencer leur pratique infirmière et les soins fournis à ces communautés.

La surveillance gouvernementale des enjeux touchant les peuples autochtones au Canada est assurée par Services aux Autochtones Canada, par la Couronne, et par Affaires autochtones et du Nord Canada. Les membres du personnel infirmier sont encouragés à obtenir de plus amples renseignements auprès de sources comme l'Association des infirmières et infirmiers autochtones du Canada.

Aspects importants de l'histoire

Colonisation

Le colonialisme, dont il a également été question au chapitre 2, se produit lorsqu'une nation prend le contrôle d'une autre en conquérant et en exploitant sa population, à laquelle elle impose fréquemment sa propre langue et ses valeurs culturelles.

Le concept de colonialisme est lié à l'impérialisme, qui fait quant à lui référence aux situations où une nation étend son pouvoir et son influence sur une autre par la diplomatie ou la force. Ce sentiment des nations européennes que tout leur était dû s'est exercé aux dépens des peuples autochtones. Les envahisseurs européens ont amené avec eux de nouvelles maladies et des épidémies, ont poussé de force les peuples autochtones hors de leurs terres, et provoqué la quasi-extinction d'espèces indigènes d'animaux et de plantes qui avaient historiquement été utilisées par les peuples autochtones pour se nourrir et se vêtir. La résistance que leur a opposée les autochtones a donné lieu à une guerre où ceux-ci ont été qualifiés de « sauvages ». Imbus de cette idée qu'ils devaient les « civiliser », les Européens ont ignoré les traditions spirituelles et culturelles des peuples autochtones et ont interdit leurs traditions et cérémonies spirituelles et culturelles. Par la suite, des enfants autochtones ont été retirés de leurs familles et emmenés dans des pensionnats ou placés dans des familles non autochtones, les séparant de leurs traditions culturelles.

Doctrine de la découverte

Des bulles papales, soit des décrets publics émis par les papes aux XVe et XVIe siècles, ont guidé et légitimé la colonisation et l'évangélisation des terres non habitées par les chrétiens. Ces édits avaient pour but de prévenir les conflits entre les diverses nations catholiques pendant leurs expansions coloniales respectives. La doctrine de la découverte a été utilisée par les nations européennes pour justifier la poursuite de la colonisation.

Cette doctrine est maintenant condamnée comme injuste, raciste et en violation des droits de la personne des peuples autochtones. La Commission de vérité et réconciliation du Canada (CVR, 2015) mentionne cette doctrine au numéro 45 de ses appels à l'action et demande au gouvernement fédéral de : « répudier les concepts utilisés pour justifier la souveraineté des peuples européens sur les territoires et les peuples autochtones, notamment la doctrine de la découverte et le principe de *terra nullius*[territoire n'appartenant à personne] ». En 2023, après des décennies de plaidoyer par des groupes autochtones, des membres de l'Église catholique et des gouvernements, ainsi que des initiatives comme Appels à l'action CVR, le Vatican a rejeté la doctrine de la découverte, affirmant que son utilisation pour justifier la colonisation et l'assujettissement des peuples autochtones était contraire aux enseignements de l'Église, il et a explicitement approuvé la Déclaration des Nations Unies sur les droits des peuples autochtones. Au Canada, le droit britannique lié à la colonisation a eu des effets beaucoup plus prononcés que la doctrine de la découverte, autant en importance que dans le temps.

La Loi sur les Indiens

La *Loi sur les Indiens* a été instaurée en 1867 et a été depuis modifiée à plusieurs reprises. L'intention initiale de cette loi, la principale législation régissant les communautés autochtones au Canada, était paternaliste. Cette loi a une portée restreinte et ne couvre que les Premières Nations dans les réserves (terres détenues par la Couronne et dont l'utilisation exclusive respective a été accordée à une bande ou une nation) ainsi que les Inuits vivant sur leurs terres traditionnelles. Elle contrôle qui a le droit d'être un « Indien » et qui, donc, a le droit d'être inscrit et d'obtenir le statut légal d'« Indien ». Au cours des dernières décennies, le gouvernement fédéral a transféré certains pouvoirs à des collectivités autochtones particulières (Fryer et Leblanc-Laurendeau, 2019; King, 2012; Lawrence, 2016). De plus amples détails sur la *Loi sur les Indiens* sont fournis au chapitre 4.

La Loi sur les Indiens, dans ce contexte, prescrit au gouvernement fédéral de financer de nombreux services comme les soins de santé, qui sont normalement couverts par les gouvernements provinciaux, territoriaux ou municipaux (Gouvernement du Canada, s.d.).

Pensionnats indiens

La *Loi sur les Indiens* a mené, en 1883, à l'établissement de « pensionnats indiens » qui, par le biais de l'éducation, avaient pour objectif la « civilisation » et l'« assimilation » des enfants autochtones. Les enfants autochtones, dont beaucoup ont été retirés de leur foyer et de leur communauté, recevaient dans ces pensionnats le même programme que celui offert aux enfants de tout le pays, mais compte tenu de la culture et des abus qui y régnaient, l'apprentissage y était difficile. Il était interdit aux élèves de pratiquer leurs traditions culturelles et de parler leur propre langue. Leurs langues traditionnelles, leur religion et leur mode de vie y étaient réprimés. Plus de 150 000 enfants ont fréquenté ces pensionnats entre 1879 et 1996. Le traumatisme associé au fait d'être arrachés à leur famille et à leur collectivité, ainsi que les conséquences des abus qu'ils ont subis, continuent d'être ressentis par les générations d'aujourd'hui. Bien que les membres du personnel infirmier ne sauraient prendre toute la mesure de l'impact que cela a eu sur les peuples autochtones, il est important, dans le cadre des soins qu'ils fournissent aux personnes autochtones, qu'ils soient sensibles aux conséquences de cette histoire et à l'impact qu'elle a sur les familles et les communautés autochtones aujourd'hui (Chartrand et coll., 2006; Gouvernement du Canada, s.d.).

La Convention de règlement relative aux pensionnats indiens et la Commission de vérité et réconciliation

En réponse aux préjudices causés par ces pensionnats sur plusieurs générations, un règlement de recours collectif, la Convention de règlement relative aux pensionnats indiens (Gouvernement du Canada, 2021), a accordé 2,8 milliards de dollars à d'anciens élèves et à d'autres personnes touchées par cet héritage (La Presse canadienne, 2023). Un résultat important de ce règlement a été la création de la Commission de vérité et réconciliation (active de 2008 à 2015), qui a documenté l'histoire et les répercussions durables des pensionnats indiens sur les survivants et leurs familles. La Commission a écouté les témoignages d'environ 7 000 témoins et a recommandé 94 appels à l'action. La Commission a conclu que des milliers d'enfants étaient morts dans ces pensionnats, des suites de maladies, de suicides, de tentatives d'évasion et de malnutrition.

Dans de nombreux cas, les familles de ces enfants n'ont pas été informées, et ceux-ci ont été enterrés sur ou à proximité des terrains de l'école, souvent dans des tombes anonymes, dont une partie a commencé à être découverte. Deux premiers ministres ont présenté des excuses au nom du peuple canadien, le premier ministre Stephen Harper en 2008, et le premier ministre Justin Trudeau en 2017. Les dirigeants des églises impliquées dans la gestion de ces pensionnats pour le gouvernement, ont également présenté des excuses. La voie de la réconciliation a commencé, mais il reste encore beaucoup à faire (CVR, 2021).

HÔPITAUX INDIENS. Une autre injustice historique envers les peuples autochtones a été l'établissement d'« hôpitaux indiens ». Établi dans les années 1930 et agrandi à la fin des années 1940 et 1950, ce système hospitalier a été aboli dans les années 1980, quand le dernier établissement a fermé ses portes. Ces hôpitaux manquaient de personnel et étaient surpeuplés, et ils utilisaient du personnel moins instruit et non réglementé (Geddes, 2017; Indigenous Corporate Training, 2017; Lux, 2016).

Au début, ces hôpitaux séparaient les « Indiens » en réponse à la perception que ceux-ci constituaient une menace à la santé publique et à la population non autochtone. Plus précisément, ces hôpitaux ont été établis pour contrôler la propagation de maladies infectieuses telles que la tuberculose (laquelle, ironiquement, avait été introduite par les colons européens), qui, en raison de facteurs tels que la pauvreté et les conditions de vie, étaient plus répandues dans les communautés autochtones. Les traitements invasifs contre la tuberculose ont continué d'être utilisés dans ces hôpitaux même après l'apparition de traitements plus avancés que l'on pouvait trouver dans d'autres milieux de soins. Des personnes ont été arrachées à leur communauté (et certaines déménagées à des milliers de kilomètres), maintenues hospitalisées contre leur volonté, se sont vu refuser l'accès au meilleur niveau de soins que l'on pouvait trouver dans d'autres hôpitaux, et ont été soumises à des expériences avec un consentement insuffisant, voire sans leur consentement. De plus, un certain nombre de femmes autochtones ont été soumises à des stérilisations forcées, se pliant à ces procédures pendant qu'elles accouchaient ou après les avoir autrement acceptées alors qu'elles se trouvaient dans un état physiquement et émotionnellement vulnérable.

Malheureusement, cette pratique s'est poursuivie jusqu'à tout récemment.

FEMMES AUTOCHTONES ET STÉRILISATION FORCÉE. Un rapport du Sénat publié en 2022 a noté que des cas de stérilisation forcée continuaient de se produire au Canada et que leur nombre précis est inconnu (Comité sénatorial permanent des droits de la personne, 2022).).

Diverses politiques gouvernementales régissaient la stérilisation forcée, comme la *Sexual Sterilization Act* de l'Alberta, qui a été en vigueur de 1928 à 1972. Bien que les femmes autochtones ne représentaient que 2,5 % de la province pendant cette période, elles représentaient 25 % des personnes stérilisées. Même après l'abolition de ces politiques, cette pratique s'est poursuivie.

Les résultats d'une étude explorant les allégations de ligature forcée des trompes chez les patientes autochtones de la région sanitaire de Saskatoon ont révélé que ces femmes s'étaient senties contraintes d'accepter une ligature des trompes après l'accouchement, la plupart croyant qu'il s'agissait d'un type de contraception réversible. Ces femmes ont déclaré que les équipes de soins, incluant des membres du personnel infirmier, des travailleurs sociaux et des médecins, avaient fait pression sur elles alors qu'elles se trouvaient à leur plus vulnérable. Elles ont déclaré qu'elles s'étaient senties impuissantes à résister et que cela avait entraîné de graves conséquences pour elles (Boyer et Bartlett, 2017).

Une étude entreprise par l'Université du Québec en Abitibi-Témiscamingue a révélé qu'il s'était produit au moins 22 incidents de stérilisation forcée de femmes inuites et des Premières Nations au Québec depuis 1980, certains aussi récemment qu'en 2019. Beaucoup des personnes qui ont participé à l'étude n'ont pris connaissance que des années plus tard qu'on les avait stérilisées, et ne l'ont découvert qu'après s'être mises à chercher un traitement pour l'infertilité. Selon Boyer et coll. (2017), « les problèmes enracinés de racisme et de discrimination ne seront pas résolus tant que le système n'aura pas été modifié de manière à ce que les soins de santé soient dispensés d'une manière qui soit culturellement compétente et qui inclut un modèle autochtone » (p. E1408).

Toujours selon Boyer (2017), le modèle actuel de prestation des soins de santé ne tient pas compte de l'importance du sous-ensemble des déterminants de la santé qui touchent les patients autochtones, s'il ne l'ignore pas tout simplement. Les changements systémiques et structurels exigent un leadership des soins de santé et du gouvernement, ainsi que la création de nouvelles politiques, structures et ressources pour lutter contre le racisme et la discrimination non seulement contre les peuples autochtones, mais aussi contre d'autres communautés racialisées et marginalisées.

La constitution canadienne et les droits des autochtones

La Constitution canadienne a été rapatriée en 1982 et comprenait la *Charte canadienne des droits et libertés*. Au départ, certains droits ancestraux des autochtones et autres droits issus de traités étaient exclus de la Constitution. Toutefois, à la suite de vastes pressions exercées par des organisations des Premières Nations, des Inuits et des Métis, l'article 35 de la Constitution a été modifié afin de reconnaître et de protéger les droits ancestraux et issus de traités existants (y compris les pratiques, les traditions et les coutumes autochtones) :

35 (1) *Les droits existants – ancestraux ou issus de traités – des peuples autochtones du Canada sont reconnus et confirmés.*

(2) *Dans la présente loi, « peuples autochtones du Canada » s'entend notamment des Indiens, des Inuits et des Métis du Canada.*

(3) *Il est entendu que sont compris parmi les droits issus de traités, dont il est fait mention au paragraphe (1), les droits existants issus d'accords sur des revendications territoriales ou ceux susceptibles d'être ainsi acquis.*

(4) *Indépendamment de toute autre disposition de la présente loi, les droits — ancestraux ou issus de traités — visés au paragraphe (1) sont garantis également aux personnes des deux sexes. (Loi constitutionnelle, 1982)*

Il n'y a pas eu de consensus sur la définition de ces droits, et par conséquent, la responsabilité de les définir, de les interpréter et de les protéger a été laissée aux tribunaux. De plus amples détails sur la Constitution en ce qui concerne les droits des Autochtones sont fournis au chapitre 4.

Deux cas complexes survenus en Ontario mettent en évidence les défis liés à l'interprétation de la *Charte canadienne des droits et libertés* en ce qui concerne les

droits des Autochtones tels qu'ils sont décrits dans la *Loi constitutionnelle*. Dans les deux cas, des enfants des Premières Nations ont reçu un diagnostic de leucémie lymphoblastique aiguë (LLA), et les parents des deux enfants ont exercé leur droit d'opter pour la médecine autochtone et de retirer leur consentement à la chimiothérapie pour leurs enfants.

Le premier cas, au début de 2014, concernait Makayla Sault, âgée de 10 ans. Après avoir éprouvé des complications associées à la chimiothérapie qu'elle recevait, à la demande de Makayla, sa mère a retiré son consentement pour ce traitement, optant pour la guérison traditionnelle et les thérapies alternatives à la place. L'hôpital a lancé un appel à la Société d'aide à l'enfance (SAE) locale, de ce qu'il estimait que Makayla était une enfant qui avait dans ce cas besoin d'être protégée. Après une enquête, l'agence a rejeté l'appel de l'hôpital, citant les articles 72 et 40 de la *Loi sur les services à l'enfance et à la famille* (Ministère du Procureur général de l'Ontario, 2018). L'agence a conclu que Makayla n'était pas une enfant ayant besoin de protection et ne la forcerait donc pas à revenir à la chimiothérapie. Makayla est décédée en 2015.

Le deuxième cas s'est produit plus tard en 2014 et concernait une enfant de 11 ans (appelée *J. J.* dans l'affaire), où, tout comme dans le cas précédent, le consentement à la chimiothérapie a été retiré. L'hôpital a déposé un signalement auprès de la SAE, et encore une fois, l'agence a refusé d'intervenir. Cette fois, l'hôpital a présenté une demande en vertu de la *Loi sur les services à l'enfance et à la famille* au tribunal dans l'espoir d'obliger la SAE à intervenir pour que le traitement de l'enfant puisse être repris le plus tôt possible. Dans une décision historique de la Cour de justice de l'Ontario (*Hamilton Health Sciences Corp. v. D.H.*, 2014), la cour a confirmé le droit des parents de J. J. de refuser la chimiothérapie et de poursuivre l'utilisation de la médecine autochtone pour elle. Le tribunal a statué que la famille avait des droits en vertu de l'article 35 de la *Loi constitutionnelle*, qui garantit les droits issus de traités des peuples autochtones au Canada. Ces droits leur permettaient de recourir à des soins de santé autochtones s'ils choisissaient de le faire. Le tribunal a ensuite refusé l'ordonnance demandée par l'hôpital (*Hamilton Health Sciences Corp. v. D.H.*, 2014). Un membre des Premières Nations (comme l'était cette enfant) est protégé par l'article 35 de la *Loi constitutionnelle.* La question clé dans cette affaire était de savoir si l'exercice de la médecine autochtone est l'un des droits garantis par la Constitution, et la Cour a décidé que c'était le cas.

Dans une décision de suivi, la Cour a modifié sa décision initiale pour inclure ce qui suit :

> [83a] *Mais, implicitement dans cette décision, la reconnaissance et la mise en œuvre du droit de recourir à la médecine traditionnelle doivent demeurer conformes au principe selon lequel l'intérêt supérieur de l'enfant demeure primordial. Le droit ancestral de recourir à la médecine traditionnelle doit être respecté et doit être pris en considération, entre autres facteurs, dans toute analyse de l'intérêt supérieur de l'enfant et de la question à savoir si l'enfant a besoin de protection. Après avoir examiné attentivement les faits de l'espèce, et tenant compte du droit ancestral ainsi que de l'objectif constitutionnel de réconciliation, j'en suis arrivé à la conclusion que cette enfant n'avait pas besoin de protection.*
> [83b] *En droit comme en pratique, les Haudenosaunee [Iroquois] ont donc à la fois le droit ancestral d'utiliser leurs propres médecines traditionnelles et pratiques de santé, et le même droit que les autres personnes en Ontario d'utiliser les traitements et les pratiques de santé à la disposition de tous. Cela contribue à protéger la culture et le savoir Haudenosaunee, mais cela donne également aux gens un accès unique à ce que nous avons de mieux à offrir. Face à un ennemi implacable comme le cancer, nous espérons tous et avons besoin des meilleurs traitements, et ce d'autant plus pour nos enfants. Pour les Haudenosaunee, les deux ensembles de droits mentionnés ci-dessus répondent aux aspirations de la Déclaration des Nations Unies sur les droits des peuples autochtones, qui stipule à l'article 24 que « [l]es peuples autochtones ont droit à leur pharmacopée traditionnelle et ils ont le droit de conserver leurs pratiques médicales [...] Les Autochtones ont aussi le droit d'avoir accès, sans aucune discrimination, à tous les services sociaux et de santé ». (Hamilton Health Sciences Corp. v. D.H., 2015)*

Cette décision est venue préciser que la loi demeurerait inchangée et qu'en ce qui concerne toute question concernant la santé d'un enfant, l'intérêt supérieur de l'enfant devait prévaloir. Elle est également venue préciser que, bien que le droit de recourir à la médecine traditionnelle soit protégé par la Constitution, ce droit n'est pas absolu, en particulier en ce qui concerne les enfants. La décision comprenait en outre la suggestion que la meilleure option pour le traitement serait d'intégrer les systèmes médicaux autochtones et occidentaux. (Il est à noter que les non-Autochtones ont également la possibilité de choisir des approches de traitement holistique susceptibles d'inclure la médecine autochtone ou d'autres thérapies complémentaires.) Dans la première décision, le juge croyait que la mère ramènerait l'enfant à la chimiothérapie, si nécessaire. C'est effectivement ce qui s'est produit, et lorsque la maladie de J. J. a rechuté, J. J. a été réadmise pour suivre un programme intégré de chimiothérapie et de guérison autochtone. Ainsi, en ce qui concerne tous les enfants, cela n'est pas venu changer le fait que si un médecin ou une équipe de soins a des raisons de croire que les décisions d'un parent ou d'un mandataire spécial mettent un enfant en danger de sorte que celui-ci doive être protégé d'eux, ils ont le devoir de signaler la situation à la SAE, qui entreprendra une enquête et déterminera le besoin de protection de cet enfant. Un appel de la décision de la SAE peut toujours être interjeté devant le tribunal, si ce dernier le juge approprié (Borden Ladner Gervais, 2015).

En vertu de la *Loi sur les services à l'enfance, à la jeunesse et à la famille* (qui a remplacé la *Loi sur les services à l'enfance et à la famille* en 2017), la prise en charge d'un enfant par les services sociaux pour protéger sa sécurité est permise lorsqu'un préposé à la protection de l'enfance croit, pour des motifs raisonnables, que l'enfant est à risque de subir un préjudice. Le précédent est que lorsqu'un enfant a besoin d'un traitement médical pour guérir, prévenir ou soulager des maux ou souffrances physiques, et que le parent ou le tuteur refuse ou n'est pas en mesure de donner son consentement à ce traitement, alors, dans l'intérêt supérieur de l'enfant, celui-ci serait considéré comme ayant besoin de protection. En ce qui concerne les enfants autochtones, les tribunaux ont indiqué que dans l'évaluation de l'intérêt supérieur, le caractère unique de la culture, du patrimoine et des traditions autochtones et la préservation de l'identité culturelle de l'enfant devaient également être pris en compte (Hamilton Health Sciences, 2015).

Bien que le droit des Autochtones de recourir à la médecine traditionnelle doive être respecté, certains soutiennent que l'intérêt supérieur de l'enfant est plus susceptible d'être atteint par un plan de traitement qui combine le meilleur de ce que les deux systèmes ont à offrir.

Dans les cas où des parents appartenant aux Témoins de Jéhovah refusent la transfusion sanguine pour des motifs religieux, le tribunal est d'avis que, bien que les parents aient le droit de choisir parmi des types de traitement médical d'efficacité égale pour leurs enfants, ils n'ont pas le droit de refuser à un enfant un traitement médical qui a été jugé nécessaire par un professionnel de la santé et pour lequel aucune autre option légitime n'existe. La liberté de religion d'un parent, garantie par l'article 2 de la Charte, n'inclut pas l'imposition de pratiques religieuses qui menacent la sécurité, la santé ou la vie d'un enfant, et ne change rien au fait qu'il est pleinement conforme au principe de justice fondamentale et naturelle de limiter les droits constitutionnels des parents dans le but de protéger le bien-être d'un enfant. La différence entre ces cas, et contrairement aux parents des enfants des Premières Nations, comme il a été décrit précédemment, le droit des parents Témoins de Jéhovah de refuser une transfusion sanguine au nom de leurs enfants n'est inscrit dans aucun droit issu de quelque traité fondé sur la Constitution que ce soit (voir à ce sujet l'affaire *A.C. v. Manitoba (Director of Child and Family Services),* [2009], impliquant un mineur mature âgé de 16 ans, ainsi que l'affaire *B. (R.) v. Children's Aid Society of Metropolitan Toronto,* [1995], impliquant un nourrisson).

Contrôle des ressources

Malgré la colonisation et les efforts soutenus de politiciens et de bureaucrates depuis au moins les 200 dernières années, la culture et l'identité des peuples autochtones du Canada ont survécu. Au XXe siècle, les peuples autochtones sont passés du statut d'inconvénient qui finirait par disparaître, à celui de partie indélébile et incontournable dans les décisions quotidiennes au Canada. Une partie de ce changement est née de la participation des Autochtones aux décisions en matière de développement des ressources. L'enquête sur le pipeline de la vallée du Mackenzie (1974 à 1977), aussi connue sous le nom d'enquête Berger, a largement consulté les Dénés, les Inuits et les Métis au sujet d'un important projet de pipeline au Yukon et dans les Territoires du Nord-Ouest. Le rapport concluait que le projet ne devrait pas aller de l'avant, en partie à cause des effets potentiellement dévastateurs qu'il aurait sur les peuples autochtones de la région de la vallée du Mackenzie.

En 1975, les gouvernements du Québec et du Canada, les Cris et les Inuits du Nord du Québec ainsi que plusieurs autres parties ont réglé de nombreuses revendications territoriales et établi un cadre pour le développement d'un très grand projet hydroélectrique dans la région de la baie James, dans le Nord du Québec. L'entente découlait d'un litige entre les droits des Cris et des Inuits d'une part, et de l'autre, du refus du gouvernement du Québec de reconnaître ces droits. Ces deux situations ont clairement fait comprendre à de nombreux Canadiens, pour la première fois, que les peuples autochtones allaient faire valoir leurs droits et forcer leur inclusion dans les discussions sur le développement économique du Canada. Le processus a été graduel et cahoteux, mais des progrès ont été réalisés.

Droits des Autochtones et soins de santé

Il est difficile de déterminer quel ordre de gouvernement est responsable de tel ou tel programme ou service de soins de santé particulier pour les Peuples autochtones, parce que certains sont couverts par la *Loi sur les Indiens*, tandis que d'autres ne le sont pas. En ce qui concerne les soins de santé pour les peuples autochtones, les gouvernements fédéral, provinciaux et territoriaux se partagent la compétence. Les peuples autochtones sont inclus dans les allocations de financement par habitant des transferts financiers fédéraux, et ils ont droit aux services de soins de santé provinciaux et territoriaux en tant que résidents d'une province ou d'un territoire. Services aux Autochtones Canada finance ou fournit directement des services aux Premières Nations et aux Inuits, lesquels services s'ajoutent à ceux offerts par les provinces et les territoires. Par exemple, pendant la pandémie, le gouvernement fédéral a fourni un financement de santé publique supplémentaire aux communautés autochtones afin de leur donner la flexibilité nécessaire pour concevoir et mettre en œuvre des stratégies visant à prévenir la COVID-19 et à y réagir au sein de leurs communautés (Fryer et Leblanc-Laurendeau, 2019; Services aux Autochtones Canada, 2022).

Selon le Gouvernement du Canada (2023) :

L'adoption d'une approche coordonnée visant à répondre aux besoins de santé des Premières Nations, des Inuits et des Métis et la prestation de soins de santé à tous les niveaux de gouvernement, y compris les gouvernements autochtones, reste un défi permanent. Il est nécessaire d'améliorer la clarté et la compréhension commune du rôle des différents paliers de gouvernement, y compris pour les Métis, les Premières Nations vivant hors-réserve, et pour les Inuits qui habitent en milieu urbain.

L'histoire de Jordan, partagée dans le Scénario de cas 2.7 au chapitre 2, met en évidence ces défis.

Considérations pour les membres du personnel infirmier

L'expérience des peuples autochtones du Canada est marquée par un héritage d'oppression et de colonisation. Les effets dévastateurs des pensionnats indiens, des hôpitaux indiens, du système de protection de l'enfance et d'autres expériences coloniales ont créé de profondes pertes pour les peuples autochtones. Surtout compte tenu de la position des peuples autochtones au Canada, les membres du personnel infirmier doivent être au courant de cette histoire, et ils doivent comprendre et respecter les valeurs, la culture et les traditions morales des peuples autochtones.

Il est clair que les peuples autochtones du Canada ont été victimes d'abus et de discrimination au cours des derniers siècles. Bien que les choses soient en voie d'amélioration, ils continuent malheureusement aujourd'hui d'être confrontés à de la discrimination, à un racisme systémique et à des mauvais traitements dans le système de soins de santé, comme le démontrent les histoires décrites dans ce livre, telle que celle de Joyce Echaquan (chapitres 2 et 5) et de Brian Sinclair (chapitre 2). Les effets de cette discrimination, et en particulier les conséquences des pensionnats indiens et des hôpitaux indiens ainsi que des disparitions et assassinats de femmes et de filles autochtones, ont laissé un héritage de douleur et de souffrance pour de nombreuses générations. Les membres du personnel infirmier doivent comprendre cette histoire et ses conséquences lorsqu'ils fournissent des soins à des personnes autochtones, et surtout ne pas s'offenser de la méfiance des Autochtones envers le système de soins de santé. En tant que défenseurs, les membres du personnel infirmier doivent changer ce paradigme et créer un environnement de confiance et de respect mutuel.

Ce parcours comprend la création d'un environnement culturellement sûr. Pour qu'il y ait sécurité culturelle, il faut des interactions empreintes de respect mutuel libre de toute discrimination et de tout racisme, et remplacer les déséquilibres de pouvoir par l'égalité dans les relations. Essentiellement, il faut un environnement où les personnes se sentent en sécurité lorsqu'elles reçoivent des soins. Pour les membres du personnel infirmier, cela commence par faire preuve d'humilité, ainsi que par une autoréflexion visant à mieux comprendre à la fois leurs propres préjugés et les préjugés systémiques. Ce processus implique également d'écouter et d'apprendre de la sagesse et de l'expérience des Autochtones à qui ils sont responsables de fournir des soins (Beagan, 2018; Curtis et coll., 2019; First Nations Health Authority, 2022; Wesp, 2018).

Les droits des personnes atteintes de maladies mentales

Contexte

Les maladies mentales ont été mal comprises pendant des siècles, ce qui a conduit à une myriade d'abus et de traitements inhumains. Dans le passé, les membres de cette population vulnérable étaient cachés par les familles et traités comme des parias dans les communautés. Au cours des derniers siècles, abandonnés par leurs familles, beaucoup étaient logés dans des entrepôts ou internés dans des asiles, lesquels, comme l'histoire nous l'a montré, étaient connus pour leurs conditions de vie déplorables et inhumaines, où les personnes étaient exposées à une vie entière de mauvais traitements (Foerschner, 2010).

Au fil du temps, les personnes atteintes de maladies mentales ont aussi été soumises à des « traitements » comme la purge, la saignée, et la thérapie de choc par le chaud et le froid. Les approches ont commencé à évoluer quelque peu durant la période allant de la fin des années 1800 jusqu'au milieu des années 1900, où l'on a observé des tentatives de traitement par des interventions telles que la psychanalyse, la psychochirurgie (lobotomies), le traitement de choc d'insuline, et la thérapie électroconvulsive (TEC). Ces mesures n'avaient souvent que des bienfaits minimes, voire aucun bienfait du tout, quand elles n'entraînaient pas tout simplement des préjudices supplémentaires aux personnes. Au cours des dernières décennies, la recherche a permis de mieux comprendre les maladies mentales, et leur traitement (pharmacologique, notamment) donne aujourd'hui de meilleurs résultats (Foerschner, 2010). Toutefois, il reste encore beaucoup de possibilités d'amélioration. Les personnes atteintes de maladie mentale sont encore de nos jours confrontées à la stigmatisation et à l'incompréhension, et elles présentent un risque accru de dépendance à la drogue ainsi que d'itinérance. Au fil du temps, des lois ont été instaurées pour s'assurer qu'elles reçoivent les soins dont elles ont besoin, tout en protégeant leurs droits et en les protégeant contre les mauvais traitements.

Toutes les provinces et tous les territoires ont mis en place des lois à cet égard, c'est-à-dire des lois sur la santé mentale, pour protéger les personnes ayant de graves problèmes de santé mentale afin qu'elles reçoivent le traitement dont elles ont besoin, tout en garantissant que leurs droits en vertu de la *Charte canadienne des droits et libertés* sont protégés. Cette loi vise à protéger à la fois les personnes atteintes de maladies mentales d'une part, et le public de l'autre, contre tout préjudice. (Voir le site Evolve pour une présentation des législations spécifiques à chaque province et territoire.)

En règle générale, si l'état de santé mentale d'une personne est tel qu'il constitue une menace pour elle-même ou pour autrui, cette personne peut être hospitalisée dans un établissement de santé mentale pour y être traitée sur l'ordre d'un médecin examinateur. Dans la plupart des provinces, la détermination de l'existence d'un tel état d'esprit doit être effectuée par un médecin (voir par exemple la *Loi canadienne sur la santé* (1990, a. 15(1)). En Colombie-Britannique, en vertu de la *Mental Health Act*, un médecin peut, de son seul chef, délivrer un certificat de détention involontaire pour une période pouvant aller jusqu'à 48 heures. Toute détention au-delà de 48 heures nécessite un deuxième certificat médical provenant d'un autre médecin. À Terre-Neuve-et-Labrador, une personne ne peut être détenue dans un tel établissement de traitement que si deux médecins certifient que le patient constitue un danger pour lui-même ou pour autrui en raison d'un trouble mental (*Mental Health Care and Treatment Act*, 2006, a. 17).

En général, le triage des personnes souffrant de maladies mentales admises dans des établissements de santé mentale comporte deux catégories : (1) la personne ne constitue pas une menace pour elle-même ou pour autrui, ou (2) la personne représente une menace pour elle-même ou pour autrui. La première catégorie comprend généralement les patients volontaires, lesquels ne peuvent pas être détenus sans leur consentement. Les personnes de la deuxième catégorie peuvent généralement être admises d'office dans un établissement et peuvent être détenues sans leur consentement. Toutefois, l'affaire ne s'arrête pas là. Il y existe des mesures de sécurité procédurales prévoyant des examens de la détention des patients involontaires pour s'assurer qu'ils ne sont pas détenus arbitrairement ou sans motifs valables. S'ils viennent à cesser de représenter un danger pour eux-mêmes ou pour autrui, la loi exige généralement qu'ils soient libérés quand ils le souhaitent.

Admissions involontaires

La plupart des personnes atteintes d'une maladie mentale demandent de l'aide volontairement. D'autres, cependant, en raison de la nature de leur maladie, soit refusent d'admettre, soit ne savent pas reconnaître qu'elles sont malades. Par conséquent, elles refusent tout traitement, ce qui peut entraîner des souffrances, des perturbations et des préjudices supplémentaires pour elles et pour autrui. Les dispositions de la législation sur la santé mentale dans l'ensemble du pays garantissent que les patients atteints de maladie mentale reçoivent les soins dont ils ont besoin en prévoyant à qui l'autorité de procéder à des admissions involontaires dans des établissements de soins psychiatriques peut être accordée, et sous réserve que ces admissions suivent les critères et procédures stricts définis dans ces dispositions. Par exemple, en Colombie-Britannique, un médecin doit déterminer que la personne répond aux critères suivants (British Columbia Ministry of Health, 2005; *Mental Health Act*, 1996, a. 22). La personne :

- Souffre d'un trouble mental qui nuit gravement à sa capacité de réagir de manière appropriée à son environnement ou d'être en société avec d'autres personnes
- Nécessite un traitement psychiatrique dans ou par l'intermédiaire d'un établissement désigné

- Nécessite des soins, une supervision et un contrôle dans ou par l'intermédiaire d'un établissement désigné, pour prévenir qu'elle ne voie son état mental ou physique se détériorer de façon importante, ou pour sa propre protection ou la protection d'autrui
- Ne saurait être considérée comme patient volontaire

Si ces conditions sont remplies, le médecin remplit alors la documentation appropriée fournissant l'autorisation légale pour que cette personne soit admise pour une période de 48 heures, laquelle documentation prend en Colombie-Britannique la forme d'un certificat médical. Ce certificat autorise aussi la police, les ambulanciers paramédicaux et la famille à amener cette personne dans un établissement psychiatrique. Dans certaines circonstances, une personne peut être amenée dans un établissement par la police ou se voir ordonner de le faire par un juge, et de là, un médecin est tenu d'évaluer la personne sur la base de ces critères.

Les patients doivent être réévalués dans les 48 heures par un deuxième médecin, et ce deuxième examen permet une détention supplémentaire pouvant aller jusqu'à un mois. Les patients font l'objet de réévaluations fréquentes dans des délais structurés et reçoivent leur congé lorsqu'ils se sont rétablis (British Columbia Ministry of Health, 2005).

Dans l'affaire *McCorkell v. Director of Riverview Hospital* (1993), la constitutionnalité de la *Mental Health Act* de la Colombie-Britannique a été contestée au motif que l'admission et la détention involontaires de personnes atteintes de troubles mentaux violaient l'article 7 (« Liberté ») de la Charte. La Cour a examiné les mesures de sécurité prévues par la loi qui devaient être respectées pour procéder à une admission involontaire, ainsi que le processus de révision de telles admissions, et a déterminé qu'il n'y avait pas violation de l'article 7 de la Charte.

L'approche décrite dans la législation de la Colombie-Britannique est sur le même modèle que celui utilisé dans l'ensemble du Canada, dont elle ne se distingue que par des variations mineures. Les admissions involontaires doivent : être justifiées par des preuves médicales et, dans la plupart des cas, tout isolement d'une durée quelconque nécessitera l'avis de deux médecins. Les patients ont droit à une audience,

presque immédiatement, pour déterminer si leur admission involontaire est justifiée. La continuation d'une admission involontaire fait l'objet d'examens réguliers, et d'autres possibilités d'audiences sont offertes aux patients.

Droits prévus par la loi

Les lois sur la santé mentale assurent également des mesures de sécurité et des protections pour les patients admis involontairement. Celles-ci comprennent notamment le droit à la notification. Cela garantit que ces patients sont informés des procédures, des résultats et de leurs droits tout au long du processus. Ils peuvent également s'attendre à ce que leur état soit examiné régulièrement et à ce qu'ils soient tenus à jour quant aux résultats. Ils ont droit à un second avis ainsi que le droit d'accéder à un comité d'examen et aux tribunaux, et de faire appel (British Columbia Ministry of Health, 2005).

La *Loi sur la santé mentale* du Yukon, par exemple, énonce les droits des personnes atteintes d'une maladie mentale. Comme dans de nombreuses provinces, seuls des moyens de contention physique minimes peuvent être utilisés sur ces patients, c'est-à-dire seulement ce qui est raisonnable et nécessaire compte tenu de l'état physique et mental de la personne (*Loi sur la santé mentale*, 2002). D'autres droits des patients au Yukon comprennent le droit de recevoir et de passer des appels téléphoniques (*Loi sur la santé mentale*, 2002, a. 40(4)(a)); d'avoir un accès raisonnable aux personnes qui leur rendent visite (a. 40(4)(b)); d'avoir accès à tout moment à leur avocat, leur mandataire, leur tuteur ou toute autre personne autorisée (a. 40(4)(c)); d'envoyer et de recevoir de la correspondance (a. 40(4)(d)); de voter (a. 40(5)(c)); de porter les vêtements de leur choix (a. 40(5)(b)); à la sécurité (a. 40(6)); à la confidentialité (a. 40(7)); et d'être informés (s'ils sont détenus) des motifs de la détention (a. 41). Des droits similaires existent aussi dans les autres administrations canadiennes.

Admissions volontaires

Comme mentionné plus haut, la plupart des gens qui se présentent à un établissement de santé mentale le font sur une base volontaire. Cependant, en vertu de la *Mental Health Act de la Colombie-Britannique,* (1996) il est exigé que ces patients officialisent leur consentement autorisant le traitement. S'ils ont moins de 16 ans, le consentement d'un parent ou d'un tuteur est requis. Ces patients ont les mêmes droits que tout autre patient atteint d'une affection autre qu'une maladie mentale. Cela dit, même les personnes qui se présentent volontairement peuvent être admises sur une base involontaire s'il est déterminé qu'elles n'ont pas la capacité requise pour donner un consentement valide et si elles répondent aux critères ci-dessus.

Considérations relatives au consentement éclairé

Le consentement est un facteur central dans les décisions relatives à la protection de la vie privée et à la confidentialité. Les choses se compliquent lorsque les personnes concernées ont une maladie qui affecte leur capacité de donner leur consentement. Comme pour tous les autres patients, les patients détenus en vertu de la législation sur la santé mentale doivent donner leur consentement avant que l'on puisse leur fournir le traitement concerné, à moins qu'ils ne soient incapables de le faire. *capacité* dans ce contexte renvoie à celle de comprendre quelle forme de consentement est demandée (l'objet ou la demande) et de prendre la mesure des conséquences de la rétention ou du consentement. En Ontario, la *Loi de 1996 sur le consentement aux soins de santé* distingue deux catégories de patients, soit d'une part ceux qui sont capables de consentir à un traitement (ou de faire savoir leur refus), et ceux qui en sont incapables.

En Ontario, ainsi que dans la plupart des autres provinces, lorsqu'un patient capable de prendre une décision éclairée relativement à un traitement refuse ledit traitement (ce qu'il peut faire en tout temps), l'établissement psychiatrique doit respecter ce refus. Cela s'applique qu'il s'agisse d'une admission volontaire, involontaire ou informelle. La seule question est de savoir si le patient peut être jugé capable.

Le médecin traitant peut décider que la personne est incapable de prendre des décisions de traitement. Dans ce cas, un consentement de substitution peut être donné par le donneur de consentement de substitution approprié. En vertu de la *Loi de 1990 sur la santé mentale*, un patient peut faire appel de la conclusion d'incapacité en remplissant le formulaire A en vertu de la *Loi de 1996 sur le consentement aux soins de santé*, demandant que la Commission du consentement et de la capacité examine ladite conclusion d'incapacité.

La Commission du consentement et de la capacité est un organisme indépendant, dont les membres sont nommés par le gouvernement provincial. Lorsque le cas implique une admission involontaire, le comité d'audience doit comprendre un avocat, un psychiatre, et un membre qui n'est ni avocat ni psychiatre. L'un des membres doit être un expert dans l'évaluation de la capacité lorsque l'examen porte sur celle-ci. Le conseil peut être convoqué soit à la demande du patient, soit à la demande du dirigeant responsable de l'établissement psychiatrique, ou encore parce qu'un examen automatique est requis en vertu de la *Loi de 1990 sur la santé mentale*.

Le droit de traiter des patients sans leur consentement diffère d'une province à l'autre. Par exemple, il existe des différences entre l'Ontario et la Colombie-Britannique. En Ontario, les patients involontaires peuvent refuser un traitement, à moins que le médecin traitant ne certifie que le patient n'est pas mentalement capable en vertu de la *Loi de 1996 sur le consentement aux soins de santé*. Lorsque le patient n'est pas mentalement capable, la *Loi sur le consentement aux soins de santé* fournit un cadre pour la désignation des mandataires spéciaux. De plus, la *Loi sur le consentement aux soins de santé* prévoit l'octroi d'un traitement d'urgence sans consentement aux patients mentalement capables comme à ceux mentalement incapables (a. 25). Selon la Loi, « il y a urgence si la personne pour laquelle le traitement est proposé semble éprouver de grandes souffrances ou risque, si le traitement ne lui est pas administré promptement, de subir un préjudice physique grave » (a. 25(1)). Lorsque le patient est mentalement incapable, un traitement peut être fourni si un délai dans l'obtention du consentement, ou un refus, aurait pour résultat de prolonger les souffrances de la personne ou d'entraîner pour elle un préjudice physique grave. Un traitement peut être administré dans des situations où, quoique la personne soit mentalement capable, le consentement ou le refus ne peut être déterminé en raison d'une barrière linguistique ou d'un « handicap », ou d'autres facteurs où rien n'indique que la personne ne veut pas du traitement, ou encore lorsque des efforts ont été faits en vain pour communiquer et que de continuer à repousser le traitement aggraverait la situation.

La *Mental Health Act* (1996) de la Colombie-Britannique autorise le traitement forcé de tous les patients involontaires lorsqu'une évaluation a établi que ces patients sont mentalement incapables de donner leur consentement au traitement. En ce qui concerne le traitement des patients involontaires, les procédures, ainsi que les exigences de documentation appropriées, doivent être suivies.

Comme pour tous les processus de consentement, les médecins doivent informer les patients de la nature de leur état, ainsi que de la justification et des conséquences des traitements. Au cours de ce processus, les médecins évaluent la mesure dans laquelle les personnes sont capables de donner ou de refuser leur consentement.

Lorsqu'un patient est jugé capable de consentir, le traitement peut commencer après que la personne a signé le formulaire de consentement, en présence d'une autre personne et du médecin. Lorsqu'un patient est jugé capable de consentir mais refuse, ou lorsqu'il est jugé incapable de donner un consentement valide, le directeur de l'établissement ou son délégué a le pouvoir de donner son consentement au nom de cette personne.

Ceci parce que contrairement à la *législation* de toutes les autres administrations canadiennes, une fois qu'une personne est admise involontairement, la *Mental Health Act* (1996) de la Colombie-Britannique considère que ce patient a consenti à tout traitement psychiatrique choisi par le médecin traitant. En d'autres termes, dans un tel cas, le consentement d'une personne n'est pas requis pour un traitement particulier. Comme il a été mentionné précédemment, une contestation constitutionnelle de la loi a été amorcée en 2016 au motif que les dispositions de la *Mental Health Act* de la Colombie-Britannique violaient la *Charte canadienne des droits et libertés* (1982, a. 7, « Sécurité de la personne ») (Association canadienne pour la santé mentale — Division de la Colombie-Britannique, 2017). Malheureusement, la demande a été rejetée en 2018 au motif que le demandeur, en tant que groupe de défense d'intérêts, n'avait pas le statut nécessaire pour poursuivre l'affaire. Les personnes ayant le statut nécessaire s'étaient retirées de la demande (*MacLaren v. British Columbia (Attorney General)*, 2018).

Comme le prévoient d'autres lois, un traitement peut être fourni en urgence ou de manière autrement pressante avant le processus de consentement officiel dans un but de prévenir la mort, ou encore des blessures ou préjudices physiques graves lorsque la personne n'est pas en mesure de consentir (p. ex., si elle est inconsciente, ou sous l'influence de drogues ou d'alcool) et lorsqu'aucun mandataire spécial n'est disponible.

De manière semblable à la disposition de la *Loi de 1996 sur le consentement aux soins de santé*, le British Columbia Ministry of Health (2005) adopte la position suivante : « La common law reconnaît également que, dans une situation d'urgence, lorsque la vie d'une personne est en danger ou qu'il y a un risque de préjudice grave pour sa santé, et que la personne est dans l'incapacité de consentir à un traitement, un traitement d'urgence peut être fourni à cette personne sans son consentement, quel que soit son âge » (p. 20). L'utilisation de moyens de contention est très controversée, mais l'utilisation de tels moyens là où ils représenteraient le niveau d'intervention le plus minimal peut être une intervention appropriée en cas d'urgence. L'utilisation de tels moyens ne doit se faire qu'à des fins de protection du patient ou d'autrui, et jamais à titre de punition ou de mesure disciplinaire (Ordre des infirmières et infirmiers de l'Ontario, 2017).

Pour de nombreux patients, la maladie mentale est un processus qui dure toute la vie. Ils comprennent bien la nature de leur maladie et comprennent aussi qu'il pourrait arriver que celle-ci les amène à refuser un traitement dont, tant qu'elle ne les empêche pas d'en bien juger, ils savent qu'ils ont besoin. Si une personne exprime une préférence en ce qui concerne un traitement alors qu'elle se trouve mentalement capable, ces souhaits sont pris en compte et suivis, pour peu qu'ils soient conformes à l'obligation du fournisseur de soins de fournir les soins les plus appropriés requis pour gérer l'affection particulière. La *Loi de 1996 sur le consentement aux soins de santé* et la *Loi de 1996 sur la santé mentale* (1990) de l'Ontario comportent des dispositions exigeant de respecter les souhaits exprès des patients en matière de soins de santé.

Accès à l'aide médicale à mourir (AMM) pour les personnes atteintes d'une maladie mentale

À l'heure actuelle, les personnes dont le seul problème de santé est d'avoir reçu un diagnostic de maladie mentale ne sont pas admissibles à l'aide médicale à mourir au Canada. La législation visant à changer cela continue d'être à l'étude. Cependant, les personnes atteintes d'une maladie mentale peuvent être admissibles à l'aide médicale à mourir si elles ont également un problème de santé physique « grave et irrémédiable ». Les partisans de ces modifications à la législation soutiennent que l'aide médicale à mourir serait justifiable en dernier recours pour les personnes mentalement capables mais souffrant d'une maladie psychiatrique irrémédiable lorsque tous les traitements ont été épuisés, et que celles-ci ne devraient pas être traitées différemment des autres personnes. D'autres soulèvent des préoccupations au sujet de la vulnérabilité de cette population et des questions liées à la compétence, ainsi que la nécessité d'un meilleur accès aux traitements (Bahji et Delva, 2021; Konder et Christie, 2019; Tanner, 2018; Ventura et Austin, 2017).

Un sondage mené auprès de psychiatres canadiens a révélé que la majorité des répondants, bien qu'en faveur de l'aide médicale à mourir en général, n'étaient pas en faveur de la légalisation de l'aide médicale à mourir pour les personnes atteintes d'une maladie mentale. Leurs objections étaient fondées sur une inquiétude pour cette communauté de patients vulnérables, des objections morales personnelles, le manque de ressources et la disponibilité de traitements efficaces, ainsi que des préoccupations quant à l'effet que cela aurait sur la relation thérapeutique (Rousseau et coll., 2017). Ceux qui sont en faveur de l'accès à l'aide médicale à mourir conviennent qu'il devrait s'agir d'une option de dernier recours, lorsque toutes les options de traitement ont été épuisées, et que le processus d'approbation doit faire l'objet d'une rigueur supplémentaire.

LE DROIT À DES SOINS SÉCURITAIRES

Les patients dans le système de soins de santé ont le droit de s'attendre à des soins compétents et de qualité. Ils ont confiance que le système et les personnes qui s'occupent d'eux s'efforcent de le faire dans leur intérêt supérieur et les protègent contre les préjudices inutiles. Depuis l'époque de Florence Nightingale, la qualité est une valeur fondamentale de la profession infirmière et continue d'être primordiale pour les devoirs et les engagements sociétaux de la profession. Au cours des dernières décennies, l'accent mis sur la qualité et la sécurité des patients s'est renforcé dans les soins de santé. En conséquence, la base de connaissances sur la qualité et la sécurité a progressé, et diverses théories et

méthodologies ont évolué. Il est essentiel que les membres du personnel infirmier soient non seulement des experts dans ce domaine, mais qu'ils contribuent également à l'avancement de ces connaissances ainsi qu'à une meilleure compréhension de la qualité et de la sécurité des soins de santé (LaSala, 2009; McGaffigan, 2019; Tye, 2020).

Au cours des dernières décennies, il est devenu de plus en plus indéniable que de mettre un accent constant sur l'amélioration de la qualité avait pour résultat d'accroître la sécurité des patients et de prévenir les préjudices. Cette nouvelle façon de penser relativement à la sécurité des patients a permis de mieux reconnaître les facteurs humains et systémiques qui contribuent aux erreurs. Cette compréhension a mené à une transformation organisationnelle vers une « culture juste », où les membres du personnel infirmier (de même que tous les professionnels de la santé) sont tenus de divulguer toute erreur et tout accident évité de justesse, sans crainte de critique ou de discipline. Une orientation axée sur le système évalue les structures et les processus susceptibles d'avoir pu conduire aux erreurs, plutôt que d'attribuer instantanément le blâme à une personne. De plus, l'on reconnaît maintenant le rôle des patients et des familles dans la sécurité des patients, ainsi que l'importance de la transparence et les facteurs de guérison associés à la reconnaissance et à la divulgation des erreurs.

Des études clés ont révélé de graves préoccupations au sujet de la sécurité des patients et ont renforcé l'urgence d'assurer une plus grande responsabilisation en matière de qualité et de sécurité à travers l'ensemble du système de soins de santé. En 2000, un rapport historique de l'US Institute of Medicine (IoM), *To Err is Human: Building a Safer Health System*, a révélé des données alarmantes selon lesquelles 98 000 décès par année aux États-Unis étaient liés à des erreurs médicales, et que celles-ci figuraient parmi les 10 principales causes de décès au pays (Institute of Medicine [États-Unis] Committee on Quality of Health Care in America, 2000). Au Canada, en 2004, Baker et ses collègues ont entrepris une étude semblable pour déterminer l'ampleur des erreurs dans les hôpitaux canadiens. Cette étude, menée auprès de 20 hôpitaux répartis dans cinq provinces, a révélé que 1 patient sur 13 avait fait l'expérience d'un événement indésirable à l'hôpital. La majorité de ces événements indésirables se sont produits dans les hôpitaux d'enseignement, où les soins aux patients sont généralement plus complexes et plus aigus. De plus, Baker et coll. (2004) ont déclaré que sur les 185 000 événements indésirables à survenir en moyenne chaque année dans les hôpitaux canadiens, 70 000 seraient évitables. Depuis la publication de ces rapports, la qualité des soins de santé est devenue une priorité absolue pour les fournisseurs de soins de santé (Berwick, 2002; Corrigon, 2005; de Jonge et coll., 2011).

Une étude de suivi entreprise en 2016 par l'Institut canadien d'information sur la santé (ICIS) et l'Institut canadien pour la sécurité des patients (ICSP) a révélé qu'entre 2014 et 2015, sur 138 000 hospitalisations, une sur cinq avait impliqué plus d'une occurrence de préjudice, et il y est estimé que, chaque jour, plus de 1 600 lits d'hôpitaux au Canada étaient occupés par des patients dont le séjour à l'hôpital avait été prolongé à la suite d'une erreur. Au-delà des effets des préjudices subis par les patients et leurs familles, ces séjours prolongés à l'hôpital ont entraîné une augmentation des coûts pour le système et un accès limité aux autres patients nécessitant une admission (ICIS et ICSP, 2016).

Ces études ont permis d'identifier de nombreux facteurs expliquant les erreurs, notamment les suivants :

- Problèmes de communication
- Mauvaise collaboration d'équipe
- Fatigue
- Charge de travail
- Distractions et interruptions multiples
- Complexité des processus
- Trop grand recours à la mémoire
- Orientation limitée et transitions dans de nouveaux rôles
- Modèles de dotation en personnel

Bien que ces études aient porté sur les soins hospitaliers, l'on peut supposer que ces mêmes risques s'appliquent à d'autres milieux, y compris les milieux communautaires.

En 2002, le Comité directeur national sur la sécurité des patients a publié *Accroître la sécurité du système de santé*, un rapport qui proposait une stratégie pour améliorer la sécurité des patients au Canada. Une recommandation importante, mise en œuvre par Santé Canada, était la création de l'Institut canadien pour la sécurité des patients (ICSP). Créé en 2003, l'ICSP collabore avec les professionnels de la santé, le gouvernement et les organismes de soins de santé pour améliorer la qualité et la sécurité des soins aux patients. L'ICSP

offre un certain nombre de programmes, lesquels comprennent des outils et des ressources, conçus pour promouvoir la sécurité des patients (ICSP, 2016).

Le système de soins de santé est une entreprise humaine, et les humains ne sont pas parfaits; il leur arrive de faire des erreurs. De nombreuses raisons expliquent les erreurs humaines. Par conséquent, il est d'une importance capitale que des systèmes très efficaces existent pour compenser ces limitations humaines. Par exemple, des outils tels que des listes de contrôle aident à éviter que les personnes ne s'en remettent qu'à leur seule mémoire.

Les erreurs dans les soins de santé sont le plus souvent le résultat de problèmes systémiques, soit des défaillances au niveau de diverses couches dans le système (Reason, 2000), plutôt que d'actes individuels. James Reason compare ces systèmes à des couches de fromage suisse qui s'alignent temporairement, exposant des trous qui représentent des possibilités d'accidents. Imaginons par exemple, comme première couche, un médecin qui commande la mauvaise dose d'un antibiotique après avoir fait une erreur de calcul. Une fois la commande reçue en pharmacie, la deuxième couche, le technicien, distrait à ce moment-là, distribue l'antibiotique sans vérifier. Une fois l'antibiotique arrivé dans l'unité, il est administré par une infirmière novice, la troisième couche, qui, peu familière avec les plages de dosage normales, omet elle aussi de vérifier et, administre le médicament (la quatrième couche, en parfait alignement de trous avec les trois premières). Une approche systémique reconnaît ces défaillances et met en place des mesures de protection pour prévenir de futures erreurs. Les systèmes électroniques de saisie des commandes et de documentation comportent de telles mesures de protection.

Pourtant, historiquement, la tendance a été de blâmer des personnes pour les erreurs et les événements indésirables (Rankin, 2004). Il n'est pas surprenant donc que les professionnels de la santé soient instinctivement sur la défensive lorsqu'on les interroge ou qu'ils ont à parler ouvertement d'erreurs médicales et de divulgation d'erreurs. Cependant, lorsqu'une erreur n'est pas reconnue, il en résulte une occasion manquée d'apprendre et d'améliorer la sécurité des patients. Dans l'ensemble du pays, de plus en plus d'accent est mis sur la modification des systèmes et des processus qui contribuent ou influencent la survenance d'erreurs et d'événements indésirables.

Cette attention a amené les gouvernements à prendre l'initiative de mettre en place des politiques et des lois pour favoriser la sécurité des patients et des soins de haute qualité.

Les gouvernements provinciaux ont instauré des lois dans un effort pour améliorer les systèmes entourant les soins de santé et réduire les erreurs évitables. Par exemple, à Terre-Neuve-et-Labrador, la *Patient Safety Act* (2001) a été adoptée pour créer des systèmes de signalement, d'enquête, et de communication de l'information sur les indicateurs de sécurité des patients. En Ontario, la *Loi de 2010 sur l'excellence des soins pour tous* a été adoptée dans le but d'améliorer les résultats pour les patients de l'Ontario en renforçant l'orientation organisationnelle et la responsabilisation du secteur des soins de santé afin d'offrir des soins de haute qualité aux patients. Cette loi est venue imposer aux hôpitaux l'exigence d'améliorer l'assurance de la qualité, de recueillir des données, et d'élaborer des plans d'amélioration de la qualité.

Le succès de ces initiatives a été limité. En 2014, dans un suivi de son étude de 2004, Baker a conclu que même après 10 ans d'efforts et de dépenses « la fiabilité en termes de sécurité des soins de santé au Canada laissait encore à désirer » (Baker, 2014, p. 1). Dans un examen de 2017 relativement aux progrès réalisés en matière de sécurité des patients, M. Hardcastle a conclu que les progrès législatifs ont été fragmentés et que certaines provinces étaient à la traîne par rapport à d'autres. Le manque de données sur le lien entre les réformes de la gouvernance scientifique et les résultats pour les patients au Canada limite toute évaluation de l'efficacité des mesures qui ont été prises. Hardcastle (2017) a fait valoir que la sécurité des patients pouvait être améliorée, mais que les hôpitaux devaient faire leur part et faire preuve de responsabilisation quant au travail de tous les professionnels de la santé, y compris les médecins, et notamment en reconnaissant que la responsabilité de réduire les erreurs ne revenait pas qu'à ces derniers, mais d'abord et avant tout aux hôpitaux eux-mêmes, et qu'à cet égard, les hôpitaux devaient élaborer des systèmes pour réduire les erreurs.

Le droit des patients et de leurs familles de savoir : Divulgation des erreurs

Lorsqu'une erreur se produit, l'équipe de santé doit être ouverte et transparente avec le patient et sa famille. La divulgation de l'erreur est le processus par lequel les professionnels de la santé communiquent les événements indésirables aux patients, ou aux familles des patients. Ce processus reconnaît le droit des patients et des familles d'être informés, et favorise le processus de guérison de toutes les personnes concernées. Des lois concernant la déclaration et la divulgation existent maintenant dans tout le pays, de sorte que la chose morale à faire est maintenant inscrite dans la loi.

Dans les ouvrages sur la sécurité des patients, le terme **préjudice** est défini comme « un résultat qui a une incidence négative sur la santé ou la qualité de vie d'un patient » (Groupe de travail sur la divulgation, 2008, p. 8). Il s'agit d'un événement indésirable lié aux soins ou aux services fournis au patient, plutôt qu'au problème de santé ou à la maladie sous-jacents du patient. Lorsqu'un préjudice se produit, la chose éthiquement responsable à faire est de procéder à une divulgation complète de ce préjudice au patient ou à sa famille. La **divulgation** est le processus par lequel les professionnels de la santé communiquent les événements indésirables aux patients (Groupe de travail sur la divulgation, 2008). Dans les lois concernant la sécurité des patients, la communication des erreurs et des résultats indésirables aux patients est souvent spécifiquement requise. Voir par exemple l'article 17 de la *Patient Safety Act* (2001) : « Chaque office régional de la santé doit établir une politique pour s'assurer que les événements indésirables pour la santé sont divulgués aux patients touchés ».

Comme nous l'avons vu, les patients ont le droit de connaître les renseignements qui les concernent, de sorte que lorsque des erreurs sont commises et que des préjudices en résultent, les patients et leurs familles ont le droit d'en être informés. Les obligations éthiques et professionnelles d'être ouvert et honnête sont conformes aux codes d'éthique professionnelle et aux droits des patients. Lorsque le préjudice résulte d'une erreur, ce n'est pas que le patient qui en souffre, mais aussi d'autres personnes qui lui sont liées. Les professionnels de la santé concernés peuvent quant à eux éprouver des remords et un fort sentiment de culpabilité. Pour la guérison de toutes les personnes concernées, la divulgation aux patients ou à leurs familles est nécessaire pour que le processus de guérison puisse commencer.

Malheureusement, il arrive parfois qu'un patient décède à la suite d'une erreur. Naturellement, les familles espèrent une certaine reconnaissance de l'erreur et de son rôle dans le décès de leur proche, et ce tout particulièrement lorsque rien n'indiquait que le décès surviendrait. Une telle reconnaissance est importante pour une famille en deuil et lui donne l'assurance que de telles erreurs ne se reproduiront pas, et qu'il sera épargné à d'autres familles de vivre une tragédie similaire. Les familles veulent des réponses claires et honnêtes sur ce qui est arrivé à leurs êtres chers, et les hôpitaux ont l'obligation éthique et spirituelle de les rencontrer et, avec compassion et grâce, de leur divulguer la vérité.

Le processus de divulgation doit être ouvert et transparent. Avec le consentement des patients ou des familles, les médecins, les membres du personnel infirmier et les autres membres pertinents de l'équipe impliquée dans les soins des patients concernés doivent être présents. Le processus peut nécessiter plus d'une conversation; plusieurs réunions peuvent être nécessaires pour s'assurer que tous les problèmes, préoccupations et questions d'un patient ou de sa famille sont pris en compte (Groupe de travail sur la divulgation, 2008, p. 16. Keatings et coll., 2006; Morath, 2006). La divulgation d'erreurs peut mener à des litiges. Cela dit, dans la pratique, les patients à qui l'on a divulgué les événements indésirables les concernant sont beaucoup moins susceptibles d'intenter des poursuites judiciaires. De plus, de nombreuses provinces et de nombreux territoires ont créé des exceptions législatives qui excluent que les renseignements sur l'assurance de la qualité et les rapports d'erreur soient admissibles comme éléments de preuve dans le cadre de litiges. Cette protection encourage une déclaration et une divulgation ouvertes des erreurs (Bélanger-Hardy et Quesnel, 2016).

Omettre de divulguer de façon complète les erreurs médicales revient à se priver de l'un des outils les plus efficaces pour améliorer les systèmes et la sécurité des patients, et entraîne inévitablement la répétition des mêmes erreurs (Encadré 10.2).

Les professionnels de la santé doivent aborder la question de la divulgation complète et ouverte des événements indésirables avec le même engagement et lui appliquer la même norme de pratique que celle appliquée à tout autre traitement ou décision. À défaut de cela, ils trahissent la confiance des patients, des familles et des autres professionnels de la santé. Les organismes de soins de santé doivent mettre en place des pratiques et des des processus pour reconnaître de façon uniforme et précise la survenance des événements indésirables. Il est essentiel que cette reconnaissance des événements indésirables soit inextricablement liée à une divulgation complète et ouverte. Simplement dit, c'est la bonne chose à faire.

ENCADRÉ 10.2
L'HISTOIRE DE CLAIRE LEWIS

Le 14 octobre 2001, trois jours après avoir subi une intervention chirurgicale pour enlever un craniopharyngiome, Claire Lewis, âgée de 11 ans, est décédée dans l'unité de soins intensifs (USI) d'un hôpital canadien. Le personnel de l'USI attribuait la raison de la mort subite de Claire à des complications postopératoires. La vraie raison n'aurait peut-être jamais été découverte si ce n'avait été du père, John Lewis, qui avait quant à lui la certitude que la mort de sa fille aurait pu être évitée.

Lorsque Claire est décédée, l'équipe de soins de santé qui s'était occupée d'elle pendant trois jours dans l'USI croyait que les soins les plus appropriés avaient été fournis. Cependant, même dans un cas où l'équipe aurait cru que de graves erreurs avaient été commises, le fait est qu'il n'y avait pas de système en place pour signaler les événements critiques comme cette erreur et alerter la haute direction de l'hôpital de telles choses.

Le père de Claire, John, était lui-même un infirmier autorisé travaillant à l'hôpital où sa fille est morte, et il était demeuré à son chevet pendant la majeure partie des trois jours après son opération. Il était présent quand elle est morte. Après la mort de Claire, il a examiné les dossiers médicaux et en est arrivé à une compréhension claire des erreurs qui avaient été commises, ainsi que des défaillances du système qui avaient contribué au décès évitable de sa fille.

Il a cependant fallu presque quatre mois avant que les hauts dirigeants de l'hôpital ne prennent conscience des problèmes entourant la mort de Claire. Devant le silence du personnel de l'hôpital après la mort de Claire, et le fait que le coroner n'avait pour son rapport rien trouvé de blâmable dans les soins qui avaient été fournis, le père en deuil s'est senti envahi par la colère. De façon bien compréhensible, la famille avait espéré que l'hôpital reconnaisse d'une manière ou d'une autre son rôle dans la mort de Claire. La divulgation des événements indésirables qui ont entraîné la morbidité et la mortalité est importante pour les familles concernées qui s'efforcent de surmonter leur chagrin.

Immédiatement après la mort de Claire, un examen initial des soins fournis a été effectué. Mené par des médecins et le personnel de gestion des risques, l'examen ne comportait

(Suite)

ENCADRÉ 10.2 *(Suite)*
L'HISTOIRE DE CLAIRE LEWIS

aucun des aspects critiques identifiés par le père de Claire. De plus, les conseillers juridiques de l'hôpital ont altéré le rapport qui a été envoyé à la famille. Ne venant lui apporter aucune réponse à ses nombreuses questions, le rapport n'a servi qu'à accroître la méfiance et la colère de la famille.

Suite à une rencontre avec l'hôpital environ quatre mois après la mort de Claire, la famille en a conçu un sentiment d'aliénation encore plus grand. Non seulement elle était contrariée par le rapport et par le fait que trop de personnes étaient présentes à la réunion, mais l'équipe rencontrée n'était pas préparée, et parmi les personnes présentes se trouvait même un médecin que la famille avait expressément demandé à ne pas voir à la réunion. Selon le père de Claire, « la réunion a été un désastre, parce que nous nous sommes retrouvés face à un front commun de cadres intermédiaires et d'un plein mur de personnes en sarrau blanc, tous unis d'une façon clairement conçue pour intimider deux parents dévastés et tenter de leur faire croire que la mort de Claire n'était due qu'à des complications survenues des suites de l'opération ». Naturellement, la famille s'est sentie offensée par les efforts apparemment peu sincères de l'hôpital pour répondre à ses préoccupations.

Un deuxième examen mené plus tard a permis de faire la lumière sur les erreurs commises dans le cadre des soins fournis à Claire. Cependant, le débat sur ce qui devait être divulgué s'est poursuivi. L'équipe de direction et les conseillers juridiques divergeaient au niveau de leurs points de vue et préoccupations. En fin de compte, une fois que la question de la divulgation a été posée aux hauts dirigeants de l'hôpital, ceux-ci ont rapidement décidé qu'il y aurait divulgation complète.

L'examen des soins fournis à Claire dans l'USI, la reconnaissance des erreurs commises et la divulgation complète de ces erreurs ont amené les personnes impliquées à entamer un processus ayant débouché sur 19 recommandations de changements visant à résoudre les problèmes au niveau du système et des compétences.

Une lettre a été envoyée à la famille, accompagnée des conclusions du deuxième examen et de la liste des recommandations de changements à l'hôpital. La famille, cependant, avait été si profondément blessée par le fait que l'hôpital n'ait pas fait cette divulgation plus tôt, et par l'échec de la précédente tentative de dialogue, qu'elle a refusé de rencontrer les dirigeants de l'hôpital. Malgré ce refus, les hauts dirigeants ont persisté à maintenir le contact avec la famille et ont continué à offrir à la famille de se rencontrer à nouveau pour discuter ouvertement.

Ce n'est que près de trois ans après la mort de Claire que la famille a finalement eu le cœur d'accepter l'invitation de l'hôpital et de collaborer avec lui dans un effort qui permettrait à tout le monde de guérir de cette épreuve et de continuer à avancer. Selon le père de Claire, « la divulgation de l'hôpital a entraîné à sa suite des avantages imprévus et inimaginables pour notre famille, pour l'hôpital, pour les médecins et pour les membres du personnel infirmier ». Le silence qui avait suivi la mort de Claire avait été perçu par la famille comme une dissimulation à son endroit et l'avait même amenée à croire qu'il se cachait derrière cela une certaine intention de la léser. « Les excuses ont fait que ce sentiment horrible s'est évaporé, et a peu à peu ouvert la porte à un dialogue constructif entre la famille et le personnel de l'hôpital » (Keatings et coll., 2006, p. 1085).

Les personnes endeuillées ont besoin de trouver un sens dans le décès apparemment insensé de leurs proches, mais lorsque des erreurs médicales se produisent, il y a beaucoup de victimes. Un certain nombre des membres du personnel qui s'étaient occupés de Claire ont été profondément touchés par son décès, ainsi que par l'examen et le processus de divulgation subséquent. La divulgation a non seulement donné au personnel, ainsi qu'à la famille, l'occasion de « donner un sens » à la mort de Claire, de commencer à guérir de cette épreuve et d'aller de l'avant, mais aussi de faire partie du processus de changement qui améliorerait la sécurité des patients.

PLUS D'UNE VICTIME

Ce ne sont pas que Claire et sa famille qui ont subi les conséquences associées à sa mort; des membres du personnel infirmier et des médecins ont également été affectés, autant personnellement que professionnellement. Tout au long de cette triste affaire, deux des infirmières de Claire ont réitéré leur désir de rencontrer sa famille. Elles voulaient avoir l'occasion de s'excuser pour ce qu'elles avaient pu faire, ou oublié de faire, qui avait pu contribuer à la mort de Claire, et de reconnaître personnellement la perte et le chagrin de la famille. Leurs conseillers juridiques, de leur côté, les mettaient en garde contre cela. Lorsqu'elles ont rencontré la famille, elles l'ont fait de leur propre chef et en dépit des conseils juridiques les enjoignant à ne pas le faire.

Lorsque John, le père de Claire, a rencontré les deux infirmières, il était accompagné de sa fille aînée Jessie, qui n'avait pas encore une compréhension claire de ce qui était arrivé à sa sœur le jour de sa mort. Au cours de cette réunion, elle a pris conscience de la complexité des facteurs qui avaient conduit à la mort de Claire. Elle et John en sont venus à comprendre la douleur et le chagrin vécus par ces infirmières. Celles-ci ont simplement dit à quel point elles étaient désolées à John et à Jessie, et ceux-ci, ne ressentant aucun besoin de réclamer des explications supplémentaires, les ont serrées dans leurs bras (Keatings et coll., 2006). Grâce à la divulgation et au pardon, ces professionnelles ont pu ensuite poursuivre leur carrière, qui s'en est trouvée renforcée par cette expérience.

Hicock, L. et Lewis, J. (2004). *Beware the grieving warrior: A child's preventable death, a father's fight for justice.* ECW Press; Keatings, M., Martin, M., McCallum, A., et autres (2006). Medical errors: Understanding the parent's perspective. *Pediatric Clinics of North America, 53*(6), pp. 1079 à 1089.

RÉSUMÉ

Ce chapitre a abordé les droits et les responsabilités des patients au sein du système de soins de santé, ainsi que les obligations qu'ont les professionnels de la santé de veiller à ce que les droits des patients soient respectés. Les obligations d'un professionnel de la santé de respecter les droits des patients ne sont pas toujours claires, et peuvent en fait même entrer en conflit avec des obligations égales de respecter les droits d'autres personnes. Ces droits et obligations découlent des théories et principes éthiques décrits dans les chapitres précédents.

Les membres du personnel infirmier sont tenus de veiller à ce que les droits des patients soient respectés et protégés. Les pressions exercées par la diminution des ressources, les lourdes charges de travail et d'autres facteurs dans les milieux de soins de santé d'aujourd'hui peuvent parfois faire obstacle au respect même des droits fondamentaux des patients, comme ceux à la vie privée et à la dignité. Qu'à cela ne tienne, les membres du personnel infirmier doivent toujours demeurer conscients de leur devoir et de leur obligation de garantir les droits des patients, et spécialement de ceux qui sont les plus vulnérables, tout en s'assurant qu'ils sont eux-mêmes traités avec respect. Plus important encore, dans l'environnement complexe des soins de santé d'aujourd'hui, les professionnels de la santé ont la responsabilité d'assurer la sécurité des patients et le devoir de les informer lorsque des erreurs ont été commises. Les codes d'éthique professionnelle et les déclarations des droits des patients aident à garantir que les patients sont informés de leurs droits et des obligations des membres du personnel infirmier de les protéger.

PENSÉE CRITIQUE

Les scénarios de cas suivants sont présentés à des fins de réflexion, de discussion et d'analyse supplémentaires.

Points de discussion

1. Votre milieu de travail ou les milieux où vous avez effectué des stages cliniques comportent-ils une déclaration des droits et des responsabilités? Comment cette déclaration est-elle communiquée? Croyez-vous qu'il est de la responsabilité des membres du personnel infirmier de s'assurer que les patients connaissent leurs droits?

2. Pouvez-vous penser à des situations dans lesquelles les droits dont il est question dans le présent chapitre pourraient entrer en conflit avec les droits de votre établissement? De membres du personnel infirmier? D'autres patients et familles? Que peut-on faire pour équilibrer ces droits?

3. Les heures de visite dans votre établissement favorisent-elles le respect des droits des patients? Quels processus sont en place pour soutenir les familles des personnes en phase terminale ou gravement malades?

4. Quelles procédures et politiques doivent être en place pour prévenir les cas de harcèlement sexuel contre des patients par le personnel?

SCÉNARIO DE CAS 10.4

INTERVENIR OU NE PAS INTERVENIR?

M. B., une infirmière autorisée, rend visite à un proche, qui est résident dans un établissement de soins de longue durée. En entendant quelqu'un parler à très forte voix dans la pièce voisine, M. B. va voir ce qui se passe et voit une infirmière en train de crier contre un résident qui ne coopérait pas lorsqu'elle essayait de le retourner. Après avoir vu l'infirmière repartir avec un air manifestement frustré, M. B. entre dans la pièce pour voir si le résident va bien.

Le résident est âgé de 60 ans et est atteint du syndrome de Guillain-Barré. Il souffre d'une paralysie totale dans les membres inférieurs et il ne lui reste qu'une fonction minimale dans le haut du corps. Le résident révèle que « tout va bien » et que le mieux est de ne pas parler de cet incident à qui que ce soit, puis ajoute : « C'est plus facile de cette façon. Je dépends totalement du personnel ici, et l'infirmière ne m'a pas fait de mal, elle est tout simplement surchargée de travail ».

(Suite)

SCÉNARIO DE CAS 10.4 *(Suite)*

Questions

1. Y a-t-il violation des normes éthiques ou juridiques dans ce scénario?
2. Y a-t-il un risque de responsabilité civile ou pénale?
3. Quels sont les droits du résident dans cette situation? Y a-t-il différents droits en conflit ici?

4. En tant qu'infirmière, M. B. a-t-elle une obligation dans cette situation, même si elle n'est pas une employée de cet établissement?
5. Quelles mesures recommanderiez-vous?

SCÉNARIO DE CAS 10.5

ACCÈS ET DIVULGATION

K. K. est infirmière autorisée au service des urgences d'un hôpital communautaire local. Un soir, un voisin se présente, souffrant d'une douleur abdominale d'origine inconnue, et est admis à l'unité chirurgicale.

Quelques jours plus tard, K. K. se fait demander comment il va par un autre voisin. K. K. accède au dossier électronique du voisin malade et découvre que celui-ci n'a pas été informé d'un diagnostic de cancer du foie avancé. Le chirurgien traitant est bien connu pour avoir une approche paternaliste. K. K. reconnaît que ces renseignements ne devraient pas être communiqués à qui que ce soit d'autre, mais elle craint que ce voisin ne soit tenu dans l'ignorance.

Questions

1. Y a-t-il violation des normes éthiques ou juridiques dans ce scénario?
2. Y a-t-il un risque de responsabilité civile ou pénale?
3. En tant qu'employée de l'hôpital, K. K. avait-elle le droit d'accéder à ce dossier?
4. Que devrait stipuler la politique d'un hôpital en ce qui concerne l'accès des employés aux dossiers de santé?
5. À quel dilemme K. K. se trouve-t-elle maintenant confrontée, et comment peut-il être résolu?

RÉFÉRENCES

Lois

Loi canadienne sur la santé, L.R.C. 1985, c. C-6.

Charte canadienne des droits et libertés, Partie I de la *Loi constitutionnelle*, 1982, Annexe B de la Loi de 1982 sur le Canada (R.-U.), 1982, c. 11.

Loi canadienne sur les droits de la personne, L.R.C. (1985), c. H-6.

Loi sur les services à l'enfance, à la jeunesse et à la famille, 2017, L.O. 2017, chap. 14, Annexe 1 (Ontario).

Loi sur le mariage civil, L.C. 2005, ch. 33 (Canada).

Loi constitutionnelle, 1982, Annexe B de la *Loi sur le Canada* (R.-U.), 1982, c. 11.

Code criminel, L.R.C. 1985, c. C-46 (Canada).

Loi sur l'excellence des soins pour tous, 2010, L.O. 2010, chap. 14, (Ontario).

Loi de 1997 sur l'extension des services infirmiers à l'intention des patients, L.O. 1997, chap. 9 (Ontario).

Freedom of Information and Protection of Privacy Act, R.S.A. 2000, c. F-25 (Alberta).

Loi de 1996 sur le consentement aux soins de santé, L.O. 1996, chap. 2, annexe A (Ontario).

Loi sur les directives et les subrogés en matière de soins de santé, S.S. 1997, c. H-0,0001 (Saskatchewan).

Health Information Act, R.S.A. 2000, c. H-5 (Alberta).

Health Information Protection Act, S.S. 1999, c. H-0,021 (Saskatchewan).

Loi sur les foyers de soins de longue durée, 2007, L.O. 2007, chap. 8 (Ontario).

Mental Health Act, R.S.B.C. 1996, c. 288 (Colombie-Britannique).

Loi sur la santé mentale, L.R.O. 1990, chap. M.7 (Ontario).

Loi sur la santé mentale, L.R.Y. 2002, c. 150 (Yukon)

Mental Health Care and Treatment Act, S.N.L. 2006, c. M-9.1 Terre-Neuve-et-Labrador)

Loi de 1991 sur les infirmières et infirmiers, L.O. 1991, chap. 32 (Ontario).

Patient Safety Act, S.N.L. 2001, c. P-3.01, (Terre-Neuve-et-Labrador)

Loi sur les renseignements médicaux personnels, C.P.L.M., c. P-33,5 (Manitoba).

Personal Health Information Act, S.N.L. 2008, c. P-7.01 (Terre-Neuve-et-Labrador)

Loi de 2004 sur la protection des renseignements personnels sur la santé, L.O. 2004, chap. 3, annexe A (Ontario).

Personal Information Protection Act, S.B.C., 2003, c. 63 (Colombie-Britannique).

Loi sur la protection des renseignements personnels et les documents électroniques, L.C. 2000, ch. 5 (Canada).

Loi de 1991 sur les professions de la santé réglementées, L.O. 1991, chap. 18 (Ontario).

Loi sur les maisons de retraite, 2010, L.O. 2010, chap. 11 (Ontario).

Loi de 1992 sur la prise de décisions au nom d'autrui, L.O. 1992, chap. 30 (Ontario).

Jurisprudence

A.C. c. Manitoba (Directeur des services à l'enfance et à la famille) [2009] CSC 30 (CanLII).

B. (R.) c. Société d'aide à l'enfance de la région métropolitaine de Toronto [1995] CSC 115 (CanLII).

Ordre des infirmières et infirmiers de l'Ontario c. Brutzki [2016] CanLII 104252 (OIIO, ON). http://canlii.ca/t/h3s7v

Ordre des infirmières et infirmiers de l'Ontario c. Cruz [2017] CanLII 49268 (OIIO, ON), https://canlii.ca/t/h546j

Ordre des infirmières et infirmiers de l'Ontario c. Leclair [2011] CanLII 100585 (OIIO, ON).

Danilova c. Nikityuk [2017] ONSC 4016 (CanLII). http://canlii.ca/t/h4k55

Hamilton Health Sciences Corp. c. D.H. [2014] ONCJ 603 (CanLII).

Hamilton Health Sciences Corp. c. D.H. [2015] ONCJ 229 (CanLII).

Hopkins et coll. c. Kay et coll. [2015] ONCA 112 (CanLII).

MacLaren c. Colombie-Britannique (Procureur général) [2018] BCSC 1753 (CanLII).

McCorkell c. Directeur de l'Hôpital Riverview [1993] CanLII 1200 (CS, C.-B.). http://canlii.ca/t/1dk2g

Centre de santé de North Bay c. Association des infirmières et infirmiers de l'Ontario [2012] CanLII 97626 (LA, ON).

Succession Pittman (Pittman Estate) c. Bain [1994] CanLII 7489 (CS, ON). http://canlii.ca/t/1wc23

Strom c. Saskatchewan Registered Nurses' Association [2018] SKQB 110 (CanLII).

Strom c. Saskatchewan Registered Nurses' Association [2020] SKCA 112 (CanLII)

Timmins et District Hospital c. Association des infirmières et infirmiers de l'Ontario (Peever) [2011] 208 LAC (4d) 43.

Vancouver Coastal Health Authority c. Health Sciences Association of British Columbia [2014] CanLII 15539 (LA, C.-B.).

Textes et articles

Acierno, R., Hernandez, M. A., Amstadter, A. B., et coll. (2010). Prevalence of and correlates of emotional, physical, sexual, and financial abuse and potential neglect in the United States : The National Elder Mistreatment Study. American Journal of Public Health, 100, 292-297.

Akhtar-Danesh, N., Baumann, A., Crea-Arsenio, M., et coll. (2022). COVID-19 excess mortality among long-term care residents in Ontario, Canada. PLoS One, 17, 0262807.

Andrews, M. M., et Boyle, J. S. (2002). Transcultural concepts in nursing care. Journal of Transcultural Nursing, 13(3), 178-180.

Arnold, O. F., et Bruce, A. (2006). Nursing practice with Aboriginal communities : Expanding worldviews. Nursing Science Quarterly, 18(3), 259-263.

Association canadienne pour la santé mentale – Division de la Colombie-Britannique. (2017). Policy perspective: Charter challenge of the BC Mental Health Act – Involuntary treatment (Section 31). https://cmha.bc.ca/documents/policy-perspective-charter-challenge-of-the-bc-mental-health-act-involuntary-treatment-section-31/

Association des infirmières et infirmiers du Canada. (2017). Code de déontologie des infirmières et infirmiers autorisés

Association des infirmières et infirmiers du Canada. (1er octobre 2020). Messages clés sur la COVID-19 et les soins de longue durée de l'AIIC. https://hl-prod-ca-oc-download.s3-ca-central-1.amazonaws.com/CNA/66561cd1-45c8-41be-92f6-e34b74e5ef99/UploadedImages/documents/Covid-19_Key-Messages-on-Long-Term-Care_f.pdf

Bahji, A., et Delva, N. (2021). Making a case for the inclusion of refractory and severe mental illness as a sole criterion for Canadians requesting Medical Assistance in Dying (MAiD) : A review. Journal of Medical Ethics, 48(11), 929-934.

Baker, G. R. (2014). An opportunity for reflection. Healthcare Quarterly, 17, 1.

Baker, G. R., Norton, P. G., Flintoft, V., et coll. (2004). The Canadian adverse events study : The incidence of adverse events among hospital patients in Canada. Canadian Medical Association Journal, 170(11), 1678-1686.

Bayer, T., Tadd, W., et Krajcik, S. (2005). Dignity : The voice of older people. Quality in Ageing and Older Adults, 6(1), 22-29.

BC Emergency Health Services. (s.d.). No cardiopulmonary resuscitation – Medical order. https://www2.gov.bc.ca/assets/gov/health/forms/302fil.pdf

Beagan, B. L. (2018). Chapter 6 – A critique of cultural competence : Assumptions, limitations, and alternatives. In Frisby, C., et O'Donohue, W. (Eds.), Cultural competence in applied psychology : An evaluation of current status and future directions (pp. 123-138). Springer.

Bélanger-Hardy, L., et Quesnel, C. (2016). Patient safety incidents and protection of quality assurance activities : Legislative and jurisprudential responses in Canada. Revue de droit et santé de McGill, 9(1), 69.

Berwick, D. M. (2002). A user's manual for the IOM's "Quality Chasm" report. Health Affairs, 21(3), 80-90.

Bethell, J., Puts, M. T. E., Sattar, S., et coll. (2019). The Canadian frailty priority setting partnership : Priorities for older adults living with frailty. Canadian Geriatric Journal, 22(1), 22-33.

Biljon, H., Niekerk, L., Margot-Cattin, I., et coll. (2022). The health equity characteristics of research exploring the unmet community mobility needs of older adults : A scoping review. BMC Geriatrics, 22, 808.

Borden Ladner Gervais. (2015). Mise à jour : Recent case regarding parent refusing chemotherapy for First Nation child in favour of traditional medicine : What are the implications for health care providers?http://blg.com/en/News-And-Publications/Documents/Publication_4105.pdf

Borden Ladner Gervais. (2018). In Nurse disciplined for unprofessional posts on social media loses appeal. Mondaq https://www.mondaq.com/canada/healthcare/706338/nurse-disciplined-for-unprofessional-posts-on-social-media-loses-appeal.

Boyer, Y. (2017). Healing racism in Canadian health care. JAMC (CMAJ), 189(46), E1408-E1409.

Boyer, Y., et Bartlett, J. (2017). Tubal ligation in the Saskatoon health region : The lived experience of Aboriginal women. https://www.saskatoonhealthregion.ca/DocumentsInternal/Tubal_Ligation_intheSaskatoonHealthRegion_the_Lived_Experience_of_Aboriginal_Women_BoyerandBartlett_July_22_2017.pdf

British Columbia College of Nurses and Midwives. (2022). Social media scenarios. https://www.bccnm.ca/RPN/learning/socialmedia/Pages/Social_media_scenarios.aspx

Calnan, M., Woolhead, G., Dieppe, P., et coll. (2005). Views on dignity in providing health care for older people. Nursing Times, 101(33), 38-41.

CBC.ca (2001) Natives Speak Out : Native people air long-held grievances at the Berger Commission. Canada – A peoples history https://www.cbc.ca/history/EPISCONTENTSE1EP17CH2PA1LE.html

CBC. (2022). *This long-term care home radically changed the way it operates. Residents say it's working.* https://www.cbc.ca/news/canada/toronto/long-term-care-resident-centred-1.6659458

Chartrand, L. N., Logan, T. E., Et Daniels, J. D. (2006). *Histoire et expériences des Métis et les pensionnats au Canada.* La Fondation autochtone de guérison.

Chu, C. H., Yee, A. V., et Stamatopoulos, V. (2022). "It's the worst thing I've ever been put through in my life" : The trauma experienced by essential family caregivers of loved ones in long-term care during the COVID-19 pandemic in Canada. *International Journal of Qualitative Studies on Health and Well-Being, 17*(1), 2075532.

Chun, J., et Gallagher-Louisy, C. (2018). In *Aperçu des lois sur les droits de la personne des provinces et territoires du Canada.* Centre canadien pour la diversité et l'inclusion. https://ccdi.ca/media/1415/20171102-publications-overview-of-hr-codes-by-province-final-fr.pdf.

Cohen-Mansfield, J. (2001). Nonpharmacologic interventions for inappropriate behaviors in dementia : A review, summary, and critique. *American Journal of Geriatric Psychiatry, 9*(4), 361-381.

Ordre des infirmières et infirmiers de l'Ontario. (2017). *Norme d'exercice : Moyens de contention.* Pub. no 41043.

Cooper, C., Selwood, A., et Livingston, G. (2008). The prevalence of elder abuse and neglect : A systematic review. *Age Ageing, 37,* 151-160.

Corrigan, J. M. (2005). Crossing the quality chasm. In Reid, P. P., Compton, W. D., et Grossman, J. H. (Eds.), *Building a better delivery system : A new engineering/health care partnership.* National Academies Press.

Coward, H., et Sidhu, T. (2000). Bioethics for clinicians : 19. Hinduism and Sikhism. *Journal de l'Association médicale canadienne (JAMC-CMAJ), 163*(9), 1167-1170.

Commission ontarienne des droits de la personne. (s.d.-a). *L'âgisme et la discrimination fondée sur l'âge (fiche).* https://www.ohrc.on.ca/fr/l%C3%A2gisme-et-la-discrimination-fond%C3%A9e-sur-l%C3%A2ge-fiche

Commission ontarienne des droits de la personne. (s.d.-b). *Identité sexuelle et expression de l'identité sexuelle.* https://www.ohrc.on.ca/fr/politique-sur-la-pr%C3%A9vention-de-la-discrimination-fond%C3%A9e-sur-l%E2%80%99identit%C3%A9-sexuelle-et-l%E2%80%99expression-de-l/3-identit%C3%A9-sexuelle-et-expression-de-l%E2%80%99identit%C3%A9-sexuelle

Comité directeur national sur la sécurité des patients. (2002). *Accroître la sécurité du système : Une stratégie intégrée pour améliorer la sécurité des patients dans le système de santé canadien.* https://era.library.ualberta.ca/items/eda9644a-1f91-4ec9-880a-7b69c651bf0c/view/1ac0d598-6615-4086-9e8f-c6c439b20b47/building_a_safer_system_f.pdf

Commission de vérité et réconciliation du Canada. (2015). *Honorer la vérité, réconcilier pour l'avenir : Sommaire du rapport final de la Commission de vérité et réconciliation du Canada.* https://publications.gc.ca/collections/collection_2016/trc/IR4-7-2015-fra.pdf

Comité sénatorial permanent des droits de la personne. (2022) *Les cicatrices que nous portons : La stérilisation forcée et contrainte de personnes au Canada — Partie II.* https://sencanada.ca/content/sen/committee/441/RIDR/reports/2022-07-14_ForcedSterilization_F.pdf

Cour provinciale du Manitoba. (2015). *In the matter of The Fatality Inquiries Act, C.C.S.M. c. F52 and in the matter of an inquest into the death of Heather Dawn Brenan.* https://www.manitobacourts.mb.ca/site/assets/files/1051/heather_brenan_inquest_report_-_december_22_2015_wiebe.pdf

Curtis, E., Jones, R., Tipene-Leach, D., et coll. (2019). Why cultural safety rather than cultural competency is required to achieve health equity : A literature review and recommended definition. *International Journal for Equity in Health, 18*(174), 1-17.

de Jonge, V., Sint Nicolaas, J., van Leerdam, M. E., et coll. (2011). Overview of the quality assurance movement in health care. *Best Practice & Research Clinical Gastroenterology, 25*(3), 337-347.

Direction des services de santé d'urgence, Ministère de la Santé et des Soins de longue durée de l'Ontario. (2007). *Training bulletin : Do not resuscitate (DNR) standard.* https://www.health.gov.on.ca/en/pro/programs/emergency_health/docs/ehs_training_blltn108_en.pdf

Direction des services de santé d'urgence, Ministère de la Santé et des Soins de longue durée de l'Ontario. (2017). *Basic life support patient care standards.* Version 3.0.1.

Dupuis, S. L., et Luh, J. (2005). Understanding responsive behaviours : The importance of correctly perceiving triggers that precipitate residents' responsive behaviours. *Canadian Nursing Home, 16*(1), 29-34.

End of Life Planning Canada. (2016). *Advance care planning kit, édition de la Nouvelle-Écosse.* https://elplanning.ca/wp-content/uploads/2016/03/acp_nova-scotia-ap29.pdf

Encyclopédie, T. (2020). Commission Berger. Dans *L'Encyclopédie canadienne.* https://www.thecanadianencyclopedia.ca/fr/article/commission-berger

Echenberg, H., et Kirkby, C. (2012). In *Résumé législatif du projet de loi C-36 : Loi modifiant le Code criminel (maltraitance des aînés).* Service d'information et de recherche parlementaires, Bibliothèque du Parlement.

Forces armées canadiennes, Force opérationnelle interarmées de la 4e Division du Canada (Centre). (2020). *Operation LASER – JTFC observations in long term care facilities in Ontario.* https://www.macleans.ca/wp-content/uploads/2020/05/JTFC-Observations-in-LTCF-in-ON.pdf

Foerschner, A. M. (2010). The history of mental illness : From skull drills to happy pills. *Inquiries Journal/Student Pulse, 2*(9), 1-4. http://www.inquiriesjournal.com/articles/1673/the-history-of-mental-illness-from-skull-drills-to-happy-pills.

Fryer, S., et Leblanc-Laurendeau, O. (2019). In *Comprendre la compétence fédérale et les Premières Nations : Étude générale.* Bibliothèque du Parlement : Parlement du Canada. https://lop.parl.ca/sites/PublicWebsite/default/fr_CA/ResearchPublications/201951E.

Fulmer, T., Patel, P., Levy, N., et coll. (2020). Moving toward a global age-friendly ecosystem. *Journal of the American Geriatrics Society, 68*(9), 1936-1940.

Groupe de travail sur la divulgation. (2008). *Lignes directrices canadiennes en matière de divulgation.* Institut canadien pour la sécurité des patients. http://www.patientsafetyinstitute.ca/disclosure.html

Galik, E. M., Resnick, B., et Pretzer-Aboff, I. (2009.). "Knowing what makes them tick" : Motivating cognitively impaired older adults to participate in restorative care. *International Journal of Nursing Practice, 15*(1), 48-55.

Gallant, N. L., Hardy, M., Beogo, I., et coll. (2022). Improving family presence in long-term care during the COVID-19 pandemic [Special issue]. *Healthcare Quarterly, 25,* 34-40.

Geddes, G. (2017). In *Medicine unbundled : A journey through the minefields of Indigenous health care.* Heritage House.

Glassdam, S., Sandberg, H., Stjernswärd, S., et coll. (2022). Nurses' use of social media during the COVID-19 pandemic—A scoping review. *PLoS One, 17*(2), e0263502.

Gouvernement du Canada. (s.d.). *Les Autochtones et leurs communautés : Premières Nations au Canada.* https://www.rcaanc-cirnac.gc.ca/fra/1100100013785/1529102490303

Gouvernement du Canada. (2012). *Les mauvais traitements envers les aînés : il est temps d'ouvrir les yeux.* https://www.canada.ca/fr/sante-publique/services/promotion-sante/arretons-violence-familiale/ressources-prevention/ressources-prevention-personnes-agees/mauvais-traitements-envers-aines.html

Gouvernement du Canada. (2021). *Convention de règlement relative aux pensionnats indiens.* https://www.rcaanc-cirnac.gc.ca/fra/1100100015576/1571581687074

Gouvernement du Canada. (2023). *Soins de santé pour les Autochtones au Canada.* https://www.sac-isc.gc.ca/fra/1626810177053/1626810219482

Haddock, J. (1996). Towards further clarification of the concept "dignity". *Journal of Advanced Nursing, 24*(5), 924-931.

Hardcastle, L. (2017). Legal mechanisms to improve quality of care in Canadian hospitals. *Alberta Law Review, 54*(3), 681. https://albertalawreview.com/index.php/ALR/article/view/777/770.

Hein, L. C., et Levitt, N. (2014). Caring for transgender patients. *Nursing Made Incredibly Easy! 12*(6), 28-36.

Hicks, T. (2017). *Social media's role in privacy breaches : Educate your medical employees on social media HIPAA.* https://www.verywellhealth.com/social-medias-role-in-privacy-breaches-2317518

Hicock, L., et Lewis, J. (2004). In *Beware the grieving warrior : A child's preventable death, a father's fight for justice.* ECW Press.

Hofmann, H., Schorro, E., Haastert, B., et coll. (2015). Use of physical restraints in nursing homes : A multicentre cross-sectional study. *BMC Geriatrics, 15*(1), 129.

Institut canadien d'information sur la santé. (2020). *La pandémie dans le secteur des soins de longue durée – Où se situe le Canada par rapport aux autres pays?* https://www.cihi.ca/sites/default/files/document/covid-19-rapid-response-long-term-care-snapshot-fr.pdf

Institut canadien d'information sur la santé, et Institut canadien pour la sécurité des patients. (2016). Mesure des préjudices subis par les patients dans les hôpitaux canadiens. Section « Que faire pour améliorer la sécurité des patients? » Rédigé par Chan, B., et Cochrane, D. Institut canadien d'information sur la santé.

Institut canadien pour la sécurité des patients. (2016). *À propos de l'ICSP.* https://www.patientsafetyinstitute.ca/fr/about/Pages/default.aspx

Indigenous Corporate Training. (2017). *A brief look at Indian hospitals in Canada.* https://www.ictinc.ca/blog/a-brief-look-at-indian-hospitals-in-canada-0

Institute of Medicine (US) Committee on Quality of Health Care in America. (2000). In *To err is human : Building a safer health system.* National Academies Press https://www.ncbi.nlm.nih.gov/books/NBK225182/. doi:10.17226/9728.

International Nurse Regulator Collaborative. (2017). *Social media use : Common expectations for nurses.* https://inrc.com/Social+Media+Use+Common+Expectations+for+Nurses.page

Johnston, P., Keatings, M., et Monk, A. (2022). Experiences of essential care partners during the COVID-19 pandemic [Special issue]. *Healthcare Quarterly, 25,* 41-47.

Jones, A. (2022). Variations in long-term care home resident hospitalizations before and during the COVID-19 pandemic in Ontario. *PLoS One, 17,* e0264240.

Keatings, M., Martin, M., McCallum, A., et coll. (2006). Medical errors : Understanding the parent's perspective. *Pediatric Clinics of North America, 53*(6), 1079-1089.

King, T. (2012). In *The inconvenient Indian.* Anchor Canada.

Kon, A. A., Shepard, E. K., Sederstrom, N. O., et coll. (2016). Defining futile and potentially inappropriate interventions : A policy statement from the Society of Critical Care Medicine Ethics Committee. *Critical Care Medicine, 44*(9), 1769-1774.

Konder, R. M., et Christie, T. (2019). Medical Assistance in Dying (MAiD) in Canada : A critical analysis of the exclusion of vulnerable populations. *Healthcare Policy, 15*(2), 28-38.

La Presse canadienne. (9 mars 2023). "Historic" $2.8B class-action Indigenous court settlement approved. *CBC News.* https://www.cbc.ca/news/canada/british-columbia/indigenous-class-action-settlement-approved-1.6774186

Lambda Legal. (2013). *Creating equal access to quality health care for transgender patients : Transgender-affirming hospital policies.* http://www.lambdalegal.org/publications/fs_transgender-affirming-hospital-policies

Lancaster, J. (2017, 6 octobre). Seeing red : How did a mild-mannered nurse from small-town Ontario become one of Canada's worst serial killers? *CBC News* https://www.cbc.ca/news2/interactives/sh/TBk79oWhpi/elizabeth-wettlaufer-nurse-senior-deaths/.

LaSala, C. A. (2009). Moral accountability and integrity in nursing practice. *Nursing Clinics of North America, 44*(4), 423-434.

Lawrence, B. (2016). Esclavage des Autochtones au Canada. Dans *Historica Canada.* https://www.thecanadianencyclopedia.ca/fr/article/slavery-of-indigenous-people-in-canada

Luce, J. M. (1995). Physicians do not have a responsibility to provide futile or unreasonable care if a patient or family insists [Special article]. *Critical Care Medicine, 23*(4), 760-766.

Lux, M. K. (2016). In *Separate beds : A history of Indian hospitals in Canada, 1920s–1980s.* University of Toronto Press.

Maggio, M., Colizzi, E., Fisichella, A., et coll. (2013). Stress hormones, sleep deprivation and cognition in older adults. *Maturitas, 76*(1), 22-44.

Marsh, J. (2023). Projet de la baie James. Dans *L'Encyclopédie canadienne.* https://www.thecanadianencyclopedia.ca/fr/article/projet-de-la-baie-james

McGaffigan, P. (2019). In *Why Florence Nightingale's improvement lessons still matter today.* Institute for Health Care Improvement http://www.ihi.org/communities/blogs/why-florence-nightingales-improvement-lessons-still-matter-today.

McGilton, K. S. (2004). Relating well to persons with dementia : A variable influencing staffing and quality of care outcomes. *Alzheimer's Care Today, 5*(1), 71-80.

McGilton, K. S., Vellani, S., Yeung, L., et coll. (2018). Identifying and understanding the health and social care needs of older adults with multiple chronic conditions and their caregivers : A scoping review. *BMC Geriatrics, 18*(1), 231.

Missildine, K., Bergstrom, N., Meininger, J., et coll. (2010). Sleep in hospitalized elders : A pilot study. *Geriatric Nursing, 31*(4), 263-271.

Ministère de la Santé de la Colombie-Britannique. (2005). *Guide to the Mental Health Act.* http://www.health.gov.bc.ca/library/publications/year/2005/MentalHealthGuide.pdf

Möhler, R., et Meyer, G. (2014). Attitudes of nurses towards the use of physical restraints in geriatric care : A systematic review of qualitative and quantitative studies. *International Journal of Nursing Studies, 51*(2), 274-288.

Möhler, R., Richter, T., Köpke, S., et coll. (2012). Interventions for preventing and reducing the use of physical restraints in long-term geriatric care – A Cochrane review. *Journal of Clinical Nursing, 21*(21-22), 3070-3081.

Morath, J. M. (2006). Patient safety : A view from the top. *Pediatric Clinics, 53*(6), 1053-1065.

Ngai, E. W. T., Tao, S. S. C., et Moon, K. K. L. (2015). Social media research : Theories, constructs, and conceptual frameworks. *International Journal of Information Management, 35*(1), 33-44.

O'Leary, L., Erikainen, S., Peltonen, L. M., et coll. (2022). Exploring nurses' online perspectives and social networks during a global pandemic COVID-19. *Public Health Nursing, 39*, 586-600.

Ministère du Procureur général de l'Ontario. (2018). *Protection de l'enfance.* https://www.attorneygeneral.jus.gov.on.ca/english/family/divorce/child_protection/

Musée canadien pour les droits de la personne. (2023). *La Doctrine de la découverte. (Histoire écrite par Travis Tomchuch).* https://droitsdelapersonne.ca/histoire/la-doctrine-de-la-decouverte

Nations Unies. (s.d.). *Questions thématiques : Droits humains.* https://www.un.org/fr/global-issues/human-rights

Nations Unies. (1948). *Déclaration universelle des droits de l'homme.* https://www.ohchr.org/sites/default/files/UDHR/Documents/UDHR_Translations/frn.pdf

Nations Unies. (2006). *Convention relative aux droits des personnes handicapées.* https://www.ohchr.org/fr/instruments-mechanisms/instruments/convention-rights-persons-disabilities

Nations Unies. (2015). *Transformer notre monde : le Programme de développement durable à l'horizon 2030.* https://www.bing.com/search?form=MOZLBR&pc=MOZD&q=+United+Nations%2C+Transforming+our+world%3A+the+2030+agenda+for+sustainable+development+

Organisation mondiale de la Santé. (2018). In *Le réseau mondial pour des villes et communautés amies des aînés – Rétrospective des 10 dernières années, et perspective de la prochaine décennie.* Organisation mondiale de la Santé.

Rankin, D. (2004). *Disclosure of harm : Good medical practice.* Medical Council of New Zealand. http://www.menz.org.nz/portals/1/guidance/disclosure_of_harm

Régie de la santé des Premières Nations. [2022]. *Sécurisation culturelle et humilité.* https://www.fnha.ca/wellness/wellness-and-the-first-nations-health-authority/cultural-safety-and-humility

Re Heather Dawn Brenan (Inquest) Man. Prov. Ct., 22 décembre 2015.

Reason, J. (2000). Human error : Models and management. *BMJ, 320*(7237), 768-770.

Rousseau, S., Turner, S., Chochinov, H. M., et coll. (2017). A national survey of Canadian psychiatrists' attitudes toward medical assistance in death. *Revue canadienne de psychiatrie, 62*(11), 787-794.

Services aux Autochtones Canada. (2022). *Services aux Autochtones Canada versera 125 millions de dollars de financement en santé publique directement aux communautés des Premières Nations.* https://www.canada.ca/fr/services-autochtones-canada/nouvelles/2022/01/services-aux-autochtones-canada-versera-125millions-de-dollars-de-financement-en-sante-publique-directement-aux-communautes-des-premieres-nations.html

Stanford Encyclopedia of Philosophy. (2014). *Feminist perspectives on trans issues.* https://plato.stanford.edu/entries/feminism-trans/#Con

Stratton, D., et Tadd, W. (2005). Dignity and older people: The voice of society. *Quality in Ageing & Older Adults, 6*(1), 37-48.

Tanner, R. (2018). An ethical-legal analysis of Medical Assistance in Dying for those with mental illness. *Alberta Law Review, 56*, 149.

Thompson, E., McMahon, M., Loates, K., et coll. (2022). What we have heard: Next steps for long-term care pandemic preparedness in Canada [Special issue]. *Healthcare Quarterly, 25*, 53-58.

Trottier, J. P. (2015, 1er mai). The Ontario DNR Confirmation Form – What your patients need to know about their DNR order. *Blogue dans Mises à jour du médecin : En partenariat avec l'Académie de médecine d'Ottawa.* https://blogs.ottawa.ca/physicians/2015/05/01/the-ontario-dnr-confirmation-form-what-your-patients-need-to-know-about-their-dnr-order/

Tye, J. (2020). Florence Nightingale's lasting legacy for health care. *Nurse Leader, 18*(3), 220-226.

Uys, L. R., et Smit, J. H. (1994). Writing a philosophy of nursing? *Journal of Advanced Nursing, 20*(2), 239-244.

Vellani, S., Puts, M., Iaboni, A., et coll. (2022a). Acceptability of the voice your values, an advance care planning intervention in persons living with mild dementia using videoconferencing technology. *PLoS One, 17*(4), e0266826.

Vellani, S., Puts, M., Iaboni, A., et coll. (2022b). Voice your values, a tailored advance care planning intervention in persons living with mild dementia: A pilot study. *Palliative and Supportive Care*, 1-9. doi:10.1017/S1478951522000475.

Ventura, C. A., et Austin, W. (2017). Mental health professionals, Medical Assistance in Dying and mental illness: Challenges and possible alternatives. *Editor's Forum, 25*(1), 13.

Wang, X. M., Brisbin, S., Loo, T., et coll. (2015). Elder abuse: An approach to identification, assessment and intervention. *Journal de l'Association médicale canadienne, 187*(8), 575-581.

Weijer, C., Singer, P. A., Dickens, B. M., et coll. (1998). Bioethics for clinicians: 16. Dealing with demands for inappropriate treatment. *Journal de l'Association médicale canadienne, 159*(7), 817-821.

Wesp, M., Scheer, M., Ruiz, M., et coll. (2018). An emancipatory approach to cultural competency: The application of critical race, postcolonial, and intersectionality theories. *Advances in Nursing Science, 41*(4), 316-326.

Wong, J. S., Breslau, H., McSorley, V. E., et coll. (2020). The social relationship context of elder mistreatment. *Gerontologist, 60*(6), 1029-1039.

Wong, T. K. S., et Pang, S. M. C. (2000). Holism and caring: Nursing in the Chinese health care culture. *Holistic Nursing Practice, 15*(1), 12-21.

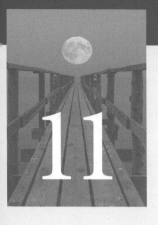

11

POINTS DE VUE SUR LES DROITS DES INFIRMIÈRES ET INFIRMIERS

OBJECTIFS D'APPRENTISSAGE

Le but de ce chapitre est de vous permettre de comprendre :

- Les droits des infirmières et infirmiers en tant que citoyens, professionnels et employés

- Les objections de conscience et quand elles peuvent être invoquées

- Les responsabilités des infirmières et infirmiers en tant qu'employés

- Les questions qui préoccupent les infirmières et infirmiers en ce qui concerne la discrimination et les abus sexuels ou physiques

- L'importance d'un milieu de travail sain et positif, et la façon dont il contribue au maintien en poste et à l'engagement des infirmières et infirmiers

- La nature de la violence au travail ainsi que la façon de la prévenir et de la traiter

- Le rôle des relations de travail et de la négociation collective dans les soins infirmiers

- Normes de santé et de sécurité au travail

INTRODUCTION

Comme tous les autres résidents du Canada, en vertu de la *Charte canadienne des droits et libertés* (1982), les infirmières et les infirmiers ont droit à la vie privée, au respect et à la liberté d'expression, c'est-à-dire de penser, dire, écrire ou agir conformément à leurs croyances. Cependant, ces droits ne sont pas absolus. En effet, les règles et règlements professionnels, ainsi que les responsabilités éthiques envers les patients,

peuvent limiter la liberté individuelle des infirmières et des infirmiers. Par exemple, lorsqu'ils prennent soin d'un patient dont les valeurs et les croyances religieuses diffèrent des leurs, les infirmières et infirmiers ne peuvent pas, d'un point de vue professionnel ou éthique, tenter d'influencer les opinions, valeurs et croyances des patients, surtout en ce qui concerne les choix de soins de santé.

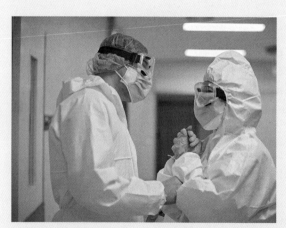

Les infirmières et infirmiers ont le droit d'exercer dans un milieu de travail où les risques de préjudice sont réduits au minimum. *Source : iStock.com/xavierarnau.*

Les infirmières et infirmiers ont droit au respect mutuel, à celui des autres professionnels de la santé, de leurs employeurs, du gouvernement et des patients. En tant que personnes et employés, ils ont le droit d'être protégés de toute forme de discrimination, de harcèlement (sexuel ou autre) et d'abus physique ou sexuel. Les infirmières et infirmiers ont le droit d'exercer dans un milieu de travail où les risques de préjudice sont réduits au minimum. Le présent chapitre explore certains de ces droits.

OBJECTION DE CONSCIENCE

En tant qu'employés, les infirmières et infirmiers ont l'obligation contractuelle de fournir des soins compétents aux patients. Il y a des moments, cependant, où l'obligation de fournir des soins peut entrer en conflit avec les valeurs personnelles d'un membre de la profession, lorsqu'il doit participer à une procédure ou fournir des soins (par exemple, pour un avortement volontaire ou l'aide médicale à mourir [AMM]), qui seraient jugés comme répréhensibles pour des raisons morales ou religieuses.

Le refus de participer à une procédure n'est pas toujours lié à des scrupules. D'autres facteurs, comme des expériences antérieures ou un malaise à travailler avec des patients mourants, la peur d'un trouble de stress post-traumatique (TSPT) ou d'un épuisement professionnel éventuels, l'incertitude juridique,

des préoccupations à l'égard de l'omission de consulter les ressources en soins palliatifs, d'éventuelles réactions négatives de la part de collègues et de la communauté et le manque d'expérience, entre autres, ont tous été mentionnés dans une recherche auprès d'infirmières et d'infirmiers qui refusent de participer à l'aide médicale à mourir (Brown, 2022). Quelle serait la manière de réagir si le refus était fondé sur un conflit moral ou religieux personnel?

De telles situations ne sont généralement pas des urgences. En cas d'urgence, l'obligation éthique principale de l'infirmière ou de l'infirmier est d'aider les patients et de les protéger contre les préjudices. Refuser d'agir irait à l'encontre des principes éthiques de bienfaisance et de non-malfaisance ainsi que des devoirs et responsabilités professionnels. Par conséquent, en cas d'urgence, une infirmière et un infirmier ayant une objection de conscience sont tenus d'aider le patient jusqu'à ce qu'ils puissent donner d'autres soins. Il convient de noter que la question de l'objection de conscience est également abordée dans le chapitre 8, dans le contexte de l'AMM. Examinez le Scénario de cas 11.1.

SCÉNARIO DE CAS 11.1

REFUSER DE DONNER DES SOINS. . . AI-JE LE DROIT?

M. F., infirmière autorisée depuis cinq ans, travaille au service d'obstétrique d'un hôpital public dans un grand centre urbain. Profondément religieuse et opposée à l'avortement, M. F. a accepté son poste en sachant qu'aucun avortement thérapeutique ne se ferait dans le service. Dans cet hôpital, les avortements sont généralement pratiqués dans le service de gynécologie. Certaines de ces procédures comprennent des injections de solution saline. Il était entendu que M. F. ne serait jamais sollicitée pour travailler dans cette unité ni obligée de le faire.

Les récentes coupures dans le financement de l'hôpital ont entraîné des réductions de personnel et la fermeture de lits. En raison de la rareté des lits, un avortement peut parfois être pratiqué dans le service d'obstétrique. Un après-midi, on demande à M. F. de participer à un avortement salin du deuxième trimestre qui doit avoir lieu dans le service plus tard dans la journée. En colère et bouleversée,

M. F. va voir son gestionnaire et lui dit : « Il n'est pas question que je participe à ça! Trouvez quelqu'un d'autre! »

Problèmes

1. Quelles sont les obligations éthiques et légales de l'hôpital envers M. F. et la patiente qui demande l'avortement?
2. Comment peut-on résoudre le conflit entre ces intérêts?

Discussion

Dans la mesure du possible, les employeurs sont tenus de respecter les objections de conscience des employés qui refusent de participer à certains actes pour des raisons morales ou religieuses. Il ne s'agit pas d'être d'accord avec les préjugés de l'employé. L'employé a le droit de ne pas être forcé de participer à des actes auxquels il s'oppose pour des raisons éthiques. Dans ce scénario, le traitement n'est pas considéré comme une urgence. Si c'était le cas, M. F. serait éthiquement tenue de fournir toute l'aide nécessaire, et son devoir aurait la priorité sur ses objections de conscience. Par exemple, si la patiente souffrait de complications à la suite d'un avortement, comme une hémorragie interne après une injection saline, M. F. aurait le devoir de fournir de l'aide, quelle que soit son opinion sur les actes de la patiente. Bien que M. F. puisse refuser de participer à l'avortement comme tel, elle aurait l'obligation de fournir un traitement d'urgence et de réanimation après coup.

Dans des circonstances différentes, un membre de la profession infirmière, travaillant dans une unité de soins palliatifs, qui s'occupe d'un patient de sexe masculin atteint du syndrome d'immunodéficience acquise (sida) ne peut pas refuser éthiquement de le traiter au motif qu'il peut être homosexuel ou toxicomane. Il s'agirait clairement d'un cas de préjudice, et l'employeur n'est pas tenu de répondre aux demandes qui sont contraires à l'éthique et non professionnelles.

La meilleure façon d'éviter les problèmes liés à l'objection de conscience est de veiller à ce que les futurs employés infirmiers s'informent de toutes les attentes liées aux fonctions, aux postes, aux tâches et aux responsabilités. Une fois que l'emploi est accepté, les infirmières et infirmiers n'ont pas d'autre choix que de fournir les soins nécessaires. Ainsi, une ou un candidat à un poste dans le service de gynécologie d'un hôpital laïque doit être mis au courant que ses fonctions peuvent inclure l'assistance pendant des avortements. Une fois bien informée, la personne peut alors refuser un tel emploi.

Toutefois, si la nature du rôle change après l'embauche, l'agence ou l'hôpital est tenu de réaffecter l'infirmière ou l'infirmier là où les activités répréhensibles aux yeux de l'employé ne sont pas exercées. Cependant, il n'y a aucune garantie, car les infirmières et infirmiers sont éthiquement obligés de fournir des soins dans les situations d'urgence. L'infirmière ou l'infirmier ne peut se retirer de telles situations que si cela ne met pas en danger le patient ou lorsque d'autres personnes sont disponibles pour fournir les soins requis. Dans les petits établissements, il n'est peut-être pas possible de réaffecter le personnel infirmier ou de garantir des exemptions fondées sur une objection de conscience. Dans ces cas, les infirmières et infirmiers peuvent se retrouver devant l'option difficile de chercher un emploi ailleurs.

Les principes éthiques qui s'appliquent dans ces circonstances sont la justice (le droit du patient d'être traité de façon juste et équitable), la bienfaisance (l'obligation de faire du bien au patient) et la non-malfaisance (le devoir de ne pas faire de mal au patient). Par exemple, si les infirmières et infirmiers

devaient stopper arbitrairement leurs services en raison d'une objection éthique, et ainsi mettre le patient en danger, ils violeraient le principe de non-malfaisance et le devoir de prévenir le préjudice.

Il est clairement indiqué, dans le Code de déontologie des infirmières et infirmiers autorisés de l'Association des infirmières et infirmiers du Canada *(AIIC)* (2017), que les infirmières et infirmiers ne sont pas obligés d'agir selon les souhaits d'un patient lorsque ces actes leur posent un grave conflit moral. Cependant, l'infirmière et l'infirmier sont tenus de s'assurer qu'il est possible de faire d'autres arrangements pour un patient lorsque les soins requis entrent en conflit avec leurs croyances, mais sont légalement acceptables :

> *Si les soins demandés entrent en conflit avec les valeurs et les croyances morales d'une infirmière ou d'un infirmier, mais qu'ils sont conformes à l'exercice professionnel, l'infirmière ou l'infirmier en question prodigue des soins sécuritaires et et éthiques, avec compétence et compassion, jusqu'à ce que des dispositions de rechange soient prises pour répondre aux besoins ou aux désirs du bénéficiaire de soins. […] Si les infirmières et infirmiers anticipent un conflit de conscience, ils doivent en informer à l'avance leur employeur ou, s'ils travaillent à leur propre compte, les bénéficiaires de soins, afin de trouver une solution de rechange. (AIIC, 2017, p. 21)*

Dans les cas où le refus de soins est lié à d'autres facteurs, comme ceux soulevés par les infirmières et infirmiers qui refusent de participer à l'aide médicale à mourir en raison de préoccupations autres qu'une objection de conscience, les infirmières et infirmiers devraient chercher à régler ces problèmes avec leurs dirigeants. Par exemple, si un membre du personnel infirmier est préoccupé par le fait qu'un patient en particulier n'a pas bénéficié des soins palliatifs avant d'opter pour l'aide médicale à mourir, la situation devrait être abordée en fonction du système et des circonstances particulières du patient visé.

La Société de protection des infirmières et infirmiers du Canada (SPIIC), qui fournit une assurance responsabilité aux infirmières et infirmiers, offre les conseils suivants dans un article sur l'aide médicale à mourir :

dans le cas où une infirmière refuse de participer à l'aide médicale à mourir parce que celle-ci n'entre pas dans son champ d'exercice, pour des raisons morales ou religieuses, ou parce qu'elle est préoccupée par le risque juridique, il serait prudent qu'elle consulte son organisme de réglementation ou son employeur pour obtenir des conseils sur ce qu'il faut faire dans ces circonstances. (SPIIC, 2021)

Ces conseils s'appliquent de façon générale à toutes les situations où un membre du personnel infirmier n'est pas disposé à participer à une intervention. S'il est appelé à prendre part à une intervention à laquelle il ne veut pas participer, il doit « prodigue des soins sécuritaires et éthiques, avec compétence et compassion, jusqu'à ce que des dispositions de rechange soient prises pour répondre aux besoins ou aux désirs du bénéficiaire de soins » (AIIC, 2017, p. 21). En fin de compte, l'infirmière ou l'infirmier devra consulter son organisme de réglementation et son employeur pour déterminer s'il peut être dispensé de la procédure ou s'il devra quitter son emploi pour qu'on ne s'attende pas à sa participation.

QUESTIONS DE DISCRIMINATION DANS L'EMPLOI

Le scénario de cas 11.1 soulève également une question de droit du travail et illustre les intérêts opposés entre les droits des employés et ceux des employeurs. Sur le plan juridique, il s'agit de l'application de la législation sur les droits de la personne. Cette loi est pratiquement identique dans toutes les administrations canadiennes

et vise essentiellement à interdire la discrimination à l'égard des personnes fondée sur la race, l'orientation sexuelle et l'identité de genre, la croyance, la religion, l'âge, un handicap physique ou mental, la nationalité ou l'origine ethnique. La loi vise à ce que les employeurs structurent, dans toute la mesure du possible, les conditions et les exigences du travail de sorte qu'ils nuisent le moins possible aux opinions religieuses ou culturelles, ou aux caractéristiques physiques ou mentales, de leurs employés. Par exemple, les employeurs doivent tenir compte des conditions de travail de manière à ce qu'aucun employé ne soit indûment incommodé uniquement en raison de son sexe, par exemple en ce qui concerne l'accès à des toilettes adéquates.

Dans le scénario de cas 11.1, les opinions religieuses de l'infirmière étaient en conflit avec les exigences de travail de l'employeur. Dans des circonstances différentes, si l'infirmière était réaffectée à l'unité par un superviseur trouvant dérangeantes ses opinions religieuses, ignorant ses objections et la menaçant pour la forcer à participer à l'avortement, elle aurait des motifs valables de déposer une plainte devant la Commission provinciale des droits de la personne. S'il était constaté que les droits de l'infirmière avaient été violés, M. F. pourrait se voir accorder une indemnisation, selon les lois de la province ou du territoire visé. Les infirmières et infirmiers ne devraient pas être forcés de travailler dans des conditions contraires à leurs valeurs morales ou religieuses, sous réserve, bien sûr, des règles déontologiques et des considérations juridiques énoncées précédemment.

Discrimination

Bien que la discrimination fondée sur la race viole les codes des droits de la personne, cette discrimination et ce racisme existent et ont une incidence sur les infirmières, les infirmiers, leur profession ainsi que les institutions au sein desquelles ils travaillent. Ces dernières années, on a reconnu l'existence d'une discrimination raciale dans les soins de santé (comme on l'a vu dans le chapitre 10), et dans d'autres secteurs de la société canadienne, et compris l'importance d'inclure des renseignements sur la race dans la collecte de données.

Au moment d'écrire ces lignes, l'Association des infirmières et infirmiers du Canada ne présentait pas de ventilation de la race des infirmières et infirmiers au Canada sur son site Web public. Statistique Canada dispose de renseignements sur les immigrants et leur emploi dans les soins de santé qui comprennent des données sur la race. Leurs données indiquent que les immigrants de minorités visibles sont aussi susceptibles de trouver du travail que les immigrants blancs dans des professions infirmières (c.-à-d., comme infirmières et infirmiers autorisés, praticiens et auxiliaires) (Statistique Canada, 2019). Toutefois, les immigrants de minorités visibles sont beaucoup plus susceptibles que les immigrants blancs d'occuper un emploi dans le secteur non réglementé des soins de santé, et d'obtenir des postes moins bien rémunérés.

Depuis 2020, d'importantes initiatives ont été prises pour lutter contre le racisme au sein de la profession infirmière. Bien que la profession infirmière s'efforce depuis de nombreuses années de rendre les milieux de travail et d'éducation plus diversifiés, inclusifs et équitables, les infirmières et infirmiers des minorités sous-représentées ont fait et font toujours l'objet d'un traitement discriminatoire et inéquitable de la part des employeurs, des éducateurs, des collègues de travail et des patients (Hantkie et coll., 2022). Les infirmières et infirmiers appartenant à des minorités ont signalé de la discrimination institutionnelle, du racisme et des microagressions ayant entraîné des sentiments d'isolement, de détresse morale et d'épuisement professionnel (Çayır, 2021). Les infirmières et infirmiers constatent que leurs expériences de discrimination et de racisme épuisent leur capital émotionnel et nuisent à leur capacité de s'occuper d'eux-mêmes et de prodiguer des soins aux patients (Cottingham et coll., 2018).

L'idée que le racisme est intégré à la profession infirmière a été acceptée par l'Association des infirmières et infirmiers autorisés de l'Ontario (AIIAO) et l'Association canadienne des écoles de sciences infirmières (ACESI), entre autres groupes. En 2022, le président de l'AIIAO indiquait : « Le racisme est une crise de santé publique qui ne peut être ignorée. Elle menace la santé et le bien-être des infirmières et infirmiers racialisés. Elle limite leur capacité de faire pleinement progresser leur carrière et leur contribution au système de soins de santé. Et cela peut compromettre leur capacité de fournir des soins sûrs et compatissants pour. . . les Canadiens » (AIIAO, 2022b).

Les infirmières et infirmiers noirs et l'AIIO https://rnao.ca/infocus/black-nurses-and-rnao ont publié une déclaration en réaction au meurtre de George Floyd

aux États-Unis (AIIAO, 2022a). Un ancien président de l'AIIAO a été nommé à la tête d'un nouveau groupe de travail sur les infirmières et infirmiers noirs (BNTF) avec le mandat d'interrompre la complicité et de diriger un changement transformationnel pour résoudre le racisme et la discrimination envers les Noirs.

En 2022, l'AIIAO a publié le rapport du BNTF sur le racisme et la discrimination envers les Noirs dans la profession infirmière (AIIAO, 2022a). Les infirmières et infirmiers noirs sont l'un des plus importants groupes de minorités visibles dans les soins infirmiers en Ontario. Malgré cela, peu d'infirmières et infirmiers noirs occupent des postes de leadership ou spécialisés. Dans un sondage auprès des infirmières et infirmiers noirs commandé par l'AIIAO, cité dans le rapport :

- 88,3 % des répondants ont déclaré avoir été victimes de racisme ou de discrimination en tant qu'infirmières et infirmiers noirs en Ontario.
- 60,5 % des répondants étaient d'accord pour dire qu'ils se sentaient mal à l'aise ou très mal à l'aise dans leur milieu scolaire ou de travail en raison de leur race, de leur couleur ou de leur origine ethnique en tant qu'infirmières et infirmiers noirs.
- Les microagressions raciales et la discrimination systémique avaient eu une incidence sur la santé mentale de 63 % des répondants (AIIAO, 2022a).

L'AIIAO préconise des changements dans les soins infirmiers afin d'éliminer le racisme et a proposé des changements à ses propres structures internes afin de le réduire.

L'Association canadienne des écoles de sciences infirmières (ACESI) a élaboré un cadre de stratégies pour la formation en sciences infirmières afin de répondre aux appels à l'action de la Commission de vérité et réconciliation. La proposition de l'ACESI comprend l'augmentation du nombre de professionnels autochtones en soins infirmiers et l'exigence que les programmes de formation en soins infirmiers soient inclus dans leurs programmes de cours sur l'héritage des peuples autochtones du Canada (ACESI, 2020). Des initiatives visant à attirer des Autochtones à la profession sont en place depuis un certain nombre d'années, et des exemples sont donnés dans le chapitre 5.

Le British Columbia College of Nurses and Midwives a également pris des mesures pour lutter contre le racisme systémique dans le réseau de soins de santé de la province. Une étude sur la discrimination à l'égard des Autochtones menée pour le compte du gouvernement a mis en lumière de nombreux problèmes. Le rapport décrivait en détail un « système de soins de santé de la Colombie-Britannique où le racisme systémique à l'égard des Autochtones est répandu » (Turpel-Lafonte, 2020). Le rapport comprenait plusieurs recommandations, y compris la modification des programmes d'éducation pour favoriser l'inscription des Autochtones, la création de postes supérieurs dans la fonction publique visant la santé des Autochtones, ainsi que la promotion et le recrutement actifs de personnel autochtone au sein du système de soins de santé. Le Collège a développé une nouvelle norme antiraciste et élabore des politiques pour tenir compte de la participation des Autochtones aux soins infirmiers.

LE DROIT DES INFIRMIÈRES ET INFIRMIERS À UN MILIEU DE TRAVAIL PROFESSIONNEL RESPECTUEUX, SAIN ET SÉCURITAIRE

L'importance d'un milieu de travail sain

Les soins infirmiers au Canada sont allés au-delà de la législation pour s'attaquer aux facteurs fondamentaux qui influencent le milieu de travail des infirmières et infirmiers. Une étude clé illustrant les composantes d'un milieu de travail sain pour les infirmières et infirmiers s'intitule *Commitment and Care: The Benefits of a Healthy Workplace for Nurses, Their Patients and the System* (Baumann et coll., 2001). Cette étude pancanadienne a souligné l'importance de doter le milieu de travail des attributs clés nécessaires pour assurer un personnel infirmier satisfait et durable. Ce document continue d'être pertinent en tant que cadre directeur pour les leaders et comprend les recommandations suivantes pour une culture infirmière saine :

- S'assurer que le personnel approprié est en place.
- Récompenser les efforts et les réalisations.
- Renforcer les structures organisationnelles.
- Soutenir le leadership et le perfectionnement professionnel en soins infirmiers.
- Promouvoir la santé et la sécurité au travail.
- Assurer un environnement d'apprentissage.
- Promouvoir un recrutement et un maintien en poste efficaces.

Le Chapitre 12 traite de l'importance du leadership en soins infirmiers et de la mise en œuvre de structures organisationnelles éthiques pour soutenir et mobiliser les infirmières et infirmiers, ainsi que d'un plan continu de ressources humaines en santé pour les infirmières et infirmiers, qui assure :

- Des niveaux de dotation uniformes et appropriés pour maintenir une charge de travail sécuritaire pour le personnel infirmier et des soins optimaux pour les patients
- Des stratégies pour attirer, maintenir en poste et stimuler les infirmières et les infirmiers
- Le droit des infirmières et infirmiers à une transition efficace vers la pratique ou vers un nouveau milieu de travail
- Le droit des infirmières et infirmiers professionnels à la formation et à l'apprentissage continus
- Des stratégies pour assurer un leadership de soutien afin d'instaurer un climat moral sécuritaire et d'éviter la détresse morale
- La participation des infirmières et infirmiers à la prise de décisions et l'assurance que leurs efforts sont reconnus et récompensés

Un milieu de travail sain est essentiel dans tous les secteurs, encore plus dans les soins de santé, où la sécurité des patients est grandement affectée par la santé et le bien-être globaux des personnes et des équipes qui fournissent des soins (AIIC et FCSII, 2014; Laschinger et Leiter, 2006). Une culture de travail positive et saine entraîne une réduction de l'absentéisme, une meilleure capacité d'attirer et de maintenir en poste de nouveaux employés et des niveaux élevés de satisfaction du personnel (AIIC et FCSII, 2014; Laschinger et coll., 2009). Lorsque le moral du personnel est bon et que l'engagement et le dévouement envers l'organisation sont maintenus, le milieu devient reconnu comme un milieu de travail de choix. Dans un milieu de soins de santé, les économies de l'employeur découlant des faibles taux d'absentéisme et de roulement peuvent ensuite être investies dans d'autres stratégies visant à améliorer le milieu de travail et à faire progresser les soins aux patients (Agency for Healthcare Research and Quality, 2003; Bargagliotti, 2012; Dugan et coll., 1996; Estabrooks et coll., 2005; Lundstrom et coll., 2002; Purdy et coll., 2010).

L'Institut national de la qualité (INQ https://excellence.ca/?lang=fr), fondé en 1992 et rebaptisé Excellence Canada en 2011, et Santé Canada en collaboration avec des professionnels de la santé, ont élaboré des critères pour guider et évaluer la santé des milieux de travail. Le modèle a évolué et intègre maintenant quatre dimensions : 1) le bien-être psychologique; 2) le bien-être physique ainsi que la santé et la sécurité au travail; 3) les pratiques en matière de santé et de mode de vie; et 4) la responsabilité sociale des entreprises. Le modèle reconnaît que la personne, l'organisation et le système ont tout un rôle à jouer dans un milieu de travail sain (Excellence Canada, 2022).

Bien-être psychologique

Le modèle appuie une culture saine qui valorise les relations ainsi que les modèles de communication qui créent une culture saine. Pour ce faire, il est essentiel d'avoir un leadership qui favorise la capacité des gens à utiliser pleinement leurs talents et leurs ressources et la création d'un milieu de travail qui est ouvert aux commentaires et à la rétroaction, et transparent en ce qui concerne ses décisions et ses stratégies (Excellence Canada, 2022).

Bien-être physique et santé et sécurité au travail

Les attributs de l'environnement physique ainsi que de la santé et de la sécurité ne sont pas seulement harmonisés avec les lois et les directives qui guident un milieu de travail sécuritaire, ils mettent également le milieu de travail au défi de dépasser ces attentes. Les défis en matière de sécurité pour le personnel comprennent les exigences physiques excessives relatives au travail, les risques d'exposition à des maladies infectieuses, à la radiothérapie, à la chimiothérapie et à d'autres substances toxiques, dont certaines sont connues et d'autres qui ne sont peut-être pas encore identifiées (Excellence Canada, 2022).

Pratiques en matière de santé et de mode de vie

Le modèle reconnaît la valeur des modes de vie sains et le rôle des milieux de travail pour ce qui est de favoriser les bonnes pratiques de santé chez les employés. Les programmes de promotion de la santé et de prévention des maladies, la sensibilisation à une saine alimentation et la possibilité de faire de l'exercice physique en sont des exemples. L'objectif est d'aider le personnel à concilier le travail et la vie personnelle, et d'intégrer cet équilibre dans la culture organisationnelle (Excellence Canada, 2022).

Responsabilité sociale des entreprises

Les interrelations entre la collectivité, le milieu de travail et les employés influent sur la santé et le rendement du personnel et de l'organisation. Les activités sont en grande partie volontaires et touchent des aspects propres au milieu de travail comme la santé professionnelle, les droits de la personne, le développement communautaire, l'environnement et les interventions d'urgence (Excellence Canada, 2022).

Lignes directrices sur les pratiques exemplaires pour les milieux de travail sains de l'Association des infirmières et infirmiers autorisés de l'Ontario

Un résultat important du rapport intitulé *Ensuring the Care Will Be There : Report on Nursing Retention and Recruitment in Ontario* (Association des infirmières et infirmiers autorisés de l'Ontario et Association des infirmières auxiliaires autorisées de l'Ontario, 2000) a été l'établissement de l'initiative des pratiques exemplaires pour des milieux de travail sains par l'AIIAO. Le ministère de la Santé et des Soins de longue durée de l'Ontario a fourni du financement à l'AIIAO (http://www.rnao.org) en 2003 afin de créer des lignes directrices fondées sur des données probantes pour faciliter la création de milieux de travail sains et ainsi appuyer le recrutement et le maintien en poste d'infirmières et infirmiers. Le Bureau de la politique des soins infirmiers de Santé Canada s'est associé à l'AIIAO pour établir ces lignes directrices sur des milieux de travail sains, en partie pour répondre aux priorités établies par le Comité consultatif canadien sur les soins infirmiers (2002). Ces lignes directrices sur les pratiques exemplaires (LDPE) ont été adoptées non seulement par des organisations de soins infirmiers partout au Canada, mais aussi à l'échelle internationale. Elles s'appliquent également à d'autres professions que les soins infirmiers. Elles sont mises à jour régulièrement, à mesure que les données probantes évoluent sur le site Web de l'AIIAO.

Cadre d'organisation pour le projet de lignes directrices sur les pratiques exemplaires pour les milieux de travail sains de l'AIIAO

Un milieu de travail sain, c'est « un milieu de travail qui maximise la santé et le bien-être des infirmières, la qualité des résultats pour le patient, le rendement organisationnel et les retombées sociales » (AIIAO, s.d.). L'atteinte d'un milieu de travail sain pour les infirmières et les infirmiers (Fig. 11.1) profite à tous les membres de l'équipe interprofessionnelle, a des retombées positives sur le recrutement et le maintien en poste, et améliore les résultats en matière de soins aux patients. Les lignes directrices sont fondées sur un modèle conceptuel qui décrit les composantes et les éléments d'un milieu de travail sain.

Le cadre conceptualise un milieu de travail sain comme un système complexe aux dimensions et éléments multiples qui interagissent. De plus, il met en évidence l'interdépendance entre la personne, l'organisation et le système externe (p. ex., le gouvernement, les organismes de réglementation). Étant donné que les infirmières et infirmiers évoluent dans un système modifié et influencé par ces interactions, les interventions visant à créer et maintenir des milieux de travail sains se concentrent, selon ce modèle, sur ces dimensions et leurs interactions les unes avec les autres. En partant du modèle, les lignes directrices fondées sur des données probantes ont été élaborées en mettant

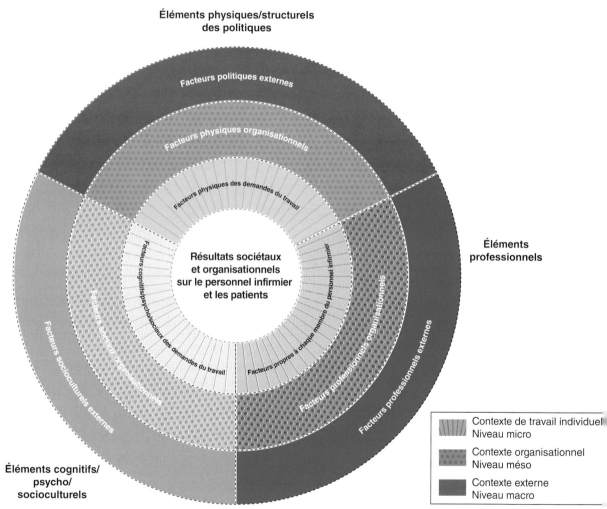

Fig. 11.1 ■ Modèle conceptuel de milieux de travail sains des infirmières et infirmiers — Éléments, facteurs et résultats. *Source : Association des infirmières et infirmiers autorisés de l'Ontario (avril 2007), Healthy Work Environments Best Practice Guidelines: Embracing Cultural Diversity in Health Care: Developing Cultural Competence. Extrait de https://rnao.ca/sites/rnao-ca/files/Embracing_Cultural_Diversity_in_Health_Care_-_Developing_Cultural_Competence.pdf.*

l'accent sur le leadership, le professionnalisme, la pratique en collaboration, la diversité culturelle, la prévention de la violence, et plus encore.

À titre d'exemple, la ligne directrice *Professionalism in Nursing* (AIIAO, 2007) porte sur les attributs interactifs du savoir, l'esprit d'enquête, la responsabilisation, l'autonomie, la défense des intérêts, l'innovation et la vision, la collégialité et la collaboration, ainsi que l'éthique et les valeurs. La ligne directrice reconnaît que les infirmières et infirmiers réussissent lorsqu'ils travaillent dans un environnement qui soutient et valorise la réflexion et le discours éthiques. Elle contient des recommandations visant à s'assurer que des systèmes et des processus sont en place pour respecter cette norme, ce qui ne serait pas possible s'ils étaient isolés de tous les éléments et attributs qui constituent un milieu de travail sain.

Sécurité en milieu de travail

Les milieux de soins de santé peuvent poser de multiples risques pour le personnel infirmier et les autres employés. Ces risques peuvent prendre la forme d'une exposition à des agents chimiques et médicaux, comme des désinfectants (p. ex., le glutaraldéhyde [Cidex]), des agents antinéoplasiques, des gaz anesthésiques, des rayonnements et des champs électromagnétiques. Charney et Schirmer, 1990). L'exposition aux maladies infectieuses fait également l'objet d'une préoccupation croissante, comme on a pu le constater pendant la crise du SRAS et la pandémie de COVID-19. D'autres risques sont moins apparents. Les milieux des soins de santé sont très stressants, ce qui prédispose les infirmières et les infirmiers non seulement aux effets de leurs propres tensions, mais à ceux du stress propre aux autres. Les membres du personnel infirmier peuvent ressentir les effets d'un environnement de travail irrespectueux et non favorable lorsque leurs dirigeants, leurs pairs, d'autres membres de l'équipe, des patients et des familles manifestent un comportement raciste à leur égard. Le personnel infirmier peut également courir le risque d'un préjudice physique de la part de patients ayant une déficience cognitive en raison de leur maladie ou de leur traitement. Les infirmières et infirmiers interagissent avec les membres de la famille des patients qui vivent un stress extrême, et qui peuvent le gérer et y réagir de différentes manières. Ces risques multiples dans le milieu des soins de santé

doivent être reconnus, et des interventions doivent être mises en place pour les réduire au minimum et les gérer de façon appropriée (AIIAO, 2008).

Un certain nombre de stratégies y compris des lois, des normes et des lignes directrices en milieu de travail, ont été créées pour assurer un environnement sain et sécuritaire pour les infirmières et infirmiers.

Santé et sécurité au travail

Depuis des siècles on admet que les risques professionnels peuvent affecter la santé des travailleurs. La législation visant à protéger les travailleurs remonte en général au XXᵉ siècle. Le domaine de la santé et de la sécurité au travail (SST) a connu une croissance importante au cours des 30 dernières années.

Afin de s'assurer que les conditions de travail sont sécuritaires et saines, toutes les provinces ont adopté des lois sur la santé et la sécurité au travail (SST). (Voir le site Evolve pour les lois de chaque province et territoire.) Ces lois exigent la création de comités sur la santé et la sécurité composés de représentants de la direction et de personnel non-cadre. L'objectif de ces comités est de trouver et de recommander des solutions aux conditions potentiellement dangereuses en milieu de travail. De plus, de nombreuses lois provinciales prévoient la sélection de représentants en SST pour faire des enquêtes et inspecter les conditions de travail, les matières, les substances ou l'équipement dangereux.

Comme c'est le cas pour tous les employeurs, les hôpitaux et les autres employeurs de professionnels de la santé sont légalement tenus d'offrir des milieux de travail sécuritaires à leurs employés. En Ontario, par exemple, les *Établissements d'hébergement et de soins de santé* (Règl. de l'Ont. 67/93, s. 9), règlement établi en vertu de la *Loi sur la santé et la sécurité au travail* (1990), exige que les employeurs de personnel infirmier et d'autres professionnels de la santé aient, entre autres, des plans, des politiques et des procédures écrites sur des questions telles que la prévention des infections, l'hygiène appropriée, la protection contre les dangers biologiques et chimiques en milieu de travail, l'utilisation et le port d'équipement de protection individuelle, etc. Le même type de loi existe dans de nombreuses autres provinces, y compris la Nouvelle-Écosse et le Nouveau-Brunswick.

De plus, la *Loi sur la santé et la sécurité au travail* permet aux travailleurs de refuser de travailler dans des circonstances où « les conditions matérielles qui existent dans le lieu de travail ou la partie où il exécute ou doit exécuter son travail sont susceptibles de le mettre en danger » (*Loi sur la santé et la sécurité au travail,* 1990, alinéa 43(3)b)). Malgré cela, une personne employée dans un hôpital ou un établissement de soins de santé n'a pas ce droit si l'état du lieu de travail « est inhérent à son travail ou constitue une condition normale de son emploi » ou si « le refus de sa part de travailler mettrait directement en danger la vie, la santé ou la sécurité d'une autre personne » (*Loi sur la santé et la sécurité au travail,* 1990, par. 43(1), (2)). Ainsi, dans une situation grave, comme pendant l'épidémie de SRAS ou la pandémie de COVID-19 dont il a été question précédemment, une infirmière travaillant dans un hôpital n'aurait probablement pas le droit de refuser de travailler en raison de ces conditions, car il est à peu près certain que son travail comporte un risque inhérent d'infection lorsqu'elle donne des soins à des patients infectés dans un environnement hautement infectieux. Cela ne signifie pas, cependant, qu'un hôpital est exonéré de sa responsabilité légale de fournir un environnement de travail sécuritaire et d'avoir des procédures et des protocoles appropriés en place pour minimiser le risque d'infection sur le lieu de travail. Les employés ont des droits semblables (avec quelques différences mineures) dans l'ensemble des autres provinces et territoires.

Il incombe au gouvernement et aux organisations de mettre en place des stratégies pour prévenir les préjudices causés aux aidants naturels dans les situations à risque élevé. À la suite de l'épidémie de SRAS, et en prévision de futures épidémies mortelles ou pandémies, de nombreuses stratégies ont été mises en œuvre. La pandémie de COVID-19 a montré que bon nombre de ces stratégies n'ont pas été suivies ou, si elles l'ont été, elles étaient insuffisantes pour protéger les professionnels de la santé et les patients contre l'infection au début de la pandémie (Liu et coll., 2020; Marchand-Sencal et coll., 2020).

La violence en milieu de travail

Les droits des infirmières et infirmiers d'être protégés contre les préjudices en milieu de travail comprennent le fait de pouvoir travailler dans un environnement exempt de violence. L'un des éléments les plus graves contribuant à créer de la détresse morale et une ambiance malsaine dans un milieu de travail est la **violence en milieu de travail**. Les infirmières et infirmiers peuvent être victimes de nombreuses formes de violence dans leur milieu de travail. Malheureusement, une grande partie de cette violence peut ne pas être reconnue.

Les infirmières et infirmiers sont à risque de violence à bien des égards. Ils travaillent avec des patients gravement malades qui peuvent être prédisposés, par leur maladie, à une violence involontaire. Ils peuvent rencontrer des patients ou des membres de la famille qui, en raison de leur personnalité ou de leurs expériences antérieures, se comportent physiquement ou verbalement avec violence, comme moyen d'affirmation de soi. Les infirmières et infirmiers peuvent également subir de la violence sous la forme d'un comportement irrespectueux, raciste, intimidant ou harcelant de la part d'autres membres du personnel infirmier, de l'équipe ou de leurs dirigeants. Des stratégies fondées sur des données probantes sont à la disposition des infirmières et infirmiers, des dirigeants et des organisations (Braverman, 1999; AIIAO, 2019) pour prévenir et gérer ces formes de violence.

Les blessures liées à la violence qui entraînent une perte de temps chez les travailleurs de la santé de première ligne représentent plus du double du nombre de blessures semblables subies par les policiers et les agents correctionnels (AIIAO, 2019).

Les mesures de protection que les organisations peuvent mettre en place pour réduire le risque de préjudice comprennent :

- Évaluer le lieu de travail pour déterminer les secteurs de risque
- S'assurer que des stratégies de prévention sont en place, y compris une éducation appropriée pour identifier le potentiel de violence
- Veiller à ce que les employés possèdent les connaissances et les compétences nécessaires pour désamorcer les situations de violence et intervenir de façon appropriée lorsque de l'aide est nécessaire

Par exemple, les infirmières et infirmiers qui visitent les patients à leur domicile peuvent être vulnérables en raison du lieu isolé et ceux qui travaillent dans les établissements de santé mentale et les services d'urgence, où les patients peuvent avoir une déficience cognitive en raison de leurs maladies et où les familles peuvent être soumises à un stress immense, sont plus à risque de violence. Parallèlement, les employeurs ont la responsabilité de reconnaître et de réduire au minimum le risque de préjudice pour les infirmières et infirmiers, quel que soit leur lieu de travail, mais surtout dans les milieux à risque élevé.

L'AIIC et la Fédération canadienne des syndicats d'infirmières et infirmiers et d'infirmiers (FCSII) ont publié un énoncé de position conjoint sur la violence au travail en 2019. Selon cet énoncé, il en va du « droit des infirmières et des infirmiers de travailler dans un milieu exempt de tout type et de toute source de violence » (AIIC et FCSII, 2019, p. 1). La définition de la *violence* donnée dans l'énoncé est la suivante :

> *[L']emploi par une personne contre un travailleur, dans un lieu de travail, d'une force physique qui lui cause ou pourrait lui causer un préjudice corporel. (AIIC et FCSII, 2019, p. 1)*

La déclaration décrit également les graves répercussions de la violence en milieu de travail, notamment :

- Risques pour la sécurité des patients
- Blessures et traumatismes émotionnels et psychologiques
- Impacts sur le maintien en poste du personnel, l'absentéisme, le moral, la productivité, entre autres facteurs

La LDPE de l'AIIAO liée à la violence comprend une liste des nombreux facteurs « qui peuvent prédire des comportements violents ou agressifs » (AIIAO, 2019, p. 125). Les facteurs de risque sont divisés en quatre grands groupes avec des références aux études qui ont documenté ces risques :

1. Des facteurs liés au comportement ou à l'état psychologique des patients, comme le fait qu'ils soient agités, anxieux, qu'ils aient déjà été violents, qu'ils aient du mal à se reposer, qu'ils crient, qu'ils aient une déficience cognitive ou qu'ils aient des antécédents de toxicomanie
2. Les facteurs biologiques propres aux patients, s'ils ont une fréquence respiratoire ou cardiaque élevée, moins de 35 ans, une maladie qui s'aggrave, ou un faible taux de cholestérol

3. Des facteurs environnementaux ou situationnels, comme l'aménagement physique de l'environnement (p. ex. infirmières et infirmiers travaillant de façon isolée, manque d'intimité, méconnaissance, utilisation de cathéters ou de moyens de contention)
4. Des facteurs socioéconomiques, comme un comportement social déficient, l'itinérance, l'isolement (AIIAO, 2019)

Il y a des circonstances dans lesquelles une infirmière ou un infirmier peut se voir menacer ou agresser par un patient confus, désorienté, ou délirant. Bien que les infirmières et infirmiers comprennent souvent que le comportement du patient peut résulter d'une maladie, d'un traitement, de médicaments ou d'un manque de sommeil, les lieux de travail devraient avoir des stratégies en place pour prévenir et neutraliser la violence, et pour faire appel au personnel de sécurité au besoin. Lorsqu'un patient à risque élevé est identifié, il convient de déterminer une stratégie claire permettant sa prise en charge. Lorsqu'ils font face à des patients confus, agités ou atteints de maladie mentale, les infirmières et les infirmiers doivent reconnaître que ces comportements peuvent résulter d'une maladie, de la peur ou du stress. Ainsi, les infirmières et infirmiers ont besoin des connaissances et des compétences nécessaires pour identifier les patients prédisposés à la violence sur le plan médical ou psychiatrique; reconnaître les déclencheurs qui précipitent la violence; et mettre au point et en place des stratégies appropriées pour prévenir et gérer avec efficacité les comportements violents si cela devient nécessaire. Il existe des normes et des lignes directrices précises sur la prise en charge des personnes ayant une déficience cognitive et une meilleure compréhension de leurs comportements réactifs. Il est également important de s'assurer que des structures et des processus sont en place pour prévenir le délire dans les milieux de soins actifs, non seulement dans l'intérêt supérieur des patients, mais aussi pour éviter de nuire au personnel infirmier (Cohen-Mansfield, 2001; Dupuis et Luh, 2005; Galik et coll., 2009; McGilton, 2004; Resnick et coll., 2013).

Les infirmières et infirmiers qui travaillent dans la collectivité peuvent être plus à risque s'ils sont envoyés seuls dans des régions où il y a des activités criminelles connues. Des solutions de rechange devraient être proposées et les infirmières et infirmiers ne devraient pas être mis en danger sans un soutien et des mesures de sécurité adéquats.

Malheureusement, la violence en milieu de travail se produit fréquemment dans les relations entre pairs et superviseur-employé. La violence en milieu de travail (Farrell, 1997, 1999; O'Connell et coll., 2000), qui est très rarement signalée, peut entraîner un abus de pouvoir et de contrôle (Deans, 2004; Farrell, 1999; Macintosh, 2003) et peut prendre la forme d'un abus physique, psychologique ou sexuel, de harcèlement d'intimidation ou d'agression. Elle peut impliquer des personnes occupant divers postes et différentes relations de pouvoir (Deans, 2004), et est plus susceptible d'être verbale, passive et hiérarchiquement descendante (Burnazi et coll., 2005).

Le plus troublant est l'ampleur de la violence entre pairs, surtout lorsqu'elle n'est pas reconnue ni signalée, ce qui est souvent le cas. L'absence de signalement est imputable à la pression exercée sur les victimes pour qu'elles gardent le silence, le défaut de se rendre compte qu'il s'agit de violence, la perception que cela fait partie du travail, la peur de recevoir un blâme pour avoir causé l'acte violent et la peur de perdre son emploi (McKoy et Smith, 2001).

La violence entre infirmières et infirmiers est bien documentée dans la littérature; elle commence tôt pendant la formation en soins infirmiers et s'étend à tous les milieux de soins de santé. L'intimidation (p. ex., un comportement passif-agressif, dépréciation personnelle), et l'incivilité (p. ex., le manque de politesse, de respect, les potins) sont les formes les plus courantes de violence en milieu de travail. L'intimidation comprend un comportement intimidant, un manque de respect, des mesures de correction, des critiques et du dénigrement envers les autres. L'incivilité comprend un comportement condescendant et insultant et le fait d'ignorer ou d'humilier la victime (Pejic, 2005).

Les cibles de l'intimidation sont souvent des employés compétents et engagés qui essaient de faire de leur mieux. Ces derniers ne perçoivent pas toujours qu'il s'agit d'intimidation, alors qu'elle tend à être apparente pour les autres collègues (M. Lewis, 2006; M. A. Lewis, 2006; Lewis et coll., 2002). Les personnes qui font de l'intimidation sont souvent peu sûres d'elles-mêmes, craintives ou jalouses. Elles agissent ainsi pour se protéger et, souvent, ne comprennent pas leur propre comportement (Macintosh, 2003). L'intimidation est le plus souvent observée dans les organisations où il règne un climat social négatif et où le leadership n'offre pas de soutien (Hansen et coll., 2006).

Une exposition soutenue à la violence au travail peut avoir de graves conséquences physiques et psychologiques (Macintosh, 2003, 2005; McKenna et coll., 2003). Les infirmières et infirmiers victimes de violence disent se sentir indésirables ou dévalorisés, penser quitter leur emploi, ne pas avoir envie d'aller travailler, avoir de la difficulté à dormir, éprouver de l'anxiété et un sentiment d'inutilité, et ils sont plus critiques à l'égard du climat organisationnel dans lequel ils travaillent (Quine, 2003).

Une revue de 110 études effectuées sur 21 ans comparant les conséquences du **harcèlement sexuel** et de l'intimidation au travail a conclu que, bien que ces deux types de violence nuisent au milieu de travail, les pires conséquences découlent de l'intimidation.

En effet, les victimes d'intimidation, d'incivilités ou de conflits interpersonnels sont plus susceptibles de quitter leur emploi, de se sentir moins bien et d'être moins satisfaites de leur emploi et de leurs dirigeants que celles qui ont subi du harcèlement sexuel. La société juge le harcèlement sexuel illégal et aide les victimes, ce qui n'est pas le cas pour l'intimidation et l'incivilité, dont les victimes doivent se débrouiller seules. L'intimidation pouvant être très subtile, il est difficile de la gérer et d'en punir les auteurs. (Stephens, 2008, p. L11)

Ligne directrice sur les pratiques exemplaires de l'AIIAO : Prévention de la violence, du harcèlement et de l'intimidation contre les travailleurs de la santé

En 2019, l'AIIAO a publié la deuxième édition de la LDPE *Prévention de la violence, du harcèlement et de l'intimidation contre les travailleurs de la santé*. La LDPE mise à jour fait des recommandations à l'intention des organismes de services de santé, des établissements universitaires, des travailleurs de la santé et des étudiants. Ces recommandations visent à reconnaître, à prévenir et à gérer la violence, le harcèlement et l'intimidation en milieu de travail.

Dans le cadre de la ligne directrice, la *violence* est définie comme « l'utilisation ou la tentative d'utilisation de la force physique contre une personne qui cause, ou pourrait causer, des blessures physiques. L'agression sexuelle, les déclarations verbales, les comportements non verbaux ou les actes qui sont raisonnablement interprétés comme une menace de force physique pouvant entraîner des blessures physiques sont également considérés comme de la violence. » (AIIAO, 2019, p. 8).

L'objectif de la ligne directrice est de définir et de décrire la violence, de déterminer les stratégies qui aident à la reconnaître et à la prévenir, et de surveiller et d'évaluer les résultats associés. La ligne directrice énonce un certain nombre de recommandations clés à l'intention des organismes de santé, des établissements d'enseignement, des travailleurs et des étudiants du milieu de la santé pour prévenir et gérer la violence au travail. Il s'agit notamment de :

- S'assurer que des politiques et des procédures sont en place pour prévenir la violence au travail et y réagir
- Entreprendre des évaluations des risques pour repérer les zones, les milieux et les personnes vulnérables
- Veiller à la sensibilisation du personnel sur ce qui constitue de la violence en milieu de travail
- Mettre en place des processus d'établissement de rapports
- Effectuer le suivi de chaque incident
- Fournir de l'éducation à tous les travailleurs de la santé (professionnels réglementés et non réglementés, personnel de soutien et étudiants) (AIIAO, 2019)

Puisque cette culture semble être omniprésente dans le système, les leaders en soins infirmiers de tous les milieux doivent s'attaquer à ces problèmes si l'on veut assurer et maintenir à l'avenir des soins infirmiers sûrs et éthiques pour les patients. Si certains membres du personnel infirmier ont des comportements d'intimidation avec leurs pairs, comment se comportent-ils auprès des patients et des familles ? Comment garantir un système de soins de santé viable à l'avenir si nous ne sommes pas en mesure d'assurer un milieu sécuritaire et porteur pour les infirmières et les infirmiers ?

Législation adaptée

Le meurtre de Lori Dupont en 2005 est un exemple extrême de violence envers une infirmière (Bureau du coroner en chef de l'Ontario, 2007). Elle a été assassinée, alors qu'elle était au travail, par son ancien partenaire, un anesthésiste qui exerçait dans le même hôpital. Cette tragédie a démontré la nécessité pour les établissements de soins de santé et les employeurs de faire le suivi des comportements perturbateurs et inappropriés ainsi que des plaintes soulevées par le personnel infirmier et les autres employés. Au cours de l'enquête il a été révélé a que de nombreux responsables de l'hôpital étaient au courant de la conduite irrespectueuse et agressive de l'anesthésiste envers cette infirmière et d'autres personnes, mais qu'ils n'avaient pas pris les mesures adéquates pour la gérer. Le jury du coroner a formulé de nombreuses recommandations pour assurer un milieu de travail sécuritaire et exempt de violence. Il a demandé instamment que la législation du travail soit modifiée afin de donner au ministère du Travail de l'Ontario le pouvoir d'enquêter sur les plaintes de harcèlement et d'abus en milieu de travail. En réponse à cette recommandation et aux préoccupations croissantes à l'égard de la violence au travail, l'Assemblée législative de l'Ontario a présenté des modifications à la *Loi sur la santé et la sécurité au travail (LSST)* dans le but de protéger les travailleurs contre la violence et le harcèlement. La *LSST* décrit maintenant les pénalités pour tous les employeurs de l'Ontario qui ne s'acquittent pas de leurs responsabilités et de leurs obligations en vertu de la loi.

Les employeurs sont tenus d'évaluer les risques de violence et de harcèlement au travail, d'élaborer des politiques et des procédures connexes pour enquêter sur les plaintes et les incidents et les traiter, et de mettre en œuvre une communication et des stratégies ouvertes pour protéger les travailleurs. La Loi exige également que les employeurs établissent une formation sur le harcèlement et la prévention de la violence, l'offrent régulièrement à leurs travailleurs, y compris à ceux qui exercent des fonctions de gestion, et que les travailleurs la suivent (*LSST*, 1990, s. 32,0).

La Nouvelle-Écosse a expressément adopté des règlements en vertu de sa *Occupational Health and Safety Act* (1996) qui confèrent aux employeurs l'obligation positive de protéger les employés contre la violence au travail (voir *Violence in the Workplace Regulations*, N.S.

Reg. 209/2007 règlement établi en vertu de la *Occupational Health and Safety Act* de la Nouvelle-Écosse). Ce règlement s'applique précisément à un large éventail de « milieux de travail dans le domaine de la santé ».

Les employeurs sont tenus d'effectuer une évaluation du risque de violence en milieu de travail et de rédiger un rapport sur ce risque et son étendue dans le lieu de travail en question. Lorsqu'un risque de violence est constaté, l'employeur doit établir et mettre en œuvre des politiques et des procédures dans le but de minimiser les risques et de régir le signalement, la documentation et les enquêtes sur les cas de violence au travail. Le Nouveau-Brunswick a adopté un règlement en vertu de sa *Loi sur l'hygiène et la sécurité au travail (1983)* qui établit un code de pratique pour protéger les travailleurs qui travaillent seuls contre les risques découlant de leur travail ou connexes (*Code de directives pratiques en matière de travail solitaire*, Règlement du Nouveau-Brunswick 92–133).

Dans l'affaire Lori Dupont, le jury du coroner a conclu que l'hôpital avait laissé s'installer une ambiance dans laquelle le médecin pouvait continuer de se comporter de manière scandaleuse et harcelante, allant jusqu'à jeter un ordinateur à travers la pièce pendant la préparation à une chirurgie d'un patient conscient. L'enquête a soulevé des préoccupations selon lesquelles rien n'était prévu pour remédier à son comportement inapproprié. Il a également relevé une culture omniprésente de « domination des médecins » menant à deux poids, deux mesures, dans laquelle la conduite inappropriée des médecins n'était pas contestée. Cela créait un milieu de travail malsain et potentiellement dangereux pour les infirmières, les infirmiers et les autres travailleurs de la santé. Le jury a recommandé, entre autres, que, pour mieux gérer de tels comportements perturbateurs, les directions des hôpitaux disposent du pouvoir nécessaire sur les médecins qui y travaillent.

Législation fédérale

Une prise de conscience croissante des nombreux enjeux liés au harcèlement, y compris le harcèlement sexuel en milieu de travail, a amené le gouvernement fédéral à présenter le projet de loi C-65, *Loi modifiant le Code canadien du travail (harcèlement et violence), la Loi sur les relations de travail au Parlement et la Loi no 1 d'exécution du budget de 2017*. Cette loi modifie le *Code canadien du travail* afin de renforcer le régime visant à prévenir le harcèlement et la violence dans les lieux de travail, notamment ceux qui sont de nature sexuelle. Le projet de loi C-65 faisait suite à une consultation publique d'un an commandée par le ministère de l'Emploi, du Développement de la main-d'œuvre et du Travail. La consultation a permis de conclure que le harcèlement et la violence en milieu de travail sont sous-déclarés et qu'ils ne sont pas traités efficacement. Le projet de loi C-65 a également élargi les protections du *Code canadien du travail* aux employés non politiques du Parlement du Canada (Gouvernement du Canada et Emploi et Développement social Canada, 2017). Cette loi a également été motivée, en partie, par des plaintes de harcèlement sexuel déposées par un certain nombre de membres du personnel travaillant pour des politiciens élus.

Lorsqu'il a été promulgué, le projet de loi C-65 a imposé plusieurs nouvelles obligations aux employeurs, qui consistent notamment à enquêter, consigner et signaler tous les incidents de harcèlement ou de violence. Il a également abordé la façon dont les employeurs devraient prévenir et protéger leurs employés contre le harcèlement et la violence, répondre à leurs plaintes et offrir un soutien à ceux qui sont touchés par le harcèlement et la violence.

SANTÉ AU TRAVAIL : MINIMISER LA DÉTRESSE MORALE

Pour illustrer l'importance de milieux de travail sains dans le soutien de la pratique éthique, nous abordons encore une fois la notion de détresse morale (discutée en détail dans le chapitre 2).

La détresse morale est définie la douleur émotionnelle et psychologique qui survient lorsque l'« on sait ce qu'il faut faire, mais les contraintes institutionnelles rendent presque impossible la mise en œuvre de la bonne ligne de conduite » (Jameton, 1984, p. 6). La détresse morale survient souvent dans des situations où les infirmières et infirmiers font face à des incertitudes ou à des dilemmes moraux, et qu'il existe au sein de l'équipe des déséquilibres de pouvoir pour la prise des décisions éthiques difficiles. Selon l'AIIC, la *détresse morale* survient dans les situations suivantes :

lorsque les infirmières et infirmiers ne peuvent pas s'acquitter de leurs obligations et engagements déontologiques (c.-à-d. leur libre arbitre moral),

ou lorsqu'ils ne sont pas en mesure de suivre ce qu'ils croient être la bonne ligne de conduite, ou lorsqu'ils ne sont pas à la hauteur de leurs propres attentes en matière de pratique éthique pour une ou plusieurs des raisons suivantes : erreur de jugement, détermination personnelle insuffisante ou autres circonstances vraiment indépendantes de leur volonté. En conséquence, ils peuvent ressentir de la culpabilité, de l'inquiétude ou du dégoût.
(AIIC, 2017, p. 6)

Pour minimiser la détresse morale, l'AIIC encourage une ambiance d'ouverture, qui favorise le soutien, la confiance, le respect, la communication ouverte et la facilitation du dialogue entre les pairs, auquel tous les membres de l'équipe participent. La détresse morale se trouve encore plus réduite dans les milieux où du mentorat est offert, où les leaders agissent comme modèles quant à la responsabilité de divulguer les événements indésirables, où les infirmières et infirmiers approfondissent leurs connaissances et disposent des outils pour comprendre et relever les défis éthiques, et où les valeurs et les croyances individuelles sont respectées (AIIC, 2003). Ce sont tous des descripteurs d'un milieu de travail sain.

Les données probantes suggèrent que certaines situations en milieu de travail contribuent à la détresse morale. Ces situations peuvent comprendre un manque de ressources nécessaires, des environnements axés sur les règles, des conflits d'intérêts et des systèmes de soutien minimaux (Solomon et coll.,

1993). Omettre de régler les questions de détresse morale en milieu de travail peut avoir de graves conséquences : cela peut pousser les infirmières et infirmiers à quitter l'organisation ou, malheureusement, la profession. La détresse peut donner lieu à des stratégies d'adaptation positives (p. ex., compassion et autoréflexion) ou négatives (p. ex., négativité, désespoir, perte d'intégrité ou relations fracturées) (American Association of Critical-Care Nurses, 2006; Rushton, 2006). Ceux qui ne quittent pas leur travail peuvent perdre confiance, ne pas être en mesure de collaborer et subir ou même avoir un comportement négatif et une communication irrespectueuse.

Les dirigeants peuvent favoriser un milieu de travail éthique et sain s'ils prêtent attention à des aspects importants, tels que :

- Reconnaître la détresse morale et y réagir avec respect et compassion
- Régler les problèmes liés au milieu de pratique, comme les systèmes de soins, les soutiens et les ressources
- Assurer des relations collaboratives et respectueuses grâce au partage des pouvoirs et responsabilités
- Influencer la culture du milieu de travail en fixant des normes et des comportements, en assurant des processus de communication efficaces et en introduisant des processus et des cadres pour résoudre les conflits éthiques (American Association of Critical-Care Nurses, 2006; Rushton, 2006)

SCÉNARIO DE CAS 11.2

POURQUOI LES INFIRMIÈRES ET INFIRMIERS « DÉVORENT-ILS LA RELÈVE »?

L. L., qui habite une petite ville rurale, a le bonheur d'obtenir son nouveau diplôme au moment où l'hôpital local a un rare poste vacant au sein de l'équipe infirmière.

Cependant, l'enthousiasme de L. L. s'est rapidement transformé en déception. La plupart des membres de l'équipe infirmière y travaillaient depuis de nombreuses années et avaient développé de solides liens et amitiés. N'ayant pas l'habitude de travailler avec de nouveaux diplômés, ils ont été surpris de constater que les compétences cliniques de L. L. n'étaient pas aussi bonnes que

celles qu'ils croyaient avoir lorsqu'ils ont obtenu leur diplôme. En conséquence, ils ont beaucoup critiqué L. L. et l'approche théorique moderne de l'enseignement.

L'équipe a donc délaissé L. L., sans l'inviter aux pauses et toute demande d'aide a été ignorée. L. L. a fait l'objet d'une surveillance constante et de critiques de la part de l'équipe.

L. L. a commencé à ressentir un très grand stress et avait de la difficulté à dormir la nuit. L. L. n'avait pas envie de se confier aux autres, car dans cette petite ville, tout le monde se connaissait, et le directeur de l'unité avait des liens d'amitié étroits avec la plupart des infirmières et infirmiers.

(Suite)

Le stress et l'insomnie de L.L. ont augmenté, et un jour, alors dans l'incapacité de se concentrer, L. L. a fait une grave erreur de médication. Craignant les conséquences, L.L. avait peur de signaler son erreur. Avant que L. L. n'ait l'occasion de parler de son erreur, l'un des autres membres de l'équipe infirmière l'a signalée au gestionnaire.

Un membre de l'équipe du nettoyage, qui faisait également partie de la communauté locale, a observé tout cela en arrière-plan. Ayant un poste subordonné à celui des infirmières et infirmiers et ayant vécu une certaine mise à l'écart, ce membre du personnel était sensible à ce que L. L. vivait et voulait en faire part au gestionnaire, mais sa peur des conséquences a été plus forte.

Questions

1. Ce scénario met-il en évidence une forme de violence en milieu de travail?
2. Quelles sont les options qui s'offrent à L. L. et au membre de l'équipe de nettoyage?
3. Quelles sont les questions éthiques en jeu?
4. Pensez-vous qu'il s'agit d'un incident isolé?
5. Quelles stratégies utiliseriez-vous pour améliorer votre milieu de travail après l'obtention de votre diplôme en soins infirmiers?
6. En tant qu'étudiant, avez-vous été exposé à la violence au travail? De quels types? Comment avez-vous géré ces incidents?
7. Que feriez-vous si vous étiez visé par de l'intimidation dans votre milieu actuel?

UNE RENCONTRE RISQUÉE?

R. C. travaille au sein d'une équipe infirmière en faisant des visites dans un quartier pauvre d'une grande ville canadienne, connue pour le grand nombre d'activités criminelles qui s'y déroulent. R. C. se rend au domicile d'une jeune femme pour s'assurer que ses besoins nutritionnels sont satisfaits. Cette jeune femme a subi une perte de poids importante après une importante chirurgie abdominale. La femme vit seule, mais chaque fois que R. C. la visite, un voisin masculin est chez elle. Le fait que cette patiente continue de perdre du poids et que, malgré un soutien financier, il y a peu de nourriture à la maison préoccupe R. C. Le voisin est dominant et agressif, et R. C. trouve cela intimidant. R C. s'inquiète de l'influence du voisin et se demande si l'argent de la femme est utilisé pour soutenir le problème de toxicomanie de ce voisin, dont il a déjà parlé. En plus de l'incertitude quant à la prochaine étape, R. C. craint de s'exposer à des risques personnels en prenant position sur ces questions. R. C. s'inquiète également des risques de préjudice pour la femme, compte tenu du comportement agressif du voisin.

Questions

1. Pensez-vous qu'il s'agit d'un environnement de travail dangereux pour R. C.?
2. Quel soutien l'employeur de R. C. devrait-il lui donner?
3. Quelles stratégies faudrait-il prendre pour gérer ce problème tout en protégeant ces deux personnes?

RELATIONS DE TRAVAIL ET NÉGOCIATION COLLECTIVE

La plupart des infirmières et infirmiers au Canada travaillent dans des hôpitaux publics et d'autres établissements de soins de santé où les employés sont syndiqués. Par conséquent, les infirmières et infirmiers devraient avoir une compréhension de base des relations de travail tels que la formation syndicale, la négociation collective, la procédure de règlement des griefs, l'arbitrage et le droit de grève. Ce livre ne vise pas à faire une étude exhaustive du droit du travail et des relations de travail. Toutefois, un bref examen des principes de base et de certaines des procédures connexes est présenté afin de favoriser une compréhension générale de ce sujet.

Formation syndicale et accréditation

Il est à noter que ce ne sont pas tous les milieux des soins de santé qui sont représentés par des syndicats. Dans les milieux où il n'y a pas de syndicat, des structures et des processus sont souvent en place pour assurer la contribution et le soutien appropriés du personnel infirmier. Ceux-ci peuvent prendre la forme de modèles d'autogouvernance ou de conseils (Manuel et Bruinse, 2005; Rotstein et Peskun, 2008).

Syndicats : Mandat, structures et processus

La reconnaissance des syndicats au Canada et les droits des travailleurs à s'organiser et à négocier collectivement avec leurs employeurs sont le résultat d'une longue lutte marquée par l'agitation sociale, les grèves et la violence tout au long de la fin du XIXe siècle et du début du XXe siècle. Progressivement, les syndicats et le principe de la négociation collective ont été acceptés comme des moyens valables d'égaliser le pouvoir de négociation des salariés avec celui des entreprises, souvent grandes, riches et puissantes, qui les emploient. Les syndicats, reconnus pour protéger les intérêts des travailleurs, peuvent veiller à ce que ces travailleurs reçoivent des salaires équitables et que leurs conditions de travail soient meilleures et plus sécuritaires.

Un **syndicat** est un groupe d'employés certifiés qui, dans la plupart des cas, ont le même employeur. Les syndicats exercent leurs activités sur le territoire de l'établissement de leur employeur. Par conséquent, les employés d'organisations provinciales, comme les hôpitaux ou les autorités de santé publique, s'organisent en vertu des lois sur les relations de travail de la province ou du territoire en question. Les employés des industries sous réglementation fédérale s'organisent en vertu du *Code canadien du travail*. Les règles de base sont similaires dans la plupart des administrations.

Les employés syndiqués travaillent souvent dans le cadre d'activités communes ou connexes dans les entreprises de leurs employeurs. L'objectif de se syndiquer est d'avoir une influence, un pouvoir et un effet de levier par la force du nombre dans les négociations relatives aux conditions d'emploi qui touchent chaque membre (p. ex., salaires, heures de travail, avantages sociaux, horaires de travail, mise à pied et cessation d'emploi, questions et procédures disciplinaires, ancienneté et sécurité d'emploi). Ainsi, grâce à leur intérêt commun dans les conditions de leur emploi, les employés, par l'entremise de leur syndicat, négocient collectivement les modalités du contrat de travail au profit de tous les membres.

Toutes les provinces ont adopté une législation sur les relations du travail qui traite de la certification des syndicats, des procédures de négociation collective, des procédures de vote de grève (dans certains cas), de la définition des pratiques déloyales de travail et de l'interdiction de briser la grève, ainsi que de la création de conseils des relations du travail, de leurs fonctions et de leurs pouvoirs. (Pour voir une liste des lois pour chaque province et territoire, consulter le site Evolve.)

Dans les milieux de travail où un groupe d'employés souhaite être représenté par un syndicat, il s'adresse généralement aux syndicats existants ou il est sollicité par eux. En l'absence de syndicat disposé à demander l'accréditation au nom d'un groupe de travailleurs, ces derniers peuvent former eux-mêmes un nouveau syndicat.

En règle générale, les employés qui adhèrent au syndicat ne sont pas des gestionnaires. À part les membres de la direction, ceux qui ont des postes hautement confidentiels, par exemple, dans les ressources humaines sont généralement exclus des syndicats formés d'autres employés.

Lorsqu'un syndicat est formé, il cherche à obtenir une reconnaissance officielle en tant que représentant des travailleurs (accréditation) par le conseil des relations de travail concerné. La question de savoir si un syndicat est correctement constitué se pose habituellement au cours de la procédure d'accréditation devant le conseil des relations de travail. Le conseil est chargé, dans le cadre de ses fonctions générales en vertu de la loi sur le travail, d'examiner la demande d'accréditation du syndicat et de s'assurer que toutes les formalités procédurales ont été respectées. Si le conseil estime que la demande est recevable, il organise et administre un vote des membres potentiels au sein de l'organisation. Si la majorité vote en faveur de la syndicalisation, le syndicat est accrédité et devient le représentant exclusif des employés de l'unité de négociation.

Après l'accréditation, le syndicat cherche à négocier un contrat avec l'employeur. Dans certains cas, c'est assez simple, car le syndicat et l'employeur se connaissent bien. Par exemple, un hôpital nouvellement établi et l'Association des infirmières et infirmiers de l'Ontario sont au courant des contrats en vigueur dans d'autres

lieux de travail de la province et conviennent généralement que bon nombre de leurs conditions sont acceptables. Dans d'autres circonstances, en particulier dans
les industries où la syndicalisation de la main-d'œuvre
est rare, le chemin vers l'accréditation et le premier
contrat peut être beaucoup plus difficile.

Accréditation

Toutes les provinces et le gouvernement fédéral ont une
certaine forme d' **accréditation**, qui doit être adoptée
avant qu'un syndicat puisse représenter les employés
d'un employeur en particulier. La taille et la composition du groupe d'employés sont habituellement examinées par le conseil provincial du travail en question afin
de déterminer si elles sont appropriées pour la négociation collective, c'est-à-dire si le groupe regroupe vraiment des employés et s'il est d'une taille adéquate.

Une fois accrédité, le syndicat devient l' **agent négociateur** exclusif de ses employés. Ce syndicat seul est
alors autorisé à négocier une convention collective au
nom des employés de l' **unité de négociation** (le
groupe particulier d'employés d'un employeur donné
ou d'un groupe d'employeurs qu'il a été accrédité à
représenter).

Les lois sur les relations de travail ne s'appliquent
généralement pas aux cadres, qui sont perçus comme
représentant les employeurs. Permettre aux gestionnaires de participer à la formation du syndicat, à l'adhésion des membres et aux activités syndicales créerait
un conflit d'intérêts parce que les gestionnaires sont
habituellement chargés d'exécuter les politiques admi-
nistratives, disciplinaires et d'évaluation de l'employeur. Ces activités sont considérées comme étant
incompatibles avec les intérêts des travailleurs dans le
cadre de la négociation collective. Certains employeurs ayant d'importants groupes de gestionnaires
peuvent avoir des syndicats distincts les représentant,
lorsque cela peut être fait sans conflit d'intérêts. Les
gouvernements provinciaux et fédéral ont de telles
unités de négociation.

Dans certaines provinces, les ateliers fermés sont
autorisés. Un **atelier fermé** est un lieu de travail qui
exige, comme condition d'emploi, que tous les employés soient membres du syndicat. Cette stipulation
figure parmi les modalités de la convention collective.
Par ailleurs, le contrat peut simplement prévoir que,
bien que l'adhésion syndicale ne soit pas obligatoire

(c.-à-d, lorsque le lieu de travail est un **atelier ouvert**),
la préférence d'embauche sera accordée aux membres
du syndicat par rapport aux non-membres.

Dans certaines provinces, comme la Saskatchewan,
l'accréditation peut être automatique lorsque le syndicat démontre qu'il a atteint un certain nombre d'adhé-
rents. Il n'est pas nécessaire que tous les employés d'un
employeur soient membres du syndicat qui cherche à
obtenir l'accréditation. Mais si une grande majorité
d'entre eux le sont, cela peut être suffisant, dans certaines provinces, pour obtenir une accréditation automatique. En Alberta, par exemple, il est possible pour
un employeur de reconnaître volontairement un syndicat comme l'agent négociateur d'un groupe d'employés sans que le syndicat soit accrédité (voir le
Labour Relations Code, 2000, s. 42 de l'Alberta).

Révocation de l'accréditation

Un syndicat peut également perdre son droit d'agir à
titre d'agent négociateur pour un groupe de travailleurs, ou il peut être dissous. C'est ce qu'on appelle légalement la **révocation de l'accréditation**. Par exemple,
un syndicat peut perdre ses droits en omettant de négocier une convention collective de bonne foi dans un
certain délai. Un groupe de membres du syndicat peut
alors demander au conseil provincial des relations de
travail de déclarer que le syndicat ne représente plus
l'unité de négociation et qu'il ne peut donc plus négocier pour les travailleurs de cette unité.

Dans certaines provinces, un nombre minimal
d'employés peut devoir consentir à une telle déclaration avant que le conseil puisse retirer son accréditation au syndicat. Le syndicat peut également perdre
son accréditation s'il omet d'aviser l'employeur, dans
un certain délai, de son désir d'entamer des négociations en vue d'une nouvelle convention collective ou
de renouveler une convention existante.

Il est important que les infirmières et infirmiers qui
sont membres de syndicats sachent que dans tous les
cas où ils sont insatisfaits de la façon dont le syndicat
les représente, leurs employeurs ne sont pas libres de
leur donner des conseils individuels. En tout temps, les
infirmières et infirmiers dans une telle situation ont le
droit de consulter un avocat spécialisé en droit du travail. Un professionnel du droit peut mieux conseiller le
ou les membres du personnel infirmier sur toutes les
lignes de conduite appropriées et leurs droits légaux.

La négociation collective

La négociation collective est un processus par lequel les travailleurs, par l'entremise de leurs représentants syndicaux, rencontrent leurs employeurs pour négocier les conditions d'emploi applicables aux membres de l'unité de négociation. Il s'agit d'un droit qui n'était pas reconnu dans la common law par le passé, ayant même été interdit en tant que « complot visant à restreindre les négociations ». Aujourd'hui, la négociation collective est pleinement reconnue et promue dans les diverses lois sur les relations de travail, tant fédérales que provinciales.

En vertu des lois de toutes les provinces et du gouvernement fédéral, les parties à une convention collective expirée sont tenues de négocier un nouveau contrat lorsque l'une des parties signifie à l'autre un avis de négociation d'une nouvelle convention (ou de la première convention, lorsqu'il n'y a pas de convention préalable et qu'un syndicat est nouvellement accrédité). L'avis lance le processus de négociation collective.

Dans le cadre de la négociation collective, chaque partie présente les conditions souhaitées du nouveau contrat de travail. Ces conditions peuvent inclure les salaires; les heures de travail, les horaires, l'indemnité de congé, les congés de maladie, les régimes de retraite et les autres avantages sociaux des employés; les mécanismes de règlement des litiges qui découlent de l'application, de l'administration, de l'interprétation ou de la violation alléguée de la convention collective (appelées *procédures de règlement des griefs*); et la représentation des employeurs et des employés au sein du comité mixte de SST pour le milieu de travail.

Souvent, les négociations s'enlisent dans des désaccords sur une ou plusieurs conditions. Ces différends, s'ils ne sont pas réglés rapidement, peuvent mener à une grève des employés ou à un lock-out d'employés par l'employeur. Par conséquent, les lois sur les relations de travail contiennent plusieurs procédures que les deux parties doivent respecter avant qu'une grève ou un lock-out puisse avoir lieu.

Dans toutes les provinces, une fois qu'un avis de négociation a été donné, l'employeur ne peut pas modifier les conditions d'emploi existantes, y compris les salaires, à moins d'avoir la permission de son conseil d'administration et du syndicat, ou à moins que les dispositions de la convention collective le permettent.

La convention collective

Le contrat qui découle des négociations collectives s'appelle une **convention collective**. La convention doit être en vigueur pour une durée minimale d'un an et doit être écrite, mais elle n'a pas besoin de faire l'objet d'un seul document. Par exemple, un échange de lettres, de notes et de notes de service peut constituer une convention collective si les parties y établissent les modalités convenues.

Si la convention collective expire avant qu'une nouvelle convention soit en place, les modalités de l'ancienne convention continuent habituellement de s'appliquer à condition qu'il n'y ait aucune d'une autre entente des parties à cet égard. Certains contrats précisent qu'ils se poursuivront après la date d'expiration jusqu'à ce que l'une des parties avise l'autre de son désir de résilier la convention. Dans toutes les provinces, à l'exception du Québec et de la Nouvelle-Écosse, aucun employé n'est autorisé à faire la grève, et aucun employeur ne peut mettre en lock-out ses employés, pendant la durée du contrat. Il en est ainsi pour préserver la paix sociale. Cette condition s'applique même après l'expiration de la convention, jusqu'à ce qu'une période déterminée se soit écoulée entre la nomination d'un **conciliateur** par le ministre du Travail (ou une autre personne autorisée) et la remise du rapport du conciliateur aux parties. Cette période est habituellement appelée un **délai de réflexion**.

Procédures de règlement des griefs et arbitrage

Étant donné que les travailleurs ne sont pas autorisés à faire la grève pendant que la convention collective est en vigueur et que les employeurs ne sont pas autorisés à mettre les travailleurs en lock-out, il doit y avoir un moyen de régler les différends découlant de l'application, de l'administration, de l'interprétation ou de la violation présumée des modalités de la convention. La violence des conflits de travail passés a montré qu'il était nécessaire et souhaitable d'avoir des procédures de règlement des différends efficaces et rapides en place pour éviter que les choses ne deviennent incontrôlables. En effet, toutes les lois provinciales du travail, à l'exception de celle de la Saskatchewan, exigent que les conventions collectives contiennent des procédures pour régler les conflits patronaux-syndicaux. Si ce n'est pas le cas, la loi considère que certaines dispositions font partie de la convention.

Ces procédures de règlement des griefs sont négociées comme partie intégrante des modalités de la convention collective. De nombreuses conventions prévoient des mécanismes relativement informels pour la présentation d'un grief. De plus, les milieux de travail ont généralement des comités de règlement des griefs, composés de représentants des employés et des employeurs.

Certains hôpitaux ont des comités d'association d'hôpitaux composés de membres de la direction et de personnel infirmier non-cadre. Ils se réunissent régulièrement pour examiner tout grief dans le but de les résoudre de manière informelle et collaborative avant qu'ils ne deviennent accusatoires et fassent partie d'un processus officiel de règlement des griefs. Toutefois, si les mécanismes informels échouent, des procédures de règlement des griefs sont mises en œuvre.

Les procédures de règlement des griefs suivantes ne sont pas nécessairement suivies de manière uniforme dans l'ensemble du Canada, mais elles sont assez courantes dans de nombreux contextes de relations de travail. Elles impliquent généralement un processus progressif en trois étapes.

Étape 1 : Présentation écrite

Dans le cas où le grief du membre du personnel infirmier n'est pas réglé de façon satisfaisante après avoir été porté à l'attention du superviseur, il doit être soumis par écrit, dans un délai précis, au superviseur immédiat. À défaut d'un règlement, il doit ensuite être déposé dans un délai précis au directeur des soins infirmiers pour résolution. Si le grief n'est toujours pas réglé, la procédure prévoit qu'il soit soumis à l'administrateur ou à un autre responsable autorisé de l'hôpital dans un délai fixé, en vue d'une rencontre.

Étape 2 : Rencontre avec le comité des griefs

L'administrateur, la personne qui a déposé le grief, le comité des griefs et un représentant du syndicat se réunissent. L'hôpital doit alors décider, dans un délai déterminé, de la façon dont il traitera le grief. Ainsi, la procédure prévoit que, tant qu'il n'est pas réglé, le grief est soumis à une autorité progressivement supérieure. (Dans de nombreux hôpitaux, cette procédure est gérée par le service des ressources humaines.) La convention collective prévoit également que tout règlement conclu dans le cadre de ces procédures lie les parties.

Étape 3 : Arbitrage exécutoire

Si la décision rendue par l'administrateur de l'hôpital ne règle pas la question, l'affaire est soumise à l'arbitrage exécutoire.

L'arbitrage exécutoire est une procédure prescrite par les lois sur les relations de travail de nombreuses provinces. Habituellement, les parties disposent d'un délai précis à compter du prononcé de la décision de l'administrateur de l'hôpital pour que l'affaire soit soumise à l'arbitrage exécutoire. À ce moment-là, la partie qui demande l'arbitrage nomme une personne pour faire partie d'un conseil d'arbitrage composé de trois membres.

La partie à qui l'avis est donné dispose alors d'un délai précis pour nommer une deuxième personne à ce conseil. Ces deux personnes choisissent une troisième personne pour présider et compléter le conseil. S'ils ne parviennent pas à s'entendre, le ministre nomme un président. Dans de nombreux contrats, les parties s'entendent à l'avance sur un seul arbitre qui entendra les griefs afin de réduire les coûts et d'alléger le processus.

Au cours des dernières années, il y a eu des différends au sujet de la charge de travail et du droit des infirmières et infirmiers de refuser de fournir des services une fois que le nombre de patients placés sous leur garde dépasse leur capacité à fournir des soins adéquats. Dans l'affaire *Re Mount Sinai Hospital and Ontario Nurses' Association* (1978), (qui sera décrite plus en détail plus loin dans ce chapitre), les infirmières et infirmiers ont refusé de s'occuper d'un patient supplémentaire affecté à leur unité. Les infirmières et infirmiers ont fait l'objet de mesures disciplinaires, qui ont été confirmées lors de l'arbitrage prévu par la convention collective. Le conseil d'arbitrage a estimé que les membres de l'équipe infirmière n'avaient pas de motif valable dans les circonstances de refuser de s'occuper du patient supplémentaire. Une telle situation fait maintenant l'objet d'une clause de responsabilité professionnelle dans la plupart des conventions collectives.

Une affaire ne peut être soumise à l'arbitrage qu'après l'élimination de toutes les procédures préliminaires de règlement des griefs. Tous les délais de notification doivent être strictement respectés. Si une partie ne manifeste pas dans un délai précis son souhait que l'affaire soit soumise à un arbitrage exécutoire, le grief est réputé avoir été abandonné. Sinon, les parties peuvent convenir que la question sera réglée par un seul arbitre.

Ainsi, par voie d'arbitrage, tous les efforts sont déployés pour régler les différends découlant de la convention collective. Cette procédure a été appelée *contrepartie*, c'est-à-dire quelque chose en échange du fait que le droit de grève ou de lock-out est suspendu pendant la durée de la convention.

Il existe de nombreuses affaires impliquant des infirmières et des infirmiers qui ont été sanctionnés pour conduite non professionnelle. Dans bon nombre d'entre elles, le membre de la profession infirmière a déposé un grief conformément à la convention collective du syndicat.

Dans *Re Ontario Cancer Institute and Ontario Nurses' Association (Priestley)* (1993), une infirmière a été congédiée après avoir frappé un patient en phase terminale. L'infirmière, par l'entremise de son syndicat, a présenté un grief contre l'employeur de l'hôpital pour congédiement injuste. Le syndicat a fait valoir que le patient avait provoqué l'infirmière. Bien qu'il n'y ait pas eu de témoins de l'incident, l'infirmière avait parlé de son geste à deux collègues, en disant que « ça lui avait fait du bien » (*Re Ontario Cancer Institute and Ontario Nurses' Association (Priestley)*, 1993, p. 129).

Selon la preuve présentée à l'audience, la charge de patients avait été très lourde dans l'unité pendant quelques mois et les niveaux de stress étaient élevés chez le personnel. Le patient frappé par l'infirmière était celui qui nécessitait le plus d'attention dans l'unité et il demandait beaucoup de temps et d'attention du personnel infirmier. Il avait eu une trachéotomie et était souvent confus, agité et incontinent. L'infirmière a admis avoir frappé fortement le patient aux jambes, parce qu'elle était frustrée par son comportement agité la nuit précédente. En concluant que le congédiement de l'infirmière était justifié, l'arbitre a déclaré, en partie :

> *J'ai entendu beaucoup de témoignages sur le fait que [le patient] était un patient difficile qui demandait beaucoup de soins. J'accepte cette preuve. . . .*
> *Cependant, les actes d'un patient en phase terminale et qui ne contrôle pas ses facultés mentales ou physiques ne peuvent constituer une provocation qui excuserait des représailles physiques de la part d'un professionnel de la santé. (Re Ontario Cancer Institute and Ontario Nurses' Association [Priestley], 1993, p. 135 à 136)*

L'arbitre a refusé d'intervenir dans la décision de l'hôpital de congédier l'infirmière.

De même, dans *Re Vancouver General Hospital (Health and Labour Relations Assn.) and British Columbia Nurses Union* (1993), un membre du personnel infirmier a été congédié pour avoir continué à nourrir un patient d'une manière inappropriée malgré le fait qu'un ergothérapeute lui ait montré la bonne façon. Cette personne avait déjà été suspendue pour avoir mal réagi à la crise d'un patient parce qu'elle était pressée de rentrer chez elle. Dans le deuxième incident, qui a mené au congédiement, le membre de l'équipe infirmière a tenté de donner du lait à une patiente qui était dans une mauvaise position et qui avait déjà de la nourriture dans la bouche, ce qui a entraîné un grand risque d'aspiration. En plus, la patiente était somnolente après une chirurgie et insuffisamment alerte pour être alimentée oralement. L'arbitre a conclu que l'hôpital avait un motif valable de prendre des mesures disciplinaires compte tenu du dossier du membre du personnel infirmier.

Dans *Newfoundland And Labrador Nurses' Union v. Eastern Regional Integrated Health Authority* (2014), Mme King, une infirmière autorisée, a déposé un grief parce qu'elle a été congédiée pour avoir enfreint la politique de confidentialité de l'employeur. Mme King avait consulté 29 dossiers confidentiels à 64 reprises pendant une période de quatre mois. Elle a donné diverses raisons pour avoir consulté les dossiers. Certains étaient des dossiers personnels ou familiaux, d'autres des dossiers d'amis qui lui avaient demandé d'y jeter un œil, d'autres encore ceux de personnes qu'elle pensait être des candidats appropriés pour son service, et, enfin, il y avait des dossiers pour lesquels elle n'avait pas d'explication. Elle avait des remords et avait souffert personnellement à la suite de son congédiement. L'arbitre a décidé que, compte tenu de toutes les circonstances, le licenciement était trop sévère, et il l'a remplacé par une suspension sans solde de deux ans.

Droit de grève

Traditionnellement, la common law ne reconnaissait pas aux employés le droit de refuser de travailler. Progressivement, l'action collective des travailleurs a été acceptée comme faisant partie des concessions mutuelles des relations industrielles. Aujourd'hui, le droit de grève s'est étendu au-delà du secteur industriel, à de nombreux secteurs de la société et a été reconnu comme l'un des droits fondamentaux protégés par la *Charte canadienne des droits et libertés* (a. 2d), Liberté d'association) (*Saskatchewan Federation of Labour v.* Saskatchewan, 2015.

Les infirmières et infirmiers ont fait des actions de grève dans le passé. Par exemple, à la fin de 2000, les infirmières et infirmiers de la Saskatchewan ont fait une grève en soutien à une demande d'augmentation de salaire au-delà de ce que le gouvernement provincial était prêt à offrir. Le gouvernement a ordonné aux infirmières et infirmiers de retourner au travail par voie législative, mais ces derniers ont poursuivi leur grève au mépris de la loi (CBC News, 1999). En réponse, la Saskatchewan a fini par adopter la *Public Service Essential Services Act,* selon laquelle certains services publics, comme les soins infirmiers dans les hôpitaux, sont considérés comme des services essentiels. Les employeurs du secteur public, comme les hôpitaux et les autorités de soins de santé qui fournissent de tels services, sont tenus de conclure une entente sur les services essentiels avec leurs employés syndiqués, y compris les infirmières et infirmiers, afin d'établir les services qui sont jugés essentiels et d'avoir un certain nombre d'employés syndiqués (dont des infirmières et des infirmiers) qui doivent continuer à fournir les services en cas de grève. De nombreuses autres provinces ont adopté des lois semblables. Cette loi a eu pour effet de poser d'importantes limites au droit de grève des infirmières et infirmiers dans la plupart des provinces.

Dans *Saskatchewan Fédération of Labour v. Saskatchewan* (2015), la Saskatchewan Federation of Labour a contesté le pouvoir de la province d'interdire aux infirmières et infirmiers de faire la grève. Lorsque la validité d'une telle loi a été présentée devant la Cour suprême du Canada, celle-ci a statué que la *Public Service Essential Services Act* équivalait à interdire universellement la grève aux travailleurs de la santé et était inconstitutionnelle. La province avait le pouvoir d'interdire les grèves des employés essentiels, c'est-à-dire les employés nécessaires pour maintenir des services suffisants pour assurer la sécurité et le bien-être du public. La province n'avait pas le pouvoir de retirer le droit de grève aux infirmières et infirmiers ni aux autres travailleurs de la santé, mais elle pouvait identifier les employés « essentiels » qui ne devraient pas être autorisés à faire la grève dans l'intérêt public. La limite de la

grève devait satisfaire à l'exception de l'article 1 (des limites qui soient raisonnables et dont la justification puisse se démontrer dans le cadre d'une société libre et démocratique) de la Charte. La province devait être en mesure de justifier l'affirmation selon laquelle les travailleurs qu'elle désignait comme essentiels étaient réellement essentiels au fonctionnement du système de soins de santé.

Dans de nombreuses provinces, les lois définissent encore largement les infirmières, les infirmiers et les autres employés des hôpitaux comme des employés essentiels et tentent de restreindre leur droit de grève. En échange du retrait du droit de grève, la loi prévoit l'arbitrage de questions qui ne peuvent être réglées entre les parties. Lorsque la loi provinciale a été contestée pour des motifs constitutionnels, comme dans l'affaire en Alberta, en Saskatchewan et en Colombie-Britannique, la définition d' « employés essentiels » est moins large.

Bien que les restrictions relatives à la grève puissent ne pas toucher les infirmières et infirmiers qui ne sont pas employés dans des hôpitaux (ce qui est défini en détail dans les lois), tout membre du personnel infirmier travaillant dans un établissement qui correspond à la définition d'un hôpital ne pourrait pas faire la grève. (Voir, par exemple, la *Loi sur l'arbitrage des conflits de travail dans les hôpitaux* 1990, s. 11(1)a))

À titre d'exemple, en 2016, le gouvernement de l'Alberta a adopté une loi sur les services essentiels pour remplacer une interdiction antérieure du droit de grève des infirmières et infirmiers, afin de parvenir à un équilibre raisonnable entre le droit de grève et la nécessité de protéger des services dont l'interruption pourrait entraîner des risques pour la vie, la sécurité personnelle ou la santé publique. La loi de l'Alberta établit un processus par lequel les employeurs et les syndicats déterminent quels sont les travailleurs qui assurent les services essentiels et comment ils les donnent pendant une grève (*Public Service Employee Relations Act* 2000, tel que modifié). Le syndicat traite le droit de grève comme un dernier recours, lorsque toutes les autres tentatives d'obtenir une convention collective équitable ont échoué. Des lois semblables existent en Saskatchewan et en Nouvelle-Écosse.

Les infirmières et infirmiers syndiqués qui ne fournissent pas de services essentiels ont le droit de grève. En pratique, cela signifie que les grèves dans les soins infirmiers sont rares, et lorsqu'elles se produisent, elles ont lieu entre les syndicats et les employeurs qui fournissent des services à l'extérieur d'un environnement hospitalier, et visent des infirmières et infirmiers qui travaillent en clinique communautaire et dans des services de santé publique. Par exemple, 3 000 employés des centres d'accès aux soins communautaires de l'Ontario ont fait la grève pendant deux semaines, en 2015.

De même, les hôpitaux ne sont pas autorisés à mettre leurs employés en lock-out n'importe quand. Un **lock-out** est une pratique par laquelle un employeur exclut ou refuse de continuer à employer des employés syndiqués pour faire pression sur eux et les influencer pendant les négociations d'une convention collective. Un lock-out, comme la grève, est une tactique coercitive. Ces dispositions visent à faire en sorte que les services hospitaliers essentiels ne sont pas compromis et que les services au public ne sont pas réduits par des conflits de travail.

Pour les employés ayant le droit de grève, les grèves peuvent être légales ou illégales, selon les circonstances dans lesquelles elles ont lieu. Dans la plupart des provinces, pendant la durée d'une convention collective, les employés ne peuvent pas faire la grève, pas plus qu'un employeur ne peut mettre des employés en lockout. Par exemple, en 2014, les infirmières et infirmiers de plusieurs hôpitaux d'Halifax, en Nouvelle-Écosse, ont fait une grève illégale pour protester contre un projet de loi restreignant leur droit de grève. Ce n'était que quelques jours avant la date limite pour une grève légale, mais 140 infirmières et infirmiers ne se sont pas présentés à leurs quarts de travail prévus, ce qui a entraîné l'annulation de nombreuses chirurgies. Le Conseil des relations de travail de la Nouvelle-Écosse a immédiatement ordonné aux infirmières et infirmiers en grève illégale de retourner au travail.

Même après l'expiration de la convention, les employés ne peuvent toujours pas légalement faire grève, et les employeurs ne peuvent pas les mettre en lockout. Ils doivent attendre la fin du délai de réflexion après l'expiration de la convention collective avant qu'une grève ou un lock-out légal puisse survenir.

Une fois la convention collective expirée, ses modalités se poursuivent pendant que les parties en négocient une nouvelle. Toutefois, si aucune entente n'est conclue, dans certaines provinces, on peut faire une demande au ministre provincial du Travail ou nommer un comité de conciliation pour tenter de régler les questions en suspens et de conclure une nouvelle convention collective. Ce comité ou ce conciliateur (si une personne est nommée) doit déposer un rapport sur les résultats (ou l'absence de résultats) de tout effort de conciliation auprès du ministre du Travail, qui le transmet ensuite aux parties.

Une fois qu'un délai déterminé s'est écoulé après la transmission du rapport ou, si aucun conciliateur n'a été nommé, après que le ministre a avisé les parties qu'il juge inapproprié de nommer un conciliateur, le syndicat peut alors légalement déclencher une grève. De même, l'employeur peut légalement mettre des employés en lock-out.

Certaines activités pendant la durée de la convention collective peuvent constituer ou non une grève selon la loi applicable en matière de relations de travail. Les employés peuvent voter pour travailler selon les règles (c'est-à-dire pour ne travailler que dans la mesure prévue par leurs conditions d'emploi) en guise de protestation. Par exemple, ils peuvent refuser de faire des heures supplémentaires ou de faire un travail bénévole lorsqu'on le leur demande. Si une telle conduite a pour effet d'arrêter tout travail pour faire pression sur un employeur pour qu'il accède aux demandes syndicales, elle peut être considérée comme une grève par le conseil des relations de travail concerné. Toutefois, le refus de travailler en raison de conditions de travail dangereuses ne serait probablement pas considéré comme une grève, parce qu'il ne vise pas à avoir un effet sur la négociation collective, mais plutôt à éviter des blessures potentiellement graves aux travailleurs.

Le bris de grève, c'est-à-dire le recours à de la maind'œuvre non syndiquée pour remplacer les travailleurs en grève et pousser ces derniers à abandonner une grève légale ou à céder dans les négociations contractuelles, est interdit dans toutes les provinces.

Selon la province, un vote de grève parmi les employés peut être nécessaire avant qu'une grève puisse commencer. Si un vote de grève est tenu, tous les employés de l'unité de négociation peuvent voter. Le vote se fait habituellement au scrutin secret. Un vote peut également être tenu pour ratifier une convention conclue entre la direction et les négociateurs du syndicat.

Pour le syndicat, la grève est une mesure de dernier recours. Les membres en grève perdent leur salaire et peuvent également perdre leurs avantages sociaux. Ils doivent faire du piquetage, souvent dans des conditions météorologiques défavorables, devant l'hostilité du public et de leurs collègues qui ne sont pas en grève. Les grévistes reçoivent de l'argent du syndicat, une « indemnité de grève » selon la taille de leur famille, qui est bien inférieure à leur salaire habituel et qui peut s'épuiser assez rapidement.

Le but de la grève est de faire pression sur les employeurs pour qu'ils négocient et concluent une convention collective. Si l'employeur n'est pas en mesure de remplacer les employés en grève, la pression pour régler les négociations augmentera très rapidement. Les syndicats peuvent mettre fin à la grève en tout temps, mais étant donné le coût élevé pour les membres, les syndicats préfèrent avoir une entente en place avant de terminer la grève.

Pratiques déloyales de travail

Toutes les provinces ont interdit les tactiques de gestion injustes qui, dans le passé, étaient utilisées par les employeurs pour faire pression sur les travailleurs afin qu'ils retournent au travail ou pour inciter les employés à accepter certaines conditions d'emploi. Par exemple, il est illégal pour un employeur de prendre des mesures disciplinaires envers un travailleur parce qu'il a participé à une grève légale ou à d'autres activités syndicales légales, comme le fait d'encourager de nouveaux employés à adhérer au syndicat. De même, il est interdit aux employeurs de participer à la création d'un syndicat ou de le financer. Une telle interdiction vise à éviter les conflits d'intérêts.

De même, il est illégal pour un employeur d'exercer quelque discrimination que ce soit à l'égard des employés parce qu'ils sont ou ne sont pas membres d'un syndicat; de leur imposer des mesures disciplinaires pour avoir exercé leurs droits en vertu d'une loi sur les relations de travail, d'utiliser toute forme d'intimidation à leur égard parce qu'ils participent à des activités syndicales ou de les inciter à adhérer à un syndicat particulier. Une autre pratique illégale de travail est le « contrat de jaune », qui exige du travailleur que celui-ci s'abstienne d'adhérer à un syndicat et de participer à ses activités.

Si un employé allègue qu'un employeur s'est livré à une pratique déloyale de travail, il peut porter l'affaire à l'attention du représentant syndical. L'affaire peut être considérée comme un grief par le syndicat ou, si elle est suffisamment grave, elle peut être signalée à un inspecteur du travail nommé par la commission provinciale des relations du travail. La commission des relations de travail de la plupart des provinces a de vastes pouvoirs pour ordonner aux employeurs de cesser de telles pratiques et de ne plus s'y adonner.

La responsabilité professionnelle et l'influence de la syndicalisation

Les infirmières et infirmiers doivent rendre des comptes à leur profession, à leur organisme de réglementation, à leurs patients et à leurs employeurs. Ces multiples responsabilités peuvent parfois être conflictuelles. Dans certains milieux, une autre dimension s'ajoute à ces relations complexes : celle d'un syndicat ou d'une unité de négociation collective.

Mentionnée plus haut, la situation qui s'est produite à Toronto au milieu des années 1970 illustre le conflit qui peut survenir entre, d'une part, les droits des infirmières et infirmiers en tant qu'employés et membres d'un syndicat en vertu d'une convention collective, et, d'autre part, leurs devoirs et responsabilités en tant que professionnels. Dans *Re Mount Sinai Hospital and Ontario Nurses' Association* (1978), le personnel de l'unité de soins intensifs du Mount Sinai Hospital a été informé un soir du besoin urgent d'admettre un patient ayant des problèmes cardiaques s'étant présenté au service d'urgence. Cela s'est produit pendant le quart de nuit, alors que l'unité de soins intensifs (USI) était déjà au maximum de sa capacité. Les infirmières et infirmiers ont informé le résident responsable de l'admission qu'ils ne pouvaient pas s'occuper d'un autre patient. Ils ont également affirmé qu'ils n'étaient pas obligés d'accueillir un patient supplémentaire en vertu de la convention collective du syndicat avec l'hôpital. Le personnel médical, malgré le refus d'aide des infirmières et infirmiers, a amené le patient à l'unité. Bien que leur superviseur leur ait dit d'accepter ce patient, aucun des membres de l'équipe infirmière du quart de nuit n'a aidé le résident responsable de l'admission, qui a été dans l'obligation de s'occuper seul de ce patient très malade pendant toute la nuit. En raison de leur refus de s'occuper du patient supplémentaire, les infirmières et infirmiers ont fait l'objet de mesures disciplinaires et ont été suspendus pendant trois quarts de travail. Ils ont déposé un grief, conformément aux procédures de règlement des griefs et d'arbitrage énoncées dans leur convention collective respective, et la question a été transmise à un arbitre. L'arbitre s'est prononcé en faveur de l'hôpital et a conclu que les infirmières et infirmiers avaient fait preuve d'insubordination puisqu'ils avaient refusé de suivre l'ordre direct de leur superviseur de fournir des soins. Ils n'avaient pas le droit, en vertu de la convention collective, de refuser un tel ordre.

Indépendamment de la question concernant la main-d'œuvre, cette affaire soulève des préoccupations éthiques quant aux normes de soins. Par exemple, les infirmières et infirmiers n'avaient pas réévalué l'affectation de leurs ressources. Ils n'avaient pas réévalué leur charge de travail et leur dotation en personnel, et ils n'avaient pas non plus essayé de déterminer si certains patients de leur unité pouvaient recevoir leur congé pour faire de la place pour le nouveau patient. Comme ils n'avaient pas tenté de restructurer leurs affectations pour accueillir le patient, ils ont violé les principes de bienfaisance et de non-malfaisance. De plus, ils n'ont pas traité le patient avec justice et équité.

La règle qui a évolué à partir de cette affaire est maintenant appelée le principe « obéir d'abord, se plaindre ensuite ». Il prévoit que même si les infirmières et infirmiers ont un grief légitime en vertu des modalités d'une convention collective, en ce qui a trait à la charge ou aux conditions de travail, ils doivent obéir aux ordres du superviseur et fournir les soins nécessaires; *ensuite* ils peuvent déposer un grief auprès du syndicat s'ils estiment qu'il s'agit d'une plainte légitime. De telles plaintes pourront être entendues et tranchées à un moment plus approprié, en utilisant les procédures de règlement des griefs de la convention collective. Sur le moment, cependant, les droits et les besoins du patient doivent avoir préséance, et toute plainte de la part d'un membre de l'équipe infirmière ne doit pas être autorisée à interférer avec les soins appropriés du patient. Cette approche est également appuyée dans le code de déontologie de l'Association des infirmières et infirmiers du Canada :

Lorsque les ressources manquent pour fournir les soins sécuritaires ou appropriés, les infirmières et infirmiers travaillent avec d'autres professionnels en vue d'ajuster les priorités et de minimiser les préjudices. Ils informent les personnes prises en charge des plans actuels et prévus de prestation de soins. Ils informent les employeurs des menaces possibles pour la sécurité et la qualité des soins de santé. (AIIC, 2017, p. 11)

L'employé, pendant les heures normales de travail, doit rendre des comptes à l'employeur. Il existe de nombreux mécanismes pour protéger les droits de l'employé en cas de violation par l'employeur, mais les soins du patient sont primordiaux, d'autant plus que l'établissement de soins de santé a l'obligation légale de fournir des soins infirmiers compétents et appropriés dès l'admission d'un patient. Cela implique un droit correspondant de l'employeur de prendre des mesures disciplinaires à l'égard de l'employé et même de mettre fin à l'emploi d'un membre du personnel infirmier qui, à plusieurs reprises, ne satisfait pas aux normes appropriées en matière de soins infirmiers. L'employé dans une telle situation a le droit de déposer un grief ou, s'il n'est pas syndiqué, d'avoir un recours devant les tribunaux dans une action pour congédiement injustifié.

RÉSUMÉ

Ce chapitre a exploré les droits des infirmières et des infirmiers en tant que professionnels, individus et employés. Les contextes variés dans lesquels ils exercent leur profession peuvent poser divers défis éthiques et juridiques qui ont une incidence sur leurs valeurs, leurs croyances et leur bien-être. Bien que les infirmières et infirmiers aient le droit au respect et qu'ils devraient être en mesure d'exercer dans un milieu de travail sécuritaire, à l'abri des préjudices, de la discrimination, du harcèlement ou de la violence physique et sexuelle, la réalité est que certains d'entre eux feront face à des situations aussi difficiles. Il est important que les infirmières et infirmiers aient les connaissances et les compétences nécessaires pour s'attaquer à ces problèmes difficiles et pour savoir où chercher du soutien et des conseils au besoin.

Les employeurs ont l'obligation de représenter les intérêts et les droits des infirmières et des infirmiers.

Ils doivent être conscients des risques auxquels le personnel infirmier s'expose et s'assurer que des stratégies de prévention appropriées sont en place. Ils doivent également être prêts à intervenir de façon appropriée si les infirmières et infirmiers sont lésés en raison de ces risques. Lorsque cette obligation n'est pas remplie, la convention collective et les droits de négociation collective des infirmières et infirmiers syndiqués peuvent offrir une protection et un mécanisme pour faire face à certaines situations. Dans d'autres cas, l'avis d'un professionnel du droit compétent peut être nécessaire.

Les infirmières et infirmiers devraient connaître leurs droits et responsabilités ainsi que les obligations de leurs employeurs concernant les conditions de travail. Les membres du personnel infirmier ont droit à un environnement de travail sûr et sans violence. Si les droits des infirmières et infirmiers ne sont pas protégés dans un environnement fondé sur le respect mutuel, ils ne seront pas en mesure de fournir des soins de haute qualité aux patients conformément aux normes de leur profession.

PENSÉE CRITIQUE

Les scénarios de cas suivants sont fournis pour faciliter la réflexion, la discussion et l'analyse.

Points de discussion

1. En tant qu'infirmière ou infirmier, avez-vous des droits qui peuvent l'emporter sur ceux de vos patients? Quels droits peuvent, parfois, entrer en conflit?
2. Les infirmières et infirmiers renoncent-ils à certains droits lorsqu'ils assument leur rôle professionnel?
3. Avez-vous déjà été victime de violence en milieu de travail? A-t-on fait quelque chose à ce sujet? Si cela se produisait maintenant, que feriez-vous?
4. Quel rôle les syndicats devraient-ils jouer dans l'établissement de règles qui régissent la pratique et la conduite professionnelles?
5. Quels mécanismes avez-vous mis en place dans votre établissement pour assurer l'équilibre approprié entre les droits des soignants et ceux des patients?

SCÉNARIO DE CAS 11.4

DROIT OU PRIVILÈGE?

C. D., membre du personnel infirmier dans une unité de soins intensifs achalandée, doit travailler la nuit une fin de semaine et a reçu une invitation à une réunion informelle de sa classe universitaire. C. D. sait qu'il est trop tard pour demander un congé pour la fin de semaine et qu'il est peu probable que d'autres infirmières et infirmiers changent volontairement de quart de travail à un préavis si court. C. D. a pris peu de congés de maladie et, comme il lui en reste dans sa banque de congés, décide de se déclarer malade.

Cette nuit-là, un certain nombre de patients sont admis d'urgence dans l'unité. En raison de l'absence de C. D., les infirmières et infirmiers de garde se voient attribuer le double des patients. L'un des membres de l'équipe infirmière, au courant de la fausse maladie de C. D., trouve cela frustrant et divulgue cette information à leur gestionnaire le lundi suivant.

Questions

1. Est-ce que C. D. a le droit de prendre ce congé? Sinon, quelles mesures disciplinaires peuvent s'ensuivre?
2. Si le gestionnaire choisit de prendre des mesures disciplinaires à l'égard de C. D., celles-ci peuvent-elles faire l'objet d'un grief?
3. Quels principes éthiques, le cas échéant, ont été violés?
4. Comment cette situation aurait-elle pu être évitée?

SCÉNARIO DE CAS 11.5

LA SÉCURITÉ AU TRAVAIL?

Un membre d'une équipe infirmière de santé publique est affecté à une jeune mère célibataire et à son fils de 8 mois. Cette famille reçoit de l'aide sociale et vit dans un logement subventionné.

Au cours d'une des visites régulières du membre de l'équipe infirmière, le petit ami de la mère arrive. Il a bu et commence à être agressif envers la mère. Lorsque le membre de l'équipe infirmière, préoccupé par la sécurité du patient, intervient, le petit ami le frappe à la tête, ce qui le fait chuter et entraîne une blessure grave à la tête.

Bien que la blessure à la tête se résorbe, l'état mental de ce membre du personnel infirmier est si gravement affecté qu'il est incapable d'exercer à nouveau sa profession.

Questions

1. Quelles étaient les obligations de l'employeur pour assurer un milieu de travail sécuritaire à son personnel?
2. Quelles sont les responsabilités de l'employeur à l'égard de l'invalidité permanente du membre?
3. Quelles accusations peuvent être portées contre le petit ami?
4. Quelles obligations les employeurs ont-ils de former leur personnel infirmier en ce qui concerne ces situations potentiellement violentes et dangereuses?
5. Comment cette situation aurait-elle pu être évitée?

SCÉNARIO DE CAS 11.6

DROIT DE GRÈVE?

R. B. est une infirmière autorisée qui travaille dans un établissement de soins de longue durée. Récemment, les discussions contractuelles entre le syndicat et l'établissement ont été interrompues. Aucune des deux parties n'est prête à faire de compromis, et le personnel a voté en faveur de la grève. Un plan est en place pour qu'un nombre minimal de membres du personnel infirmier soit disponible en cas d'urgence.

R. B. est préoccupée par la décision de grève et s'inquiète pour les résidents. Sachant à quel point la grève sera difficile et déroutante, R. B. décide de franchir la ligne de piquetage et d'aller travailler. En entrant dans le bâtiment, elle est chahutée par des collègues.

Questions

1. Quels sont les droits et les responsabilités de R. B. dans cette situation?
2. Le comportement des infirmières et infirmiers sur la ligne de piquetage est-il justifiable?
3. Que feriez-vous dans cette situation?
4. Comment cette situation aurait-elle pu être évitée?

RÉFÉRENCES

Lois

Code canadien du travail, L.R.C. 1985, ch. L-2 (Canada).
Charte canadienne des droits et libertés, Partie I de la *Loi constitutionnelle, 1982*, soit l'annexe B à la *Loi de 1982 sur le Canada* (Royaume-Uni), 1982, ch. 11.
Loi sur l'arbitrage des conflits de travail dans les hôpitaux, L.R.O. 1990, ch. H.14 (Ontario).
Labour Relations Code, R.S.A. 2000, c. L-1 (Alberta).
Loi sur la santé et la sécurité du travail, L.R.Q. c. S-2.1 (Québec).
Occupational Health and Safety Act, S.A. 2017, c. O-2,1 (Alberta).
Loi sur l'hygiène et la sécurité au travail, L.N.B. 1983, ch. O-0.2 (Nouveau-Brunswick).

Occupational Health and Safety Act, R.S.N.L. 1990, c. O-3 (Terre-Neuve-et-Labrador).
Occupational Health and Safety Act, S.N.S. 1996, ch. 7 (Nouvelle-Écosse).
Occupational Health and Safety Act, L.R.O. 1990, ch. O.1 (Ontario).
Public Service Employee Relations Act, RSA 2000, c. P-43 (Alberta).
Public Service Employee Relations Act, RSA 2000, c. P-43 (Alberta).

Règlements

Code de directives pratiques en matière de travail solitaire, Règlement du N.-B. 92-133 (Nouveau-Brunswick).
Établissements d'hébergement et de soins de santé, Règl. de l'Ont. 67/93 (Ontario).
Violence in the Workplace Regulations, Règ. de la Nouvelle-Écosse 209/2007 (Nouvelle-Écosse).

Jurisprudence

Newfoundland And Labrador Nurses' Union v. Eastern Regional Integrated Health Authority [2014] CanLII 83846 (NL la). http://canlii.ca/t/ggnl8

Re Mount Sinai Hospital et l'Association des infirmières et infirmiers de l'Ontario [1978] 17 V C.A. (2d) 242 (Ont. Arb.).

Re Institut ontarien de recherche sur le cancer et Association des infirmières et infirmiers de l'Ontario (Priestley) [1993] 35 L.A.C. (4e) 129 (Ont. Arb.).

RE Vancouver General Hospital (Health and Labor Relations Assn.) et British Columbia Nurses Union [1993] 32 L.A.C. (4th) 231 (C.-B.).

Saskatchewan Fédération of Labour c. Saskatchewan [2015] CSC 4 (CanLII). http://canlii.ca/t/gg40r

Enquêtes du coroner

Bureau du coroner en chef de l'Ontario. (2007). *Verdict of coroner's jury serving on the inquest into the deaths of Lori Dupont and Dr. Marc Daniel.* http://www.mcscs.jus.gov.on.ca/stellent/groups/public/@mcscs/@www/@com/documents/webasset/ec063542.pdf

Textes et articles

ACESI (2020). Cadre stratégique en matière de formation infirmière, en réponse aux appels à l'action de la Commission de vérité et réconciliation du Canada. Livre électronique

Agency for Healthcare Research and Quality. (2003). *The effect of health care working conditions on patient safety (résumé).* Evidence Report/Technology Assessment : Numéro 74. Publication no 03-E024 de l'AHRQ.

AIIAO (2022b). Nursing report calls to end anti-Black racism and discrimination within the profession. *Communiqué de presse.*

American Association of Critical-Care Nurses. (2006). *The 4 A's to rise above moral distress toolkit.*

Association canadienne des écoles de sciences infirmières CASN/ACESI (2020). Cadre stratégique en matière de formation infirmière, en réponse aux appels à l'action de la Commission de vérité et réconciliation du Canada. https://www.casn.ca/fr/2020/11/cadre-strategique-en-matiere-de-formation-infirmiere-en-reponse-aux-appels-a-laction-de-la-commission-de-verite-et-reconciliation-du-canada/

Association des infirmières et infirmiers du Canada. (Octobre 2003). Ethical distress in health care environments. *Ethics in Practice for Registered Nurses.*

Association des infirmières et infirmiers du Canada. (2017). *Code de déontologie des infirmières et infirmiers autorisés.*

Association des infirmières et infirmiers du Canada et Fédération canadienne des syndicats d'infirmières et d'infirmiers (2014). *Milieux de pratique : optimiser les résultats pour les clients, les infirmières et infirmiers et les organisations.*

Association des infirmières et infirmiers du Canada et Fédération canadienne des syndicats d'infirmières et d'infirmiers (2019). *La violence et l'intimidation en milieu de travail. Énoncé de position conjoint.* https://hl-prod-ca-oc-download.s3-ca-central-1.amazonaws.com/CNA/66561cd1-45c8-41be-92f6-e34b74e5ef99/UploadedImages/documents/La_violence_et_lintimidation_en_milieu_de_travail_enonce_de_position_commun.pdf

Association des infirmières et infirmiers autorisés de l'Ontario. (s.d.). *LDPE pour les milieux de travail sains.* https://rnao.ca/bpg/french-resource

Association des infirmières et infirmiers autorisés de l'Ontario. (2007). In *Professionnalisme de l'infirmière.* Toronto, Canada : Association des infirmières et infirmiers autorisés de l'Ontario.

Association des infirmières et infirmiers autorisés de l'Ontario. (2008). In *La santé, la sécurité et le bien-être des infirmières dans leurs milieux de travail.* Toronto, Canada : Association des infirmières et infirmiers autorisés de l'Ontario.

Association des infirmières et infirmiers autorisés de l'Ontario (2019). *Prévention de la violence, du harcèlement et de l'intimidation contre les travailleurs de la santé.* https://rnao.ca/bpg/language/pr%C3%A9vention-de-la-violence-du-harc%C3%A8lement-et-de-l%E2%80%99intimidation-contre-les-travailleurs-d

Association des infirmières et infirmiers autorisés de l'Ontario. (2022a). *Black nurses and RNAO.* https://rnao ca/in-focus/black-nurses-and-rnao.

Association des infirmières et infirmiers autorisés de l'Ontario et Association des infirmières et infirmiers auxiliaires autorisées de l'Ontario, 2000 *Ensuring the care will be there : Report on nursing recruitment and retention in Ontario.*

Bargagliotti, L. A. (2012). Work engagement in nursing : A concept analysis. *Journal of Advanced Nursing, 68*(6), 1414-1428.

Baumann, A., O'Brien-Pallas, L., Armstrong-Stassen, M., et coll. (2001). In *Commitment and care : The benefits of a healthy workplace for nurses, their patients and the system—A policy synthesis.* La Fondation canadienne pour l'amélioration des services de santé et The Change Foundation.

Black nurses and RNAO. https://rnao.ca/in-focus/black-nurses-and-rnao

Braverman, M. (1999). In *Preventing workplace violence : A guide for employers and practitioners.* Sage Publications, Inc.

Brown, J. (17 juillet 2022). Health-care providers and MAID : The reasons why some don't offer medically assisted death. *The Conversation.*

Burnazi, L., Keshly, L., et Neuman, J. H. (Août 2005). In *Aggression revisited : Prevalence, antecedents, and outcomes.* Assemblée annuelle de l'Academy of Management, Honolulu, HI, États-Unis [Séances de conférences].

Çayır, E. (2021). Self-care, communal care, and resilience among underrepresented minority nursing professionals and students. In Cunningham, D. K., et Tim, N. M. (Eds.), *Self-care for new and student nurses* (pp. 114-139). Sigma Theta Tau International.

CBC News. (1999). *Saskatchewan nurses to pay up for illegal strike.* https://www.cbc.ca/news/canada/sask-nurses-to-pay-up-for-illegal-strike-1.183379.

Comité consultatif canadien sur les soins infirmiers. (2002). In *Notre santé, notre avenir : un milieu de travail de qualité pour les infirmières canadiennes.* Comité consultatif des ressources humaines en santé.

Charney, W., et Schirmer, J. (1990). In *Essentials of modern hospital safety.* Lewis Publishers, Inc.

Cohen-Mansfield, J. (2001). Nonpharmacologic interventions for inappropriate behaviors in dementia : A review, summary, and critique. *American Journal of Geriatric Psychiatry, 9*(4), 361-381.

Cottingham, M. D., Johnson, A. H., et Erickson, R. J. (2018). "I can never be too comfortable" : Race, gender, and emotion at the hospital bedside. *Qualitative Health Research, 28*(1), 145-158.

Deans, C. (2004). Nurses and occupational violence : The role of organisational support in moderating professional competence. *Australian Journal of Advancing Nursing, 22*(2), 14-18.

Dugan, J., Lauer, E., Bouquot, Z., et coll. (1996). Stressful nurses : The effect on patient outcomes. *Journal of Nursing Care Quality, 10*(3), 46-58.

Dupuis, S. L., et Luh, J. (2005). Understanding responsive behaviours : The importance of correctly perceiving triggers that precipitate residents' responsive behaviours. *Canadian Nursing Home, 16*(1), 29-34.

Estabrooks, C. A., Midodzi, W. K., Cummings, G. G., et coll. (2005). The impact of hospital nursing characteristics on 30-day mortality. *Nursing Research, 54*(2), 74-84.

Excellence Canada. (2022). *Éléments d'un milieu de travail sain.* https://excellence.ca/healthy-workplace-standard/

Farrell, G. (1997). Aggression in clinical settings : Nurses' views. *Journal of Advanced Nursing, 25*(3), 501-508.

Farrell, G. (1999). Aggression in clinical settings : A follow-up study. *Journal of Advanced Nursing, 29*(3), 532-541.

Galik, E. M., Resnick, B., et Pretzer-Aboff, I. (2009). "Knowing what makes them tick" : Motivating cognitively impaired older adults to participate in restorative care. *International Journal of Nursing Practice, 15*(1), 48-55.

Gouvernement du Canada, Emploi et Développement social Canada. (2017). *Harcèlement et violence sexuelle en milieu de travail.* https://www.canada.ca/fr/emploi-developpement-social/services/sante-securite/rapports/harcelement-violence-sexuelle-milieu-travail.html et https://openparliament.ca/bills/42-1/C-65/

Hansen, A. M., Hogh, A., Persson, R., et coll. (2006). Bullying at work, health outcomes and physiological stress response. *Journal of Psychosomatic Research, 60*(1), 63-72.

Hantke, S., St. Denis, V., et Graham, H. (2022). Racism and antiracism in nursing education : Confronting the problem of whiteness. *BMC Nursing, 21*, 146.

Jameton, A. (1984). In *Nursing practice : The ethical issues.* Prentice-Hall.

Laschinger, H. K. S., et Leiter, M. P. (2006). The impact of nursing work environments on patient safety outcomes : The mediating role of burnout engagement. *Journal of Nursing Administration, 36*(5), 259-267.

Laschinger, H. K. S., Leiter, M., Day, A., et coll. (2009). Workplace empowerment, incivility, and burnout : Impact on staff nurse recruitment and retention outcomes. *Journal of Nursing Management, 17*, 302-311.

Lewis, J., Coursol, D., et Herting, K. (2002). Addressing issues of workplace harassment : Counseling the targets. *Journal of Employment Counseling, 39*(3), 109-116.

Lewis, M. (2006). Organisational accounts of bullying : An interactive approach. In Randle, J. (Ed.), *Workplace Bullying in the NHS* (pp. 25-46). Radcliffe Publishing.

Lewis, M. A. (2006). Nurse bullying : Organizational considerations in the maintenance and perpetration of health care bullying cultures. *Journal of Nursing Management, 14*(1), 52-58.

Liu, M., Maxwell, C. J., Armstrong, P., et coll. (2020). COVID-19 in long-term care homes in Ontario and British Columbia. *JAMC, 192*(47), E1540-E1546.

Lundstrom, T., Pugliese, G., Bartley, J., et coll. (2002). Organizational and environmental factors that affect worker health and safety and patient outcomes. *American Journal of Infection Control, 30*(2), 93-106.

Macintosh, J. (2003). Reworking professional nursing identity. *Western Journal of Nursing Research, 25*(6), 725-741.

Macintosh, J. (2005). Experiences of workplace bullying in a rural area. *Issues in Mental Health Nursing, 26*(9), 893-910.

Manuel, P. et Bruinse, B. (17 et 18 novembre 2005). *A registered nurses' council : Cultivating a healthy community for nurses* [Séance de conférence]. Présentation donnée à la 5e conférence internationale annuelle Healthy Workplaces in Action, Toronto, ON, Canada.

Marchand-Senécal, X., Kozak, R., Mubareka, S., et coll. (2020). Diagnosis and management of first case of COVID-19 in Canada : Lessons applied from SARS-CoV-1. *Clinical Infectious Diseases, 71*(16), 2207-2210.

McGilton, K. S. (2004). Relating well to persons with dementia : A variable influencing staffing and quality of care outcomes. *Alzheimer's Care Today, 5*(1), 71-80.

McKenna, B. G., Smith, S. O., Poole, S. J., et coll. (2003). Horizontal violence : Experiences of registered nurses in their first year of practice. *Journal of Advanced Nursing, 42*(1), 90-96.

McKoy, Y., et Smith, M. H. (2001). Legal considerations of workplace violence in health-care environments. *Nursing Forum, 36*(1), 5-14.

O'Connell, B., Young, J., Brooks, J., et coll. (2000). Nurses' perceptions on the nature and frequency of aggression in general ward settings and high dependency areas. *Journal of Clinical Nursing, 9*(4), 602-610.

Pejic, A. R. (2005.). Verbal abuse : A problem for pediatric nurses. *Pediatric Nursing, 31*(4), 271-279.

Purdy, N., Laschinger, H. K., Finegan, J., et coll. (2010). Effects of work environments on nurse and patient outcomes. *Journal of Nursing Management, 18*(8), 901-913.

Quine, L. (2003). Workplace bullying, psychological distress, and job satisfaction in junior doctors. *Cambridge Quarterly of Healthcare Ethics, 12*(1), 91-101.

Resnick, B., Galik, E., et Boltz, M. (2013). Function focused care approaches : Literature review of progress and future possibilities. *Journal of the American Medical Directors Association, 14*(5), 313-318.

Rotstein, M. et Peskun, C. (21 novembre 2008). *RN council as a forum to promote healthy work environments* [Séance de conférence]. Présentation donnée à la 7e conférence internationale Healthy Workplaces in Action, Toronto, ON, Canada.

Rushton, C. H. (2006.). Defining and addressing moral distress : Tools for critical care nursing leaders. *AACN Advanced Critical Care, 17*(2), 161-168.

Société de protection des infirmières et infirmiers du Canada. (2021). *Aide médicale à mourir : Ce que toute infirmière ou tout infirmier devrait savoir.* https://spiic.ca/article/laide-medicale-a-mourir-ce-que-toute-infirmiere-ou-tout-infirmier-devrait-savoir/

Solomon, M. Z., O'Donnell, L., Jennings, B., et coll. (1993). Decisions near the end of life : Professional views on life-sustaining treatments. *American Journal of Public Health, 83*(1), 14-23.

Statistique Canada. (2019). *Diversité de la population noire au Canada : un aperçu.* https://www150.statcan.gc.ca/n1/pub/89-657-x/89-657-x2019002-fra.htm.

Stephens, L. (8 mars 2008). Workplace bullies most poisonous : Even sexual harassment takes second place to the harm done by on-the-job bullying. *Toronto Star*, L11.

Turpel-Lafonte, M. (2020). In *In plain sight : Addressing indigenous-specific racism and discrimination in B.C. Health Care.* Queens Printer. https://engage.gov.bc.ca/app/uploads/sites/613/2020/11/In-Plain-Sight-Summary-Report.pdf.

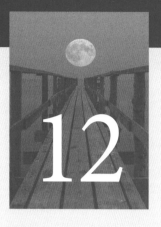

12

QUESTIONS ÉTHIQUES LIÉES AU LEADERSHIP, À L'ORGANISATION, ET AUX APPROCHES DE PRESTATION DES SOINS

OBJECTIFS D'APPRENTISSAGE

Le but de ce chapitre est de vous aider à comprendre :

- L'influence du leadership éthique, ainsi que des structures et processus organisationnels en la matière, sur la pratique infirmière et les résultats pour les patients

- Les défis éthiques auxquels font face les dirigeants et les organisations du système de soins de santé

- Pourquoi un cadre éthique axé sur les valeurs est nécessaire, pour les organisations et pour les dirigeants

- Comment les structures organisationnelles (y compris les modèles de pratique interprofessionnelle, les soins axés sur le patient, la personne et la famille, ainsi que les modèles de prestation des soins) améliorent la pratique infirmière

- La responsabilité des dirigeants au niveau de la promotion et de l'amélioration de la qualité et de la sécurité des soins

- La complexité de la diversité de la communauté canadienne et la façon dont cela devrait influencer les dirigeants et les organisations

- Les responsabilités des dirigeants dans la lutte contre les préjugés et les partis pris, dans un but de sécurité culturelle

INTRODUCTION

Ce chapitre explore certaines des considérations éthiques liées aux dirigeants et aux organisations, ainsi que l'influence non négligeable que ces considérations ont sur les résultats des soins. L'éthique est un domaine qui se rattache au comportement des dirigeants et à leurs valeurs, ainsi qu'à la stratégie, aux processus et aux opérations des organisations. Un climat organisationnel moral est essentiel pour soutenir le corps infirmier dans sa quête de soins optimaux aux patients tout en naviguant à travers les questions éthiques complexes et difficiles liées à la pratique. Les leaders éthiques rendent possible et soutiennent un environnement et une culture sains et ouverts, qui à leur tour favorisent une pratique infirmière éthique à même d'assurer que les besoins des patients sont satisfaits. Les principes éthiques de justice, de non-malfaisance et de bienfaisance, ainsi que la théorie éthique, peuvent influencer et guider l'approche des dirigeants à l'égard des systèmes et des processus dans l'environnement de soins, comme la façon dont ils s'assurent que les ressources appropriées sont en place, structurent la prestation des soins, interagissent les uns avec les autres, respectent les différences, et collaborent dans le but d'obtenir des résultats positifs pour les patients et les familles.

LEADERSHIP ET ÉTHIQUE ORGANISATIONNELLE

Les dirigeants infirmiers doivent être conscients des défis éthiques auxquels le personnel infirmier est confronté dans l'exercice de ses fonctions au quotidien, et s'engager à démontrer de l'éthique au niveau de leur leadership et des pratiques organisationnelles. Les membres du personnel infirmier de tous les secteurs devraient pouvoir s'attendre à ce qu'en termes d'éthique, les mêmes normes morales qu'ils appliquent à la pratique clinique soient aussi appliquées aux actions de leurs dirigeants.

Les dirigeants infirmiers éthiques comprennent comment :

- S'assurer que leurs pratiques de leadership sont fondées sur des valeurs et respectent des normes éthiques élevées
- Concevoir la structure et la culture d'une organisation de sorte à favoriser l'établissement d'un climat éthique
- Identifier les dimensions éthiques des décisions et des défis au sein de l'organisation
- Cerner et résoudre les questions éthiques liées à l'affectation des ressources
- Résoudre les questions éthiques relatives aux ressources humaines et à la diversité
- Prévenir et atténuer la détresse morale et la fatigue de compassion au sein de leurs équipes

Éthique organisationnelle

Dans toute organisation, la façon dont les affaires sont menées est importante. Cela est particulièrement vrai dans le domaine des soins de santé. Le Tableau 12.1 résume les principales questions et pratiques qui s'appliquent aux organisations en termes d'éthique. En plus de ces éléments, dans le secteur des soins de santé, viennent s'ajouter la dimension supplémentaire de la responsabilité à l'égard d'une population de patients vulnérables, et les questions éthiques extrêmement complexes que cette responsabilité entraîne. Les systèmes et les processus organisationnels doivent être à la hauteur des mêmes normes éthiques que ceux de la pratique clinique, car ces systèmes et processus ont une forte incidence sur l'environnement de pratique et sur les soins que les patients reçoivent (Piette et coll., 2002; Wong et Cummings, 2007).

Au cours des dernières décennies, l'éthique organisationnelle a fait l'objet d'une attention croissante. Pour atteindre un haut niveau de normes éthiques dans l'environnement de pratique clinique, Brodeur (1998) a affirmé que les dirigeants devaient commencer par évaluer, du point de vue de l'éthique, la vie organisationnelle et l'infrastructure de l'ensemble de leur organisation. Au lieu de cela, les organisations de soins de santé ont plutôt tendance à fonder leurs programmes d'éthique sur des questions éthiques cliniques précises,

---

TABLEAU 12.1
Pratiques organisationnelles éthiques

Dans toute organisation, de solides pratiques éthiques doivent être observées au niveau des éléments suivants :

- Politiques de ressources humaines où sont pris en compte :
  - Recrutement et rétention du personnel
  - Rémunération équitable
  - Relations de travail
  - Amélioration de la performance et, au besoin, discipline progressive
- Maintien d'un milieu de travail sain qui est :
  - Sécuritaire et solidaire
  - Empreint de respect mutuel et offrant des possibilités d'avancement
- Pratiques de leadership et structures organisationnelles où sont garantis :
  - **Soutien et mentorat pour le personnel**
  - **Planification de la relève**
- Prévention des résultats négatifs, tels que la détresse morale, à l'aide de :
  - **Processus par lesquels les questions éthiques sont identifiées et traitées**
  - **Sensibilisation et d'éducation**
  - **Consultation**
  - **Transparence**
  - **Gestion appropriée des conflits**
  - **Processus pour assurer un environnement de travail respectueux**
- Questions relatives aux droits de la personne, gérées en :
  - **Faisant des droits de la personne une priorité**
  - **Assurant équité et justice**
  - **Veillant à ce que des processus et procédures justes soient en place**
  - **Fournissant des mesures d'adaptation pour la maladie et l'invalidité**

Extrait de Piette, M., Ellis, J. L., St. Denis, P., et coll. (2002). Integrating ethics and quality improvement: Practical implementation in the transitional/extended care setting. *Journal of Nursing Care Quality, 17*(1), pp. 35 à 42.

---

telles que celles liées à la mort et à la fin de vie, à la transplantation d'organes, et au consentement éclairé, plutôt que sur les structures et les processus organisationnels qui rendent possibles l'établissement d'un climat et d'une culture éthiques (Sashkin et Williams, 1990; Worthley, 1999). Il est difficile d'agir de manière éthique au sein de cultures où les normes et les valeurs de l'ensemble de l'organisation sont floues. Par exemple, si les membres du personnel clinique d'une organisation ont l'impression que les pratiques de celle-ci, comme son approche en matière de recrutement ou d'affectation des ressources, ne sont pas guidées par des principes ou des cadres éthiques, elle aura nécessairement de la difficulté à faire respecter les normes d'éthique en ce qui concerne les soins aux patients. Il est essentiel que les membres du personnel clinique aient des modèles éthiques et perçoivent que leur organisation dans son ensemble est elle-même éthique.

Une approche globale de l'éthique pourrait inclure un cadre comprenant les pratiques de recrutement de l'organisation, le soutien que le personnel reçoit des dirigeants, la façon dont les ressources sont allouées et utilisées, la façon dont les problèmes de diversité et de racisme systémique sont traités, et la façon dont le personnel est soutenu en période de stress et de changement organisationnels importants (Baumann, Keatings, et coll., 2006; Baumann, Yan, et coll., 2006; Sashkin et Williams, 1990; Worthley, 1999).

La culture d'une organisation et son éthique se rejoignent au niveau de ses valeurs organisationnelles, c'est-à-dire les postulats et les principes sous-jacents qui guident la vie organisationnelle (Seeger, 2001). La façon dont une organisation définit ses valeurs et ses normes éthiques peut influer sur la façon dont celle-ci est perçue, autant à l'interne qu'à l'externe (Lozano, 2003), de ce que la culture éthique d'une organisation a une influence sur son image et sa réputation, établit (ou non) la légitimité de son rôle dans la société, et clarifie sa raison d'être et ce qu'elle représente (Seeger, 2001). Une culture ou un climat éthique est un environnement dans lequel toutes les personnes au sein de l'organisation partagent des valeurs et des croyances communes, un environnement où règnent confiance, respect, ouverture, transparence et responsabilisation; où tous les membres de l'équipe participent; et où les dirigeants sont considérés comme des modèles importants. Dans une culture éthique, l'éthique et les valeurs de l'organisation éclairent toutes ses actions et décisions (Clegg et coll., 2007; Storch et coll., 2009). Les valeurs d'une organisation façonnent sa structure et ses pratiques, ainsi que ses énoncés officiels et ses politiques. Dans de nombreuses organisations, la mission de l'organisation définit son objectif, qui est d'atteindre l'excellence, ou autrement dit, le « bien ». Pour qu'une culture soit véritablement éthique, toutes les personnes au sein de l'organisation doivent partager des valeurs communes. L'influence des dirigeants, bien qu'importante, ne suffit pas à elle seule. Une culture éthique est façonnée en collaboration par les dirigeants et par ceux qu'ils dirigent. L'une ou l'autre partie peut façonner négativement la culture, aussi les deux doivent-elles adopter de solides pratiques éthiques communes (Grosenick, 1994). Par conséquent, les pratiques organisationnelles éthiques sont celles dont la nature est collaborative et qui sont fortes de qualités permettant un travail d'équipe et une collaboration efficaces (Parsons et coll., 2007).

La confiance et le sens de l'équité sont des composantes essentielles de toute organisation éthique. Williams (2006) a laissé entendre que « la confiance est la colle qui maintient l'union de ses membres » et que « l'équité est un ingrédient essentiel des relations de confiance, peu importe les rôles » (p. 30). L'évolution des données probantes démontre l'importance de la confiance quant à la garantie que les membres du personnel infirmier s'impliquent et demeurent engagés envers l'organisation (Laschinger et coll., 2000, 2001). La confiance englobe les « attentes positives des personnes à l'égard de l'intention et des comportements de multiples membres de l'organisation en fonction des rôles, des relations, des expériences et des interdépendances de celle-ci » (Shockley-Zalabak et coll., 2000, p. 37). Les comportements organisationnels qui bâtissent la confiance sont ceux que les membres du personnel infirmier estiment être justes, comme au niveau de la façon dont les décisions sont prises (Williams, 2006). Lorsque les dirigeants sollicitent des rétroactions dans le cadre d'une consultation ouverte et transparente, cela sera considéré comme un processus équitable même si au final la décision ne correspond pas aux souhaits de toutes les parties concernées. Par exemple, impliquer le personnel et susciter son engagement en lui demandant de partager ses perspectives et ses idées relativement à l'efficience générale et aux réductions de coûts au sein de l'organisation, peut avoir un effet sur la façon dont il accepte les changements, même si au final ses idées ne sont pas mises en œuvre.

Shockley-Zalabak et coll. (2000) ont élaboré un modèle de confiance organisationnelle qui s'appuie sur cinq dimensions clés ayant une influence sur la satisfaction des employés et sur la perception que ceux-ci ont de leur organisation en termes d'efficacité. Ces dimensions sont (1) le souci du leadership envers les employés, (2) la présence d'une culture d'ouverture et d'honnêteté, (3) le sentiment d'appartenance ou l'engagement des employés au sein de l'organisation, (4) la présence de relations significatives entre les dirigeants et les employés, et (5) la fiabilité et la compétence des dirigeants (Shockley-Zalabak et coll., 2000).

Les principes d'équité et de justice jouent un rôle important pour assurer la confiance organisationnelle. Williams (2006), la justice organisationnelle comporte deux volets : la justice distributive et la justice procédurale. La **La justice distributive** se rapporte à des résultats tels que l'allocation appropriée des ressources, des salaires, des avantages sociaux et des conditions de travail, tandis que la **justice procédurale** fait référence à la perception que ces processus ont été équitables et inclusifs, quel qu'ait été le résultat. Par exemple, comme il a été mentionné précédemment, lorsque des décisions clés sont prises, les intervenants importants sont-ils inclus? De quelle manière ceux-ci sont-ils impliqués? Le processus est-il ouvert et transparent (Williams, 2006)?

Renz et Eddy (1996) ont proposé un modèle qui peut guider les organisations dans la création d'une culture éthique forte et d'une infrastructure éthique solide. Un résumé de ce modèle, qui repose sur quatre éléments de base clés, est présenté ci-après (Encadré 12.1).

Il faut du temps pour faire avancer une culture dans une direction positive, ainsi que des efforts pour soutenir ce changement. Le changement et la durabilité sont influencés par la confiance, le respect, la transparence, et une communication ouverte. Comme mentionné plus haut, dans une culture éthique, toutes les parties, les dirigeants et ceux qu'ils dirigent, participent. Une culture éthique assure le développement de leaders qui font participer leurs équipes à la prise de décisions et qui partagent avec elles la responsabilité des résultats (Keatings, 2005).

Leadership éthique

Les dirigeants jouent un rôle déterminant dans la création d'un climat éthique qui est transparent, qui soutient un environnement de travail sain et qui favorise une collaboration interprofessionnelle réussie. Les dirigeants infirmiers doivent :

- Non seulement répondre aux normes éthiques de la profession, mais aussi être des leaders et des modèles en termes d'éthique
- Assurer un climat et une culture qui soutiennent des normes d'éthique élevées au niveau de la pratique infirmière
- Modéliser et promouvoir une culture humaniste qui est sensible aux besoins du personnel, des patients et des familles
- S'assurer que des processus sont en place pour répondre aux défis et aux préoccupations éthiques de leurs employés (Brown, 2003)

ENCADRÉ 12.1
CRÉER UNE CULTURE ÉTHIQUE

LIER LES VALEURS À LA MISSION ET À LA VISION

La stratégie consiste à intégrer les valeurs, la mission et la vision de l'organisation dans son cadre éthique. Il est important de faire participer les employés en les encourageant à participer à l'élaboration et à la conception du cadre en utilisant des approches comme des retraites et des groupes de discussion. Ces approches favorisent le renforcement d'équipe et le partage de points de vue, et contribuent à susciter un engagement commun envers les valeurs, la mission et la vision de l'organisation.

FACILITER LA COMMUNICATION ET L'APPRENTISSAGE DE L'ÉTHIQUE

Cette stratégie comprend la communication du cadre (c.-à-d. les valeurs, la mission et la vision) au moyen de multiples processus, comme l'affichage d'énoncés dans des endroits à haute visibilité, ainsi que l'offre de séances de formation qui encouragent l'interaction, les jeux de rôle et la clarification des valeurs. Ces types de séances devraient avoir lieu de façon continue et ne devraient être limitées qu'à la période de lancement d'une telle initiative.

CRÉER DES STRUCTURES QUI FAVORISENT UN ENVIRONNEMENT ÉTHIQUE

Un environnement éthique s'en trouve d'autant renforcé lorsqu'il est assorti de multiples processus, rôles et entités dont l'objet principal est l'éthique (p. ex., comités d'éthique, rôles de cadre champion et d'éthicien, intégration de l'éthique dans les processus de gestion de la qualité et du rendement).

SURVEILLER ET ÉVALUER LA PERFORMANCE EN MATIÈRE D'ÉTHIQUE

La mise en œuvre de stratégies ne saurait suffire à elle seule à créer une bonne culture éthique; des processus doivent être en place pour évaluer sur une base constante l'efficacité de ces stratégies. Ces processus peuvent comprendre d'évaluer les résultats, de recueillir régulièrement des rétroactions auprès des employés, ainsi que de passer en revue et de mettre à jour le cadre sur une base régulière.

Les dirigeants qui s'attendent à voir une prestation de soins éthique doivent eux-mêmes modéliser un comportement éthique. Par le biais de leurs actions et de leurs approches, les dirigeants peuvent démontrer et favoriser l'adoption des attributs souhaités, tels que la compassion, la flexibilité, l'ouverture et l'engagement. Ils peuvent y parvenir en s'assurant que les questions éthiques difficiles et l'éthique en général font régulièrement partie des sujets à l'ordre du jour, par exemple lors de visites ou de réunions d'équipe (Brown, 2003), en reconnaissant et en récompensant les bonnes pratiques, et en encourageant une mentalité d'amélioration continue des soins.

En même temps, les membres du personnel infirmier partagent la responsabilité avec leurs dirigeants d'assurer une pratique éthique solide, un environnement de travail sain, ainsi que la satisfaction du personnel dans son ensemble, pour créer une culture et un climat éthiques. Les dirigeants sont responsables de soutenir leur personnel, et les membres du personnel sont responsables de se soutenir les uns les autres et de soutenir leurs leaders. Sans cette responsabilité et ce soutien partagés, il ne sera pas possible d'établir un climat éthique (Kupperschmidt, 2004).

Les dirigeants infirmiers doivent également être sensibles au stress émotionnel et psychologique que subissent les membres du personnel infirmier lorsque ceux-ci sont confrontés à des problèmes éthiques continus ou non résolus. Dans de telles circonstances, ces derniers sont à risque de subir de la détresse morale, ce qui peut entraîner une fatigue de compassion. La fatigue de compassion se manifeste par des symptômes physiques et émotionnels liés au travail. Les indicateurs comprennent des maux de tête, de l'anxiété, des sautes d'humeur, une augmentation des congés maladie, l'évitement de certaines situations impliquant des patients, et un manque d'empathie. Il est important que les dirigeants infirmiers mettent non seulement en œuvre des stratégies pour prévenir de telles situations, mais qu'ils soient également équipés pour les reconnaître lorsqu'elles surviennent. Ce sont souvent les infirmières et infirmiers les plus attentionnés et les plus empathiques qui sont les plus à risque. Les membres du personnel infirmier qui éprouvent de la fatigue de compassion ont besoin du soutien et des conseils de leur leader ou de leur mentor. Au besoin, il peut être nécessaire de recourir à des consultants ou des conseillers professionnels, qui entreprendront des évaluations complètes et élaboreront des plans d'action propres aux besoins respectifs de ces membres (Lombardo et Eyre, 2011).

Au plus fort de la pandémie de COVID-19, l'une des principales sources de détresse pour les membres du personnel infirmier qui travaillaient dans des établissements de soins actifs et de longue durée était le grand nombre de personnes qui mouraient chaque jour. Il était fréquent que des patients, de tous âges, décompensaient rapidement et se retrouvaient à mourir seuls, sans avoir près d'eux un ami ou un membre de la famille attentionné. Les membres du personnel infirmier, qui se trouvaient quant à eux tiraillés dans tous les sens, entravés par les exigences de contrôle des infections et faisant face à des pénuries de personnel, ne pouvaient pas toujours être là avec ces patients. Ces expériences étaient contraires aux valeurs des membres du personnel infirmier et à leur engagement à donner des soins compatissants, et cela a donc été une source de détresse morale. Dans une étude, plus de 80 % des fournisseurs de soins de longue durée ont signalé une augmentation de la détresse morale (Haslam-Larmer et coll., 2023). Le personnel des soins directs a décrit les défis liés à la charge de travail et le fardeau émotionnel liés aux soins aux résidents confrontés à un isolement marqué, à la maladie et à la mort (Glowinski, 2022). Parmi les facteurs de stress, mentionnons une mauvaise communication et une couverture médiatique comparant de façon démoralisante les soins de longue durée et les hôpitaux (White et coll., 2021).

Les dirigeants ont également fait l'expérience d'une profonde détresse et ont signalé des défis liés à l'évolution constante des ordres dictés par la santé publique et au chaos associé au redéploiement vers des activités liées à la pandémie. Certains dirigeants ont indiqué que leur expérience était venue mettre un point final à leur carrière qu'ils n'avaient pas anticipé (Savage et coll., 2022). Cela renforce l'importance des autosoins, car les membres du personnel infirmier ne peuvent pas prendre soin de leurs patients et les dirigeants ne peuvent pas soutenir leur équipe s'ils ne prennent pas d'abord soin d'eux-mêmes.

Pendant ces temps difficiles, le soutien des dirigeants était essentiel. Les dirigeants devaient promouvoir et reconnaître l'importance du rôle du corps infirmier, et ils devaient être présents et fournir une communication ouverte et transparente essentielle pour assurer que les membres du personnel infirmier étaient adéquatement informés et soutenus.

En plus de ces défis, sur le plan personnel, les infirmières et infirmiers avaient peur d'infecter d'autres personnes, y compris leurs familles, pendant les premiers jours de la pandémie, alors qu'il n'y avait encore que peu d'équipement de protection. Certains sentaient qu'ils n'avaient pas la préparation nécessaire pour fournir des soins aux patients atteints de la COVID-19, car ces milieux de soins avaient du mal à s'adapter de sorte à pouvoir accueillir une quantité accrue de patients. Pour atténuer la détresse morale, il est important, dans des circonstances difficiles, de faire participer les membres du personnel infirmier à la prise de décisions, surtout parce que ce sont eux qui, au bout du compte, doivent appliquer la décision stratégique et y donner suite. Les membres du personnel infirmier doivent recevoir une formation continue, un soutien en santé émotionnelle et mentale, et plus particulièrement avoir des dirigeants qui les écoutent et qui sont présents pour eux. (Godshall, 2021; Ness et coll., 2021; Prestia, 2020).

Les dirigeants infirmiers doivent comprendre les principes clés du leadership, mais ils ont également besoin de structures et des ressources nécessaires pour soutenir leurs pratiques de leadership. Le Comité consultatif canadien sur les ressources en soins infirmiers (2002) a formulé d'importantes recommandations concernant le leadership dans les soins infirmiers. Ces recommandations indiquent explicitement que :

- Les dirigeants doivent disposer d'une sphère de direction appropriée (Wong et coll., 2015).

- Les dirigeants doivent maintenir une communication continue avec leur personnel.
- Les dirigeants doivent avoir en place les ressources pour soutenir leur personnel.
- Les dirigeants novices doivent recevoir une orientation, une éducation et un mentorat appropriés afin d'assurer pour eux une transition efficace vers leurs rôles (Baharum et coll., 2022; Baumann et coll., 2019; McGillis-Hall et Donner, 1997; Rush et coll., 2015).
- Des stratégies de planification de la relève doivent être en place pour assurer le perfectionnement des futurs dirigeants.

En résumé, les dirigeants infirmiers jouent un rôle déterminant pour assurer l'engagement du personnel grâce à l'établissement de relations de confiance, à la collaboration, à la transparence, à l'offre de possibilités d'avancement professionnel, ainsi qu'à la cohérence de l'approche pour relever les défis éthiques. Grâce à ces moyens, les dirigeants contribueront à des résultats positifs pour les patients et leurs familles. Les membres du personnel infirmier gèrent les relations avec les patients et veillent à ce que ces relations soient fondées sur le respect, la transparence et la confiance, et ces mêmes principes s'appliquent aux relations entre les infirmières et infirmiers en chef, les équipes et les professionnels sur une base individuelle (Kupperschmidt, 2004; Laschinger et coll., 2001).

Examinons à ce sujet les Scénarios de cas 12.1 à 12.3.

SCÉNARIO DE CAS 12.1

QUAND LA VIE PERSONNELLE SE FAIT SENTIR JUSQU'AU TRAVAIL

S. D., une infirmière en milieu de réadaptation, vit du stress à la maison, et cela affecte son travail. S. D. est en union de fait et son partenaire menace de la quitter. S. D. a un enfant de 4 ans d'une relation précédente et s'inquiète de ne pas pouvoir s'en occuper seule. Ces dernières semaines, S. D. a été distraite, à tel point qu'elle a récemment commis trois erreurs de médication. La gestionnaire a parlé avec S. D. à ce sujet et lui a dit que son rendement devait s'améliorer, sans quoi elle pourrait faire l'objet de mesures disciplinaires et même de congédiement.

Questions

1. Quelle responsabilité les dirigeants ont-ils de comprendre le stress que leur personnel peut subir?
2. Pensez-vous que le stress ait un impact sur la sécurité des patients?
3. Comment la gestionnaire pourrait-elle apporter son soutien pour gérer cette situation? Compte tenu de ce que la gestionnaire est également infirmière, a-t-elle des responsabilités supplémentaires?

SCÉNARIO DE CAS 12.2

S'IL VOUS PLAÎT, GARDEZ-MOI EN SÉCURITÉ!

H. L. est gestionnaire d'une agence de soins infirmiers à domicile dans une zone urbaine qui a le taux de criminalité le plus élevé de la ville. Récemment, les membres du personnel infirmier de l'agence ont exprimé des préoccupations concernant leur sécurité, en particulier lorsqu'ils travaillent le soir. Un membre du personnel recommande que l'agence fournisse aux infirmières et infirmiers des dispositifs de suivi afin qu'ils puissent être localisés en cas d'urgence. H. L. porte cette idée au directeur, qui répond que

c'est une proposition bête et coûteuse. Le directeur note qu'aucun membre du personnel n'a connu de problème au cours des derniers mois.

Questions

1. Quelle est la responsabilité du gestionnaire et du directeur d'assurer la sécurité du personnel?
2. Si vous étiez ce gestionnaire, quelles seraient les prochaines étapes que vous suivriez, compte tenu du manque de soutien que vous recevez du directeur? Quelles ressources de soutien devraient être en place pour le gestionnaire?

SCÉNARIO DE CAS 12.3

RESPONSABILITÉ DES PAIRS?

Une infirmière en soins intensifs vient de retourner au travail après s'être remise d'une blessure au dos liée au travail. Pour son retour au travail, ses fonctions ont été modifiées et on lui a conseillé de ne pas retourner ou soulever les patients. En raison de ces restrictions, la gestionnaire de l'unité a préparé un plan qui prévoit que deux autres infirmières soient présentes pour aider à ces tâches. Cette attente supplémentaire a soulevé l'irritation de certaines infirmières de l'unité, qui ont décidé de plutôt ignorer leur collègue. La situation ne fait qu'empirer pour cette infirmière qui éprouvait déjà beaucoup de stress, après que celle-ci a entendu dire que certaines

des autres infirmières s'étaient plaintes à la gestionnaire et menaçaient de déposer un grief relativement aux attentes à leur égard.

Questions

1. Que devrait faire la gestionnaire d'unité pour résoudre cette situation difficile?
2. Quel soutien devrait être fourni à l'infirmière dans ce scénario?
3. Pensez-vous que le comportement des autres infirmières est une forme d'intimidation? Comment l'intimidation devrait-elle être gérée?
4. Si vous faisiez partie du personnel infirmier de cette unité, que feriez-vous?

DOMAINES D'INFLUENCE DU LEADERSHIP

Avoir de bons dirigeants est un élément essentiel pour avoir une culture qui engage et soutient le personnel à penser et à agir de manière éthique. Les bons dirigeants agissent de manière éthique lorsqu'ils mettent en œuvre des pratiques exemplaires relativement aux programmes et aux approches en matière de soins. Certaines de ces pratiques exemplaires ont été abordées dans les chapitres précédents, y compris des stratégies telles que la prévention de la violence au travail et l'utilisation de lignes directrices sur les pratiques exemplaires. Les bons dirigeants doivent également

être conscients des questions éthiques liées aux approches de gestion des ressources infirmières, au recrutement, à la sécurité culturelle, à l'élimination des partis pris et des préjugés dans les soins de santé, ainsi qu'à l'établissement de modèles de soins qui soutiennent la pratique interprofessionnelle et les soins centrés sur la personne et la famille.

Gestion des ressources infirmières

La pratique infirmière et les dirigeants infirmiers d'aujourd'hui sont confrontés à de nombreux défis. Il est de la plus haute importance de s'assurer qu'il y a suffisamment d'infirmières et d'infirmiers pour répondre aux besoins actuels et futurs en matière de soins de santé.

Il existe depuis longtemps des tendances cycliques de pénuries et de surabondance dans les soins infirmiers, non seulement au Canada, mais dans le monde entier. Les stratégies en matière de ressources humaines dans les soins infirmiers devraient être au premier plan du programme des dirigeants infirmiers partout au pays et ne devraient pas être abandonnées dès que la situation est perçue comme étant stable. Ce cycle récurrent s'est manifesté une fois de plus dans le cadre de la réponse à la pandémie de COVID-19, lorsque la pénurie de personnel infirmier s'est intensifiée jusqu'à atteindre un niveau grave, venant ainsi souligner à nouveau la nécessité d'un système résilient capable d'atténuer ces défis et d'y répondre. Bien que ces circonstances constituaient une situation sans précédent, celle-ci aurait pu être atténuée si les pratiques exemplaires associées à l'engagement du personnel infirmier avaient été systématiquement adoptées par les gouvernements et les organismes de soins de santé avant cette crise.

Le risque de pénurie de personnel infirmier augmente lorsqu'il n'y a en place aucun plan à long terme en matière de ressources humaines. De nombreuses études ont mis en lumière les facteurs qui entraînent des pénuries de personnel et ont présenté des stratégies de prévention et d'atténuation. Les dirigeants infirmiers ont un rôle important à jouer quant à la mise en œuvre et au succès de ces pratiques exemplaires (Baumann et coll., 2004; Tomblin Murphy et coll., 2005). Il est impératif que les dirigeants infirmiers et les membres du corps infirmier instituent et maintiennent des stratégies visant à améliorer la culture des soins de santé afin d'assurer la rétention et l'engagement des infirmières et des infirmiers.

Les pénuries de personnel infirmier dans le passé ont été, dans une large mesure, provoquées par les efforts des établissements pour réduire les coûts pendant les périodes de contraintes financières. Ces efforts ont entraîné des mises à pied massives, la coupe de postes à temps plein, la précarisation de la main-d'œuvre infirmière, un recours accru à des travailleurs de la santé non réglementés ainsi qu'à du personnel d'agence plus coûteux, une diminution des postes d'étudiants en soins infirmiers, la fermeture des programmes de formation en sciences infirmières, et la réduction du nombre d'étudiants acceptés dans les programmes de soins infirmiers (Baumann et coll., 2004; Tomblin Murphy et coll., 2005). Pour ce qui est de l'avenir, des tendances démographiques émergentes laissent déjà clairement entrevoir de nouveaux défis pour les soins infirmiers et la prestation des soins de santé. Les conséquences de la pandémie de COVID-19 sur la profession infirmière démontrent encore plus intensément l'urgence de la planification et de la préparation pour l'avenir.

Le vieillissement général de la population au Canada a deux conséquences importantes pour les soins infirmiers. Premièrement, le vieillissement de la population accroît la demande de services de soins de santé. Deuxièmement, avoir une population vieillissante signifie qu'il y a moins de jeunes dans l'ensemble de la population, et par conséquent un nombre de plus en plus faible de nouveaux arrivants dans la profession. Ainsi, deux pressions considérables et opposées s'exercent simultanément sur le marché du travail infirmier (Baumann et coll., 2004; Tomblin Murphy et coll., 2005).

Au-delà de l'impact de la démographie, les progrès de la technologie ont permis de sauver des vies qui, auparavant, auraient été perdues. Cependant, ces progrès technologiques ont entraîné un besoin continu de formation spécialisée pour les membres du personnel infirmier. Dans de nombreux cas, le développement de nouvelles technologies a entraîné une augmentation considérable de la charge de travail des membres du personnel infirmier, en particulier ceux des établissements de soins intensifs et de soins actifs. À mesure que le secteur des soins communautaires prend de l'ampleur, il y a conséquemment une demande croissante de personnel infirmier dans ce secteur. Avec le vieillissement de la population, des défis apparaissent dans le secteur des soins de longue durée, où il y a un ratio élevé d'infirmières et d'infirmiers par nombre de résidents, et où il s'observe une complexité croissante en ce qui concerne la population résidente.

Un plan efficace de ressources humaines dans les soins infirmiers comprend les éléments suivants : prévision des besoins, attrait pour la profession, accès à des programmes de formation, transition vers la pratique, engagement et rétention, et environnements professionnels solides. Les études qui ont examiné les tendances du marché du travail infirmier, et fourni des prévisions quant aux résultats possibles, ont également présenté un certain nombre de stratégies conçues pour répondre aux préoccupations déjà décrites. Ces stratégies comprennent entre autres :

- Assurer un bassin stable d'infirmières et d'infirmiers grâce à une approche pancanadienne de formation en sciences infirmières, en collaboration avec les gouvernements provinciaux, territoriaux et fédéral pour préparer le nombre de diplômés qualifiés nécessaires. Améliorer la collecte de données pour aider à prédire les tendances futures et les besoins en ressources humaines dans les soins de santé.
- Utiliser un cadre de planification des ressources humaines dans les soins de santé, fondé sur les besoins en soins de santé de la population, pour planifier les ressources infirmières.
- Adopter des pratiques fondées sur des données probantes afin d'éclairer les décisions de dotation en personnel, y compris les décisions relatives à la rétention et au recrutement. Mettre en œuvre des mécanismes efficaces et efficients pour régler les problèmes liés à la charge de travail.
- Créer des environnements de travail sains qui favorisent des résultats positifs pour les patients, pour les membres du personnel infirmier, et pour le système dans son ensemble.
- Améliorer et maintenir la santé et la sécurité des membres du personnel infirmier.
- Mettre en place et maintenir des stratégies d'engagement, ce qui comprend le soutien nécessaire pour prévenir et atténuer la détresse morale et les « résidus moraux ».
- Élaborer des approches novatrices pour élargir les expériences cliniques dans la formation en sciences infirmières (Durrant et coll., 2009). Les nouveaux diplômés en sciences infirmières ont besoin d'une préparation clinique adéquate pour assurer la qualité des soins aux patients, pour éviter une pression excessive sur les ressources de mentorat et d'enseignement existantes, et pour aider à faire une expérience positive de la transition des études vers la pratique indépendante (Baumann et coll., 2018, Lalonde et McGillis-Hall, 2017).
- Maximiser la capacité des membres du personnel infirmier à travailler dans la pleine mesure de leur champ d'exercice, et s'assurer que des programmes d'avancement professionnel sont disponibles.
- Créer et améliorer les occasions pour les membres du personnel infirmier de participer de façon significative à la prise de décisions à divers niveaux dans les organismes de soins de santé, surtout lorsque ces décisions ont un effet sur la pratique infirmière et sur les soins aux patients (Baumann et coll., 2004; Tomblin Murphy et coll., 2005).

Un certain nombre de facteurs ont une influence quant à la question de savoir si les jeunes sont attirés par les soins infirmiers en tant que carrière. Lorsqu'il y a des compressions, les jeunes deviennent réticents à entrer dans une profession, de ce qu'ils perçoivent des possibilités d'emploi limitées. De plus, peut-être en raison de changements socioculturels ou technologiques, les femmes, en particulier, ont maintenant accès à un bassin de carrières beaucoup plus grand que jamais auparavant parmi lesquelles choisir (Baumann et coll., 2004; Tomblin Murphy et coll., 2005).

Ces défis récurrents dans les soins de santé entraînent de graves pénuries de personnel infirmier, des diminutions du nombre de lits disponibles, l'annulation d'opérations, le report de cas critiques, des temps d'attente plus longs, et des défis dans le transfert de patients vers des soins à domicile et dans des établissements de soins de longue durée. Ces résultats ont de graves répercussions sur la sécurité des patients et la qualité des soins. Ils ont aussi d'autres conséquences négatives, comme une baisse du moral, une détresse morale et de la frustration, à un point tel que des membres du personnel infirmier quittent la profession. Cela entraîne aussi un coût supplémentaire pour le système en raison de l'augmentation des congés maladie, des heures supplémentaires, et du roulement de personnel. En fait, au vu des coûts tant humains que financiers qui sont associés aux pénuries graves de personnel infirmier, il y a incontestablement un meilleur rendement du capital investi en assurant des ressources infirmières plus que simplement adéquates. Les dirigeants infirmiers et les dirigeants du système de soins de santé ont l'impératif moral de mettre en œuvre des stratégies novatrices et durables à long terme en matière de ressources humaines, qui maintiennent une main-d'œuvre infirmière positive et solide, mettant ainsi fin au cycle récurrent de pénuries (Baumann, Keatings, et coll., 2006; Baumann, Yan, et coll., 2006).

Des données probantes démontrent que les composantes importantes d'une stratégie efficace en matière de ressources humaines en soins infirmiers comprennent non seulement l'engagement des membres du personnel infirmier et le maintien d'environnements de pratique professionnelle solides, mais aussi des programmes de transition vers la pratique fondés sur des preuves, des modèles de dotation en personnel qui mettent l'accent sur la création de postes à temps plein, des ratios personnel infirmier-patient appropriés, et la combinaison de compétences pertinentes parmi les membres du personnel, de sorte à pouvoir répondre aux besoins des patients (Baumann et coll., 2018). Ces approches permettraient de garantir l'engagement des membres du personnel infirmier, la continuité des soins, et la sécurité des patients.

Pour assurer un environnement professionnel solide, les membres du personnel infirmier ont besoin d'un mentorat et d'un perfectionnement professionnel continus de la part de leurs pairs, de leurs gestionnaires, et de leurs équipes de direction. Les membres du personnel infirmier sont des travailleurs du savoir. Leur domaine demande d'eux qu'ils continuent à apprendre tout au long de leur vie, aussi devrait-on leur offrir un perfectionnement professionnel continu et un soutien éducatif, ainsi que les faire participer à la prise de décisions au niveau de l'unité et de l'organisation. L'évaluation et l'examen du rendement sont une occasion utile d'examiner la planification de l'avancement professionnel elle-même dans un but de soutien du leadership futur. D'autres aspects d'un environnement professionnel comprennent des choses telles que des programmes de reconnaissance, des horaires flexibles, du perfectionnement et de l'avancement professionnels, des environnements de travail collaboratifs, et la participation à la prise de décision.

Certains gouvernements provinciaux, dont ceux de l'Ontario (Ministère de la Santé et des Soins de longue durée [MSSLD], 2017) et de la Colombie-Britannique (British Columbia Ministry of Health, & Ministry of Advanced Education, 2008; Island Health, 2005), ont mis en place des initiatives stratégiques et fourni du financement dans le but de stabiliser la main-d'œuvre infirmière. Ces gouvernements ont convenu, avec les dirigeants provinciaux des soins infirmiers, que la tendance croissante vers le travail à temps partiel et occasionnel pour les membres du personnel infirmier était

gravement préoccupante. Non seulement cette tendance décourage les gens d'entrer dans la profession infirmière, mais comme les pensions et les avantages sociaux sont refusés aux travailleurs à temps partiel et occasionnels, cela constitue un manque de respect aux personnes touchées, des choses qui ont subséquemment le potentiel d'influencer négativement la qualité des soins aux patients. Une trop grande dépendance à l'égard du personnel occasionnel et à temps partiel entraîne des interruptions dans la continuité des soins aux patients, ce qui a été démontré avoir une incidence négative sur la qualité et la sécurité. En outre, cela fait que les nouveaux diplômés ne sont pas en mesure de consolider leurs connaissances et leurs compétences dans un environnement stable grâce à une transition vers la pratique empreinte de soutien (Baharum et coll., 2023; Baumann et coll., 2019; McGillis-Hall et Donner, 1997; Rush et coll., 2015).

En Ontario, le Programme de garantie d'emploi des diplômés en soins infirmiers (GEDSI) a été lancé en 2007 pour donner aux organismes de soins de santé la possibilité de recruter et d'aider les nouveaux diplômés à effectuer leur transition vers le marché du travail. L'initiative a fourni du financement pour soutenir les nouveaux diplômés dans le cadre d'un programme d'orientation et de mentorat étendus.

Cette initiative gouvernementale exhaustive a été conçue pour aider les nouveaux diplômés en soins infirmiers de l'Ontario à obtenir un emploi à temps plein après l'obtention de leur diplôme. Le financement a permis aux employeurs d'embaucher de nouveaux diplômés en soins infirmiers dans des postes temporaires à temps plein surnuméraires (au-dessus de l'effectif requis) pour une période pouvant aller jusqu'à six mois (Baumann et coll., 2016). Les employeurs se sont engagés à offrir aux nouveaux diplômés une orientation étendue et un mentorat continu afin de faciliter leur transition vers la pratique indépendante. L'objectif était de les faire passer à des postes permanents à temps plein à la fin des six mois (Baumann et coll., 2016). Dans les cas où aucun poste à temps plein n'était disponible, les employeurs étaient tenus de soutenir ces nouveaux diplômés dans un poste à temps plein pour une période supplémentaire de six semaines. L'importance de tels programmes ne tient pas seulement dans le fait qu'ils ont encouragé la création de postes à temps plein, mais qu'ils assurent une transition efficace des étudiants vers la pratique professionnelle indépendante (Baumann et coll., 2018). Cela dit, l'utilisation de cette initiative n'a pas été uniforme dans l'ensemble de la province, et dans de nombreux milieux, les nouveaux diplômés ont continué d'être recrutés dans des postes occasionnels ou à temps partiel.

Transition vers la pratique

La complexité des soins de santé d'aujourd'hui, en ce qui a trait à l'avancement des sciences et de la technologie, à la diversité, ainsi qu'aux nombreux défis éthiques auxquels les membres du personnel infirmier sont confrontés, est telle que les programmes de formation en soins infirmiers ne sauraient préparer les diplômés qui sont immédiatement prêts à exercer. Pourtant, dans de nombreuses circonstances, les nouveaux diplômés sont intégrés dans des environnements complexes sans être passés par une transition appropriée, sécuritaire et respectueuse, vers la pratique, qui leur aurait permis de devenir des membres compétents et confiants du corps infirmier (Baumann et coll., 2018). Des programmes novateurs, comme le GEDSI, facilitent ces transitions. De tels programmes

sont adoptés par les dirigeants infirmiers éthiques parce qu'ils profitent non seulement au personnel infirmier, mais aussi à la sécurité et à la qualité des soins aux patients. Même sans financement spécial, les programmes de transition vers la pratique sont des investissements importants, car des soins de qualité sécuritaires et une profession infirmière engagée et compétente sont rentables et meilleurs pour le système de soins de santé d'un bout à l'autre du Canada.

Un programme d'orientation étendue ou de transition vers la pratique « qui comprend un mentorat, une augmentation graduelle des responsabilités cliniques, et une participation au rôle professionnel dès les débuts de leur carrière infirmière, peut améliorer la préparation au travail des nouveaux diplômés » (Baumann et coll., 2019, p. 823). Les quatre caractéristiques de la préparation au travail sont les caractéristiques personnelles, les caractéristiques cliniques, les caractéristiques relationnelles, et l'acuité organisationnelle (Fig. 12.1). Assurer un programme de transition approprié améliore la préparation des nouveaux diplômés à exercer, ainsi que l'efficacité de leur intégration dans le système. Ce modèle décrit cette approche

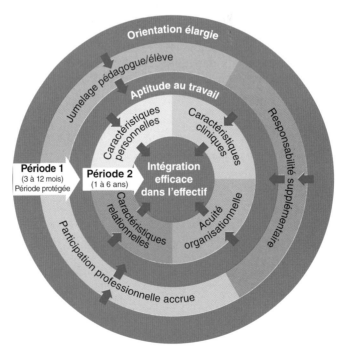

Fig. 12.1 ■ Une stratégie pour un personnel de soins de santé efficace. *Source : Baumann, A., Crea-Arsenio, M., Hunsberger, M., Fleming-Carroll, B., et Keatings, M. (2019). Work readiness, transition, and integration: The challenge of specialty practice. Journal of Advanced Nursing, 74(4), pp. 823 à 833.*

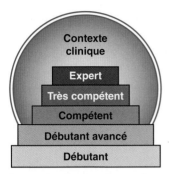

Fig. 12.2 ■ Cinq stades de compétence. *Source : Kaminski, J. 2010. Theory applied to informatics—Novice to Expert. Canadian Journal of Nursing Informatics, 5(4).*

et démontre les processus et les caractéristiques d'une transition efficace des nouveaux diplômés, en termes de préparation à la pratique ou au travail.

Cette approche de la transition vers la pratique reconnaît le travail de la Dre Patricia Benner, qui a introduit le concept selon lequel le personnel infirmier expert développe des compétences et une compréhension des soins aux patients au fil du temps grâce à une solide base éducative ainsi qu'à une multitude d'expériences. Le postulat de ce modèle (Fig. 12.2) est que dans l'acquisition et le développement d'une compétence, un apprenant passe par cinq étapes de compétence : novice, débutant, compétent, performant, et expert (Fig. 12.2). Ces étapes reflètent trois aspects différents de la performance compétente (Benner, 2000).

Il a été démontré qu'il est important d'avoir une stratégie cohérente pour assurer une main-d'œuvre infirmière qui soit elle-même cohérente et fiable. Au fil du temps, ces stratégies améliorent non seulement la qualité des soins, mais assurent également la stabilité financière des organisations et la résilience du système au fil du temps.

Harmoniser les ressources en dotation en personnel de sorte à répondre aux besoins des patients

Les dirigeants infirmiers ont de nombreux clients, lesquels comprennent les patients et leurs familles, ainsi que les membres du personnel infirmier au sein de leurs équipes. Les besoins de tous ces groupes sont mieux satisfaits lorsque les horaires, les affectations du personnel et les ratios personnel infirmier-patient sont conçus

pour se concentrer sur les besoins des patients (clients). Les principes de bienfaisance, de non-malfaisance et de justice peuvent être appliqués à ces processus.

Les dirigeants doivent s'assurer que les qualifications des membres de leurs équipes sont adaptées aux besoins des patients, ou clients, et que des outils valides fondés sur des données probantes sont utilisés pour faciliter ce processus. Principalement, des infirmières et infirmiers auxiliaires autorisés, des infirmières et infirmiers praticiens autorisés, et des préposés aux services de soutien à la personne, sont utilisés pour fournir des soins directs dans les hôpitaux, dans la communauté et dans les établissements de soins de longue durée. Ce sont les besoins de la clientèle, et non les finances, qui devraient dicter les qualifications des fournisseurs de soins. Ceci d'autant qu'avoir les fournisseurs de soins les plus qualifiés est en fin de compte l'approche la plus rentable. Il en va de même pour les ratios personnel infirmier-patient et les affectations. Lorsque les ratios personnel infirmier-patient ne sont pas appropriés, des préoccupations en matière de sécurité des patients surviennent, et la fatigue causée par des charges de travail lourdes et stressantes entraîne une augmentation des congés maladie et des heures supplémentaires (Havaei et coll., 2019). D'autres complexités surviennent avec les modèles de prestation qui recourent à des fournisseurs non réglementés ayant besoin de supervision, et où il y a un risque de soins fragmentés. Des principes et des cadres éthiques peuvent guider les décisions visant à éviter ces problèmes. Reconnaissant l'impact important que la composition du personnel et les modèles de prestation des soins infirmiers ont sur les résultats et le milieu de travail, l'Association des infirmières et infirmiers du Canada (AIIC) a fait la promotion de 10 principes conçus pour guider les dirigeants dans la conception de ces processus et structures (AIIC, 2012).

Les fluctuations au niveau des besoins des patients en matière de soins ainsi que de l'acuité font qu'à divers moments, le volume des effectifs infirmiers nécessaire peut diminuer ou augmenter. Cette fluctuation a entraîné une tendance à l'augmentation du recours au personnel occasionnel et à temps partiel. Des solutions novatrices, comme les équipes de ressources infirmières, ont été introduites comme stratégie de rechange, ce qui crée également plus de possibilités de travail à temps plein pour les membres du personnel infirmier. Des équipes de ressources bien conçues et de solides programmes d'orientation garantissent que les compétences des membres du personnel infirmier correspondent aux divers besoins des patients dans les domaines auxquels ils sont affectés (Baumann, 2005).

SCÉNARIO DE CAS 12.4

VOUS VOUS EN TIREZ?

J. C. est l'infirmière en chef d'un hôpital communautaire en Ontario. Une université située près de la communauté offre un programme de soins infirmiers, et ses étudiants diplômés sont généralement recrutés par l'hôpital à proximité. Cet hôpital met fortement l'accent sur la gestion de ses finances, et J. C. ressent constamment la pression de se montrer aussi efficace que possible dans la gestion des ressources infirmières. Par conséquent, les membres du personnel infirmier sont embauchés dans des postes occasionnels, dans des unités individuelles, parce qu'il n'existe pas de besoin constant de personnel et que l'hôpital économise au niveau des avantages sociaux qu'il n'a pas à verser. En raison de la nature occasionnelle de ces postes, l'orientation est limitée à deux semaines d'orientation générale et à de courtes périodes avec des précepteurs sur les unités.

L'hôpital ne tire pas profit du programme de garantie d'emploi des diplômés en soins infirmiers (GEDSI) parce qu'il ne croit pas qu'il peut offrir des postes à temps plein. L'une des infirmières occasionnelles, qui travaille à l'hôpital depuis six mois, n'est appelée que sporadiquement pour des quarts de travail dans l'unité, et généralement à la dernière minute. Cette infirmière travaille en moyenne de deux à trois quarts de travail de 12 heures par semaine et se voit souvent réaffectée ailleurs, dans des unités qu'elle ne connaît pas bien. Cette infirmière, dont la satisfaction au travail est faible; ne ressent aucun sentiment d'appartenance avec l'équipe, éprouve de l'anxiété lorsqu'elle est envoyée dans d'autres unités; est terrifié à l'idée de faire des erreurs, et songe à partir. Pendant ce temps, l'infirmière en chef remarque que les congés maladie et les heures supplémentaires ont augmenté, et de nombreuses infirmières occasionnelles refusent des quarts de travail lorsqu'elles sont appelées à la dernière minute.

Questions

1. Y a-t-il des questions éthiques associées à cette approche de gestion des ressources infirmières?
2. Que feriez-vous si vous faisiez partie d'un personnel infirmier ayant à travailler dans ces conditions?
3. Auriez-vous ici des conseils à donner à l'infirmière en chef?

Recrutement éthique des infirmières et infirmiers

Avec la mondialisation des soins de santé, les risques de perdre des infirmières et infirmiers formés au Canada au profit d'autres pays sont plus grands que jamais. Une stratégie de recrutement utilisée par certains pays consiste à recruter des infirmières et infirmiers formés à l'étranger (IFE). Comme cette stratégie est utilisée dans de nombreux pays, dont le Canada, le Conseil international des infirmières (CII) a estimé qu'il était important d'établir une politique de recrutement éthique, une position approuvée par l'AIIC (CII, 2001). Comme le montre la déclaration du CII, sur le plan philosophique et éthique, les associations infirmières n'appuient pas le recrutement de personnel infirmier dans les pays en développement, de ce que ces pays ne peuvent guère se permettre de perdre les ressources dont ils disposent. Cependant, les IFE qui ont choisi d'immigrer au Canada devraient être les bienvenus et soutenus dans leur transition vers les soins de santé dans ce pays. Il y a des défis considérables en termes d'obstacles ou de délais qui font que l'intégration des IFE dans la profession infirmière se passe rarement sans ennui (Allan et Westwood, 2016; McGillis-Hall et coll., 2015).

Infirmières et infirmiers formés à l'étranger : migration versus recrutement

Il existe de nombreuses questions éthiques complexes liées à la migration (soit le déplacement d'un pays vers un autre) des infirmières et infirmiers. Certains de ces problèmes sont liés au recrutement intensif de personnel infirmier dans les pays en développement, incluant certains où il y a déjà des pénuries, ainsi qu'à la transition des infirmières et infirmiers qui font le choix d'immigrer au Canada (Griffith, 2001; Keatings, 2006; McGuire et Murphy, 2005; Yi et Jezewski, 2000). L'intérêt d'attirer des IFE augmente en période de pénurie de personnel infirmier au Canada, comme l'a démontré la réponse aux conséquences de la pandémie de COVID-19 sur les ressources humaines. Dans un rapport conjoint, le Conseil international des infirmières (CII) et l'Organisation mondiale de la Santé (OMS) ont mis en garde contre le recrutement infirmier dans des pays en développement par les pays riches, de ce que cela ne peut qu'entraîner des disparités encore plus grandes en matière de santé à travers le monde. Ils ont plutôt promu l'idée que chaque pays devrait investir dans la formation infirmière, dans la création de possibilités d'emploi, et dans le développement du leadership pour les membres du personnel infirmier (CII et OMS, 2020). En 2022, le CII a préconisé des codes de déontologie plus forts en ce qui concerne le recrutement infirmier et l'investissement dans la formation infirmière (CII, 2022).

Examinons à ce sujet les Scénarios de cas 12.5 et 12.6, adaptés de *Nurses on the Move : Migration and the Global Health Care Economy* (Kingma, 2006). La première histoire illustre certains des facteurs qui peuvent « pousser » une infirmière à immigrer dans un autre pays.

SCÉNARIO DE CAS 12.5

L'HISTOIRE DE FATIMA

Fatima, qui appartient à une communauté ethnique minoritaire dans son pays d'origine, s'est souvent retrouvée à faire l'objet de remarques et d'actions discriminatoires intolérables de la part de ses collègues et de la direction de l'hôpital. Malgré 11 ans comme infirmière, elle n'a jamais pu obtenir le statut de travailleuse à temps plein. Elle a déployé de nombreux efforts pour améliorer ses qualifications grâce à des cours de formation continue, et pourtant ses demandes ont toujours été ignorées. Et tout ceci alors que le pays souffre d'une insoutenable pénurie de personnel infirmier. Cela a rendu la position de Fatima encore plus insupportable. En fin de compte, elle a décidé de déménager en Europe, où elle a pu réaliser ses aspirations professionnelles. « La décision de déménager était la mienne, et je le referais », dit Fatima.

Source : Tiré de *Nurses on the Move : Migration and the Global Health Care Economy*, par Mireille Kingma, un livre d'ILR Press publié par Cornell University Press. Copyright © 2005 par Mireilla Kingma. Reproduit avec la permission de l'éditeur.

D'autres infirmières mentionnent, comme raison de partir, des « facteurs d'attraction », soit lorsque des agences de recrutement agressives font miroiter d'importants incitatifs financiers et de transition, qui, dans certains cas, disparaissent à l'arrivée dans le nouveau pays. Dans d'autres histoires, des personnes disent avoir été contraintes de travailler dans des domaines cliniques rebutants, d'accepter des réductions de salaire, et de se plier à des processus et à des dépenses incessants associés à l'obtention d'une certification ou d'un permis d'exercice. Ironiquement, lorsque les incitatifs se matérialisent bel et bien, les IEN subissent souvent des mauvais traitements de la part du personnel infirmier local, qui y voit de la discrimination inversée, de ce que les avantages ne sont donnés qu'aux IEN (Kingma, 2006).

L'histoire suivante illustre certains des facteurs qui peuvent « attirer » une infirmière à immigrer dans un autre pays.

SCÉNARIO DE CAS 12.6

L'HISTOIRE DE VICKI

Dans son pays, Vicki était confrontée à de nombreux défis économiques et sociaux. Une agence de recrutement l'a convaincue qu'elle connaîtrait une meilleure vie personnelle et professionnelle dans un pays développé. Elle s'est fait offrir la possibilité de travailler dans un foyer de soins privé au cœur d'une ville cosmopolite pour un salaire annuel équivalent à

(Suite)

SCÉNARIO DE CAS 12.6 *(Suite)*

40 000 $. Elle s'était également fait dire que ses frais d'immigration seraient couverts. À son arrivée, elle a constaté que non seulement ses dépenses n'étaient pas couvertes, mais aussi qu'elle devrait signer un contrat pour un salaire annuel d'environ 28 000 $ et donner son passeport. De plus, le trajet pour parvenir au lieu de travail depuis la seule partie de la ville où elle pouvait trouver un appartement totalisait deux heures de déplacements, à l'aller comme au retour.

Source : Tiré de Nurses on the Move : Migration and the Global Health Care Economy, *par Mireille Kingma, un livre d'ILR Press publié par Cornell University Press. Copyright © 2005 par Mireilla Kingma. Reproduit avec la permission de l'éditeur.*

Des membres du personnel infirmier choisissent de quitter leur pays lorsqu'ils ne sont pas respectés en tant que professionnels et lorsqu'ils ne sont pas rémunérés de manière à pouvoir subvenir suffisamment à leurs besoins et à ceux de leur famille. Ces enjeux ne sont pas des questions simples à résoudre, mais d'importants défis éthiques auxquels les dirigeants infirmiers doivent s'attaquer.

À la racine de ces facteurs qui peuvent pousser une personne à partir d'un lieu ou l'attirer vers un autre, il y a la question de savoir si la communauté internationale est prête à s'attaquer aux conditions qui font que ces facteurs peuvent exister en premier lieu. La tendance à utiliser des solutions à court terme, comme la migration, est préoccupante à l'échelle mondiale, de ce qu'elle ne semble pas faire de cas de l'enjeu fondamental qui est d'attirer et de retenir les infirmières et infirmiers locaux dans un environnement positif, un environnement dans lequel le personnel infirmier se sent satisfait des soins qu'il est en mesure de fournir (Kingma, 2006).

Ces scénarios de cas illustrent premièrement qu'il semble non éthique d'utiliser des stratégies de recrutement agressives de personnel infirmier dans des pays en développement où il existe déjà des pénuries à ce niveau, et deuxièmement, que les membres du corps infirmier devraient avoir le droit de choisir de quitter un environnement qui ne fait aucun cas d'eux, où leurs aspirations professionnelles ne sont pas satisfaites et où leur liberté personnelle est limitée.

De nombreux IFE qui choisissent d'immigrer au Canada sont confrontés à d'importants défis pour obtenir leur certification. Les organismes de réglementation des soins infirmiers au Canada ont examiné les processus de transition afin d'assurer un processus simplifié pour les IFE. Cela commence par l'examen des qualifications, se poursuit avec des programmes d'éducation au bout desquels les IFE peuvent montrer qu'ils répondent aux normes et aux compétences canadiennes, et se termine par le processus de certification. Pour beaucoup d'IFE jusqu'ici, le processus a été un cauchemar bureaucratique hautement chronophage, mais la situation s'améliore. En tant que profession, les soins infirmiers ont la responsabilité éthique de respecter les IFE et de leur permettre de s'intégrer et de bien fonctionner dans le secteur canadien des soins de santé (McGillis-Hall et coll., 2015; McGuire et Murphy, 2005).

D'autres difficultés existent dans le cadre clinique, où les IFE peuvent se retrouver confrontés à des défis relativement à l'intégration, à l'orientation, à la communication, à la discrimination et à la marginalisation. De plus, ils s'ennuient souvent de leur pays d'origine et de leur vie là-bas, et ils peuvent éprouver de la détresse découlant de différences au niveau du champ d'exercice et de la pratique (Moyce et coll., 2016; Pung et coll., 2017). Des programmes de soutien à la transition ont été mis en place afin d'offrir un soutien significatif aux IFE (CARE Centre for Internationally Educated Nurses, 2019).

Les dirigeants doivent tenir compte du fait que les IFE ont besoin d'un soutien et d'un mentorat supplémentaires pendant cette transition difficile. Au-delà de l'orientation normale vers un nouvel environnement clinique, les IFE font la transition vers une nouvelle culture, ils doivent s'adaptent à une nouvelle langue (termes techniques canadiens en matière de soins de santé), et possiblement aussi à un nouveau modèle ou à une nouvelle approche de la prestation des soins. Le champ d'exercice des infirmières et infirmiers canadiens peut être plus large ou plus restreint que celui dans leur pays d'origine. Les IFE doivent comprendre l'environnement des soins de santé au Canada ainsi que les défis auxquels font face les membres du personnel infirmier au sein de cette culture et de ce système. Les membres du personnel infirmier formés au Canada qui travaillent avec les IFE ont quant à eux l'occasion d'accueillir de nouvelles perspectives et d'en apprendre davantage sur différentes cultures et traditions. Les membres du personnel infirmier formés dans d'autres pays ayant des perspectives culturelles et ethniques diverses constituent donc un ajout positif au modèle multiculturel, qui valorise la diversité dans une communauté canadienne riche et dynamique (Griffith, 2001; McGuire et Murphy, 2005; Yi et Jezewski, 2000).

Examinons à ce sujet le Scénario de cas 12.7.

QUESTIONS ÉTHIQUES ASSOCIÉES À LA DIVERSITÉ

Compte tenu de la diversité de la communauté canadienne, il est impératif que les organisations s'assurent que des systèmes, des processus et des structures sont en place pour fournir au personnel infirmier et à l'équipe de soins les ressources nécessaires pour fournir des soins culturellement compétents et respectueux. Dans tous les milieux de soins de santé, les membres du personnel infirmier forment des relations professionnelles avec des patients d'origines et de cultures multiples, et donc interagissent avec des personnes et des communautés qui peuvent vivre et interpréter leur monde de différentes manières (Arnold et Bruce, 2006).

Non seulement les dirigeants infirmiers doivent-ils être culturellement compétents et de solides modèles à cet égard, mais ils doivent également s'assurer que des systèmes, des structures et des processus sont en place pour assurer la sécurité culturelle. Par exemple, les dirigeants devraient assurer un accès à des interprètes qui comprennent la culture et les problèmes de soins de santé auxquels sont confrontés les patients, et ils doivent aussi faciliter l'accès aux approches culturelles traditionnelles en matière de soins lorsque la demande en est faite.

SCÉNARIO DE CAS 12.7

UNE TRANSITION CULTURELLE ÉTHIQUE?

M. V. a émigré de l'Estonie au Canada il y a cinq ans. Elle a présenté une demande de certification dans l'une des provinces peu après son arrivée. Même si M. V. avait 10 ans d'expérience en soins infirmiers pédiatriques en Estonie, dont deux ans en tant qu'infirmière en chef, il a fallu cinq ans à M. V. pour obtenir sa certification au Canada. M. V. a postulé pour un poste d'infirmière pédiatrique dans un hôpital communautaire local. Les choses ne se sont pas bien passées. Elle y a reçu la même orientation que celle offerte à toutes les nouvelles recrues infirmières, mais elle a été déstabilisée par le « jargon » et par la façon dont les membres du personnel infirmier interagissaient avec le reste de l'équipe. Par exemple, M. V. était déstabilisée par le fait que des médecins pouvaient se voir offrir par l'équipe des avis différents des leurs, et par la possibilité qu'elle avait maintenant de faire des suggestions à l'équipe concernant les soins d'un patient. Parce que M. V. n'avait pas travaillé depuis un certain temps, elle avait des doutes sur sa compétence, surtout au vu des progrès que la technologie avait connu durant le temps où elle n'avait pas exercé. La préceptrice de M. V. n'était pas contente d'elle, et M. V. s'inquiétait des mesures que la préceptrice prendrait.

Questions

1. Devrait-il y avoir des restrictions relativement au recrutement d'IFE? Ces restrictions devraient-elles s'appliquer à tous les recrutements, ou uniquement aux pays en développement? Dans quelles circonstances le recrutement dans des pays en développement pourrait-il être justifiable sur le plan éthique?

2. Quelles politiques et quels processus de soutien l'établissement devrait-il mettre en place pour aider les IFE?

3. Devrait-il y avoir une orientation spécialement conçue pour les IFE? Le système peut-il se le permettre?

4. Quelles stratégies les dirigeants pourraient-ils mettre en œuvre pour faciliter le recrutement et la transition des IFE?

Les patients et les familles qui viennent de divers milieux culturels sont plus à risque non seulement lorsqu'il y a des barrières linguistiques, mais aussi lorsque l'équipe ne comprend pas ce qui est significatif et important pour eux. La maladie et les facteurs de stress connexes ne font qu'aggraver ces problèmes de barrières linguistiques et de compréhension (Andrews et Boyle, 2002). Pour assurer des soins culturellement sécuritaires, il doit y avoir un équilibre des pouvoirs entre les fournisseurs et les patients, ainsi qu'une reconnaissance des facteurs sociaux, politiques et économiques qui influencent et façonnent les réponses individuelles et les relations de confiance. Par exemple, le Canada a accueilli de nombreux réfugiés au cours des dernières années, et leurs expériences avant d'entrer au Canada peuvent influencer leurs interactions avec le système de soins de santé. Comme indiqué au chapitre 10, des soins culturellement sécuritaires ne sont possibles que lorsque les membres du personnel infirmier respectent l'histoire de leurs patients et font des efforts pour comprendre les croyances et les pratiques en matière de santé de différents groupes culturels. En tant que modèles, les dirigeants infirmiers devraient adopter une conduite et des mesures qui respectent et renforcent l'identité culturelle et le bien-être des individus, des familles et des communautés.

Pour combler les lacunes dans la prestation des soins de santé et entre les états de santé globaux de divers groupes, il est important que les dirigeants s'assurent que les membres du personnel infirmier et l'équipe de soin dans son ensemble comprennent d'abord les postulats des valeurs culturelles occidentales dominantes qui sous-tendent les politiques, la recherche et les interactions en matière de santé, et qu'ils réfléchissent à la façon dont ces postulats peuvent entrer en conflit avec les valeurs et les croyances d'autres cultures (Andrews et Boyle, 2002; Nicholas et coll., 2017; Racine, 2003).

Dans un pays aussi diversifié que le Canada, il est impossible pour les membres du personnel infirmier de connaître à fond toutes les cultures, et plus spécifiquement les valeurs des patients dont ils s'occupent. Cependant, pour fournir des soins infirmiers culturellement sécuritaires, les membres du personnel infirmier devraient entreprendre des évaluations qui comprennent une exploration de la culture des patients ou des familles des patients, de leurs valeurs, et de ce qui

est significatif pour eux en ce qui concerne les soins et la participation de la famille dans les soins. Les dirigeants devraient s'assurer que cette évaluation culturelle est incluse dans les questions posées aux patients. Par ailleurs, même s'ils savent qu'une personne provient d'une origine ethnique particulière, les membres du personnel infirmier ne doivent pas présumer pour autant que cette personne adhère nécessairement aux valeurs et aux croyances de cette culture. Une évaluation culturelle exhaustive révèle les valeurs et les points de vue uniques des autres et aide à concevoir des plans de soins qui correspondent au mieux à leurs valeurs et à leurs croyances (Andrews et Boyle, 2002). La compréhension des valeurs et des croyances des patients et des familles garantit que ces valeurs et croyances sont prises en compte dans l'élaboration, la mise en œuvre et l'évaluation de plans de soins mutuels. Une évaluation culturelle complète est le fondement de soins infirmiers culturellement sécuritaires.

Les dirigeants infirmiers doivent s'assurer que le personnel infirmier dispose de ces outils et qu'il possède les connaissances et les compétences nécessaires pour les utiliser efficacement. L'éducation à la sensibilité culturelle devrait être un élément clé de la formation en soins infirmiers, de la transition vers la pratique, ainsi que du perfectionnement professionnel continu (Karmali et coll., 2011).

Les organismes de soins de santé au Canada ont le devoir d'encourager la diversité au sein de leur main-d'œuvre. Il y a de la valeur à avoir une équipe qui reflète la diversité culturelle dans la communauté. Les patients et leurs familles se sentent plus à l'aise dans les milieux de soins de santé qui représentent leur communauté. De plus, une telle diversité favorise un apprentissage partagé au sein des équipes et fait progresser la compétence culturelle et le respect mutuel. De tels programmes sont encouragés par la politique du gouvernement et sont d'ailleurs protégés par la Constitution en vertu de l'article 15 de la *Charte canadienne des droits et libertés*, qui assure des programmes d'égalitarisme conçus pour offrir des avantages aux groupes ethniques ou minoritaires qui ont été traditionnellement défavorisés. Les critères justifiant ces programmes d'égalitarisme ou d'actions positives sont : (1) le programme a un but d'amélioration ou de réparation, et (2) le programme cible un groupe défavorisé, caractérisé par la race, l'origine nationale ou ethnique, la couleur de peau, la religion, le sexe, l'âge, le handicap mental ou physique, ou des caractéristiques analogues (*R. v. Kapp,* 2008).

Les organismes et les dirigeants peuvent également collaborer avec les membres de diverses communautés culturelles pour faciliter l'élaboration de programmes éducatifs qui augmentent la sensibilisation et la compréhension des normes et des valeurs culturelles qui sont importantes pour ces derniers.

Dans de nombreuses villes canadiennes, les langues parlées dans la population sont au nombre de 10 ou plus. Les données du recensement de 2021 ont révélé que le nombre de personnes qui parlaient une langue autre que le français ou l'anglais à la maison était passé

à 4,6 millions, soit environ 13 % de la population (Statistique Canada, 2022b). Par conséquent, il est important que des interprètes soient disponibles, et ce tout particulièrement parce que les obstacles à la communication peuvent poser de graves problèmes de sécurité. De plus, l'information destinée à l'éducation des patients et des familles devrait être offerte dans les principales langues parlées dans cette communauté, que ce soit par l'intermédiaire d'interprètes ou de la technologie. La collaboration entre les organisations est essentielle à l'efficacité pour s'assurer que cette information est facilement accessible. Veiller à ce que les patients aient accès à cette information est un élément important de la sécurité des patients et de la qualité des soins.

SCÉNARIO DE CAS 12.8

L'INTÉRÊT DE QUI? QUAND DIFFÉRENTES PERSPECTIVES CULTURELLES S'AFFRONTENT

Un jeune homme autochtone de 15 ans a été transporté du nord du Manitoba vers un établissement de soins actifs à Winnipeg. Il a subi des blessures graves au bras droit en trébuchant en forêt alors qu'il chassait. Inquiets et incertains s'ils peuvent sauver le bras après avoir constaté un début de septicémie et de gangrène, les membres de l'équipe pensent qu'il est dans l'intérêt du jeune homme d'amputer son bras. Le problème est que cela affectera considérablement sa capacité à assurer sa subsistance, parce qu'il est chasseur de carrière. Lui et sa famille sont réticents à prendre cette décision et demandent à consulter des aînés de la communauté. Cinq aînés arrivent à l'hôpital et demandent que les membres de l'équipe fassent de leur mieux pour sauver le bras.

Questions

1. Quels sont les droits de ce jeune homme? Quel est son intérêt supérieur?
2. La politique de l'hôpital stipule que le mandataire spécial est le plus proche parent du patient, en l'occurrence, ses parents. Comment géreriez-vous cette situation impliquant une vision différente de qui devrait donner son consentement?
3. Quelles ressources de soutien organisationnelles devraient être en place pour soutenir l'équipe, le patient et sa communauté dans ces circonstances?
4. Quel est le rôle du chef de l'équipe de soins dans l'atteinte d'une résolution positive dans ce cas?

DISCRIMINATION ET RACISME SYSTÉMIQUE DANS LES SOINS DE SANTÉ

Il est essentiel que les dirigeants reconnaissent qu'il existe du racisme dans l'ensemble du système de soins de santé canadien, non seulement au niveau individuel, mais systémique également. *racisme* fait référence aux croyances, aux pratiques et aux systèmes qui affirment la supériorité d'une race sur les autres. Le racisme structurel, ou systémique, comprend les processus

établis dans la loi, les politiques et les normes d'une société qui renforcent les inégalités et offrent des avantages à un groupe par rapport à d'autres. Il est influencé par les cultures, les politiques et les pratiques organisationnelles qui imposent, pour les groupes marginalisés et racialisés, des obstacles ou des privations d'accès à des avantages ou possibilités importants (Gouvernement de l'Ontario, 2022; Wellesley Institute/Santé Ontario, 2021). Les changements systémiques et structurels requis à cet égard exigent un leadership et la création de nouvelles politiques, structures et ressources pour lutter contre le racisme et la discrimination à l'endroit des communautés racialisées et marginalisées. Parmi les exemples de racisme systémique dans les soins infirmiers par le passé, mentionnons l'exclusion des étudiants noirs des écoles de sciences infirmières canadiennes jusque dans les années 1940, l'utilisation de manuels de formation en soins infirmiers où les patients étaient toujours caucasiens par défaut, une attention insuffisante ou biaisée quant aux différences dans la présentation des maladies et des blessures chez les patients à la peau plus foncée, et la présentation en classe d'études de cas qui semblaient triées spécifiquement pour valider des préjugés raciaux d'alcoolisme chez les Autochtones et de manque d'hygiène personnelle chez les Noirs (Association des infirmières et infirmiers autorisés de l'Ontario [AIIAO], 2022).

Une étude sur la discrimination à l'égard des Autochtones entreprise pour le gouvernement de la Colombie-Britannique a mis en évidence de nombreuses préoccupations et de nombreux problèmes liés aux interactions entre les Autochtones et le système de soins de santé provincial. Le rapport décrivait en détail un [traduction] « système de soins de santé de la Colombie-Britannique marqué par un racisme systémique généralisé contre les peuples autochtones, pour qui il a entraîné un éventail d'impacts négatifs, de préjudices et même de décès » (Turpel-Lafonte, 2020).

Au Canada, il existe un important déséquilibre des pouvoirs entre les fournisseurs de soins de santé non autochtones d'une part, et les Autochtones de l'autre, qui est à l'origine de bon nombre des expériences inacceptables auxquelles ces derniers sont confrontés dans le système. Dans les chapitres précédents, les expériences des peuples autochtones dans les « hôpitaux indiens » ont fourni une illustration de la présence d'un racisme systémique à l'échelle du Canada, et les expériences récentes de Joyce Echaquan et de Brian Sinclair fournissent quant à elle des exemples de racisme individuel et mettent en évidence une culture qui permet à la discrimination de se poursuivre. Rappelons également à ce sujet les expériences des femmes autochtones contraintes à accepter des procédures de stérilisation, comme il a été décrit au chapitre 10 (Boyer, 2017).

Dans son rôle de défense de droits, l'AIIC a abordé la question du racisme dans les soins de santé dans deux déclarations importantes, soit la *Déclaration des infirmières et infirmiers contre le racisme envers les Noirs dans les soins infirmiers et les soins de santé* (Encadré 12.2) et la *Déclaration des infirmières et infirmiers contre le racisme à l'égard des Autochtones dans les soins infirmiers et les soins de santé* (Encadré 12.3) (https://www.cna-aiic.ca/fr/representation-et-politiques/priorites-en-matiere-de-repesentation/racisme-dans-les-soins-de-sante).

L'AIIC affirme que le racisme est un déterminant de la santé important et qu'il contribue à d'inacceptables disparités sociales et en matière de santé, et que le racisme et la discrimination sont des causes profondes de disparités en matière de santé auxquelles il faut s'attaquer à tous les niveaux.

L'AIIC affirme que les membres du personnel infirmier sont tenus de respecter et de valoriser la culture individuelle de chacun et de tenir compte de la façon dont la culture influence l'expérience d'une personne

---

ENCADRÉ 12.2
DÉCLARATION DES INFIRMIÈRES ET INFIRMIERS CONTRE LE RACISME ENVERS LES NOIRS DANS LES SOINS INFIRMIERS ET LES SOINS DE SANTÉ

En tant qu'infirmières et infirmiers,
1. Nous condamnons sans condition tous les actes de racisme et de discrimination.
2. Nous procéderons à une introspection pour déterminer et aborder la partialité, les craintes, les suppositions et le privilège qui subsistent en nous ainsi que dans nos organisations, la profession infirmière et l'ensemble des soins de santé.
3. Dans la réalisation de notre travail, nous chercherons, reconnaîtrons et respecterons la voix de leadership des membres de communautés noires et apprendrons de leur expérience vécue du racisme contre les Noirs au Canada.
4. Nous préconiserons des politiques antiracistes au niveau local, provincial et national qui traitent de l'injustice sociale et en santé.
5. Nous reconnaissons que la sécurité culturelle n'est possible que par la compétence et l'humilité culturelles et structurelles.

Association des infirmières et infirmiers du Canada. (2021a). *Déclaration des infirmières et infirmiers contre le racisme envers les Noirs dans les soins infirmiers et les soins de santé*. https://hl-prod-ca-oc-download.s3-ca-central-1.amazonaws.com/CNA/66561cd1-45c8-41be-92f6-e34b74e5ef99/UploadedImages/documents/Nursing_Declaration_Anti-Black_Racism_November_8_2021_FINAL_FRE_Copy.pdf

En tant qu'infirmières et infirmiers,

1. Nous déclarons que le racisme à l'endroit des peuples autochtones est une crise de santé nationale.
2. Nous nous engageons à protéger les personnes dont la dignité, la sécurité et le bien-être sont menacés par leur identité autochtone et à leur fournir des soins.
3. Nous jurons de lutter contre les préjugés et les préjudices dans nos propres interactions avec les autres ainsi que dans nos organisations et nos communautés.
4. Nous élaborerons des plans stratégiques à l'aide d'objectifs quantifiables pour cerner et combler les écarts dans les résultats en matière de santé entre les collectivités autochtones et non autochtones.
5. Nous reconnaîtrons et respecterons les besoins distincts en matière de soins de santé des Métis, des Inuits et des Autochtones hors réserve et y répondrons (appel à l'action no 20 de la CVR).
6. Nous reconnaissons que la sécurité culturelle n'est atteignable que par la compétence culturelle.
7. Nous préconiserons des politiques municipales, régionales, fédérales, provinciales, territoriales et pancanadiennes qui réduisent les inégalités sociales et en matière de santé.

Association des infirmières et infirmiers du Canada. (2021b). *Déclaration des infirmières et infirmiers contre le racisme à l'égard des Autochtones dans les soins infirmiers et les soins de santé.* https://hl-prod-ca-oc-download.s3-ca-central-1.amazonaws.com/CNA/66561cd1-45c8-41be-92f6-e34b74e5ef99/UploadedImages/documents/1_0876_Nursing_Declaration_Against_Anti-Indigenous_Racism_in_Nursing_and_Health_Care_FR_v2_Copy.pdf

en matière de soins de santé ainsi que du système de soins de santé dans son ensemble (AIIC, 2017).

Utilisations de données fondées sur la race

Distinguant « les personnes d'ascendance africaine comme groupe dont les droits de la personne doivent être promus et protégés », les Nations Unies (2022) ont proclamé la décennie 2015 à 2024 comme celle « pour les personnes d'ascendance africaine ». En 2007, *la Déclaration des Nations Unies sur les droits des peuples autochtones* a été adoptée afin de reconnaître les droits de la personne des peuples autochtones du monde entier et d'établir des normes minimales pour leur protection dans les politiques et les lois existantes et futures. Cette déclaration est passée dans la loi au Canada en 2021, sous la forme d'une loi fournissant une feuille de route pour la guérison, la réconciliation et la collaboration (*Loi sur la Déclaration des Nations Unies sur les droits des peuples autochtones,* 2021). Selon le recensement de 2021, 4,3 % de la population canadienne s'identifiait comme noire (Statistique Canada, 2022a), et 5 % de la population, comme autochtone (Statistique Canada, 2022c). Ces données soulèvent des questions quant à la mesure dans laquelle les Noirs, les Autochtones et les personnes de couleur (NAPC) sont représentés dans la profession infirmière. Malheureusement, il existe encore un manque de statistiques relatives à la race et à l'origine ethnique, qu'il faudrait pour éclairer les stratégies et les mesures visant à assurer une représentation appropriée (Oudshoorn, 2020).

Les membres du personnel infirmier noirs, autochtones et de couleur ont été confrontés à un racisme manifeste et systémique. Pour se conformer à l'intention des proclamations des Nations Unies, les dirigeants infirmiers devraient s'assurer de comprendre ces expériences et prendre des mesures pour protéger les membres du personnel infirmier et les patients contre les pratiques racistes et discriminatoires.

Dans la profession infirmière, les interventions et les mesures sont généralement fondées sur des preuves et des données probantes, mais l'ampleur du racisme systémique au Canada reste inconnue parce qu'il y a un débat continu concernant la collecte, l'interprétation et l'utilisation des données fondées sur la race.

Les arguments historiques contre la collecte de données fondées sur la race sont centrés sur la criminalité et le maintien de l'ordre, sur les atrocités qui se sont déjà produites au nom de la race, sur les craintes que la collecte de telles données ne normalise le racisme, et sur la possibilité que ces données soient utilisées à mauvais escient pour justifier encore davantage les attitudes ou les croyances racistes. Certains craignent que de telles statistiques ne soient utilisées pour justifier des politiques discriminatoires, et que la communication de données raciales puisse contribuer au profilage racial et à la stigmatisation des communautés racialisées, sur la base présupposée d'un lien entre race et criminalité (Millar et Owusu-Bempah, 2011; Owusu-Bempah et Millar, 2010). En réponse à ces préoccupations, les données les plus à jour liées à la santé des Autochtones sont recueillies et évaluées par des groupes et des organisations autochtones plutôt que par les autorités sanitaires nationales et provinciales (Institut canadien d'information sur la santé [ICIS], 2022).

Les partisans de la collecte de données fondées sur la race considèrent qu'il s'agit d'un moyen d'évaluer l'ampleur du racisme et des pratiques discriminatoires, et croient qu'il est nécessaire de plaider en faveur de changements dans les pratiques et les politiques. Ils soutiennent que les données fondées sur la race peuvent permettre de révéler la discrimination et les iniquités au grand jour et ainsi accroître la transparence et la responsabilisation au sein des institutions et des systèmes (Hasnain-Wynia et coll., 2012; Nerenz, 2005; Owusu-Bempah et Millar, 2010).

L'appel à la collecte de données fondées sur la race a été renouvelé par le mouvement social Black Lives Matter (Dordunoo, 2021). De plus, les militants et les organisations NAPC ont commencé à exiger la collecte systématique de données fondées sur la race. Ils font valoir que sans la collecte de données fondées sur la race, le racisme et la discrimination peuvent persister, et que ces données sont en fait nécessaires pour lutter contre le racisme. Ils proposent que les données fondées sur la race soient recueillies et interprétées d'une manière qui soit significative pour les intérêts de ces communautés (Owusu-Bempah et Millar, 2010). Par exemple, l'idée est que plutôt que de contribuer à stéréotyper la communauté NAPC comme étant associée à la criminalité, de bonnes données mèneraient à un examen des causes profondes, telles que la pauvreté et d'autres déterminants sociaux de la santé, qui contribuent à de telles perceptions. Les données fondées sur la race sont maintenant utilisées pour évaluer le maintien de l'ordre au Canada et pour déterminer si les interventions de maintien de l'ordre sont influencées par la race.

Données fondées sur la race et équité en santé

Une approche d'équité en santé reconnaît que le risque de maladie et la capacité de se rétablir sont liés à des facteurs sociaux, et que les changements apportés au niveau des déterminants sociaux de la santé pour améliorer le bien-être des populations vulnérables sont considérés comme des interventions importantes en matière d'équité en santé. La quête de l'équité en santé est un processus fondé sur des données probantes. Par conséquent, il faut des données pour comprendre les obstacles systémiques qui s'opposent au déploiement de telles interventions fondées sur des données probantes. La collecte de données fondées sur la race est un bon premier pas vers l'équité, mais il ne doit pas être le seul (Dordunoo, 2021). De bonnes données sociodémographiques et fondées sur la race sont des outils importants, mais ces données doivent mener à des mesures (McKenzie, 2020). Il existe des préoccupations valables concernant la gouvernance, la responsabilisation et les mesures de protection contre une utilisation à mauvais escient de telles données, qui ne doivent pas être ignorées, car de bonnes données doivent éclairer des interventions équitables efficaces pour les communautés et les populations vulnérables. Par exemple, après que des données eurent révélé que les femmes noires ne recevaient pas les examens appropriés relativement au dépistage de certains cancers, Action Cancer Ontario (ACO) a répondu en mettant en œuvre une stratégie fondée sur ces données probantes pour remédier à cette disparité (McKenzie, 2020).

Depuis des décennies, de multiples voix réclament la collecte de données sur la race et l'origine ethnique afin de cerner les disparités en matière de santé et de promouvoir l'équité en santé au Canada. Étant donné que les données fondées sur la race ont historiquement été utilisées à des fins de validation de stéréotypes et de discrimination, les gouvernements se sont jusqu'ici montrés réticents à utiliser de telles données (Mulligan et coll., 2020). Bien que des données raciales et ethniques soient recueillies au Canada dans le cadre du recensement, dans des contextes comme les systèmes de soins de santé provinciaux, l'immigration, la criminalité et la justice, il y a un manque de données sur la race de haute qualité et ventilées à l'échelle de la population (Mulligan et coll., 2020).

La pandémie de COVID-19 a révélé et exacerbé les inégalités existantes. Pendant la pandémie, des données tirées de recherches américaines et britanniques ont indiqué que les populations noires et latino-américaines avaient été touchées de manière disproportionnée par la pandémie de COVID-19 (Mojtehedzadeh, 2020; Mulligan et coll., 2020). Malgré les appels lancés par les communautés racialisées pour recueillir ces données afin de cerner les iniquités et d'orienter la réponse à la pandémie, au départ, peu de gouvernements canadiens ont recueilli des données fondées sur la race (Wellesley Institute/Santé Ontario, 2021). Au début, le Ministère de la Santé et des Soins de longue durée de l'Ontario a adopté la position selon laquelle il ne recueillerait pas de données fondées sur la race parce qu'une telle collecte n'était pas autorisée par la loi. En fait, cela était incorrect, et le gouvernement a par la suite reconnu que la collecte de telles données à des fins de santé n'était pas illégale. De nombreux groupes de défense recueillaient et utilisaient déjà ces données à d'autres fins durant cette même période. Ironiquement, le médecin hygiéniste en chef de l'Ontario avait en 2018 rédigé pour ce ministère un rapport dans lequel il soutenait que la collecte de données sur la santé fondée sur la race était essentielle pour la santé de la province (Mulligan, 2020). En fin de compte, le Manitoba, l'Ontario, certaines municipalités, les bureaux de santé régionaux et les groupes de défense des droits ont entrepris la collecte de données fondées sur la race, mais les autres gouvernements provinciaux et le gouvernement fédéral ne les ont pas suivis (McKenzie, 2020; Wellesley Institute/Santé Ontario, 2021). Dans les endroits qui ne recueillaient pas de données fondées sur la race, des efforts ont été déployés pour recueillir des informations sur les aspects raciaux de la pandémie au moyen de méthodes indirectes, comme l'analyse de quartiers fortement racialisés. Les renseignements fondés sur la race provenant de sources directes et indirectes ont mis en évidence l'impact plus important de la COVID-19 sur les populations non blanches, venant ainsi confirmer les études britanniques et américaines utilisant des données fondées sur la race (Wellesley Institute/Santé Ontario, 2021). Les données de l'Ontario ont quant à elles révélé des disparités dans l'épidémiologie et l'impact de la COVID-19. Comparativement aux populations blanches, les groupes racialisés normalisés selon l'âge affichaient un taux d'infection de 1,2 à 7,1 fois plus élevé, un taux d'hospitalisation de 1,7 à 9,1 fois plus élevé, un taux d'admissions aux soins intensifs de 2,1 à 10,4 fois plus élevé, et un taux de décès de 1,7 à 7,6 fois plus élevé (Wellesley, 2021). À noter que cette collecte de données n'incluait pas les populations autochtones de l'Ontario. La province a choisi de travailler avec ses partenaires autochtones sur [traduction]

« les enjeux et les considérations entourant la collecte de données autochtones pour la COVID-19 et au-delà, y compris la souveraineté des données pour les communautés autochtones » (Wellesley Institute/Santé Ontario, 2021, p. 5).

Les membres du personnel infirmier et leurs dirigeants doivent s'engager à lutter contre le racisme systémique et appliquer des stratégies à cet égard. Le secteur infirmier doit jouer un rôle de premier plan, car cela est conforme aux valeurs et aux engagements de la profession infirmière (Danda et coll., 2022). L'autoréflexion et la reconnaissance de l'existence d'un tel racisme et d'une telle discrimination sont des premiers pas.

ATTEINDRE UN NIVEAU DE SOINS DE QUALITÉ

Mettre en place des structures et des systèmes de prestation de soins fondés sur des données probantes pour assurer la qualité des soins aux patients est un impératif éthique pour les dirigeants.

Pratique interprofessionnelle

La pratique interprofessionnelle s'est imposée comme une priorité en matière de soins de santé au Canada et à l'étranger (Pape et coll., 2013; Reeves et coll., 2010). La pratique interprofessionnelle est définie comme l'interaction continue de deux professions ou plus, telle qu'organisée dans le but commun de résoudre ou d'explorer des problèmes mutuels et incluant la meilleure collaboration possible avec les patients et leurs familles (Nicholas et coll., 2010). Il s'agit d'aller au-delà de l'objectif étroit des disciplines travaillant de façon autonome et isolée, pour travailler plutôt de façon unifiée en tant qu'équipe interdépendante (Lingard et coll., 2012; Reeves et coll., 2010). La nécessité de travailler en équipe dans la pratique clinique est quelque chose de reconnu depuis longtemps, et la recherche de nouvelles façons d'assurer une prestation de soins interprofessionnels a été soulevée comme un impératif en termes de pratiques exemplaires (Curran, 2004; Davis, 1988; Reeves et coll., 2010; Sicotte et coll., 2002). Avec l'arrivée de nouvelles disciplines de soins de santé, les approches d'équipe ont évolué. Dans les modèles d'équipe ou multidisciplinaires précédents, les membres impliqués fonctionnaient de manière indépendante. Comparativement, dans l'approche interprofessionnelle, les membres de l'équipe planifient et coordonnent la prestation des soins ensemble.

Les changements dans le secteur des soins de santé au cours des dernières décennies ont été motivés par l'accent croissant mis sur les résultats mesurables, sur les pratiques exemplaires, sur la continuité des soins et sur la limitation des coûts. Les patients qui présentent des problèmes multifactoriels et des maladies chroniques ressentent l'impact des déterminants sociaux de la santé (p. ex. mauvaise nutrition, éducation limitée, pauvreté), et ces patients sont mieux gérés avec une approche interprofessionnelle des soins. Une telle approche permet d'assurer une bonne communication, une bonne coopération, une bonne coordination, une bonne collaboration et une bonne intégration grâce à l'échange d'idées, d'expertise, de théories et de points de vue qu'elle implique (Hall, 2005; Reeves et coll., 2010; Thompson et coll., 2007). Il est extrêmement utile d'obtenir les commentaires de tous les membres de l'équipe professionnelle, de ce que chacun peut définir ou expliquer une situation de manière différente mais qualitativement importante.

Historiquement, la collaboration interprofessionnelle a posé de nombreux défis. Ceux-ci impliquent notamment le caractère unique perçu de chaque profession et de son intérêt personnel professionnel, par rapport au partage des connaissances et du champ d'exercice. Il est toutefois de plus en plus accepté que les champs d'exercice se chevauchent sans pour autant éliminer le fait que chaque discipline professionnelle a une expertise distincte à offrir pour obtenir les meilleurs résultats pour les patients.

Il est aussi reconnu qu'il est essentiel à cette évolution que tous les membres des équipes se sentent confiants dans leur propre identité professionnelle et soient compétents dans leurs rôles respectifs (Barker et coll., 2005; Barker et Oandasan, 2005). Soulignant l'importance de la transition des nouveaux diplômés vers la pratique et l'avancement en tant que professionnels assurés, Hewison et Sim (1998) ont postulé que les professionnels évoluaient à travers cinq niveaux de fonctionnement d'équipe :

- **Unidisciplinarité**— Se sentir confiant et compétent dans sa propre discipline
- **Intradisciplinarité**— Croire que la discipline à laquelle on appartient, incluant soi-même et ses

collègues, peut apporter une contribution importante aux soins

- **Multidisciplinarité**— Reconnaître que d'autres disciplines ont également d'importantes contributions à apporter
- **Interdisciplinarité**— Avoir le désir et la capacité de travailler avec d'autres dans l'évaluation, la planification et les soins conjoints aux patients
- **Transdisciplinarité**— S'engager à enseigner et à pratiquer avec d'autres disciplines au-delà des frontières traditionnelles, au profit des besoins immédiats des patients (Hewison et Sim, 1998, p. 311).

Au sein d'une profession, bien que chaque membre puisse avoir une perspective unique, il y a généralement des points de vue partagés. En même temps, si les membres de l'équipe au sein d'une même profession ont divers domaines d'expertise, ils peuvent offrir des perspectives différentes en matière de soins. En outre, lorsque plusieurs professions sont impliquées, la contribution de chacun est influencée par les connaissances et l'expertise de sa discipline respective.

Les équipes multidisciplinaires se concentrent sur les mêmes patients et peuvent comprendre la contribution de chaque membre de l'équipe. Cependant, les soins peuvent devenir fragmentés si chaque membre contribue à une composante de soins isolément des autres membres de l'équipe. Cela peut entraîner de la confusion pour le patient et sa famille.

Dans un modèle interprofessionnel, les professionnels de chaque discipline partagent leurs points de vue et leurs perspectives dans la poursuite d'un ensemble d'objectifs communs et d'un plan de soins partagé pour le patient et la famille.

Les équipes interprofessionnelles se consultent, coordonnent les soins en tant qu'équipe et négocient le rôle que chaque membre jouera en ce qui concerne les soins aux patients. La *coordination*, composante essentielle de la pratique interprofessionnelle, est l'intégration des plans et des mesures des membres de l'équipe, et nécessite une communication efficace et des processus décisionnels communs. La *collaboration*, autre composante essentielle de la pratique interprofessionnelle, est le processus par lequel les membres de l'équipe prennent des décisions ensemble et parviennent à un consensus pour aller de l'avant avec un plan de soins (Parsons et coll., 2007). Cela implique également une responsabilité et une responsabilisation partagées à l'égard des résultats (Lessard et coll., 2008).

Bien que la profession infirmière valorise la collaboration interprofessionnelle, cela ne signifie pas qu'elle doive renoncer à sa propre identité. La réussite de la collaboration interprofessionnelle repose sur la capacité à connecter les bases de valeurs partagées de chaque profession tout en préservant l'identité et les compétences uniques de chacune.

La collaboration interprofessionnelle exige que différentes professions se familiarisent mutuellement et apprennent les unes des autres afin d'assurer une prestation efficace des soins de santé, axée sur le patient. En même temps, l'intégrité de chaque profession doit être préservée (Barker et coll., 2005; Irvine et coll., 2002; Irvine et coll., 2004).

De nouvelles données probantes indiquent que la pratique interprofessionnelle offre de nombreux avantages aux patients, aux familles et aux professionnels de la santé. Parmi les avantages que les études ont fait ressortir de façon claire, notons les suivants :

- Amélioration de l'engagement et du moral du personnel
- Amélioration des soins aux patients et des résultats
- Amélioration de l'efficacité de la prestation des soins de santé
- Amélioration de la communication au sein de l'équipe et au-delà
- Consultation et engagement accrus des patients
- Aiguillages opportuns et appropriés
- Responsabilisation et responsabilités plus importantes
- Possibilités uniques de perfectionnement professionnel
- Collaboration significative au sein de l'équipe

En résumé, la pratique interprofessionnelle est conceptualisée comme le « partage » de l'équipe de soins de santé dans la prestation de soins axés sur le patient et la famille. Dans la vision de la pratique interprofessionnelle, l'équipe de soins de santé est considérée comme un moyen d'intégrer diverses connaissances et de trouver des solutions à des problèmes de santé complexes, plutôt que de travailler en vase clos. Les diverses valeurs de l'équipe s'y complètent. Les membres de l'équipe partagent des données sur la prise de décisions, la planification, les interventions et les philosophies en matière de soins (Cowan et coll., 2006).

SCÉNARIO DE CAS 12.9

VOUS ARRIVE-T-IL DE VOUS PARLER?

Une patiente de 65 ans, R. O., reçoit son congé d'hôpital après une arthroplastie totale de genou. L'infirmière d'admission a fait une évaluation complète de la maison et de la situation sociale de R. O. et a documenté qu'elle vivait seule depuis la mort de son conjoint il y a six mois. R. O. vit dans une maison de deux étages mais qui possède une salle de bain au rez-de-chaussée, et R. O. prévoit de dormir à ce niveau de la maison jusqu'à ce qu'elle se sente assez à l'aise pour monter les escaliers. Le voisin de R. O. a indiqué qu'il aiderait R. O. pour ce qui est des déplacements, et qu'il s'assurerait qu'elle ne manque pas de repas pendant la période de convalescence.

L'opération s'est bien passée, et R. O. est maintenant prête à recevoir son congé. Le jour du congé, R. O. reçoit la visite du physiothérapeute, de la diététiste et, pour finir, du coordonnateur des soins à domicile. Chacun d'eux demande à R. O. si elle vit seule, si elle a des ressources pour la soutenir, et si les escaliers risquent d'être un problème pour elle. Entendant le coordonnateur des soins à domicile lui poser encore ces mêmes questions, R. O. réagit de façon extrêmement brusque et lui demande s'il arrive aux membres de l'équipe de se parler. Le coordonnateur demande aux infirmières si R. O. est toujours aussi grincheuse!

Questions

1. Un certain nombre de professionnels sont impliqués dans les soins de cette patiente. Fonctionnent-ils comme une équipe?
2. Comment la pratique interprofessionnelle changerait-elle l'approche des membres de cette équipe?

Défis éthiques partagés des équipes interprofessionnelles

Des données probantes indiquent que les patients bénéficient de résultats positifs lorsque les membres professionnels de l'équipe de soins de santé travaillent et apprennent ensemble (Barker et Oandasan, 2005; Walsh et coll., 1999; Zwarenstein et Reeves, 2000). Cela est particulièrement vrai lorsque l'équipe se trouve confrontée à des problèmes et à des défis éthiques complexes. Il est essentiel que les membres de l'équipe collaborent et dialoguent ensemble ouvertement pour s'assurer que les questions éthiques sont abordées (Kenny, 2002). Les membres d'équipes interprofessionnelles doivent négocier entre eux lorsqu'ils se trouvent face à des décisions éthiques relativement à des patients, car ces questions ne sont pas confinées à une seule discipline en particulier (Botes, 2000), mais impliquent tous les membres de l'équipe qui s'occupent de ces patients, ainsi que les familles de ceux-ci. Comme pour tous les aspects des soins aux patients, il en ressort une plus grande valeur lorsque les membres de l'équipe écoutent et apprennent les uns des autres afin de comprendre le prisme à travers lequel chaque profession voit la question ou le problème. La moralité et l'éthique dans le milieu des soins de santé ne sont pas des choses qui peuvent être confinées à certains membres d'équipe ou à certaines disciplines pris isolément. Une équipe qui travaille en tant que tel a une plus grande influence sur la pratique éthique et sera plus susceptible d'obtenir les meilleurs résultats pour les patients et leurs familles.

Il existe diverses méthodes pour encourager l'apprentissage en équipe et faciliter les approches d'équipe en ce qui concerne l'éthique et ce qui y touche. Arriver à une compréhension des valeurs individuelles et professionnelles des uns et des autres peut se faire à travers le partage d'histoires, comme mentionné au chapitre 2. En tant qu'outil, le partage d'histoires aide à la fois les personnes et chaque profession dans son ensemble à se prêter à une réflexion morale. Il offre également un cadre pour faciliter la compréhension du prisme à travers lequel chaque personne et chaque profession considère une question donnée (Verkerk et coll., 2004).

Verkerk et coll. (2004) ont décrit un processus par lequel les membres d'une équipe apprennent et arrivent à comprendre les perspectives éthiques des uns les autres. La phase initiale du modèle implique une prise de décision partagée concernant le choix et l'action éthiques :

1. Les membres de l'équipe s'entraident pour atteindre [traduction] « une sensibilité morale accrue aux vulnérabilités, aux valeurs et aux responsabilités qu'ils rencontrent dans leur travail – une sensibilité qui s'acquiert en déterminant et en développant un point de vue qui pourra être utilisé comme pierre angulaire à partir de laquelle baser les décisions sur la meilleure façon de procéder » (Verkerk et coll., 2004, p. 32).
2. Les membres de l'équipe s'entraident « pour comprendre qu'ils font partie d'une pratique qui comporte de multiples points de vue et positions » (Verkerk et coll., 2004, p. 32), et reconnaissent ainsi que chaque personne peut avoir des points de vue et des perspectives différents, qui peuvent tous avoir du mérite.
3. Les membres de l'équipe s'entraident pour [traduction] « comprendre qu'ils sont des participants dans une pratique socialement partagée » (Verkerk et coll., 2004, p. 32), qui exige d'agir et de prendre des décisions collectivement.

À travers le processus décrit précédemment, l'équipe s'engage à adopter une approche collaborative et solidaire de prise de décisions éthiques. Verkerk et coll. ont ensuite décrit, à titre de guide, un processus à travers lequel les points de vue des divers professionnels impliqués peuvent être partagés afin que, collectivement, ces derniers puissent décider d'un plan et clarifier leurs responsabilités respectives telles que négociées en équipe (Verkerk et coll., 2004) :

1. Les membres de l'équipe font part de leur réaction initiale relativement à l'histoire partagée.
2. Ils procèdent ensuite de manière guidée à un examen critique des détails moraux de l'histoire.
3. Enfin, les membres de l'équipe dressent l'inventaire de leurs responsabilités professionnelles en ce qui concerne la situation.

Ce modèle permet aux membres d'une équipe de mieux comprendre les différents points de vue de leurs collègues professionnels. Ce processus implique un apprentissage et permet d'en arriver à une plus grande clarté en ce qui concerne les rôles de l'équipe et de ses membres individuels. Au bout de ceci, les meilleurs plans d'action peuvent être déterminés, tout comme les responsabilités respectives de chaque membre de l'équipe, et de l'équipe dans son ensemble. En tant que méthodologie, cela permet de s'assurer que différents points de vue sont entendus et respectés, et que les nombreuses dimensions morales des questions sont traitées et comprises.

D'autres approches utilisent des codes de déontologie comme fondement pour améliorer le dialogue et la collaboration interprofessionnels. Les équipes interprofessionnelles peuvent se concentrer sur leurs codes de déontologie respectifs pour comprendre leurs divers rôles et points de vue. Ce faisant, elles ont le potentiel d'en apprendre davantage sur leur responsabilité individuelle et sur la responsabilité partagée en ce qui concerne les soins aux patients.

Pour que la pratique interprofessionnelle soit efficace, les dirigeants doivent être investis et engagés envers sa réussite. Ils doivent se faire les champions de la promotion, de la mise en œuvre et du maintien de la pratique interprofessionnelle au moyen de stratégies créatives qui favorisent la motivation et l'implication du personnel dans le processus, ainsi que des patients et de leurs familles (Barker et coll., 2005). Bien que les dirigeants aident à créer le climat et la culture qui soutiennent la pratique interprofessionnelle, d'autres éléments structurels, tels que les horaires, des réunions régulières, ainsi que du temps et de l'espace, sont essentiels pour assurer la réussite continue du modèle (Barker et coll., 2005; Parsons et coll., 2007).

Amélioration de la qualité et de la sécurité

Depuis l'époque de Florence Nightingale, la qualité est une valeur fondamentale de la profession infirmière. Les valeurs et les normes éthiques des soins infirmiers qui favorisent la qualité sont fondamentales pour les obligations sociétales et les engagements des membres d'une profession. Le leadership est l'un des facteurs les plus importants pour assurer une culture axée sur l'amélioration de la qualité et la sécurité des patients.

De ce que la sécurité est importante dans une organisation, ses dirigeants devraient en discuter régulièrement et participer activement aux stratégies visant à la promouvoir (Morath, 2006). Pour créer une telle culture, les dirigeants doivent manifester un engagement par le biais de valeurs et d'actions clairement articulées.

Au cours des dernières décennies, l'accent mis sur la qualité et la sécurité des patients a progressé et s'est renforcé dans les soins de santé. En conséquence, l'ensemble des connaissances en matière de qualité et de sécurité s'est élargi, et diverses méthodes visant à promouvoir l'amélioration ont été conçues. Les dirigeants infirmiers ne sont pas seulement des experts dans ce domaine, mais ils contribuent aussi à l'avancement de ces connaissances ainsi qu'à une meilleure compréhension de la qualité et de la sécurité dans les soins de santé. Plus précisément, les dirigeants infirmiers doivent :

- Comprendre les principes clés, les théories et les méthodologies, ainsi que l'évolution des données probantes fondamentales relativement à la gestion et à l'amélioration de la qualité
- Utiliser les différents modèles d'amélioration de la qualité et de la sécurité, y compris les outils et les processus qui facilitent l'amélioration, la maintenance et la mesure de la qualité
- Élaborer, mettre en œuvre et évaluer des plans d'amélioration de la qualité
- Connaître les exigences législatives en ce qui concerne la qualité et la sécurité, ainsi que les responsabilités particulières des organisations et des professionnels de la santé

L'obligation pour les membres du personnel infirmier de mettre un accent sur la qualité et de signaler les préoccupations concernant la sécurité dans la pratique a d'abord été soulevée par Nightingale (La Sala, 2009; McGaffigan, 2019; Tye, 2020). Elle a affirmé que l'équipe de soins de santé dans son ensemble devrait être tenue responsable de la sécurité et de la haute qualité des soins fournis. Ces mêmes valeurs et responsabilités sont clairement énoncées dans les normes professionnelles d'aujourd'hui et appuyées par des principes éthiques. Le principe de non-malfaisance exige que nous ne causions aucun préjudice. Par conséquent, les dirigeants doivent assurer une culture de sécurité, et le principe de bienfaisance exige des dirigeants qu'ils cherchent constamment des moyens de faire mieux. En tant que professionnels, les membres du personnel infirmier sont formés pour fonder leur pratique sur des données probantes et se concentrer sur les pratiques exemplaires conçues pour assurer des soins de la meilleure qualité possible. Les principes et les méthodes associés à la qualité sont fondés sur la théorie des systèmes et sur des statistiques, mais le besoin de qualité et d'amélioration constante est enraciné dans la philosophie et dans les objectifs des soins infirmiers, soit dans ce qui nous motive à faire ce qui est le mieux pour les patients.

Le Dr Donald Berwick, un pionnier dans le domaine de l'amélioration de la qualité et de la sécurité des patients, a établi un lien entre la qualité et l'éthique, affirmant que des soins de qualité sont par définition des soins éthiques. Il a décrit cela simplement comme « la mesure dans laquelle les résultats du travail que vous faites correspondent aux besoins que vous avez l'intention de satisfaire » (Berwick, 2022). Le Dr W. Edward Deming, l'un des premiers architectes de la gestion et de l'amélioration de la qualité, a souligné l'importance du rôle des leaders quant au maintien d'une constance dans l'atteinte de l'objectif d'une amélioration continue. Plutôt que de se concentrer sur l'inspection, il a plaidé pour le *leadership pour le changement* , encourageant les dirigeants à accorder plus d'attention à la collaboration en équipe et à l'auto-amélioration basée sur l'éducation et l'apprentissage ponctuel. Reconnaissant le fait que les soins de santé s'améliorent constamment, il a fait la promotion d'une culture où la transformation est la responsabilité de tous, où l'amélioration et l'innovation sont récompensées et reconnues, et où les gens sont fiers du travail qu'ils font (de Jonge et coll., 2011).

Au-delà de l'impératif éthique, il existe de nombreuses raisons pour lesquelles les dirigeants et les organisations doivent se concentrer sur la qualité et la sécurité des patients, et élaborer et maintenir des programmes de qualité. Cette exigence est inscrite dans les normes professionnelles des ordres de réglementation partout au pays. La Partie I du *Code de déontologie des infirmières et infirmiers autorisés* (2017) de l'AIIC, « Valeurs infirmières et responsabilités déontologiques », indique clairement que la qualité et la sécurité sont fondées sur les valeurs, les principes et les théories qui guident les soins infirmiers en tant que profession. Il est attendu des membres du personnel infirmier qu'ils soient des penseurs critiques et qu'ils identifient des solutions fondées sur des données probantes pour assurer des soins sécuritaires, compatissants et compétents. Dans certaines provinces, cela est exigé par la loi. Par exemple, la *Loi sur l'excellence des soins pour tous*, adoptée en Ontario en 2010, exige

l'amélioration continue de la qualité des soins et exige que certains organismes de soins de santé soumettent un plan annuel d'amélioration de la qualité (PAQ).

S'il n'y avait pas de personnes mécontentes de leur sort dans le monde, celui-ci ne s'améliorerait jamais.
~FLORENCE NIGHTINGALE

Une culture de la sécurité des patients

Comme nous l'avons vu au chapitre 10, les erreurs dans les soins de santé sont le plus souvent le résultat de problèmes au niveau du système, plutôt que le résultat d'actes individuels. Pourtant, historiquement, la tendance a été de blâmer les personnes pour les erreurs et les événements indésirables. Chaque erreur non reconnue est une occasion manquée d'apprendre, d'améliorer la sécurité des patients et d'empêcher que cela ne se reproduise. Il y a aussi un risque de détresse et de résidus moraux pour le personnel si celui-ci n'est pas soutenu tout au long de ce processus. On met de plus en plus l'accent sur la modification des systèmes et des processus qui contribuent à la survenance d'erreurs ou d'événements indésirables, ou qui ont une quelqu'autre influence à cet égard.

Comme nous l'avons mentionné précédemment, le leadership est l'un des facteurs les plus importants pour assurer une culture de sécurité et de transparence. Des exemples de telles stratégies incluent des *caucus de sécurité*. Il s'agit de brèves réunions quotidiennes axées sur la sécurité des patients, qui donnent à l'équipe l'occasion de discuter des préoccupations existantes ou anticipées, et d'en planifier la prévention ou la résolution. Des données probantes indiquent que le rôle des leaders en tant que modèles et mentors est essentiel à la réussite de cette mesure (Di Vincenzo, 2017; Fencl et Willoughby, 2019; Melton et coll., 2017; Pimentel et coll., 2021).

Pour créer une culture qui garantit la sécurité des patients, les dirigeants doivent démontrer leur engagement à créer une culture dans laquelle les événements indésirables ou les erreurs sont ouvertement signalés et communiqués, où les personnes sont tenues de faire preuve de responsabilisation, et où elles sont reconnues lorsque, en signalant leurs erreurs, elles fournissent ce faisant une occasion d'apprendre et de s'assurer que ces erreurs ne se reproduisent plus.

Souvent, une série d'événements ou de faux pas précède les erreurs, de sorte qu'aujourd'hui, on met davantage l'accent sur les problèmes au niveau des systèmes plutôt que sur les blâmes individuels, et sur la reconnaissance que des failles dans les processus peuvent contribuer aux erreurs.

La culture évolue vers une culture où les professionnels de la santé sont tenus de divulguer toute erreur ou tout accident évité de justesse qui pourrait s'être produit, sans avoir à craindre des critiques ou des mesures disciplinaires. Une orientation axée sur le système évalue les structures ou les processus qui pourraient avoir conduit à des erreurs, plutôt que d'attribuer instantanément le blâme à une personne. Un exemple bien connu concerne les médicaments dangereux, tels que les stupéfiants, qui peuvent être présents sous diverses concentrations dans des emballages similaires. De nombreuses améliorations ont été apportées à cet égard au fil des ans, mais à titre d'illustration, examinez l'histoire vraie présentée dans le Scénario de cas 12.10, impliquant une infirmière travaillant dans une unité de soins post-anesthésie (USPA). Cet incident s'est produit avant que de tels facteurs liés aux systèmes ne soient reconnus.

Dans ce temps-là, si le mauvais médicament avait été administré, L. K. aurait été blâmée pour cette erreur, ce qui aurait entraîné des conséquences potentiellement graves pour sa carrière. La détresse émotionnelle qu'elle aurait éprouvée si cette erreur avait entraîné un préjudice ou la mort aurait été incommensurable. Aujourd'hui, il y aurait un examen des systèmes et des processus qui ont conduit à ce que le mauvais médicament soit placé dans le contenant, et des stratégies de prévention seraient mises en place. L'Institut pour la sécurité des médicaments aux patients du Canada (ISMP Canada) en serait informé et

enverrait une alerte à d'autres hôpitaux et sociétés pharmaceutiques pour qu'ils mettent en œuvre des stratégies de prévention. Les compagnies pharmaceutiques ont amélioré leur étiquetage, les assistants de pharmacie contre-vérifient lorsqu'ils réapprovisionnent les stocks, les médicaments à risque élevé ne sont pas conservés à proximité les uns des autres, et des systèmes informatisés de distribution sont en place.

Dans la plupart des organisations, une « culture juste » fait en sorte que les membres du personnel infirmier n'ont pas peur de signaler les erreurs. Une « culture juste » encourage le signalement ouvert des erreurs et la participation à la mise en place de stratégies de prévention et d'amélioration. Une telle culture reconnaît que les erreurs sont souvent liées aux systèmes et qu'il est important de comprendre la racine du problème afin que des changements puissent être apportés aux conceptions et aux processus. Cela favorise une culture de responsabilisation dans laquelle les personnes sont tenues responsables de leurs actes dans le contexte des systèmes dans lesquels ces actes se sont produits. Cette responsabilisation peut comprendre la participation à la stratégie d'amélioration, de l'encadrement, de l'éducation, du counseling, et des mesures correctives. Dans le Scénario de cas 12.10, un tel accident, évité de justesse, aurait certainement posé un risque de détresse morale pour L. K., un risque que les dirigeants devraient reconnaître et relativement auquel ils devraient prendre des mesures de soutien et de prévention.

Des mesures disciplinaires peuvent être justifiées dans une situation où il y avait un mépris total des normes et des politiques, ou encore où des tentatives ont été faites pour dissimuler un incident, ou quand il y a eu malhonnêteté.

SCÉNARIO DE CAS 12.10

BIEN REMARQUÉ

L. K. travaillait un quart de soir dans une salle de réveil très occupée. Un patient venait d'arriver de la salle d'opération après une intervention chirurgicale assez mineure. En évaluant le patient, L. K. a noté une pression artérielle basse et un rythme cardiaque irrégulier. L. K. a immédiatement connecté le patient au moniteur cardiaque et a appelé l'anesthésiste. Voyant que le patient avait des battements prématu-

rés fréquents, l'anesthésiste a demandé à ce que soit administré au patient un bolus de lidocaïne, un médicament fréquemment employé pour traiter de telles arythmies. L. K. s'est rendue à l'armoire à médicaments et a pris une ampoule dans la boîte étiquetée « Lidocaïne ». Parce que la situation était urgente, L. K. a commencé à préparer le médicament tout en vérifiant l'étiquette, et elle a eu un choc en lisant que l'ampoule contenait non pas de la lidocaïne, mais du

(Suite)

pancuronium (Pavulon), qui est un agent paralysant utilisé pour faciliter l'intubation des patients. Si L. K. n'avait pas remarqué cela, il y aurait eu des complications graves pour ce patient, qui auraient pu aller jusqu'à un arrêt cardiaque. L'ampoule de lidocaïne et l'ampoule de Pavulon se ressemblaient. Les deux ampoules contenaient 5 ml de médicament, étaient faites de verre transparent, et portaient un lettrage bleu semblable. De toute évidence, quelqu'un avait placé le mauvais médicament dans le contenant.

SOINS AXÉS SUR LE PATIENT ET LA FAMILLE

Les organisations et les dirigeants jouent un rôle important dans l'établissement de modèles de pratique appropriés pour assurer la prestation non seulement des meilleurs soins, mais aussi des soins les plus éthiques possibles. L'un de ces modèles et philosophies est celui des soins axés sur le patient (la personne) et la famille, qui reconnaissent la voix du patient et le fait que la famille est essentielle au bien-être du patient. Il a été démontré que les patients bénéficiaient de meilleurs résultats et qu'ils s'adaptaient mieux lorsqu'ils étaient soutenus par leur famille, telle que définie par eux, en particulier lors d'expériences difficiles comme celles impliquant des maladies ou des blessures (Ecenrod et Zwelling, 2000; Shelton, 1999; Van Riper, 2001).

Les soins axés sur le patient et la famille sont une approche de planification, de prestation et d'évaluation des soins de santé qui assure la collaboration entre les fournisseurs de soins de santé, les patients et les familles, dans le but d'obtenir de meilleurs résultats en matière de soins de santé, et une plus grande satisfaction. Cette approche reconnaît l'expertise des patients et de leurs familles, ainsi que les expériences qu'ils ont partagées au sein du système de soins de santé (Nicholas et coll., 2014). Les soins axés sur le patient et la famille s'appliquent aux patients de tous âges et devraient être pratiqués dans tous les milieux de soins de santé (Shelton et coll., 1987). En pédiatrie, il s'agit « d'une façon de prendre soin des enfants et de leurs familles au sein des services de santé, qui garantit que les soins sont planifiés en tenant compte de la famille dans son ensemble, et non seulement de l'enfant (de la personne), et dans laquelle tous les membres de la famille sont reconnus comme bénéficiaires des soins » (Shields et coll., 2007, p. 1318).

Il n'y a pas si longtemps encore, les familles, y compris les parents d'enfants hospitalisés, faisaient l'objet de restrictions en ce qui concerne les visites aux patients hospitalisés. Ceci pour des raisons de prévention des infections et par crainte que les membres des familles en visite ne causent de la détresse aux patients lorsqu'ils devaient repartir. C'était le cas même dans les hôpitaux pour enfants : dans certains contextes, les parents n'étaient autorisés à visiter que pendant une période de deux heures, les dimanches après-midi. Quand ils repartaient, leurs enfants se mettaient invariablement à pleurer. Cette pratique s'est poursuivie jusque dans les années 1950. Que l'on voie par exemple les citations suivantes d'un groupe de discussion composé d'infirmières ayant reçu leur diplôme de l'Hôpital pour enfants malades de Toronto entre la fin des années 1930 et le début des années 1970. La discussion, traduite ici, peut être vue en version originale dans le film, *Beyond the Dream: A Legacy of Nursing at SickKids* (L'Hôpital pour enfants malades, 2006).

« Ce qui est le plus intéressant pour moi, ayant été infirmière aussi longtemps que je l'ai été, c'est le peu d'attention qui était accordé à la famille, et à ce qu'impliquait une telle expérience, d'avoir un enfant très malade. C'était un peu comme si les enfants étaient devenus les nôtres, ceux de l'institution. Et c'est une mentalité qui a été très lente à évoluer, je pense, avant de reconnaître l'importance de la famille comme étant au cœur de l'expérience de l'enfant. »

« Les parents étaient considérés comme une nuisance. . . . On ne peut certainement pas dire qu'ils étaient encouragés à participer de quelque façon que ce soit. »

« Il y avait des histoires de parents qui restaient debout à l'extérieur, et qui devaient se contenter de regarder leurs enfants de loin. Les parents n'étaient pas autorisés dans les salles publiques, sauf pendant deux heures, les dimanches entre 14 et 16 h. La salle était barricadée. Si les parents apportaient des bonbons ou de la nourriture, on les leur

prenait. Et après leur départ, vous pouviez entendre ces enfants pleurer d'aussi loin que la rue Bloor. Les dimanches soir, c'était la pagaille. »

« Les médecins voulaient minimiser le taux de mortalité, donc tout était fait pour que les enfants ne soient pas infectés. Et donc il n'y avait pas de visiteurs. »

« Ma supérieure à L'Hôpital pour enfants était la directrice adjointe des soins infirmiers chirurgicaux, (et c'est elle) qui a décidé de changer les choses . . . en se basant sur des recherches menées en Angleterre, dans les années 50, en fait, et qui avaient à voir avec l'anxiété de séparation. Ils ont réalisé qu'en fait, les enfants avaient besoin de leurs parents avec eux, et que c'était une facette importante de leur guérison et de leur bien-être. »

[Remarque : La personne citée ci-dessus faisait probablement référence aux conclusions du rapport Platt de la Tavistock Clinic, au Royaume-Uni (Shields et coll., 2007).]

« Et (notre approche) était tellement ancrée dans mon style de vie que je ne savais pas si nous pouvions faire ça ou pas. . . . Malgré ça, nous l'avons fait. J'ai accepté de le faire . . . quoique, évidemment, nous avons dû obtenir la permission des autres pouvoirs en place, mais l'établissement a fini par être ouvert aux visites. »

« L'une des choses que nous avons commencé à faire a été de libéraliser les heures de visite, et nous avons même fait l'effort supplémentaire d'établir ce que nous appelons des soins axés sur la famille, qui comprenaient d'impliquer les parents dans les soins fournis aux enfants. » (L'Hôpital pour enfants malades, 2006)

En comparaison, dans les hôpitaux pour enfants d'aujourd'hui, les parents sont considérés comme des participants actifs aux soins de leurs enfants et sont des membres à part entière de l'équipe de soins de santé (Ward, 2005). Le rapport Platt recommandait des changements fondés sur les besoins émotionnels des enfants, y compris des visites sans restriction, la permission pour les parents de rester avec leurs enfants, et l'éducation du personnel médical et infirmier sur les besoins émotionnels des enfants (Shields et coll., 2007). Aujourd'hui, les parents et les équipes de soins collaborent pour prendre les décisions les plus appropriées concernant les soins des enfants. Grâce à la connaissance que les parents ont de leurs enfants, combinée à l'expertise professionnelle des équipes de soins de santé, il y a de meilleures chances pour que l'intérêt supérieur des enfants et de leurs familles soit servi. Les modèles de partenariat dans les soins ont évolué au fil du temps, et maintenant les parents sont considérés comme les principaux dispensateurs de soins, alors que les membres du personnel infirmier jouent un rôle de soutien (Jolley et Shields, 2009). Bien que cette approche présente de nombreux avantages, les membres du personnel infirmier ont un rôle à jouer pour soutenir les familles et les parents afin de s'assurer que ceux-ci ont un espace personnel, ainsi que le temps de se ressourcer et les ressources et l'éducation nécessaires pour être efficaces dans ce rôle.

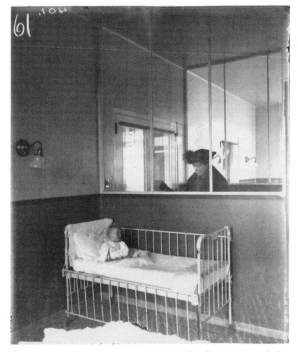

Il n'y a pas si longtemps encore, les familles, y compris les parents d'enfants hospitalisés, faisaient l'objet de restrictions en ce qui concerne les visites aux patients hospitalisés. Ceci pour des raisons de prévention des infections et par crainte que les membres des familles en visite ne causent de la détresse aux patients lorsqu'ils devaient repartir. *Source : Archives de l'hôpital, Hôpital pour enfants malades, Toronto.*

Des études qualitatives menées dans des unités de soins intensifs néonatals (USIN) ont fait état de résultats qui appuient la nécessité de structures et de processus axés sur la famille bien établis :

- La plupart des parents veulent être pleinement informés et impliqués dans les décisions éthiques.
- Les parents veulent être encore plus impliqués et participer encore plus aux soins de leurs enfants.
- Certains fournisseurs de soins doutent de la capacité des parents à prendre des décisions compétentes dans ces circonstances stressantes.
- De nombreux parents croyaient ne pas avoir reçu toute l'information nécessaire sur leur bébé et avaient de la difficulté à interpréter les renseignements qu'ils avaient reçus.
- Les parents ont indiqué que lorsqu'ils croient que les fournisseurs de soins leur transmettent l'intégralité de l'information au sujet de leur bébé, ils sont plus susceptibles de leur faire confiance.
- Les unités de patients où les visites faisaient l'objet de moins de restrictions ont signalé une plus grande participation des parents à la prise de décisions.
- Une communication efficace, de même que le moment où les discussions avec les parents sont tenues sont des facteurs importants pour assurer une meilleure expérience aux parents (Ward, 2005).

L'Institute for Patient and Family-Centered Care a décrit les éléments suivants qui, ensemble, assurent des soins axés sur la famille (Shelton et coll., 1987) :

- Reconnaître la famille comme une constante dans la vie de l'enfant.
- Faciliter la collaboration entre les parents et les professionnels à tous les niveaux des soins de santé.
- Montrer de la considération à l'égard des diversités raciales, ethniques, culturelles et socioéconomiques des familles.
- Reconnaître les forces et l'individualité des familles, et respecter les différentes méthodes d'adaptation aux expériences difficiles.
- Partager des informations complètes et impartiales avec les familles sur une base continue.

- Encourager et faciliter le soutien, ainsi que le réseautage de famille à famille.
- Répondre aux besoins de développement des enfants et aux besoins des familles dans le cadre des pratiques de soins de santé.
- Adopter des politiques et des pratiques qui offrent aux familles un soutien émotionnel et financier.
- Concevoir des soins de santé souples, culturellement compétents et adaptés aux besoins des familles.

Même si la discussion précédente porte avant tout sur les rôles des parents à l'égard de leurs enfants, ces mêmes principes s'appliquent également aux relations que les patients de tous autres âges ont avec les membres de leurs familles. Aujourd'hui, il existe de nombreux points de vue quant à qui représente la « famille » d'une personne. Les familles peuvent être divorcées, recomposées, adoptives, monoparentales ou membres de la communauté 2ELGBTQI+. Lorsque le patient est un adulte capable, c'est ce patient qui devrait définir qui il considère comme sa famille. Par exemple, bien que chacun soit légalement lié à ses parents ou à ses frères et sœurs, certains patients peuvent identifier leurs amis les plus proches comme leur famille et vouloir leur présence. De plus, les patients compétents peuvent désigner un mandataire spécial, qui ne sera pas nécessairement un parent.

Les patients vivent rarement isolés de tous, et leur situation prend le plus souvent la forme d'un emmaillement impliquant relations familiales, amis et communautés, qui influence leurs points de vue et leur procurent réconfort et plus de tranquillité. Les membres de la famille d'un patient partagent des liens et des engagements profonds et personnels avec lui, et ont mutuellement le droit de recevoir du soutien et des soins, tout comme ils ont le devoir d'en fournir (Ward, 2005). Ils apportent des idées, partagent leurs préférences quant à la meilleure façon de fournir des soins et, lorsqu'ils sont entendus, ils contribuent à évaluer les besoins et le statut du membre de leur famille. Examinons à ce sujet l'histoire présentée dans le Scénario de cas 12.11.

L'INTUITION D'UNE FILLE

Une fille avait été présente auprès de sa mère tout au long de nombreuses admissions à l'hôpital sur une période de trois ans. Après de nombreuses investigations, il a été découvert que sa mère avait une forme rare de cancer de l'œsophage, causée par une exposition à des fluides métalliques utilisés dans les usines de munitions pendant la guerre. Un après-midi, alors que sa mère dormait, la fille a senti que quelque chose n'allait pas. Cela avait quelque chose à voir avec la respiration de sa mère. Quelque chose à ce niveau semblait bizarre. La fille s'est rendue au poste de soins infirmiers et a demandé que sa mère soit évaluée à l'un des médecins résidents. Selon les constatations du médecin résident, la fréquence cardiaque, la fréquence respiratoire et la saturation en oxygène de la mère étaient normales. La fille aurait dû être rassurée, mais elle ne l'a pas été. Son anxiété a continué à augmenter, au point où elle en vint à être convaincue que quelque chose n'allait pas. Peu de temps après, sa mère a subi un œdème pulmonaire aigu.

C'est le droit des patients d'identifier qui ils considèrent comme leur famille, ainsi que la mesure dans laquelle ils veulent que ces personnes participent à leurs soins. Les familles peuvent également être stressées et en crise lorsqu'elles sont confrontées à la maladie d'un de leurs membres, et pourtant leurs besoins ne sont pas toujours reconnus par les équipes de soins de santé. L'expertise des familles en ce qui concerne leur connaissance unique des patients n'est pas non plus toujours reconnue. En effet, chaque famille est unique. Les familles s'adaptent aux expériences difficiles d'une manière qui est unique à chacune; par exemple, certaines peuvent être à la recherche d'information, tandis que d'autres peuvent préférer ne pas tout savoir. Certaines peuvent manifester ouvertement leurs émotions, tandis que d'autres peuvent se montrer stoïques et réservées. Certaines familles peuvent contester l'autorité de l'équipe de soins, tandis que d'autres seront plutôt de l'avis que l'équipe sait ce qui est le mieux et que celle-ci « veille sur leur bien ».

Parfois, les équipes comparent les familles les unes par rapport aux autres, ce qui peut entraîner l'étiquetage de certaines familles comme étant « difficiles ». Les familles deviennent « difficiles » lorsque leurs besoins ne sont pas satisfaits, lorsqu'il y a un manque de confiance, et lorsqu'elles s'inquiètent sérieusement des soins que reçoivent leurs membres. Les connaissances infirmières en ce qui concerne la théorie familiale, ainsi que la compréhension et le respect de la dynamique familiale, sont des choses importantes dans ces contextes (Shields et coll., 2006). Il est également essentiel d'être sensible à la culture, aux croyances et aux valeurs des familles lorsque l'on travaille en partenariat avec des patients et des familles d'horizons divers. Un modèle de soins axés sur la famille qui respecte les connaissances et l'expertise de la famille, qui la reconnaît à la fois comme bénéficiaire de soins et comme partenaire dans les soins, améliore la relation thérapeutique et, en fin de compte, se traduit par de meilleurs soins.

Rôles que les membres de la famille peuvent jouer

Certains membres de la famille jouent un rôle essentiel dans la prestation des soins. Dans de nombreuses familles, des personnes clés prennent sur elles le rôle de principal dispensateur de soins et, dans ce rôle, elles s'acquittent de fonctions de soins cruciales et diversifiées. Elles peuvent participer à la prestation des soins, être simplement présentes, ou participer à la planification et à la coordination des soins. Pourtant, il arrive que les professionnels de la santé n'apprécient pas à leur pleine valeur les coûts supportés par ces personnes ou leurs familles dans la prestation de ce niveau accru de soins aux patients. Par exemple, il peut arriver que des aidants familiaux doivent quitter leur emploi, ce qui peut causer des situations de précarité financière et un stress accru. Si les familles ne bénéficient pas de mesures d'adaptation flexibles en milieu de travail, elles peuvent se retrouver aux prises avec des difficultés importantes. Pour les membres du personnel infirmier et les autres membres de l'équipe interprofessionnelle, soutenir les aidants familiaux et aider les membres des familles à comprendre le rôle qu'ils peuvent jouer dans le contexte de l'équipe peut les aider à se sentir plus à l'aise en tant que membres de cette équipe et, peut-être, plus en mesure d'articuler les besoins et les défis des patients et de la famille.

La plupart des soins de santé sont dispensés à domicile par des membres des familles des patients. Une étude portant sur des patients en phase terminale a révélé que les membres de la famille, principalement des femmes, fournissaient la majeure partie des soins pour les patients mourants, avec peu d'aide de soignants, rémunérés ou bénévoles (Emanuel et coll., 1999).

De toute évidence, les familles peuvent jouer divers rôles dans le soutien aux patients. Elles jouent un rôle important en tant que défenseurs en veillant à ce que les intérêts supérieurs des patients et des membres de la famille elle-même soient identifiés et servis. Ceci est particulièrement important lorsque la capacité des patients se trouve dégradée par une maladie ou une hospitalisation. La sécurité des patients est améliorée lorsque les membres de leurs familles aident efficacement à la prestation de soins et à la surveillance continue des soins (Burns, 2008; Institut canadien pour la sécurité des patients, 2007; Fleming-Carroll et coll., 2006; Stevens et coll., 2005). Dans de nombreux contextes, et tout particulièrement dans les soins à domicile, les aidants familiaux peuvent fournir des soins directs. Si ces soins sont fournis par des aidants naturels ou des fournisseurs de soins alternatifs, comme des compagnons de confiance ou des mandataires spéciaux (Levine et Zuckerman, 1999), il appartient non seulement aux membres du personnel infirmier de savoir qui fournit les soins, mais aussi d'envisager des moyens de fournir du soutien et des conseils à ces personnes.

Stratégies d'implication des familles dans les soins

Il y a un risque que des tensions surviennent en ce qui concerne le rôle de la famille et sa relation avec l'équipe. Avec une éthique d'accommodement, les professionnels de la santé peuvent mieux répondre aux besoins des familles en acquérant une meilleure connaissance et une meilleure compréhension des besoins et de la dynamique de la famille en temps de crise. Par le biais de négociation et d'accommodement, les équipes peuvent établir des partenariats avec les familles et garder ouvertes les voies de communication et de dialogue. Apprendre ce qui est important pour les familles, reconnaître les divers rôles que jouent leurs membres et partager avec eux, sont des moyens importants de les soutenir pendant ces périodes de crise et d'incertitude (Levine et Zuckerman, 1999, 2000).

Négociation et rôles

La prestation de soins axés sur le patient et la famille exige un [traduction] « processus de négociation entre les professionnels de la santé et les familles, qui se traduit par une prise de décision partagée » (Corlett et Twycross, 2006, p. 1308). Un examen approfondi des recherches dans ce domaine a permis de faire ressortir trois thèmes, liés à la négociation, aux attentes familiales relativement à la participation aux soins, ainsi qu'au pouvoir et au contrôle.

Les rapports d'études soulignent l'importance de l'ouverture et de la communication en ce qui concerne la compréhension mutuelle des attentes et des rôles. Bien que de nombreux membres des familles souhaitent participer aux soins, ceux-ci diffèrent par le niveau et l'étendue de leur participation. Par exemple, les parents qui s'occupent d'un enfant à la maison peuvent vouloir un peu de répit; lorsque le traitement d'un enfant est nouveau, il peut arriver, quoique pas nécessairement, qu'ils veuillent participer aux interventions habituellement fournies par les membres du personnel infirmier. En milieu hospitalier, certains parents ont l'impression que leur rôle parental va leur échapper et ils hésitent à confier ce rôle à d'autres. Certains parents, qu'ils en soient conscients ou non, perçoivent les membres du personnel infirmier comme des « contrôleurs » qui déterminent l'étendue de la participation des parents. Ces parents s'inquiètent de qui a le contrôle sur leur enfant.

Les nombreuses nuances entourant l'inclusion de la famille et des aidants, ainsi que les accommodements dans la prestation des soins de santé, sont complexes et multidimensionnelles, et elles exigent un examen minutieux et critique de la pratique des membres du personnel infirmier.

Pourquoi les soins axés sur la famille sont-ils importants?

Dans le modèle de soins axés sur la famille, les patients ont le choix en ce qui concerne l'accès de la famille. Conformément à cette philosophie, la bonne chose à faire en tant que membre du personnel infirmier est de travailler en partenariat avec les patients et leurs familles. L'environnement des soins de santé est extrêmement complexe et implique des technologies compliquées; la capacité des familles à naviguer dans ce système est un élément essentiel pour assurer la sécurité des patients. Les principaux points à prendre en considération dans la justification et l'invitation à la participation des familles sont les suivants :

- Elles connaissent très bien les patients et peuvent identifier même les signes les plus subtils d'inconfort, de douleur ou de changement de condition, et alerter les équipes à ce sujet (comme dans l'histoire précédente).
- Elles peuvent avoir connaissance des antécédents des patients, ce qui peut être utile aux équipes de soins de santé. Par exemple, en milieu hospitalier, un membre de la famille d'un patient pourrait être en mesure d'alerter l'équipe au sujet d'une complication apparue lors d'une hospitalisation antérieure, d'une réaction à un médicament, ou de traitements qui se sont révélés ou efficaces, ou inefficaces.
- Lorsqu'elles sont présentes avec les patients la plupart du temps, elles peuvent contribuer aux rapports de quart en quart, et aux observations lors de conférences d'équipe concernant les progrès du patient. De plus, les parents et les autres membres des familles des patients peuvent aider les membres du personnel infirmier et d'autres professionnels de la santé à surveiller ces patients et leur réponse aux traitements.
- Lorsque le patient est un enfant, ou un adulte vulnérable dans un contexte de soins de longue durée, et qu'il est incapable de surveiller ses propres soins ou de répondre à un plan de traitement, un parent ou un membre essentiel de la famille peut assumer ce rôle et alerter l'équipe lorsqu'il y a un risque que de mauvais médicaments ou de mauvais traitements soient administrés.
- Les équipes de soins de santé peuvent collaborer avec les familles et les patients pour s'assurer qu'il y a une compréhension claire des plans relatifs aux congés d'hôpital et autres transitions (Johnson et coll., 1992).

Cette approche de soins assure un changement dans l'équilibre des pouvoirs, des équipes aux patients et à leurs familles. Les responsabilités sont partagées, ce qui se traduit par des avantages positifs pour toutes les parties concernées. Lorsque les patients et leurs familles deviennent membres de l'équipe, il en ressort de nombreux avantages liés à la sécurité des patients, à l'échange d'information en temps opportun, à l'amélioration de la satisfaction en matière de communication, ainsi qu'à la qualité de vie (Bamm et Rosenbaum, 2008). Cet investissement se traduit par une efficience et un rapport coût-efficacité accrus (MacKean et coll., 2005). Les soins aux patients et aux familles ne devraient pas avoir pour seul objet d'économiser de l'argent en procédant à ce transfert de responsabilités, bien que l'obtention de meilleurs résultats et la prestation de soins sécuritaires soient des choses rentables en elles-mêmes. Le fait est que souvent, davantage de ressources infirmières sont investies pour fournir du soutien, pour éduquer et pour gérer les complexités de la diversité et de la dynamique familiale. Les membres du personnel infirmier qui collaborent avec les familles sont toujours responsables de la sécurité de la pratique.

Des sentiments de frustration et de colère sont apparus chez les patients et leurs familles pendant l'épidémie de SRAS et pendant la pandémie de COVID-19, lorsque les patients étaient isolés des membres de leurs familles (Johnston et coll., 2022). Pendant l'épidémie de SRAS, des effets psychologiques et physiques sont apparus chez les patients après que des restrictions ont été imposées aux visites, faisant que leurs familles ne pouvaient plus être présentes dans les hôpitaux (Maunder et coll., 2003). Une réponse positive aux défis associés à la présence familiale pendant la COVID-19 a été la conception de stratégies novatrices pour les soins axés sur la famille, dans les milieux de soins de longue durée, qui, espérons-le, feront une différence à l'avenir (Gallant et coll., 2022; Hsu et coll., 2022). Les conséquences de la pandémie dans ces contextes ont renforcé la valeur de la présence d'un membre essentiel de la famille.

Possibilités de faire progresser les soins axés sur la famille

De plus en plus de preuves invitent à réfléchir aux façons dont les dirigeants pourraient assurer la présence familiale et, inversement, remettre en question et changer les pratiques traditionnelles.

Que l'on songe par exemple à la pratique impliquant de tenir à l'écart des chambres des patients les membres de leurs familles pendant les procédures d'urgence ou de réanimation, en dépit de nombreuses études ayant souligné les avantages d'une telle présence (Tsai, 2002).

Il s'agit d'un domaine éthique difficile qui fait l'objet d'un débat continu parmi les professionnels de la santé, et cette notion ne fait pas l'unanimité (Sacchetti et coll., 2003). Ce conflit éthique implique d'une part les souhaits des familles d'être présentes, et de l'autre, la crainte des professionnels de la santé que les familles soient troublées par de telles expériences (Nibert, 2005). Bien que cela ne soit pas toujours possible et que certaines familles puissent en fait choisir de ne pas être présentes, il reste qu'il existe des avantages positifs documentés relativement à la présence familiale. Les patients survivants ont déclaré s'être sentis réconfortés et soutenus par la présence de membres de leurs familles, et dans les cas de décès des patients, les membres des familles de ceux-ci ont signalé que leur présence au décès les avait aidés à passer à travers le processus de deuil.

Des études ont indiqué que jusqu'à 80 % des membres des familles de patients auraient aimé se voir offrir la possibilité d'être présents pendant la réanimation, mais que seulement 11 % en avaient eu l'occasion. Les familles présentes pendant les procédures d'urgence et de réanimation ont indiqué qu'elles trouvaient utile d'être présentes. La plupart des familles veulent être présentes s'il y a une chance que leur proche meure. Il est logique qu'elles veuillent avoir l'occasion de dire au revoir pendant que leur proche est encore en vie, et qu'elles veuillent être présentes pour s'assurer que tous les efforts possibles sont faits pour sauver leur être cher (Back, 1991).

En plaidant pour la présence des familles dans ces situations de soins, les dirigeants peuvent se retrouver confrontés à un défi important, consistant à répondre aux attitudes des médecins et des membres du personnel infirmier qui n'appuient pas pleinement une telle décision (Osuagwu, 1991). Ces professionnels craignent que des familles n'interviennent, risquant ainsi d'entraver les efforts pour sauver la vie des patients et de causer du stress aux équipes, et aux familles elles-mêmes. Bien qu'il ne soit pas rare pour les équipes d'éprouver du stress dans les situations d'urgence, cela peut être contrebalancé par la satisfaction que les patients et leurs familles ont été aidés par le fait de voir leurs besoins relationnels et de soutien comblés.

Certains établissements ont mis en place des programmes progressifs pour faciliter la présence familiale dans ces circonstances. Ces programmes offrent des processus d'évaluation, de l'éducation pour l'équipe et les familles, ainsi que du soutien aux familles pendant les urgences. Cela offre aux familles une chance de dire au revoir en cas de décès, et donc une plus grande possibilité de bien faire leur deuil (Nibert, 2005).

Les obstacles à surmonter pour assurer la présence familiale comprennent les préoccupations concernant les impacts négatifs potentiels sur les soins aux patients, les impacts psychologiques négatifs sur les membres des familles elles-mêmes, la possibilité d'ingérence familiale dans les soins, et une augmentation du stress du personnel, entraînant à son tour des impacts sur la performance (O'Connell et coll., 2007). Des études ont indiqué que la présence familiale non seulement n'interférait pas, mais qu'elle pouvait offrir un grand réconfort à la fois aux patients et à aux familles elles-mêmes (Nibert, 2005). Dans une étude portant sur 197 membres de familles de patients présents lors d'urgences, aucun incident d'interférence familiale n'a été noté. Par conséquent, les membres du personnel infirmier impliqués dans ces situations ont plaidé en faveur de la présence familiale (Nibert, 2005).

À ce stade, il pourrait être utile de réfléchir une fois de plus sur « Mon histoire », partagée au chapitre 2.

Alors que les dirigeants cherchent à intégrer les soins axés sur le patient et la famille au cœur et dans la culture de leur organisation, ils doivent également jouer un rôle dans l'établissement des structures et des processus permettant de concrétiser cette philosophie et cette approche. Des exemples de stratégies structurelles comprennent la création d'espaces pour les familles dans les chambres des patients et dans les endroits voisins. Il peut s'agir d'investir dans des chaises de détente dans des pièces afin que les membres des familles puissent dormir, des installations de blanchisserie, et des salles dédiées aux familles. L'Œuvre des Manoirs Ronald McDonald du Canada a créé des « salles familiales » dans de nombreux milieux partout au pays pour soutenir les familles venant de l'extérieur de la ville (L'Œuvre des Manoirs Ronald McDonald du Canada, 2018). Lorsque les membres du personnel infirmier voient ces investissements et en tirent eux-mêmes des avantages, ils sont plus susceptibles de s'engager pleinement dans l'acquittement de leurs propres rôles et responsabilités. Il est également important que les dirigeants cherchent à recueillir les perspectives des patients et des familles ceux-ci, et qu'ils encouragent leur contribution au processus décisionnel. Cet engagement peut être facilité par des sondages, des groupes de discussion, des conseils organisationnels et des conseils propres à des programmes particuliers, ainsi que par des groupes consultatifs. Dans certains milieux, des représentants des patients et de leurs familles sont inclus dans des comités et même dans des conseils d'administration, afin de s'assurer que leurs voix sont entendues.

Considérations éthiques

Les théories et les principes éthiques appuient les soins axés sur le patient et la famille. Les utilitaristes verront surtout les résultats positifs associés à ce modèle, y compris la sécurité des patients, la rentabilité, le pouvoir de guérison de la présence et du soutien de la famille, et ainsi de suite. Les déontologues verront quant à eux que ce modèle s'applique à traiter toutes les personnes impliquées comme une fin en soi. Ils verront que cette approche valorise et respecte les personnes, et qu'elle reconnaît le devoir des professions de la santé de faire ce qui est juste et vertueux. Des principes éthiques, tels que la bienfaisance, la non-malfaisance, l'autonomie et la justice, appuieraient un tel modèle. Les perspectives féministes peuvent varier. Les féministes voudraient que des ressources soient mises en place pour soutenir les membres féminins des familles, mais n'accepteraient pas que les femmes soient les seules qui participent aux soins. Leur désir serait plutôt que des systèmes soient mis en place pour protéger l'emploi à la fois des hommes et des femmes qui s'occupent de proches.

Conclusion

Au cœur des soins axés sur le patient et la famille se trouve la conviction que la famille, telle que définie par le patient lui-même, est essentielle à la gestion de la maladie ou des blessures et est la pierre angulaire d'une approche réfléchie et philosophique des soins. Les patients s'adaptent mieux lorsqu'ils sont soutenus par la présence de leurs êtres chers. L'environnement des soins de santé est extrêmement complexe et implique de hautes technologies, et le rôle des familles en ce qui concerne la navigation dans ce système est un élément essentiel de ce qui permet d'assurer la sécurité des patients. Cette approche appelle à l'attention et à l'innovation dans la modification des processus de partenariats dans les soins. Elle favorise une prise de décisions garantissant que les intérêts supérieurs des patients et des familles sont servis, et elle met l'accent sur la responsabilité morale des membres des équipes de faciliter la prestation de soins axés sur la famille dans un environnement de soins de santé interprofessionnel.

RÉSUMÉ

Dans toute organisation, la façon dont les affaires sont menées est importante, et cela est particulièrement vrai dans le secteur des soins de santé. En outre, dans le secteur des soins de santé, il y a la dimension supplémentaire d'avoir la responsabilité d'une population vulnérable et de viser à fournir les meilleurs soins possibles. Le continuum des soins aux patients est influencé par des systèmes et des processus organisationnels et cliniques qui doivent répondre aux mêmes normes éthiques que la pratique elle-même.

Dans le présent chapitre, l'éthique organisationnelle et l'éthique du leadership ont été examinées comme étant essentielles pour assurer l'engagement du personnel grâce à l'établissement de relations de confiance, à la collaboration, à la transparence, à l'offre de possibilités d'avancement professionnel, à des ressources appropriées, et au maintien d'une approche cohérente pour relever les défis éthiques. Les dirigeants contribuent également à des résultats positifs pour les patients et les familles en veillant à ce que des processus et des structures importants soient en place pour relever les nombreux défis des soins de santé d'aujourd'hui.

Le Canada est culturellement diversifié, les soins de santé se transforment, et la technologie prend de l'expansion et influence la mondialisation des soins de santé. Ces facteurs influencent à leur tour la nature des soins de santé ainsi que le besoin en personnel infirmier et sa disponibilité, aujourd'hui et à l'avenir. Les dirigeants infirmiers doivent mettre en œuvre un plan de ressources humaines en soins infirmiers qui favorise un milieu de travail sain et éthique, et qui favorise la prestation de soins de haute qualité aux patients.

Dans un pays aussi diversifié que le Canada, il est impossible pour les membres du personnel infirmier de connaître pleinement toutes les cultures. Cependant, pour fournir des soins infirmiers culturellement sécuritaires, les évaluations devraient inclure une exploration de la culture et des valeurs des patients, ainsi que de ce qui est important pour eux en ce qui concerne les soins et la participation de leurs familles.

Il y a des résultats positifs pour les patients lorsque les professionnels de la santé travaillent et apprennent ensemble, et cela est particulièrement vrai lorsque des équipes interprofessionnelles s'attaquent à des problèmes et à des défis éthiques complexes. Il est essentiel que les membres de l'équipe collaborent et dialoguent ensemble ouvertement pour s'assurer que les questions éthiques sont abordées. La pratique interprofessionnelle est fortement alignée avec les soins axés sur la famille, dans lesquels la bonne chose à faire est de travailler en partenariat avec les patients et leurs familles. L'environnement des soins de santé est extrêmement complexe et implique de hautes technologies, et le rôle des familles en ce qui concerne la navigation dans ce système est un élément essentiel de ce qui permet d'assurer la sécurité des patients. Les leaders éthiques et les organisations éthiques s'assurent que tous ces processus sont en place et, ce faisant, ils assurent une culture positive, saine, et éthique.

PENSÉE CRITIQUE

Les scénarios de cas suivants sont présentés à des fins de réflexion, de discussion et d'analyse supplémentaires.

Points de discussion

1. Ce chapitre traitait du leadership, de la diversité, de la pratique interprofessionnelle et des soins axés sur le patient et la famille. Comment sont-ils liés les uns aux autres? Sont-ils intégrés? Croyez-vous qu'il soit possible d'atteindre l'excellence dans l'un de ces domaines à l'exclusion d'un autre?
2. Songez aux environnements cliniques dans lesquels vous avez eu de l'expérience et évaluez-les du point de vue du leadership, de la planification des ressources humaines, des approches en matière de diversité, des soins centrés sur le patient, et de la pratique interprofessionnelle.
3. Quelles stratégies devraient être mises en œuvre dans l'environnement clinique pour faire progresser le leadership, les approches en matière de diversité, les soins centrés sur le patient, et la pratique interprofessionnelle?
4. Songez à des leaders que vous appréciez et que vous admirez, et réfléchissez à pourquoi c'est le cas.
5. Vous considérez-vous comme une personne différente des autres? En quoi vous différenciez-vous? En quoi ressemblez-vous aux autres?

SCÉNARIO DE CAS 12.12

RESTE AVEC MOI

Un patient de 80 ans vient d'être transféré par ambulance au service des urgences. Il a le souffle extrêmement court et éprouve des douleurs thoraciques. Le patient est accompagné d'un de ses enfants, un adulte, qui suit son père, mais est arrêté par la réceptionniste, qui lui dit de rester dans la salle d'attente jusqu'à ce qu'on l'appelle. Le patient est contrarié à ce sujet, mais on lui dit que le médecin doit d'abord terminer l'évaluation. Le patient commence à pleurer. Le fils dit qu'il a des informations à partager avec l'équipe, et on lui dit qu'on discutera avec lui plus tard.

Questions

1. Y a-t-il dans ce scénario des choses que vous trouvez préoccupantes?
2. Que pourrait faire ce service d'urgence pour devenir plus axé sur la famille?
3. Y a-t-il des problèmes relativement à la sécurité du patient ici?
4. Pensez-vous que le stress émotionnel du patient affectera le résultat des soins?
5. Si le patient est admis, comment cette expérience pourrait-elle influencer le rôle de son fils au sein de l'équipe de soins?

SCÉNARIO DE CAS 12.13

QUI EST LE PLUS COMPÉTENT?

L. M. est un jeune de 16 ans atteint de paralysie cérébrale. Toute sa vie, il a été pris en charge à la maison par ses parents, avec le soutien d'organismes communautaires. L. M. n'est pas capable de se déplacer seul, il a besoin d'aide pour se nourrir et a du mal à se faire comprendre par autres que ses parents.

L. M. a eu quelques problèmes récemment en lien avec une infection pulmonaire et a été admis à l'hôpital local pour une pneumonie. L'hôpital a des heures de visite relativement ouvertes, mais les membres de la famille ne sont pas autorisés à rester pendant la nuit, à moins que le patient ne soit en soins palliatifs.

Les parents de L. M. sont très inquiets de le laisser seul, surtout parce que L. M. pourrait ne pas être en mesure de communiquer efficacement avec les membres du personnel infirmier pendant la nuit. Ils sont également préoccupés par le fait qu'ils ne sont pas autorisés à contribuer aux soins à L. M. et qu'on leur demande de quitter la chambre lorsque les soins sont fournis. Ils décident de demander s'ils pourraient embaucher l'une des infirmières communautaires pour rester avec L. M. pendant la nuit, et on leur répond qu'il est contraire à la politique de l'hôpital de permettre à des infirmières externes d'y fournir des soins.

Questions

1. Y a-t-il un risque pour L. M. dans cette situation? Dans l'affirmative, quels sont ces risques?
2. Que pourraient faire les dirigeants de cette organisation pour changer les pratiques?

RÉFÉRENCES

Loi

Loi sur l'excellence des soins pour tous, 2010, L.O. 2010, ch. 14.
Loi sur la Déclaration des Nations Unies sur les droits des peuples autochtones, 2021, L.C. 2021, ch. 14.

Jurisprudence

R. c. Kapp [2008] CSC 41 (CanLII).

Textes et articles

Allan, H. T., et Westwood, S. (2016). English language skills requirements for internationally educated nurses working in the care industry : Barriers to UK registration or institutionalised discrimination? *International Journal of Nursing Studies, 54*, 1-4.

Andrews, M. M., et Boyle, J. S. (2002). Transcultural concepts in nursing care. *Journal of Transcultural Nursing, 13*(3), 178-180.

Arnold, O. F., et Bruce, A. (2006). Nursing practice with Aboriginal communities : Expanding worldviews. *Nursing Science Quarterly, 18*(3), 259-263.

Association des infirmières et infirmiers du Canada. (2012). *Cadre décisionnel de la composition du personnel pour des soins infirmiers de qualité.*

Association des infirmières et infirmiers du Canada. (2017). *Code de déontologie des infirmières et infirmiers autorisés.*

Association des infirmières et infirmiers du Canada. (2018). *Code de déontologie des infirmières et infirmiers autorisés et des infirmières et infirmiers auxiliaires autorisés.*

Association des infirmières et infirmiers du Canada. (2021a). *Déclaration des infirmières et infirmiers contre le racisme envers les Noirs dans les soins infirmiers et les soins de santé.* https://hl-prod-ca-oc-download.s3-ca-central-1.amazonaws.com/CNA/66561cd1-45c8-41be-92f6-e34b74e5ef99/UploadedI-mages/documents/Nursing_Declaration_Anti-Black_Racism_November_8_2021_FINAL_FRE_Copy.pdf

Association des infirmières et infirmiers du Canada. (2021b). *Déclaration des infirmières et infirmiers contre le racisme à l'égard des Autochtones dans les soins infirmiers et les soins de santé.* https://hl-prod-ca-oc-download.s3-ca-central-1.amazonaws.com/CNA/66561cd1-45c8-41be-92f6-e34b74e5ef99/UploadedI-mages/documents/1_0876_Nursing_Declaration_Against_Anti-Indigenous_Racism_in_Nursing_and_Health_Care_FR_v2_Copy.pdf

Association des infirmières et infirmiers autorisés de l'Ontario. (2022). *Black Nurses Task Force report.* https://rnao.ca/in-focus/black-nurses-and-rnao#BNTF-report

Back, K. J. (1991). Sudden, unexpected pediatric death : Caring for the parents. *Pediatric Nursing, 17*(6), 571-575.

Baharum, H., Ismail, A., McKenna, L., et coll. (2022). In *Success Factors of adaptation of newly graduated nurses : A scoping review.* Research Square Soumis pour publication.

Baharum, H, Ismail, A, McKenna, L, Mohamed, Z, Ibrahim, R, et Hassan, NH (2023, 18 avril). Success factors in adaptation of newly graduated nurses : a scoping review. *BMC Nursing, 22*(1), 125. doi : 10.1186/s12912-023-01300-1. PMID : 37069647; PMCID : PMC10111715.

Bamm, E. L., et Rosenbaum, P. (2008). Family-centered theory : Origins, development, barriers, and supports to implementation in rehabilitation medicine. *Archives of Physical Medicine and Rehabilitation, 89*, 1618-1624.

Barker, K. K., Bosco, C., et Oandasan, I. F. (2005). Factors in implementing interprofessional education and collaborative practice initiatives : Findings from key informant interviews. *Journal of Interprofessional Care, 19*(Suppl. I), 166-176.

Barker, K. K., et Oandasan, I. (2005). Interprofessional care review with medical residents : Lessons learned, tensions aired – A pilot study. *Journal of Interprofessional Care, 19*(3), 207-214.

Baumann, A. (2005). *Nursing resource teams can recruit and retain nurses : New strategy could create full-time jobs in nursing.* https://fhs.mcmaster.ca/main/news/news_archives/nursingteams.htm

Baumann, A., Blythe, J., Kolotylo, C., et coll. Fuse Communications and Public Affairs Inc.. (2005). *The international nursing labour market report.* In *Building the future : An integrated strategy for nursing human resources in Canada.* The Nursing Sector Study Corporation.

Baumann, A., Crea-Arsenio, M., Akhtar-Danesh, N., et coll. (2016). Strategic workforce planning for health human resources : A nursing case analysis. *Canadian Journal of Nursing Research, 48*(3-3), 93-99.

Baumann, A., Crea-Arsenio, M., Hunsberger, M., et coll. (2019). Work readiness, transition, and integration : The challenge of specialty practice. *Journal of Advanced Nursing, 75*(4), 823-833. https://doi.org/10.1111/jan.13918.

Baumann, A., Hunsberger, M., Crea-Arsenio, M., et coll. (2018). Policy to practice : Investment in transitioning new graduate nurses to the workplace. *Journal of Nursing Management, 26*(4), 373-381.

Baumann, A., Keatings, M., Holmes, G., et coll. (2006). In *Better data, better decisions : A profile of the nursing workforce at Hamilton health sciences, 2002-2003.* Nursing Health Services Research Unit : Human Resources Series Number, 4. https://fhs.mcmaster.ca/nhsru/documents/SeriesReport4BetterDataBetterDecisionsAProfileoftheNursingWorkforce.pdf.

Baumann, A., Yan, J., Degelder, J., et coll. (2006). In *Retention strategies for nursing : A profile of four countries.* Nursing Health Services Research Unit : Human Resources Series Number, 5. https://www.fhs.mcmaster.ca/nhsru/documents/SeriesReport5RetentionStrategiesforNursingAProfileofFour Countries.pdf.

Benner, P. (2000). In *From novice to expert.* Pearson.

Berwick, D. (2022). In *Quality mercy, and the moral determinants of health.* [Vidéo] YouTube. https://www.youtube.com/watch?v=GX7vjL6dIuM.

Botes, A. (2000). An integrated approach to ethical decision-making in the health team. *Journal of Advanced Nursing, 32*(5), 1076-1082.

Boyer, Y. (2017). Healing racism in Canadian health care. *Canadian Medical Association Journal, 189*(46), E1408-E1409.

Brodeur, D. (1998). Health care institutional ethics : Broader than clinical ethics. In Monagle, J. F., et Thomasma, D. C. (Eds.), *Health care ethics : Critical issues for the 21st century* (pp. 497-504). Aspen Publishers.

Brown, J. (2003). Women leaders : A catalyst for change. In Adlam, R., et Villiers, P. (Eds.), *Leadership in the twenty-first century : Philosophy, doctrine and developments* (pp. 174-187). Waterside Press.

Burns, K. K. (2008). Canadian patient safety champions : Collaborating on improving patient safety. *Healthcare Quarterly, 11*(Édition spéciale), 95-100.

Comité consultatif canadien sur les ressources en soins infirmiers. (2002). *Notre santé, notre avenir : un milieu de travail de qualité pour les infirmières canadiennes.* Comité consultatif des Ressources humaines en santé.

Conseil international des infirmières. (2001). *Prise de position : Mobilité professionnelle internationale et recrutement déontologique des infirmières.* https://www.icn.ch/sites/ default/files/2023-04/PS_C_%20International%20career%20mobility%20and%20ethical%20nurse%20recruitment_Fr.pdf

Conseil international des infirmières. (2022). *Le CII demande des codes plus forts pour le recrutement déontologique des infirmières et l'investissement dans l'enseignement des soins infirmiers.* https://www.icn.ch/fr/actualites/le-cii-demande-des-codes-plus-forts-pour-le-recrutement-deontologique-des-infirmieres-et

Conseil international des infirmières, Organisation mondiale de la Santé. (2020). *La situation du personnel infirmier dans le monde.* https://www.icn.ch/sites/default/files/2023-04/SOWN_Report_FR.pdf

CARE Centre for Internationally Educated Nurses. (2019). *History of CARE Centre for IENs.* https://www.care4nurses.org/who-we-are/history-care/

Clegg, S., Kornberger, M., et Rhodes, C. (2007). Organizational ethics, decision making, undecidability. *Sociological Review, 55*(2), 393-409.

Corlett, J., et Twycross, A. (2006). Negotiation of parental roles within family-centred care : A review of the research. *Journal of Clinical Nursing, 15*(10), 1308-1316.

Cowan, M. J., Shapiro, M., Hays, R. D., et coll. (2006). The effect of a multidisciplinary hospitalist/physician and advanced practice nurse collaboration on hospital costs. *Journal of Nursing Administration, 36*(2), 79-85.

Curran, V. (2004). Formation interprofessionnelle pour une pratique en collaboration centrée sur le patient. Document de synthèse de recherche. *Santé Canada* http://www.hc-sc.gc.ca/hcs-sss/hhr-rhs/strateg/interprof/synth-eng.php.

Danda, M., Pitcher, C., et Key, J. (2022, 24 mai). S'exprimer haut et fort (deuxième partie) : Permettre au personnel infirmier de combattre le racisme en santé. *Infirmière canadienne.* https://www.infirmiere-canadienne.com/blogs/ic-contenu/2022/05/24/sex-primer-haut-et-fort-deuxieme-partie-permettre-a.

Davis, C. (1988). Philosophical foundations of interdisciplinarity in caring for the elderly, or the willingness to change your mind. *Physiotherapy Practice, 4,* 23-25.

de Jonge, V., Sint Nicolaas, J., van Leerdamm, M. E., et coll. (2011). Overview of the quality assurance movement in health care. *Best Practice & Research Clinical Gastroenterology, 25*(3), 337-347.

Di Vincenzo, P. (2017). Team huddles : A winning strategy for safety. *Nursing, 47*(7), 59-60.

Dordunoo, D. (2021, 12 avril). Collecting race-based data is a good first step toward equity, but should not be the only one. *Infirmière canadienne.* https://www.canadian-nurse.com/blogs/cn-content/2021/04/12/collecting-race-based-data-is-a-good-first-step-to.

Durrant, M., Crooks, D., et Pietrolungo, L. (2009). A clinical extern program evaluation : Implications for nurse educators. *Journal for Nurses in Professional Development, 25*(6), E1-E8. https://doi.org/10.1097/NND.0b013e31819ad50d.

Ecenrod, D., et Zwelling, E. (2000). A journey to family-centered maternity care. *American Journal of Maternal Child Nursing, 25*(4), 178-185.

Emanuel, E. J., Fairclough, D. L., Slutsman, J., et coll. (1999). Assistance from family members, friends, paid care givers, and volunteers in the care of terminally ill patients. *New England Journal of Medicine, 341*(13), 956-963.

Fencl, J. L., et Willoughby, C. (2019). Daily organizational safety huddles : An important pause for situational awareness. *AORN Journal, 109*(1), 111-118.

Fleming-Carroll, B., Matlow, A., Dooley, S., et coll. (2006). Patient safety in a pediatric centre : Partnering with families. *Healthcare Quarterly, 9*(Édition spéciale), 96-101.

Gallant, N. L., Hardy, M. S., Beogo, I., et coll. (2022). Improving family presence in long-term care during the COVID-19 Pandemic. *Health Care Quarterly, 25*(Édition spéciale), 34-40.

Glowinski, B. J. (2022). The Canadian long-term care sector collapse from COVID-19 : Innovations to support people in the workforce. *Healthcare Quarterly, 25*(Édition spéciale), 20-26.

Godshall, M. (2021). Coping with moral distress during COVID-19. *Nursing, 51*(2), 55-58.

Gouvernement de l'Ontario. (2022). *Normes relatives aux données en vue de repérer et de surveiller le racisme systémique.*https://www.ontario.ca/fr/document/normes-relatives-aux-donnees-en-vue-de-reperer-et-de-surveiller-le-racisme-systemique

Griffith, H. (2001). So long home : Hello Canada. *Nursing BC, 33*(2), 16-19.

Grosenick, L. E. (1994). Governmental ethics and organizational culture. In Cooper, T. L. (Ed.), *Handbook of administrative ethics* (pp. 183-197). Marcel Dekker.

Hall, L. M., Lalonge, M., Strudwick, G., et coll. (2015). Not very welcoming : A survey of internationally educated nurses employed in Canada. *Journal of Nursing and Health Care, 2*(2) doi :10.5176/2010-4804_2.2.78.

Hall, P. (2005). Interprofessional teamwork : Professional cultures as barriers. *Journal of Interprofessional Care, 19*(Suppl. 1), 188-196.

Haslam-Larmer, L., Grigorovich, A., Quirt, H., et coll. (2023). Prevalence, causes, and consequences of moral distress in healthcare providers caring for people living with dementia in long-term care during a pandemic. *Dementia, 22*(1), 5-27.

Hasnain-Wynia, R., Weber, D. M., Yonek, J. C., et coll. (2012). Community-level interventions to collect race/ethnicity and language data to reduce disparities. *American Journal of Managed Care, 18*(Suppl. 6), S141-S147.

Havaei, F., Dahinten, S., et MacPhee, M. (2019). Effect of nursing care delivery models on registered nurse outcomes. *SAGE : Open Nursing, 5*, 1-10.

Hewison, A., et Sim, J. (1998). Managing interprofessional working : Using codes of ethics as a foundation. *Journal of Interprofessional Care, 12*(3), 309-321.

Hsu, A. T., Mukerji, G., Levy, A. M., et coll. (2022). Pandemic preparedness and beyond : Person-centred care for older adults living in long-term care during the COVID-19 pandemic. *Health Care Quarterly, 25*(Édition spéciale), 13-19.

Institut canadien d'information sur la santé. (2022). *Directives sur l'utilisation des normes de collecte de données fondées sur la race et l'identité autochtone pour la production de rapports sur la santé au Canada.*

Institut canadien pour la sécurité des patients (ICSP) *Institut canadien pour la sécurité des patients : Demandez. Parlez-en. Écou-tez. Soyez concernés par votre santé et votre sécurité.*. https://www.patientsafetyinstitute.ca/fr/toolsresources/patientsAndTheir-Families/Documents/Demandez%20Parlez-En%20Ecoutez.pdf

Irvine, R., Kerridge, I., et McPhee, J. (2004.). Towards a dialogical ethics of interprofessionalism. *Journal of Postgraduate Medicine, 50*(4), 278-280.

Irvine, R., Kerridge, I., McPhee, J., et coll. (2002). Interprofessionalism and ethics : Consensus or clash of cultures? *Journal of Interprofessional Care, 16*(3), 199-210.

Island Health. (2005). *New graduate transition.* http://www.viha.ca/professional_practice/new_grad.htm

Johnson, B. H., Seale Jeppson, E., et Redburn, L. (1992). In *Caring for children and families : Guidelines for hospitals* (1re éd.). Association for the Care of Children's Health.

Jolley, J., et Shields, L. (2009). The evolution of family-centered care. *Journal of Paediatric Nursing, 24*(2), 164-170.

Karmali, K., Grobovsky, L., et Levy, J. (2011). Enhancing cultural competence for improved access to quality care. *Healthcare Quarterly, 14*(Édition spéciale 3), 52-57. https://doi.org/10.12927/hcq.2011.22578.

Keatings, M. (2005, 23 février). Values : Shaping organizational culture. Dans le *Séminaire de bioéthique présenté au Joint Centre for Bioethics.* Université de Toronto.

Keatings, M. (2006). Reframing policies for global nursing migration in North America – A Canadian perspective. *Policy Politics and Nursing Practice, 7*(Suppl. 3), 62S-65S. https://doi.org/10.12927/hcq.2011.22578.

Kenny, G. (2002). The importance of nursing values in interprofessional collaboration. *British Journal of Nursing, 11*(1), 65-68.

Kingma, M. (2006). In *Nurses on the move : Migration and the global health care economy.* Cornell University Press.

Kupperschmidt, B. R. (2004). Making a case for shared accountability. *Journal of Nursing Administration, 34*(3), 114-116.

Lalonde, M., et McGillis-Hall, L. (2017). The socialisation of new graduate nurses during a preceptorship programme : Strategies for recruitment and support. *Journal of Clinical Nursing, 26*(3), 774-783.

La Sala, C. A. (2009). Moral accountability and integrity in nursing practice. *Nursing Clinics of North America, 44*(4), 423-434.

Laschinger, H. K. S., Finegan, J., Shamian, J., et coll. (2000). Organizational trust and empowerment in restructured health care settings : Effects on staff nurse commitment. *Journal of Nursing Administration, 30*(9), 413-425.

Laschinger, H. K. S., Shamian, J., et Thomson, D. (2001). Impact of magnet hospital characteristics on nurses' perceptions of trust, burnout, quality of care and work satisfaction. *Nursing Economics, 19*, 209-219.

Lessard, L., Morin, D., et Sylvain, H. (2008). Comprendre les équipes et le travail en équipe. *Infirmière canadienne, 104*(3), 12-13.

Levine, C., et Zuckerman, C. (1999). The trouble with families : Toward an ethic of accommodation. *Annals of Internal Medicine, 130*(2), 148-152.

Levine, C., et Zuckerman, C. (2000). Hands on/hands off : Why health care professionals depend on families but keep them at arm's length. *Journal of Law Medicine & Ethics, 28*(1), 5-18.

Lingard, L., Vanstone, M., Durrant, M., et coll. (2012). Conflicting messages : Examining the dynamics of leadership on interprofessional teams. *Academic Medicine, 87*(12), 1762-1767.

Lombardo, B., et Eyre, B. (2011). Compassion fatigue : A nurse's primer. *Online Journal of Issues in Nursing, 16*(1), 3.

Lozano, J. M. (2003). An approach to organizational ethics. *Ethical Perspectives, 10*(1), 46-65.

L'Hôpital pour enfants malades (producteur). (2006). *Beyond the dream : A legacy of nursing at SickKids* [DVD documentaire].

L'Œuvre des Manoirs Ronald McDonald du Canada. (2018). *Salles familiales Ronald McDonald.* https://www.rmhccanada.ca/what-we-do/family-rooms

MacKean, G. L., Thurston, W. E., et Scott, C. M. (2005.). Bridging the divide between families and health professionals' perspectives on family-centred care. *Health Expectations, 8,* 74-85.

Maunder, R., Hunter, J., Vincent, L., et coll. (2003). The immediate psychological and occupational impact of the 2003 SARS outbreak in a teaching hospital. *Journal de l'Association médicale canadienne, 168*(10), 1245-1251.

McGaffigan, P. (2019). In *Why Florence Nightingale's improvement lessons still matter today.* Institute for Health Care Improvement http://www.ihi.org/communities/blogs/why-florence-nightingales-improvement-lessons-still-matter-today.

McGillis-Hall, L. M., et Donner, G. J. (1997). The changing role of hospital nurse managers : A literature review. *Canadian Journal of Nursing Administration, 10*(2), 114-139.

McGuire, M., et Murphy, S. (2005). The internationally educated nurse. *Infirmière canadienne, 101*(1), 25-29.

McKenzie, K. (2020). *Race and ethnicity data collection during COVID-19 in Canada : If you are not counted you cannot count on the pandemic response.* Wellesley Institute. https://rsc-src.ca/fr/node/4960

Melton, L., Lengerich, A., Collins., M., et coll. (2017). Evaluation of huddles : A multisite study. *Health Care Manager, 36*(3), 282-287.

Millar, P., et Owusu-Bempah, A. (2011). Whitewashing criminal justice in Canada : Preventing research through data suppression. *La Revue Canadienne Droit et Société, 26*(3), 653-661. doi :10.3138/cjls.26.3.653.

Ministère de la Santé et des Soins de longue durée. (2017). In *Lignes directrices de participation à la Garantie d'emploi des diplômés en soins infirmiers (Ontario).* Ministère de la Santé et des Soins de longue durée : Politiques et innovation en matière de soins infirmiers.

Ministère de la Santé et Ministère de l'Enseignement supérieur de la Colombie-Britannique. (2008). *B.C.'s nursing strategy.* https://archive.news.gov.bc.ca/releases/news_releases_2005-2009/2008HEALTH0058-000754-Attachment1.htm

Mojtehedzadeh, S. (21 avril 2020.). Toronto public health to start collecting COVID-19 data on race in a bid to track health inequities : Some public health units will also start tracking cases by occupation, as critics blast "flabbergasting" provincial response to COVID-19 data collection. *Toronto Star.* https://www.thestar.com/news/gta/2020/04/21/toronto-public-health-to-start-collecting-covid-19-data-on-race-in-a-bid-to-track-health-inequities.html.

Morath, J. M. (2006). Patient safety : A view from the top. *Pediatric Clinics, 53*(6), 1053-1065.

Moyce, S., Lash, R., et de Leon Siantz, M. (2016). Migration experiences of foreign educated nurses : A systematic review of the literature. *Journal of Transcultural Nursing, 27*(2), 181-188.

Mulligan, K., Rayner, J., et Nnorom, O. (20 avril 2020). Race-based health data urgently needed during the coronavirus pandemic. *The Conversation* https://theconversation.com/race-based-health-data-urgently-needed-during-the-coronavirus-pandemic-136822.

Nerenz, D. R. (2005). Health care organizations' use of race/ethnicity data to address quality disparities. *Health Affairs (Millwood), 24*(2), 409-416.

Ness, M. M., Saylor, J., DiFusco, L. A., et coll. (2021). Leadership, professional quality of life and moral distress during COVID-19 : A mixed-methods approach. *Journal of Nursing Management, 29*(8), 2412-2422.

Nibert, A. T. (2005). Teaching clinical ethics using a case study : Family presence during cardiopulmonary resuscitation. *Critical Care Nurse, 25*(1), 38-44.

Nicolas, D., Keilty, K., et Karmali, K. (2014). Paediatric patient-centred care : Evidence and evolution. In Zlotnik Shaul, R. (Ed.), *Paediatric patient and family-centred care : Ethical and legal issues. International Library of Ethics, Law, and the New Medicine, vol. 57.* Springer.

Nicholas, D., Fleming-Carroll, B., Durrant, M., et coll. (2017). Examining pediatric care for newly immigrated families : Perspectives of health care providers. *Social Work in Health Care, 56*(5), 335-351.

Nicholas, D., Fleming-Carroll, B., et Keatings, M. (2010). Examining organizational context and a developmental framework in advancing interprofessional collaboration : A case study. *Journal of Interprofessional Care, 24*(3), 319-322.

Nations Unies. (2007). *Déclaration des Nations Unies sur les droits des peuples autochtones.* https://www.un.org/development/desa/indigenouspeoples/wp-content/uploads/sites/19/2018/11/UNDRIP_F_web.pdf

Nations Unies. (2022). *Décennie internationale des personnes d'ascendance africaine : 2015-2024.* https://www.un.org/fr/observances/decade-people-african-descent

O'Connell, K. J., Farah, M. M., Spandorfer, P., et coll. (2007). Family presence during pediatric trauma team activation : An assessment of a structured program. *Pediatrics, 120*(3), 565-574.

Osuagwu, C. C. (1991). ED codes : Keep the family out. *Journal of Emergency Nursing, 17*(6), 363-364.

Oudshoorn, A. (2020, août 20). L'insoutenable blancheur des soins infirmiers. *Infirmière canadienne.* https://www.infirmiere-canadienne.com/blogs/ic-contenu/2020/08/20/linsoutenable-blancheur-des-soins-infirmiers.

Owusu-Bempah, A., et Millar, P. (2010). Research note : Revisiting the collection of "Justice Statistics by Race" in Canada. *La Revue Canadienne Droit et Société, 25*(1), 97-104.

Pape, B., Thiessen, P. S., Jakobsen, F., et coll. (2013). Interprofessional collaboration may pay : Introducing a collaborative approach in an orthopaedic ward. *Journal of Interprofessional Care, 27*(6), 496-500.

Parsons, M. L., Clark, P., Marshal, M., et coll. (2007). Team behavioral norms : A shared vision for a healthy patient care workplace. *Critical Care Nursing Quarterly, 30*(3), 213-218.

Piette, M., Ellis, J. L., St. Denis, P., et coll. (2002). Integrating ethics and quality improvement : Practical implementation in the transitional/extended care setting. *Journal of Nursing Care Quality, 17*(1), 35-42.

Pimenttel, C. B., Snow, A. L., Carnes., S. L., et coll. (2021). Huddles and their effectiveness at the frontlines of clinical care : A scoping review. *Journal of General Internal Medicine, 36*(9), 2272-2283.

Prestia, A. S. (2020). The moral obligation of nurse leaders : COVID-19. *Nurse Leaders, 18*(4), 326-328.

Pung, L. X., Lee, A., et Lin, Y. L. (2017). Challenges faced by international nurses when migrating : An integrative literature review. *International Nursing Review, 64*, 146-165.

Racine, L. (2003, juin). Implementing a postcolonial feminist perspective in nursing research related to non-Western populations. *Nursing Inquiry, 10*(2), 91-102.

Reeves, S., Lewin, S., Espin, S., et coll. (2010). In *Interprofessional teamwork for health and social care.* Wiley-Blackwell.

Renz, D. O., et Eddy, W. B. (1996). Organizations, ethics, and health care : Building an ethics infrastructure for a new era. *Bioethics Forum, 12*(2), 29-39.

Rush, K. L., Adamack, M., Gordon, J., et coll. (2015). Orientation and transition programme component predictors of new graduate workplace integration. *Journal of Nursing Management, 23*(2), 143-155.

Sacchetti, A. D., Guzzetta, C. E., et Harris, R. H. (2003). Family presence during resuscitation attempts and invasive procedures : Is there science behind the emotion? *Clinical Pediatric Emergency Medicine, 4*(4), 292-296.

Sashkin, M., et Williams, R. L. (1990, printemps). Does fairness make a difference? *Organizational Dynamics, 19*(2), 56-71.

Savage, A., Young, S., Titley, H., et coll. (2022). This was my Crimean War : COVID-19 experiences of nursing home leaders. *Journal of the American Medical Directors Association, 23*(11), 1827-1832.

Seeger, M. W. (2001). Ethics and communication in organizational contexts : Moving from the fringe to the center. *American Communication Journal, 5*(1), 1827-1832.

Shelton, T. L. (1999). Family-centered care in pediatric practice : When and how? *Journal of Developmental and Behavioral Pediatrics, 20*(2), 117-119.

Shelton, T. L., Jeppson, E. S., et Johnson, B. H. (1987). In *Family-centered care for children with special health care needs.* Association for the Care of Children's Health.

Shields, L., Pratt, J., Davis, L. M., et coll. (2007). Family-centred care for children in hospital. *Cochrane Database of Systematic Reviews, 1*, CD004811.

Shields, L., Pratt, J., et Hunter, J. (2006.). Family-centred care : A review of qualitative studies. *Journal of Clinical Nursing, 15*(10), 1317-1323.

Shockley-Zalabak, P., Ellis, K., et Winograd, G. (2000). Organizational trust : What it means, why it matters. *Organizations Development Journal, 18*(4), 35-48.

Sicotte, C., D'Amour, D., et Moreault, M. P. (2002). Interdisciplinary collaboration within Quebec community health care centres. [Études d'évaluation. Article de revue]. *Social Science & Medicine, 55*(6), 991-1003.

Statistique Canada. (2022a). *Le recensement canadien, un riche portrait de la diversité ethnoculturelle et religieuse au pays.* https://www150.statcan.gc.ca/n1/daily-quotidien/221026/dq221026b-fra.htm

Statistique Canada. (2022b). *Statistiques sur les langues.* https://www.statcan.gc.ca/fr/sujets-debut/langues

Statistique Canada. (2022c). *Statistiques sur les peuples autochtones.* https://www.statcan.gc.ca/fr/sujets-debut/peuples_autochtones

Stevens, P., Matlow, A., et Laxer, R. (2005). Building from the blueprint for patient safety at the Hospital for Sick Children. *Healthcare Quarterly, 8*(Édition spéciale), 132-139.

Storch, J., Rodney, P., Varcoe, C., et coll. (2009). Leadership for Ethical Policy and Practice (LEPP) : Participatory action project. *Nursing Leadership, 22*(3), 68-80.

Thompson, B. M., Schneider, V. F., Haidet, P., et coll. (2007). Team-based learning at ten medical schools : Two years later. *Medical Education, 41*(3), 250-257.

Tomblin Murphy, G., Maaten, S., Smith, R., et coll. Fuse Communications and Public Affairs Inc.. (2005). *Review of concurrent research on nursing labour market topics.* In *Building the future : An integrated strategy for nursing human resources in Canada.* The Nursing Sector Study Corporation.

Tsai, E. (2002). Should family members be present during cardiopulmonary resuscitation? *New England Journal of Medicine, 346*(13), 1019-1021.

Turpel-Lafonte, M. (2020). In *In plain sight : Addressing Indigenous-specific racism and discrimination in B.C. health care.* Queens Printer.

Tye, J. (2020). Florence Nightingale's lasting legacy for health care. *Nurse Leader, 18*(3), 220-226.

Van Riper, M. (2001). Family-provider relationships and well-being in families with preterm infants in the NICU. *Heart & Lung, 30*(1), 74-84.

Verkerk, M. A., Lindemann, H., Maeckelberghe, E., et coll. (2004). Enhancing reflection : An interpersonal exercise in ethics education. *Hasting Center Report, 34*, 31-38.

Walsh, M., Brabeck, M., et Howard, K. (1999). Interprofessional collaboration in children's services : Toward a theoretical framework. *Children's Services : Social Policy Research and Practice, 2*(4), 183-208.

Ward, F. R. (2005). Parents and professionals in the NICU : Communication within the context of ethical decision making – An integrative review. *Neonatal Network, 24*(3), 25-33.

Wellesley Institute/Santé Ontario. (2021). *Suivre la progression de la COVID-19 à partir des données sur la race.*

White, E. M., Wetle, T. E., Reddy, A., et coll. (2021). Front-line nursing home staff experiences during the COVID-19 pandemic. *Journal of the American Medical Directors Association, 22*(1), 199-203.

Williams, L. L. (2006). The fair factor in matters of trust. *Nursing Administration Quarterly, 30*(1), 30-37.

Wong, C. A., et Cummings, P. G. (2007). The relationship between nursing leadership and patient outcomes : A systematic review. *Journal of Nursing Management, 15*(5), 508-521.

Wong, C., Elliott-Miller, P., Laschinger, H., et coll. (2015). Examining the relationship between span of control and manager job and unit performance outcomes. *Journal of Nursing Management, 23*(2), 156-168. https://doi.org/10.1111/jonm.12107

Worthley, J. A. (1999). Compliance in the organizational ethics context. *Frontiers of Health Services Management, 16*(2), 41-44.

Yi, M., et Jezewski, M. A. (2000). Korean nurses' adjustment to hospitals in the United States of America. *Journal of Advanced Nursing, 32*(3), 721-729.

Zwarenstein, M., et Reeves, S. (2000). What's so great about collaboration? *British Medical Journal, 320*, 1022-1023.

GLOSSAIRE

Acte autorisé : En Ontario (en vertu de la *Loi de 1991 sur les professions de la santé réglementées,* L.O. 1991, ch. 18, art. 27), un acte ou une intervention médicale spécifique qui ne peut être accompli que par une personne qui est membre d'une profession de la santé (p. ex., une infirmière ou un infirmier, un médecin, un dentiste) et qui est autorisée par une loi sur la profession de la santé (p. ex., la *Loi sur les infirmières et infirmiers, 1991,* L.O. 1991, ch. 32) d'accomplir un tel acte. (Voir Chapitre 5.) Autre dénomination : *acte restreint* au Manitoba. (Ch. 10)

Acte criminel : La plus grave des infractions criminelles; peut habituellement être jugée par un jury, mais seulement après une audience préliminaire au cours de laquelle l'accusé est sommé de subir son procès. Les peines vont de lourdes amendes ou de plusieurs années d'emprisonnement à l'emprisonnement à perpétuité. (Ch. 4)

Acte introductif d'instance : Un document délivré à l'extérieur d'un tribunal qui entame une procédure judiciaire et qui doit être officiellement signifié (remis) à un *défendeur* ou la ou les parties défenderesses. (Voir aussi *Déclaration*) (Ch. 4)

Action : Une *poursuite* ou une procédure judiciaire dans laquelle une partie lésée fait valoir une demande de dommages-intérêts ou une autre réparation contre une autre partie. (Ch. 4)

Actus reus : L'élément physique d'une infraction criminelle qui entraîne un préjudice physique ou autre (p. ex., des voies de fait touchant délibérément une autre personne sans consentement ni excuse légitime). (Ch. 4)

Agent négociateur : En relations de travail, un *syndicat* certifié par la loi et autorisé à négocier collectivement au nom d'un groupe d'employés. (Ch. 11)

Appel : Une procédure judiciaire dans laquelle un *tribunal d'appel supérieur* est invité par une ou plusieurs parties à l'instance initiale à examiner ces instances pour déterminer si le tribunal judiciaire inférieur ou le tribunal administratif a commis des erreurs de droit, a mal interprété la preuve dont il disposait, a outrepassé ses pouvoirs ou a autrement agi contrairement à la loi en statuant sur l'affaire. Il ne s'agit pas d'un nouveau procès, mais d'un examen des procédures au procès ou à l'audience. (Ch. 5)

Application régulière de la loi : Le droit de tout citoyen, indépendamment de sa race, de son sexe, de sa couleur, de ses croyances ou de sa religion, de recevoir un traitement équitable conformément aux procédures et aux règles de justice naturelle établies. (Ch. 4)

Assemblée législative : Un parlement provincial composé d'une seule chambre. Autre dénomination : *la législature.* (Ch. 4)

Atelier fermé : Dans les relations de travail, un lieu de travail dans lequel, comme condition d'emploi, un travailleur est tenu d'appartenir au *syndicat* représentant les employés. (Ch. 11)

Atelier ouvert : Un lieu de travail où *l'adhésion à un syndicat* n'est pas obligatoire. (Voir aussi *Atelier fermé.*) (Ch. 11)

Autonomie : Un *principe de déontologie* fondé sur le respect des personnes qui suppose qu'une personne capable et compétente est libre de déterminer elle-même d'un plan, à moins que ce plan ne porte atteinte aux droits d'autrui. (Ch. 2)

Avortement : L'interruption d'une grossesse spontanément ou intentionnellement au moyen d'une intervention médicale. (Ch. 4)

Batterie : Contact nuisible ou offensant et non consensuel avec la personne ou les vêtements d'autrui. (Ch. 7)

Bienfaisance : Un principe qui nous oblige à agir de manière à produire un bien ou un bénéfice pour un autre. (Ch. 2)

Causalité : En négligence de droit, une série d'événements successifs connexes, dont chacun dépend du précédent, qui entraîne en fin de compte des dommages ou des blessures à des personnes ou à des biens. (Ch. 7)

Cellules souches : Cellules qui sont capables de se renouveler grâce à la division cellulaire. Les cellules souches existent dans l'embryon humain, où elles se différencient pour devenir un fœtus, puis un être humain. La recherche actuelle produit des cellules souches qui se différencient pour remplacer, par exemple, les cellules du cerveau qui ont été endommagées et peuvent être stimulées pour devenir des cellules avec des fonctions spéciales, telles que le muscle cardiaque et les cellules productrices d'insuline. (Ch. 9)

Certification : En droit des relations de travail, le processus par lequel un *syndicat* est légalement reconnu comme le représentant officiel aux fins de la négociation collective et des relations de travail d'un certain groupe d'employés dans une certaine industrie ou un certain lieu de travail. (Ch. 11)

Charge de la preuve : L'obligation pour une partie à un litige (c.-à-d. dans une poursuite criminelle ou civile) de prouver un ou plusieurs faits à un juge ou à un jury. (Ch. 4)

***Charte canadienne des droits et libertés*:** Une partie de la *Loi constitutionnelle du Canada* qui énonce les droits et libertés fondamentaux de toutes les personnes au Canada et limite les droits de l'État de porter atteinte à ces droits. Les lois ou les actions gouvernementales qui violent ces droits sans justification appropriée sont nulles et non avenues. (Ch. 4)

Code civil : Une source écrite et formelle centrale de *principes et de règles du* droit civil utilisés dans la province de Québec et dans d'autres pays ayant une tradition de droit civil. (Ch. 4)

***Code criminel*:** Loi du Parlement qui énumère et définit toutes les infractions criminelles et établit des règles de procédure pour juger de telles infractions et punir les personnes condamnées. (Ch. 1, 4)

Codifier : Organiser officiellement les règles et les principes juridiques en une source écrite centrale de droit connue sous le nom de code. (Ch. 4)

Commission par omission : Omettre de faire ce qui est du devoir légal ou de l'obligation de faire. (Ch. 2, 4)

Common law : Système de droit anglais datant du XIe siècle, basé sur des principes non écrits dérivés des précédents *jurisprudentiels.* (Ch. 4)

Compétence en première instance : Le premier tribunal à entendre une affaire criminelle ou civile (c.-à-d. le tribunal dans lequel le processus de litige commence). (Ch. 4)

Concédant : Une personne saine d'esprit et habituellement (dans la plupart des provinces) âgée de plus de l'âge de la majorité qui signe un document donnant un autre pouvoir de prendre des décisions de traitement médical en son nom ou des décisions concernant ses biens ou ses finances. (Voir aussi *Procuration pour les soins personnels.*) (Ch. 6)

Conciliateur : Dans le cadre des relations de travail, une personne habituellement nommée par le ministre du Travail pour intervenir dans une grève ou un autre conflit de travail dans le but de trouver un règlement acceptable pour les deux parties, de circonscrire les questions en litige et de trouver des solutions possibles. (Ch. 11)

Conclusions de fait : En droit, les conclusions tirées par un juge des faits (c.-à-d. un juge ou un jury) sur ce qui s'est réellement passé et dans quel ordre dans un cas donné. Celles-ci sont fondées sur un examen et une évaluation de la preuve présentée au procès par les parties au litige (qu'elles soient criminelles ou civiles). Par exemple, dans une action civile dans une affaire d'accident de véhicule à moteur, un témoin peut témoigner que la personne a traversé sur un feu rouge, tandis qu'un autre témoin peut dire que le feu était vert. Le juge des faits évaluera la preuve fournie par ces deux témoins, déterminera lequel est le plus crédible et tirera une conclusion de fait quant à la couleur du feu au moment de l'accident. (Ch. 4)

Conférence préparatoire au procès : Une conférence de toutes les parties et de leurs avocats tenue avant le procès en présence d'un juge autre que celui qui entendra le procès. Le juge examine les faits de l'affaire et les positions de chaque partie, ainsi que les forces et les faiblesses de la cause de chaque partie. Ensuite, le juge informe les plaideurs de la façon dont l'affaire pourrait être tranchée. Il s'agit d'une dernière tentative de parvenir à un règlement sans un procès long et coûteux. (Ch. 4)

Conseil des disciplines de la santé : Un organisme de réglementation provincial qui régit une profession de la santé en ce qui concerne les membres agréés et qui assure les qualifications éducatives et professionnelles appropriées, les normes de pratique et la conduite éthique des membres. Le nom de cet organisme varie d'une province à l'autre. (Ch. 4)

Consentement : La permission donnée par une personne de permettre à quelqu'un d'autre d'accomplir un acte sur la personne qui donne cette permission. Le consentement peut être explicite (exprimé verbalement ou par écrit) ou implicite (implicite par les circonstances ou la conduite de la personne qui le donne). (Ch. 6, 7)

Consentement éclairé : Dans le domaine des soins de santé, le consentement d'une personne légalement capable à un traitement médical spécifique, dont la nature et le but, dont les risques et les avantages importants, et les risques importants de ne pas aller de l'avant dont la personne est informée par le praticien de la santé. Un risque important est un risque qu'une personne aimerait raisonnablement connaître avant de prendre la décision de subir ou de renoncer au traitement proposé. (Ch. 2, 6)

Consentement par procuration : En soins de santé, le consentement donné par un patient par l'intermédiaire d'une autre personne autorisée par le patient à donner son consentement à un traitement médical. (Ch. 6)

Constitution : Une loi écrite qui énonce les règles et les principes fondamentaux qui définissent la façon dont un pays est organisé, comment ses lois sont adoptées et l'étendue du pouvoir de son gouvernement et de ses tribunaux. (Ch. 4)

Contrat : Un accord oral ou écrit entre deux ou plusieurs parties qui crée des obligations et des droits mutuels juridiquement contraignants. (Ch. 4)

Convention collective : Un contrat de travail écrit entre un employeur et un groupe d'employés syndiqués. Elle lie tous les employés, dure au moins un an et établit les conditions d'emploi (p. ex., salaires, heures de travail, avantages sociaux, congés de maladie, pension, mises à pied, congédiement, mesures disciplinaires, arbitrage de griefs). (Ch. 11)

Convention constitutionnelle : En droit constitutionnel britannique, canadien et du Commonwealth, une pratique qui ne fait pas partie de la loi écrite de *la Constitution* et qui est pourtant suivie par tradition. Par exemple, c'est une convention que le roi

(ou le gouverneur général, le représentant du roi au Canada) suit et accepte toujours les conseils de ses ministres et donne la sanction royale à toutes les lois qui lui sont soumises (ou au gouverneur général). Bien que le roi puisse légalement refuser de donner un tel assentiment, cela créerait une crise constitutionnelle et une impasse politique. (Ch. 4)

Couronne : La Couronne fait référence à Sa Majesté le roi Charles III, du chef du Canada, ou à l'une de ses provinces ou territoires, ainsi qu'aux droits, devoirs et prérogatives qui lui appartiennent. Le gouvernement exerce les pouvoirs du souverain, et le terme « Couronne » fait habituellement référence au gouvernement. Le terme « Couronne » est utilisé pour représenter l'État par rapport à ses citoyens. Le procureur de la Couronne est l'avocat qui représente l'État dans la poursuite des infractions. (Ch. 4)

Cour supérieure : Un tribunal supérieur de première instance d'une province ou d'un territoire. (Ch. 4)

Crise tonico-clonique : Généralisée en ce qu'elle implique toutes les parties du cerveau. Également appelée *crises de grand mal.* La composante tonique implique le raidissement et la contraction des muscles tandis que la composante clonique est la contraction rythmique ou la secousse des muscles. (Ch. 7)

Cryoconservation : La congélation du tissu pour une utilisation ultérieure. Par exemple, les spermatozoïdes ou les embryons peuvent être conservés pour être utilisés dans une *insémination assistée.* (Ch. 9)

Déclaration : Un document préparé et déposé par un *demandeur* dans le cas d'une poursuite amorçant l'action *en justice.* Il établit les *dommages-intérêts* et d'autres réparations demandées à la cour et les simples faits (mais non la preuve) sur lesquels le demandeur s'appuie pour étayer une réclamation contre un *défendeur.* (Ch. 4)

Défendeur : Une personne ou une partie contre laquelle une poursuite est intentée; la partie a cherché à être rendue responsable des dommages-intérêts du demandeur. (Ch. 4)

Défense : Un document préparé et déposé par le *défendeur* dans un procès. Elle énonce la version des faits du défendeur (mais non la preuve) qui a donné lieu à l' *action* et les motifs ou les raisons juridiques pour lesquels le défendeur n'est pas responsable des *dommages-intérêts* du demandeur. (Ch. 4)

Délai de réflexion : Dans les relations de travail, la période entre la rupture des négociations et le moment où les employés syndiqués peuvent légalement commencer une grève contre l'employeur ou après quoi l'employeur peut légalement mettre les employés en lock-out. Son but est de tenter de régler les tensions entre les syndicats et la direction et d'aider à la reprise des négociations. (Ch. 11)

Délégation : En soins de santé, l'attribution par un professionnel de la santé à une autre personne d'un certain acte ou d'une certaine procédure que le professionnel est autorisée par la loi et par son organisme de réglementation professionnel à accomplir. La délégation est légale si la personne à qui la tâche est déléguée est adéquatement formée pour accomplir l'acte et correctement supervisée. (Ch. 5)

Délit : Dans le *Système de droit civil* du Québec, une transgression civile, comme une agression. *Délit* correspond au mot *tort* en common law. (Ch. 7)

Délivrance de permis : L'octroi par un organisme de réglementation des soins infirmiers, comme un ordre d'infirmières et d'infirmiers ou une association provinciale d'infirmières et d'infirmiers, à une infirmière ou un infirmier par ailleurs qualifié, du droit d'exercer dans la province conformément aux normes de soins et d'éthique reconnues et sous réserve des restrictions précisées dans le permis. (Ch. 5)

Demandeur : La partie qui intente une action en justice et demande *des dommages-intérêts* contre une autre pour rupture de contrat ou autre tort. (Ch. 4)

Détention : Détention ou contrôle de la police sans liberté de partir. (Ch. 4)

Détresse morale : Le stress causé par des situations dans lesquelles on est convaincu de ce qui est moralement juste, mais est incapable d'agir; se produit lorsque les questions morales ne sont pas résolues et lorsque des processus de soutien ne sont pas en place. (Ch. 2, 11)

Devoir de diligence : Obligation légale imposée à un individu d'agir ou de s'abstenir d'agir de manière à éviter de causer un préjudice à une personne ou aux biens d'une autre personne qui pourrait raisonnablement être touchée et dont les droits et le bien-être devraient être pris en compte par le demandeur. (Ch. 7)

Dilemme éthique : Une situation dans laquelle la ligne de conduite la plus éthique n'est pas claire, dans laquelle il existe une forte raison morale d'appuyer chacune des positions, ou dans laquelle une décision doit être prise en fonction du choix d'action le plus juste ou le moins mauvais. (Ch. 2)

Directive préalable : Un document fait et signé par un adulte mentalement capable, détaillant les traitements médicaux spécifiques qui doivent être administrés ou retenus dans le cas où le décideur devient plus tard incapable d'exprimer de tels souhaits en raison d'une maladie mentale ou physique (p. ex., la maladie d'Alzheimer, le coma). (Ch. 6)

Directives : Voir *Directives préalables*. (Ch. 6)

Divulgation : L'obligation de chaque partie d'une poursuite, en vertu des règles de procédure civile, de révéler à l'autre partie ou aux autres parties tous les éléments de preuve, documents, rapports, dossiers, etc. qui seront invoqués au procès. (Ch. 10)

Doctrine : Textes, articles de revues, traités, réaffirmation de la loi et autres écrits savants de juristes sur n'importe quel sujet juridique; utilisé par les avocats et les juges comme une aide à l'interprétation ou à l'élaboration du droit. (Ch. 4)

Dommages-intérêts : Une somme d'argent accordée par un tribunal à un demandeur à la fin d'un procès civil à titre d'indemnisation pour un préjudice causé à une personne ou à des biens par le défendeur. (Ch. 4)

Don d'embryons : La mise à disposition d'embryons cryoconservés excédentaires qui ne sont plus nécessaires ou désirés par le couple qui les a produits (c.-à-d. par fécondation in vitro). Les autres solutions sont de détruire les embryons ou de les utiliser à des fins de recherche. (Ch. 9)

Double effet : Une action moralement correcte destinée à de bonnes fins entraînant un résultat négatif et inattendu (p. ex., la fourniture d'un soulagement approprié de la douleur avec la volonté d'éliminer la douleur, et un effet subséquent de cette volonté est l'accélération du décès de la personne). (Ch. 8)

Doute raisonnable : La norme de preuve dans une affaire criminelle. Cela signifie que la Couronne (la poursuite) doit convaincre le juge des faits (un juge ou un jury) que l'accusé a commis l'infraction dont il est accusé, en donnant suffisamment de *preuves* de sorte qu'il n'existe aucune raison réelle ou logiquement impérieuse dans l'esprit du juge que l'accusé n'a pas commis un tel acte. (Ch. 4)

Droit jurisprudentiel : La loi telle qu'elle est énoncée dans les affaires prononcées. C'est ce qu'on appelle *la jurisprudence* dans les systèmes de droit civil. (Voir aussi *Précédent.*) (Ch. 4)

Droit législatif : Une loi écrite officielle adoptée par *le Parlement* ou une législature provinciale qui a préséance sur la jurisprudence de common law et la remplace. Également trouvé dans *les systèmes* de droit civil. (Ch. 4)

Droit pénal : L'ensemble de droits qui interdit certains comportements ou actes spécifiés énoncés dans un code criminel ou une autre loi et comprend des sanctions (punitions), telles que l'emprisonnement ou des amendes, en cas de violation. Il comprend toutes les règles de procédure pénale utilisées pour juger les accusés inculpés d'infractions; réglemente les relations entre l'État (société) et l'individu; et vise à maintenir l'ordre. (Ch. 4)

Droit procédural : Une loi qui régit la façon dont les droits individuels sont revendiqués et appliqués dans le système judiciaire, par exemple le tribunal qui entend l'affaire, les documents qui doivent être déposés et quand, etc. (Ch. 4)

Droits à l'égalité : Le droit d'être traité sur un pied d'égalité par la loi et devant elle, indépendamment de sa race, de son sexe, de son orientation sexuelle, de sa religion, de son origine ethnique, de son handicap physique ou mental, de son âge ou de la couleur de sa peau. Ces droits sont expressément garantis dans la *Charte canadienne des droits et libertés.* (Ch. 4)

Droits démocratiques : Droits garantis dans la *Charte canadienne des droits et libertés,* qui prévoient la participation démocratique des citoyens au gouvernement. Il s'agit notamment du droit de vote; d'une limite maximale de 5 ans pour la durée de mandat du Parlement ou d'une assemblée législative provinciale (c.-à-d. une élection au moins tous les 5 ans); et de l'obligation pour le Parlement ou une assemblée législative de siéger au moins une fois par année (c.-à-d. qu'il n'y a pas de règle par décret ou qu'il ne dispense pas de l'approbation législative des lois). (Ch. 4)

Droits fondamentaux : Droits spécifiques garantis dans la *Charte canadienne des droits et libertés* qui sont considérés comme fondamentaux et nécessaires dans toute société démocratique (p. ex., les libertés de religion, de conscience, de pensée et d'expression, de presse, de réunion pacifique, d'association). (Ch. 4)

Droits légaux : Droits de toutes les personnes résidant au Canada qui sont invoqués lors de leur arrestation ou de leur détention ou lorsqu'elles sont accusées d'une infraction criminelle. Ceux-ci sont garantis dans la *Charte canadienne des droits et libertés* et incluent le droit à la vie, à la liberté et à la sécurité de la personne (p. ex., le droit de ne pas être contraint de témoigner contre soi-même dans une enquête policière et le droit de garder le silence); le droit d'être protégé contre les fouilles, les perquisitions et les saisies abusives (p. ex., le fait de faire perquisitionner son domicile par la police sans permission, sans raison valable et sans mandat délivré par un juge de paix); le droit de ne pas être détenu ou emprisonné arbitrairement; le droit d'être informé du motif de son arrestation et d'être informé de l'accusation; le droit de parler à un avocat en privé et d'être informé de ce droit; le droit de faire déterminer la légalité de sa détention par un tribunal impartial et d'être immédiatement libéré si cette détention est jugée illégale; et le droit d'être jugé dans un délai raisonnable par un tribunal impartial, d'être présumé innocent jusqu'à preuve du contraire, d'être mis en liberté sous caution raisonnable et d'être jugé par un jury si la peine pour l'infraction dont une personne est accusée est de cinq ans ou plus d'emprisonnement. S'il est acquitté ou reconnu coupable d'une infraction criminelle, un résident du Canada a le droit de ne pas être jugé de nouveau pour la même infraction (la règle du « double péril »). Les résidents ont le droit, lorsqu'ils sont punis pour une infraction dont ils ont été reconnus coupables, de ne pas être soumis à des peines cruelles ou inusitées (p. ex., la torture ou les peines et traitements dégradants, les traitements inhumains ou les conditions de vie en prison et, sans doute, la peine de mort). (Ch. 4)

Droit substantiel : Une loi qui énonce en détail les droits et les obligations des citoyens dans leurs relations privées les uns avec les autres et avec la société en général. (Ch. 4)

Ectogenèse : Le maintien d'un embryon dans un utérus artificiel. (Ch. 9)

Engagement Nightingale : Composé d'un comité présidé par Lystra Gretter, une instructrice en soins infirmiers à l'ancien hôpital Harper à Detroit, Michigan. Adapté du serment d'Hippocrate, il a été utilisé pour la première fois par sa classe de diplômés au printemps de 1893.

Je m'engage solennellement devant Dieu et en présence de cette assemblée, à passer ma vie dans la pureté et à exercer fidèlement ma profession. Je m'abstiendrai de tout ce qui est délétère et espiègle, et je ne prendrai ni n'administrerai sciemment aucun médicament nocif. Je ferai tout ce qui est en mon pouvoir pour maintenir et élever le niveau de ma profession, et je garderai en confiance toutes les affaires personnelles que je garde et toutes les affaires familiales qui me seront données dans la pratique de ma vocation. Avec loyauté, je m'efforcerai d'aider le médecin dans son travail, et de me consacrer au bien-être de ceux qui sont sous mes soins. (Ch. 3)

Enquête du coroner : Une enquête convoquée sous l'autorité d'un coroner pour examiner les circonstances suspectes d'un décès, à la suite d'actes répréhensibles, de négligence possible ou d'un accident (c.-à-d. un décès ne découlant pas de causes naturelles). L'enquête est présidée par un coroner adjoint, et les décisions de fait et les recommandations sont faites par un jury. (Ch. 7)

Éthique : L'étude philosophique des questions concernant ce qui est moralement bien et mal. (Ch. 2)

Éthique appliquée : L'application de *théories éthiques* à des questions ou des problèmes réels. (Ch. 2)

Éthique biomédicale : Un domaine de l'éthique qui se concentre sur les questions associées à la science, à la médecine et aux soins de santé. (Ch. 2)

Éthique descriptive : Une explication systématique du comportement moral ou des croyances. (Ch. 2)

Éthique des soins infirmiers : L'étude des questions morales qui relèvent de la sphère de la pratique infirmière et de la science infirmière. (Ch. 2)

Éthique féministe : Tente de recadrer l'éthique traditionnelle qui dévalorise l'expérience et la contribution des femmes. S'engage à éliminer la subordination des femmes et à soulever la question morale de savoir ce que cela signifie pour les femmes. (Ch. 2)

Euthanasie : Basée sur la langue grecque, *eu* pour « bien », et *thanatos* pour « mort », dans son sens le plus strict, *l'euthanasie* est définie comme une mort indolore. Le terme est utilisé dans un certain nombre de situations, y compris l'euthanasie volontaire ou involontaire active, dans laquelle des mesures sont prises avec le consentement pour mettre fin activement à la vie d'un patient mourant, et des situations d'euthanasie passive, dans lesquelles la personne est autorisée à mourir; c'est-à-dire qu'aucune mesure active n'est prise pour préserver la vie d'une personne mourante. (Ch. 8)

Exposé de faits : L'examen de récits dans le but de révéler des notions de moralité et d'aider à clarifier ses perspectives morales. (Ch. 2)

Faute d'exécution : Il s'agit strictement de ne pas faire un acte légal d'une manière appropriée, en omettant de le faire comme il se doit. (Ch. 2)

Fécondation in vitro : Un processus par lequel la fécondation se produit en dehors du corps et sans rapports sexuels. (Ch. 9)

Fidélité : Un principe directeur des relations basé sur la loyauté, la tenue de promesses et la vérité. (Ch. 2)

Harcèlement sexuel : Tout comportement ou langage non désiré de nature sexiste ou sexuelle dirigé par une personne vers une autre. (Ch. 11)

Homicide : La mort d'un être humain causée par les actions ou les omissions d'un autre. (Ch. 7)

Impératif catégorique : Dans l'éthique kantienne, un principe suprême qui doit être suivi d'une loi de moralité. (Ch. 2)

Infraction à option de procédure : En droit pénal, une infraction qui peut être jugée soit en tant qu' *infraction punissable par voie de déclaration sommaire de culpabilité* ou une *infraction punissable par mise en accusation* au choix du procureur de la Couronne. Le choix dépend habituellement de la gravité des faits entourant le dépôt d'accusations. (Ch. 4)

Infraction mixte : En droit criminel, il s'agit d'une infraction qui peut être jugée par mise en accusation ou par voie sommaire au choix de la Couronne. (Voir aussi *Infraction à option de procédure*.) (Ch. 4)

Infractions punissables par voie de déclaration sommaire de culpabilité : En droit criminel, les infractions de nature moins grave qui sont jugées sans jury de façon assez rapide et directe et pour lesquelles la peine maximale est de six mois d'emprisonnement ou une amende maximale de 2 000 $, ou les deux. (Ch. 4)

Injonction : Une ordonnance d'un tribunal obtenue par une partie contre une ou plusieurs autres parties qui ordonne à ces autres de s'abstenir d'une conduite spécifique ou d'accomplir un acte spécifique. (Ch. 4)

Inscription : Dans la réglementation de la pratique infirmière, l'enregistrement du nom d'une infirmière ou d'un infirmier et d'autres détails et l'inscription de cette personne en tant que membre d'un organisme de réglementation *des professions infirmières de leur province.* (Ch. 5)

Insémination assistée : Une forme d' *insémination par donneur,* généralement utilisée lorsque le nombre de spermatozoïdes du partenaire masculin est faible, dans lequel les spermatozoïdes sont extraits et concentrés avant d'être introduits artificiellement dans l'utérus de la bénéficiaire. (Ch. 9)

Insémination par donneur : Une procédure thérapeutique dans laquelle le sperme d'un donneur en bonne santé (qui peut ou non être le partenaire de la femme) est introduit artificiellement dans l'utérus d'une femme fertile. (Ch. 9)

Interdisciplinarité : Lorsque plus d'une discipline participe aux soins du client, mais que la planification et la mise en œuvre sont entreprises en collaboration. (Ch. 12)

Interrogatoire préalable : Un interrogatoire oral préliminaire au cours duquel l'avocat de chaque partie à un procès a la possibilité de poser des questions pertinentes à l'autre partie ou aux autres parties, sous serment, afin d'obtenir la divulgation complète de tous les éléments de preuve et de tous les faits sur lesquels on se fondera au procès. (Ch. 4)

Intradisciplinarité : Des personnes ou des équipes au sein d'une discipline particulière collaborent à l'atteinte de résultats positifs pour les clients (p. ex., une équipe d'infirmières et d'infirmiers qui planifient ensemble les soins du patient). (Ch. 12)

Juré : Membre d'un jury. (Ch. 4)

Jurisprudence : Les décisions écrites des juges dans des affaires judiciaires antérieures, qui servent de *précédents* pour les décisions futures dans les systèmes de droit civil; n'est pas contraignante, mais elle est considérée comme une preuve de la façon dont les tribunaux antérieurs ont interprété une

disposition du Code civil ou un principe juridique. (Voir aussi *Droit jurisprudentiel.*) (Ch. 4)

Jury : Un groupe de 12 citoyens (dans les jurys criminels) ou moins selon la province (dans les jurys civils) ayant atteint au moins l'âge de la majorité qui sont convoqués pour entendre des témoignages, tirer des conclusions de fait et, en fin de compte, rendre un verdict dans un procès criminel ou civil. (Ch. 4)

Justice : Un principe qui met l'accent sur le traitement équitable des individus et des groupes au sein de la société. (Ch. 2)

Justice compensatoire : Exige une indemnisation ou un paiement pour un préjudice qui a été causé à une personne ou à un groupe. L'indemnisation est accordée en raison d'un manquement à une obligation (telle qu'un contrat, une négligence, une faute professionnelle) qui a nui aux demandeurs.

Justice distributive : Un processus pour décider de la façon dont les ressources sont allouées. (Ch. 12)

Justice procédurale : La perception que les processus (p. ex., la façon dont les décisions sont prises, qui participe et quel processus est entrepris) ont été équitables et inclusifs, quel que soit le résultat. (Ch. 12)

Liberté d'établissement : Les droits de toutes les personnes qui résident légalement au Canada d'y emménager et d'en sortir et entre diverses provinces et villes, de s'établir n'importe où au pays pour obtenir un emploi ou des études et d'autres possibilités. Ces droits sont garantis dans la *Charte canadienne des droits et libertés.* (Ch. 4)

Lignes directrices sur les pratiques exemplaires : Ces lignes directrices sont un produit du Programme de pratiques exemplaires en soins infirmiers *de l'Association des infirmières et infirmiers autorisés de l'Ontario,* qui a été lancé en 1999. Ces documents, éclairés par un examen systémique des données probantes, sont élaborés par des experts cliniques avec la participation d'intervenants clés. Ils fournissent des conseils (recommandations et outils) aux infirmières et aux infirmiers pour s'assurer qu'ils répondent aux normes les plus élevées de pratique clinique fondée sur des données probantes. (Ch. 3)

Lock-out : Dans les relations de travail, l'équivalent de la grève de l'employeur, dans laquelle l'employeur met en lock-out ses employés syndiqués du lieu de travail ou refuse de continuer à les employer, dans le but de les pousser à concéder pendant les négociations contractuelles ou dans les conflits de travail. Dans la plupart des provinces, un lock-out, comme une grève, ne peut survenir qu'après l'expiration d'une *convention collective* et seulement après un *délai de réflexion,* en vertu de la loi provinciale sur le travail applicable. (Ch. 11)

Mandataire : Dans le domaine des soins de santé, une personne nommée ou autrement autorisée par la loi à donner son consentement à un traitement ou à une procédure médicale spécifiés au nom d'une autre personne si le patient n'est pas en mesure de donner ce consentement en raison d'une incapacité physique ou mentale. (Ch. 6)

Maternité de substitution : Un arrangement par lequel une femme porte un enfant pour un autre couple ou individu. La mère gestationnelle peut être la mère biologique (par le don de sperme du partenaire masculin ou d'un donneur) ou peut porter l'embryon du couple, un embryon donné par un autre couple, ou un embryon créé à partir d'un ovule et de sperme de donneur. (Ch. 9)

Médecine personnalisée : Un domaine émergent de la science et de la médecine où le profil génétique, le mode de vie et l'environnement d'une personne guident les décisions concernant le traitement et la prévention des maladies. Une compréhension plus approfondie du génome permet de mieux comprendre comment la structure génétique et moléculaire d'une personne influence et réagit aux facteurs externes qui contribuent à la maladie. Ces connaissances orientent également les options de traitement en prédisant la réponse d'une personne à divers traitements ou interventions. (Ch. 9)

Méfait : En droit, faire un acte qui est son devoir, mais le faire mal, incorrectement ou par négligence. (Ch. 4)

Mens rea : L'élément moral d'une infraction criminelle (c.-à-d. l'état d'esprit de l'accusé lorsqu'il est allégué avoir commis un crime); l'exigence selon laquelle l'accusé était conscient de l'acte et qu'il avait volontairement l'intention de le commettre, qu'il savait que l'acte était mauvais ou qu'il était insouciant quant aux conséquences de l'acte.Ch. 4)

Métaéthique : Un accent philosophique sur la signification et la nature de la moralité et de l'éthique. (Ch. 2)

Moralité : Ce qui définit ce qui est bon, ou moral. Il s'agit de la distinction entre une conduite ou un comportement bon ou mauvais, fondé sur la tra-

dition des croyances et des normes au sein d'une culture ou d'une société. (Ch. 2)

Multidisciplinarité : La participation de professionnels de plus d'une discipline (p. ex., une infirmière ou un infirmier, un médecin et un physiothérapeute) aux soins d'un patient. (Ch. 12)

Négligence : La catégorie non intentionnelle de droit de la *responsabilité délictuelle* selon lequel une personne a, par négligence, échoué dans un *devoir de diligence* envers une autre personne de telle sorte que cette autre personne a subi un préjudice à sa personne ou à un bien en raison de l'acte ou de l'omission d'agir de la personne. (Ch. 4)

Négligence criminelle : Conduite dans laquelle l'acteur (l'accusé) a agi intentionnellement d'une manière imprudente ou gratuite, faisant preuve de mépris pour les droits ou la sécurité d'autrui dont on pourrait raisonnablement s'attendre à ce qu'elle subisse un préjudice ou un dommage par suite d'une telle conduite, et dans laquelle un dommage ou un préjudice s'ensuit. (Ch. 4)

Négligence de la victime : Une situation dans laquelle un *demandeur* est tenu en partie responsable des dommages ou des blessures subis parce qu'il en est responsable en partie. (Ch. 7)

Négociation collective : Dans les relations de travail, le processus par lequel un *syndicat* (l'*agent négociateur*) négocie les conditions d'emploi d'un groupe d'employés ne faisant pas partie de la direction (l'*unité de négociation*) avec un employeur ou un groupe d'employeurs. (Ch. 11)

Non-malfaisance : Un principe qui nous oblige à agir de manière à éviter de causer du tort à autrui. (Ch. 2)

Norme de soins : Critère juridique par rapport auquel la conduite d'une personne est mesurée pour déterminer si cette personne a été *négligente* et si la conduite ou les actions de la personne dans une situation donnée ont répondu à celles attendues d'un professionnel de la santé compétent. (Ch. 7)

Norme objective : La norme de la personne raisonnable ou « moyenne » en fonction de laquelle la conduite particulière d'une personne dans une situation donnée est jugée. Par exemple, une infirmière ou un infirmier qui exécute une tâche donnée d'une manière particulière verra ses méthodes d'exécution de cette tâche mesurées par rapport à la façon dont on s'attendrait à ce qu'une infirmière ou un infirmier raisonnablement compétent et qualifié l'exécute. (Ch. 7)

Nouvelles technologies de reproduction : Techniques pour favoriser la grossesse en surmontant ou en contournant l'infertilité, y compris *insémination par donneur, insémination assistée, fécondation in vitro, cryoconservation,* don d'ovules et *d'embryons,* et *maternité de substitution.* Des technologies génétiques de pointe ont également été mises au point, notamment la sélection du sexe, la recherche sur les embryons, le diagnostic prénatal et le clonage d'embryons humains. (Ch. 9)

Obligation : En droit civil (par opposition à la common law), un acte ou une ligne de conduite que la loi exige d'une ou de plusieurs personnes qu'ils accomplissent, soit au bénéfice d'une autre partie ou de parties, soit pour celui de la société en général. (Voir aussi *Devoir.*) (Ch. 10)

Obligations conditionnelles : Ces obligations que l'on doit toujours assumer, à moins qu'elles n'entrent en conflit avec celles d'une obligation égale ou plus forte. (Ch. 2)

Pente glissante : Un argument qui suggère que lorsqu'une exception à la règle est faite, des exceptions continueront d'être faites jusqu'à ce que la règle n'existe plus. Par exemple, considérons la notion de caractère sacré de la vie. Si nous devions permettre le suicide médicalement assisté, l'euthanasie en toutes circonstances pourrait bientôt devenir la norme. (Ch. 8)

Plaidoiries : Les documents judiciaires déposés par chaque partie à la poursuite décrivant la nature de la réclamation, la défense de la réclamation et les questions à juger dans l'action. (Ch. 4)

Plaignant : En matière disciplinaire professionnelle, une personne qui se plaint, au moyen d'une procédure disciplinaire formelle, de la conduite d'un membre d'une profession autonome (p. ex., un médecin, une infirmière ou un infirmier, un dentiste, un avocat). (Ch. 5)

Pluralité politique : Où divers points de vue et perspectives idéologiques sont pris en compte et valorisés. Cela se manifeste au Canada, où diverses perspectives politiques sont reconnues dans le système parlementaire. (Ch. 2)

Poursuite : Voir *Action.* (Ch. 4)

Pratique interprofessionnelle : L'interaction continue de deux professionnels de la santé ou plus, organisée dans le but commun de résoudre ou d'explorer des problèmes mutuels et d'obtenir les meilleurs résultats, avec la meilleure inclusion possible du patient et de la famille. (Ch. 12)

Précédent : La décision antérieure d'un juge qui sert de guide ou de base pour trancher des affaires futures ayant des faits ou des questions juridiques similaires. Un précédent d'un tribunal supérieur lie habituellement un tribunal inférieur. (Voir aussi *Droit jurisprudentiel.*)

Préjudice : Conséquences négatives pour les personnes, généralement à la suite d'une action ou d'une non-action, liées à leur bien-être physique, émotionnel et psychologique. (Ch. 10)

Présomption d'innocence : Le principe de la loi qui soutient qu'une personne accusée d'une infraction criminelle n'est pas coupable jusqu'à ce que et à moins que sa culpabilité de l'infraction ne soit prouvée au procès. La Couronne (c.-à-d. la poursuite) est tenue de prouver hors de tout doute raisonnable que l'accusé a commis l'infraction; l'accusé n'a pas à prouver qu'il n'a pas commis l'infraction. (Ch. 4)

Preuve : Le matériel avec lequel une partie construit son cas contre une autre et prouve un fait ou un ensemble de faits. Elle peut prendre la forme d'un témoignage oral donné sous serment par des témoins, de preuves documentaires ou matérielles réelles, comme de l'ADN, d'échantillons de sang, de fibres de cheveux et de vêtements, de photographies, etc. (Ch. 4)

Principes : Voir *Principes éthiques.* (Ch. 2)

Principes éthiques : Un ensemble de valeurs basées sur la théorie éthique et destinées à guider l'action juste. Dérivé de la théorie morale, des principes ou des règles éthiques, guider la conduite morale et fournir un cadre pour la prise de décision éthique. Ils sont exprimés dans de nombreux codes d'éthique professionnelle. (Ch. 2)

Procuration pour les soins personnels : En Ontario, un document juridique dans lequel le demandeur nomme quelqu'un pour prendre des décisions en son nom concernant le traitement médical, les soins, l'alimentation, les vêtements, le logement, l'hygiène, etc., dans le cas où il devient incapable en raison d'une maladie physique ou mentale. Ce document n'a d'effet juridique que si le demandeur et auteur du document devient incapable de prendre des décisions de traitement et de donner son consentement pour lui-même. (Voir aussi *Concédant.*) (Ch. 6)

Projet de loi : Une ébauche ou une proposition de loi qui n'est pas encore adoptée et qui doit être votée par le

Parlement ou une assemblée législative; habituellement présentée par le parti au pouvoir; toutefois n'importe quel membre d'une assemblée législative peut présenter un projet de loi. (Ch. 4)

Rationalité : La notion de pensée et de raisonnement, associée à la compréhension, à l'intelligence ou à l'inférence. La rationalité exige des explications, ou des justifications, en particulier dans le but d'appuyer une opinion ou une conclusion. Par exemple, une personne rationnelle aurait des raisons ou des arguments à l'appui d'une opinion éthique. (Ch. 2)

Recertification : Formation continue et examens supplémentaires entrepris par un professionnel de la santé pour démontrer la maîtrise de certaines compétences professionnelles ou pour maintenir cette maîtrise comme condition d'être autorisé ou certifié pour exercer. (Ch. 7)

Règlements : Mesures législatives subordonnées détaillées adoptées par un cabinet fédéral ou provincial en vertu d'une loi particulière. La loi donne habituellement au cabinet le pouvoir d'adopter des règles détaillées pour mettre en œuvre l'intention et l'objet de la loi qui sont trop détaillées et trop longues pour que le législateur l'adopte. (Ch. 4, 7)

Relativisme culturel : L'opinion selon laquelle les réponses individuelles et collectives à la moralité sont relatives aux normes et aux valeurs de cette culture ou société particulière, ou à la situation spécifique. Autre dénomination : *relativisme normatif*. (Ch. 2)

Relativisme normatif : Voir *Relativisme culturel*. (Ch. 2)

Responsabilité : La responsabilité légale due par une partie fautive à une autre pour *dommages-intérêts* encourus ou un préjudice subi par cet autre. (Ch. 4)

Responsabilité délictuelle : Un acte fautif intentionnel ou non intentionnel (c.-à-d. négligent) qui cause des dommages ou un préjudice à la personne, à la réputation ou aux biens d'autrui. (Ch. 4, 7)

Ressort : Le pouvoir d'un tribunal d'entendre et de trancher un litige juridique (p. ex., civil ou criminel) dans un territoire particulier, ainsi que les types d'ordonnances et de jugements qu'il peut rendre. Aussi le territoire et l'objet relevant de l'autorité d'un gouvernement. Par exemple, la réglementation des soins de santé relève de la compétence des provinces. (Ch. 4)

Révocation d'accréditation syndicale : En droit du travail, le processus par lequel un syndicat perd son droit de représenter un groupe d'employés et de négocier collectivement au nom des employés,

soit parce qu'il n'a pas pris de mesures pour négocier une convention collective, soit par un vote des membres eux-mêmes. (Ch. 11)

Sélection du sexe : Lorsqu'un embryon créé par fécondation in vitro est choisi pour l'implantation en fonction du sexe souhaité de la progéniture. Cela peut également être accompli par le biais d'un avortement sélectif en raison du sexe. L'article 5(1)e) de la *Loi sur la procréation assistée* interdit toute action qui « assurerait ou augmenterait la probabilité qu'un embryon soit d'un sexe particulier ».

Soins palliatifs : Les soins visaient à s'assurer que, grâce à un soutien émotionnel et psychologique et à une gestion efficace des symptômes, le patient connaît un processus de mort de qualité et une mort digne. (Ch. 8)

Stare decisis : Règle de common law anglaise selon laquelle les tribunaux sont légalement tenus de suivre les décisions judiciaires antérieures, qui ont force de loi. Habituellement, les tribunaux suivront *les précédents* dont les faits et les questions de droit sont semblables ou identiques à l'affaire qu'ils tranchent à moins qu'il n'y ait de bonnes raisons de ne pas suivre le précédent (p. ex., une preuve claire que le tribunal qui a rendu la décision antérieure n'a pas tenu compte des faits pertinents ou d'un autre précédent antérieur clairement applicable). (Voir aussi *Précédent* et *Droit jurisprudentiel*.) (Ch. 4)

Statuer : En droit, les fonctions d'un tribunal ou *d'un tribunal administratif* in hearing evidence in a legal controversy between two or more parties, assessing the evidence, making findings of fact and credibility, and rendering a decision (e.g., a verdict of guilty or not guilty in a criminal trial, or a finding of liability and assessment of damages against a defendant in a civil trial). (Ch. 4)

Suicide assisté : Toute aide visant à mettre fin à la vie de personnes qui, en raison de limitations physiques graves ou d'une maladie, ne peuvent pas accomplir l'acte par elles-mêmes. (Ch. 4, 8)

Syndicat : En droit du travail, un groupe d'employés ne faisant pas partie de la direction, dans un métier ou une industrie commune, qui s'organise en association avec une constitution et une adhésion dans le but de promouvoir les intérêts communs de ses membres en ce qui concerne les relations de travail avec un employeur commun ou un groupe d'employeurs. (Ch. 11)

Testament de vie : Un document écrit signé par une personne mentalement capable énonçant des instructions spécifiques concernant les traitements médicaux à appliquer ou à retenir dans le cas où le demandeur devient plus tard incapable d'exprimer ces souhaits. Par exemple, le document pourrait indiquer si la réanimation devrait être tentée en cas d'arrêt cardiaque. (Ch. 6)

Théorie éthique : Cadre d'hypothèses et de principes destinés à guider les décisions sur la moralité. (Ch. 1, 2)

Transdisciplinarité : Disciplines qui franchissent les frontières traditionnelles pour partager des rôles avec d'autres professionnels dans les domaines de l'éducation et de la pratique (p. ex., reconnaître que plus d'une discipline peut fonctionner dans un rôle particulier). (Ch. 12)

Tribunal de première instance : Voir *Compétence de première instance.* (Ch. 4)

Tribunal de première instance : Voir *Compétence de première instance.* (Ch. 4)

Tribunal des professions : Au Québec, un tribunal administratif qui entend les appels (avec permission) des décisions disciplinaires impliquant des membres de l'Ordre des infirmières et infirmiers du Québec et d'autres organismes de réglementation professionnelle de la province. (Ch. 5)

Tribunal d'appel : Un tribunal qui entend les appels ou revoit les décisions des tribunaux judiciaires inférieurs. (Ch. 4)

Tribunal inférieur : Un niveau de tribunal qui est judiciairement subordonné à un supérieur; habituellement un tribunal de première instance, qui est lié par des décisions antérieures d'une cour d'appel. (Ch. 4)

Tribunaux administratifs : Les offices, organismes, conseils et commissions établis en vertu de l'autorité légale du gouvernement et chargés de l'administration d'un domaine particulier du droit (p. ex., les impôts fonciers pour faute professionnelle, les plaintes relatives aux droits de la personne, les tarifs d'énergie, les permis de transport). Ceux-ci fonctionnent souvent comme des tribunaux en ce qu'ils décident des réclamations, accordent des licences, et ainsi de suite. (Ch. 4)

Unidisciplinarité : La confiance dans sa propre discipline et la contribution qu'elle apporte, qui permet ensuite la collaboration avec les autres. Par exemple, les infirmières et les infirmiers doivent être sûrs dans leur rôle afin de travailler efficacement avec les autres. (Ch. 12)

Unité de négociation : Dans les relations de travail, un seul groupe d'employés qui sont membres d'un *syndicat* et qui sont liés par les modalités d'une *convention collective* (contrat de travail) négociée par le syndicat en son nom avec son employeur. Les membres d'une unité de négociation doivent avoir des intérêts similaires afin que le syndicat puisse les représenter adéquatement. Un seul employeur peut avoir plusieurs unités de négociation différentes représentant différents types d'employés. (Ch. 11)

Usage : En droit, en pratique ou en règles d'un métier ou d'une industrie particulière, compte tenu de la force de droit par les tribunaux en l'absence d'une loi, d'une jurisprudence ou d'une doctrine spécifique régissant le domaine particulier. (Ch. 4)

Utilitarisme : Une théorie éthique qui considère qu'une action est juste lorsqu'elle conduit au plus grand nombre possible de bonnes conséquences ou au moins grand nombre possible de mauvaises conséquences. (Ch. 2)

Utilité : Terme qui tient compte de la valeur d'un résultat ou d'une conséquence à bien des égards. (Ch. 2)

Valeur : Un idéal qui a une signification ou une importance significative pour un individu, un groupe ou une société. (Ch. 2)

Véracité : Un principe moral qui met l'accent sur le fait de dire la vérité. (Ch. 2)

Vertu : Une caractéristique de la personne qui fait la promotion de normes éthiques bonnes ou élevées. (Ch. 2)

Violence en milieu de travail : Violence qui se produit dans le cadre du travail (p. ex., intimidation, comportement irrespectueux et menaçant, violence verbale ou physique). Elle peut se produire entre pairs, être infligée par un gestionnaire au personnel ou être infligée par des clients, des patients ou des familles à des professionnels de la santé. La violence au travail peut entraîner des préjudices psychologiques ou physiques. (Ch. 11)

Vision du monde : La façon dont les différentes cultures et sociétés voient le monde et la réalité dans laquelle ils existent. Par exemple, une culture peut considérer la société comme étant composée d'individus qui ont le choix et l'autonomie individuels; d'autres peuvent considérer la société comme une communauté interdépendante. (Ch. 12)

INDEX